临床诊断与治疗方案系列

口腔科疾病临床诊断与治疗方案

主　编　冯崇锦
副主编　丁学强　杨军英
编　委　丁学强　冉　炜　连克乾　吉　利
　　　　陈松龄　陈　宇　陈　丹　张盛炎
　　　　杨军英　钟小龙　郭　冰　郭俊兵
　　　　黄代营　黄伟安　舒大龙　聂二民
　　　　燕王翔　冯崇锦

科学技术文献出版社
Scientific and Technical Documents Publishing House
北　京

(京)新登字 130 号

内 容 简 介

口腔临床住院医生在临床一线承担着大量的临床工作,迫切需要不断增强基础理论和及时掌握各领域的最新进展,有鉴于此,我们合力编写了此书以满足这类读者的需要。

该书系统地介绍了口腔颌面外科(含颞下颌关节病)、口腔内科(牙体牙髓病学、牙周病学、口腔黏膜病学)、口腔修复学、口腔正畸学等各学科的内容,每个章节均按概述、病因、诊断步骤、诊断对策、治疗对策、治疗设计在口腔颌面外科专业内增加了术后观察及处理、疗效判断、出院后随访等顺序介绍,突出科学性、先进性及实用性,适于口腔临床住院医师学习参考。

科学技术文献出版社是国家科学技术部系统惟一一家中央级综合牲科技出版机构,我们所有的努力都是为了使您增长知识和才干。

丛书编委会

总 主 编 王深明
丛书编委 （按姓氏笔划排序）

丁学强	万 勇	马华梅	王 玲	王深明
王治平	王海军	王子莲	文卫平	史剑波
冯崇锦	许多荣	许韩师	许扬滨	许 庚
刘思纯	关念红	庄思齐	何建桂	何裕隆
何定阳	杜志民	李 娟	李延兵	李晓曦
李佛保	肖海鹏	杨岫岩	杨军英	陈旻湖
陈凌武	陈 炜	余学清	张晋碚	张 希
汪 谦	吴钟凯	吴新建	巫国勇	罗绍凯
罗红鹤	周燕斌	周列民	胡品津	姚 斌
姜鸿彦	骆荣江	陶 军	郭禹标	徐艳文
梁柳琴	崔 毅	盛文利	盛璞义	黄锋先
黄正松	黄静文	谢灿茂	董吁钢	彭爱华
彭宝岗	曾 勉	曾志荣	曾进胜	程 钢
韩建德	蒋小云	廖威明	廖瑞端	蔡 坚
霍丽君	戴宇平			

丛书序

随着现代科学技术和医学科学的飞速发展，传统医学理论受到严峻挑战，新的医学理论层出不穷，人类对疾病的认识不断深化，加之医学模式的转变，新的医疗设备、材料和科学仪器不断涌现，导致许多疾病的诊断方法和治疗方案发生巨大变化。而如何正确诊断和治疗疾病是每个医生不可回避的、必须深思的问题。因此，亟待新的、系统的、权威的、有关不同疾病诊断和治疗方案的参考书出现。有鉴于此，王深明教授组织了以中山大学附属第一医院为核心的300多位临床医学专家共同编写了《临床诊断与治疗方案》系列丛书。我非常高兴地看到该丛书的出版，它将为提高我国医务工作者的临床诊治能力作出重要贡献。在该系列丛书出版之际，我谨表示热烈祝贺。

《临床诊断与治疗方案》系列丛书由各临床学科领域内的优秀学术骨干根据多年的临床实践经验体会，并参阅大量国内外文献和科研成果编写而成。它凝集了数百位来自临床一线的临床医学专家的智慧和辛勤劳动。纵览全书，该系列丛书共21分册，包括心血管内科疾病临床诊断与治疗方案、血液病临床诊断与治疗方案、呼吸内科疾病临床诊断与治疗方案、风湿及内分泌科疾病临床诊断与治疗方案、消化病临床诊断与治疗方案、神经内科疾病临床诊断与治疗方案、肾内科疾病临床诊断与治疗方案、精神科疾病临床诊断与治疗方案、普通外科疾病临床诊断与治疗方案、骨科疾病临床诊断与治疗方案、胸心血管外科疾病临床诊断与治疗方案、泌尿外科疾病临床诊断与治疗方案、神经外科疾病临床诊断与治疗方案、整形外科疾病临床诊断与治疗方案、皮肤病临床诊断与治疗方案、妇产科疾病临床诊断与治疗方案、儿科疾病临床诊断与治疗方案、耳鼻喉科疾病临床诊断与治疗方案、口腔科疾病临床诊断与治疗方案、感染病临床诊断与治疗方案和眼科疾病临床诊断与治疗方案，共1 000多万字，涵盖了临床各主要学科，系统论述了各科疾病的概述、诊断和鉴别诊断、治疗方案、随访与预后等方面，尤其注重新进展、新方法的介绍。本系列丛书立足于临床，实用性很强，内容系统、新颖、重点突出，是一套全面而实用的临床参考书，对临床工作具有良好的指导意义。它的出版定会受到广大医务工作者的欢迎。

我欣然为此系列丛书作序，并热忱地将它推荐给广大临床医生、研究生和医学生，特别是年轻医生。

钟南山

丛书前言

当今,医学的发展日新月异,医学理论不断创新,新理论、新技术不断涌现。随着人们对疾病的认识不断深化,有些疾病的诊断和治疗规范也在不断改变中。为了适应现代医学的快速发展,我们编写了《临床诊断与治疗方案》系列丛书。

《临床诊断与治疗方案》系列丛书的编写采取主编负责制,编者完稿后由分册主编组织相关专家集体讨论定稿,最后由总主编整理。本书的编者是以中山大学附属第一医院各学科的知名专家和业务骨干为核心,编者以各自的临床实践经验和体会为基础,并参阅大量国内外最新文献撰写而成。

本系列丛书共1 000多万字,分为21分册,包含心血管内科疾病临床诊断与治疗方案、血液病临床诊断与治疗方案、呼吸内科疾病临床诊断与治疗方案、风湿及内分泌科疾病临床诊断与治疗方案、消化病临床诊断与治疗方案、神经内科疾病临床诊断与治疗方案、肾内科疾病临床诊断与治疗方案、精神科疾病临床诊断与治疗方案、普通外科疾病临床诊断与治疗方案、骨科疾病临床诊断与治疗方案、胸心血管外科疾病临床诊断与治疗方案、泌尿外科疾病临床诊断与治疗方案、神经外科疾病临床诊断与治疗方案、整形外科疾病临床诊断与治疗方案、皮肤病临床诊断与治疗方案、妇产科疾病临床诊断与治疗方案、儿科疾病临床诊断与治疗方案、耳鼻喉科疾病临床诊断与治疗方案、口腔科疾病临床诊断与治疗方案、感染病临床诊断与治疗方案和眼科疾病临床诊断与治疗方案。各分册对各专科疾病的概述、诊断步骤和对策、治疗对策、病程观察与处理、预后评价及出院后随访等方面作了系统的介绍,尤其对新理论和新技术做了较为全面的叙述。

本书具有实用、简明、内容详尽且新颖等特点,对临床各科疾病的诊断和治疗具有指导意义,适合我国各级临床医生尤其低年资医生、研究生、实习医生阅读参考,亦可作为医学院校教学参考用书。

本书编写过程中得到了中山大学、中山大学附属第一医院和科学技术文献出版社等各级领导的大力支持,我们一并表示衷心地感谢。

由于我们的水平有限及编写时间仓促,书中错误或不当之处在所难免,敬请广大读者批评和指正。

前　言

《口腔科疾病临床诊断与治疗方案》包括口腔临床各科的内容，主要定位实践中的口腔临床医师，特别是那些刚刚开始临床实践的年轻医师，基层口腔医务人员学习和掌握、普及和提高口腔临床技术产生困难，因而进修、自学成为掌握口腔正畸技术的主要途径。通过阅读本书，可以避免临床工作中的一些错误。

本书各专科内容齐全，从病因学、临床类型及诊断、治疗原则及设计、治疗方法及步骤、治疗评判及预后等方面都有很详细的叙述。使读者对口腔临床各科的了解有一定的广度和深度，本书内容重点突出，图表准确，力求系统的介绍口腔医学的基本情况和最新进展，结合我国实际情况，兼顾普及与提高。本书参考和借鉴国内外有关宝贵资料，加以修改、补充、完善而成。本书宗旨是尽量少讲纯理论，以实际操作和临床需要为原则，做到通俗易懂；它既类似于口腔本科生的实验指导，但比实验指导又有相当程度的拔高。

本书的内容主要包括以下几大部分：口腔颌面外科、牙体牙髓病学、牙周病学、口腔黏膜病学、口腔修复学、口腔正畸学、颞下颌关节病等各学科的内容，每个章节均按概述、病因、诊断步骤、诊断对策、治疗对策、治疗设计，在口腔颌面外科专业内增加了术后观察及处理、疗效判断、出院后随访等顺序介绍，通俗易懂，突出科学性、先进性及实用性。

本书内容繁多，揽括口腔临床多专业，知识覆盖面广，但限于篇幅和时间，试图以一本书而囊括所有口腔临床诊断与技术，是比较困难的;相信读者通过阅读此书,可以做到举一反三,利于进一步学习和提高。本书主要目的是作为本科生、进修生、研究生学习正畸的入门培训教材,同时也可以作为一般口腔医师临床参考书籍。因编者能力有限,本书尚有很多不足之处,需要广大读者不吝赐教,批评指正。读者如希望进一步提高和了解理论基础,可以参考国内其他理论丰富的书籍。口腔医学临床技术飞速发展,本书未能充分反映口腔领域的所有新进展,可能部分章节内容欠详尽,读者仍需要参考更多资料,从实践中总结经验,加以提高,殷切的期望读者对本书提出宝贵意见。

编 者

目 录

第一篇　口腔颌面外科

第1章　口腔颌面部感染 — 3

- 第一节　概论 — 3
- 第二节　智齿冠周炎 — 6
- 第三节　口腔颌面部蜂窝织炎 — 10
- 第四节　颌骨骨髓炎 — 20
- 第五节　颌骨放射性骨坏死 — 24
- 第六节　颜面部疖痈 — 26
- 第七节　淋巴结炎 — 29
- 第八节　口腔颌面部特异性感染 — 30

第2章　牙及牙槽外科 — 36

- 第一节　拔牙术 — 36
- 第二节　牙槽外科手术 — 41

第3章　口腔种植学 — 44

- 第一节　牙列缺损的种植义齿修复 — 44
- 第二节　上颌窦底提升植骨牙种植技术 — 47
- 第三节　颌面部缺损的种植修复 — 50

第4章　口腔颌面部损伤 — 58

- 第一节　概述 — 58

59 ▶ 第二节　颌面部软组织伤的处理
64 ▶ 第三节　牙和牙槽骨创伤
66 ▶ 第四节　上颌骨骨折
69 ▶ 第五节　下颌骨骨折
74 ▶ 第六节　颧骨骨折

80 ▶ **第5章　口腔颌面部先天畸形**

87 ▶ **第6章　颌骨发育畸形与正颌外科**

87 ▶ 第一节　概论
90 ▶ 第二节　病因及分类
93 ▶ 第三节　牙颌面畸形的诊断
98 ▶ 第四节　牙颌面畸形的治疗设计
102 ▶ 第五节　常用正颌手术
109 ▶ 第六节　正颌外科手术并发症及预防

112 ▶ **第7章　口腔颌面部后天畸形与缺损**

112 ▶ 第一节　概述
114 ▶ 第二节　游离皮片移植
119 ▶ 第三节　舌瓣移植
120 ▶ 第四节　胸大肌皮瓣
122 ▶ 第五节　前臂游离皮瓣

124 ▶ **第8章　口腔颌面部神经疾病**

124 ▶ 第一节　三叉神经痛
128 ▶ 第二节　面神经炎
129 ▶ 第三节　面肌抽搐

131 ▶ **第9章　涎腺疾病**

131 ▶ 第一节　急性化脓性腮腺炎
134 ▶ 第二节　慢性腮腺炎
140 ▶ 第三节　多形性腺瘤

143	第四节 Warthin 瘤
144	第五节 舍格伦综合征
151	第六节 涎石症
156	第七节 颌下腺炎
161	第八节 腺样囊性癌
163	第九节 黏液表皮样癌

165　第 10 章　口腔颌面部囊肿

165	第一节 牙源性颌骨囊肿（odontogenic cyst）
170	第二节 非牙源性颌骨囊肿
172	第三节 软组织囊肿

181　第 11 章　口腔颌面部肿瘤总论

207　第 12 章　口腔非恶性肿瘤

207	第一节 骨源性肿瘤
210	第二节 骨巨细胞瘤
214	第三节 牙源性肿瘤
220	第四节 牙龈瘤
225	第五节 脉管瘤与脉管畸形
232	第六节 神经源性肿瘤
234	第七节 神经纤维瘤
237	第八节 色素痣
240	第九节 嗜酸性淋巴肉芽肿
243	第十节 纤维瘤

244　第 13 章　口腔颌面部恶性肿瘤

244	第一节 舌癌
252	第二节 唇癌
257	第三节 恶性黑色素瘤
263	第四节 恶性淋巴瘤
266	第五节 腭癌

271 ▶ 第六节 骨源性肉瘤

274 ▶ 第七节 颊癌

278 ▶ 第八节 口底癌

281 ▶ 第九节 软组织肉瘤

286 ▶ 第十节 上颌窦癌

291 ▶ 第十一节 牙龈癌

295 ▶ **第14章 颞下颌关节疾病**

295 ▶ 第一节 颞下颌关节的应用解剖和生理

297 ▶ 第二节 颞下颌关节紊乱综合征

312 ▶ 第三节 颞下颌关节脱位

313 ▶ 第四节 颞下颌关节强直

第二篇 口腔内科学

319 ▶ **第15章 龋病**

334 ▶ **第16章 牙体发育异常**

334 ▶ 第一节 釉质发育不全

336 ▶ 第二节 氟牙症

338 ▶ 第三节 四环素牙

340 ▶ 第四节 畸形中央尖

342 ▶ 第五节 牙脱位

344 ▶ 第六节 牙折

346 ▶ 第七节 磨牙症

348 ▶ 第八节 楔形缺损

349 ▶ 第九节 牙隐裂

351 ▶ 第十节 牙根纵裂

352 ▶ 第十一节 牙本质过敏症

354 ▶ **第17章 牙髓病与根尖周病**

354 ▶ 第一节 牙髓病学

368 ▶ 第二节　根尖周组织疾病
379 ▶ 第三节　牙髓病及根尖周病的治疗方法

401 ▶ 第18章　牙周病

401 ▶ 第一节　牙周病流行病学及病因学
402 ▶ 第二节　牙周病病因
405 ▶ 第三节　牙周病的临床表现和治疗原则
415 ▶ 第四节　牙周病治疗技术
430 ▶ 第五节　牙周病的药物治疗

433 ▶ 第19章　口腔黏膜病

433 ▶ 第一节　总论
435 ▶ 第二节　复发性阿弗他溃疡
437 ▶ 第三节　口腔扁平苔藓
440 ▶ 第四节　口腔单纯性疱疹
443 ▶ 第五节　口腔白斑
445 ▶ 第六节　口腔红斑
446 ▶ 第七节　盘状红斑狼疮
449 ▶ 第八节　天疱疮
452 ▶ 第九节　口角炎
453 ▶ 第十节　舌疾病
455 ▶ 第十一节　唇炎
457 ▶ 第十二节　艾滋病在口腔的表现

459 ▶ 第20章　儿童口腔病学

459 ▶ 第一节　儿童龋病
467 ▶ 第二节　乳牙牙髓病与根尖周病
473 ▶ 第三节　儿童牙龈、牙周、黏膜疾病

第三篇　口腔修复学

505 ▶ 第21章　牙体缺损

508 ▶ 第一节　前牙切1/3或后牙牙尖缺损的修复治疗
524 ▶ 第二节　前牙中1/3或后牙中度牙体缺损的修复治疗
526 ▶ 第三节　牙体颈1/3缺损的修复治疗

533 ▶ 第22章　牙列缺损的固定修复

533 ▶ 第一节　概述
534 ▶ 第二节　牙列缺损的固定修复

571 ▶ 第23章　牙列缺损的活动义齿修复

639 ▶ 第24章　全口义齿修复

639 ▶ 第一节　无牙颌修复的解剖基础
644 ▶ 第二节　全口义齿修复的基本要求
646 ▶ 第三节　无牙颌的口腔检查和修复前准备
648 ▶ 第四节　全口义齿的制作
659 ▶ 第五节　全口义齿的初戴

662 ▶ 第25章　颌面缺损的修复治疗原则

662 ▶ 第一节　颌面缺损的修复治疗总论
664 ▶ 第二节　获得性上颌骨缺损的修复
671 ▶ 第三节　获得性下颌骨缺损的修复

677 ▶ 第26章　牙周疾病的修复治疗

678 ▶ 第一节　牙周病修复治疗的生理基础
681 ▶ 第二节　口腔检查
683 ▶ 第三节　牙周病修复治疗适应证、治疗原则
685 ▶ 第四节　牙周病修复治疗

第四篇 口腔正畸学

695 ▶ 第27章 绪论

695 ▶ 第一节 错殆畸形的患病率
697 ▶ 第二节 错殆畸形的病因
705 ▶ 第三节 错殆畸形的临床表现
708 ▶ 第四节 错殆畸形的危害

710 ▶ 第28章 颅面系统的生长发育

710 ▶ 第一节 颅骨的生长与发育
711 ▶ 第二节 颌骨生长与发育
714 ▶ 第三节 牙与殆的发育

723 ▶ 第29章 错殆畸形的临床检查

723 ▶ 第一节 病史
724 ▶ 第二节 系统评估
725 ▶ 第三节 生物龄与手腕骨X线影像
727 ▶ 第四节 头颅与面部检查

734 ▶ 第30章 错殆畸形的术前面像及模型分析

734 ▶ 第一节 面像分析
741 ▶ 第二节 模型分析

755 ▶ 第31章 错殆畸形的功能性分析

768 ▶ 第32章 X线头影测量分析

768 ▶ 第一节 X线头影测量标志点、平面
771 ▶ 第二节 角度和线段测量
773 ▶ 第三节 角度和线段测量对齿槽-骨骼分析的意义
779 ▶ 第四节 软组织分析
781 ▶ 第五节 常用X线头影测量分析法

第 33 章　错𬌗畸形诊断与分类　785

- 785　第一节　Angle 理想𬌗
- 786　第二节　Andrews 正常𬌗
- 789　第三节　错𬌗畸形的分类与诊断

第 34 章　正畸治疗原则及矫治计划　800

第 35 章　活动矫治器的原理与制作　808

- 808　第一节　活动矫治器固位装置的制作
- 812　第二节　活动矫治器作用力部分的制作

第 36 章　功能性矫治器　819

- 819　第一节　功能矫治器的概述
- 821　第二节　Activator 功能矫治器
- 824　第三节　Frankel 功能调节器
- 836　第四节　Twin-block 矫治器
- 839　第五节　Herbst 固定功能矫治器

第 37 章　固定矫治技术治疗前、后的操作程序　843

第 38 章　固定矫治器——方丝弓矫治技术　850

- 850　第一节　方丝弓矫治器的组成部分
- 853　第二节　方丝弓矫治器的特点和基本原理
- 854　第三节　弓丝弯制的基本方法及要求
- 858　第四节　方丝弓矫治技术治疗程序

第 39 章　Begg 细丝弓矫治技术　861

- 861　第一节　Begg 技术的理论基础
- 863　第二节　Begg 矫治器的组成
- 867　第三节　Begg 细丝弓的临床应用
- 871　第四节　矫治过程中的常见问题

第40章　Tip-Edge 差动直丝弓矫治技术

- 873　第一节　Tip-Edge 差动直丝弓技术组成
- 877　第二节　Tip-Edge 差动直丝弓技术特点与矫治原理

第41章　直丝弓矫治技术

- 884　第一节　直丝弓矫治器结构和装置
- 888　第二节　直丝弓矫治技术基本原理
- 891　第三节　直丝弓托槽粘结位置
- 895　第四节　直丝弓矫治技术治疗程序

第42章　常见的错𬌗畸形的矫治方法和原则

- 902　第一节　深覆𬌗及深覆盖的治疗
- 908　第二节　前牙反𬌗的治疗
- 913　第三节　后牙反𬌗的治疗
- 917　第四节　开𬌗的治疗
- 926　第五节　尖牙阻生的治疗

第一篇 口腔颌面外科

第一章　○の筋肉の収縮

第1章 口腔颌面部感染

第一节 概论

口腔颌面部炎症(inflammation)是一种常见病,一般常由单一致病菌引起,也可由几种致病菌混合感染引起。根据引起感染的致病微生物的种类可分为化脓性感染和特异性感染:①化脓性感染,是多种细菌的混合感染,为需氧菌、兼性厌氧菌和厌氧菌的混合感染;金黄色葡萄球菌是最常见的化脓性细菌,是引起唇疖、痈的主要病原菌;溶血性链球菌是口腔颌面部蜂窝织炎的主要致病菌;在口腔颌面部化脓性感染的脓液中还可分离培养出厌氧菌,以产黑色素类杆菌属、梭杆菌属及消化链球菌属为主,这些细菌大多是口腔中的正常菌群,在口腔微生态平衡遭到破坏后成为致病菌,故称条件致病菌。②特异性感染,口腔颌面部的特异性感染是由某些特定的致病菌引起,如结核、放线菌、破伤风、梅毒等。

口腔颌面部感染按感染的途径主要分为:①牙源性感染,口腔颌面部感染发生的主要途径;牙体、牙髓及根尖周组织、牙周组织的感染可向牙槽骨、颌骨及颌周蜂窝组织扩散引起颌面部炎症。②腺源性感染,局部的感染侵犯淋巴结引起化脓性炎症,穿破包膜后引起颌面部蜂窝织炎。口腔颌面部丰富的淋巴结以及儿童淋巴结发育的不完善是引起腺源性感染的主要原因。③损伤性感染,口腔颌面部的损伤都能使细菌入侵机体引起感染。④血源性感染,机体其他部位的感染病灶通过血液循环引起颌骨及颌面部的炎症。⑤医源性感染,医务人员进行口腔颌面部局部麻醉、穿刺和手术治疗操作时未严格遵循无菌技术造成的感染。

口腔颌面部特殊的解剖生理特点影响了颌面部炎症的发生、发展及临床的病理特点,一方面它即存在着容易发生炎症和扩散的不利因素,同时也存在着有利的抗炎因素。口腔颌面部是消化道和呼吸道的开放性起端,加上颌面部固有的腔隙、牙及牙周组织、扁桃体等特殊的结构,在适宜的温度和湿度条件下有利于细菌的生长与繁殖,是直接引起炎症的原因之一;颜面部和颌骨周围存在诸多的含疏松结缔组织的潜在性间隙,相互通连,形成感染后易于相互蔓延;颌面部有丰富的淋巴结,它即构成了抵御感染的屏障,但发育不完善的淋巴结反易被细菌侵袭而发生淋巴结炎或颌面部蜂窝组织炎;颌面部丰富的血液循环能提供强的抗感染和修复能力。

【诊断对策】

(一)局部症状

化脓性炎症急性期的临床表现为红、肿、热、痛和功能障碍五大典型症状,但这些症状并不一定同时出现,随着病情发展的快慢、病变范围和深浅等而有所不同,由于感染细菌种类的不同,化脓性炎症形成的脓液颜色、黏稠度及臭味等均有不同的特点,可通过细菌培养确定细菌的种类,浅表脓肿形成时波动感试验阳性,深部脓肿可用穿刺法、超声波法等辅助检查确定。在炎症的慢性期,局部形成较硬的炎性浸润块,并出现不同程度的功能障碍,如局部形成死骨或有病灶牙未拔除可形成久治不愈的慢性瘘管,长期排脓。

(二)全身症状

口腔颌面部炎症的全身反应与机体的抵抗力和致病菌的数量、毒力的强弱有关,局部炎症反应轻微的可无全身症状;局部炎症反应较重的全身症状可较严重,如畏寒、发烧、头痛、全身不适、食欲减退、尿量减少、舌质红、苔黄、脉数,实验室检查可见周围血中白细胞数量升高,中性粒细胞比例增多,核左移;病情较重且病程较长者可出现水电解质平衡失调,贫血、肝肾功能障碍;严重者可出现中毒性休克等。慢性炎症的患者还可有持续低热、全身慢性消耗状态、营养不良、不同程度的贫血等。

(三)并发症

由于各种有效抗生素的使用和治疗技术的提高,目前临床上口腔颌面部炎症的严重并发症已不多见,但是如果炎症未能得到及时的诊断和治疗,常可出现严重并发症:①败血症和脓毒血症;②化脓性海绵窦血栓性静脉炎;③脑膜炎和脑脓肿;④化脓性纵隔炎、肺炎、肺脓肿、胸膜炎等。

(四)鉴别诊断

口腔颌面部炎症一般来讲诊断并不困难。对于深在的间隙感染或脓肿,浅表经久不愈的慢性浸润块和溃疡等,需与恶性肿瘤、血管瘤及囊肿的继发感染相鉴别。

【治疗对策】

口腔颌面部炎症的治疗原则主要是采用综合治疗,一方面要消除炎症的病因及其毒性物质,另一方面应增强人体的抗感染力和组织的修复能力;炎症较轻或病变较浅而局限者以局部治疗为主,炎症较重或病变范围较大而深在者,既要注意局部治疗又要兼顾全身情况。

(一)局部治疗

1. 药物治疗　应用局部外敷药有改善局部血液循环,散淤消肿,止痛,促进肉芽生长的作用,中草药疗效显著,常用的中药有如下:①炎症初期可采用六合丹、抑阴散、金黄散,对于面部疖痈、蜂窝织炎、淋巴结炎等的急性期还可采用呋喃西林液及高渗硫酸镁湿敷。②切开排脓或自行溃破后,除保持排脓通畅外,可配用化腐丹以助排脓,用桃红生肌膏以促进愈合。除了局部应用外敷药外,还应注意保持局部清洁,避免不良刺激,如搔抓、挤压。

2. 手术治疗

(1)脓肿切开引流术　手术指征:①有明显波动感或深部脓肿经穿刺有脓液抽出者;②经抗生素治疗无效同时出现明显的中毒症状;③小儿颌周蜂窝织炎,腐败坏死性蜂窝织炎,以及多间隙感染,如果出现呼吸困难时,可早期切开引流。手术原则:①切口部位的选择应位于隐蔽处(如发际内,颌下,耳后等),或与皮纹相一致的方向,切口部位最好在脓肿最低处,以利于脓液引流;②切开排脓后应置引流条,保持引流通畅。

(2)治疗原发病灶。

(二)全身治疗

1. 支持营养治疗　患者要注意加强补充营养及多种维生素,维持水电解质平衡,对于贫血和重症患者可输入新鲜血液或血浆蛋白等以增强体质,全身高热者可给予头部冰敷、酒精擦浴、冰水灌肠等物理降温措施,或用退热药物降温。

2. 抗菌药物治疗　抗菌药物治疗是炎症治疗的主要措施之一,合理有效地使用抗生素能尽快控制感染,尤其是有全身反应和并发症者,但应特别强调抗生素的应用不能完全替代适时的脓肿切开和病灶清除等治疗,同时应了解和掌握抗生素的副作用及耐药性等问题。合理使用抗生素应遵循以下原则:①应根据病菌的种类选择敏感的抗生素,尽早检测出感染的病原菌,并根据药物敏感试验,及时有效地调整和选择敏感的抗生素。②口腔颌面部感染多数是混合感染,因此可选择联合用药,选择有协同作用的两种以上的抗生素联合应用;药物的药量要足,用药时间要充分。③应结合患者的年龄、身体状况和感染的严重程度等,施行个体化用药。④在炎症过程中,病原菌的性质和种类都可能发生改变,如产生耐药性或出现新的耐药菌株及新的混合感染等,在这种情况下应及时对用药种类和方法作出相应的调整。临床上用来治疗口腔颌面部炎症的抗菌药有许多,常见如下:

(1)β-内酰胺类抗生素 包括青霉素和头孢菌素类。对革兰阳性和阴性菌都有较强的杀伤力,易产生耐药性和过敏反应,常用的有青霉素,氨苄青霉素,先锋霉素等。

(2)氨基糖甙类抗生素 对革兰阴性菌、绿脓杆菌都有强大的抗菌作用,但应注意该类抗生素具有耳、肾毒性,尤其对于儿童者应慎用,常用的有链霉素、庆大霉素、妥布霉素、丁胺卡那霉素。

(3)大环内酯类抗生素 对金黄色葡萄球菌、链球菌较敏感,但胃肠反应大,常用的有红霉素和罗红霉素。

(4)喹诺酮类抗生素 属广谱抗生素,对革兰阴性菌的作用强于革兰阳性菌,常用的有诺氟沙星和环丙沙星。

(5)其他 硝基咪唑类药物,包括甲硝唑和替硝唑,是抗厌氧菌感染的基本用药。磺胺类药物,抗菌谱较广,对多种革兰阳性菌和阴性菌均有抑制作用,常用的有磺胺嘧啶,新诺明,甲氧苄氨嘧啶。另外,还有利福平、异烟肼等抗结核药;以及两性霉素B等抗真菌药等。

第二节 智齿冠周炎

【概述】

冠周炎(pericoronitis)系指阻生牙或正常牙在萌出过程中牙冠周组织发生的化脓性炎症,冠周炎可发生在任何牙齿,但以下颌阻生智齿最多见。下颌智齿萌出不全,牙冠表面覆盖着龈瓣,一旦遇有感染,很容易引起牙冠周围软组织炎症,称为智齿冠周炎(pericoronitis of wisdom tooth)。临床上智齿在萌出过程中形成与口腔相通的盲袋,盲袋内易储存食物残渣、唾液、细菌,在适宜的口腔温度和湿度环境中很容易滋生细菌,成为发生冠周炎的主要原因。冠周炎的病原菌与一般口腔感染,如牙周炎的病原微生物相似,是需氧菌和厌氧菌的混合感染。

【诊断步骤】

智齿冠周炎的病因主要为局部因素,如:下颌智齿阻生、盲袋形成、对殆牙创伤、牙位不正等;亦与全身因素有关,如劳累、长期使用特殊药物等。

(一)病史采集要点

智齿萌出的年龄多在16~22岁间,而且有反复发作史,患者多为青年人,年龄为20~30岁,其中以下颌智齿冠周炎多见;多见于单侧发病,如不及时拔牙,常可反复发作。

(二)体格检查要点

一般情况　一般全身无明显症状,随着炎症的继续发展,全身症状可渐趋明显,如不同程度的畏寒、发热、头痛、全身不适、食欲减退及大便秘结,慢性智齿冠周炎临床上多无自觉症状。

局部检查　多数为智齿萌出不全,少数智齿如低位阻生需用探针探查方可在龈瓣下查出阻生智齿。慢性智齿冠周炎冠周软组织无明显红肿或仅有轻度红肿、溢脓,有时局部轻度压痛。急性智齿冠周炎冠周软组织及牙龈红肿明显,龈瓣边缘糜烂,有明显触痛,龈瓣内溢脓,反复发作的冠周炎龈瓣可增生呈赘生物;当化脓性炎症局限后可形成冠周脓肿,常位于智齿近中颊侧之磨牙后区。

(三)辅助检查

实验室检查　急性智齿冠周炎白细胞总数稍增高,分类中性白细胞比例稍上升。

影像学检查　X线常可出现冠周骨组织炎症性吸收,主要位于垂直位阻生智齿的远中骨组织或前倾位和水平位阻生智齿的近中骨组织。

【诊断对策】

诊断要点

临床表现　智齿冠周炎常以急性炎症形式出现,一般全身无明显症状,临床上可在此期拔牙。随着炎症的继续发展,全身症状可渐趋明显,如不同程度的畏寒、发热、头痛、全身不适、食欲减退及大便秘结。慢性智齿冠周炎临床上多无自觉症状。

辅助检查　影像学检查是主要诊断依据。

活检或手术。

【治疗对策】

齿冠周炎的治疗原则 急性期应以消炎、镇痛、切开引流、防止扩散以及增强全身抵抗力的治疗为主；慢性期应根据智齿的生长情况，去除病灶牙，以防止复发。

(一)保守治疗

1. 盲袋冲洗涂药 用温热生理盐水、$3\% H_2O_2$ 溶液或 1：5 000 高锰酸钾局部盲袋冲洗，再用 2% 碘酊或 1% 碘甘油涂入，或用碘酚等烧灼性药物涂入。冲洗时应将弯针头伸入盲袋深部缓慢冲洗，如仅在盲袋浅部冲洗则很少能起作用，本法具有较好的消炎、镇痛、清洁作用，是治疗冠周炎的有效方法。局部用药还有含甲硝唑、替硝唑、氯林可霉素等抗生素的药膜及其他制剂。

2. 全身药物治疗 对于急性冠周炎症状轻微者仅局部处理即可；症状较重者，除一般对症支持疗法外，还应全身应用抗生素：可根据药敏试验结果选用适当的抗生素，常用的抗生素有氨苄青霉素、甲硝唑、替硝唑、氯林可霉素、洁霉素等。

3. 保持口腔清洁 用温热盐水或其他含漱剂每日进食前后含漱，以保持口腔清洁。含漱剂主要有朵贝氏液、洗必泰液等。

4. 其他疗法 应重视全身支持疗法，如适当休息、注意饮食、增加营养等，常规给予镇痛剂。对于急性期有局部红肿、疼痛、开口受限者可选用物理疗法，常用的方法有超短波、红外线、紫外线等。咀嚼神经封闭可改善开口度，下牙槽神经封闭或冠周黏膜下局部封闭有止痛、消炎作用。目前还有人应用高压氧、液氮浅低温冷冻治疗等方法治疗冠周炎，并取得良好疗效。

(二)手术治疗

1. 盲袋切开引流 下颌阻生智齿牙冠大部分萌出、盲袋松弛而引流通畅者，不需行切开引流；对于牙冠露出不多、盲袋紧闭、引流不畅、疼痛剧烈者，无论有无形成冠周脓肿均需切开引流，以利于消炎、止痛、防止感染扩散。常在表麻或局麻下切开脓肿，采用近远中向切开，切开后用 $3\% H_2O_2$ 或生理盐水冲洗，并可置入橡皮条或碘仿纱条以建立引流。

2. 龈瓣切除术 如果下颌智齿萌出的方向正常并有足够的位置萌出，且与上颌牙有正常的咬𬌗关系，那么在急性冠周炎炎症消退或脓肿切开治愈后，可选用冠周龈瓣切除术，以免炎症复发，利于智齿的萌出。手术时采用局部浸润麻醉，术前应估计好所需切除的冠周龈组织，尽量将远中及颊舌侧接触的牙龈组织切除，远中创面缝合1~2针。也可采用圈形电灼器切除,则效果更好。近年来也有人应用HeNe激光、CO_2激光、微波热凝切割等方法进行盲袋切开引流或龈瓣切除术,这些方法对软组织损伤小,并可加速愈合,减少药物用量和并发症的发生。

3. 智齿拔除术　下颌阻生智齿牙位萌出不正,冠周炎反复发作,常是拔牙的适应证。大多数人主张在急性炎症控制后尽早拔牙,但也有人主张在急性期拔牙。对于伴有张口受限者,可采取理疗或封闭等措施以增加开口度;也可在磨牙后区稍上方的颞肌肌腱处或翼内肌前缘处做局麻封闭,以增加开口度,只要能进行手术操作,应争取及早拔牙。如果下颌智齿龈瓣有上颌智齿咬痕,同时上颌智齿牙位不正,咬𬌗关系不良,无保留价值,则应同时拔除上颌智齿。

4. 急性炎症期拔牙　关于急性冠周炎期间拔牙,多年来,学者们一直有争论。早期由于缺乏有效的消炎抗菌药物,常可导致拔牙后感染扩散等严重并发症,故多数人主张采用先保守治疗,待急性期后再拔牙;随着抗生素的广泛应用,越来越多人主张采取急性期拔牙。急性期拔牙的主要优点是可迅速止痛、消炎,能明显缩短疗程,防止感染扩散,且患者在急性期容易接受拔牙。

急性冠周炎多数为高位垂直或稍前倾位阻生,较容易拔除,是急性期拔牙的适应证。对于需去骨翻瓣才能拔除者、患者全身情况较差、或医生经验不足者,为防止因手术创伤而引起感染扩散,应先保守治疗待急性炎症控制后再拔牙。急性期拔牙多数采用简单的挺出法拔除,对于开口困难者,除了采用理疗、封闭等方法增加开口度外,还可采用闭𬌗高位麻醉方法或下颌缘下注射麻醉法,即在闭𬌗情况下进行下牙槽神经、舌神经和颊神经阻滞麻醉。拔牙时遇有断根可以暂留,待急性期过后再拔除;小的深部断根可不取出。急性期拔牙均应在术后复诊,严密观察,以防术后感染扩散。

急性期拔牙应遵守以下原则:(1)重视全身情况的询问、检查。对于有全身消耗性慢性疾病或明显体弱、疲劳者,不应在急性期拔牙,尤其是有潜在全身感染扩散症状者应及时发现,因此应注意术前体温、血常规检查及精神状态观察;(2)急性期拔牙应仅限于不需翻瓣去骨而用简单方法能拔除的阻生智齿;(3)对于伴有重度开口困难或深部间隙感染者,不宜在急性期拔牙;(4)拔牙前后应重视应用抗生素,预防术后症状加重和感染扩散。

第三节　口腔颌面部蜂窝织炎

【概述】

口腔颌面部蜂窝织炎(cellulitis of oral and maxillofacial regions)是指口腔颌周组织、颜面及颈上部化脓性炎症总称。病变可以波及皮肤、口腔黏膜、筋膜以及脂肪结缔组织、肌肉、神经血管、淋巴结及涎腺等组织。化脓性炎症扩散到某一间隙而形成的炎症称为蜂窝织炎,如化脓仅局限于局部,则称为脓肿。

在正常的口腔颌面解剖结构中存在着许多潜在的筋膜间隙,各间隙间充满着脂肪和疏松结缔组织。口腔颌面部常见的间隙有:眶下间隙、颊间隙、颞间隙、颞下间隙、嚼肌间隙、翼颌间隙、舌下间隙、颌下间隙、颏下间隙、咽旁间隙、翼腭间隙等,各间隙互相通连。

口腔颌面部蜂窝织炎多数是需氧菌和厌氧菌的混合感染,主要需氧菌是溶血性链球菌,主要厌氧菌是产黑色素类杆菌、具核梭杆菌、衣氏放线菌。根据病原菌种类的不同可分为化脓性炎症和腐败坏死性炎症两类:化脓性感染的细菌以葡萄球菌与链球菌最为常见;腐败坏死性感染的细菌主要是厌氧杆菌、球菌及文生螺旋体等非气性坏疽属细菌所致的混合感染。口腔颌面部蜂窝织炎的感染途径80%以上来源于牙源性感染,如冠周炎、根炎周炎;其次是腺源性感染,多继发于呼吸道感染、淋巴结炎、扁桃体炎;血源性及损伤性感染比较少见。

【诊断步骤】

1. 临床表现　口腔颌面部蜂窝织炎的临床表现的轻重,主要取决于机体抵抗力的强弱和对感染的敏感性与反应性,另外还与病原菌的种类有关。以葡萄球菌及链球菌感染为主的化脓性炎症,局部和全身症状均较明显,局部皮肤红、热明显,触痛,具波动感,切开有脓液;全身防御反应明显,有高热、白细胞增多。以厌氧细菌感染为主的腐败坏死性炎症,由于厌氧、产气性细菌的存在,早期组织内即产生气体,肿胀易向周围扩散,出现广泛性的副性水肿;局部红、热、肿不明显,触诊有皮下捻发音或波动感,切开有恶臭的腐败坏死组织;全身中毒反应明显,脉搏慢、弱、血压下降等。

2. 辅助检查　浅表间隙感染的诊断较容易；对于深部间隙感染，除用穿刺方法判断有无脓液外，还可用超声波检查以帮助诊断。CT、MRI对于深部间隙蜂窝织炎、脓肿以及肿瘤的鉴别诊断具有很大的帮助。超声波检查也可用于浅表间隙蜂窝织炎的诊断以判断感染的范围、脓肿是否形成。

3. 鉴别诊断　首先应鉴别病原菌的种类（化脓性或腐败坏死性）；其次鉴别炎症的来源（牙源性感染与腺源性感染）；颌面部蜂窝织炎还应与恶性肿瘤相鉴别，尤其是炎性癌瘤或恶性网织细胞增生症。如果炎症经抗炎治疗后仍无好转，局部无发红、无波动感，而肿胀迅速增长，应警惕恶性肿瘤的可能性。

【治疗对策】

（一）全身治疗

1. 抗感染治疗　脓培养和药敏试验可为临床治疗提供依据。口腔颌面部蜂窝织炎应给予足量有效抗生素，在脓培养及药敏结果出来之前可根据感染致病菌种类选择适当的抗生素。对于化脓性感染，一般选用青霉素、头孢菌素、喹诺酮类药物；对于腐败坏死性感染，一般选用林可霉素、氯林可霉素、甲硝唑等。还可给予中医中药治疗，如普济消毒饮、五味消毒饮等服用。

2. 全身支持营养治疗　如适当休息、注意饮食、增加营养等，全身症状明显或有严重并发症时应注意保持水电解质平衡，必要时给予输血等治疗。

（二）局部治疗

1. 局部药物治疗　早期外敷如意金黄散、六合丹、菊花三七膏等中药，以促使病灶消散、吸收或局限。

2. 脓肿切开引流　脓肿切开的适应证及基本原则已在概论中述及，各间隙感染切开引流方法见各间隙蜂窝织炎，脓肿切开后可根据感染源及脓液性质采用不同药液冲洗，腺源性感染可用稀释庆大霉素冲洗；牙源性感染可用3%双氧水、0.9%生理盐水、0.2%灭滴灵交替冲洗。对于体质较好的患者，其浅表间隙形成的脓肿可采用穿刺抽脓，盐水冲洗后注入等量抗生素，如庆大霉素、青霉素等。

3. 其他治疗　炎症早期可进行超短波、红外线理疗，每日一次，每次10~15分钟。HeNe激光血管内照射、微波辐射以及50%硫酸镁湿敷等方法也可用于蜂窝织炎的治疗。

4. 原发灶的处理　炎症消退后应针对不同的病因进行治疗，如根尖周炎、根尖脓肿的治疗。

一、眶下间隙蜂窝织炎

【概述】

眶下间隙（infraorbital space）位于眼眶下方，上颌骨前壁与面部表情肌之间。眶下间隙蜂窝织炎大多数来自上颌尖牙、第一双尖牙的根尖化脓性炎症或牙槽脓肿，也可来自上颌切牙根尖的化脓性炎症。

【诊断步骤】

眶下间隙蜂窝织炎主要表现为眶下区红、肿、热、痛；肿胀压迫眶下神经可引起剧烈疼痛；眶下区炎症可向眶内扩散，形成眶周蜂窝织炎，并可累及眶内容物；炎症波及面静脉、内眦静脉或眶静脉时可形成血栓性静脉炎，易向颅内扩散，形成海绵窦化脓性血栓性静脉炎。

【治疗对策】

眶下间隙蜂窝织炎的处理原则与一般的口腔颌面部蜂窝织炎的处理原则相同。脓肿形成后行切开引流：一般在上颌前牙或双尖牙区的口腔前庭黏膜皱折处作切口，如脓肿已达皮下，则可在眶下缘下方的皮肤上作与眼轮匝肌纤维方向或面部皮纹一致的弧形切口，切开引流。

二、颊间隙蜂窝织炎

【概述】

颊间隙位于颊部皮肤与颊黏膜之间、颊肌所在的部位。颊间隙蜂窝织炎多数是由于上、下颌磨牙的根尖脓肿、牙龈脓肿直接扩散到颊间隙内形成的。腺源性炎症如颊及颌上淋巴结炎也可引起颊间隙蜂窝织炎。

【诊断对策】

颊间隙蜂窝织炎的临床表现取决于脓肿所在的部位，脓肿可分别在颊部的皮下或黏膜下形成。下颌磨牙或下颌智齿冠周炎形成的脓肿常位于颊肌与颊黏膜之间；炎症突破颊肌或颊肌附丽的上下缘后，可在皮下形成脓肿，并可形成面颊瘘。上颌磨牙引起的颊侧骨膜下脓肿一旦从颊肌上缘穿破，可在面颊部皮下形成脓肿，如在颊肌下缘穿破,则在口腔侧形成脓肿。炎症侵犯颊脂垫时,化脓性炎症发展迅速而剧烈,肿胀的范围大,并可向周围的间隙扩散。颊间隙蜂窝织炎的炎症可向周围间隙扩散。

【治疗对策】

颊间隙蜂窝织炎的处理原则与一般的口腔颌面部蜂窝织炎的处理原则相同。脓肿形成后行切开引流:应按脓肿的部位决定从口内或口外切开引流;口内切开的部位在口腔前庭黏膜皱襞之上做与牙槽突相平行的切口;口外切开的部位在脓肿较低部位切开,并沿皮肤纹理切开。

三、嚼肌间隙蜂窝织炎

嚼肌间隙位于嚼肌与下颌支外侧骨壁之间。嚼肌间隙蜂窝织炎是临床上最常见的间隙感染之一。感染主要来源于下颌阻生智齿冠周炎及下颌磨牙根尖周炎的炎症。

【诊断对策】

嚼肌区局限性肿胀或整个腮腺嚼肌区的肿胀,伴有严重的张口困难及疼痛。由于嚼肌和腮腺筋膜的覆盖,脓肿形成后常不出现波动感和凹陷性水肿,但局部常有明显压痛。嚼肌间隙感染常可侵犯下颌支骨面,形成边缘性颌骨骨髓炎。嚼肌间隙感染穿破嚼肌筋膜后可进入腮腺,引起腮腺间隙感染。炎症向上扩散可进入颞下间隙、颞间隙,向上经乙状切迹可进入翼颌间隙,向前扩散进入颊间隙,由于颈深筋膜在下颌角附丽致密,炎症不易向颌下间隙扩散。穿刺检查可确定脓肿是否形成。下颌骨后前位 X 线片可判断是否有边缘性骨髓炎。

【治疗对策】

嚼肌间隙蜂窝织炎的处理原则与一般的口腔颌面部蜂窝织炎的处理原则相同。脓肿形成后行切开引流:①口外切开引流术,切口从下颌支后缘绕过下颌角,距下颌下缘 2 cm 处切开,切开长约 5~7 cm,逐层分离进入脓腔,冲洗后脓腔置胶管或胶片引流。注意勿损伤面神经下颌缘支和颌外动脉。同时应检查是否有边缘性骨髓炎,探查界面是否粗糙不平,或有无死骨形成,如有应及早行死骨清除术。②口内切开引流术,沿翼下颌皱襞稍外侧纵行切开黏膜,长约 2~2.5 cm,沿下颌支的外侧壁进入嚼肌间隙,达到引流目的。

四、翼颌间隙蜂窝织炎

翼颌间隙位于下颌支内侧骨壁与翼内肌之间。翼颌间隙蜂窝织炎主要来源于牙源性感染,如下颌智齿冠周炎,下颌磨牙的根尖周炎;其次也有来源于邻近间隙的炎症,如咽旁间隙,颞下间隙;另外,下牙槽神经阻滞麻醉或封闭时,如果消毒不严也可引起翼颌间隙的感染。

【诊断对策】

临床上一般见不到面部明显肿胀,但有明显的张口受限,咀嚼或吞咽食物时疼痛加剧,翼下颌皱襞外黏膜和下颌角后缘内侧皮肤可有肿胀、压痛。翼颌间隙蜂窝织炎由于张口受限,导致进食困难,机体抵抗力下降,患者全身症状明显,具有高热、白细胞增高等症状。如果炎症未得到控制,翼颌间隙蜂窝织炎可通过间隙内脂肪组织向上蔓延形成颞下间隙、颞间隙感染;向下突破翼内肌,进入颌下间隙、舌下间隙以及口底间隙形成广泛性的蜂窝织炎;向后可波及腮腺和颌后间隙;向内侧蔓延形成咽旁间隙。

【治疗对策】

翼颌间隙蜂窝织炎的处理原则与一般的口腔颌面部蜂窝织炎的处理原则相同。脓肿形成后行切开引流:①口内切开引流术,适用于开口度基本正常的患者,切口的部位在下颌支前缘稍内侧即翼下颌皱襞稍外侧行纵切口,长约2~2.5 cm,沿下颌支内侧骨面进入脓腔,建立引流;②口外切开引流术,适用于张口受限的患者,临床上较为常用,切口的部位在下颌支后缘绕过下颌角做弧形切口,用血管钳钝性分离,进入翼颌间隙,建立引流,冲洗后置胶管或胶片引流。

五、颞下间隙蜂窝织炎

颞下间隙(infratemporal space)位于颞骨下方,上界为蝶骨大翼下方的颞下嵴,下界为翼外肌下缘水平,并以此作为翼颌间隙的分界。颞下间隙蜂窝织炎多来自上、下磨牙区的病灶牙;其次也可由于上牙槽后神经、圆孔、卵圆孔麻醉或行封闭时,因消毒不严造成的颞下间隙感染。

【诊断对策】

临床上单独发生颞下间隙蜂窝织炎较少,常为多间隙感染,如合并翼颌间隙和颞间隙感染。病情可较严重,局部肿胀范围较广,可同时波及颞部、腮腺嚼肌区和颊部;颧后区和颧弓上下部疼痛、压痛明显,张口受限,张口时疼痛增加。炎症还可通过骨孔进入颅内形成海绵窦感染:出现上、下眼睑水肿,眼球突出或运动障碍。由于颞下间隙位置深在,早期症状常不明显,即使脓肿形成也不易看出,常需借助穿刺或超声检查。常用的穿刺方法有两种:①口内法,从上颌结节外侧颊黏膜皱襞处往上后方进针可直达颞下间隙;②口外法,从颧弓下方与乙状切迹之间,与皮肤表面垂直进针,可达颞下间隙。

颞下间隙的慢性炎症须与颞下窝的肿瘤相鉴别,CT 和 MRI 是很好的鉴别手段。

【治疗对策】

颞下间隙蜂窝织炎的处理原则与一般的口腔颌面部蜂窝织炎的处理原则相同。脓肿形成后应及时切开引流,常用的切开方法有:①口内切开引流术,切开部位较翼颌间隙蜂窝织炎的切口稍高些,可从上颌结节进入,用血管钳钝性分离,沿下颌升支缘突内侧与颞肌腱往上后方分离进入颞下间隙,冲洗脓腔,置引流条;②口外切开引流术,切口的部位从颞部发际内垂直切开皮肤,分离颞肌并向颧弓方向钝性分离进入脓腔;口外切开引流的另一种方法是从下颌角部切开,通过下颌升支后缘与翼内肌后缘之间进入脓腔,建立引流。

六、颞间隙蜂窝织炎

颞间隙(temporal space)位于颧弓上方,颞肌所在的部位,分为颞浅和颞深两间隙。颞间隙蜂窝织炎的感染主要来源于牙源性炎症,常为多间隙同时感染;其次是继发于耳部化脓性疾病如化脓性中耳炎、颞骨乳突炎等。

【诊断对策】

颞间隙蜂窝织炎的肿胀范围可局限于颞部或同时伴有患侧上睑及耳前部肿胀,颞部压痛、凹陷性水肿。颞浅间隙的脓肿可触及波动感,颞深间隙的脓肿则须借助穿刺或超声检查。由于颞肌组织表面的筋膜致密,颞深间隙脓肿难以自行穿破,如未能及时切开引流,则容易破坏颞骨形成颞骨骨髓炎;颞骨鳞部骨壁薄,炎症易扩散入颅内,引起脑膜炎或脑脓肿。多间隙的蜂窝织炎病情较重,常表现为腮腺嚼肌区、颊部、眶部、颧部等广泛性的肿胀,开口困难,咀嚼疼痛,全身多呈现急性病容,体温可达 38~39 ℃。

【治疗对策】

颞间隙蜂窝织炎的处理原则与一般的口腔颌面部蜂窝织炎的处理原则相同。脓肿形成后应及时切开引流。临床上多间隙感染引起的颞间隙感染在未形成脓肿之前,常因其他间隙脓肿切开引流,颞间隙炎症也随之消退;如果颞间隙已形成脓肿,则切开引流是主要的治疗方法。

颞浅间隙脓肿的切开引流:切口的部位为发际内做单个直线切口。颞深间隙脓肿的切开引流:切口有两种,一种为发际内做多个直线切口;另一种做弧形切口,适用于脓腔范围广泛且怀疑有骨质破坏者,以便充分暴露脓腔,弧形切口应在颞肌附着处切开,切勿在颞肌上做与肌纤维相交的横行切口,以防损伤血管、神经及破坏颞肌功能,引起张口困难。颞间隙蜂窝织炎切开引流时,应注意检查是否有颞骨骨髓炎的存在,如果有应及早行死骨清除术,以防发生颅内并发症。颞间隙蜂窝织炎伴有颞下间隙感染时,可采用贯通式引流以达到引流通畅。

七、舌下间隙蜂窝织炎

舌下间隙(sublingual space)位于舌腹口底黏膜与下颌舌骨肌之间。舌下间隙蜂窝织炎多来源于牙源性感染,如下颌前牙根尖部的炎症穿破舌侧骨板后直接进入舌下间隙;下颌前牙及磨牙的牙周病穿破舌侧骨板后也可造成舌下间隙的感染。

【诊断对策】

舌下间隙蜂窝织炎临床上主要表现为舌下肉阜、一侧或两侧颌舌沟黏膜炎性水肿;舌体被挤压抬高,并向健侧移位;舌运动受阻;早期出现吞咽疼痛,进食困难及语言障碍,形成脓肿后可触及波动感。如果炎症未得到控制则可向邻近间隙扩散:如对侧舌下间隙、同侧颌下间隙、翼颌间隙以及咽旁间隙等。

舌下间隙蜂窝织炎应与舌根部脓肿相鉴别。舌根部脓肿常继发于舌黏膜或舌根部扁桃体刺伤引起的化脓性炎症,主要表现为舌根部肿胀,吞咽疼痛,进食困难,随着炎症加重可出现声音嘶哑,全身反应较舌下间隙蜂窝织炎重。舌根部脓肿的切开引流,可从舌背正中或舌根侧面行纵行切口,也可从颏下正中做直线切口或沿颌下缘做弧行切口。

【治疗对策】

舌下间隙蜂窝织炎的处理原则与一般的口腔颌面部蜂窝织炎的处理原则相

同。脓肿形成后应及时切开引流：沿下颌体内侧，平行下颌体切开颌舌沟黏膜，用血管钳钝性分离直达脓腔，建立引流。注意应避免损伤舌神经，舌动脉及颌下腺导管。

八、颌下间隙蜂窝织炎

颌下间隙(submandibular space)位于颌下腺所在的颌下三角内。颌下间隙蜂窝织炎的感染途径主要有牙源性和腺源性两种，牙源性感染主要来自下颌磨牙根尖周炎、智齿冠周炎或牙周炎；腺源性感染为继发于幼儿上呼吸道感染的颌下淋巴结炎，化脓性颌下腺炎也可继发颌下间隙蜂窝织炎。

【诊断对策】

颌下间隙蜂窝织炎的临床表现主要是颌下三角区肿胀、压痛，并可出现凹陷性水肿，形成脓肿时可触及波动感。颌下间隙感染易扩散到舌下间隙，引起舌运动疼痛、咽下困难，舌下后方肿胀；颌下间隙的炎症还可扩散到颏下间隙、对侧的颌下间隙、翼颌间隙、咽旁间隙，从而引起多间隙的蜂窝织炎。颌下间隙感染可伴有不同程度的全身症状，如体温升高、白细胞增多。颌下间隙的蜂窝织炎应与急性颌下腺炎、急性颌下淋巴结炎相鉴别。

【治疗对策】

颌下间隙蜂窝织炎的处理原则与一般的口腔颌面部蜂窝织炎的处理原则相同。脓肿形成后应及时切开引流：在下颌骨下缘下 2 cm 处作与下颌骨下缘相平行的皮肤切口，长约 3～5 cm，如果肿胀弥漫，可以对侧下颌骨下缘为标准确定患侧下缘，切开后用血管钳钝性分离进入脓腔，建立引流，注意勿损伤面神经的下颌缘支及颌外动脉。

九、颏下间隙蜂窝织炎

颏下间隙(submental space)位于舌骨上区，颏下三角内。颏下间隙蜂窝织炎的感染主要来源于腺源性感染。颏部皮肤的各种炎症、口腔黏膜溃疡、口炎等引起的颏下淋巴结炎，可继发颏下间隙蜂窝织炎。

【诊断对策】

颏下间隙蜂窝织炎多继发于颏下淋巴结炎，病情进展缓慢，肿胀局限，形成脓肿后触之有波动感；伴发颌下间隙炎症时，可出现相应的症状。

【治疗对策】

颏下间隙蜂窝织炎的处理原则与一般的口腔颌面部蜂窝织炎的处理原则相同。脓肿形成后应及时切开引流：颏下行横行切口，分离颈阔肌、颈深筋膜后进入颏下间隙，冲洗后置胶片引流。

十、口底蜂窝织炎

口底蜂窝织炎(cellulitis of the flour of the mouth)是颌面部最严重的炎症之一，是一种多间隙同时感染的疾病，通常波及双侧颌下，舌下以及颏下间隙。根据病原菌种类的不同，口底蜂窝织炎可分为化脓性口底蜂窝织炎和腐败坏死性口底蜂窝织炎，后者又称卢德维氏咽峡炎(Ludwig's angina)。口底蜂窝织炎的感染途径主要为牙源性、腺源性，少数为损伤性。

【诊断对策】

(1)化脓性口底蜂窝织炎 炎症常始发于一侧颌下间隙或舌下间隙，出现局部肿胀，疼痛等症状；当炎症继续扩散到整个口底间隙时，双侧颌下、舌下及颏部呈弥漫性肿胀；颌周自发性剧痛、灼热感，皮肤表面红肿坚硬，触诊局部皮肤压痛或波动感；全身症状严重，多伴发热、寒战，体温达39～40℃以上。

(2)腐败坏死性蜂窝织炎 软组织副性水肿非常广泛，水肿的范围可扩延上至面颊部，下至颈部锁骨水平，甚至到前胸部；颌周自发性剧痛，局部红热不明显，可触及捻发音；全身中毒反应明显，体温不高，甚至在38℃以下，但脉搏快、弱，甚至血压下降。

口腔检查可见，颌周弥漫性肿胀，口底黏膜水肿，舌体高抬，前牙呈开骀状态，可出现二重舌症；舌下肉阜黏膜出血、淤斑明显；舌运动受限引起语言不清、吞咽困难；如肿胀向后方发展可出现呼吸困难，严重者可出现三凹症，并有发生窒息的危险。口底蜂窝织炎常可出现严重并发症，如败血症、脓毒血症、纵隔炎等。

【治疗对策】

(1)首先应静脉给予大剂量广谱抗菌药物，以控制炎症的发展；同时应给予全身支持营养治疗，如行输液、输血，必要时给予吸氧、强心剂等治疗。

(2)及时行切开减压及引流术，如有呼吸困难或窒息症状，应及早行气管切开，以保证呼吸道通畅。

(3) 切开引流术 一般从口外行切口。选择皮肤发红、有波动感部位进行切开,如果脓肿部位难以确定,则先行穿刺,以确定脓肿部位,再行切开;如果肿胀波及整个颌周或已有呼吸困难则应做广泛性切开,其切口可在双侧颌下、颏下作与下颌骨平行的"衣领形"或"倒T形"切口,切开后应充分分离口底肌肉使口底各个间隙的脓液均能得到充分引流,脓腔应用3% H_2O_2 或1:5 000 高锰酸钾反复冲洗,置橡胶管引流。

十一、咽旁间隙蜂窝织炎

咽旁间隙(parapharyngeal space)位于咽腔侧方,呈锥体形。咽旁间隙蜂窝织炎多数来源于牙源性炎症,如智齿冠周炎,或者邻近翼颌间隙、颌下间隙、腮腺间隙的化脓性炎症扩散入咽旁间隙;其次来源于腺源性炎症,如扁桃体周围脓肿。

【诊断对策】

咽旁间隙蜂窝织炎的主要临床表现为咽侧壁红肿,肿胀波及软腭、舌腭弓和咽腭弓,伴有翼颌间隙、颌下间隙感染时肿胀更为广泛;局部疼痛剧烈,吞咽、进食疼痛明显,并可向耳部扩散;可伴有喉头水肿,出现声嘶及不同程度的呼吸困难;全身症状明显,尤其是继发多个间隙感染,常有持续性高热、寒战、白细胞增多、血沉加快;并可产生严重并发症,如败血症、脓毒血症、颈内静脉血栓性静脉炎。

【治疗对策】

咽旁间隙蜂窝织炎的处理原则与一般的口腔颌面部蜂窝织炎的处理原则相同。脓肿形成后行切开引流,常采用口内或口外切开两种方法。

1. 经口内引流方法 ①穿刺抽脓引流术:适用于张口受限的患者,咽侧壁经消毒后用长穿刺针头刺入脓肿明显部位,尽量将脓液抽尽,抽出脓液后可注入等量抗生素;②口内切开引流术:适用于开口度正常者,在翼下颌韧带稍内侧行切口,仅切开黏膜层,以免损伤间隙内主要的血管神经,切开后钝性分离,即可进入脓腔,建立引流。

2. 经口外切开引流法 从口外切开有两种方法:①颌下切口:在下颌下缘下2 cm处切开,分离颈阔肌、下颌舌骨肌,经翼内肌内侧进入咽旁间隙,建立引流;②下颌支后缘切口:在下颌支后缘下颌角处切开皮肤,暴露腮腺后缘,经翼内肌内侧,向上方进入咽旁间隙建立引流。

第四节 颌骨骨髓炎

【概述】

颌骨骨髓炎(osteomyelitis of the jaws)是由于细菌的感染,以及物理或化学等因素引起的包括骨膜、骨皮质、骨髓以及髓腔内的血管神经的整个骨组织的炎症病变。根据引起颌骨骨髓炎病因的不同,可分为化脓性颌骨骨髓炎、特异性颌骨骨髓炎、放射性颌骨骨髓炎和化学性颌骨骨髓炎;根据病变的病位可分为中央性颌骨骨髓炎和边缘性颌骨骨髓炎。

一、化脓性颌骨骨髓炎

化脓性颌骨骨髓炎(pyogenic osteomyelitis of jaws)是一种常见的比较严重的感染性疾患,多发生于青壮年,男性多于女性,约占各类型颌骨骨髓炎的90%以上。其中下颌骨的骨髓炎多于上颌骨;下颌骨骨髓炎多见于青年人,上颌骨骨髓炎多见于婴幼儿。化脓性颌骨骨髓炎的病原菌主要是金黄色葡萄球菌,其次是溶血性链球菌和其他化脓菌,临床上常为混合性感染。引起颌骨感染的途径主要有:①牙源性感染,临床上最为常见,约占化脓性颌骨骨髓炎的90%,一般来自急性根尖周炎、牙周炎、冠周炎,以及各种颌骨囊肿继发感染;②血源性感染,临床上多见于儿童,一般继发于颌骨以外的感染性疾病,如皮肤疖、痈,上呼吸道感染,脐带感染等引起的败血症。多发生于上颌骨;③损伤性感染。

【诊断对策】

1. 颌骨骨髓炎按病程可分为急性和慢性两个阶段　急性骨髓炎的局部症状较明显,局部颌骨剧烈跳痛、口腔黏膜及颊部软组织肿胀、充血,可继发急性蜂窝织炎,局部颌骨剧烈跳痛,病因牙及邻牙有明显叩痛,挺出感和松动,甚至牙槽溢脓;全身反应较明显,发热、寒战、疲倦、食欲不振、白细胞增多、核左移现象明显;X线摄片检查常看不到有骨质破坏。

一般颌骨骨髓炎在发病2~4周后进入慢性期。局部稍肿胀,皮肤微红,口腔内或面颊部可出现多数瘘孔溢脓,可有死骨从瘘孔排出,经瘘道可探及粗糙的骨面,肿胀区有多数牙松动;全身症状较轻,体温正常或仅有低热,机体可呈慢性中毒消耗症状;X线摄片检查可表现为骨质破坏和骨质增生两种,前者为骨小梁排列紊乱与死骨形成,后者表现为骨膜反应与增生。

2. 临床上常将化脓性颌骨骨髓炎分为中央性颌骨骨髓炎和边缘性颌骨骨髓炎

(1)中央性颌骨骨髓炎 多继发于急性化脓性根尖周炎或根尖脓肿,炎症首先向骨髓腔内发展,再由颌骨中央向外扩散,累及骨皮质和骨膜,临床上又分为急性期和慢性期。

急性期患者自觉病因牙区剧烈疼痛,并迅速波及邻牙,疼痛可向半侧颌骨或沿三叉神经走行方向扩散,病因牙及邻牙松动、叩痛;局部黏膜充血,水肿;如果炎症未得到及时控制,则有时可见脓液从松动牙的牙龈处溢出,炎症继续发展可破坏骨板,骨膜,侵犯口腔黏膜或皮肤而发生破溃,形成瘘道,有时还可形成弥散型骨髓炎。发生在下颌骨的骨髓炎如下牙槽神经受损害,则可出现下唇麻木;如果病变波及下颌支、髁状突及喙突时,可出现不同程度的开口困难。发生在上颌骨的骨髓炎,由于其骨板较薄,松质骨多,临床上较少形成广泛骨质破坏的骨髓炎;但如果炎症波及整个上颌骨体时,常伴有化脓性上颌窦炎,鼻腔与牙槽内溢脓;如果炎症破坏骨板则可迅速向眶下、颊部、颧部、翼腭凹和颞下等部位扩散,或直接侵入眼眶,形成眶周或球后脓肿。如果炎症未能在急性期内得到控制,则因颌骨内的血管栓塞,引起营养障碍与坏死,形成死骨,并进入慢性期。中央性颌骨骨髓炎急性期内全身症状明显,寒战、高热,体温可达39~40℃,白细胞增高,食欲减退,嗜睡,全身抵抗力下降,并可出现中毒症状。

慢性中央性颌骨骨髓炎常是急性中央性颌骨骨髓炎的延续。常是由于在急性骨髓炎过程中治疗不及时不彻底所致,如不及时开放引流或开放引流为时过晚或不彻底。常在发病后2周转变为慢性期。临床上常表现为:局部肿胀疼痛明显减轻,口腔内及颌面部皮肤形成多数瘘孔,并生长大量炎性肉芽组织,触之易出血,继续排脓不愈;小块死骨可从瘘孔排出,如有大块死骨或多数死骨块,则容易出现病理性骨折、咬𬌗错乱与面部畸形。小儿的牙源性上颌骨骨髓炎还可破坏颌骨内的牙胚组织,致使恒牙不能正常萌出或缺失,产生咬𬌗错乱并影响颌骨正常发育,导致面部畸形。全身反应较少,体温正常或有低热,饮食睡眠恢复正常,但如果病情延续持久,可造成机体慢性消耗性中毒,甚至消瘦贫血。慢性期X线可见大块死骨形成,与周围骨质分界清楚或伴有病理性骨折。

(2)边缘性颌骨骨髓炎 多数是由于牙源性炎症感染引起,主要为下颌智齿冠周炎。炎症首先侵犯下颌骨的骨膜,发生骨膜炎,形成骨膜下脓肿,以后再损害骨皮质;如炎症未得到及时控制,病变可继续向颌骨深层骨髓腔内发展。

边缘性颌骨骨髓炎多数发生在下颌骨,其中又以升支及下颌角部居多,边缘性颌骨骨髓炎也有急性与慢性之分。急性期的临床表现与间隙蜂窝织炎的表现相似。慢性期的临床表现为:腮腺嚼肌区弥漫性肿胀,局部组织坚硬,轻微压痛,无波动感;病程延续较长而不缓解或反复发作;炎症侵犯嚼肌或翼内肌时张口受限明显、进食困难。一般全身症状不明显。慢性期X线可见骨质疏松脱钙或骨质增生硬化,或有小死骨块,与周围骨质无明显分界。

3. 鉴别诊断　上颌骨骨髓炎应注意与上颌窦癌相鉴别;下颌骨边缘性骨髓炎的增生型应与骨肉瘤及纤维骨瘤相鉴别;下颌骨中央性骨髓炎应与下颌骨中心性癌相鉴别。

【治疗对策】

1. 急性颌骨骨髓炎的治疗　颌骨骨髓炎的治疗原则与一般炎症的治疗原则相同,但由于急性颌骨骨髓炎病情重,病程急,并常可引起严重并发症,因此在治疗过程中应首先注意全身治疗。给予大量有效的抗生素治疗、对症治疗和支持治疗,防止病情恶化,同时应积极配合外科手术治疗,建立充分的引流。

(1)药物治疗　应根据感染细菌的种类,从临床反应、细菌培养及药物敏感试验的结果,选用足够、有效的抗生素,以达到控制炎症的发展,同时给予对症支持营养治疗。

(2)外科治疗　颌骨骨髓炎急性期只采用药物或物理治疗仅能控制炎症的发展,并不能消除病灶或已形成的脓肿,因此必须采用相应的外科治疗,以达到引流排脓和去除病灶的目的。急性中央性颌骨骨髓炎应采取及早拔除病灶牙和相邻的松动牙,或采用凿骨开窗法以达到充分排脓引流;急性中央性颌骨骨髓炎或边缘性颌骨骨髓炎形成骨膜下脓肿或颌周间隙蜂窝织炎时应根据病情及脓肿的部位,采用颌下切开引流或相应部位的切开引流。

2. 慢性颌骨骨髓炎的治疗　慢性颌骨骨髓炎常有死骨形成,口腔内外瘘口排脓,因此应以外科手术去除死骨和病灶为主,并辅以药物治疗。

(1)手术治疗

手术适应证:①久治不愈的慢性瘘管,长期流脓,或从瘘管可探得骨面粗糙或发现有活动的死骨;②一般慢性中央性颌骨骨髓炎死骨的形成约在发病后3～4周,而边缘性颌骨骨髓炎在发病后2～4周,X线检查可明确死骨的形成,并确定手术的时机和范围；③病员全身条件能耐受手术。

上颌骨死骨摘除术：上颌骨骨髓炎一般形成的死骨较小，病变位于牙槽骨及颌骨体时，切口应位于口内，行与病变牙槽骨相平行或梯形的黏骨膜瓣切口；如病变位于面部形成瘘管或位于眶下缘，应根据面部皮纹和美观原则行皮肤切口；死骨暴露后应彻底清除死骨和脓性肉芽组织，直到坚硬的健康骨面为止。如果病变波及上颌窦，则在清除死骨和脓性肉芽组织后应同时行上颌窦根治术。

下颌骨死骨摘除术：如死骨仅限于牙槽骨部位时，可从口内做与牙槽骨相平行的直线或梯形黏骨膜瓣切口；如死骨范围较广泛，可选用颌下皮肤切口。注意应以充分暴露手术野为原则，切口不宜太小，死骨暴露后应彻底清除死骨和脓性肉芽组织。下颌骨骨髓炎清除死骨时应防止病理性骨折，因此术中应采用单纯结扎或颌间夹板固定，以限制颌骨移位，术后可Ⅱ期行骨移植术或义颌修复。

慢性边缘性颌骨骨髓炎的病变一般位于下颌角、升支后缘或乙状切迹等，因此手术时应仔细检查颌骨内、外侧各部位，彻底清除病变骨质及增生的或溶解的骨膜，同时刮净脓性肉芽组织。

(2) 药物治疗　除调节饮食、增强体质外，应配合使用抗生素及多种维生素以促进死骨尽快分离，为手术创造条件。还可采用 HeNe 激光血管内照射以及高压氧治疗，高压氧治疗有利于血管再生和骨生成、有抑菌和杀菌作用。

二、新生儿上颌骨骨髓炎

【概述】

新生儿或婴幼儿上颌骨骨髓炎（osteomyelitis of the maxilla in neonate or infants）是一种非牙源性的化脓性炎症，属于中央性颌骨骨髓炎，临床上极为少见。其感染途径以血源性为主，其次为局部感染，如口腔炎症及黏膜损伤蔓延所致。

【诊断对策】

1. 临床表现　新生儿颌骨骨髓炎发病急，常为突然出现高热、寒战、脉快，患儿啼哭，烦躁不安，严重者可出现意识不清、昏睡等全身中毒症状，白细胞增高可达2万以上。局部患侧眶下及内眦部皮肤红肿，病变迅速向眼睑周围扩散，出现眶周蜂窝织炎：上下眼睑红肿、球结膜充血、眼球突出；肿胀很快波及颊侧龈沟和腭侧黏膜。炎症继续向外扩散，穿破骨板可形成骨膜下脓肿，继而形成皮下或黏膜下脓肿，溃破后形成瘘管；炎症逐渐转为慢性。新生儿上颌骨骨髓炎颌骨内的乳牙胚可受炎症波及,从而影响牙的正常萌出。新生儿颌骨骨髓炎形成死骨,影响了上颌骨和牙颌系统的发育,加上瘘管引起的瘢痕,可遗留严重面颌畸形。X线在早期诊断上意义不大。早期有效的抗感染治疗可使炎症消退而不形成死骨,如未能有效控制炎症可产生各种并发症,如脑脓肿、败血症等,常可危及生命。

2. 鉴别诊断　新生儿颌骨骨髓炎早期常因出现眶部症状而就诊眼科,从而忽视了原发上颌骨病变,临床上必须与下列疾病鉴别:①眶周蜂窝织炎:常见于6个月以上婴儿,无口内及硬腭部肿胀;②急性泪囊炎:发病较轻,部位局限,无口内病变。

【治疗对策】

新生儿急性上颌骨骨髓炎的治疗取决于早期确诊及患儿全身情况。治疗原则以抗生素为主的保守治疗,可首先选用广谱抗生素,待细菌培养及药敏试验后再根据其结果继续或换用敏感或高度敏感的抗生素。早期应用足量有效的抗生素可使感染很快控制,炎症消退而不形成死骨。全身症状明显或有严重合并症的患儿给予全身支持治疗,注意保持水解电质平衡,中毒症状重者可加用肾上腺皮质激素,对病情严重及体弱患儿可给予输血或输血浆。

慢性期死骨清除手术一般不宜急于进行,有时小的死骨可自行排出,手术时应尽量保守,以免破坏颌骨发育,造成牙颌系统畸形或咬𬌗功能紊乱。

第五节　颌骨放射性骨坏死

【概述】

颌骨放射性骨坏死(osteoradionecrosis of jaw,ORNJ)是指颌骨接受放射线照射后,引起的颌骨病理性坏死性的改变。颌骨放射性骨髓炎(radiation osteomyelitis of jaw ROMJ)是指在放射性骨坏死的基础上发生继发性感染而引起的炎症性表现。随着放射治疗在头颈部恶性肿瘤治疗中应用的日趋普及,颌骨放射性骨坏死也有增多的趋势。

放射线在抑制和杀灭肿瘤细胞的同时也对正常的组织与细胞有抑制及杀伤作用,通常认为放射的总剂量、放射线的性质,以及放射方式等因素与放射性骨坏死的发生有关,大剂量的放射线是颌骨坏死的主要原因之一,总剂量在 65Gy 以下时出现骨坏死的机会较少,总剂量高于 70Gy 时发生骨坏死的可能高达 1%～9%;^{60}Co(^{60}钴)和电子加速器对骨的损伤小于深部 X 线。创伤是发生放射性颌骨骨髓炎的另一重要因素,拔牙、急性慢性根尖周炎、牙周炎等创伤因素可诱发放射性骨坏死;放射性骨坏死的发生具有个体差异;颌骨放射性骨髓炎一般为混合性细菌感染,缺乏特殊的病因学意义。

目前对颌骨放射性骨坏死的发病机制尚存在争议,传统观点以放疗、创伤和感染学说为代表,20 世纪 80 年代后相继提出了所谓的"三低学说"和骨损伤学说,现大多数学者倾向于认为放射性骨坏死是颌骨及周围软组织接受放射线损害后,由于修复和愈合能力的丧失而产生慢性不愈的创伤,其发病机制的研究将极大推动对该病的预防和治疗水平。

【诊断对策】

颌骨放射性骨髓炎多发生在下颌骨,一般多在放疗后 3 年左右发病,80% 的患者发生在拔牙后。颌骨放射性骨坏死的临床表现以颌骨深部疼痛、局部慢性感染流脓以及死骨形成为主,发病初期主要为颌骨的持续的疼痛,可为钝痛或剧烈锐痛,常常伴有口腔黏膜的肿胀和破溃,随着病程的迁延,口腔黏膜或面部皮肤破溃形成瘘管,长期流脓,死骨暴露,并有特殊的恶臭,久治不愈。死骨分离缓慢与正常骨界限不清,部分患者可伴发病理性骨折,放射性骨髓炎还表现有张口受限,全身呈慢性消耗状态。

X 线检查可见牙周膜间隙增宽,硬骨板密度减低或消失,牙槽突吸收高度降低,早期颌骨骨质呈弥散性疏松,散在增粗的骨小梁和密度增高的团块。病情严重者 X 线表现为广泛而不规则的散在的斑点透射区,其中可见高密度团块,正常骨结构消失,有时可见界限不明确的大块不规则的死骨及病理性骨折,时见明显的骨改建。

【治疗对策】

颌骨放射性骨坏死的治疗目前仍是棘手问题,一般应根据病变的范围、症状的轻重以及疾病的进展进行综合考虑,以决定和选择治疗方案。

(一)保守治疗

1. 一般治疗　注意保持口腔清洁,戒除烟酒,避免过烫、过硬的食物损伤口腔黏膜,用含抗生素的漱口液含漱或局部冲洗,必要时全身应用抗生素,同时要加强营养，必要时给予输血等支持治疗。

2. 高压氧　高压氧通过增加病变组织的有效含氧量，促进成纤维细胞和胶原合成，微血管增殖和侧支循环的建立，并能促进成骨，从而有利于病变组织的愈合，高压氧对颌骨放射性骨坏死的早期患者有一定的疗效，但对已有死骨形成者则效果差，但可作为术后的辅助治疗，对放射性骨髓炎者不提倡用高压氧，由于高压氧的治疗有可能促使或加快原发肿瘤的复发和转移。

3. 其他　近年来有人应用超声波治疗；活血化淤、去腐生肌等中草药治疗颌骨放射性骨坏死均取得一定的疗效。

(二)手术治疗

颌骨放射性骨坏死的手术治疗不必待死骨分离，可在健康骨质范围内早期施行死骨切除术，对累及的软组织应根据局部具体情况行Ⅰ期或Ⅱ期修复。

1. 死骨摘除术　主要适用于死骨较局限或病灶范围较大但病变发展较缓慢的病例。手术时可一次或多次将坏死的骨组织及周围坏死软组织尽量清除干净，遗留创面可用碘仿纱条填塞或行Ⅱ期修复。

2. 颌骨切除术　主要适用于病变范围较大而进展的病例，必须行颌骨的部分切除或半切术才能达到治愈或稳定的目的，对于手术时间，多数人主张在诊断明确的前提下即可施行，对于手术范围，根治性手术必须在健康的骨质范围内实施以预防复发。

3. 术后缺损重建　由于放射性区域局部组织愈合能力差，游离骨组织或骨代用品的移植修复的成功率低，随着显微外科技术的引进和发展，血管化组织移植的方法被认为是颌骨放射性骨坏死术后重建的理想方法，血管化的骨肌皮瓣不仅能整复颌骨的缺损，还可以同时整复放射引起的其他软组织的缺损。

第六节　颜面部疖痈

【概述】

面部皮肤既是人体毛囊及皮脂腺、汗腺最丰富的部位之一，又是人体暴露部分，接触外界尘土、污物、细菌机会多，易招致损伤，因此引起单一毛囊及其附件的急性化脓性炎症者称疖(furuncle)，其病变局限于皮肤浅层组织。相邻多数毛囊及其附件同时发生急性化脓性炎症者称痈(carbuncle),其病变波及皮肤深层毛囊间组织时,可顺筋膜浅面扩散波及皮下脂肪层,造成较大范围的炎性浸润或组织坏死。

【病因】

颜面部疖痈的病原菌主要是金黄色葡萄球菌。正常的毛囊及其附件内常有细菌存在,但只有在局部因素影响或全身抵抗力下降时,细菌才开始活跃引起炎症。皮肤不洁或剃须等原因引起皮肤的损伤均可成为局部诱因;全身衰竭、患消耗性疾病或糖尿病的病人,也易发生疖痈。

【临床表现】

疖初期为皮肤上出现红、肿、热、痛小硬结,呈锥形隆起,有触痛;2～3天内硬结顶部出现黄白色脓头,周围为红色硬盘,病人自觉局部瘙痒、烧灼感及跳痛;以后脓头破溃,排出少许脓液后疼痛减轻;或其顶端形成一个脓栓,与周围组织分离而脱落,炎症逐渐消退,创口自行愈合。病程中除引流区淋巴结可伴轻度肿痛外,一般无明显全身症状。若处理不当,如随意搔抓或挤压排脓、热敷、药物烧灼腐蚀以及不恰当的切开等,都可促使炎症扩散。如位于上、下唇、鼻部的疖,可因此导致局部红、肿、痛范围增大,伴发蜂窝织炎或演变成痈;甚至并发海绵窦血栓性静脉炎、败血症或脓毒血症。

痈好发于唇部(唇痈),上唇多于下唇,男性多于女性。感染的范围和组织坏死的深度均较疖严重并伴剧烈的疼痛。当多数毛囊、皮脂腺及其周围组织发生急性炎症与坏死时,可形成迅速增大的紫红色炎性浸润块;其后皮肤上出现多数黄白色脓头,破溃后溢出脓血样分泌物;继之脓头周围组织亦有坏死,坏死组织溶解排出后,可形成多数蜂窝状腔洞。感染可波及皮下筋膜层及肌组织,引起皮下组织坏死,致使整个痈的病变区组织呈酱紫色浸润块;痈周围和深部的组织则呈弥散性水肿。

唇痈病人因唇部极度肿胀、疼痛、张口受限而致进食、言语困难。局部区域淋巴结肿大、压痛。全身中毒症状明显,如畏寒、高热、头痛、食欲减退、白细胞计数及中性粒细胞比例升高。唇痈较疖更易伴发颅内海绵窦静脉炎、败血症、脓毒血症以及中毒性休克和水电解质紊乱,从而导致较高的死亡率。

【并发症】

在口腔颌面部感染中面部疖痈最易发生全身并发症。这是由于：疖痈的病原菌毒力较强；上唇与鼻部"危险三角区"内的静脉常无瓣膜；以及颜面表情肌和唇部的生理性活动易使感染扩散等因素所致。

当感染侵入面静脉发生静脉炎及血栓形成时，静脉回流受阻，可出现颜面广泛水肿、疼痛。感染沿无瓣膜面前静脉逆行引起海绵窦血栓性静脉炎。表现患侧眼睑水肿、眼球突出、眼压增高、运动受限、视力减退、畏光流泪，以及结膜下水肿或被血，全身高热、头痛，甚至神志昏迷。若同时发生脑膜炎、脑脓肿，则出现剧烈头痛、恶心、呕吐、项强直、血压升高、呼吸深缓、惊厥、昏迷等脑膜激惹、颅内高压和颅内占位性等病变的体征。细菌随血循环扩散，可引起败血症或脓毒血症，表现为全身高热（常在39℃以上）、病员烦躁、谵妄或神情淡漠、反应迟钝、嗜睡，甚至昏迷，皮肤有出血点或小脓点，白细胞总数及中性粒细胞比例明显增高。但出现中毒性休克时，则有血压下降、脉搏细速，如未及时和正确治疗可导致死亡。在脓毒血症时尚可出现重要脏器（如肝、肺等）及躯干、四肢的转移性脓肿。

【治疗对策】

面部疖痈的治疗应局部与全身治疗相结合。在炎症早期，无显著全身症状时应以局部治疗为主，同时选择必要的药物治疗。

局部治疗宜保守。避免损伤，严禁挤压、挑刺、热敷或用石炭酸（酚）、硝酸银烧灼，以防止感染扩散。唇痈还应限制唇部活动，如语言及咀嚼等。进食可用管喂或鼻饲流质。

疖初起时可用2%碘酊涂擦局部，每日1次，并保持局部清洁。痈的局部治疗宜用高渗盐水或含抗生素的盐水纱布局部持续湿敷，可促进早期痈的局限、软化和穿破。在急性炎症得到控制、局部肿胀局限，并已形成明显的皮下脓肿而又久不溃破时，才可考虑在脓肿表面中心、皮肤变薄的区域做保守性的切开引出脓液，切忌分离脓腔。已溃破或切开引流后，局部仍应以高渗盐水纱布持续湿敷，可收到良好的提脓效果，但已脓污的盐水纱布应及时更换。湿敷一般应持续到脓液消失、创面趋于平复为止。过早停止湿敷，可因脓道阻塞而使病情反复加重。有时，脓栓一时难以排出，可使用镊子轻轻钳出；但对未分离的脓栓或坏死组织切不可勉强牵拉，以防撕伤促使感染扩散。

对面部疖伴有局部蜂窝织炎和面痈病员应全身给抗菌药物，最好从脓头处取脓做细菌培养及药敏试验,以供正确选用抗生素。疑有败血症、脓毒血症或海绵窦静脉炎等全身化脓性感染并发症患者应反复做血细菌培养,根据结果选择用药。如致病菌一时未能确定,可暂时选用对金黄色葡萄球菌敏感的药物,如青霉素、新型青霉素、头孢菌素族及红霉素等,或两种抗菌药物的联合应用。抗菌药物应用剂量宜大,疗程应足够,以防病情反复。一般应在体温下降、临床表现好转、局部病灶控制1~2周后方可停药。

重症病人应加强全身支持疗法,包括卧床休息,加强营养,输液或小量输血,补充电解质溶液纠正酸中毒。出现中毒性休克时,应积极采取综合措施,并尽快纠正循环衰竭所出现的低血压,表现出颅内高压时应给予正确脱水疗法。病员昏迷或伴严重肺部并发症时,呼吸道分泌物多、咳嗽反射差,宜行气管切开术以利分泌物的抽吸及改善缺氧状态。临床出现全身合并症时,应采取相应针对性措施。

第七节　淋巴结炎

一、急性化脓性淋巴结炎

急性化脓性淋巴结炎(acute suppurative lymphadenitis)多发于6岁以下儿童,好发于颈深上淋巴结和颌下淋巴结。

【诊断对策】

1. 临床表现　发病前多有上呼吸道感染、牙源性感染或面颈部皮肤化脓性感染史。淋巴结迅速肿大、压痛,波动感,当脓肿溃穿淋巴结包膜后,局部呈弥散性肿胀,皮肤红肿,波动感明显,可抽出脓液。

2. 鉴别诊断　急性化脓性淋巴结炎应与相应部位的牙源性蜂窝织炎、急性颌下腺炎相鉴别。

【治疗对策】

炎症初期患者应注意休息,全身给予抗生素以及镇痛解热药物,局部给予理疗、湿敷或中药治疗,形成脓肿后应及时切开引流,同时要进行原发灶的治疗。

二、慢性淋巴结炎

慢性淋巴结炎(chronic lymphadenitis)常继发于慢性牙源性感染、慢性扁桃体炎、慢性咽炎以及急性淋巴结炎治疗不彻底所致。

【诊断对策】

颌下、颈部、颏下区为其好发部位,淋巴结多有肿大缩小史,表现为黄豆、蚕豆大小,扁圆形,中等硬度,轻压痛,活动,一般无自觉症状,但可急性发作。

颈部恶性淋巴瘤,鼻咽口腔颌面部癌等的颈部或颌下淋巴结转移,有时易与慢性淋巴结炎相混淆;慢性颌下淋巴炎还应与慢性颌下腺炎相鉴别。

【治疗对策】

淋巴结较小且无自觉症状者一般勿需治疗;淋巴结肿大明显者,可采用手术切除。慢性淋巴炎还应治疗原发病灶,如龋齿、根尖周炎、牙周炎、扁桃体炎等。

第八节 口腔颌面部特异性感染

一、颌面骨结核

颌面骨结核多由血源播散所致,常见于儿童和青少年好发部位在上颌骨颧骨结合部及下颌支。

【感染来源】

感染途径可因体内其他脏器结核病沿血性播散所致;开放性肺结核可经口腔黏膜或牙龈创口感染;也可以是口腔黏膜及牙龈结核直接累及颌骨。

【临床表现】

骨结核一般为无症状的渐进性发展,偶有自发病和全身低热。病变部位的软组织呈弥漫性肿胀,其下可扪及质地坚硬的骨性隆起,有压痛,肿胀区表面皮肤或黏膜常无化脓性感染的充血发红表现。但骨质缓慢被破坏;感染穿透密质骨侵及软组织时,可在黏膜下或皮下,形成冷脓肿。脓肿自行穿破或切开引流后,有稀薄脓性分泌物溢出;脓液中混有灰白色块状或棉团状物质。引流口形成经久不愈的瘘道,间或随脓液有小死骨碎块排出。颌骨结核可继发化脓性感染而出现局部红肿热痛等急性骨髓炎的症状,脓液也变成黄色黏稠。

【诊断对策】

青少年患者常为无痛性眶下及颧部肿胀,局部可有冷脓肿或经久不愈的瘘道形成。脓液涂片可查见抗酸杆菌。X线摄片表现为边缘清晰而不整齐的局限性骨破坏,但死骨及骨膜增生均少见。当继发化脓性感染时,鉴别诊断有一定困难。此外,全身其他部位可有结核病灶及相应体征表现。

【治疗对策】

无论全身其他部位是否合并有结核病灶,均应进行全身支持、营养疗法和抗痨治疗。药物可选用对氨基水杨酸、异烟肼、利福平及链霉素等,一般主张采用两种药物的联合用药方案。对颌骨病变处于静止期而局部已有死骨形成者,应行死骨及病灶清除术。为避免骨质缺损造成以后发育畸形,除有大块死骨分离外,一般选用较保守的刮扒术。

二、颌面部放线菌病

放线菌病是由放线菌引起的慢性感染性肉芽肿性疾病。此菌是人口腔正常菌群中的腐物寄生菌,常在牙石、唾液、牙菌斑、牙龈沟及扁桃体等部位发现该菌。当人体抵抗力降低或被其他细菌分泌的酶所激活时就侵入组织。临床上由于免疫抑制剂的大量应用,导致机体免疫力降低,也是本病的诱发因素。故本病绝大多数是内源性感染。脓液中常含有浅黄放线茵丝,称为放线菌颗粒或硫磺颗粒。

【感染途径】

放线菌可从死髓牙的根尖孔、牙周袋或智牙的盲袋、慢性牙龈瘘管、拔牙创口或口腔黏膜创口以及扁桃体等进入深层组织而发病。

【临床表现】

放线菌病以20~45岁的男性多见。发生于面颈部的放线菌病占全身放线菌病的60%以上。此外,极少数可经呼吸道或消化道引起肺、胸或腹部放线菌病。

颌面部放线菌病主要发生于面部软组织,软组织与颌骨同时受累者仅占1/5。软组织的好发部位以腮腺咬肌区为多,其次是下颌下、颈、舌及颊部;颌骨的放线菌病则以下颌骨角及下颌支部为多见。临床上多在腮腺及下颌角部出现无痛性硬结,表面皮肤呈棕红色,病程缓慢,早期无自觉症状。炎症侵及深层咬肌时,出现张口障碍,咀嚼、吞咽时可诱发疼痛。面部软组织患区触诊似板状硬,有压痛,与周围正常组织无明显分界线。病变继续发展,中央区逐渐液化,则皮肤表面变软,形成多数小脓肿,自溃或切开后有浅黄色黏稠脓液溢出。肉眼或取脓液染色检查,可查出硫磺样颗粒。破溃的创口可经久不愈,形成多数瘘孔,脓腔可相互连通而转入慢性期。以后若伴有化脓性感染时,还可急性发作出现急性蜂窝织炎的症状。这种急性炎症与一般颌周炎症不同:虽经切开排脓后炎症趋向好转,但放线菌的局部板状硬性肿胀,不会完全消退。

放线菌病不受正常组织分层限制,可直接向深层组织蔓延,当累及颌骨时,可出现局限性骨膜炎和骨髓炎,部分骨质被溶解、破坏或有骨质增生。X线片上可见有多发性骨质破坏的稀疏透光区。如果病变侵入颌骨中心,造成严重骨质破坏时,可在颌骨内形成囊肿样膨胀,称为中央性颌骨放线菌病。

【诊断对策】

颌面部放线菌病的诊断,主要根据临床表现及细菌学的检查。组织呈硬板状;多发性脓肿或瘘孔;从脓肿或从瘘孔排出的脓液中可获得硫磺颗粒;涂片可发现革兰阳性、呈放射状的菌丝。急性期可伴白细胞计数升高,血沉降率加快。不能确诊时,可做活体组织检查。临床上应与结核病变相鉴别。中央型颌骨放线菌病X线片显示的多囊性改变,需排除颌骨成釉细胞瘤及黏液瘤等肿瘤性疾病的可能。

【治疗对策】

颌面部软组织放线菌病以抗生素治疗为主,必要时配合外科手术。

1. 药物治疗

(1)抗生素 放线菌对青霉素、头孢菌素类高度敏感。临床一般首选大剂量青霉素G治疗,每日200万~500万U以上,肌内注射,6~12周为一疗程。如与磺胺联合应用,可能提高疗效。此外,红霉素、林可霉素、四环素、氯霉素、克林霉素等亦可选用。

(2)碘制剂 口服碘制剂对颌面部病程较长的放线菌病可获得一定效果。一般常用5%~10%碘化钾口服,每日3次。

(3)免疫疗法　有人推崇使用免疫疗法,认为有一定效果。用放线菌溶素做皮内注射。

2.手术方法　在应用抗生素的同时,如有以下情况可考虑配合手术治疗。

(1)切开引流及肉芽组织刮除术　放线菌病已形成脓肿或破溃后遗留瘘孔,常有坏死肉芽组织增生,可采用外科手术切开排脓或刮除肉芽组织,以加强抗菌药物治疗的效果。

(2)死骨刮除术　放线菌病侵及颌骨或已形成死骨时,应采用死骨刮除术,将增生的病变和已形成的死骨彻底刮除。

(3)病灶切除术　经以上治疗无效,且反复伴发化脓性感染的病例,亦可考虑病灶切除。

三、颌面部梅毒

梅毒(syphilis)系由苍白螺旋体(TP)引起的一种慢性传染病。初起时即为全身性,但病程极慢,病变发展过程中可侵犯皮肤、黏膜以及人体任何组织器官而表现出各种症状,其症状可反复发作,但个别病员也可潜伏多年,甚至终身不留痕迹。

【感染途径】

梅毒从感染途径可分为后天梅毒和先天(胎传)梅毒。后天梅毒绝大多数通过性行为感染,极少数患者可通过接吻、共同饮食器皿、烟斗、玩具、喂奶时传播;亦有因输带菌血而感染者。先天梅毒为母体内梅毒螺旋体借母血侵犯胎盘绒毛后,沿脐带静脉周围淋巴间隙或血流侵入胎儿体内。

【临床经过】

后天梅毒可分为一、二、三期及隐性梅毒。一、二期均属早期梅毒,多在感染后4年内出现症状,传染性强;三期梅毒又称晚期梅毒,系在感染4年后表现;一般无传染性。隐性梅毒指感染后除血清反应阳性外,无任何临床症状者。亦可按感染后4年为界分为早期和晚期。隐性梅毒可终生不出现症状,但也有早期无症状而晚期发病者。

先天性梅毒也可分为二期:在4岁以内发病者为早期;4岁以后发病者为晚期。

1.后天梅毒　后天梅毒在口腔颌面部的主要表现有三:依病程分别分为口唇下疳、梅毒疹和树胶样肿(梅毒瘤)。

梅毒树胶样肿除累及软组织外,还可累及颌面骨及骨膜组织。临床上以硬腭部最常见,其次为上颌切牙牙槽突、鼻中隔。间或也可见于颧骨、下颌角部。

腭部树胶样肿常位于腭中线(有时原发于鼻中隔),呈结节型或弥散状。可造成腭骨穿孔,发生口腔与鼻腔交通。腭部树胶样肿波及鼻中隔、鼻骨、上颌骨时,可在颜面部表现为鼻梁塌陷的鞍状鼻;若鼻骨、鼻软骨、软组织全部破坏则呈现全鼻缺损的洞穿畸形。树胶样肿如波及颧骨,可在眶外下部出现瘘孔,最终也形成内陷畸形。

2. 先天梅毒　早期先天胎传梅毒多在出生后第3周到3个月。婴儿常为早产儿,表现营养障碍,貌似老人。鼻黏膜受累,致鼻腔变窄,呼吸不畅,有带血的脓性黏液分泌。口腔黏膜可发生与后天梅毒相似的黏膜斑。口周斑丘疹互相融合而表现弥漫性浸润、增厚;表面光滑脱皮,呈棕红色,皮肤失去弹性,在口角及唇缘辐射出深的皲裂,愈合以后形成辐射状浅瘢痕。

晚期先天梅毒多发生于儿童及青春期。除有早期先天梅毒的遗留特征外,一般与后天三期梅毒相似。可发生结节型梅毒疹及树胶样肿,从而导致软、硬腭穿孔,鼻中隔穿孔及鞍状鼻。

先天梅毒的另一特征性表现是牙的发育异常:哈钦森牙和桑椹状磨牙。

此外,因梅毒性间质性角膜炎出现的角膜混浊;损害第8对脑神经的神经性耳聋;以及哈钦森牙,被称为先天性梅毒的哈钦森三征。

【诊断对策】

诊断需审慎,应根据详细而正确的病史、临床发现、实验室检查及X线检查综合分析判断,损害性质不能确定时可行组织病理检查。近年来,用荧光梅毒螺旋体抗体吸附试验、免疫组化、聚合酶链式反应(PCR)、逆转录聚合酶链式反应(RT—PCR)等方法提高诊断的敏感性及特异性,且作为最后诊断的依据。

【治疗对策】

颌面部梅毒损害无论胎传或后天受染,均为全身性疾病的局部表现,因此应行全身性治疗。驱梅治疗药首选青霉素G及砷铋剂联合疗法。必须在全身及局部的梅毒病变基本控制以后,才可能考虑病变遗留组织缺损和畸形的修复及矫正术。

四、口腔真菌病

临床上以白色念珠菌感染为主。

【病因】

1. 机体抵抗力下降,口腔卫生不良。
2. 长期应用抗生素或免疫抑制剂。

【临床表现】

1. 主要表现为局部的白色病损。病损可呈白色点状,亦可呈条索状,丝绒状或斑片状。邻近黏膜充血,有时周边可伴糜烂或渗出。
2. 病损常见于舌,颊,软腭等部位,亦可见于唇或波及口角,可有发热等全身症状。

【诊断对策】

多见于婴儿,亦可见于长期应用广谱抗生素,化疗或放疗以后的病人。局部病损涂片检查可见真菌丝或芽孢,即可明确诊断。

【治疗对策】

1. 停用抗生素,如病情允许或比较严重感染时,即使行化疗或放疗的病人,也可考虑暂时中断治疗。
2. 局部用2‰~4‰碳酸氢钠溶液冲洗口腔,每日数次;用1‰~2‰龙胆紫涂布。
3. 制霉菌素或克霉唑含化口服。

(冯崇锦　陈　宇)

第 2 章 牙及牙槽外科

第一节 拔牙术

拔牙术是口腔外科最基本的手术。与一般的外科手术一样,可能引起各种各样的并发症,如不同程度的损伤、出血、肿胀、疼痛等反应,还可能引起全身反应如体温、脉搏、血压的波动等,特别是对患有全身疾病的患者如心血管疾病,血液病等更应谨慎,否则会造成严重后果,所以正确掌握拔牙适应证和禁忌证是至关重要的。

一、拔牙适应证

1. **牙体病** 由龋病造成的牙体广泛缺损,残根、残冠、不能再经牙髓治疗修复牙冠缺损者,是牙拔除的主要原因。不松动的残根,为避免牙槽骨吸收及有助于增进义齿咬𬌗功能者,可经根管治疗后做覆盖义齿。
2. **牙周病** 晚期牙周病患牙常导致牙槽骨明显吸收,牙明显松动,周期性肿痛应予以拔除。
3. **根尖病** 根尖周围病变广泛或牙已明显松动而无法用牙髓治疗或手术治愈者予以拔除。
4. **阻生牙** 对于不能正常萌出,自身龋坏或导致邻牙龋坏或吸收,或经常诱发冠周炎症,或压迫神经出现疼痛的阻生牙,应予以拔除。对于尚未出现临床症状,但阻生牙生长方向倾斜,可能会邻近软硬组织损伤者,也可考虑预防性拔牙。
5. **错位牙和移位牙** 影响美观或妨碍功能,导致口腔疾患,且不能通过正畸治疗矫正的错位牙应予以拔除。

6. 多生牙和滞留乳牙。

7. 特殊病变或治疗需要　良性肿瘤以侵犯牙,如造釉细胞瘤,为彻底切除病变部位,应将患牙拔除。因正畸,修复治疗需要拔除的牙,可根据相关科室的意见予以拔除。

8. 外伤　外伤导致根折或冠根斜折而不能用桩冠修复者;颌骨骨折线上的牙,如牙根已暴露松动,易导致骨折断端感染,妨碍骨折愈合者应予以拔除。

二、禁忌证及其处理

1. 血液病　造成血液凝固性降低及出血时间延长的疾病,如血友病、白血病、再生障碍性贫血、血小板减少性紫癜等。

2. 心脏病　对一般无心功能不全的心脏病人可以拔牙,但在麻醉剂中不加肾上腺素。如有严重心功能不全,稍微活动后即感到心跳气促者应暂缓拔牙。

3. 高血压病　如有自觉症状或血压超过 180/100 mmHg 以上时,应先采取降压措施,待血压下降后再拔牙。

4. 肝肾疾病　对急性肝炎或肝肾功能损害严重者应暂缓拔牙。对于慢性肝炎肝功能无明显损害者可以拔牙,但术前应做凝血酶原时间测定,术后应使用止血药物;一般肾脏病比较轻的可以拔牙,但术前应防止拔牙造成的暂时性菌血症而促进肾病急性发作。

5. 糖尿病及甲亢　一般空腹血糖不超过 8.88 mmol/L 可予以拔牙,但术前术后都应使用抗生素;而甲亢患者则需使其基础新陈代谢在+20%以下,脉搏在 100 次/min 以下。

6. 妊娠及月经期　妊娠期前 3 个月容易发生流产,6 个月以后容易发生早产;月经期一般应延期拔牙。

7. 位于恶性肿瘤区内的牙齿　禁忌单独拔牙,而应在切除肿物同时连同患牙整块切除。所以如发现在拔牙区有经久不愈的溃疡,肿物时应先取活检,排除恶性肿瘤后再拔牙。

8. 放疗区内的牙齿　在放疗期间及放疗结束后 1 年内不宜拔牙,以免引起放射线骨髓炎,必须拔牙时应使用抗生素预防术后感染。

9. 急性炎症期应暂缓拔牙。

此外,拔牙前应做好病人的思想工作,做好术前检查及手术准备。

三、基本步骤和方法

1. 用1%碘酊牙龈周围消毒。
2. 分离牙龈　将牙龈分离器插入龈沟内,沿牙颈部曲线做各个方向的分离。
3. 挺松患牙　将牙挺插入近中颊侧牙槽骨与牙根之间,以牙槽突为支点,向根尖方向楔入后,同时使用转动和撬动力量,使牙槽窝扩大方便患牙脱位。
4. 拔除患牙　将钳喙尽量向牙根方向插入,以根尖为轴心,颊舌侧运动逐渐摇动牙齿,松动后从骨质较薄一侧牵引脱位。
5. 拔牙创处理　搔刮出肉芽组织及碎牙片等异物,压迫扩张牙槽窝复位,修整尖锐骨嵴,必要时缝合。

四、各类牙的拔除法(图 2-1～图 2-5)

1. 上下颌前牙　为单根牙,根似圆锥形,唇侧骨板较薄,主要应用摇动及旋转力量。
2. 上下颌前磨牙　主要颊腭侧摇动,颊侧力度可稍大,但不可使用旋转力。

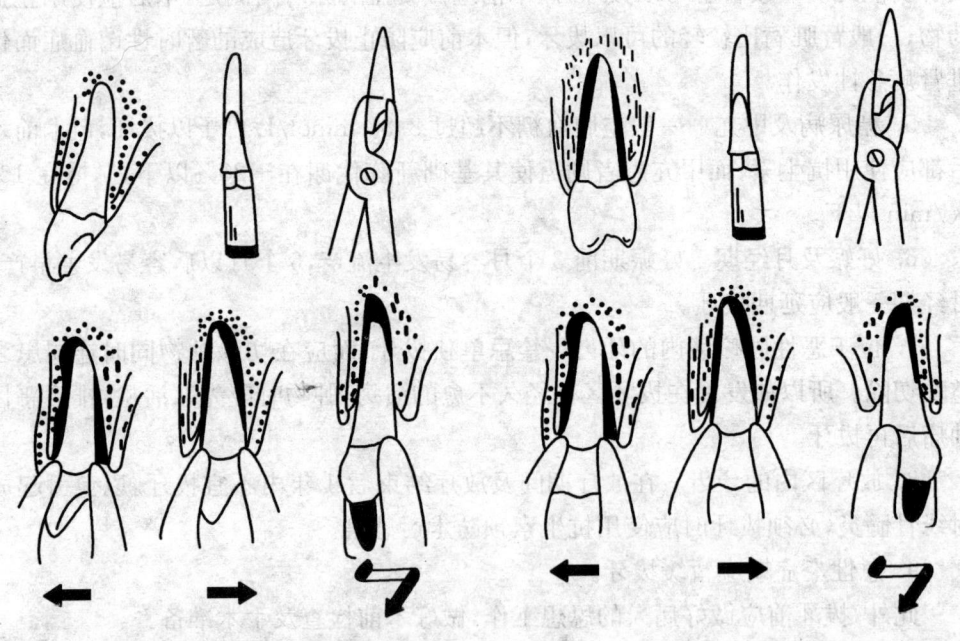

图 2-1　上切牙的拔除　　　　图 2-2　上颌双尖牙的拔除

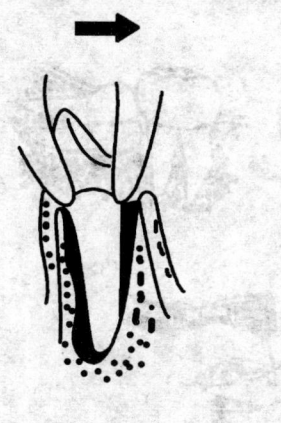 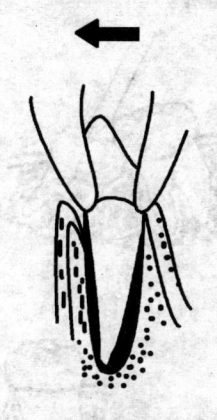 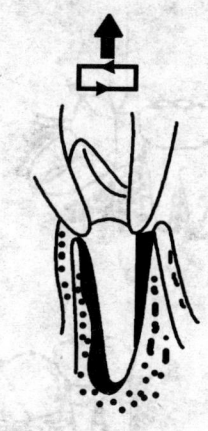

图 2-3 下颌磨牙的拔除

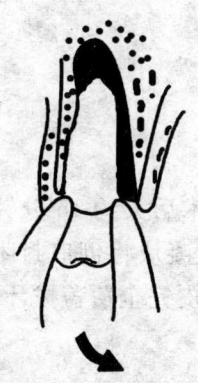 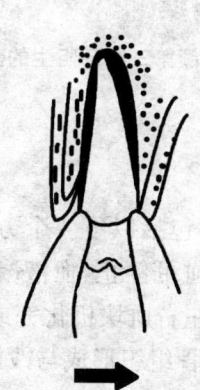 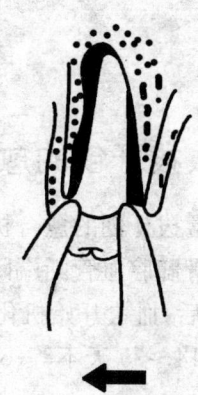

图 2-4 上颌磨牙的拔除

3. 上颌磨牙 拔牙前应仔细观察 X 片,注意牙根分叉及根尖与上颌窦底的关系,难度较大时应考虑分根法,然后逐一挺松拔除。

4. 下颌磨牙 牛角钳多用于拔除两个根的下颌磨牙,特别是残冠,有分根及脱位作用。下颌磨牙舌侧骨板相对较薄,多向舌侧拔除。

5. 遇到拔除较困难的牙根时,可以尝试多种方法,如根钳取根,牙挺、三角挺取根,最后可以考虑翻瓣去骨。

6. 拔除阻生牙的关键在于阻力的分析,阻力多来自骨及邻牙。骨阻力可分为冠、根骨阻力。冠部骨阻力可用去骨法和劈去远中冠解除,根部阻力用劈开法或去骨法解除。邻牙阻力的解除方法可根据情况劈开近中牙冠或去骨。

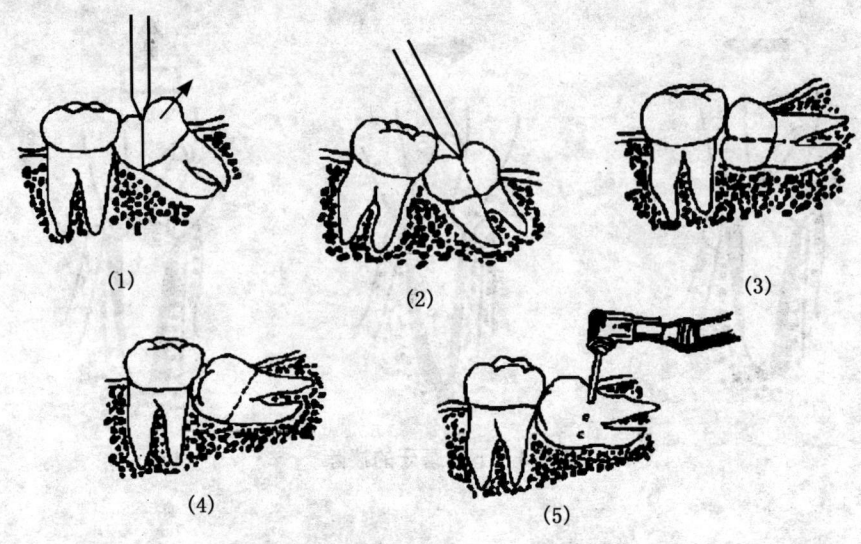

图 2-5　下颌第三磨牙阻生的分类及拔除

五、拔牙创的愈合

正常拔牙创的愈合机制主要包括以下 4 个方面：拔牙术后大约 15 分钟，牙周膜附近骨髓腔血管断端闭合，出血可停止，血液凝集形成血凝块将创口封闭；拔牙 24 小时后，血块开始机化，20 天左右血块机化完成；牙龈上皮完全覆盖拔牙创面的时间为 14～35 天不等；3 个月后骨组织形成与改建完成。

六、术后常见并发症及处理

1. 疼痛　一般拔牙术后常无疼痛或仅有轻微疼痛。拔牙术后的反应性疼痛应与干槽症区别，后者拔牙窝空虚腐臭，多发生于术后的两三天，如不处理疼痛可达两周。预防拔牙术后疼痛在于正确的操作，减少术中创伤，较大或去除骨组织的拔牙应术后常规给予止痛剂或填放碘仿纱条。

2. 肿胀　于术后 0.5～1 天后逐渐出现，少数患者虽然手术创伤不大，但肿胀反应明显，可能与个体差异有关。感染引起的肿胀质地较硬，3～5 天后肿胀不消退或更加明显，有压痛及体温血象的变化。术后服用激素对减轻术后肿胀有明显效果，怀疑可能会感染时应预防性使用抗生素。

3. 拔牙后出血　首先排除全身因素，如高血压，血液病及肝功能损坏，其次检查局部情况，看是否存在以下情况，如牙槽窝底炎性肉芽组织残存或牙龈炎症，牙槽骨骨折或牙龈撕裂,拔牙创护理不当。查清楚原因后则采取相应的处理,局麻下重新清理牙槽窝,必要时可在牙槽窝内放入碘仿纱条压迫止血并缝合,5～7天后拆除缝线并取出纱条。

4. 神经损伤　最常见为拔除下颌阻生第三磨牙时的下牙槽神经损伤。拔牙导致神经损伤后,患者复诊时主诉有麻木感,轻者为烧灼感、瘙痒感或刺痛感,后牙咬𬌗时有垫高感。一般经口服B族类维生素及理疗,经过6～10个月多可恢复。

第二节　牙槽外科手术

一、义齿修复前手术

义齿修复前手术是指为了义齿修复需要,在口内进行的手术,包括修整那些阻碍或不利于义齿和其基托行使功能的硬软组织,临床上包括有牙槽骨修整术,上颌结节成形术,唇颊沟加深术,牙槽嵴增高术,异常系带修整术,口腔上颌窦瘘修补术等。这里重点介绍临床常用的牙槽骨修整术及异常系带修整术。

二、牙槽骨修整术

1. 适应证　拔牙后牙槽骨吸收不全造成的尖锐骨嵴;义齿基托下发牙槽嵴严重突出(如腭隆突,下颌隆突,上颌结节肥大或突出等)影响义齿配戴;上下颌间隙过小使义齿戴入困难时可消除部分牙槽嵴顶。

2. 方法及步骤

(1)切口　小范围的修整术,做粘骨膜弧形切口,大小以翻瓣后能充分显露术野为准,蒂朝向牙槽底部。大范围时可行梯形切口。

(2)翻瓣去骨　去骨后应使牙槽嵴保持一定的宽度和高度,孤立的小骨尖可用钝器垫以纱布直接捶击。

(3)修整缝合　挫平骨面,冲洗清除骨屑;粘骨膜瓣复位,修整多余的边缘,缝合7天后拆线。

三、异常系带修整术

1. 唇系带修整术　唇系带在以下两种情况需要修整。一是唇系带肥大,影响牙列矫正；二是唇系带过短，影响上唇的活动度，现分述如下：

唇系带肥大时，牵引上唇向上，在肥大的系带两侧做梭形切口，自上唇内侧开始至牙槽嵴后方，切除全部纤维组织后唇部黏膜要严密缝合，牙槽嵴处如不能拉拢可不做缝合。唇系带过短时，将上唇向上牵拉，使系带呈紧张状态，在系带正中做一纵形切口，两侧各做一横切口，成为"Z"形，剥离口内两三角瓣，上下交换缝合。

2. 舌系带修整术　儿童及成年患者在局麻下手术，首先用一粗丝线贯穿舌尖将其提起，舌系带呈紧张状态，在舌系带的中下方做一长 2 cm 的切口，注意切口不要过深，不要过于贴近舌面，以免损伤舌下血管造成出血。切开后造成的菱形创面，一半在口底，一半在舌腹，以丝线纵形缝合，7 天后拆线。婴儿做舌系带延长术可不用麻醉，可直接剪断舌系带，因舌系带上血管发育不全，出血很少，可用纱布团压迫止血而不需缝合（图 2-6）。

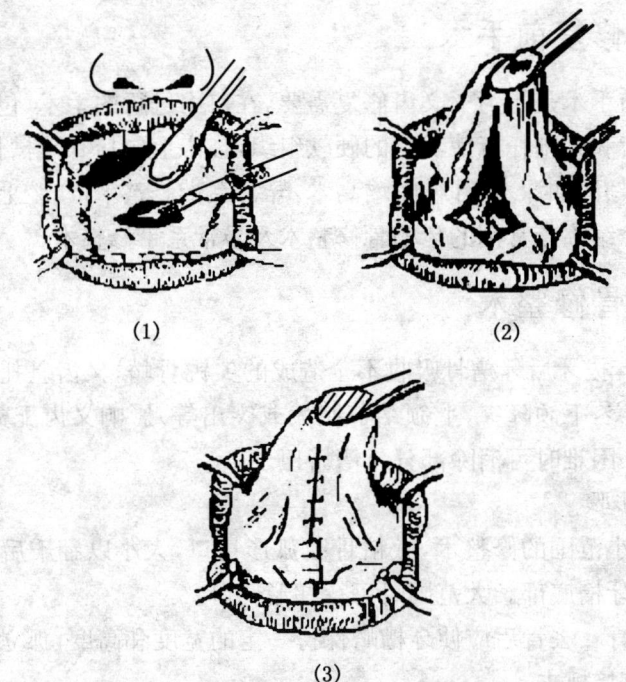

图 2-6　舌系带矫正术

四、口腔上颌窦瘘修补术

由于上颌窦发育过大，牙根尖接近窦底，拔牙时可造成上颌窦底穿孔，小的穿孔血凝块充填可自行愈合。大的穿孔或上颌窦原有炎症，常发生上颌窦瘘，应及时清除窦腔内残留牙根与异物,待炎症消退后再行上颌窦瘘修补术。

1. 即刻修补术 拔牙误入上颌窦,瘘口较大(大于 5 mm)者,应立即修补。掀起颊腭侧粘骨膜,咬除部分颊腭侧骨质,以降低穿孔牙槽窝的高度。修整两侧龈缘,并将颊侧瓣做骨膜减张切开,尽量牵向腭侧,两瓣褥式加间断缝合,使瓣的缝合缘位于瘘口腭侧,7 日拆线(图 2-7)。

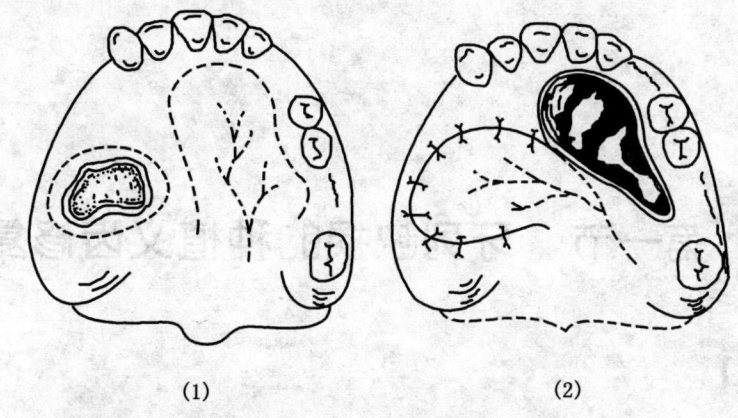

图 2-7 口腔上颌额窦瘘修补术

2. 延期修补术 较大的口腔上颌窦瘘孔,宜用腭部动脉瓣双重修复。

(冯崇锦)

第3章 口腔种植学

第一节 牙列缺损的种植义齿修复

【概述】

以牙种植方式行义齿修复牙列缺损,通常的种植义齿修复方式是固定局部种植修复。较之传统的基托义齿修复和以自然牙为基牙的固定桥修复,它具有能有效的保护口腔软硬组织及减少损伤的特点,是在有经济条件和患者能承受外科种植手术情况下首选的义齿修复方法。

【诊断步骤】

(一)病史采集要点

1. 牙列缺损的原因　龋病和牙周病仍然是牙列缺损的主要原因,对于牙列缺损的患者,应着重了解是否有进展性牙周病的存在、口腔卫生不良、过度吸烟史等。

2. 牙列缺损的时间。

3. 牙列缺损的全身情况　了解糖尿病、骨疏松症、系统性疾病、消耗性疾病以及颌骨放射治疗病史。

4. 患者的要求和期望。

(二)体格检查要点

一般检查、局部检查、全身检查和辅助检查都遵循牙种植原则。

【诊断对策】

(一)诊断要点

诊断简单明确,当两个或多个相邻牙缺失称为牙列缺损。全口无牙颌称为牙列缺失。

(二)临床类型

按临床位置分型,可分为上颌前牙区、上颌后牙区、下颌前牙区、下颌后牙区和全口牙列缺失。

【治疗对策】

(一)治疗原则

用牙种植义齿修复的方法恢复牙列形态和功能,尽可能减少软硬组织的损伤。

(二)术前准备

1. 同单牙缺失种植修复术前准备。

2. 牙列缺损的种植手术之前,最好制作牙颌石膏模型,准备外科模板。

(三)治疗方案

1. 手术指征

(1)患者要求牙种植修复。

(2)全身情况无明显的手术禁忌证。

(3)牙列缺损部位邻牙健康无根尖周炎、牙周炎及活动性龋病,口腔清洁卫生情况良好,无口腔黏膜疾病。

(4)影像学辅助检查确定种植区骨量(长度及宽度)足够,或通过植骨、引导骨再生、上颌窦提升等方法可以获得足够骨量。

(5)龈颌高度在 5 mm 以上。

2. 手术时机

(1)牙缺失后经 3～6 个月的伤口愈合和骨形成改建期,然后行牙种植是通常的手术时机选择。

(2)在条件许可的情况下,如骨量充足的情况下可以行拔牙后即刻种植。

3. 手术原则

(1)手术前牙列缺损种植义齿修复设计

该步骤主要是确定种植体的数目、长度及直径。与天然牙相比,种植体与牙槽骨和颌骨的结合是直接结合,其间没有牙周膜的弹性胶原纤维抗剪切能力较差。所以种植体的数目、长度和直径不能机械按照种植体表面积的总和对等于天然牙表面积的总和原则及推算,而应尽量增加种植体的数目、直径和长度。

一般应遵循的原则是:植入种植体的表面积总和应大于自然牙的牙根表面积

的总和。

义齿修复的上部结构可以是黏结固位或螺栓固位。

外形及稳定性设计：3～4个以上种植体的排列应考虑沿牙弓曲线排列，以保持唇颊的外形丰满度。同样，3个种植体的排列还要考虑到稳定性设计，如三角形排列形成的平面设计较直线排列的稳定性好。

(2) 多个牙种植的外科手术应在外科模板的引导下完成，通过模板可以确定种植体的位置、方向和角度。种植体的位置必须是修复需要的位置，而不是牙槽骨高度和宽度最大位置。

(3) 为取得共同就位道，各种植体的长轴应尽量平行。

(4) 种植体之间最短距离不低于7 mm，种植体与相邻天然牙之间距离不低于2 mm。

(5) 牙槽骨扩增有多种形式，对于颊舌向狭窄牙槽骨嵴顶可采用骨劈开术或唇颊侧骨板贴附植骨术；对于种植体植入后，牙槽骨存在裂隙、穿孔或颊舌侧骨板的小缺损可采用生物膜覆盖、植骨引导骨再生术；对于重度高度不足时，可用自体骨块上置增高或生物膜骨引导再生术；需要的牙槽骨高度不足，可用牵引成骨的方法增加牙槽骨的高度；防止牙槽骨吸收的有效方法是在拔牙的同期于牙槽窝内植入骨修复材料。

(6) 一期和二期手术均应保护牙龈乳头，引导牙龈生长。二期手术放置愈合基台应至少高于预期牙龈乳头高度1 mm。制作临时义齿的同时，要同期形成种植体间的牙龈乳头。

(7) 牙槽骨垂直高度重度吸收时，可设计义龈和义齿联合体，形成高微笑曲线。

4. 前牙区牙列缺损的种植修复

(1) 影响前牙区种植修复牙列缺损的因素有：上下颌关系；覆盖和覆𬌗；清洁间隙；牙齿修复状态。而解剖因素有一定的临床性特点：可植入长种植体提供足够稳定的义齿修复，两个种植体即可支持4个牙齿的功能。

(2) 近远中距离：当2个牙齿缺失不能采用2个种植体修复时，可考虑用正畸的方法缩小缺牙区近远中距离，再改用一个种植体修复。

(3) 垂直高度骨量不足：用两个种植体修复4个下颌切牙缺失时，取决于垂直高度骨量。如垂直骨丧失小于5 mm时应使种植体与尖牙的距离为2 mm以上。如垂直骨丧失大于5 mm时应使种植体位于尖牙与侧切牙之间的位置，避免损伤尖牙近中牙槽骨及留有清洁空隙，同时义齿的修复应考虑义龈联合修复。

(4) 垂直高度骨量足够时，可考虑行即刻种植，选用两个或三个种植体植入的设计。

(5)需要的垂直高度骨量不足时可选用引导骨再生术、三文治骨增高术、自体骨块上置术、牵引成骨术等加以解决。

(6)颊舌向宽度不足时,简单的处理方法是磨除尖锐的牙槽骨嵴突,形成一定宽度的平整的牙槽嵴顶部,也可采用骨劈开术或自体骨移植增宽牙槽骨。

(7)对于双颌前牙前倾的患者,下颌前牙牙列缺损,可采用种植方法修复,但种植体植入的位置和方向不同于自然牙的排列。

5. 后牙区牙列缺损的种植修复　下颌后牙区缺损种植修复主要问题是避免下牙槽神经损伤,其解决方法有如下几点:

(1)X光全景片测量下牙槽神经管与牙槽骨嵴顶之间的可用骨高度。注意X光全景片的放大效应,应为实际测量的骨高度减去放大率(10%～15%)

(2)CT扫描测量:可从下颌骨多平面图像,尤其是下颌骨横断面测量可用骨量的高度。

(3)种植体植入应在下牙槽神经管上方2 mm。

(4)局部麻醉为浸润麻醉。

(5)可采用种植体颊舌向或舌颊向植入,避开下牙槽神经,以获得足够的可用骨量支持较长的种植体。

(6)可采用下颌神经移位术。

(7)避开颏孔区下牙槽神经直接可靠的方法是同时暴露颏孔,于颏孔上方植入种植体。

6. 牙槽骨的形状与体积　尖削及狭窄的牙槽骨或舌向倾斜的牙槽骨常存在,可选用自体骨骨块贴附增宽牙槽骨,改善形态。

第二节　上颌窦底提升植骨牙种植技术

【概述】

上颌磨牙区由于各种生理、病理性原因,常导致牙槽突高度不足,缺乏足够的骨组织支持,在行牙种植时,上颌窦底至牙槽嵴顶之间骨量不足10 mm而需在该区植入种植体,一般采用上颌窦底提升植骨牙种植技术来解决骨量不足的问题。

【诊断步骤】

(一)病史采集要点

上颌后部牙缺失史及引起牙缺失的原因。

上颌后部牙缺失时间及修复史。

(二)体格检查要点

一般情况 发育、营养、体重、精神。

1. 局部检查 上颌后部牙槽突高度、丰满度、黏膜软组织厚度。颌间距离,对侧、对颌牙列以及牙槽突情况。全口牙咬𬌗关系。

2. 全身检查 ①血常规、出凝血时间、血型。② 血压。③ 心电图。④胸部透视。⑤肝、肾功能检查。

(三)辅助检查要点

拍摄X线曲面断层片,按其放大率计算上颌窦底-牙槽嵴的距离。

如有条件可采用三维CT行上颌牙槽突断层,这种方法不仅可以准确地测量出上颌窦底-牙槽嵴的实际距离,而且可以显示牙槽嵴的形态。

【诊断对策】

1. 病史 生理、病理性原因,而致牙槽突高度不足。
2. 临床表现 上颌后牙区牙槽突低平,后牙区颌间距离过长。
3. 辅助检查 X线曲面断层片、三维CT片可提供诊断依据。

【治疗对策】

(一)治疗原则

上颌窦底牙槽突高度不足治疗方法是行上颌窦底提升牙种植技术。

(二)术前准备

全面检查患者全身情况,血常规、出凝血时间、血型、血压、心电图、胸透、肝肾功能。

上颌后部牙槽突高度、丰满度、黏膜软组织厚度,颌间距离,对侧、对颌牙列以及牙槽突情况,全口牙咬𬌗关系。

取上下颌石膏模型,将患者𬌗关系转移到𬌗架,在石膏模型上设计确定种植体植入的方向、位置、数目,确定种植义齿修复后应达到的效果。制作种植定位定向导板。

全口洁治，口内用 0.2% 碘伏消毒。

（三）治疗方案

上颌窦底提升、植骨牙种植，手术是一次完成，还是两次完成，是根据上颌窦底牙槽骨厚度来决定。一次手术法即在行上颌窦底提升植骨、或者不植骨同期植入种植体。一般认为，牙槽骨高度至少 5 mm 适应于一次手术法。而牙槽骨高度少于 5 mm 采取两次法，第一次行上颌窦底提升植骨，6 月后行种植体植入。

（四）手术方式

有冲顶式、上颌窦开窗法。

1. 冲顶式 此种手术方式最早由 Summers 提出和发展起来，手术器械是一种特殊的 Summers 骨凿形状为圆柱形，顶端呈凹状，直径由小到大分成 6 号。

麻醉：上牙槽后神经、腭大孔、眶下孔阻滞，上颌结节到中线浸润麻醉。

切口：在上颌后牙牙槽嵴顶顺牙弓方向及颊侧做垂直切口，翻瓣。

先用小直径骨钻备洞，再逐号插入 Summers 骨凿，锤轻敲骨凿，逐渐将骨洞扩张、提升上颌窦底。如需植骨，可用 Summers 骨凿将颗粒状移植骨放入种植窝洞顶，最后安放种植体，缝合牙槽嵴顶及颊侧做切口，1 周后拆线。

2. 上颌窦开窗法 麻醉方法同冲顶式。

切口：从上颌尖牙到第一磨牙龈颊沟横行切口，切开黏膜、骨膜，分离翻起黏骨膜瓣。

显露上颌窦外侧壁骨面，注意勿损伤到眶下神经。

在骨面上用高速水冷手机圆钻磨出开窗进入上颌窦的骨线。形状似长方形，下界位于上颌窦底平面，上界约位于眶下孔下 4~5 mm，前后垂直线分别位于拟种植区稍前方及后方，在充分水冷下以点磨式逐渐磨除骨皮质，直到所有切开线口能见到上颌窦淡蓝色的透明窦黏膜。

用钝性器械轻敲将开窗部位之上颌窦侧壁推起，同时使用骨膜剥离器剥离窦底黏膜，窦内黏膜剥离也可用 Tatum's 骨膜玻璃器剥离。黏膜从窦底和窦内侧壁剥离后，将活动骨块进一步推向内并将其向上旋转成水平位，利用鼻黏膜剥离子贴骨壁仔细分离、上推窦黏膜直至植骨高度。切记勿穿通上颌窦黏膜。

修整骨壁下方组织，以备植骨块就位贴附。

取自体髂骨或异体骨，修整后使其与植骨床一致，植入上颌窦底，应使其紧密无明显间隙。

沿着颊沟切口向腭侧分离翻转黏骨膜瓣，显露牙槽突骨面，在设计的位置上逐级钻孔，同时用手指抵住植骨块，使其同时钻通，最后将种植体旋入就位并起到固定骨块作用。

如为延期种植，则用医用不锈钢细丝缝合固定，或用细钛螺钉在非种植区固定该植骨块，1年后再从牙槽突钻孔，植入种植体。

【临床常用的骨移植方式】

1. 单纯自体骨移植　是最好的骨移植材料，常作为评价骨移植的金标准。所以临床只要有可能，应尽量采用自体骨移植。但临床上采取髂骨或肋骨需第二术区病员常难以接受，如果所需骨量少，则可以采取口内取骨方式，口内取骨部位：下颌升枝，颏部，上颌结节，下颌正中联合。

2. 单纯骨代用品移植　只有少数具有骨诱导特性，多数仅具备骨引导特性，所以单纯骨代用品移植仅限于骨缺损较小。

3. 骨代用品＋自体血或血小板富集凝胶。

第三节　颅面部缺损的种植修复

【概述】

由于外伤、肿瘤切除导致颅颌面组织缺损，其缺损畸形将给患者带来的不良影响远较一般牙列缺损和缺失为大，它不仅可以造成咀嚼、言语、吞咽、呼吸等功能障碍，而且由于残缺的面部器官、不对称的颜面畸形影响患者的心理健康。所以临床上认识和分析颅颌面缺损畸形的原因及其不良影响，充分理解这类患者积极要求恢复颅颌面正常形态和功能的迫切心情十分重要。

长期以来，诸如颌骨、耳、鼻、眶等颅颌面缺损的修复，一般是通过采用组织瓣、骨、软骨、骨肌瓣的移植，或应用赝复体通过黏膜皮肤负压吸合、胶粘剂粘合、软硬组织倒凹等方法进行塑形固位来完成。不少患者因缺乏上述固位条件，而成为临床上的困难病例。尽管采用的补救方法有从力学及解剖因素方面考虑的眼睛式、眼镜框架式固位体或应用各种粘合剂等，但其功能、美观及固位效果均不甚理想。

以骨内种植体为基础的现代颅颌面种植学是在近代牙种植技术日益成熟之后发展起来的一门新兴医学工程。近20余年来，随着新型材料、生物力学、生物技术以及细胞、分子水平的基础与临床研究的推动，牙种植体及其相应种植系统的研制开发和种植义齿的临床研究,特别是自引进牙种植体作为颜面赝复体的固位装置之后,颅颌面重建的概念发生了巨大变化,以恢复功能与形态为目的的颅颌面修复重建外科领域在其基础与临床方面获得了重大进展。

【骨内种植体分类及特点】

骨内种植体是种植修复体的基础部件,为颅颌面缺损后赝复体的固位与支持装置。骨内种植体可从多方面特征来进行分类。如根据所用材料可分为金属类种植体、陶瓷类种植体、碳素类种植体、高分子聚合物种植体和复合材料种植体等。根据作用和目的可分为牙种植体、赝复体固位支持种植体、耳助听器固位种植体等。按其所需种植手术次数分为一期完成式种植体(single stage implant),又称为一段式种植体和二期完成式种植体(two stage implant),即二段式种植体。不同部位、不同外形的种植体需采用不同的手术器具和植入术式,这些均可从相应的种植系统获得配置与方法指导。

目前用于颅面骨内的种植体多为纯钛螺旋形种植体(screw root form implants),其形状酷似螺丝钉。与口内应用情况类似,即利用螺旋原理,在术中借助扭力手机将其旋入就位。不过颅面骨内种植的植入体形态与口腔内螺旋形植入体有所不同。虽然都是螺旋形,但该种植体有两个特点:一是较短,仅为 3 mm 或 4 mm 长,二是在其冠部有一宽大多孔的帽檐样扩展区。这一独特设计的目的是为了防止种植体偶然受意外的外力作用而嵌入骨内或颅内,帽檐上的多孔区有利于骨的内生长,借此增加种植体的固位力。

颅面部骨内种植系统的整套部件包括:种植体、基台、中央螺栓及赝复体固位装置(杆状固位或磁性固位)。目前,在临床上应用的颅面部种植系统主要有 Branemark 种植系统、ITI 种植系统、Entific 种植系统等。

【诊断及适应证】

对于颅颌面缺损的患者,根据其病史及外形畸形表现不难诊断。

基于颅颌面缺损的原因,实际上符合解剖学原则及力学原理的赝复体、移植骨依靠其骨内种植体及微夹板的良好固位,或结合磁性固位体等方法的种植修复重建技术适应于各类缺损畸形的形态与功能恢复。临床上包括先天性因素,发育性因素,手术性、外伤性或感染性等后天性因素所致的外耳、鼻、颌骨或眼眶缺损、缺失畸形者。

【术前检查与治疗计划】

术前检查的意义在于：一是通过病史的详细询问、局部及全身系统周密的检查、结合影像学观察，确认颅颌面缺损患者是否属于骨内种植修复重建的适应证；二是在适应证确立之后，须对受植部位做进一步详细检查，尤其是通过复制的模型分析以及颌面曲面体层片、头颅正侧位定位片、螺旋CT等影像学观察，为治疗方案的确立提供有价值的信息。

颅颌面种植医师在治疗计划制订前后与患者交谈沟通十分重要。交谈内容除介绍种植赝复体、种植义齿重建修复特点、效果及手术修复基本过程与周期之外，还须告知和说明可能出现的问题、并发症及与术后随访、保健等有关注意事项，目的在于实施种植修复的过程中能取得患者的充分理解和积极配合。

总体治疗方案的正确性与种植手术的合理性是最终种植重建修复体在其功能与形态方面成功的重要条件，在确定手术计划时须从(1)患者颅颌面缺损骨的质与量；(2)受植部位的选择与外科模板；(3)种植体数量的确定；(4)种植体上部结构的设计；(5)种植系统及种植体的选择；(6)种植术式与种植时相的确定等6个方面入手加以考虑。

【骨内种植体植入手术】

骨内种植体植入术可从以下3个方面特征进行分类：一是根据不同种植手术时相分为即刻种植、半即刻种植和延期种植；二是按种植使命分为一期完成植入术（即植入体与基台一体植入并同时完成穿皮过程，又称一段式种植体植入术和二期完成植入术（即植入体和基台分两次植入，又称两段式种植体植入术）；三是依据口腔内外解剖区域及修复的目的分为口腔内种植术和口腔外颅面赝复体种植术及口腔内外赝复体联合种植术。虽然临床上许多商品化种植系统及相应的不同种类的骨内种植体都有其特定的外科种植程序和要求，而且口内穿龈种植与口外穿皮种植的操作要领有所不同，但其骨内种植的基本步骤与方法大致相仿。

(一) 一期手术

术前用药与麻醉：术前可静脉给予10～20 mg地西泮(安定)，一般选用局部浸润麻醉法；采用2%利多卡因肾上腺素局麻药液10～20 ml作受植部位骨膜上、下浸润即可。

切口设计与翻瓣：用美兰在受植区皮肤上标记出需种植的部位，植入位点须与骨面垂直，切开皮肤，锐分离翻瓣后显露骨面。

种植窝制备：先用球钻在受植部位的骨面上轻触作一标记，再用裂钻逐级置备相应深度和直径的种植窝，最后在种植体冠部骨边缘成型，以适应种植体冠部的帽檐形状。钻孔同期始终维持适量的水冷却。

植入种植体：在慢速状态下用扭力手机，以慢速旋入骨孔内，手机自动停止后，若植入体尚未到位，可用手动扳手夹持后逐步旋紧，此过程仍需用生理盐水冷却，然后将覆盖螺帽旋入种植体的内螺孔。随后依次间断缝合骨膜及皮肤，创面常规放置油纱及无菌纱布。

术后注意事项：术后常规给予抗炎及对症治疗，以预防感染和过度水肿。1周内注意保持口的清洁，术后7～10天拆线。

（二）二期手术

一期术后3～4个月即可进行第二期穿皮基台连接。

术前准备与麻醉：基本与第一期手术相同。术前根据前次手术记录及局部检查结果，明确第一期植入种植体的确切位置后，术区常规消毒铺巾，局部皮下及骨膜上浸润2%利多卡因肾上腺素5～10 ml。

切口设计与组织切除：依据穿皮种植体所在的不同部位，采取相应的手术切口设计，一般沿原切口切开。切除种植体周围皮肤及皮下组织，仅保留骨膜，同时将周边皮肤下方皮下组织作楔形切除，使其周边皮肤变薄，以便能与骨膜接触，达到愈合后皮肤制动的目的。

穿皮环切与基台连接：在皮肤上方触摸到种植体后，用皮肤环形切取器在其上方中点垂直定位，围绕种植体一并环切皮肤及骨膜，使下方种植体冠部外露。卸下覆盖螺帽，将基台连接于植入体上。最后旋入直径10～20 mm的愈合帽，在其愈合帽与种植体周围植皮区之间环绕填塞含有抗生素的油纱布，其上覆盖无菌纱布保护。

（三）术后注意事项

术后1～2天去除覆盖的无菌纱布。

术后第3天卸下愈合帽及中间缠绕的抗生素的油纱布，清洗基台及周围皮肤，重新缠绕更换的抗生素油纱布。

术后第10天去除环绕之油纱布，让其开放。

种植体周围组织的卫生保健十分重要。种植体周围的上皮碎屑一般可由病人家属清洁或复诊由专科医师清除。

修复体的连接：基台连接术后3～5周，在种植体穿皮周缘伤口愈合良好条件下，可考虑上部修复体的安装与连接。

【颅颌面种植赝复体修复与重建】

(一)眶部缺损种植修复与重建

术前、术中注意事项:

对于眼球和眶部肿瘤患者,术前的治疗设计若考虑术后将应用种植赝复体修复时,须注意如下问题:

(1)如因结膜缺损、瘢痕等因素导致上、下睑穹隆消失,眼窝缩小及眼睑凹陷者,种植前应行眼窝眼睑成形术。

(2)手术切除眶部肿瘤的同时,如有可能,尽量保留眉毛,这一解剖结构的保存特别有助于整个眼眶赝复体的真实和美观效果。

(3)眼窝创面的覆盖所选用的皮片不宜过厚,否则眼窝过浅不利在缺损边缘眶骨上植入种植体及其上部支架的连接,也不利于赝复体设计及就位后的稳定性。

(4)植入部位的选择 无骨质缺损的患者植入部位为眼眶的外半侧壁。右眼植入部位多在1点、4点和5点方向。左眼植入部位多见于11点、7点和8点方向。

(二)眼眶种植赝复体附着固位方式的选择

赝复体固位方式的选择主要根据缺损的大小、种植体的位置、方向及种植体的数目而定。眶部种植赝复体固位附着方式主要有以下3种:

(1)杆卡式附着固位;

(2)磁性体附着固位;

(3)球槽附着固位。

(三)眼眶种植赝复体(义眼、义眶)的制作

取印模:根据缺损情况和拟修复范围确定取印模的范围。

修整模型及赝复体制作 ①在模型上标记出修复体边缘;②根据测量数据初雕修复体蜡形;③常规装盒冲蜡;④配色,根据不同部位的颜色再分别加入内染色剂;⑤种植体上方安放磁块,特殊处理磁体表面;⑥装胶,装胶时注意按照调色时不同的区域分别填胶;⑦烘烤成型,修整赝复体;⑧试戴,外染色,制作人工睫毛和眉毛,完成赝复体制作。

(四)耳缺失种植修复与重建

1. 适应证 耳郭先天性、后天发育性畸形、肿瘤术后、外伤或感染等因素所致部分或全外耳缺失者。

部分耳缺损或全耳缺失经整形重建外科手术效果不佳或失败者。

2. 手术步骤与方法　手术分两期完成,一期手术及二期手术步骤如前所述。

作为耳廓复体的支持固位需用 2～4 个种植体,在右耳区植入 2 枚种植体时,理想的种植部位应在 8 点和 11 点;左耳时应在 1 点和 4 点。植入 4 枚种植体时,适宜的种植体部位右耳区可在 7 点、9 点、11 点和 12 点;左耳区相对在 12 点、1 点、3 点和 5 点。种植体相距最小不能短于 1 cm,通常大于 2 cm 为宜。

3. 术后注意事项　除每周更换愈合帽下方油纱布 2 次,连续 2 周后让其开放之外,其余术后护理同前述。

4. 并发症及其防治　术中并发症主要表现为穿透颞骨骨内板,因此在备置种植窝时,深度应严格控制在 4 mm 以内。另外,术前 CT 检查也有助于避免术中并发症的发生。

术后常见的并发症常见为种植体周围炎,通常将种植体周缘皮肤反应分为 0～4 级:0 级为无炎症反应;1 级指轻微发红;2 级指皮肤充血伴渗出;3 级有炎性肉芽组织;4 级为严重感染而必须取出种植体。种植体周附着皮肤的不稳定、频繁移动是引起皮缘炎症或感染的主要因素。此外,两种植体相距过近(<1 cm)或基台松动的刺激、皮肤疾病如皮脂溢性皮炎或局部卫生不良、过多清洁刺激均会导致种植体周围炎。为提高成功率,术中要尽量去除种植体周围足量的皮下组织,移植皮片削薄有利移植成活,同时加强患者卫生习惯和对种植体及周围皮缘的精心护理。

(五) 义耳廓复体的制作

义耳廓复体的制作基本同义眼制作相似,包括取模、蜡型的制作、配色、硅橡胶充填、外染色等。

(六) 鼻缺损种植修复与重建

1. 适应证　因鼻部或面中 13 区恶性肿瘤切除后缺损者。面中份外伤或烧伤等所致鼻部缺损者。鼻部缺损经皮瓣修复失败者。

2. 术前及术中注意事项　计划行全鼻切除时,鼻骨不宜保留。全鼻切除后须修整鼻中隔基底部。有条件时尽量保留前鼻嵴。采用薄断层皮片移植覆盖手术切除后遗留的受植区创面。

3. 手术步骤及方法　手术分两期完成,具体步骤和方法如前所述。

根据缺损的形态和范围,最常见的植入部位为额骨、颧骨、残留的上颌骨和上颌结节。

(七) 术后面部缺损区临时修复体

对于面中份恶性肿瘤患者,手术切除的洞穿性缺损畸形的遗留会造成心理上的严重创伤。为此,在手术前先取面部模型,肿瘤切净后即刻取制面部印模,记录缺损部位及相邻结构的三维形态。再根据石膏模型，参照术前面部模型制作符合病人面部形态的鼻部临时假体，并在术后24小时内放置于患者面中份缺损区。

（八）上颌骨缺损的颧骨种植修复与重建

1. 适应证　肿瘤及外伤造成的上颌骨和腭骨缺损。上颌骨牙槽骨严重吸收的无牙颌患者或上颌游离端缺失患者。

2. 颧骨种植体的形态及规格　颧骨种植体由螺纹状的种植体根部和光滑的头部组成，长度由30～52.5 mm不等。头部与根部成45°或55°角，以弥补种植方向与颌平面的交角。

3. 手术方法　手术通常于全麻下进行。在上颌牙槽嵴顶做切口，翻瓣暴露眶下神经。在上颌窦靠近颧骨的部位开窗。翻开窦黏膜，使操作可以在直视下进行。开窗的同时也有利于备洞时的散热，逐级备洞，低速自攻植入颧骨种植体，其长度用特殊的测量仪确定。种植体植入后，顶部放入覆盖螺帽，关闭创口。

手术钻孔时要注意：①必须用大量的水冲洗，防止骨坏死；②不要将软组织吸入种植窝，妨碍骨结合，导致种植失败；③植入颧骨部分不可以太靠近眶侧壁，防止损伤眶内容物。

术后6个月放置基台并制作临时义齿。

4. 修复方法　通常采用螺丝固位的固定式修复，可以更好的调整咬合。但由于种植体头部偏腭侧，容易产生较大的悬臂作用，故也可采用杆卡式固位的义齿修复。

【术后观察及处理】

（一）一般处理

术后常规全身用药，抗炎及对症治疗。

颅面部种植手术应保持术区皮肤清洁，颧骨种植手术应保持口腔清洁。

家庭护理：每天一次用普通清洁剂及清水清洗假体，桥基和接触支架用湿盐水纱布每日擦洗干净，清除桥基周围的所有废屑。

（二）并发症的观察及处理

1. 种植体松动或脱落　由于种植体没有达到完整的骨结合可以导致种植体松动或脱落。因此，对于种植体的植入应有一套完整的方案，包括术前定位设计、术中精确植入及术后护理。当种植体发生松动或脱落时，可将种植体取出，局部严密缝合，待骨愈合后行二次手术。

2. 种植体周围皮肤炎　由于种植体周围皮肤与基台之间存在微小间隙，不易清洁,容易发生慢性炎症。所以对于种植体基台及赝复体应每日清洗,定期随访观察。

3. 赝复体变色及破裂　引起赝复体变色及脆性加大导致的破裂因素主要有:紫外线照射、空气污染、湿度和温度的改变、清洗赝复体的操作,以及使用化妆品等。因此,赝复体在1~3年内一般需要重新制作。

【疗效判定及处理】

骨整合形成的成功主要取决于两个因素,一为种植体的理化性能、表面状况、生物相容性和机械性能;另一非常重要的因素包括组织床情况、有无炎症及骨的质量和数量。因此,对于种植体的植入应有一套完整的方案,包括术前定位设计、术中精确植入及术后护理。

对于放疗的患者,由于血管内皮细胞增生,局部血液循环障碍,影响种植体和受植骨的结合,导致手术成功率的降低。因此,对于放疗患者种植适应证的选择应慎重。

【随访】

定期随访:随访内容包括骨整合效果的确认、假体功能及位置情况,必要时假体需做适当调整。

(黄代营　陈松龄)

第4章 口腔颌面部损伤

第一节 概述

(一) 颌面部的解剖生理特点及其治疗原则

1. 颌面颈部血运丰富,有大血管存在 颌面部血运丰富,侧支循环多,即使同时一次性结扎两侧颈外动脉也不会造成出血性障碍,因此组织再生力强,抗感染力也强,在这个原则下,初期清创的时间有别于全身其他部位。伤后48小时或更久的伤口,只要没有明显的化脓,污染程度不严重,正确地清创处理后,仍可作初期严密缝合。由于颈部有大血管和血供丰富,易大出血,直接危及生命或伤口出血较多,如为闭合伤,则易形成血肿,且损伤后组织肿张反应快而明显,特别是在口底、咽部、舌根等处的损伤,可因血肿、水肿而影响呼吸道通畅,严重者甚至发生窒息,应特别予以重视。

2. 口腔颌面部腔窦多 颌面部有口腔、鼻腔、眼眶和副鼻窦等,平时这些腔窦内常存在有一定数量的病原菌,当伤口与这些腔窦相通时,就容易引起感染。因此治疗原则是在清创处理,应尽早关闭与腔窦相通的伤口,使之与腔窦隔离。一个贯通的口腔伤口,应该先缝合口腔黏膜,使之与口腔隔离,而后再缝合肌层及皮肤层,但在临床上常常看到疏忽了这重要的一环,而仅仅是缝合肌层和皮肤,以致伤口浸泡在与口腔相通的唾液和其他血性分泌物内,致伤口污染而继发感染。对于有口腔黏膜缺损的伤口,或暴露的副鼻窦伤,则应覆盖碘仿纱条防止感染,逐日换药,待肉芽组织修复。

3. 口腔内存在牙齿的特点 口腔右恒牙或乳牙,在当牙齿受到致伤物的撞击可以发生折断和脱位。在火器伤中,如果子弹或弹片的动能大、速度快,在击碎牙齿后尚可使这些碎牙齿作为"二次弹片"而穿及邻近组织内,不仅加重损伤邻近组织,还可以将黏附于牙齿上的不洁污物直接带入深面组织内而引起感染。颌骨骨折后,由于附丽于其上的肌肉牵拉而发生移位,常可引起其上的牙齿发生咬𬌗错乱,这一点是诊断颌骨骨折的重要依据。另外,颌骨骨折是否获得正确复位,常以恢复牙齿的正常咬𬌗关系作为准则;同时常常利用牙弓夹板来作为牙齿结扎固定,以固定治疗骨折和恢复正常咬𬌗关系。

4. 口腔颌面部是呼吸道上端的所在部位　发生严重损伤后,可因颌骨的骨折段移位、舌后坠,口底及咽腔等部位血肿、水肿、血凝块、碎牙块及分泌物等填塞而影响呼吸,因此救治口腔颌面部伤员时特别要注意保持呼吸道畅通,尤其对昏迷的伤员更应重视,防止发生窒息,确保生命安全。

5. 口腔是消化道的入口　口腔损伤后常妨碍正常进食。特别是在利用牙弓夹板做颌间牵拉固定时上下颌骨限制活动最少在3周以上,因此需要选用高营养的流质和半流质饮食,需要采用特别的喂食方法,以确保伤员的营养,而不仅仅只依赖输液和鼻饲的常规方法,进食后尚应进行清洗,注意口腔卫生、预防伤口感染。

6. 口腔颌面部有涎腺和面神经　口腔颌面部有三对涎腺,特别是腮腺内,有面神经穿过,支配面部表情,损伤任何一支均可引起面瘫而影响面容,损伤腮腺导管和腺体本身,可发生涎瘘,特别是导管瘘可引起大量唾液流失,因此要正确处理清创原则,能修复的应作及时修复,不能修复的要妥善置于正确的位置上,留待下一步再做治疗。

7. 颌面部毗邻颅脑　颌面部与颅脑紧密相连,严重的颌面部损伤,常可合并颅脑损伤,如脑震荡、脑挫裂伤、颅内血肿和颅骨骨折。面中1/3部位发生骨折时,易合并发生颅底骨折,可见脑脊液自鼻孔或外耳道漏出,要掌握抢救主次,应以抢救生命体征为主,颌骨骨折退居次位。严密关注颅脑损伤的变化,待生命体征平稳后,再处理颌骨骨折。

第二节　颌面部软组织伤的处理

根据致伤物的性质和致伤方式,可将颌面部软组织伤分为切割伤、刺伤、钝挫伤、撕裂伤、撕脱伤及动物损伤。处理时首先要了解受伤原因,再根据具体伤情和损伤后的时间进行相应的处理。一般在伤员的全身情况较好时,或经急救,全身情况好转后,尽早进行清创缝合,同时采取抗感染措施,争取伤口Ⅰ期愈合。

(一)切割伤

切割伤一般为锐器利物所致。平时常见于斗殴和交通事故致伤。伤口深浅随刃器锋利程度、用力大小、距离远近等因素决定。浅可切开皮肤和皮下组织,深可入腮腺、喻肌、眼窝,造成骨折或穿通口腔。刃器经过之组织均发生断裂,伤及神经可造成面瘫,伤及知名血管可造成大出血,伤及腮腺和导管可造成涎瘘,耳郭切割伤也较常见。这种伤口一般污染不严重。

对新鲜切割伤伤口先用干净纱布保护伤口并压迫止血,再用肥皂水冲洗伤口周围皮肤,擦干后从外向内进行消毒,勿使消毒剂流入伤口,以免加重疼痛。消毒后,在伤口周围做浸润麻醉。麻醉生效后,依次用大量2%过氧化氢溶液和生理盐水冲洗伤口,边冲洗边用纱布擦洗创面,以清除伤口内的血凝块、微生物和异物。再次检查伤口,特别注意伤口深度,有无伤及血管、神经、腺体,如有活跃出血,应妥善结扎,然后准确对位,分层缝合。伤后12小时以内,污染不严重的伤口可不放置引;伤后时间在12小时、24小时之内的伤口,应放置橡皮引流条,适当使用抗生素。

对超过1天的伤口,因组织已经发生水肿和炎症反应,嵌入组织的异物不易被简单冲洗所清除,应加强擦洗,再进行分层结合。必须放置引流条,适当使用抗生素。在颌面部切割伤,伤后时间不是进行一期缝合的决定因素,其决定因素是伤口内有无异物或是否已经化脓。在彻底清除异物、彻底止血、没有化脓的情况下,5天以内的伤口经一期缝合,也可获得Ⅰ期愈合。

(二)刺伤

其损伤特点是伤口较小,并形成一定长度的伤道,盲管伤多于穿通伤。意外伤时,致伤物常滞留伤道内,断端外露或断于伤道内,对于深在的异物,可能直接损伤或贴近重要的血管神经和器官,首诊时要问明致伤器物的性质和长短,再根据伤口出血、神经症状等情况判断是否损伤重要结构,切忌盲目摘除异物。伤道内搏动性鲜红出血是损伤较大动脉的征象,暗红色血液流出是损伤静脉的征象,麻木、舌瘫、面瘫、声嘶、呛咳等是损伤神经的征象。由于异物的存在,可能全部或部分堵塞破裂的血管,掩盖了潜在的危险,在无充分准备的情况下,一旦抽出异物,可能导致难以控制的大出血或加重损伤。特别是在颈内动脉损伤时,可能在匆忙之中结扎颈内动脉,导致严重的脑并发症,甚至危及生命。

对于接诊的伤员,首先要问明伤因、致伤物的性质和长短,从伤员的全身情况、意识、伤口局部情况判断是否有重要脏器或结构损伤。同时给予全身支持、准备手术探查、充分止血。摘除异物时应循致伤器物刺伤方向缓缓取出,一方面可以判断出血部位的结构和深度,另一方面可以避免继发损伤。致伤器物的头部可能较大或带有倒钩,抽出时遇阻力切忌盲目用力,应循伤口扩创,按层次、有步骤地抵达伤道深部取出异物。

由于伤口较小,伤道较深,清创应彻底止血、清除伤道内的其他异物,如铁锈、碎木屑等,并需充分引流。应用抗生素控制感染,同时注射破伤风抗毒素。

（三）钝挫伤

钝器的撞击或摔跌可致深层皮下组织受损、小血管破裂,甚至合并肌纤维撕裂、颞下颌关节损伤。这是由于皮肤的弹性和韧性均较其他软组织大,致伤物和致伤力尚不足以破损皮肤,但可通过挤压、牵拉等作用力损伤皮下组织、筋膜、肌肉、神经和血管。钝挫伤由于没有开放性伤口,其主要表现为局部皮肤青紫、肿胀和疼痛。有时表现为神经的暂时性失能。皮肤上的青紫色淤斑系皮下血管破裂后,血液渗入组织间隙内所致,严重时可形成深部血肿。

表浅的青紫色淤斑一般在3周左右可自行吸收、消散。挫伤后发生血肿的早期可采用冷敷止血,血肿不再继续发展,可采用热敷、理疗等促进血肿吸收。对于较大的血肿,可在无菌条件下穿刺抽除部分积血。加压包扎,以缩小血肿体积,加快吸收。并应预防感染。对神经的失能,一般需观察3~6个月,若功能仍无恢复可进行手术探查。

（四）撕裂伤

严重钝性撞击伤,其作用力超过皮肤和其他软组织的抗拉强度即发生撕裂。撕裂伤的特点是裂口深,创缘呈不规则的锯齿状,裂口周围的部分组织可呈现揉挫后的紫红色。清创时要注意彻底洗刷伤口,彻底止血,修整创缘,严密缝合伤口,放置橡皮引流条。

（五）撕脱伤

撕脱伤常见于机械绞拉力所致。如发辫被卷入车床,或车祸中旋转牵拉力,导致大块头皮或部分面颊部软组织被嘶脱,由于创面大、出血多、疼痛异常,往往导致伤员创伤性休克。广大的创面又常被油泥、尘沙等污染。

首诊见到此类创面,应先用干净或无菌敷料覆盖包扎、止血。给予镇静、止痛、补液,防止和纠正创伤性休克。全身情况稳定后,应及时彻底清创。由于颌面部血运丰富,被撕脱部分只要未完全离体,应尽量保留。同时,随时注意皮瓣和连接部分的血液供应。缝合时应尽量少修剪组织,尽量准确对位缝合。完全离体的组织,若未受到严重损伤,应用过氧化氢溶液和生理盐水反复清洗,经与创面对位后,检查离体组织上有无携带知名血管,如颈浅血管和颌外动脉、面前静脉等。条件允许时,可急诊做血管吻合。以重建离体组织的血运,如同吻合血管的游离组织瓣移植。若血管损伤严重,不能吻合,或条件不允许,可将离体组织的皮下组织修去,使之成为全厚皮片,进行游离移植。被撕脱的组织离体时间超过6~8小时,挫伤和污染严重者,不宜进行再植。可在清创后做断层皮游离移植。打包包扎,遗留的缺损可留待二期整复。在有条件和有经验的单位,也可即刻采用胸三角皮瓣或胸大肌肌皮瓣修复。注意全身抗感染。

(六)动物伤

动物伤可分为咬、抓伤和踢、戳伤。前者常见于狗、猪、鼠、猫等动物咬伤,偶见狼、熊、豹等野兽的咬伤或抓伤。此外,人咬伤也时有发生。后者多为马蹄踢伤或牛角顶伤。这类伤的伤情较为复杂,常合并组织撕裂、撕脱、钝挫伤和硬组织损伤。由于动物的唾液、牙、爪可能带有特殊致病菌,引发特殊感染,如狂犬病、猫抓病等。故首诊时应尽可能了解致伤动物的种类,是否疫区,是否带病。

无明显组织缺损的咬抓伤,在彻底清创的基础上将软组织复位缝合。唇、颊组织缺损范围较小,创缘整齐清洁时,可在清创的同时做局部或邻近组织瓣转移修复。软组织缺损面积较大时,清创后可做定向减张缝合,以缩小创面,游离植皮消灭创面,待伤口愈合后再做二期修复。对于有骨面裸露的缺损区,可采用湿敷、促进肉芽组织生长,再行游离植皮或皮瓣转移修复。人咬伤部位常见唇、舌、耳、鼻,应尽可能在短时间内寻回咬掉的组织,在彻底清创后,对位缝合,争取再植组织成活。咬抓伤的伤口处理结束后,要注意预防感染,应注射破伤风抗毒素。被狗咬伤的伤员应注射狂犬疫苗。

一、不同部位的软组织伤处理

(一)舌及口底伤的处理

舌的血运非常丰富。伤后出血和肿胀均较严重,加上组织脆弱,无法制动,处理上比较特殊。一般遵从以下原则:

(1)伤口处理要尽可能早,以免舌体伤口错位愈合,造成舌变形。

(2)有缺损的伤口一般做纵向缝合,以保持舌体的长度。

(3)缝合舌组织要用大弯圆针、4号线褥式加间断缝合。进针部位应距创缘0.5 cm以上,尽可能多缝肌肉组织。褥式缝合线间,垫以碘仿纱块,以防止缝线勒割导致裂开。

(4)为了制动和减轻水肿反应,促进伤口愈合,术后可采用鼻饲进食,给予地塞米松和镇痛药物。

(5) 伴有口底裂伤时，清创要彻底止血，缝合要正确对位，放置橡皮引流条。

(6) 术后 7 天拆除间断缝合线，10 天拆除褥式缝合线。

(二) 腭部伤的处理

腭部伤如无组织缺损，在清洗伤口后用 1 号线将组织对位缝合。如同时伴有组织缺损，则需根据损伤部位的不同酌情处理。伤口与鼻腔或上颌窦相通时，可就近转一组织瓣封闭缺损。硬腭骨面的黏膜组织缺损，可将碘仿纱布块覆盖骨创面，打包包扎，待其自行愈合。

(三) 颊部贯通伤的处理

新鲜颊部贯通伤如无组织缺损，可分层缝合。较小的块损可采用交叉皮瓣、滑行皮瓣、旋转推进瓣修复。若组织缺损过大，勉强拉拢缝合，不仅造成软组织明显移位，而且增加瘢痕，给晚期整形带来很大困难。正确的处理方法是将口腔黏膜创缘游离，向外翻出，与皮肤创缘相对缝合。遗留的洞穿性缺损可择期用复合组织瓣修复。

(四) 腮腺和腮腺导管损伤的处理

腮腺或其导管扭伤，唾液可通过伤口流于面部。当伤口基本愈合后，可在面部留一瘘管，称为腮瘘，对伤员危害很大，因此治疗腮腺伤或其导管伤的中心问题是防止腮瘘的形成。当腺体损伤后如果伤口化脓较重、时间较长，或有异物存留时都会增加腮瘘形成的机会。如伤口整齐清洁，则可作初期缝合。如伤口已化脓，则应及早除去异物和坏死组织，伤口湿敷，同时使用抗生素治疗，创造条件，以便缝合。缝合腺体时应加压包扎 10 天左右，同时给阿托品等止涎药。

腮腺管损伤治疗的主要问题是使唾液重新引流入口腔，同时将面部伤口关闭。可根据不同情况，采用腮腺管吻接术。当腮腺管缺损较长，无法做上述的处理时，可结扎导管，加压包扎，使腮腺萎缩或作腮腺摘除术。

(五) 面神经损伤

面神经干或较大分支，如在颌面部损伤时被切断，在早期清创时，应尽可能找到神经的断端，作神经外膜相对吻合术。如神经干有缺损，不能直接吻合，可在同侧取一段耳大神经移植连接于两断端之间，以促进面神经功能的恢复。

第三节 牙和牙槽骨创伤

牙和牙槽骨创伤较多见。牙和牙槽骨创伤,可单独发生,也可同颌面部软组织损伤、颌骨创伤同时发生。

一、牙创伤

一般可分为牙挫伤、牙脱位和牙折。

(一)牙挫伤

常为直接或间接的外力作用所引起,主要是牙周膜和牙髓受损伤。由于受伤后产生充血和水肿,则出现不同程度的牙周膜和牙髓炎症状,如疼痛、松动、伸长,对压力和冷热刺激敏感。牙龈同时受伤则可伴有出血、局部肿胀。牙挫伤轻者可不作处理,若较重,牙齿松动,可做简单固定,使伤牙静止休息,获得痊愈,若牙髓坏死,则应做牙髓或根管治疗。

(二)牙脱位

遇较重的暴力撞击,可使牙部分脱位或完全脱位。部分脱位的牙,有松动、倾斜或伸长和疼痛,而且常妨碍咬殆。牙完全脱位,则牙脱离开槽窝,或仅有软组织粘连。牙脱位时,局部牙龈还可有撕裂、出血或肿胀,也可伴有牙槽骨折。牙脱位的处理以尽力保存牙齿为原则,如部分脱位,不论是移位、半脱位或嵌入深部,均应使牙恢复正常位置,然后结扎固定2~4周。若牙已完全脱位而时间不长,可将该牙用无菌生理盐水冲洗干净,保护牙周膜,再用抗生素溶液浸泡20~30分钟,作好根管治疗,按无菌操作冲洗、清理牙槽窝,在局麻下将牙再植入,然后与邻牙一起结扎固定。

(三)牙折

多数由外力直接撞击而产生,也可间接由上下牙相撞击或进食时咬着碎骨片、砂石而造成。牙折按解剖部位,可分为冠折、根折和冠根联合折。单纯牙折,一般伤情较轻。根据开折的不同类型,采用适当的处理方法。

1. 冠折　未穿通牙髓时,可无感觉异常或有不同程度的过敏反应;若穿通牙髓,则刺激症状极明显。冠部轻微折缺,无刺激症状,可不作处理。若其折缺边缘尖锐,则修整其锐边至钝圆。冠折有明显刺激症状,或影响其形态和功能,根据情况,采用高分子复合树脂粘接,或用充填、嵌体、全冠等手段修复。若冠折已穿通牙髓,作牙髓治疗或根管治疗后,再修复冠部缺损。

2. 根折有牙槽外部、牙槽中部及根尖部根折之分。根折的主要特点是牙齿松动,有触压痛。折断线越靠近牙颈部,则松动度越大;若折断线靠近根尖部,也可无明显松动。靠近牙颈部的根折在根管治疗后,做桩冠修复;根中部折断,一般应拔除;根尖1/3折断,牙齿无松动,可不做治疗,若松动,应作结扎固定。

3. 冠根联合牙折 可有联合纵折和联合斜折之分。可见牙冠部位有裂缝和活动,但冠部与根部仍有不同程度的连接,并有明显的触痛、压痛和咬殆痛。冠根联合牙折一般应拔除。

(四)骨折线上的牙齿

颌骨骨折多通过牙槽部,使牙齿处于骨折线上。骨折线上的牙齿与骨折线的关系各不相同,有的仅有牙根的一小部分暴露在骨折线上,有的大部暴露,甚至牙根可完全暴露在骨折线上。由于打击力量的不同,牙齿可以较稳固,也可有各种不同程度的松动。临床实践证明,这种牙齿大多数可以保留,需要拔除的是极少数非常松动的牙齿。临床难以发现因保留骨折线上的牙齿对骨折的愈合造成明显的影响,这不能说与抗生素的应用没有关系。因此,现在对骨折线上的牙齿多予保留,只拔除根松动的牙齿。

二、牙槽骨损伤

以上颌前部较多见,也可上下颌同时发生。常伴有唇与牙龈的撕裂、肿胀,骨折片有明显的活动,摇动伤部1个牙,可见同一伤部的几个牙伴随移动。骨折片移位,则出现咬殆错乱。牙槽骨骨折,常合并有牙折或牙脱位。如撞击力来自侧面,可造成侧方牙槽骨骨折。在上颌,还可同时伴有腭部骨折,也可波及上颌窦,并发鼻腔出血。

牙槽骨被强大的咀嚼肌附着,骨质较疏松,血循环较好,创伤后愈合力较强。其处理要求是使骨折段恢复正常的解剖位置,使该骨折段的牙齿恢复咬殆关系。其具体措施有以下几种,可根据伤情选用。

1. 简单固定 单纯线状牙槽骨骨折线仅在牙列范围以内,无明显移位,若活动度不大,可不用结扎固定,只用对颌牙咬在正中颌位,外加弹性绷带包扎固定即可。若活动度较大,用金属结扎丝作简单牙间结扎固定,固定时间2~3周。

2. 金属丝牙弓夹板固定 骨折段较大,有移位,可立即复位,以金属丝牙弓夹板结扎固定。

3. 腭托金属丝夹板弹力牵引　上颌前磨牙或磨牙区牙槽骨折向腭侧移位,不能立即复位时,以自凝塑胶制成带卡环的腭托,作弹力牵引复位。

第四节　上颌骨骨折

上颌骨骨折的临床表现,除具有一般骨折创伤的共同症状如肿胀、疼痛、出血、淤斑、移位、畸形等外,还有一些与上颌骨本身解剖生理特点有关的症状,上颌骨骨折闭合性创伤较多,而单一创伤甚少,故应加以详细检查,正确判断。

一、临床表现

(一)骨折段移位

上颌骨除翼内肌和翼外肌附着外,无强大肌肉附着,上颌骨骨折后,骨折段的移位,主要决定于骨折的类型和创伤力的强弱、打击方向和颌骨本身的重量。与下颌骨有明显不同。因下颌有强大的升颌肌群和降颌肌群附丽,骨折段移位的主要因素是肌肉牵拉。而上颌骨除翼内肌和翼外肌对其有影响外,其他附丽于上颌骨的肌肉皆较薄弱,对骨折段影响不大。翼外肌和翼内肌常将骨折段向后、下牵拉,上颌骨骨折段由于本身的重量,也向下垂,因此上颌骨骨折后常使面中1/3变长,也就使整个面形变长。LeFortⅢ型骨折,颅面分离的病例致面中部严重伸长畸形尤为明显。上颌骨如连同颧骨、颧弓发生骨折,颧弓上附丽的嚼肌可将颧弓和上颌骨向卜牵拉。上颌骨骨折后,一般是向后、内方移位,上颌骨向后方移位,则出现面中部凹陷。较少向侧方移位。如骨折段完全分离,骨膜撕裂较广,骨折段可仅由软组织悬挂而下降,直至上牙与下牙的咬殆相接为止。如上颌骨仅为线状裂缝骨折,则不发生移位。

(二)咬殆错乱

上颌骨骨折段发生移位后,则常出现咬殆错乱。上颌骨骨折段向下、向后移位,常使后牙与下颌牙早接触,使前牙呈开颌状态。如上颌骨骨折段被推向后内上方,则可使面形缩短,前牙呈对刃颌或反颌状态。如一侧上颌骨发生中间裂开和横断骨折而下垂时,则患侧牙齿出现早接触或偏颌,健侧牙齿无接触而呈开殆状态。

(三)口、鼻腔出血

这是由于上颌骨骨折合并有口、鼻腔黏膜撕裂所致,其中以鼻腔和副鼻窦黏膜创伤机会较多。如口腔无破损,出血少时,仅由鼻孔渗出,出血多时,则同时由鼻后孔经口腔流出。此症状除Ⅰ型骨折出现较少外,在Ⅱ、Ⅲ型骨折均多见。上颌骨低位骨折时,上颌前庭沟或腭部粘骨膜如有撕裂伤,可出现口腔渗血。

(四)眶周淤血

在LeFortⅡ、Ⅲ型骨折时,由于骨折线周围渗血和出血波及眼眶四周疏松的皮下组织,眼睑及球结膜,使围绕眼球的区域呈青紫色瘀斑,故称为"眼镜症状"。这症状随着血肿区吸收,颜色也就由青紫变为浅黄色,而后恢复正常。

(五)视觉障碍

上颌骨不典型LeFortⅡ型骨折波及眶底时,可改变眼球的位置。常使患侧眼球下降,左、右眼不在同一水平位置,则出现复视现象。如创伤动眼神经或外展神经,可使左、右眼球动度不协调,也能造成视觉障碍。如眼球或视神经受创伤,则将发生失明。

(六)合并颅脑创伤

上颌骨与颅脑紧密相邻,严重的上颌骨创伤可合并不同程度的颅脑创伤,高位颅面分离骨折时,并发颅脑创伤更重。如颅前凹有骨折,骨折线经过蝶窦、额窦或筛窦时,硬脑膜撕裂,蛛网膜腔内脑脊液可由鼻孔流出,形成脑脊液鼻漏。如上颌骨骨折合并有耳岩部创伤,还可出现脑脊液耳漏。

二、上颌骨骨折的诊断

在诊断过程中应重点了解伤因、外力作用的方向、距离和受伤部位以及恢复后出现的主要畸形和功能障碍等,尤其是患者所需要解决的主要问题。检查时应根据用手法检查和辅助检查的结果判断患者的畸形所在,以利于手术方案的制订,X线检查是必要的辅助手段,如瓦氏位、铁氏位和全口曲面断层片,如果准备行正颌外科手术,可加摄头颅定位片用于头影测量;头颅CT和三维CT重建成像也是重要的辅助诊断方法,尤其是后者能精确地显示异常骨折错位的位置、大小的立体形态,对诊断和治疗均有重要参考价值。

根据上颌骨骨折的临床表现,查清症状,结合受伤史及X线检查,不难确定诊断。为了准确而不漏诊,必须了解上颌骨骨折的具体部位、骨折性质、有无邻近面骨的合并伤,有无颅骨合并伤等。对并发有严重颅脑伤的上颌骨骨折病人,不能作过多的搬动,以免加重病情恶化。检查诊断上颌骨骨折时,要注意视觉有无障碍,眼球是否在同一水平面,有无复视、眼球下陷,触诊眶缘有无成台阶状等症状,避免漏诊眶底骨折。

三、上颌骨骨折的治疗

(一)早期处理

对上颌骨骨折的伤员应特别注意有无颅脑、胸及腹腔等处合并伤,有严重合并伤的伤员,以处理合并伤为主。对上颌骨的创伤可先作简单应急处理,以减轻症状,稳定骨折片,待后期复位治疗。

上颌骨骨折时由于骨折段向下后方移位,将软腭压于舌根部,使口腔、咽腔缩小,同时鼻腔黏膜肿胀、出血,鼻道受阻,都可引起呼吸困难,应特别注意对窒息的防治。

(二)复位与固定

上颌骨骨折的专科治疗措施是复位与固定。治疗原则是使错位的骨折段复位,并获得上、下颌牙的原有咬𬌗关系。

1. 复位方法

(1)手法复位 在新鲜的单纯性骨折的早期,骨折段比较活动,用于或借助于上颌骨复位钳,易于将错位的上颌骨回复到正常位置。手法复位方法简单,一般在局麻下即可进行,简单的骨折,也可不用麻醉。

(2)牵引复位 骨折后时间稍长,骨折处已有部分纤维性愈合,或骨折段被挤压至一侧或嵌入性内陷,或造成腭部分裂,向外侧移位,用手法复位不能完全回复到原有位置,或一时无法用手法复位时,则可采用牵引复位。

(3)手术复位 如骨折段移位时间较长,骨折处已发生纤维愈合或骨性愈合,用上述两种方法都难以复位时,则需采用手术复位,即重新切开错位愈合的部位,造成再次骨折,而后用合适器械撬动、推、拉,使骨折段回复到正常解剖位置,尽量做到解剖复位。

2. 固定方法 上颌骨骨折的固定方法有几种类型,原则上是利用没有受伤的颅、面骨固定上颌骨骨折段,同时作颌间固定,以恢复咬𬌗关系。固定方法较多,常用的有以下几种。

(1)颌间牵引固定及颅颌固定 于上下牙列上安置有挂钩的牙弓夹板,使骨折段复位后按需要的方向和力量在上下颌之间挂若干橡皮圈进行固定,并以颅颌弹性绷带或颏兜将上下颌骨一起固定于颅骨上。上颌骨骨折一般固定3周左右。

(2)切开复位坚强内固定 在开放性上颌骨骨折、上颌骨无牙可作固定、上颌骨多发及粉碎性骨折或骨折处已发生纤维性愈合的病例,均可采用切开复位,复位后以微型或小型钛板行坚强内固定。在上颌骨 LeFort Ⅱ型和Ⅲ型骨折时,由于牵扯的骨折部位较多,可选用头皮冠状切口,将头皮及颞面部皮瓣向下翻转,可显露出额、颞、眶、鼻、颧弓、颧骨及上颌骨骨面,必要时可加做口内前庭沟切口,从口内进一步显露上颌骨骨折部位。这种切口由于可充分显露多处骨折的部位,便于探查、骨折段复位及固定的操作,尤其适用于陈旧性上颌骨骨折合并颧骨、鼻骨及额骨骨折的治疗。

第五节 下颌骨骨折

下颌骨呈马蹄形,占据面部下 1/3,是颅面部惟一可以活动约骨骼,参与组成牙、颌及颞下颌关节系统。承担着咀嚼和语言功能,由于其形态特殊,又突出于面部,无论在平时或战时,下颌骨的损伤都居于面部骨折的首位。据资料统计,平时伤下颌骨骨折占颌骨骨折总发生率的 50%～70%,约是上颌骨骨折的两倍。下颌骨骨折的发生部位常与其解剖的薄弱结构有关,其中颏部、颏孔区、下颌角和髁状突是骨折的好发部位。随着我国汽车工业的飞速发展,交通事故伤已成为下颌骨骨折最主要的原因,其次是跌打损伤和意外损伤,好发年龄为 20～29 岁。火器性下颌骨伤多由枪弹和碎片引起。平时伤下颌骨骨折多为线性骨折,而火器伤多为粉碎性骨折。下颌骨在解剖结构上存在薄弱部位,所以导致骨折经常好发于几个部位。颏部在胚胎发育上系两侧下颌骨体联合而成,由于其位置突出,易遭受创伤骨折,但由于颏部两侧颏结节和颏隆突的增强,使薄弱部位向两侧延伸。因此,颏部骨折线经常自下颌中切牙斜向颌骨两侧,常伴有牙槽突骨折。如遭受严重创伤,颏部可形成粉碎性骨折或双发骨折。下颌骨体部的薄弱区位于颏孔、颏神经血管束自骨内穿出,在下颌双尖牙牙根之间形成薄弱部位,故下颌骨体部遭受打击时,常在此部位骨折。体部其他部位由于内、外科线和强壮的下颌体下缘的加强,一般不易发生骨折。下颌角也是骨折好发区,尽管此区能很好地对抗旋转力,但磨牙后三角至嚼肌附着前的区域相对薄弱,尤其存在第三磨牙阻生或有尚未萌出的牙胚时,此部位的骨质高度不足,当受到侧向力打击容易发生骨折。髁状突颈部较细,在解剖上属薄弱区域,受外力打击时可造成直接骨折。此外,髁状突处于应力传导部位。生理状态下可将咀嚼压力通过颞关节传导至颅底,但由于它与下颌骨体形成较大角度,颏部受力传导至髁状突,在髁状突颈部形成应力集中,故颏部的骨折常伴有双侧或单侧的髁状突颈部的间接骨折,临床上常漏诊。

下颌骨骨折除具有一般创伤骨折所具有的软组织肿胀、出血、疼痛和功能障碍等共同症状外，由于下颌骨在解剖生理方面的特点，故骨折时的临床表现又具其特殊性。

一、临床表现

1. 骨折移位　下级骨骨折的部位和骨折的移位很大程度上取决于它所受到的创伤力方向、肌肉的牵拉方向、骨折线的数量和走向的影响。此外，骨折段上有无牙齿存在也与移位有关。创伤力可以是对骨折区的直接打击，也可以是经由传导的间接力而造成骨折；对下颌骨体部的创伤力除可以造成同侧颏孔区的直接骨折，还可造成对侧下颌角或髁状突的间接骨折。

咀嚼肌的牵拉是导致下颌骨骨折段移位的重要因素。下面分述如下：

（1）颏正中联合骨折　正中颏部骨折可以是单发的，也可以是双发或粉碎性的。单发的颏正中线性骨折，由于骨折线两侧肌肉的牵拉力相等，方向相对，常不发生明显移位，仅可见下中切牙间有动度，或一侧中切牙略低于另一侧，略有隙状开颌。如为双发骨折或粉碎性骨折，附着在颏棘的颏舌骨肌和颏舌肌牵引断骨向后下方移位，受下颌舌骨肌的牵拉。两侧下颌骨向中线移位，使下颌骨前端变窄，这种情况易导致舌后坠，引起呼吸困难。

（2）颏孔区骨折　该区域的骨折一般位于下颌第一与第二前磨牙牙根之间，常将下颌骨断裂成为与对侧下颌骨保持连续性的前段（近中）和后段（远中），由于降颌肌群和一侧翼外肌的牵拉作用。使骨折前投向下、后方移位，并向伤侧偏斜，前牙呈开𬌗状。骨折后段因升颌肌群的牵拉作用向上、前内方移位，骨折线越靠后，肌力不平衡越明显，骨折移位程度也越重。骨折段的移位还与骨折线的方向和斜度有关，如骨折线方向与肌肉牵拉方向相抵，骨折段也可不发生移位或移位很小。

（3）下颌角骨折　此处骨折也将下颌骨分成前后两个骨折段，如骨折线在下颌角的后上方，或是升支的横形骨折，前后和上下骨折段都包围在嚼肌和翼内肌之中，骨折可不发生移位，即使有移位，也多是创伤力造成。但如果骨折线在升颌肌群附着之前，骨折线呈前上至后下方向，则骨折前段受降颌肌群的牵拉向下后移位，骨折后段受升颌肌群牵拉向上前移位，出现后牙早接触，前牙开颌的表现，与颏孔区骨折的移位相似。

（4）髁状突骨折　髁状突骨折常发生在它的颈部，如一侧骨折线在翼外肌附着点之下，则髁状突头常因翼外肌的牵拉而致髁状突向前内侧移位，髁状突头也可以脱出关节囊而到关节凹外，同对，下颌升枝部因嚼肌、翼内肌和颞肌的牵拉向上移位,使对侧牙及前牙形成开颌状,不能向对侧做侧颌运动。如骨折发生在关节囊内,翼外肌附着点之上,骨折可不发生移位,双侧髁状突骨折时,髁状突头向内下移位,由于受升颌肌的牵拉,整个下颌骨段则向上移位,使前牙开𬌗更加明显。

髁状突骨折常为闭合性,除骨折段移位引起的症状外,还可伴耳前区的疼痛、张口受限、局部肿胀和压痛。个别严重的髁状突骨折,关节突可穿过颞下颌关节凹顶而进入颅中凹,造成颅脑损伤。

（5）多发骨折 下颌骨如发生多发骨折,其移位视情况而不同,如骨折段上有肌肉附着,则随肌肉的牵拉方向而移位;如无肌肉附着,骨折段则随打击力的方向和重力发生移位,此类骨折的移位往往是外力与咀嚼肌牵引力的综合作用。

（6）骨折线两侧牙齿的作用 主要影响磨牙区和双尖牙区的骨折移位,如骨折后段和上颌有牙存在,𬌗接触可限制或阻挡骨折后段的移位,相反,如失去这种𬌗接触,骨折的移位程度就加大。

2. 咬𬌗错乱 下颌骨骨折后,因骨折断端的移位使牙齿随之移位,以致发生咬𬌗关系的错乱,出现早接触、开𬌗、反𬌗等情况,通过明显错位的牙,可见到或触到骨折断端之间的异常活动。咬𬌗错乱是颌骨骨折最常见和最明显的临床表现,即使骨折仅有轻度移位,也可出现咬𬌗错乱。因此,咬𬌗关系错乱是诊断颌骨骨折的重要依据。

3. 牙龈撕裂、口底出血 下颌骨骨折时,骨断端的锐利边缘突然错位,使邻近紧密附着于牙槽骨的牙龈撕裂并出血,同时与口腔相通,成为开放性骨折。骨折线常累及牙齿,并伴有冠折、根折、牙松动、移位或脱位等情况。有时出血可向组织疏松的口底或颌下区渗入,形成口底、颌下区的血肿,在黏膜下与颌下区皮肤可见紫色瘀斑。

4. 下唇麻木 下颌骨内有下牙槽神经通过,骨折后常遭挫伤甚至断裂,患者伤后感到同侧下前牙牙龈与下唇皮肤麻木。

5. 功能障碍 下颌骨骨折后,由于骨折的移位或颞颌关节损伤、咀嚼肌的反射性痉挛和运动失调、疼痛肿胀等原因,患者常表现张口受限,不敢咬硬物,影响正常的进食、咀嚼、吞咽和语言等功能,下颌骨正中双发骨折或粉碎性骨折后可引起舌后坠,堵塞咽腔,发生呼吸困难,甚至导致窒息。患者常因肿胀而不能紧闭上下唇,加之疼痛可引起反射性涎液分泌增多,常见流涎现象,从而加重了体液的丧失。

二、诊断

对颌骨创伤骨折的患者,首先应通过问诊了解受伤的经过,如受伤原因、受伤部位、受伤时间、伤后的临床表现等,重点是了解创伤力的方向和作用部位,详细的病史有助于明确骨折的部位和类型。通过手法检查,诊断一般不难做出。手法检查很重要,扣诊时骨折区常有明显压痛,骨折移位时,可扣出台阶感,骨折处不明确时,可用双手的食指和拇指分别放在可疑骨折两侧牙的咬𬌗面和下颌骨下缘,两手做相反方向移动,如有活动度和骨摩擦音,即可诊断。闭合性髁状突骨折时,患侧耳屏前可有压痛和空虚感,摸不到髁状突的动度。在上述临床症状中,最重要、最有诊断价值的是咬𬌗错乱,根据咬𬌗错乱的类型,可大致分析出骨折的部位。除应注意直接创伤部位外,还应注意有无间接骨折。

X线检查是下颌骨骨折最常用的辅助诊断方法。它可以明确骨折的类型、范围和性质、邻近骨骼有无合并骨折,从后前、侧位和垂直三角度观察。

三、下颌骨骨折的治疗

(一)下颌骨骨折的复位方法

常用的复位方法有手法复位、牵引复位和开放复位3种,其目的是恢复患者原有的咬𬌗关系。方法的选择应根据骨折的部位、骨折的类型和移位程度等情况而定。

1. 手法复位　手法复位常用于闭合性及移位不大的新鲜线性骨折,此时骨折未发生纤维性愈合,通过手法推动将移位的骨折恢复至正常位置,方法简便。

2. 牵引复位　用于手法复位效果不满意或骨折已发生纤维性愈合者,常用颌间牵引复位,利用未骨折的上颌牙弓来固定下颌骨。

3. 开放复位　如骨折段移位时间较久,骨折处已有纤维性错位愈合或发生骨性错位愈合,上述两种方法均不能达到复位目的,可施行手术开放复位将纤维性骨痂切除,或用骨凿重新凿开骨性错位骨折线,使骨折断端重新复位并做固定。

(二)下颌骨骨折的固定方法

1. 单颌固定　单颌固定指仅在骨折的颌骨上做固定,而不做上、下颌骨之间的连接,患者固定后仍可以张口活动,对进食和语言影响较小,便于口腔清洁卫生。因此,在功能活动中有利于骨折的愈合。

2. 颌间固定　颌间固定是下颌骨骨折最常用的固定方法。它是利用稳固的上颌骨或牙弓作为固定支架来固定骨折的下颌骨,将上下颌骨结扎固定在正常的咬𬌗关系上,以保证骨折的正常愈合。是恢复咬𬌗关系,防止错颌最有效的方法。其最大的优点是逐渐使骨折和咬𬌗关系得到恢复并可以调整,简单实用。坚固内固定术后一旦发现有咬𬌗问题,很难调整。因此,尽管坚固内固定目前得到广泛应用,但颌间固定仍是不可缺少的手段,有时在坚固内固定前也需颌间固定来维持咬𬌗关系。缺点是患者不能开口的时间长达 6 周,影响咀嚼、语言和进食等功能,不易保持口腔卫生。此外,颌间固定恢复咬𬌗关系还不是尽善尽美,颌间固定尚不能提供充分的固定力,还需选择其他固定方法联合应用,才能达到稳定可靠的目的。

(三)儿童下颌骨骨折的治疗

儿童下颌骨在解剖上和结构上的特殊性,因而骨折后在治疗上与成人不同,多主张保守治疗。临床上儿童下颌骨的骨折具有以下特点:①儿童下颌骨的骨皮质较薄,骨折常为不完全骨折或青枝骨折,骨折可以不发生移位,但儿童易发生牙槽突骨折;②儿童下颌骨多为乳、恒牙混合牙列,乳牙的牢固性较差,恒牙牙根也未发育完成,这使得利用牙齿来结扎固定骨折受到限制,但牙胚在未萌出前位于下颌骨内,使得用手术固定骨折的方法也受到限制,在下颌骨上钻孔或打螺钉都容易损伤牙胚,造成恒牙的永久性损伤,因而一般不适于采用开放复位内固定;非手术疗法常用牙酸蚀贴钩橡皮圈牵引或用复合树脂夹板固定,即使手术复位固定,也应注意术中防止损伤恒牙胚;③儿童正处于生长发育期,骨折愈合较快,应尽早复位,一般不应迟于伤后 3~7 天,否则复位困难,固定制动时间也可以缩短,一般两周后即可做适当活动;④儿童受伤后往往对病史叙述不清,因此应详细检查,特别应明确有无髁状突的骨折或关节内血肿,如有应及时处理,防止以后继发颞下颌关节强直,导致下颌骨生长发育中心障碍,继发下颌骨发育不良,造成颜面畸形。对于儿童髁状突骨折一般不主张进行手术切开复位,多采用颌间固定两周及早期功能锻炼就可以获得满意疗效;⑤儿童的骨折复位与成人不同,成人对颌关系的恢复要求严格,儿童由于颌骨处于发育阶段,尚未建立稳定的颌关系,颌关系的重建可塑性强,因而儿童的骨折复位允许存在轻度的错位,随着乳牙的相继脱落和恒牙的相继萌出,颌关系可以重新建立。对于咬𬌗关系尚好,没有功能障碍的患儿,可不做固定,单纯采用颅颌弹性绷带即可。如果骨折错位明显,复位困难,应行手术复位。

(四)无牙颌下颌骨折的处理

无牙颌下颌骨骨折的处理较为困难,主要是因为没有牙齿可作为固定的依靠,老年人由于长期缺牙导致牙槽嵴萎缩,下颌骨体变的细小,松质骨成分减少,导致修复能力下降。过去常利用原有的部分或全口义齿做颌周拴丝结扎固定,或支架外固定来治疗此类骨折,但其稳定性和固定力均不够,故现在多采用手术开放复位内固定的方法,如用微形钢板和加压钢板坚固固定。无牙颌骨折术中对咬𬌗关系恢复的要求也严格,骨折愈合后可利用义齿进行恢复。

第六节 颧骨骨折

颧骨是上颌骨和颅骨之间的主要连接支架，对构成面部的外形具有重要作用。正是由于颧骨在面中部两侧处于突出的位置，所以较易遭受外力撞击而发生骨折。对颧骨、颧弓骨折，应早期复位，若延误治疗，则常导致张口受限、面部畸形等并发症，增加手术矫治的难度。颧骨为近似四边形的骨路，外凸内凹，左右各一，具有额突、颞突、眶突和上颌突，分别与额骨、颞骨、蝶骨大翼和上颌骨相连接，参与眶壁、颞凹、眶底和上颌窦的组成。颧骨与上颌骨的连接处宽，强度较大；与蝶骨的连接处较薄弱，与额骨连接处的强度介于上两者之间，而与颞骨颧突的连接最为薄弱。颧骨体本身比较坚实，骨折较少发生在颧骨体处，而主要发生于与邻骨连接处，且常伴有邻近各骨的损伤。颧骨骨折的骨折线多发生在颧弓、眶外侧缘、眶下缘、眶底和上颌窦前外侧壁。颌面部严重损伤时常发生颧骨与上颌骨复杂骨折，甚至波及颅底。颧弓由颞骨颧突及颧骨颞突组成，细长、薄弱，易在中段和两端发生骨折。

颧骨、颧弓骨折移位主要决定于打击力量的方向和强度。通常来自侧方垂直力量的撞击，颧弓可发生典型的"M"形塌陷骨折；来自前方垂直力量的打击，颧骨体通常向后、内及下方移位，并可突入上颌窦。附着于颧骨上的表情肌，对骨折片移位不起作用、附着于颧弓下面及上颌骨颧突上的咬肌，可促使颧弓、颧骨向下移位，并能影响骨折复位后的稳定性。当颧骨自颧额缝脱离向下移位时，附着于眶外缘颧额突处的外眦韧带随颧骨同时下移，因而使眼球及眼外眦发生移位，引起瞳孔水平面的改变。

颧骨骨折若并发眶底骨折，眶内容物可嵌顿于骨折裂隙之间或进入上颌窦内，而引起眼外肌平衡紊乱和复视。由于颧骨、眶底下移或眶内容物丧失，眶腔增大，可出现眼球内陷。眶下神经走行于眶下管内，该管与颧骨毗邻，颧骨上颌突骨折时易发生眶下神经损伤。

一、颧骨、颧弓骨折的临床表现

1. 颧面部塌陷畸形　颧骨骨折因常向后下移位，使颧部外突的形状变为向下塌陷。颧弓骨折常在颧弓中部出现凹陷。但当局部软组织伤后肿胀时，这种塌陷畸形往往被掩盖，而易误诊为单纯软组织挫伤，应加以注意。

2. 张口受限　颧骨、颧弓骨折内陷，移位骨折片压迫颞肌或阻挡喙突运动，可发生张口困难。由于伤后疼痛所致的颞肌和咬肌反射性痉挛，也可使开口度减小，但被动张口可使张口度加大。

3. 复视　颧骨骨折并发复视约有10%~14%，主要原因是骨折后移位致眼球移位及眼外肌失去平衡所引起，如仅为眶外缘折断及移位，产生复视的原因是由于附着于眶外侧壁上的眼球悬韧带随骨折段下移，引起瞳孔水平的改变；如有眶底骨折，则眶内容物下陷，眼球向下移位，产生复视。如眶底骨折时眼下直肌被夹持于骨折处，则复视的产生除瞳孔水平改变外，更多是由于眼球运动受限而致。因眼外肌出血，局部水肿而限制眼球运动所致复视，则在血肿及水肿被吸收、消退后即可消失；因颧骨移位眼球下移所致的复视，在骨折复位后常可恢复；眶底骨折引起的复视，如延误治疗，一旦脱出的眶内容物与周围组织发生粘连，则可导致持久性复视。

4. 神经损伤体征　颧骨骨折累及眶下神经损伤，可出现同侧眶下、鼻旁及上唇皮肤感觉迟钝，大部分病例于骨折复位后能逐渐恢复。开放性颧骨骨折也可损伤面神经颧支而引起眼睑闭合不全。

5. 其他症状　颧骨骨折伴有眶壁、眶底损伤时，眼睑、眶周皮肤及球结膜下可发生出血性淤斑及肿胀，眼球运动受限或向下移位；伴上颌窦壁骨折时，窦内积血，可有鼻出血；窦内空气退出至面颊组织，出现皮下气肿等。

二、颧骨、颧弓骨折的诊断

颧骨、颧弓骨折的诊断主要根据外伤史、临床表现及X线摄片检查、张口受限最为重要，部分病例尚有复视、眶周淤血及眶下区麻木等。仔细触摸眶外缘、眶下缘、颧弓、颧骨及口内颧牙槽嵴骨面，注意有无压痛、骨连续性中断或台阶状畸形。X线摄片检查对颧骨、颧弓骨折的诊断很有帮助，尤其在伤后因伤区肿胀，临床检查难以确诊时更有意义。可选用铁氏位、颅底位和颧弓切线位投照，可显示骨折线的部位、数目、方向、骨折段移位情况以及与眶周、上颌窦、颧突及眶下孔之间的关系等。

三、颧骨、颧弓骨折的治疗

颧骨、颧弓骨折后骨折段移位和面部畸形不明显，无张口受限或复视等功能障碍者，一般可不做手术治疗。反之，如有明显的移位、畸形及功能障碍者，则应在明确诊断后及时手术，或在局部肿胀基本消退后早日进行。如延误治疗，一般在伤后

2周左右,即已发生纤维性愈合;如延时更长,则将发生错位骨性愈合,手术复位更为困难,造成的面部畸形和功能障碍也难以完全纠正。颧骨、颧弓同时骨折时,应先使颧骨复位固定后再将颧弓复位或固定。

(一)颧骨骨折的治疗方法

颧骨骨折的治疗方法较多,但可归纳为盲探复位和开放复位、固定两类。盲探复位早年应用较多,但因为复位不全或复位后又脱位,部分病例仍有骨连接不良、复视、张口障碍和面部畸形。因此,对有明显移位的不稳定型颧骨骨折,应采用开放复位和明视下直接固定。

1. 复位方法

(1)口内途径盲探复位法 在上颌磨牙前庭沟处做1.5 cm长的水平切口,插入扁平骨膜分离器,自上颌结节外侧伸向颧骨后面,将移位的颧骨向前、向上用力撬起;另一手放在面部,触摸眶缘和颧突。此法切口隐蔽,面部不留手术瘢痕,复位手术可不受面部肿胀的影响,操作比较简便,但应注意无菌操作,防止将口腔细菌带入深部组织,引起感染。

(2)局部皮肤切口单齿骨钩复位法 在颧弓下缘做0.5 cm长皮肤小切口,经此切口将单齿骨钩自颧骨下缘绕到它的内侧面,向前、向上提拉,直至复位;另一手置于眶下缘引导,并保护眼球。此法简单,面部虽有切口,但损伤小,瘢痕不明显。但颧骨体嵌顿移位者难以复位,复位后也方能固定。

(3)颞部切开复位法 在颞部发际内做2 cm切口,切开皮肤、皮下组织及颞浅筋膜后,用一宽厚骨膜剥离器在颞筋膜与颞肌之间插入,直抵颧骨深面,然后在颈部皮肤上垫一纱布卷作为支点,向前、向上用力抬起移位的颧骨;另一手在颧面部触摸,引导复位。

(4)经上颌窦复位法 适用于颧骨骨折伴有上颌骨和眶底损伤的病例。自尖牙凹前庭沟处切开黏膜,凿开上颌窦前壁,进入上颌窦,吸去窦内血块,检查窦壁骨折情况。如有眶内容物陷入上颌窦内,应首先予以复位,然后用钝头器械自窦内将移位的颧骨、眶下缘及眶底向外上方推顶;另一手在面部触摸,以协助骨折片复位。最后向上颌窦内填塞碘仿纱条,以维持骨折片复位后的正确位置,碘仿纱条末端经下鼻道开窗处,由鼻腔引出。2周后逐渐抽除碘仿纱条。

(5)局部小切口开放复位法 在骨折线附近作小切口,显露骨折断端,在直视下用骨膜剥离器等器械橇起塌陷、移位的颧骨,将骨断端恢复到正常位置,然后在两骨断端相应部位钻孔,分别穿过不锈钢丝,结扎固定;也可用小型钢板,用螺丝钉旋入固定。

有移位的病例，主要应采取开放复位，以便在直视下观察骨折段移位情况，并争取获得准确的解剖复位，对有转位或嵌顿性骨折，如仅通过一个小切口进行复位，由于对骨折段复位的杠杆力不足，复位不理想，而往往需要通过2~3个切口，才能使颧骨完全复位。如用眉弓外侧和眶缘下切口、眶外侧和睑缘下切口、眉弓外侧或眶外侧和口内前庭沟切口进行复位，效果较好。如病人拒绝在面部做切口，则选用颞部途径或颧弓下单齿骨钩闭合复位和口内前庭沟开放复位，必要时可采用头皮冠状切口，以充分显露各骨折部位。

2. 固定方法　不稳定型颧骨骨折复位后如不作固定，可发生再移位。移位的主要原因是咬肌的牵拉和瘢痕的收缩。因此，为防止再移位，复位时做2处以上可靠的固定是必要的。

(1) 骨间钢丝结扎或钛板固定　根据骨折移位情况，可作2点或3点固定。颧额缝和眶下缘2点固定，是符合生物力学原理的，如再增加颧额缝或口内颧牙槽嵴3处固定对复杂颧骨折也能达到满意效果。

(2) 上颌窦内支撑固定　主要用于伴有上颌窦壁或眶底损伤的病例。除用碘仿纱条填塞外，也可用特制的导管球，置入上颌窦内，注入液体充满球囊，以支撑窦壁。

(3) 钢丝悬吊固定　当颧骨复位后，为防止再移位，可在颧骨体上钻孔，穿过钢丝，自颞部皮肤引出，用橡皮条联结钢丝和由石膏帽伸出的支架上，将颧骨向上、向外牵引，固定2~3周，颧骨不再移位时即可拆除。

(4) 克氏针固定　不稳定型或粉碎型颧骨骨折，通过闭合性或开放性复位后，可用克氏针将移位的颧骨固定于邻近或对侧正常骨骼上。克氏针固定的位置和方向，可自颧额缝上方的额骨，沿眶外侧缘钻入颧骨体部。

(二) 颧弓骨折的治疗方法

1. 复位方法

(1) 口内进路复位法　适用于新鲜颧弓骨折、骨折段内陷的复位。可在局麻下手术。应注意无菌操作，防止感染。

1) 上颌结节途径复位法　自上颌第一磨牙前庭沟向后作1.5 cm长的切口，用长弯血管钳向颧弓深面作钝性分离，然后插入扁平骨膜分离器，直至塌陷移位的颧弓深面，向外上方用力撬起移位的骨折段。另一手放在颧弓骨折处，通过手指感觉骨片复位的情况，并防止过度复位。当患部凹陷消失，开口度增大，即表示复位成功。

2) 喙突外侧途径复位法　在升支前缘自上颌牙槽平面向下作4 cm长黏膜切

口,深达骨膜。用中弯止血钳沿喙突外侧和上方作钝性分离,经颞肌表面,直达颧弓骨折处。用扁平骨膜分离器,插入至颧弓深面,向外侧抬起骨折片,使其复位。然后将骨膜分离器作前后移动,以恢复颧弓拱凸的外形。此法由于将复位器械直接置于喙突与颧弓之间,较上颌结节途径优越。

(2)口外进路复位法

1)巾钳复位法　主要用于新鲜颧弓骨折。即用大号巾钳直接刺入颧弓部皮肤下组织,直至颧弓深面,钳住颧弓向外牵拉,使其复位。

2)单齿骨钩复位法　在颧弓下刺入骨钩,向外提拉、复位。

3)颞部切口复位法　同颧骨复位法。

4)颧弓平行切口开放复位法　直接在颧弓骨折处表面做 2 cm 左右的横切口,切开皮肤、皮下组织,钝性分离筋膜组织,切开骨膜,显露骨折端,用骨膜分离器抬起骨片,在直视下复位。必要时可同时做结扎固定。

2. 固定方法

(1)骨间钢丝结扎或钛板坚固内固定　适用于 3 线型活动性颧弓骨折的固定。

(2)颧弓下克氏针固定。

(3)骨钉-自凝塑料夹板外固定。

(三)陈旧性颧骨、颧弓骨折的治疗

颧骨骨折后 2~3 周即可发生纤维愈合,3 个月就形成骨性愈合。临床上由于漏诊、早期未及时处理或治疗不当,都可造成颧骨错位愈合,后遗颧面部塌陷畸形、张口受限、复视和眼球内陷等,需进一步手术处理。

1. 颧骨塌陷畸形的矫治

(1)截骨复位矫正　将错位愈合的骨折处造成再骨折,使颧骨骨折段解剖复位,恢复颧部正常外形,同时矫正功能障碍。眶外侧壁、眶底、颧上颌缝和颧弓等部位,用锐利骨凿及骨钻将错位愈合的骨质分开,松解骨折段四周的瘢痕,将骨块复位。然后在颧额缝、眶下缘及颧牙槽嵴部分别用钢丝或微型钢板做妥善固定。如有眼球内陷、眶底缺损,应同时修复眶底。

1)头皮半冠状切口进路　对错位的颧、上颌骨复杂骨折能提供充分的暴露,能在直视下完成截骨和复位,做到可靠的固定,对同时需植骨的病例更适用。切口隐蔽安全,不会损伤面神经颧、额支,术后面部无瘢痕。

2)口内上前庭沟切口进路　补充上述切口的不足,显露颧牙槽嵴从颧上颌连接处。

(2)颧部植骨成形　颧部畸形不伴有功能障碍;或为粉碎性骨折,不能做截骨整块移动；或有眶颧部骨组织缺损等情况，适宜于用自体骨移植，以修复骨缺损或增大颧部以恢复外形。常用的骨源为髂骨、肋骨及颅骨，可通过口内前庭沟、面部或冠状切口途径植入。也可采用带血管蒂颞肌筋膜瓣、带血管游离组织瓣充填、修复。

2. 眶部并发症的处理　颧骨骨折并发眶底骨折，早期未做处理或处理不当；后期将出现眼球内陷和复视。治疗原则是松解脱出的眶内容物，恢复眶底连续性，从而矫正复视和眼球内陷。做眶缘下切口，由眶缘向后自骨膜下剥离，细心分离骨折区骨膜，松解粘连，将脱垂至上颌窦内的眶内容物解脱出来。注意保护眶下神经及上颌窦黏膜，避免与上颌窦相通。用镊子夹住下直肌向前牵引，观察眼球向上转动情况，以便了解粘连是否已完全解除。然后根据眶底缺损范围和眼球内陷程度，植入合适大小的骨片，植入物放置于眶骨膜与眶底之间，并与眶缘固定。此外，颧骨骨折还可能并发眶外侧壁爆裂骨折，眶内组织脱出至颞凹引起眼球内陷。可通过冠状切口，在眶外侧壁植骨修复。

3. 张口受限的治疗　陈旧性颧骨骨折伴张口受限，多系塌陷错位的骨片阻挡喙突所致。一般在颧骨截骨复位后，即可恢复张口，若塌陷骨片与喙突间已形成纤维性或骨性粘连，则需截除喙突，以恢复下颌骨运动功能。

（冉　炜　舒大龙）

第 5 章 口腔颌面部先天畸形

口腔颌面部畸形包括口腔颌面部先天性畸形和后天性畸形或缺损两面部分,先天性畸形多为胚胎发育异常所致,以唇、腭裂为常见,此外,还包括牙颌发育畸形等。口腔颌面部后天畸形或缺损是指由于疾病或损伤等引起的器官畸形或组织缺损。

唇裂和腭裂是最常见的先天性畸形之一,其发病率约为 1:1 000,不同性别中的发病率存在一定的差异:唇裂或唇裂+腭裂以男性较多,约占 60%～80%,单纯腭裂的患者以女性多于男性,左右侧的发生率亦有不同:约 2/3 的单侧唇裂伴或不伴腭裂发生在左侧,约 86% 的双侧唇裂伴发腭裂,68% 的单侧唇裂伴发腭裂。

【病因】

先天性唇腭裂的发生是由于胚胎早期胎儿口腔的唇部和腭部的中胚叶组织发育受阻所致。

在胚胎发育第 7 周,上颌突与球状态突未能融合或融合不全则形成唇裂,在胚胎期 9～12 周,腭突未融合或融合不全则形成腭裂,唇裂和腭裂可发生于一侧或双侧。可表现为完全裂或不完全裂。

导致胚胎发育障碍的因素较多,主要为遗传与环境因素所致。遗传因素中现已知染色体畸变或单基因变化引起。目前,大多数认为是多基因遗传性疾病。环境因素主要指胚胎生长发育的环境,即母体的整个生理状态。其中主要有营养因素(怀孕期间母体缺乏钙、磷、铁和维生素 B、维生素 C、维生素 D 等)。感染的损伤(病毒感染如风疹、弓形体病等)、内分泌的影响(肾上腺皮质激素分泌增加),药物因素(抗恶性肿瘤药、肾上腺皮质激素、抗惊厥药等)。此外,妇产科疾病或经常接触放射线等,也可能导致胎儿发生畸形。

【唇腭裂的临床分类】

唇裂和腭裂分类的方法很多,目前国内采用最多的是按裂隙部位和程度来分类：

唇裂：单侧唇裂：Ⅰ度 限于红唇部裂。Ⅱ度 红、白唇裂，但鼻底完整。Ⅲ度 上唇鼻底全部裂开。

双侧唇裂：完全裂，不完全裂或混合型。

腭裂：1. 悬雍垂及软腭裂。

2. 不完全裂：软腭及部分硬腭裂开。

3. 单侧完全腭裂：软、硬腭全部裂开、常伴有牙槽嵴裂及完全性唇裂。

4. 双侧完全性腭裂。

5. 其他非典型裂：如软腭隐裂（黏膜下裂）；腭咽闭合不全；一侧完全，一侧不完全裂等。

【唇腭裂的序列治疗】

唇腭裂的治疗在我国各地已普遍开展，各种手术方法不断改进提高，取得较好效果。但由于对唇腭裂的治疗多限于手术修复，远期效果常不够满意。唇腭裂作为一种先天性发育缺陷，随着生长发育，畸形也随着年龄发生变化，包括畸形本身存在的生理发育缺陷、外科手术创伤造成的颌面外形继发改变、语言、听力等功能障碍，以及患者在社会交往中形成的心理障碍等，不同年龄阶段有各自独特的问题，这些问题涉及多个学科，单一手术治疗往往不能达到满意效果。因此，唇腭裂的治疗应有多学科专家协同合作，根据患者身体发育各时期的特点，按一定程序进行治疗，即"序列治疗"，才能真正提高治疗效果。

目前在国外一些先进国家和地区普遍成立了专门的唇腭裂治疗组或治疗中心，其中包括口腔外科、正畸科、修复科、整形外科、儿科、耳科、心理、语言、病理等科的专家。对患者的发音、颌面部的形态和功能定期观察，根据各时期的需要，由各科专家分工进行治疗，取得良好的远期效果。我国对唇腭裂的序列治疗也正在逐步开展。

一、正畸治疗

正畸手段矫治牙颌畸形在唇腭裂治疗中的重要意义已逐渐被临床外科医师认识。尤其对单侧或双侧完全性唇腭裂患者，正畸治疗尤为重要。根据患者年龄及牙齿萌出情况可将正畸治疗时期分为：新生儿期；乳牙列期；混合牙列期及恒牙列期。

1. 新生儿期 完全性唇腭裂患儿因颌骨及颌周肌肉连续性的丧失，出生后早期即可表现出明显的颌骨骨段移位,术前正畸的目的是保持或恢复各骨段的正常位置和正常牙弓形态,以利于颌骨的正常发育。此期一般不主张使用复杂的矫治器,简单的腭托多可达到目的。

2. 乳牙列期 主要是对有严重的上颌弓缩窄,明显的牙弓不对称和患侧骨段移位的完全性唇腭裂患者进行治疗。这一阶段一般在3岁左右开始,多采用活动矫治器。

3. 混合型牙列期 这一阶段的正畸治疗至关重要。尤其在完全性唇腭裂患者,上颌恒牙前牙的腭向萌出、旋转移位及反𬌗是十分常见。无论是从美容还是功能角度来讲应及时予以矫正。更为重要的是应扩展缩窄的上颌弓并使移位的上颌骨段复位,恢复牙弓的正常形态,为牙槽突裂的植骨手术创造条件。

4. 恒牙列期 牙槽突植骨术后2～3年,裂隙侧尖牙已在植骨处萌出或已经手术暴露助萌,即应恢复正畸治疗。上颌前牙的排列应视剩余间隙的大小而采用不同的原则。一般应尽量采用正畸手段消除前牙的间隙。一般在患儿15岁左右时正畸治疗可结束并开始维持。由于腭裂患儿的牙列完整性较差且受腭部瘢痕的影响,维持期应尽可能延长,以保证治疗效果。

二、外科治疗

唇腭裂修复手术方法很多,并且在不断改进,满意的修复要求达到以下几点:①恢复接近正常的鼻、唇、腭部解剖形态;②关闭腭部裂隙使口鼻腔隔开;③延长软腭、缩小咽腔、重建良好的腭咽闭合功能,获得良好的语言效果;④上颌骨及牙弓发育不受干扰,𬌗关系发育正常。

(一)手术时间的选择

唇裂最早可在新生儿时期进行修复手术,但国内外一般均认为进行单侧唇裂修复术最合适的手术年龄是在出生后3～6个月左右。双侧唇裂修复术较单侧复杂,术中出血量亦较单侧为多,手术时间较长,故宜推迟到6～12个月施术。此外,还必须根据患儿的发育及身体健康状况,术者的技术水平以及单位所具备的条件来综合考虑并确定手术日期,一般要求患儿体重达4.5 kg,血红蛋白10 g以上。

目前国内外对腭裂修复时间有两种意见:一种主张早期进行手术,即在1～2岁手术为宜;另一种则认为在儿童学龄前,即在5～6岁左右施行手术为好。主张早期手术的学者认为,2岁左右是腭裂的患儿开始说话时期,早期手术可使患儿比较自然地学习说话,防止发音器官的代偿性动作,可得到较理想的发音效果。早期手术对颌骨发育虽有一定影响,但并非决定因素,因腭裂患者本身已具备颌骨发育不良的倾向。这些观点目前已得到国内外多数学者的赞同。持另一种意见的学者认为,虽然早期手术语言效果好,但麻醉和手术均较困难,手术危险性较大;同时,过早手术的损伤和剥离骨膜可能破坏血运,以及术后瘢痕形成等原因可加重上颌骨的发育不足,故主张应在较晚期手术为好。除上述外还有些学者提出腭裂二期手术的方法,即早期修复软腭,大年龄期再修复硬腭,以期既有利于发音,又有利于颌骨发育。总之,在实际工作中,各单位应根据具体实际情况来决定和选择手术年龄。首先要考虑的是患儿的全身情况,手术方法,语音效果和上颌骨的发育等诸因素;也要考虑手术单位的麻醉条件,技术力量以及患儿家属的要求。

(二) 手术治疗原则

1. **唇裂修复术** 唇裂修复术的目的主要是恢复唇部的正常解剖形态及功能,良好的手术方法和手术技巧要求做到以下几点:

(1)修复后的上唇具有正常的长度和宽度,与整个颌面部包括鼻、颊和下唇形态协调。

(2)鼻尖,鼻小柱居正中位,两侧鼻翼基底在同一水平,鼻翼弧度一致,鼻孔等大、对称。

(3)白唇部人中居正位,上唇下 1/3 部微向前翘,红唇缘整齐,有明显的唇弓、唇珠。

(4)手术瘢痕不明显。

手术效果是否理想除与手术方法及操作技巧有关外,与先天性畸形缺损的程度也有密切的关系。手术时应根据畸形程度和特点,选择最合适的手术方法和精巧的操作技术以达到满意的修复效果。

唇裂修复的手术方法很多,并且在不断改进。目前最常用的有改良 Tennison 法(下三角瓣办);Millard 法(旋转推进法或称上三角瓣法),近年来又强调了口周肌肉复位的功能性修复法,使手术效果更为理想。双侧唇裂修复方法有两种类型:一种是前唇原长修复术,利用前唇作为上唇的中央部;另一种为矩形瓣修复术,利用前唇皮肤修复上唇中央的一部分,不足之处由两侧上唇形成的矩形瓣修复,以增加上唇高度。

2. **腭裂修复术** 腭裂修复术的目的主要是:重建腭部解剖形态,封闭裂隙;恢复腭部的生理功能,为正常吞咽、语言创造条件。为达到上述目的,对所选的手术要求应能将移位的结构复位;将分离的肌肉纤维准确相对缝合;要妥善保留与腭部的营养、运动有关的血管、神经和肌肉的附着点;术后的软腭应有适当的长度和高度以及灵活度;手术方法简单,能安全地在幼儿较早期进行手术。

腭裂的修复方法很多,目前常用的方法可分为3大类:(1)封闭裂隙为主的腭成形术,通常称改良兰氏法(Langenbeck法)或双侧减张缝合术;(2)延长软腭的手术方法:如后推手术、二瓣法、三瓣法、四瓣法、腭部岛状瓣成形术、软腭Z成形术;(3)缩小咽腔的手术方法:如咽后壁瓣成形术、腭咽肌瓣成形术、上提手术、腭咽环扎术等。

3. 齿槽突裂植骨术　对于唇腭裂的治疗已由单纯关闭唇腭裂裂隙发展到序列治疗,由于由齿槽突畸形引起的各种问题已逐渐引起重视,使唇腭裂病人的槽突裂植骨术成为综合治疗中的重要部分。

(1)齿槽突裂植骨的意义　唇腭裂手术能解决患者大部分美容及功能问题,但并不容易矫正鼻翼软骨畸形,不能防止患侧小段上颌骨的塌陷,更不能消除咬𬌗关系紊乱。Waite在1980年指出,如不处理齿槽突裂将会出现以下一种或几种畸形缺陷:①患侧齿槽突向腭侧移位,牙齿排列错乱;②邻接裂隙的牙齿由于缺乏骨性支持而扭转;③由于口鼻腔相通及牙列不齐致口腔卫生不佳;④上颌骨段不稳定影响载义齿;⑤由于口鼻通道及上颌弓形状的改变影响发音。临床实践证明,植骨能对正畸矫治的小段上颌骨起到固位作用,能使邻接裂隙的单尖牙从植骨部位萌出,并对中切牙起到骨性支持作用,从而矫正和防止了咬𬌗错乱及其后遗症。

(2)齿槽突裂植骨术的最佳时间　选择手术最佳时间就是最小程度地干扰生长,最大程度达到植骨所要达到的目的。什么年龄手术最为适宜,仍有争议。目前,多数唇腭裂治疗中心都赞同齿槽突裂植骨手术的最佳时间为9～11岁,即单尖牙尚未萌出而牙根已形成1/2,这时植骨既有利于诱导尖牙由植骨区萌出,又可避免手术对上颌骨发育的有害影响。

(3)齿槽突裂植骨供区的选择　最常见的供骨区为髂骨,因为髂骨有丰富的骨松质,且取骨方法较简便。其次,颅骨、肋骨、下颌骨颏部等也可作为供骨源。此外,近年有许学者研究探索异体骨移植,证实脱钙异体骨植入齿槽突裂有易于塑形和效果好的优点。

非生物性材料如羟基磷灰石等被认为不适用于齿槽突裂植骨,因为它不能达到为牙齿的移动和重建牙弓提供一种合适的基质,反而影响牙的正常萌出。

(4)齿槽突裂植骨手术方法　目前采用二期植骨术,即第一期唇腭裂修复术后待上颌骨发育基本停止后进行齿槽突裂植骨。必要时需进行术前正畸治疗,以利植骨手术的进行。首先根据裂隙或瘘口的大小和软组织缺损多少设计合适的粘骨膜瓣,在裂隙边缘作切口直达龈颊沟,如裂隙宽则将龈缘切口扩展到第二乳磨牙区,并可延长龈颊沟切口,再从腭侧沿裂隙边缘切开,直达骨面,小心剥离鼻侧和腭侧粘骨膜瓣,松弛后翻转至鼻腭侧,在无张力下褥式缝合,将植骨(松质骨)放入准备好的受骨部位,严密缝合唇腭侧粘骨膜瓣。术中注意严密缝合鼻底部,并广泛剥离鼻侧黏膜,暴露犁状孔,以便将松质骨块放入鼻翼基底下方,用以支撑塌陷的鼻翼软骨。为了取得满意效果,术后需配合正畸治疗,植骨手术约有15%的病人可能需要手术开窗并经正畸牵引来协助恒牙的萌出。

4. 唇腭裂术后继发畸形的外科正畸　唇腭裂患者由于发育缺陷及手术的影响,成年后常遗留颌面部畸形,其共同的特征是上颌后缩、上颌前部高度不足和相对的下颌前突、咬𬌗紊乱、咀嚼及语音功能障碍等,这些畸形的存在严重地影响了患者的外貌和功能,并造成心理上的压力。在使用正畸手段不能满意的矫正畸形时,应采用外科手段使上颌骨下降、前移。这一手术应在生长发育完成后(男性17~18岁,女性15岁)进行,在畸形和错𬌗极为严重时,考虑到心理、社会因素的影响,手术年龄可以提前,但应向患儿家长交待术后发育受限及可能需再次手术的问题。由于这些患者的上颌骨不完整。瘢痕组织多、骨段前徙距离大,所以术中在截骨间隙内植骨并用微型夹板进行骨内固定是很重要的。对伴有下颌骨前突的患者应同期行升支的矢状劈开或垂直截骨术。颌骨正畸手术前应认真评价发音时的腭咽闭合功能,不完善者应做好进行二次咽成形术的准备。一般说来,可以在术后6个月对所存在唇鼻畸形进行最后的矫正,并在必要时进行咽成形术,以改善面容及功能。

三、腭裂的赝复治疗

腭裂的赝复治疗是指为矫治腭部缺损畸形、恢复语音功能而制作的修复体或阻塞器装置。

腭裂赝复治疗方法的适应证:①外科手术有禁忌证者;②硬腭裂隙过宽,局部组织不足以修补缺损者;③腭裂手术失败而形成牙槽、硬腭部大穿孔无法关闭者;④软腭、咽部神经、肌肉受损缺陷者;⑤腭咽功能不全,而患者不愿意或无条件行咽成形术者。

四、腭裂的语言治疗

由于腭裂术后有相当一部分患者存在着不同程度的语言功能障碍,给患者生活、学习、工作以及心理健康带来很大影响,因此,恢复腭裂患者的语音功能已是腭裂治疗的很重要任务之一。

(一)腭裂术后语音效果的评价

腭裂手术的成功与否主要取决于是否恢复良好的腭咽闭合。只有在重建了近似正常的腭咽闭合功能后，方可为语音训练获得优良效果奠定基础。评价方法有主观评价和客观评价两种方法。

1. 主观评价方法

（1）耳听评价　即对患者的发音通过检查者耳听进行评价，做出主观判断，其结果常易受主观因素的影响，但其方法简便易行，宜于临床医师采用。

（2）语音测试　通过各种语音试验测试表，由受试者按测试表的音标读音，录下后由语音病理学专家来评价。

2. 客观评价方法

（1）鼻咽纤维内窥镜　可观察包括闭合类型、软腭、咽侧及咽后的活动度，以及闭合不全的程度等，是目前观察腭咽闭合运动最先进方法之一。

（2）X线鼻咽腔侧位造影摄片　可做静态和动态比较检查。近年来采用CT检查，通过电子计算机断层，使采集的部位更准确，图像更清晰。

（3）气流测定　即通过测定口-鼻腔的压力、气流变化，经公式计算可得出被试者腭咽闭合所遗留间隙的面积。

（二）腭裂语音治疗原则

腭裂整复术后，只是给正确发音准备了必要的解剖条件，但要能发出正确的语音，有时须进行语音训练。一般在术后2个月可开始语音治疗。其原则如下：

(1)增强腭咽闭合功能，矫正气流呼出方向；

(2)腭咽闭合与各发音器官协调能力的训练；

(3)唇、舌等发音运动功能及相应间协调运动的训练；

(4)矫正辅音、元音发音错误；

(5)各辅音与不同元音组合能力的训练，单字、词组快速发音能力训练；

(6)将各种正确发音技巧融入连续性语音活动的训练。

（冯崇锦）

第 6 章 颌骨发育畸形与正颌外科

第一节 概 论

颌骨发育畸形(developmental deformities of jaws)是指颌骨发育不足或发育过度而造成的畸形,可以单独或同时发生在上颌骨及下颌骨。畸形可以是对称的,也可能是非对称性的。畸形常伴发牙𬌗异常,因此这类畸形不仅影响外貌,也常常影响咀嚼等功能。

牙颌面畸形(dento-maxillofacial deformities)主要系指因颌骨发育异常所引起的颌骨体积、形态,以及上下颌骨之间及其与颅面其他骨骼之间的关系异常和随之伴发的牙𬌗关系及口颌系统功能异常,外观则表现为颌面形态异常。牙颌面畸形是出生后个体颅颌面生长发育过程中,受先天性因素或后天性(获得性)因素,或由二者联合影响所致的一类生长发育畸形。以研究和诊治牙颌面畸形为主要内容的学科称为正颌外科学(orthognathic surgery),它是一门新兴的综合性边缘学科,也是口腔颌面外科学一个新的分支。20 世纪 70 年代以来,围绕牙颌面畸形外科矫治开展的一系列日益深入的生物学基础和临床治疗研究,使牙颌面畸形的外科与正畸联合治疗取得了形态、功能、美貌俱佳的满意效果,成为口腔颌面外科学中理论与技术、基础与临床、研究与应用相结合,进展快速,成果显著的一个新领域。20 年来,正颌外科在国内外已成为口腔颌面外科中发展最快的领域之一。

牙颌面畸形的外科治疗,在学科命名上,目前国内外普遍采用了 orthognathic surgery,即"正颌外科学",它包含了术前后的正畸治疗与正颌外科手术联合治疗牙颌面畸形的完整概念。

1728 年,Fanchard 用牙钳矫正个别牙的错位。1848 年,Hullihen 用骨切开术矫治面颈部烧伤后瘢痕挛缩继发下颌前部前突伴开𬌗畸形。经双侧楔状切除前磨牙区的牙槽骨,再于下前牙根尖下行骨切开后,将前牙区骨块后移,矫正下颌前突与开𬌗畸形。从19世纪末到20世纪30年代,采用外科手术改变颌骨的体积和相应骨段位置,以矫治牙颌面畸形的手术曾风行一时,从下颌髁状突、下颌支到下颌体部的手术设计和方法均有不断改进。如 Jabouly(1895),Dufourmental(1921)的下颌骨髁状突切除和 Kostecha 的下颌髁状突骨切开术;Lane(1905)、Blair(1908)的经口外下颌支水平骨切开术(矫正下颌后缩畸形),及 Babcock(1908),Ragnell(1938)用同法矫正下颌骨前突畸形,Limberg(1923)则用类似方法矫正偏侧开𬌗畸形。Blair(1896),Von-Eiselsberg(1906),Harsha(1912),Picher(1918)则开始和发展了经口外途径的下颌骨体部骨切开或骨切除术。Dingman(1944)后改进为下颌体部两期手术,即先经口内途径行牙槽突部骨切开术,愈合后,再经口外途径完成下颌骨体部骨切开后退术。1954年,Caldwell 与 Letterman 创用经口外行下颌支垂直截骨,后退下颌,以矫正下颌前突。这是下颌骨整形术历史上的一大进展。1956年,Robinson 将其改为下颌升支斜行截开,使远心骨段后推与近心骨段重叠矫正下颌前突畸形,使下颌前突的外科矫治取得了重要的进步。其后,Trauner 与 Obwegeser 于1957年,首次报道了著名的经口内下颌升支矢状骨劈开术(sagittal split ramus osteotomy,SSRO)使下颌前突(发育过度)和后缩(发育不足)的外科矫治步入了一个新的阶段,该术式的基本设计沿用至今。这是下颌骨整形术历史上突破性的进展,成为矫正下颌畸形应用最广泛的术式。

由于上颌骨局部解剖结构的复杂性,采用外科手术矫治上颌骨发育畸形起步较晚,发展缓慢。Wassmuund(1927)采用沿 LeFort I 型骨折线切开上颌骨壁,但不分离翼上颌连结部,而辅以术后弹力牵引前移上颌的方法,揭开了外科矫治上颌骨发育畸形的新篇章。Schuchardt(1942)等报告分二期进行上颌骨手术。第一期手术仅做 LeFort I 型截骨术,不分离翼上颌连接,经过短期的颅颌牵引以后,再进行第二期手术分离翼上颌连接。早期的上颌骨正颌外科对于分离翼上颌连接以及术后上颌骨的血供是否安全尚无把握。

20世纪60年代末至70年代,由于 Bell 及其同事们在颌骨及颌周组织血供的应用解剖,以及上、下颌骨(含牙槽骨)各型骨切开后的血液动力学变化方面进行了一系列的研究,取得了突破性的进展,从而奠定了现代正颌外科的生物学基础,为现代正颌外科手术赖以实现的各型牙-骨-粘骨膜复合组织的带蒂易位移植,提供了科学的依据和成功的保证。一般认为长骨的血供来自其营养血管的离心血流,长骨骨皮质内的血运来自髓质骨内的血管,只有皮质外侧的血运可能由骨膜方向的血管供应。颌骨血供在正常状态下亦以离心血流为主。一旦颌骨主要营养血管受损,离心血流中断,通过侧支循环及颌周广泛吻合支的向心性血流在极短时间内的代偿,使骨内血运得以维持。Bell 动物实验的重要结论之一就是:切开后的牙骨段中没有任何一条血管对其成活及愈合来说是绝对必需的,移动的牙骨段靠与之相连的软组织蒂维持活力并完成愈合过程。软硬组织间存在着丰富的侧支循环及自由吻合的血管网,成为术后提供向心性血供的通道。这一论断不但适用于血运丰富的上颌骨手术,也适用于被认为血供单一的下颌骨手术。正颌手术的成功关键在于设计一个能供给移动牙骨段以充分血运的软组织蒂,尽量保持骨与软组织蒂的完好连接。

现代正颌外科迅速发展的背景是:①口腔颌面外科学和口腔正畸科学的发展进步,两者结合使牙-颌-面畸形的治疗获得更理想的效果。②医学发展、麻醉技术改进。经鼻插管便于中拼对骨段检查咬𬌗关系及控制术中出血。截骨线出血,尤其是上颌骨的渗血影响手术进程,控制性低压全身麻醉为开展复杂的上颌手术提供了良好的条件。③广谱高效抗生素的发展应用,可以有效地控制术后骨创感染。很大程度上防止了感染带来颌骨愈合延迟,甚至骨坏死。保证了口内进路的各种正颌手术的广泛开展。④正颌外科专用器械的改进。各种类型的来复锯、摆动锯和钻可以在小切口内进行截骨,而不损伤过多软组织。可以在口腔深部截骨。截骨线不仅可以是直线的、弧形的,甚至可以做任意几何图形的骨截开。近年来出现的各种形态的小型及微型钛板和螺丝进一步改良了正颌手术技术。光导纤维的发明提供了很强的冷光源,为口腔深部小切口内截骨提供了明亮的手术野。强的光源配合有各种特殊用途的手术的拉钩,使过去在口腔外切口的手术入路大都改为口腔内切口,手术后面部皮肤不遗留短痕。使患者更愿意接受。⑤X线头影测量及三维 CT 图像手术模拟的技术的发展应用,牙颌面畸形的手术设计及术后效果预测更为精确。

我国的现代正颌外科虽起步较晚,但通过全国同道的共同努力,正颌外科学这门新兴的分支学科已在我国形成,并在现代水平上得到迅速发展。1985 年 12 月在青岛召开的全国第一次外科正畸学术研讨会为标志,我国正颌外科已进入全面发展的新阶段。我国学者不仅在较短的时间里开展了大量临床研究工作,以双颌畸形的双颌外科同期矫治为代表,迅速赶上了当时国际正颌外科发展的先进水平,而且在诸多有关正颌外科的基础研究方面也取得了令人瞩目的成就。

第二节 病因及分类

根据致病原因可分为先天性畸形、发育性畸形和获得性畸形三大类。

(1)先天性畸形　颌骨先天性畸形可分为单侧或双侧。这些畸形常与下颌骨面骨发育不全(特-柯氏综合征)，颅面矮小、颅面骨发育不全以及第一、第二鳃弓的其他类型异常发育有关。

(2)发育性畸形可由下述因素引起

①邻近结构的先天性异常，如与先天性面瘫、血管瘤或斜颈有关的颌骨畸形。

②创伤：由于幼年时损伤引起的发育障碍可导致不同程度畸形。这些损伤可能为多种形式，如颏部跌伤引起未能发现的髁状突骨折和生长中心损伤；面部烫伤后出现软组织瘢痕挛缩，压迫深面的骨骼引起畸形。

③异常的神经肌肉：下颌骨发育早期患面神经麻痹后出现的上颌骨、下颌骨不对称生长即属这种原因的畸形。此外，由不良舌习惯产生的开𬌗亦属这种畸形。

④感染：骨髓炎或邻近组织的感染(尤其在生命早期)可引起严重颌骨畸形。

⑤内分泌失调：这些畸形的典型例子为肢端肥大症有关的下颌前突。

⑥营养缺乏：维生素D缺乏可引起畸形。在发达国家中这类病变罕见。

(3)获得性畸形　在治疗良恶性肿瘤时，由于上颌骨以下颌骨部分切除或完全切除可引起骨缺损，缺损广泛时可产生严重畸形，畸形也可能是因为颌骨创伤后产生的骨折片移位处理不当的错位愈合，或骨缺损未能即期整复。这种畸形常表现为面部畸形伴牙齿错𬌗。根据颌骨畸形的受累范围或部位可作如下分类(表)。颌骨畸形手术矫治前，必须明确病变处于稳定状态，且明确畸形不是由于内分泌疾患所致，如脑垂体功能异常引起的巨大畸形和肢端肥大症。还应鉴别肿瘤和一般的肥大。

颌骨畸形的临床分类：

一、颌骨发育过度畸形

(一)前后向发育过度畸形

1. 上颌发育过度(前突)(Angle Ⅰ类或Ⅱ类𬌗)
2. 下颌发育过度(前突)(Angle Ⅲ类𬌗)

3. 下颌颏部发育过度（Angle Ⅰ类𬌗）
4. 双颌前突（主要为上下颌前部前突，多为 Angle Ⅰ类𬌗）

（二）上下（垂直）向发育过度畸形

1. 上颌发育过度（多为 Angle Ⅱ类𬌗）
 (1) 伴有开𬌗
 (2) 不伴开𬌗
2. 下颌发育过度（常与水平向发育过度同时存在而表现为Ⅲ类𬌗）

（三）横（左右）向发育过度

又称宽面综合征（large face syndrome）主要为双侧下颌角发育过度伴咬肌肥大，呈现方面型，往往合并颏部发育不足（多为 Angle Ⅰ类𬌗）。

二、颌骨发育不足畸形

（一）前后向发育不足

1. 上颌发育不足（多为Ⅲ类𬌗）
2. 下颌发育不足（Ⅱ类𬌗）
3. 下颌颏部发育不足（多为Ⅰ类𬌗）

（二）上下（垂直）向发育不足

1. 上颌发育不足（多为 Angle Ⅲ类𬌗）
2. 下颌发育不足（多为 Angle Ⅱ类𬌗）
3. 颏部发育不足（Angle Ⅰ或Ⅱ类𬌗）

（三）横（左右）向发育不足

多为继发性发育不足，往往有前后向及上下向下颌发育不足（Angle Ⅱ类𬌗）。

三、牙源性错𬌗畸形

多为 Angle Ⅰ类𬌗。错𬌗可表现为多种类型，具有代表性的为上颌前牙伴牙槽骨前突（上前牙超突或开𬌗），下前牙伴牙槽骨前突（反𬌗或伴开𬌗），上下前牙伴牙槽骨前突，以及牙排列拥挤，错位等。

四、复合性牙颌面畸形

上述各类畸形在不同个体可形成相互交叉的复合类型。

（一）上颌前后向发育过度伴下颌发育不足（Angle Ⅱ类𬌗）

1. 上颌前突伴开𬌗

2. 上颌前突伴深覆殆或合并深覆盖

（二）上颌垂直向发育过度伴下颌发育不足（Angle Ⅱ类殆）

1. 长面综合征（long face syndrome）伴开殆畸形
2. 长面综合征伴深覆殆或上前牙超突畸形

（三）上颌前后向发育不足伴下颌发育过度（Angle Ⅲ类殆）

1. 伴开殆畸形
2. 不伴开殆畸形

（四）上颌垂直向发育不足伴下颌发育不足（即短面综合征 short face syndrome）

1. 伴深覆殆畸形（Angle Ⅱ类或Ⅰ类殆）
2. 伴深覆盖畸形（多为 Angle Ⅱ类殆）
3. 伴深覆盖及深覆殆畸形（Angle Ⅱ类殆）

五、不对称性牙颌面畸形

在以上各类牙颌面畸形中，均可出现不对称性畸形。某些严重的不对称畸形，除骨组织外，尚累及软组织畸形，治疗难度大，在诊治、设计及处理上均需特别注意，如偏面小颌畸形（hemifacial microsomia）、偏颌前突畸形（laterognathism of the mandible）、以及进行性偏面萎缩（progressive hemifacial atrophy）、偏面肥大（facial hemihypertrophy）等。

六、继发性牙颌面畸形

本类主要指在出生后的生长发育期，因各种疾病或其治疗引起的牙颌面发育畸形。此类畸形往往需配合正颌外科的诊治技术以达到矫治畸形，恢复功能的效果。如颞下颌关节强直，口腔颌面部外伤，尤其以骨折的错位愈合，颞下颌关节损伤，以及因骨肿瘤或骨髓炎外科治疗后引起的颌骨缺损等。

第三节 牙颌面畸形的诊断

一、病史采集

了解患者的就诊目的,如美容、发音困难和切割食物困难等。主诉反映了患者对自身疾病的一种认识和理解。应该仔细了解患者家族中的发病情况,如父母、兄弟姐妹及其他近亲是否有类似的畸形发生。另外,在检查时应注意具有独特面部特征的有关颅面综合征。是否存在其他的遗传性疾病。了解患者的不良习惯,如吮指习惯、伸舌习惯、口呼吸习惯、偏侧咀嚼习惯等。这些不良习惯的存在将影响正颌外科矫治的效果,甚至导致复发。在制定矫治计划时还应考虑社会心理因素,考虑患者对外界压力的承受力。了解患者的生长发育情况,处于生长发育期的患者,其畸形是不稳定的。外科矫治的时间在青春期后。

二、体格检查及实验室检查

拍摄 X 线胸片检查。患者的肺功能状况。心血管系统检查,术前必须做常规心电图检查,以排除心血管系统疾病的存在。了解血压情况。一般认为在收缩压超过 17.3 kPa,舒张压超过 12.0 kPa 时,应考虑在血压得到控制后再行手术。常规的术前化验应包括血常规、出凝血时间、血小板计数等,以及反映肝肾功能的各项检查等。特别是对有出血倾向的患者、有肝病病史的患者应做进一步的化验检查,必要时请有关专科会诊。以决定患者身体情况是否能够耐受手术。

三、专科检查(图 6-1)

(1)正面观 患者保持站立或坐位。医师从正面及侧面检查。若采取站立位置,使患者直立,全身自然放松,头颈部肌肉放松。如采取坐位检查,应使患者挺胸坐直,不要半躺在牙科手术倚中,头也是保持自然位置,平视前方。可设想面部分成上、中、下 3 份:自正中发际至眉间点为上份;自眉间点至鼻下点为面中 1/3;自鼻下点至颏下点为面下 1/3。面上、中、下 3 份的高度相等。

面中 1/3 应检查眼平面是否水平,松弛状态下,上中切牙切端应在唇缘下 2 mm,这是决定垂直方向移动上颌骨的一个重要标志。上、下唇自然状态下其间

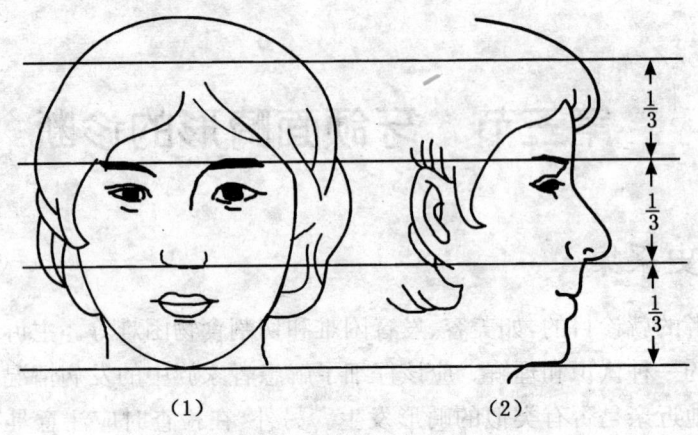

图 6-1 面部 1/3 正侧位像

隙约 2~3 mm。如果有开口呼吸的习惯应鉴别是呼吸道的问题还是唇功能不好，如唇功能差则选择手术应十分慎重。

面下 1/3 应检查下唇、下牙、颏部及颏唇沟是否和谐，如有下唇突出外翻应区别是受下牙及齿槽突的影响，还是唇本身如肌肉的因素所致。

面部的对称性，可定眉间点、鼻端中点及颏中点，设想其连线为面部正中线，比较两侧颌面的对称性。实际上颜面两侧绝对对称者几乎没有。如超过一定限度则为畸形，应判断其部位及严重程度。

(2)侧面观 面中 1/3 与面下 1/3 的高度应大致相等，或面下 1/3 稍大于面上 1/3。面中 1/3 检查鼻背、鼻端的侧面轮廓，眼球的突度。上中切牙切端在上唇下 2 mm。面下 1/3 检查上唇、下唇、颏部之间的关系。如果上唇高度(鼻下点至上唇下缘)正常，上唇高度与唇颏高度(下唇上缘至颏下点)应为 1:(1.7~2)。头保持自然位置，假想一经过鼻下点的垂线，上唇的突度在此线稍前方，下唇突度在此线上或稍后方。颏点在垂线后的 4 mm 处。男性颏前点可比女性者更靠近垂线。在直面型的人，这条垂线向上延长正通过眉间点。在我国相当多的人为突面型。如果鼻外型正常，鼻下点、上唇、下唇及颏的位置与垂线的位置如前述，即使其向上的延长线在眉间点前方，仍不失为美貌面容。颏颈角对人的容貌也很重要，如果移动上、下颌手术后，虽然达到了上、下颌及颅部的平衡，但颏颈角的颏下份过短或颏颈角过钝，则影响侧面轮廓的美观。

(3)牙弓形态、牙齿排列及𬌗 检查上下颌牙弓是否谐调，牙列是否整齐并具有正常的𬌗曲线。如果牙弓不整齐是否可行分段截骨术解决，还是需要术前及术后正畸治疗以获得良好的殆。恢复咀嚼功能。颌骨畸形患者的牙齿多有代偿性唇倾或舌倾。如下颌前突患者的下前牙舌倾,下颌后缩患者的下前牙唇倾。应在手术前用正畸学方法去代偿,才能使术后颌骨及牙齿位置均正常。获得良好的功能与美观效果,并使手术效果稳定。

四、X线头影测量分析

X线头影测量分析主要是通过在X线侧位头颅定位片描迹图上,标定牙颌、颅面结构上的解剖标志点,然后对由这些点组成的线、角进行测量分析,从而了解牙颌、颅面软硬组织结构关系,使对牙颌、颅面的临床检查、诊断,认识深入到骨骼结构及软组织结构内部定量化。X线头影测量方法一直是口腔正畸科学、正颌外科学等临床诊断、治疗设计及研究工作的重要手段(图6-2)。

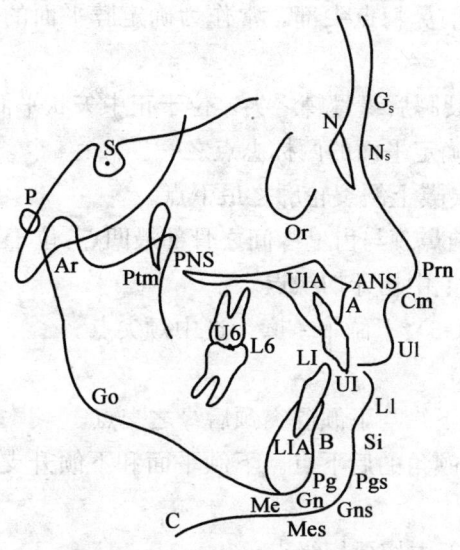

图6-2 头影测量侧位像的标志点

(1)测量标志点　标志点是由构成一些平面及测量内容的点。理想的标志点应该是易于定位的解剖标志,在生长发育过程中应相对稳定。标志点的可靠性还取决于头颅X线片的质量以及描图者的经验。头影测量标志点可分为两类。一类是解剖的,此类标志点是真正代表颅骨的一些解剖结构。另一类是引伸的,此类标志点是通过头影图上解剖标志点的引伸而得。如两个测量平面相交的标志点。

①颅部标志点

蝶鞍中心点(S)：蝶鞍影像的中心，位于正中矢状平面上。

鼻根点(N)：鼻额缝的最前点。面部与颅部的结合处，位于正中矢状平面上。

耳点(P)：外耳道的最上点，是构成Frankfort平面的标志点之一。头影测量上常以定位仪耳塞影像之最上点为代表，称为机械耳点。但也有学者使用外耳道影像之最上点为代表，称为解剖耳点。

颅底点(Ba)：枕骨大孔前缘中点。位于正中矢状平面上，常作为后颅底的标志。

Bolton点：枕骨髁突后切迹最凹点。是划分颅、颌的交界点之一。

②上颌标志点

眶点(Or)：眶下缘最低点。此点为构成Frankfort平面的标志点之一。通常X线片上显示左右两个眶缘的影像不重合，故常选用两点之间的中点作为眶点。

前鼻棘点(ANS)：前鼻棘点尖部。常作为确定腭平面的两标志点之一。位于正中矢状平面上。

后鼻棘点(PNS)：硬腭后缘骨棘之尖。位于正中矢状平面上，在X线片上与翼上颌裂点上下对应，为确定平面的两标志点之一。

翼上颌裂点(Ptm)：翼上颌裂轮廓之最下点。

上齿槽座点(A)：前鼻棘与齿槽缘间之骨部最凹点，位于正中矢状平面上。

上中切牙点(UI)：上中切牙切缘点。

上颌第一磨牙点(U6)：上颌第一磨牙近中颊尖点。

③下颌标志点

关节点(Ar)：颅底下缘与下颌髁突颈后缘之交点。

下颌角点(Co)：下颌角的后下点。下颌平面和下颌升支后缘切线交角的角平分线与下颌角的交点。

下中切牙点(LI)：下中切牙切缘点。

下齿槽座点(B)：下齿槽缘点与颏前点间之骨部最凹点，位于正中矢状平面上。

下颌第一磨牙点(L6)：下颌第一磨牙近中颊尖点。

颏前点(Pg)：颏部最突点。

颏下点(Me)：颏部最下点。

颏顶点(Gn)：颏前点与颏下点之中点。

④软组织标志点

额点(Gs)：额部之最前点。

软组织鼻根点(Ns)：与硬组织鼻根点相对应在鼻根部相对凹陷的点。

鼻尖点(Prn):鼻部最突点。
鼻小柱点(Cm):鼻小柱之最前点。
鼻下点(Sn):鼻小柱与上唇之交点,反映上唇基底部的位置。
上唇突点(Ul):上唇之最突点。
下唇突点(Ll):下唇之最突点。
颏唇沟点(Si):颏唇沟最凹点。
软组织颏前点(Pgs):颏部软组织最前点。
软组织颏顶点(Gns):蝶鞍中心点与颏顶点连线之延长线与颏部软组织外形轮廓的交点。
软组织颏下点(Mes):软组织颏部最下点。
颈点(C):软组织颏下区与颈部相交的最凹点。

(2)正颌外科常用的测量项目

①硬组织角度

SNA角:反映上颌骨对颅底的位置关系。
SNB角:反映下颌骨对颅底的位置关系。
ANB角:反映上下颌骨间的位置关系。
NAPg角:反映面上中下部的相互位置关系。
Ar-GoMe角:反映下颌角的大小。
$\overline{1}$-MP角:下中切牙长轴与下颌平面所形成的夹角,反映下中切牙倾斜程度。
$\overline{1}$-HP角:上中切牙长轴与水平面间的夹角,反映上中切牙的倾斜程度。
MP-HP角:下颌平面与水平面所形成的夹角,反映下颌骨的倾斜程度。
OP-HP角:𬌗平面与水平面所形成的夹角,反映𬌗平面的倾斜程度。
PP-HP角:ANS—PNS连线所形成的平面与水平面的夹角,反映腭平面的倾斜程度。
LI-Si-Pgs:颏唇沟角,反映颏唇沟形态。

②硬组织线距及线距比

N-Me:硬组织全面高,反映硬组织面部高度。
N-ANS:硬组织上面高,反映硬组织上面部高度。
ANS-Me:硬组织下面高,反映硬组织下面部高度。
ANS-UI:反映硬组织上颌前部高度。
UI-Me:反映硬组织下颌前部高度。
UI-HP:上中切牙切端至腭平面垂直距离。

U6-PP：U6 到腭平面的垂直距离，反映上颌后部高度。
N-ANS/ANS-Me：上面部高度与下面部高度之比。
ANS-UI/UI-Me：上颌前部高度与下颌前部高度之比。
UI-PP/U6-PP：上颌前部高度与上颌后部高度之比。
③软组织角度
Gs-Sn-Pgs：面型角，反映软组织额部、面中部及面下部的相互位置关系。
Sn-Gns-C：颏颈角，反映面下及颏颈间的关系。
Cm-Sn-Ul：鼻唇角，反映上唇及鼻底的位置关系。

第四节 牙颌面畸形的治疗设计

因为对治疗方案、牙𬌗关系的调整，骨切开的部位，骨块的移动方向、距离以及手术方案的选择，均应于术前有精确的考虑和设计，并对选定方案的预计治疗效果，作出术前预测。

一、治疗设计及预测试验

(一)头影描迹设计、预测

将治疗前的 X 线头颅侧位片的描迹头影和模拟手术移动骨块的描迹投影，用黑、红两色描迹绘制于同一透明胶纸上，以分析观察和确定治疗方案及预期效果。

(二)投影剪裁模拟手术试验(图 6-3)

本实验在于确定术前正畸治疗的目标，选择达到满意的功能与美容效果的手术方法，包括手术类型，骨切开部位，骨块移动度和方向，以及预测选用方法治疗后的效果。通常采用透明描图纸或薄胶板，覆盖于治疗前摄制的头颅侧位 X 线片上，进行包括软组织、硬组织侧貌的复制描迹共 2 张。将其中一张胶板已描迹的上颌(或部分上颌)或下颌(或部分下颌)，或上、下颌描迹图同时分别剪下作为模拟切开后的牙-骨联合体模板，然后将该模板覆盖重叠于另一张描迹投影图的相应部位，继而移动模板至矫正牙颌畸形的需要位置，包括从二维侧貌图上达到基本正常𬌗的咬𬌗以及上下颌与颅颌关系。并用以设计出切开骨块的类型，矫正畸形所需牙-骨联合体移动的方位和距离，其移动后的软组织轮廓变化可按此推算。

(三)石膏模型外科

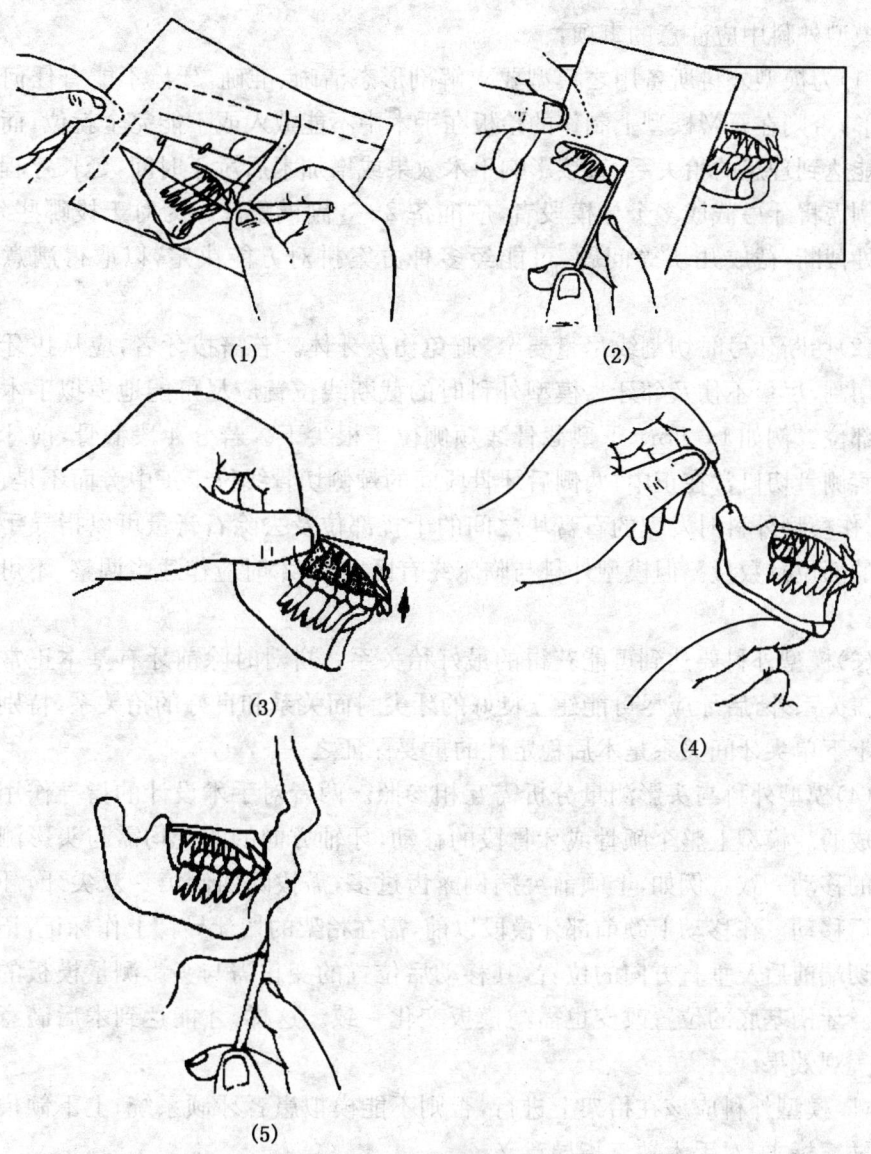

图 6-3 头影侧位剪纸拼接法

将从患者口中取模制作的石膏模型，安置固定𬌗架，按初步设计，切开形成牙-骨复合体石膏块，并在三维方向移动该游离的石膏块至所期望矫正位置，然后用蜡将其固定，与头影描迹，或剪裁模拟设计等方法所获二维侧貌相比，石膏模型外科可获得矫正骨块的三维大体空间变化及结果，并可观察、判断手术后骨块及咬𬌗的确切立体方位。

模型外科中应注意的事项:

(1) 为模型外科所备用之模型要求解剖形态清晰、准确,牙齿不能有任何损坏或变形,否则在石膏模型上制作的𬌗板在手术中不能戴入或不能完全就位,而使术后不能达到理想的𬌗关系,直接影响手术效果或增加术后矫正时间,延长疗程。复杂病例需将牙弓截成多个牙模段者,应准备2~3副模型。因为对于拔哪些牙齿、在何处截断,截成几块等问题,可能经多种方案拼对方能决定,以取得满意的𬌗关系。

(2) 切断牙弓时切割线尽量要窄,避免伤及牙体。若需拔牙者,应从拔牙部位开始切割,尽量不伤及邻牙。模型外科时的截断线位置应尽可能地模拟手术中的截骨部位。例如 Le Fort I 型截骨线颊侧位于根尖下。若分4段截骨,前牙正中部位唇侧骨切口常在正中,两侧后牙骨段间的颊侧切骨线位于正中旁而不是正中。这样,作模型外科时发现的石膏块之间的干扰部位及去除石膏量可以指导手术中去骨的部位及数量。但模型外科与临床终有区别,手术时应作适当调整,不可过于拘泥。

(3) 模型外科要达到可能获得的最好𬌗关系。拼对时除前牙有基本正常的覆𬌗覆盖关系外,后牙应尽可能建立良好的牙尖斜面关系和良好的𬌗关系,特别是良好的上下单尖牙间关系是术后稳定性的重要保证之一。

(4) 模型外科与头影测量分析需互相参照。两者对手术设计的指导作用是相辅相成的。模型上整个颌骨或牙骨段的移动,牙轴方向的改变均需与头影测量中模板的移动一致。例如,上颌前突病例露齿过多,需拔除两侧第一双尖牙,牙模段向上后移动。在移动上颌前部牙模段以前,需在𬌗架的切牙导针上作标记,记录上切牙切端前后及垂直方向的位置,其移动后位置的变化需与头影测量模板的移动一致。牙槽基底的位置改变也需与模板变化一致。这样,才能达到术后满意的功能和美观效果。

(5) 模型外科应该在𬌗架上进行,否则不能模拟患者牙颌系统,上下颌模型移动也缺乏标志,对手术缺乏指导意义。

(四) 计算机辅助设计与疗效预测

在我国研究建立的中国正常成年人计算机测绘面部模板图的基础上,研制开发了正颌外科X线头影测量计算机分析,诊断系统,并用以进行计算机模拟正颌外科手术设计与疗效预测。该系统有如下主要优点:与手法相比,显示出迅速、准确和简便;能贮存大量的颅面X线及设计、预测图形,易于贮存,有利于回顾性研究及追踪评价;可在计算机前进行讨论、设计,易于外科医师、正畸医师以及患者之间对治疗设计及其效果的交流和理解；可设计出若干治疗方案，依预测结果进行模拟比较，从中选出最佳方案。

二、治疗步骤

在确定牙颌面畸形正颌外科的治疗方案后，必须按照严格的治疗程序进行，才能获得最佳的预期效果，并避免可能出现的差误。根据实践经验，其治疗程序可归纳如下：

（一）术前正畸治疗

术前正畸治疗的主要内容有：矫正少数错位牙、去除𬌗干扰或阻挡，排齐牙列，调整牙弓形态或宽度、使上下牙弓协调，以便术中能使上下牙列获得广泛的咬𬌗接触关系；还有很重要的是去除牙的代偿、调整牙的倾斜度，以便在手术截骨后，使骨段移动至理想的位置。这是能否获得功能与形态效果俱佳的一个十分重要的步骤和因素。

（二）确认手术计划

手术前的正畸治疗结束后，尚需最后进行一次原手术计划的评估和预测，并对手术计划进行必要的调整或对正畸治疗作必要的补充，使即将进行的手术能符合实际，取得最佳效果。

（三）完成术前准备

准备于全麻下手术者，按全麻术前准备。估计需输血者，配血备用。应按设计的术式制备好𬌗引导板和所需的骨块移动后的固定装置。应该将一切设计和最后获得的结果详细告诉病人，征求其意见，使医生和病人在主客观双方能求得统一致。这样，既能取得病人在术后的配合，又能达到预期的效果，最终获得圆满的术后效果。否则主客观不一致，虽已取得预期手术效果，仍不能满足病人的过高的、不符合实际的要求，事与愿违。

（四）正颌手术

必须严格按经过预测和术前再次确定的手术设计施术，不得在术中随意改动，但术中进行符合实际的必要调整是可以和应当注意的。

（五）术后正畸治疗

即使是成功的正颌外科手术，一般在术后都会存在上下牙的尖窝关系不协调，咬𬌗不平衡等问题，因此通常均需进行术后正畸治疗，旨在从功能及美容效果完善咬𬌗关系，稳定、巩固手术矫正后的效果。

（六）追踪观察

进行术后效果评价。移动、矫正后的骨块在愈合过程中，通常会出现轻微的移位，只要不影响临床效果，则进行术后正畸，巩固治疗效果即可。但如出现明显的复发倾向时，即需要进行相应的处理。

第五节 常用正颌手术

一、上颌前部根尖下骨切开术

1. 手术指征

(1)主要用于向后或向后上移动前上颌骨，矫治 Angel Ⅰ类𬌗的上颌前牙及牙槽骨前形。

(2)配合下颌前部根尖下骨切开术，矫治上下颌前部的前突或开𬌗等畸形。

2. 术前准备

(1)全麻术前各项准备。

(2)X 线头影测量、治疗设计、疗效预测拟手术等常规准备。

(3)拔除双侧上颌第一双尖牙。

(4)完成术前正畸治疗。

(5)按设计术式制备好待导板及骨切开复位后的骨段固定装置。

3. 麻醉　经鼻腔气管内插管全身麻醉。

4. 体位　仰卧，头略后仰。

5. 手术步骤　在上颌口腔前庭沟底之唇颊侧黏膜，起自一侧上颌第一磨牙近中处，沿唇颊沟走行方向，直至对侧相应部，用手术刀或电刀作黏膜切口，深达骨面。经切口沿骨面向上剥离粘骨膜，显露上颌骨前壁、前鼻棘、梨状孔边缘及骨性鼻底。注意保持鼻底粘骨膜的完整，避免撕裂致与鼻腔相通。在第一双尖牙无牙区小心自骨面分离其颊侧粘骨膜。于上颌尖牙根尖上约 5 mm 之骨外板处，用细裂钻刻划标记，以免在作水平骨切开时误伤牙根尖。用薄型骨膜剥离器，分离并置入鼻腔外侧骨壁与骨膜之间。转而仔细分离并向外轻轻牵引上颌第一双尖牙无牙区颊侧之粘骨膜达牙槽嵴部。根据设计、预测确定的骨切开方位和去骨量，先在一侧用骨钻钻孔标示出第一双尖牙区的切骨界限，并沿之作两条骨切开线。对侧同样施术。用鼻中隔骨凿自鼻底部将鼻中隔与上颌前部分离直达水平骨切开线之后

方。置食指于骨切开线相应的腭侧黏膜部,用骨钻与骨凿配合,分别按 $\underline{4|4}$ 区的设计线作垂直骨切开。用骨钻与骨凿配合,置手指于腭侧黏膜相应部,沿设计的 $\underline{4|4}$ 水平骨切开线,过犁状孔缘,横贯骨性鼻底作水平骨切开。按设计的去骨量作平行的第二条骨切开线,去除二切开线之间的骨质。在整个骨切开过程中,应始终保持手指在腭侧作引导,力避损伤腭侧粘骨膜。用手指小心向下离断已切开的前颌骨段,以圆形骨钻修整切开断面的骨刺,直至将前颌骨段向后复位至设计的理想位置,并与戴入的𬌗导板及下牙列吻合。如需将前颌骨段向后上复位者,则可将已分离的鼻中隔软骨下缘切除适量,或用圆钻在骨性鼻底中线部磨出一条相应深度的骨沟,以免在前颌骨块上移复位后引起鼻中隔偏移。用预制带挂钩的方弓丝,嵌置于先已粘结在牙面唇侧的锁槽内,用栓结丝作整体固最后按戴入的𬌗导板位置建立上下颌前牙的新咬𬌗关系,并用橡皮圈作颌间牵引固定。在用上颌悬吊钢丝或微型钢板固定前颌骨块者,可考虑不作颌间固定。冲洗创腔后,缝后软组织切口。

6. 术后处理

(1)病员清醒后送监护室严密观察各项生命体征,并确保呼吸道通畅。

(2)注意观察后移骨段的牙龈等黏膜色泽,如有紫绀或苍白等血运障碍征象,应查明原因,酌情处理。

(3)定时冲洗,保持口腔清洁卫生。

(4)注意保持𬌗导板与上下咬𬌗的正确关系位置,至术后 6 周解除𬌗导板,检查前颌骨段,如愈合良好,骨块稳定,可改为晚间带𬌗导板 4 周。

(5)术后 3 个月拆除唇弓丝,酌情进行必要的术后正畸治疗。以获得功能与美容俱佳的𬌗关系。

二、下颌前部根尖下骨切开术

1. 手术指征

(1)矫治下颌前部牙及牙槽骨前突。

(2)降底下前牙的咬𬌗位,矫治曲度过大的 Spee 曲线。

(3)矫治某些前牙开𬌗。

(4)与其他手术配合矫治某些较复杂的牙颌畸形,如与上颌前部骨切开术配合矫治 Angel Ⅰ类𬌗的双颌前突畸形。

2. 术前准备　基本同上颌前部根尖下骨切开术。术前正畸治疗,而后手术。惟矫治下颌前部牙槽骨前突时,应先拔除 $\underline{4|4}$。

3. 麻醉　经鼻气管内插管全身麻醉。

4. 体位　仰卧。

5. 手术步骤　在距下颌口腔前庭沟底约1.2～1.5 cm之下唇黏膜部，自一侧下颌第二双尖牙相应处，沿唇颊沟走行方向作环行黏膜切口至对侧第一双尖牙相应黏膜部；继沿黏膜切口斜行向下切开肌层至骨面，用骨膜剥离器自骨面向下分离至下颌下缘。切口龈端之粘骨膜不予分离。小心解剖显露出自颏孔的颏神经血管束，妥为保护。按设计线于下颌前牙根尖下约5 mm处。由一侧下颌双尖牙无牙区的近中部至对侧相应处，用微型骨锯或骨钻作水平骨切开。并深透其相应的舌侧骨板。在此过程中，应以手指置于舌侧黏膜作引导，以免伤及舌侧粘骨膜蒂。分别在 4| 及 |4 无牙区，经切口沿颊侧骨面向上仔细分离该区之粘骨膜直至牙槽嵴顶部。用微型骨锯或骨钻，自一侧双尖牙无牙区牙槽骨嵴顶向下与水平骨切开线相交，切开颊舌侧骨板，勿伤及邻牙的牙周膜及舌侧粘骨膜，在未拔除 4|4 者更应注意。对于下颌前部骨段下降的病例，即可在根尖下沿水平面骨切开线，切除计划下降高度的骨质。

修整骨切开面的骨刺至与术后作为导向用的𬌗导板嵌合一致。

如需使骨段后移的病例，即可按设计的后退距离，分别在 4| 及 |4 无牙区去除相应的骨量。如系矫治双颌前突，需使上下颌骨前部同时后退者，则按设计分别去除上、下颌双侧第一双尖牙区的相应骨量。

以戴入的𬌗导板作引导，使上下颌前部骨段后移至矫正的协调位置，再分别作整体唇弓丝固定，复查𬌗关系满意后，用橡皮圈作弹性牵引颌间固定。冲洗创腔，分层缝合软组织。

6. 术后处理　同上颌前部骨切开术。

三、下颌升支斜行骨切开术

1. 手术指征

(1)主要用于后退下颌，矫治真性下颌前突畸形，即 Angle Ⅲ 类𬌗。

(2)∠SNB 大于正常，∠ANB 小于正常，∠SNA 则视上颌有无异常而定。

(3)与其他手术配合，矫治合并有下颌前突的，较复杂的牙颌面畸形病例。

2. 术前准备

(1)完成正颌外科之常规测量分析，治疗设计及疗效预测。

(2)术前正畸治疗。

(3)按后退下颌之设计制备𬌗导板。

3. 麻醉　经鼻腔气管插管全身麻醉。

4. 体位　仰卧,头转向对侧。

5. 手术步骤　自一例下颌支前缘,距下颌咬𬌗平面上约 1 cm 处,沿外斜线向下切开黏膜及其深面之软组织,至第一磨牙相应口腔前庭之颊侧黏膜处,直达骨面。经切口,沿骨面充分剥离下颌支外侧面及其前、后、下缘之软组织,达乙状切迹、喙突及髁突颈之下部,但下颌内侧面不予剥离。尾形剥离器紧贴下颌支前缘骨面,由下而上剥离颞肌附丽直达喙突,继用弯头单齿钳夹持喙突,作固定和牵引。沿下颌支外侧骨面置入下颌支牵张器,并使之嵌合于下颌支后缘,以牵开保护邻近之软组织。显露手术野,并固定前牵下颌支,以利手术操作。选用 120°角的锯刀片,配置在呈左右摆动的微型骨锯上。于下颌支外侧面,上起乙状切迹斜向下后,在下颌小舌隆突后方(相当下牙槽神经孔后方),直达下颌角,全层切开下颌支内外侧骨板。用小骨膜分离器插入已切开的下颌支二骨段之间,将续连髁突的近中骨段撬引向外侧,使之重叠于续连牙列之远中骨段的下颌升支部。在撬引近中骨段向外的过程中,需将近中骨段下端内侧面的翼内肌及骨膜附丽自骨面适当分离,使之能易于重叠至远中骨段下颌支部外侧面为度。按同法于对侧施术。后徙下颌,将预制的𬌗导板戴入上颌,使续连牙列的下颌远中骨段后退,至与𬌗导板咬𬌗面完全吻合的计划位置。检查确定近、远中骨段,特别是下颌髁突居于关节凹内正常位置后,试作橡皮圈颌间牵引固定。再次检查咬𬌗、面型及髁突位置无误后,冲洗创腔,观察并妥善处理可能存在的活跃出血点。最后缝合软组织切口,加固颌间橡皮圈牵引固定,双侧下颌升支部作轻压包扎。本术式在骨切开近远中段之间不作任何骨内固定。

6. 术后处理

(1)术后 24 小时在监护室严密观察。一般术后处理同上颌前部根尖下骨切开术。

(2)术后 6～8 周解除颌间橡皮圈牵引固定,去𬌗导板,但暂时保留上下唇弓丝,严密随访观察𬌗关系有无变化,并及时处理。如有可疑,可晚间戴𬌗导板或每侧加用两组橡皮圈牵引,防止可能的咬𬌗及骨段移位。

(3)可行必要的术后正畸治疗。

四、下颌升支矢状劈开术

1. 手术指征

(1)主要用于前徙下颌,矫治对称性或非对称性下颌骨发育不足所致的小下颌畸形,即 Angle Ⅱ 类𬌗,∠SNB 小于正常,∠ANB 大于正常,∠SNA 则视上颌有无异常而定。

(2)亦可用于后退下颌,矫治真性下颌前突畸形。

(3)与其他手术协同,矫治伴有真性小下颌畸形或真性下颌前突的双颌畸形等复杂病例。

2. 术前准备　基本同下颌斜行骨切开术,按前徒下颌设计𬌗导板。

3. 麻醉　经鼻腔气管插管全身麻醉。

4. 体位　仰卧,头转向对侧。

5. 手术步骤　口内黏膜软组织切口基本同下颌升支斜行骨切开术。用燕尾形剥离器紧贴下颌支前缘骨面,由下而上剥离颞肌附丽直达喙突,继用弯头单齿钳夹持冠状突。在下颌孔平面以上,沿下颌支内侧骨面仔细分离软组织,至完全显露下颌孔处之下颌小舌和在其后方入孔的下牙槽神经血管束。继于下颌支与下颌体交接部之颊侧,自骨膜下分离软组织,至下颌第二磨牙相应区达下颌下缘,但下颌支外侧面软组织不予分离。在下牙槽神经血管束(入下颌孔处)与下颌支内侧骨面之间置入隧道牵引器将下牙槽神经血管束向内侧牵引并妥善保护。平下颌小舌及下颌孔上缘之上,即下牙槽神经血管束入孔处之上方,用裂钻水平向切开下颌枝内侧骨板。后止于下颌小舌后方,距下颌孔后缘约 0.5 cm 处。骨切开线全长均需深透内侧骨板,达髓质骨。在全程中均应注意避免损伤下牙槽神经血管束。沿下颌升支前缘切开线钻孔若干,深达髓质骨。继用裂钻将各骨孔连成一深达髓质骨的骨沟,使骨沟之上端与下颌支内侧水平骨切开线相连。自骨沟下端转而向下,经下颌第二磨牙颊侧切开骨外板直达相应的下颌下缘内侧。用双面薄刃骨刀,分别经下颌支前缘及下颌支体交接部骨沟进入,在外侧骨板与髓质骨之间交替深入,逐步完成矢状骨劈开。

用宽厚骨凿经劈开之骨间隙插入,仔细作旋转性撬动,分离已劈开之近中(连接髁突及下颌支外侧骨板)与远中(含下牙槽神经血管束及牙列)骨段,使远中骨段能无明显阻力地向前后移动。此时,一般可见走行于远中骨段髓质骨内的神经管或部分显露的神经血管束。在劈开及分离的过程中,应特别注意避免损伤下牙槽神经血管束,继以同法在对侧施术。

对使用本术式后退下颌,矫治下颌前突的病例,在完成下颌支矢状劈开后,即可按设计需要切除近中骨段骨外板之相应量,使远中骨段后退至矫正位置。

将𬌗导板戴至上颌,向前牵引远中骨段至设计的理想位置,并与𬌗导板之咬𬌗面完全吻合。用橡皮圈作弹性牵引固定,在确证双侧髁突居于关节凹正常位置,并藉𬌗导板获得理想的咬𬌗关系后,用骨螺钉在近远中骨段重叠部经颊侧到舌侧骨板作三点式固定,可获得满意的骨间固定效果,并可在数日内解除颌间橡皮圈牵引固定,恢复张口活动。

亦可在二骨段重叠部钻孔,用钢丝栓结固定,对突起的骨嵴可用圆钻打磨。

6. 术后处理

(1) 用螺钉作骨间固定者,可予术后 1 周解除颌间牵引橡皮圈,保留唇弓丝。用骨间钢丝栓结者,术后 6～8 周才宜解除颌间固定。

(2) 由于本手术近远中骨段分别受升颌与降颌肌群向相反方向牵引,致术后易出现复发及前牙开𬌗。此外,本手术亦可引起下牙槽神经损伤而出现下唇感觉障碍,故应严密观察。

(3) 适时进行必要的术后正畸治疗。

五、颏成形术

1. 手术指征

(1) 缩短颏部之前后径,矫治前突的颏部。

(2) 前徙增加颏部之前后径,矫治后缩的颏部。

(3) 增加颏部的高度,矫治颏部垂直方向的不足。

(4) 减低颏部的高度,矫治颏部垂直方向过长。

(5) 增加颏部宽度,矫治颏部左右径不足。

(6) 旋转颏部,矫治颏部偏斜。

(7) 上述某几种情况可同时存在于同一患者,设计时应兼顾同时存在的各异常因素。常与其他正颌外科手术配合,矫治复杂的牙颌面畸形。

2. 术前准备

(1) 同一般正颌外科手术。但应特别注意设计颏部移动的位置,预测移动后的形态变化。

(2) 如与其他正颌手术配合,则需作相应的准备。

3. 麻醉 经鼻腔气管内插管全身麻醉。

4. 体位 仰卧。

5. 手术步骤 于下唇口腔侧黏膜距口腔前庭沟底约 1.5 cm 处,起自一侧下颌单尖牙远中,止于对侧相应部;沿口腔前庭沟走行方向切开黏膜达口轮匝肌。

继沿黏膜切口斜行向下切开肌层、骨膜直达骨面。

用骨膜剥离器,沿软组织切开线自骨面分离软组织,向下直达下颌下缘。在两侧切口末端相应部，小心解剖，显露颏孔及穿出之颏神经血管束，并适当分离松解神经束，以减少牵张，防止意外损伤。必要时可沿颏下缘相应部横向切开骨膜减张，使唇侧软组织易于向下外牵引，显露整个下颌颏区直达下颌下缘及颏孔之后。用细裂钻在颏中缘骨外板处，钻刻一垂向骨沟，作为骨切开后，骨段移动之中线标志。继按设计线，于根尖下约 5 mm，经颏孔下方 3～4 mm 平面，用骨钻先在骨外板作水平骨切开线标记。按标记之水平切开线，用微型往复骨锯或骨钻，自唇侧骨板至舌侧骨板全层切开颏部骨质。骨切开方向可根据需要呈水平，或斜行向下，或斜行向上。

用骨凿分离、松动已切开的颏部骨段。检查磨除可能存在于骨切开面的不规则骨棘或突起后，向前牵移颏部骨段至设计前徙之距离和相理想位置。注意检查，彻底松解，使附丽于颏部的肌肉和骨膜不致牵拉前徙之颏部骨段回位。

在上骨段唇侧骨板之根尖下作左、中、右三点钻孔，继在下（颏）骨段舌侧骨板与之相对位置分别钻孔。经上骨段唇侧骨孔，过下骨段舌侧骨孔。经过上述钻孔各穿越一根钢丝备用。将三组钢丝分别栓结，使颏部骨段在前徙位妥善固定。检查骨块固位正确后，冲洗创腔，处理活跃出血点，复位唇侧软组织。在无明显张力情况下，分两层缝合骨膜-肌层及黏膜层。骨膜-肌层之缝合，对防止下唇外翻至为重要。至此，颏部前徙完成，外形立即改善。用宽胶布覆盖颏及颏下区皮肤，在下唇上提位作加压固定，以消除死腔，防止愈合期后唇下垂，并塑造良好的唇颏转褶部外形。

在计划后退颏部，以矫治下颏前突的病例，手术步骤基本同前。不同之处在做颏水平骨切开后，在设计的后移位，于下（颏）骨段之唇侧骨板及上骨段之舌侧骨板相应位置，分别各钻左、中、右三孔，而后经下骨段唇侧各骨孔，过上骨段舌侧相应骨孔，分别穿过一根钢丝，在设计之后移位置，分三组结扎固定，完成下颏后退。

在欲缩短垂直向颏部高度并略向后移，以矫治颏部在垂直和前后向过大的病例，则可按设计需要，切除过多的颏部骨质，移动颏部骨段至理想位置后，结扎固定。

对颏部过小，且高度不足之病例，在颏部骨切开前移并下降的基础上，于上下两骨端之间的间隙内，按设计需要量，作自体骨移植后栓结固定。

对于轻度的偏颏畸形，应先标记出面部的正常中线及偏移的颏中线，设计好颏部骨切开线，及矫正偏颏的移动方向和距离。按前述步骤显露下颌骨颏区，用细裂钻在其唇侧骨板上分别刻划出正常面中线及偏移后的颏中线，作为颏部应移动的距离和矫正位的中线标志。完成颏部骨切开，旋转颏部骨段至矫正位后，用三组钢丝作骨间结扎固定。

6. 术后处理

(1)术后 5~7 天拆线。

(2)唇颊部加压成形宜维持 4 周以上。

第六节　正颌外科手术并发症及预防

随着麻醉学、手术学、专用手术器械、监护设施的更新，不断完善的手术设计、外科技术的进步和经验积累，使正颌外科手术成为相对安全、较易施行的常规手术。尽管如此，正颌外科手术的并发症仍时有发生，并可导致十分严重的后果。

一、术中并发症

(1)术中异常出血　上颌可见于 Le Fort 各型骨切开术，主要原因是损伤颌内动脉、腭降动脉，亦有意外损伤颈动脉颅底段导致大出血的报告。下颌多见于下颌升支部手术伤及下齿槽血管、颌内动脉及其分支、翼静脉丛及嚼肌动脉，可因颏部水平向骨切开术伤及颏内侧的肌血管所致。

(2)意外骨折　正颌外科骨切开术使用器械和手术操作不当可引起非切开线的意外骨折。在施行上颌 LeFort 型骨切开术时，可能引起颅底骨折并伤及第 Ⅱ、Ⅳ、Ⅵ颅神经，出现相应的颅神经症状；在分离翼上颌连接和离断下降上颌骨段时，如处理不当可引起翼突根部或蝶骨基部骨折，并可能伤及颈内动脉颅底段。下颌骨主要发生在下颌升支矢状骨劈开术时，可引起近心骨段或远心骨段骨折。

(3)骨段复位不良及固定不牢　正颌手术骨切开后，骨段的复位与固定也易发生问题。骨段复位固定不良可因术前导板的制备有误，或骨切开面的骨嵴或突起未能打磨平整，或骨段未复至矫正位所致。上颌骨段复位不良主要发生上颌前部骨切开段，尤以上颌多骨段切开后，各骨段在复位至矫正位的过程中，系在三维空间分别进行不同方向和距离的移动，容易发生某断面的接触不良、固定点的骨壁薄弱或缺损引起复位和固定不良。下颌骨骨段复位固定不良主要发生在下颌升支斜行骨切开术时，其近中骨段尤以髁突未正确复位至关节窝内正确位置。加之固定设计方法以及技术操作不当所致。由于前述原因，在双颌同期矫正术时，更易发生骨段复位不良。尽管微型和小型钛板及螺钉内固定系统的应用，使骨段固位效果显著增强，但在骨孔制备、螺钉固定过程中移位或操作不当，仍可导致复位固定不良，从而产生一系列相应的口颌功能和形态问题。行下颌升支斜行骨切开术除近心骨段及髁突未正确复位外，颌间弹力固定不当，亦可造成复位不良的后果。

二、术后并发症

(1)呼吸道梗阻　因拔管过早、舌根后坠、异物阻塞、咽侧及口底出血、血肿、喉痉挛及水肿等引起。

(2)神经功能障碍　SSRO术后下齿槽神经感觉障碍及颏部水平骨切开颏成形术引起的颏神经感觉障碍较为常见。该并发症的发生率为18%～55%。

(3)失明　主要发生在上颌LeFort I型骨切开术的术后病例。多系在分离翼上颌连结时，用力方向有误和强度过猛引起颅底骨折，或传导压力挤压视神经管，损伤视神经所致。

(4)伤口愈合不良及延迟愈合　主要发生在对软组织及骨截开线的设计或操作不当造成带蒂骨段血供障碍、组织局部坏死、感染或缝合时，切口软组织张力过大或骨段固定不牢所致。在正颌手术中行骨移植者，其移植骨移位或坏死往往引起伤口感染或愈合不良。

(5)牙、牙槽骨坏死　主要发生在牙间骨切开术及节段性骨切开线两侧的牙及牙周组织，特别是上颌多骨段切开术者。主要原因包括术前正畸治疗引起骨切开线任何一侧牙根偏斜，无足够的垂直向骨切开间隙，如手术时使用器械不匹配和手术操作不当更易引起骨切开线两侧的牙及牙周组织损伤，轻者引起牙周组织萎缩，重者可造成牙及牙槽骨坏死、牙松动、脱落，牙周组织缺损、骨创不愈合。

(6)颞下颌关节并发症　该类并发症的主要原因有：未按规范的术前正畸—正颌手术—术后正畸的序列进行治疗；下颌近中骨段，特别是髁突复位不良又使用了坚固内固定；导板制作不良，术前正畸不到位；术前牙颌面畸形的类型与术后颞下颌关节可能出现的病症密切相关，如伴有高角及开𬌗下颌后缩畸形，术后引起颞下颌关节症状，特别是髁突吸收的可能性较其他类型者大，且易复发或术前已查明有髁突吸收者。

三、术后并发症的防治对策

术前正确诊断，拟定最佳治疗方案，正颌外科或口腔颌面外科医师与正畸科医师共同会诊讨论，完成诊治计划，特别是正确的X线头影测量分析以及模拟手术与疗效预测。与患者沟通，争取医患双方均认可的最佳治疗方案与疗效。

充分的各项术前准备，正确完善的术前后正畸治疗导板制作。正颌外科序列治疗中的术前后正畸治疗不同于一般的正畸治疗患者，因此，口腔正畸医师应认识和把握这一类患者正畸治疗的理论和特点，并了解现代正颌外科手术的类型和适应证，以优质适宜的咬𬌗调整，联合正颌手术取得最佳效果。

正颌外科医师必须充分认识正颌手术的生物学基础。术者必须熟悉相邻区域的解剖结构及血管神经走行，正确骨段坚固内固定对防止骨段移位引起的咬𬌗紊乱、形态异常十分重要；必须在骨段的矫正位钻孔。固定螺钉的置入孔道必须方位一致，螺钉必须在共同置入孔道准确攻入。

术后严密观察，及时、妥善的处理术后可能发生的问题；应特别强调保持呼吸道通畅。除术中使用地塞米松外，术后静脉滴注可减轻喉头及术区水肿可能引起的呼吸道阻塞。如出现明显出血，则应查明原因，及时处理。

（冉　炜　舒大龙　冯崇锦）

第7章 口腔颌面部后天畸形与缺损

第一节 概述

口腔颌面部后天畸形或缺损是指出于疾病或损伤等引起的畸形或组织缺损,故亦称获得性畸形和缺损(acquired deformity and defect)。由于致病因素的种类与作用程度的不同,常常造成不对称性畸形与不规则的组织缺损。导致严重的功能障碍和外貌缺陷。因此,如何合理选用近年迅速发展的整复外科技术及制定周密的治疗计划以最大限度地恢复其生理功能和容貌,是消除病员精神心理上的苦恼,恢复他们正常工作、学习及社交活动的基础。

口腔颌面部后天畸形与缺损的修复应按照整复外科的原则进行。

一、无菌技术

故整复手术的无菌条件应要求更严格,任何感染都能直接影响整复手术的后果。特别是不吻合血管的全厚皮片、骨、筋膜、脂肪等组织游离移植时,更需要有一个绝对无菌的手术野,因为组织被移植后,血运差、抗菌力弱,易发生感染。虽然用抗生素预防感染具有一定的作用,但是抗生素不能替代无菌技术。在整个治疗中执行严格的无菌技术,做好术前皮肤、口腔准备,是杜绝或减少感染来源最为有效的方法。

二、无创技术

尽量避免损伤或少损伤组织,同时在手术中爱护和保存组织是整复手术的重要原则。因此在手术中,心要细,手法要轻柔,每一动作要做到正确、迅速而熟练。

要尽量避免对组织不必要的损伤。所用器械要求精巧、细小。刀剪、缝针必须锐利,缝线宜细。组织分离后有毛细血管渗血时,常用温热生理盐水纱布压迫止血,并覆盖软组织,避免创面暴露过久;较大出血点可用血管钳钳夹止血,少用结扎或电灼止血。回结扎线长期遗留在组织内,可能会引起感染或组织反应;电灼虽可迅速止血,但如使用过多,烧灼组织容易坏死,可引起愈合不良。但止血一定要彻底,以免发生术后出血或血肿形成。

三、防止形成粗大的瘢痕组织

瘢痕是创伤愈合过程的必然产物,即所谓没有瘢痕即没有创伤的愈合。但是作为整复技术的要求来说,应力争手术后的瘢痕最细、最平,以达到最美观的要求。影响瘢痕形成的因素很多,除本身体质(瘢痕体质)外与手术操作本身关系很大。

手术切口及缝合的要求:

1. 为使切口愈合后不产生明显瘢痕,切口的位置应选在与皮纹相平行的方向。因皮肤含有与皮纹平行的弹力纤维,若切口与皮纹垂直,会过多切断弹力纤维,造成切口裂开,张力增加,愈合后产生明显的瘢痕。

2. 可沿颜面部的天然皱褶部做切口,如鼻唇沟皱褶或眼睑皱褶等。也可选择比较隐蔽的部位如沿发际、下颌下缘、耳前、颌后区等做切口。

3. 切口应选择与深部重要血管、神经、腮腺导管等相平行,以减少损伤,尤其要注意面神经的走行,避免不必要的牺牲。

4. 为减少缝合后的瘢痕增生和达到良好的愈合,一般应用细针及 3-0-5-0 细线缝合。伤口应正确对位,无张力下创缘闭合良好,再分层缝合。

颌面部缺损畸形修复手术常与耳鼻喉科、眼科、骨科、皮肤科、神经科等有联系,对全身各部位的解剖及临界学科的基本知识也需掌握。另外在进行组织移植的研究和生物代用品的应用时,也应了解免疫、生物、遗传学等新科技的发展,以期不断改进医疗技术,提高医疗水平,更好地为病人服务。

因此,整复外科手术前应根据缺损畸形的原因、范围、程度,结合患者的要求、经济条件、全身状况以从手术技术、设备条件和术后效果的估计作出全面规划,精选出最适于患者的治疗方法。患者的全身健康状况对整形效果有着直接关系。身体健壮,营养良好,是手术伤口愈合的首要条件;年老体弱者不宜长期多次手术;患有全身较严重系统病者,根据治疗恢复情况,再决定是否手术。整形手术一般为选择性手术,宜在适合的时机进行。但一般外伤在早期处理时即注意组织复位并尽量保留可能成活的组织,以免造成后期修复的困难。早期瘢痕应待其软化后(最少半年以上)再行手术。整形手术必须在局部无感染的情况下进行。耳、鼻等先天或后天性器官缺损畸形，成人应早期修复；对于儿童患者，为了使所形成器官的大小尽量与成年人相近似，应待其发育完成再行修复。口腔颌面部肿瘤切除术后的组织缺损，多与修复同时进行。以早期恢复其功能及外形。整形目的在于恢复功能及外形，术中应避免损伤或少损伤组织，操作要细心，手法要细致、轻巧。手术刀、剪、缝针应锐利，缝线宜细。避免过度牵拉、压迫、钳夹组织。对多余组织的去除要持谨慎态度。

第二节　游离皮片移植

游离皮片移植包括全部表皮和不同层次的真皮。以其所含真皮成分分为：全厚皮片(whole skin grafts) 含有整个全层的真皮；断层皮片(split skin grafts)仅含有部分真皮层。

根据断层皮片所含真皮层次，断层皮片又再分为：薄断层、中断层、厚断层皮片。

从全厚皮片到断层皮片只有厚度的减少，每种都有表皮部分。临床真正的区别是在全厚皮片与断层皮片两者之间。全厚皮片移植是用手术刀取皮，而断层皮片，无论其厚度多少，都要用切皮机割取。

表层皮片亦称刃厚皮片、薄层皮片，它包含表皮层和很薄一层真皮最上层的乳突层。成年人厚度为 0.2~0.25 mm。这种皮片移植后生活力强，抗感染力亦强，能生长在有轻微感染经过适当处理后的肉芽创面上，也能生长在渗血的骨创面、肌肉、脂肪、肌腱等组织上。表层皮片供皮区一般不形成增厚的瘢痕，因此，在愈合后还可以再次切取皮片；缺点是皮片收缩大，易挛缩，质地脆弱，不耐受外力摩擦与负重，色素沉着严重。在肌腱、肌肉等部位生长后，易产生挛缩性功能障碍。

中厚皮片亦称 Blair 皮片。它包括表皮及一部分真皮层。成年人厚度为 0.35~0.80 mm。亦相当于皮肤全厚的 1/3~3/4 厚度，前者亦称薄中厚皮片 (0.37~0.5 mm)，后者亦称为厚中厚皮片(0.62~0.75 mm)。

中厚皮片移植后，收缩较表层皮片为小，因皮片内含有弹力纤维，故柔软而耐受摩擦，色素沉着较轻，功能恢复与外表均较佳。

全厚皮片包含表皮及真皮的全层，不含皮下脂肪组织。本皮片生长存活后柔软而有弹性,活动度较大,能耐受摩擦及负重,收缩小,色泽变化亦小,特别适应于面部植皮。

(一)适应证

1. 面部的软组织创面　肌肉、筋膜、脂肪都是富于血管的,因而易于受植。

2. 覆有软骨膜的软骨创面　无论是鼻或耳软骨,如覆有骨膜的骨创面一样无困难地受植。

3. 裸露的软骨创面　一般不能受植,然而,只要创面较小,周围组织的血供充分,可与移植皮片形成搭桥越过无血管的软骨区而与形成血管连接与再生,这种创面亦可受植。

4. 裸露的骨创面　裸露的颅骨外板和裸露的下颌骨这两种创面都无足够的血管而不能受植;但硬腭以及上颌骨邻近的裸骨、眶壁、眶周骨,尽管会增加成功的困难,仍可受植。无论哪种裸露情况,受植的成功与否,主要与其创面裸露时肉芽组织形成的快慢密切相关。

5. 其他需要皮片移植的创面有硬脑膜、粘骨膜、粘软骨膜:后两种创面是硬腭、鼻骨或鼻中隔被切除后所遗留下来的。有时留有粘骨膜创面或粘软骨膜创面,有时这两种创面同时并存。以上3种创面都易于受植成功。

以前行放射治疗过的区域,当需要受植皮片时,要根据受植情况重新评估受植的成功性。因为通常情况下,放疗对血管组织有不良影响。理想的受植切口应扩大到放疗区以外区域,但有时很难办到。一个有用的评估方法是根据受植区硬度和纤维化程度以及切开受植区时出血量同正常的未做放疗区域切开时出血量的比较进行评估。

(二)术前准备

1. 供皮区的准备

(1)手术前1天应沐浴,并剃除供皮区的毛发。

(2)供皮区在大腿或腹部者,应剃除阴毛。在胸壁或上臂取皮时,应剪除腋毛。在许多情况下,可考虑在背部取皮;背部皮肤较厚。取皮后该处不易发生瘢痕,且部位隐蔽,不碍外观。

(3)供皮区消毒可先用肥皂水洗刷5分钟,再用乙醚及酒精涂擦。

(4)如取皮面积较大时,应作术中输血准备。

2. 植皮区的准备　在无菌手术中暴露的创面,毋需再作准备,只要彻底在创面止血后就可以立即进行植皮。如果在肉芽创面上植皮,就必须做好术前准备,方可保证皮片成活。

(1)全身准备 在病人有贫血、血浆蛋白过低及营养不良等情况下,皮片成活率就会很低。一般应维持血红蛋白在 12 g 以上;血浆蛋白中白蛋白要高于球蛋白,不应倒置。未达到这些标准时,应给予高蛋白、高热量饮食,进行少量多次输血,以及给予大量维生素等。

(2)局部准备 适合于植皮生长的肉芽组织必须颜色鲜红,分泌物少,肉芽细致结实,没有水肿现象。如肉芽组织有严重感染,颜色紫红呆滞,肉芽呈增殖状,或尚有少许坏死组织未脱落或有灰白色假膜状况时,必须进行适当的植皮前处理。

湿敷是促使肉芽清洁健康的良好方法。故在肉芽上植皮时,一般都在术前2~3天进行创面湿敷。如脓液较多,感染严重时,可每 4 小时更换敷料 1 次。生理盐水是最常用的湿敷液;感染严重的创面可短期内应用强力杀菌液,必要时可选用对局部细菌有效的抗生素作湿敷。在有灰白色假膜覆盖的肉芽创面上,宜用生理盐水作浸浴,轻轻拭去灰白色假膜。如肉芽水肿及增殖时,可用2%~3%生理盐水作湿敷,再加以局部加压包扎,可在短期内促使水肿消退。

(三)取皮方法

1. 刀片取皮法 用一般手术刀,剃刀或以直血管钳夹住剃须刀片来切取中厚皮片。用剃须刀仅适宜切取小块皮片,用一般手术刀则可以切取大块的和不同形状的皮片。小块供皮区选择在前臂掌侧,大块供皮区多选择大腿内侧或外侧。

先垫高取皮区,使之平坦,便于操作,再进行供皮区消毒和无菌准备。术前先在供皮区及刀片上滴少许石蜡油,以便刀片在操作时比较滑动。取皮时助手用一块木板压紧供皮区的一端,术者一手持另一块木板压紧供皮区的另一端,两板之间相距约6~7 cm,并各向相反方向牵压,使皮肤绷紧。术者用另一手持切皮刀,刀微微倾斜与皮肤表面呈10°~15°,然后开始作拉锯式动作向前斜削皮肤,边切边将木板向后滑动。注意刀片与皮肤应始终保持一定的角度,直至所需面积为止。

由于此法可以切除所需范围的和不同形状的皮片,故有着不浪费皮片的优点。缺点则是由于手取,厚薄不能完全均匀。不过,在切取过程中,根据所见,随时调整刀刃与皮肤表面间的角度,还是可以切取所得的厚度。中厚皮片,颜色灰白,看不到皮片下的刀,创面的出血点大而稀疏。如果皮片色灰黄、略透明,通过皮片隐约可见其下的刀,创面的出血点小而密集,则皮片过薄,已是表层皮片了。如果创面出现脂肪组织,则皮片过厚,成为全厚皮片了。

2. 切皮刀取皮法 应用切皮刀取皮,应选择宽阔乎坦的体表面,才可能切得较大面积的皮片,在病人供皮区来源充足时,可考虑在大腿内侧、外侧或背部等处取皮。在大腿部取皮时,应先将整个大腿,包括膝关节下方和腹股沟、会阴等区域进行消毒,并分别在大腿近侧端和远侧端用无菌巾包扎,仅露出大腿部分。这样,在切皮时可以任意弯曲膝关节和髋关节,既便于切皮,又避免手术区受到污染。如在大腿内侧面取皮,可在大腿下方放置无菌巾数块,以垫高大腿内侧的软组织,使它更加平坦宽阔。切皮前用石蜡油少许涂擦皮肤表面。将切皮刀的刻度调节好,并固定之。这种刻度通常分4格,每格为0.25 mm。

嘱助手取一块 10 cm×15 cm×0.5 cm 的木板,在大腿一端压紧皮肤表面;手术者左手持另一块木板,紧压在另一端,与助手的木板相距约 6~7 cm,并各向相反方向拉紧。手术者用右手持切皮刀,微微倾斜地放在皮肤上,距手术者木板约 3 cm 处,随即作拉锯式动作斜削皮肤,边切边将皮肤向后滑行,如此即可取得均匀整齐的中厚皮片。中途如发现皮片厚度不合,可重新调整刻度,但应注意不变动切皮刀与皮肤表面的角度。在刀片使用多次,刀刃失去锐利的情况下,切皮时往往要使用较大力量,这时皮片的厚度就有增厚的趋势,这时就要及时调节刻度以防止皮片过厚。

3. 切皮机取皮法　用乙醚擦拭鼓面,装好刀片,并将刻度调节到所需厚度。再用乙醚擦拭供皮区的皮肤表面,等待片刻,待胶水干燥以保证其粘力。用左手持切皮机主轴,右手持刀柄,将鼓面前端边缘,紧贴于皮肤表面,稍加压力,使鼓缘与皮肤紧紧粘住。然后轻轻提起鼓面,略向后转,使鼓缘微向上翘;这时可以看到皮肤表面已被鼓缘拉起。右手随刀柄下落。靠拢鼓缘,徐徐做拉锯式动作,开始切剥皮肤。如此边切边将鼓面向后方翻转。此时应随时注意左手持鼓的位置,在鼓的左右缘应该用力平稳,不可偏斜。切皮动作和鼓的翻转速度宜配合一致。要随时注意鼓面两侧皮片切开的情况,而随时纠正鼓的位置。在开始切皮时,左手捏鼓时应将掌心向下;待切到中途时,宜调换左手捏鼓的位置而将掌心向上,待整个鼓面皮片已被切下为止。最后用剪刀将皮片与供皮区剪断。切下皮片后,即可将皮片从鼓面上撕下。但由于皮片表面常有胶水附着,易相互黏合而乱成一团,故在开始撕下前,先用蚊式血管钳两只在皮片前缘夹住两角,轻轻拉脱皮片,同时用创面的血液涂擦皮片表面,即可避免皮片相互粘连不易分开。最后用生理盐水纱布将皮片包掩,放入容器中备用。在大腿或腹壁上应用切皮机取皮时,一般都无困难。但在体质较瘦病人的胸部或其他凹陷不平。有骨骼隆起的部位取皮时,就不易取大块皮片。这时应先用生理盐水或低浓度局部麻醉剂(0.25%~0.5%普鲁卡因)注入皮下组织,使供皮区表面丰满以便于取皮。

4. 全厚皮片切取法　全厚皮片的供皮区可根据需要选择。行面部全厚皮片移植时,一般以耳后、上臂内侧、锁骨上窝或胸部皮肤应用较多。采用消毒的透明塑料纸或干纱布，贴在将要植皮处的创面上，利用创面上血迹印得所需皮片的形状及大小，或用美蓝在透明塑料纸或干纱布上描绘创面之轮廓。剪下塑料纸样或干纱布，贴在供皮区皮肤上，依样画线做切口。切开皮肤后，穿上一针缝线，线头留长，以便拉起切开皮肤边缘。如此边切开，边翻转皮片，直到切下整个画线内的皮片为止。取下的皮片可用温热盐水纱布包裹，并加修整后准备植皮。除行保存真皮下血管网的全厚皮片移植外，皮片不应带脂肪。面部大型缺损需行全厚皮片移植时，为了供皮区创面能直接拉拢缝合，可按面部正常沟纹分区行多块皮片移植；在皮片连接处愈合后，可形成近似正常皮肤的沟纹。

（四）供皮区的处理

薄断层及中断层皮片切取后，以油纱布覆盖一层，再覆盖纱布及棉垫，并用绷带加压包扎。包扎时压力要适当，在肢体取皮后，如包扎过紧会使肢体缺血，要特别注意；过松又可出血，形成血肿后则易感染。一般在包扎后压迫趾（指）尖端，如回血良好，说明压力适当。术后如无疼痛，体温不高，一般不必更换敷料。视皮片切取厚度不同，可在2～3周内敷料自行松脱愈合。有的医院术后常规在10天左右打开检视，如有粘连而又无感染时，切不可强行更换敷料，否则又形成创面，使愈合延期。如发现有感染，则应及时更换敷料。全厚皮片取下后，创面应作拉拢缝合。缝合前创面作适当修整，多余脂肪剪除。过紧者可在创面两侧皮下做滑行剥离，然后拉拢缝合。全厚皮片切取前要仔细考虑切取后的缝合问题。

（五）植皮方法

1. 新鲜创面上植皮

（1）止血　创面应彻底止血，丝线结扎不应过多，最好多用压迫法止血。创面出血可形成皮片下血肿而妨碍皮片成活。如创面渗血较多，不能得到有效止血时，可考虑暂时加压包扎创口1～2天后出血停止，再进行植皮手术。

（2）缝合　将皮片覆盖创面，将它在正常皮肤的张力下与四周创缘进行缝合。缝合法以间断缝合较好，在大面积植皮时，亦可应用连续缝合法以节省时间。缝合时应力求确切细致，愈合后产生的瘢痕组织则最少。

（3）加压包扎　皮片经缝合后，立即用敷料覆盖。先在皮片上盖一层凡士林纱布，外加干纱布数层，再加纱布碎块，或碎纱头，或棉垫，最后用绷带加压包扎固定。适当的压力可以防止皮片下有血肿或渗出液；但压力也不宜过大，以免妨碍了局部的血液循环。肢体或其他活动部位还应该用夹板或石膏型作确实的固定制动。在面积较小或不适合应用绷带加压包扎的部位，可采用打包加压法。操作时，在创面边缘间断地留下缝合线，不予剪断。放置凡士林纱布后，铺上一层干纱布，再用碎纱布块或碎纱头放置其上,然后将相应的缝线进行打包结扎,这样就可以平均地加压于皮片,并达到固定皮片的作用。

手术后第一次更换敷料:在新鲜创面上进行中厚皮片移植后,可在术后第6~8天第一次更换敷料。如皮片成活良好,即可拆除缝线。如皮片上发生水泡,可在无菌操作下抽出液体,再加压包扎。如皮片呈灰白色,则为坏死的初期征象,多半是由于皮片下有血肿所致;可待皮片转黑红色,分界线明确后剪除之,并去除血肿,立即再次补植皮片。如等待坏死皮片自行分界脱落,往往需要很长时间(3周左右),且遗留有感染的肉芽创面,再次植皮的时间就会受到延误。如在植皮手术后2~3天内发现皮片下血肿,并立即去除血肿,再进行加压包扎,则皮片仍有存活的希望。

2. 肉芽创面上植皮 植皮前,先用大量生理盐水或其他溶液冲洗创面。在一般的肉芽创面上,特别是肉芽增生情况下,常需要将表层的肉芽去除。最好的方法是用刀柄将肉芽从它的基底层上推除。基底层是一层呈灰黄色的较坚实的结缔组织,是最理想的植皮创面,皮片成活后形成的瘢痕组织也较少,推除浅表的肉芽时,应小心勿穿破灰黄色的基底层,以免穿入正常的皮下组织层里去。肉芽推除后,随即进行压迫止血。如将大块皮片移植于创面,则在把皮片覆盖后,用3-0号丝线在边缘作简单的缝合固定,皮片与创缘常不必密切缝合。皮片已经逢合或贴附在创面上后,用富于吸水性的细纱布,浸湿后覆盖植皮区。外再加以油质纱布垫,用绷带加压包扎,并作适当制动。肉芽创面上植皮后一般可在手术后策3~4天第一次更换敷料,检查皮片成活情况。如有局部感染坏死,立即清除。如生长良好,可再加压包扎3~4天。在烧伤创面或感染情况比较严重的创面上植皮后,可提早在术后第二天更换敷料,以后依据情况每日或隔日检查换药。

第三节 舌瓣移植

1. 蒂在后的舌背瓣 它的成活依赖于舌背动脉。这种长轴瓣可由前向后达轮廓乳突线或稍后,蒂在前可以达舌尖稍后部。通过向侧、后旋转,能够修复同侧磨牙后区域或扁桃体窝的中型缺损,通过轻微的旋转就能修复颊后部的黏膜缺损,在无牙颌时,还可以安全地通过无牙颌牙槽嵴达颊部面无磨牙之妨碍。与无舌瓣修复而直接拉拢缝合的缺损比较,舌瓣的使用允许一个舌组织瓣进入缺损区,供区创口的缝合减少了剩余舌的大小,但不影响行使功能的长度。

制备方法:内侧切口在舌中线,外侧切口也可扩大至舌腹部。按设计切开至肌层,由前向后锐分离至蒂部。舌瓣转移修复颊部缺损,分层缝合。缺损区与舌瓣之切口不相连、而蒂部又较长时,可将蒂部在张力不大的情况下缝合成管状,3周后断蒂。

2. 蒂在前的舌瓣　因为蒂在舌的游离端而提供了极大的可移动性,使这种瓣能有较广泛的应用。然而,在它的计划和施实中带有极大的经验性和细心性,手术时外科医师不能确定蒂位于舌尖的何处会影响瓣的血供。这种瓣可被用来修复颊前部或口角联合处的缺损;经过向前旋转使创面向外,能够用来衬里和/或修复唇红缘的缺损;同样向前旋转,但扭转创面向下可被用来修复口底前部缺损;向近中旋转,能够通过在中缝创造一个窗口,达口底的前侧面缺损区,它也能用来修复口腔顶部的缺损;通过简单地向前反折,能够封闭行唇裂修复后病人的口鼻瘘;蒂通过180°的旋转后修复硬腭后部的缺损。在上述各瓣的头两种瓣的应用中,为了防止通过牙齿的蒂被咬伤,而必须做磨牙垫,尤其是在全麻病人完全清醒之后更有可能如此;与蒂在后的舌瓣不同,蒂在前的所有修复都必须行二期手术断蒂,在断蒂之前任何语言和吞咽都是极不方便的。

制备方法:按设计切开黏膜及部分肌层后,从后向前锐分离至蒂部。

第四节　胸大肌皮瓣

胸大肌位于胸廓前上部,起于锁骨内侧半的前面、胸锁关节、胸骨前面、六个肋软骨的前面和腹直肌前鞘,呈扇形止于肋骨大结节嵴。血供主要来自胸肩峰动脉,并由胸最上动脉和胸外侧动脉补充。胸肩峰动脉自腋动脉发出,穿过喙锁胸筋膜分为四支,其中胸肌支为供给胸大肌的主要血管,自肩峰至胸骨剑突划一线,该动脉(胸肌支)即紧靠此线的外侧并与之平行走行于胸大肌的深面,手术时易于辨认。根据这一解剖特点,以胸大肌为蒂的肌皮瓣可成功地用于修复口腔颌面部的大型组织缺损。由于胸大肌具有固定的知名血管供给,血运丰富,目前已成为临床应用最多的肌皮瓣。此瓣有以下优点:

(1)胸大肌的主要供应血管位置恒定,易于解剖,操作简便易行。因其血运丰富,可切取较大且厚的组织瓣,不需做延迟手术。

(2) 胸大肌皮瓣蒂较长,活动度大,皮瓣转移后无张力,不需做低头位姿势固定。自颧部、颊部、口底、咽侧壁、颌下及颈部的大块组织缺损均可用此瓣即刻修复,特别适用于恶性肿物切除后的一次性修复。

(3) 胸大肌皮瓣取材面积大且厚,可充填面部凹陷,消灭死腔。如去除其表皮层可作为真皮脂肪肌肉垫充填面颈部凹陷畸形,因此瓣带有血管神经束,可防止术后肌皮瓣废用性萎缩。

(4) 胸大肌皮瓣穿过锁骨上方皮下隧道,经过颈部向上转移修复缺损区,其肌肉蒂可替代颈清扫时切除的胸锁乳突肌,保护深部组织并使颈部恢复丰满外形,适用于恶性肿瘤根治术后的修复。

(5) 如肌皮瓣宽度不超过 7~8 cm,供区创面可拉拢缝合不需植皮。此法操作简便,术后对供区功能无影响,胸部瘢痕也较隐蔽。一般肌皮瓣切口正落于乳晕内缘,术后乳头位置变化不大。但对年轻妇女及胸部多毛的男性应慎重使用。

(6) 切取此瓣可与头颈部肿瘤切除分两组同时进行,术中不需变换体位,节省了手术时间。

(7) 胸大肌皮瓣可同时切取肋骨及肋软骨,作为复合组织瓣修复骨及软组织缺损,也可与其他皮瓣同时修复洞穿性缺损。

(8) 胸大肌皮瓣的血管蒂不够长时,可作为带血管蒂的游离皮瓣。因胸肩峰动脉的肌皮支位置较恒定,且有一定的管径供吻合血管用,血运可靠。制备方法:

皮瓣设计:做肩峰-剑突连线,再从锁骨中点作锁骨的垂线与肩峰-剑突连线相交,此线即表示胸肩峰血管束的表面投影。胸肩峰血管束从锁骨中点开始,与锁骨垂直下行 2~4 cm 后与肩峰—剑突引线相交后,继而沿该线向内下方走行。根据缺损区的下端至锁骨中点的距离,在血管束表面投影上定出血管肌肉蒂的长度,再根据缺损区的大小形状于蒂的下外或内方,以血管束为中心,定出肌皮瓣或桨状瓣的大小。

首先切开皮瓣外侧切口,锐性分离直达胸肌深筋膜深面。看见胸小肌后,在胸肌深筋膜与胸小肌之间,用手指将胸大肌分离提起,使胸肌深筋膜连同胸大肌一起分离,以防损伤居于胸大肌与胸肌深筋膜之间的血管束;亦可防止血管束因转移时受牵拉而损伤。轻轻翻开胸大肌,神经血管束(胸前外侧神经和胸肌支动静脉)清晰可见。再向下内方延长切口,边切边反复观察血管束情况,直至肌皮瓣或桨状瓣四周的皮肤肌肉全部切开。切开皮肤肌肉时,为防止皮瓣与肌肉移动,损伤肌肉皮肤动脉,要及时将肌筋膜与皮缘暂时缝合固定,边切边缝。解剖血管束肌肉蒂直至锁骨,术中反复观看和用手触知深面的血管束。根据需要决定肌肉蒂的宽度,以便合适地充填组织缺损；也可仅剩下一神经血管束与胸壁相连，成为一真正的岛状瓣。将复合瓣旋转180°，并微扭转通过锁骨表面或锁骨下方隧道转移至颌面颈部。复合瓣的肌肉蒂可覆盖颈部重要结构；肌皮瓣或桨状瓣转入缺损处，一期完成手术。如因部位关系其蒂部不得不留在外部时，需行二次断蒂术。若锁骨较外突时，需将锁骨铲平、锉光滑，并将骨膜缝好，以防血管束受损伤。肌皮瓣就位后，与受区缝合，应先缝肌肉，后缝皮肤。胸部创面潜行分离后一般可拉拢缝合，供皮区面积大时，则应另设计局部皮瓣或游离植皮修复供区创面。创内置负压引流管。

第五节　前臂游离皮瓣

【概述】

为目前颌面部应用较多的皮瓣。由来自桡动脉下段或尺动脉下段直接发出的多个微细皮支，经深、浅两层丰富的血管网供应营养，血管蒂为桡动脉（或尺动脉）和头静脉（或前臂正中静脉）。该瓣的主要优点是：①血管位置表浅，解剖变异小，管径大易于吻合，一般不需显微镜或放大镜，在肉眼直视下即可作吻合。②皮瓣厚薄适宜，皮下脂肪少，抗感染力强，易于造型。③血管蒂可长可短，可位于皮瓣内或皮瓣外，血管两端均可吻合，其深浅两组静脉均可供吻合用，如头静脉、正中静脉、贵要静脉、桡静脉等。桡动脉和头静脉管径大，适宜与颌外动脉及颈外静脉等相吻合。④皮瓣可包括部分桡骨形成复合组织瓣，用于修复合并下颌骨缺损的大范围复杂缺损。设计皮瓣时，先画出桡动脉（或尺动脉）、头静脉、贵要静脉及其主要分支的走行。以主要血管走行为基础画出较受植区缺损四周的皮瓣轮廓，一般根据需要可切取前臂皮肤的3/4，小至可切取3 cm×4 cm，半侧舌及口底再造约需5 cm×7 cm，最大皮瓣可达25 cm×14 cm。前臂皮瓣的主要缺点是损失一个前臂主要动脉及瘢痕不隐蔽，但如适应证选择恰当，尤其是用以修复恶性肿瘤大块切除后的缺损，患者是可以接受的。用以修复口腔内缺损，包括牙槽突、软腭、咽侧壁、后颊部、舌腹及口底多部位的缺损，术后功能恢复满意，无流涎、进食困难、语言障碍等后遗症。

制备方法：
皮瓣设计在桡动脉与头静脉径路范围内。以亚甲蓝或甲紫液根据缺损区要求划出相应的图形与大小。掌侧可达整个前臂内侧面的 2/3。背侧要超越头静脉径路的 0.5 cm。为便于手术操作,也可在设计的皮瓣表面先标出动静脉的径路。除非头静脉出现意外情况,一般不用桡静脉作回流血管吻合用。皮瓣设计大小,一般以前臂长度与周径的 2/3 为限。远端不宜超过腕横纹线。用驱血带扎于肘关节附近,以离开所需皮瓣血管蒂部的长度处为佳。

先在皮瓣远端处切开皮肤、皮下直至肌筋膜层。解剖出头静脉,分离、结扎并切断。两侧可见前臂外侧皮神经与桡神经浅支,辨认给予保护。再向内侧解剖,在肱桡肌与桡侧腕屈肌腱间找出桡动静脉血管束,分离、结扎并切断。切开皮瓣内侧面,锐性解剖。并沿桡动静脉束断端在肌腱滑内向近端分离,沿途结扎、切断血管分支。切开皮瓣外侧面,同样在深筋膜层作锐性解剖。在分离头静脉时,注意保持与皮瓣的连续性,同时将上述两神经自头静脉两侧分离,完整保留在前臂。切开皮瓣近端,慎勿伤及桡动脉与头静脉。至此,皮瓣仅靠此两血管与前臂连接。将近端皮肤作"S"形切开,根据需要,解剖出此两血管蒂的所需长度。皮瓣与血管蒂解剖完成,检查皮瓣内血循环正常后,以盐水纱布覆盖待用。

(舒大龙　冯崇锦)

第8章 口腔颌面部神经疾病

口腔颌面部的神经支配,主要有三叉神经和面神经。神经性疾病主要有三叉神经痛、面神经炎和面肌抽搐。

第一节 三叉神经痛

三叉神经痛(trigeminal neuralgia)是指在三叉神经分布区域出现阵发性电击样剧烈疼痛,历时数秒钟或数分钟,间歇期无症状。疼痛可由于口腔或颜面的任何刺激引起,约有80%因先反映为牙痛而常先就诊于口腔科。以中老年人多见,多数为单侧性。

【病因】

三叉神经痛分为原发性和继发性两种,原发性三叉神经痛是指无明显致病因素者;而继发性三叉神经痛则是指由于机体内的其他病变压迫或侵犯三叉神经所致。

原发性三叉神经痛的病因和发病机制目前尚未明确,学说很多。其中主要有:

(一)周围病因学说

认为病变在周围部,可能由于各种致病因素,使半月神经节或感觉根受压或遭到损害而发生脱髓鞘性变,从而使触觉纤维与痛觉纤维发生"短路",轻微的触觉刺激即可通过"短路"传入中枢,而中枢的传出冲动,亦可再通过"短路"而成为传入冲动,如此很快达到一定的"总和"而引起一阵疼痛发作,近年来认为大部分原发性三叉神经痛是由于后颅窝微血管压迫三叉神经根所致,亦有人认为与颌骨炎症感染灶有关。

(二)中枢病因学说

由于在三叉神经痛患者神经周围支未发现特有的病理形态学变化,因此许多人认为可能为中枢病因。即三叉神经痛属于感觉神经中枢的癫痫样放电现象,是由于三叉神经系统的传出机制失控所引起。亦有人认为丘脑的损害是引起三叉神经痛的中枢性原因。

【病理】

有关三叉神经痛组织形态学的改变,意见尚不一致,但目前已公认脱髓鞘改变是引起三叉神经痛的主要病理变化。

【临床表现及诊断要点】

1. 多见于中老年,女性稍多于男性。
2. 临床表现为面部三叉神经分布区内反复发作的剧烈疼痛,性质多为针刺样、电击样、放射样或烧灼样,病人极其痛苦。多见于三叉神经第二支和第三支范围内,很少累及第一支,有时可同时累及两支或三支,偶为双侧性。发作多在白天,发作时间短,大多持续数秒至数十秒,极少延续数分钟,间歇期无不适。疼痛反复发作,开始时可为几天1次或1天几次,以后可多致每天数十次。
3. 很多病人可有"扳机点",轻微触动面部某个区域(如上下唇、鼻翼、牙龈、口角、舌部等),即可诱发疼痛发作。
4. 疼痛时可有反射性患侧面肌痉挛,或伴患侧面部潮红,流泪或流涎。
5. 体格检查无三叉神经损害表现,多年病史者可因疼痛时反复摩擦面部,出现患侧面部轻度感觉减退、皮肤粗糙、色素沉着等。

【鉴别诊断】

应注意与小脑桥脑角肿瘤、鼻咽癌、多发性硬化症等所致的继发性三叉神经痛以及牙痛、偏头痛、副鼻窦炎,舌咽神经痛等鉴别。

【治疗】

由于三叉神经痛病因未完全明确,仍缺少理想的治疗方法,一般主张尽量采用药物治疗,确实无效者才采用神经阻滞或手术治疗。

一、药物治疗

(一) 卡马西平

此药为抗癫痫药物,是目前治疗三叉神经痛疗效最好的药物,有效率可达100%。商品名有酰胺咪嗪、痛惊宁、痛可定(tegretol)等。此药主要作用于中脑网状结构-丘脑系统,可抑制三叉神经脊束核至丘脑的多元神经反射。用法:每次口服0.2g,每日3次。最大剂量每日不超过1.2g。为减少抗药性及副作用,应在能止痛前提下控制用药量及间断用药。症状不严重或早期患者开始可每日1次,每次0.2g,以后根据止痛效果,再酌情增加药量及用药次数。用药数周或数月后,如已无痛可试停药,痛时再间断用药。此药副作用有头晕、嗜睡、共济失调等,少数人可有胃肠功能障碍。如出现皮疹、血尿、白细胞或血小板明显减少,应停止用药。长期用药者,应定期做血、尿常规检查及肝、肾功能检查。

(二) 苯妥英钠

此药对三叉神经脊束核的突触传递有抑制作用。对多数病例有效。当卡马西平(酰胺咪嗪)疗效降低时与其合用,能提高疗效。用法:每次口服0.1g,每日3次,首二日用量加倍。用药数周或数月后暂停,如仍痛再用。此药缺点为用小剂量效果差,大剂量应用有明显副作用(嗜睡、疲倦、幻觉等),长久应用可致牙龈增生。如果出现复视、眼球震颤及小脑综合征(眼球震颤、发音困难、共济失调),为急性中毒表现,应立即停止。

二、其他

1. 维生素 B_{12}　每日500～1 000 μg,肌肉注射;或加入麻药内做神经干封闭。
2. 七叶莲　为木通科木瓜属。针剂(2 ml,5 g)每日2次肌肉注射,每次2～4 ml;片剂(4 g)每日2次口服,每次3片。
3. 山莨菪碱(654-2)　类似阿托品,可解除血管痉挛,并有镇痛作用。对三叉神经痛有一定疗效。针剂(5～10 mg)每日1次肌肉注射;片剂(5～10 mg),每日3次,每次5～10 mg口服。

三、三叉神经阻滞疗法

1. 无水乙醇注射疗法　常用无水乙醇或95%乙醇准确地注射于罹患部位的周围神经干或三叉神经半月节。目的是使神经纤维或节细胞凝固及蛋白变性,从而阻断神经传导而止痛。目前广泛应用于周围支封闭,安全,方便,复发后仍可再注射。一般剂量为0.5 ml。先注入麻药,有麻效后再缓慢注入乙醇0.5 ml。如行半月节注射,可以三支同时变性,产生角膜反射消失,导致角膜炎等并发症。

2. 甘油注射疗法　近年来,采用100%纯消毒甘油经卵圆孔注入半月神经节或用于外周神经注射治疗原发性三叉神经痛,均获得一定疗效。

四、手术治疗

1. 病变骨腔清除术　对颌骨X线片显示有病变骨腔的患者,按口腔外科手术常规,从口内途径行"颌骨内病变骨腔清除术"。

2. 神经周围支撕脱术　主要适用于眶下神经和下齿槽神经。

(1)眶下神经撕脱术(口内进路)　在患侧尖牙凹部位,于口腔前庭黏膜转折处,作横行或弧形切口,长约4.0 cm。切开黏膜和骨膜,自背面剥离,向上掀起面颊部软组织,显露骨面及眶下孔和眶下神经血管束。用纯分离法将神经游离;继在眶下孔处用止血钳夹住神经,尽量自孔内拖出,直至撕脱,随之,再将其各分支也尽可能自皮下撕脱,按常规缝合创口。

(2)下齿槽神经撕脱术(口内进路)　沿下颌升支前缘及磨牙后区舌侧纵行切开口腔黏膜,继沿下颌支内侧骨面剥离,显露下颌小舌及下颌孔,在其上方寻找进入下颌孔的血管神经束,将神经分离出来,并用单钩或丝线将其牵出。用两把止血钳,分上下端夹住神经束,从中间切断,然后分别扭转止血钳,尽量将神经拖出撕脱。彻底止血后,置胶片引流,缝合软组织(图8-1)。

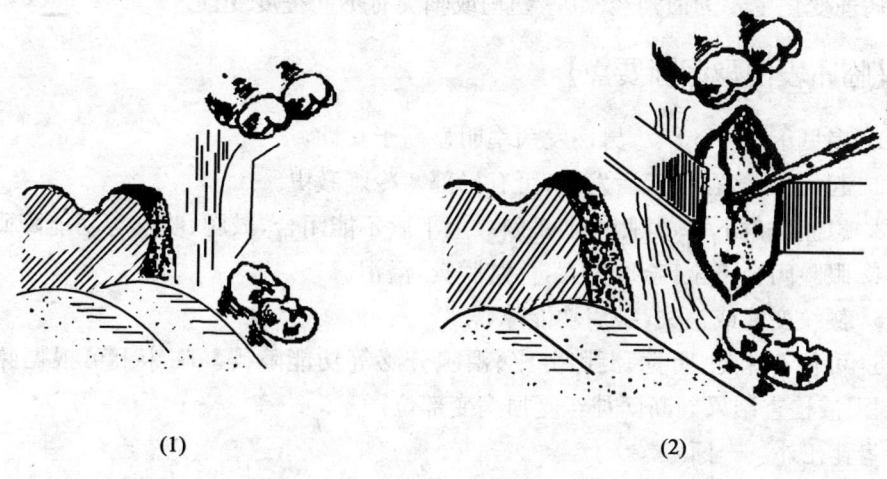

图8-1　下齿槽神经撕脱术手术部位

3. 半月神经节射频热凝术　或称"经皮穿刺射频温控热凝术",此法是通过高频电流加热,使颅内三叉神经半月节及感觉根发生凝固及蛋白变性,从而阻断神经传导而止痛。本法的优点是止痛效果良好,复发率低(在20%左右),且可重复应用;较开颅手术简便、安全、无死亡,所以容易为患者接受。

4. 开颅手术　属脑外科手术范畴。常用的有三叉神经根部分切断术和微血管减压术。

第二节　面神经炎

面神经炎(facial neuritis)又称Bell's麻痹,是由于经过面神经管的面神经部分发生急性非化脓性炎症所致周围性面肌瘫痪。

【病因】

病因不明,一般认为与病毒感染有关,耳后局部受风或着凉是最常见的发病诱因。

【病理】

病理变化主要为面神经水肿,髓鞘或轴突有不同程度变性。

【临床表现及诊断要点】

1. 多见于20～40岁,男性发病率明显高于女性。
2. 起病急,多在晨起后发现,可有局部寒冷刺激史。
3. 患侧口角下垂,健侧向上歪斜。上下唇不能闭合,鼓腮、吹气等功能障碍。
4. 眼睑闭合不全,睑裂扩大,伴结膜炎,溢泪。
5. 额纹变浅或消失,皱眉功能障碍。
6. 可伴有味觉、听觉、涎腺分泌、泪腺分泌等功能障碍。临床上可根据味觉、听觉、泪液检查结果判断面神经受损病变部位:

茎乳孔外——面瘫。

鼓索与镫骨肌神经之间——面瘫、味觉、涎腺分泌功能障碍。

镫骨肌与膝状神经节之间——面瘫、味觉、涎腺分泌及听觉功能障碍。

【鉴别诊断】

本病应与中耳炎、损伤、听神经瘤、腮腺疾患等引起的面神经麻痹鉴别。

【治疗】

绝大多数患者可以完全恢复,少数患者可有不同程度的后遗症。治疗原则是立即采取改善面部血液循环的方法,促使面部水肿、炎症消退,以免面神经进一步受损,使面神经功能早日恢复;还应保护患侧暴露的眼角膜,免受损害或继发感染。

1. 物理疗法　急性期可在颌后至乳突区热敷、红外线、超短波治疗,恢复期可用电按摩或碘离子透入,瘫痪面肌按摩。

2. 针刺疗法　急性期及恢复期均可应用,但急性期不宜较强烈刺激。

3. 药物治疗　①强的松 10~20 mg,每日 3 次,3 日后减量,服用 7~10 天;②水杨酸钠 0.5 g,每日 1 次口服;③维生素 B_{12} 500 μg,肌肉注射,每日 1 次;④地巴唑 10 mg,新斯的明 15 mg,每日 3 次;⑤加兰他敏 2.5 mg,肌肉注射,每日 1 次。

4. 中药治疗。

5. 预防角膜炎发生,可带眼罩、滴眼药水,减少户外活动。

6. 手术治疗　经上述治疗 2 个月无效者,可考虑行面神经管减压术。如 2 年后仍有面瘫者可酌情考虑肌肉筋膜悬吊、神经移植等手术治疗。

第三节　面肌抽搐

面肌抽搐或称面肌痉挛(facial spasm)是指病因不明,表现为一侧面神经支配的部分或全部表情肌的阵发性抽搐。

【病因】

病因不明,有认为可能是由于:①颅内血管压迫面神经干所致;②面神经传导路上某些部位存在病理性刺激所致;③属面神经麻痹后遗症。

【临床表现及诊断要点】

1. 多见于中、老年人,女性多于男性。

2. 抽搐多先从下睑开始，渐扩展至半侧面部表情肌。额肌一般无抽搐，可有颈阔肌抽搐。

3. 情绪紧张可为诱因并可诱发抽搐加重。

4. 抽搐为阵发性，抽搐时间由数秒至数分或更长时间。

5. 可伴耳鸣、严重病例可同时出现患侧面肌轻瘫、面肌萎缩及舌前 2/3 味觉减低。

【鉴别诊断】

本病应与继发性面肌痉挛（颅内病变所致）、癔病性眼睑痉挛、三叉神经痛性抽搐、舞蹈病等鉴别。

【治疗】

由于病因不明，目前仍缺少十分理想的治疗方法。

1. 药物疗法　抗癫痫药物（如卡马西平、苯妥英钠等）及镇静药（地西泮、鲁米那等），对少许患者可能减轻症状。亦可配合使用血管扩张剂（如烟酸、地巴唑等）及维生素等治疗。

2. 物理疗法　对面神经各运动支做普鲁卡因钙离子导入，对一些病例可有效。

3. 封闭疗法　以上疗法无效者、可用维生素 B_1、维生素 B_{12} 或 654-2 等注射于茎乳孔处面神经干，可能减轻症状。

4. 射频热凝术　射频热凝面神经干有止抽搐或缓解的作用，但复发率较高，可伴有不同程度的面瘫。

5. 手术疗法　颅内微血管减压术，适用于抽搐严重，保守治疗无效者。近期疗效显著且术后无面肌瘫痪，远期疗效尚待进一步的实践。

（冯崇锦）

第9章 涎腺疾病

第一节 急性化脓性腮腺炎

【概述】

急性化脓性腮腺炎(acute purulent parotitis)是由化脓性致病菌感染引起的腮腺的急性化脓性炎症,最常见的致病菌是金黄色葡萄球菌,临床上最多见于患有系统性疾病或外科手术后的老年患者,所以又称为手术后腮腺炎(postoperative parotitis),属于严重并发症之一。由于抗生素应用的发展并注意维持正常出入量及水、电解质平衡,目前已少见。除此情况外,腮腺的急性炎症病员仍时有所见。感染源可来自口腔内的脓性病灶,例如慢性扁桃体炎和牙齿感染,诱发因素包括营养不良、脱水,口腔肿瘤。

正常时,腮腺分泌大量唾液经腮腺导管排入口腔,有帮助消化及冲洗自洁作用。重病及消耗性疾病,如急性传染病后期或胸、腹部大手术后的病员,机体抵抗力下降,全身及口腔的免疫能力减弱,唾液分泌功能障碍,致病菌经腮腺导管逆行进入腺体而发生急性化脓性腮腺炎。此外,外伤或周围组织炎症的扩展,涎石、瘢痕挛缩等影响唾液排除,亦可引起本病。

【诊断步骤】

(一)病史采集要点

可有全身系统性感染或传染病引起的发烧,大手术后禁食,脱水,或全身慢性消耗性疾病的历史,以及急性感染的全身及腮腺局部表现。

(二)体格检查要点

1. 一般情况　发病急骤。多数病员有高热、寒战、全身不适、白细胞增多等全身症状。少数患者由于机体状况衰竭，上述全身反应可不明显。

2. 局部检查　急性化脓性腮腺炎多发生于一侧。患侧腮腺区红肿明显，下颌后凹消失，耳垂上翘。由于腮腺包膜致密，肿胀受到约束，内部压力增高，故疼痛剧烈，触压痛明显。有程度不等的张口受限。患侧腮腺导管开口处红肿，有脓性分泌物排出。由于筋膜分隔，脓肿常为多个、分散的小脓灶，故早期无典型的波动感。

3. 全身检查　全身情况较差的患者，急性期感染可向相邻组织间隙扩散，而表现相应间隙的蜂窝组织炎的临床体征。病程后期脓肿穿破腮腺筋膜及相邻组织，可由外耳道溃破溢脓，亦可在颌后或下颌角区形成皮下脓肿。

(三)辅助检查

1. 实验室检查　周围血象：化脓性腮腺炎可见白细胞总数增高，分类个性核白细胞比例明显增高。细菌培养：化脓性腮腺炎时腮腺管口引流培养，可培养出致病菌。

2. 影像学检查　急性化脓性涎腺炎时，腮腺影像学改变不明显。

3. 特殊检查　腮腺炎根据其流行病学特征、临床表现及实验室资料并不难诊断，常不需要超声检查；而急性化脓性涎腺炎，超声检查可以提示脓肿以及其发展情况，较X线和其他检查方法具有优越性，故超声在涎腺炎性疾病诊断亦有较高应用价值。

(四)进一步检查项目

入院后可行全身检查，如：(1)三大常规；(2)血生化，肝功能，肾功能；(3)凝血及传染病检查；(4)心电图和胸透。

【诊断对策】

(一)诊断要点

1. 病史　单侧亦可为双侧同时或先后发生急性腮腺肿大、胀痛或持续性跳痛，张口受限，全身发热不适等病症。

2. 临床表现　局部病变表现为以耳垂为中心的腮腺肿大，皮肤发红，皮温增高，明显压痛，由于腮腺包膜致密，故扪之较硬。口内腮腺导管口红、肿，分泌减少，病变后期当挤压肋腺腺体，可有淡黄色较稠的脓性分泌物溢出。由于腮腺腺体呈分叶状，故其脓肿形成后可表现为多灶性，即多个分散的脓肿，加之肋腺筋膜坚韧，故即使有脓肿形成亦难以扪及波动感。

3. 辅助检查 化脓性腮腺炎可见白细胞总数增高,腮腺导管口引流物可培养出致病菌。

(二)鉴别诊断要点

1. 流行性腮腺炎 多发生于儿童,有流行病接触史,多为双侧腮腺受累,腮腺腺体肿大,但疼痛较轻,导管口无红肿,唾液分泌清亮无脓液,周围血白细胞总数不增高,但淋巴细胞比例增大。腮腺不形成脓肿,常经7~10天而痊愈。

2. 嚼肌间隙感染 主要为牙源性感染,表现为以下颌角为中心的肿胀、压痛,张口受限明显,但腮腺导管口无红肿,分泌清亮,脓肿形成可扪得深液动感。

3. 腮腺区淋巴结炎 又称假性腮腺炎,表现为区域性腮腺肿痛,病变与腮腺解剖形态不一致,腮腺导管口无红肿,唾液分泌清亮。

【治疗对策】

治疗原则 本病虽少见,但病情常较严重,应积极预防。对重病及大手术后的病员,应特别加强口腔护理,保持口腔卫生,鼓励咀嚼运动,给酸性饮料或食物刺激唾液分泌,增强冲洗自洁作用。

发病后要注意改善全身情况。对体质衰弱的重病员,应维持机体的体液平衡,纠正电解质紊乱,必要时输少量新鲜血以增强机体抵抗力。及早选用大剂量抗生素控制感染,内服、外敷中草药。如脓肿形成,需作切开引流。切开时要注意防止损伤面神经。一般在耳屏前作切口,切开皮肤、皮下组织、暴露腮腺,用小血管钳沿面神经走行方向行钝性分离,对分散的小脓灶作多处引流(图9-1)。

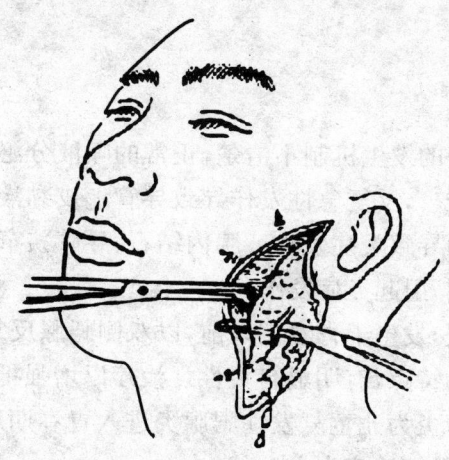

图9-1 急性化脓性腮腺炎的切开引流

【出院后随访】

本病主要系脱水及逆行感染所致。故对接受腹部大手术及患严重全身性疾病的患者,应加强护理,保持体液平衡,加强营养及抗感染,同时应加强口腔卫生,进食后漱口、刷牙,并可用过氧化氢液或氯己定溶液清洗口腔。

第二节 慢性腮腺炎

【概述】

慢性腮腺炎为最常见的涎腺炎症,本病以前称为慢性化脓性腮腺炎,现在分为复发性和阻塞性两类。慢性复发性腮腺炎,以儿童多见,发病年龄多在5岁左右,男性发病率高,为周期性发作,年龄越小,间歇时间较短,易复发,随着年龄增长,发作次数减少且症状减轻,青春期后一般逐渐自愈。半数以上患者首次发病有流行性腮腺炎接触史。临床主要表现为腮腺反复肿胀不适,有脓性分泌物自导管口溢出。慢性阻塞性腮腺炎又称腮腺管炎,大多数为局部原因所致,中年人发病率高,多为单侧受累,临床主要表现为阻塞症状和腮腺反复肿胀。本病预防的关键是消除病因,减少感染。

【诊断步骤】

(一)病史采集要点

慢性复发性腮腺炎的发生机制不清楚,正常的唾液分泌可以防止浓缩并有助于消除微生物。一旦减少,反复急性发作导致导管上皮黏液化生引起唾液黏液成分增加,唾液淤滞,进而导致炎症发作。腺内结石、导管狭窄等都可能致阻塞部位远端扩张而致唾液滞留,引起炎症发作。

儿童复发性腮腺炎,发生于青春期以前,以双侧腮腺反复肿胀流脓,造影显示末梢导管点球状扩张为特点,有明显自愈性。治疗以增强抵抗力及其他保守治疗为主。成人复发性腮腺炎为儿童复发性腮腺炎进入青春期后未愈,成年后反复发作者仍有自愈性,亦以保守治疗为主。

慢性阻塞性腮腺炎,由各种局部原因如导管系统痉挛、导管口括约肌神经调节失控、涎石等引起腮腺分泌液流出受阻致腮腺反复肿胀、流脓,造影及病理主要表现为导管系统扩张及炎性改变。

(二)体格检查要点

1. 一般情况　慢性复发性腮腺炎有周期性发作,半数以上患者首次发病有流行性腮腺炎接触史,大多数患者由局部原因引起。如智齿萌出时,导管口黏膜咬伤,瘢痕愈合后引起导管口狭窄。不良义齿修复后使导管口、颊黏膜损伤,也可以引起瘢痕而造成导管狭窄。少数由导管结石或异物引起。

2. 局部检查

(1)慢性复发性腮腺炎　①腮腺反复肿胀、不适;②导管口轻度红肿,挤压腺体可见导管口有脓液或胶冻状液体溢出;③周期性发作、年龄小、发作次数多。

(2)慢性阻塞性腮腺炎　①多为单侧腮腺反复肿胀,与进食有关;②晨间感腮腺区胀,有"碱味"液体自导管口流出,随之有轻快感;③导管口有混浊垂液流出。病程久者,可扪及粗硬,呈索条状导管;④腮腺稍肿大、质中、轻压痛。

3. 全身检查　慢性腮腺炎一般很少表现出全身症状。

4. 辅助检查

(1)实验室检查　慢性腮腺炎在无全身症状出现时,一般实验室检查的指标很少出现异常。

(2)影像学检查　慢性复发性腮腺炎的诊断主要根据临床表现和腮腺造影。造影之前摄普通 X 平片是必要的,可以排除结石的存在。造影表现为末梢导管呈点状、球状扩张,排空迟缓,因此,文献上有称本病为慢性斑点状腮腺炎(chronic punctate parotitis),主导管及腺内导管无明显异常。临床表现为单侧腮腺肿胀者,做双侧腮腺造影,约半数患者可见双侧腮腺末梢导管点状扩张,故建议常规做双侧腮腺造影。

从涎腺造影观察,不少儿童患者双侧均显示涎腺末梢导管呈点状扩张(sialectasis),但常常只一侧发生肿胀。由于儿童复发性腮腺炎有自愈倾向,不少认为是先天发育不全所致。因为不少研究报告表明儿童期诊断为复发性腮腺炎者,成年后再作腮腺造影,原来所见的末梢点状扩张消失。但真正的原因仍不很清楚。

慢性阻塞性腮腺炎腮腺造影显示主导管、叶间、小叶间导管部分狭窄、部分扩张,呈腊肠样改变。部分病人伴有"点状扩张",但均为先有主导管扩张,延及叶间、小叶间导管后,才出现"点状扩张"。

(3)CT检查　慢性腮腺炎由于纤维结缔组织增生、腺组织萎缩,CT 平扫可见腺体体积缩小,密度增高,部分病人的腺体内可有散在的点状钙化灶,提示导管内结石。

(4) MRI 检查　慢性腮腺炎的凸显表现为腺体体积缩小,在 T_1 加权上其信号较正常腮腺为低,呈中等信号或略高信号,在 T_2 加权上其信号也比正常腮腺低,且不均匀。对腮腺导管扩张和涎石的显示不如 CT 敏感。

(三) 进一步检查项目

如需手术治疗,入院后可行全身检查,如:(1)三大常规;(2)血生化,肝功能,肾功能;(3)凝血及传染病检查;(4)心电图和胸透。

【诊断对策】

(一) 诊断要点

病员常不明确起病时间,多因反复发作腮腺肿胀而就诊。常为双侧位。肿胀发作有时和进食有关,并伴有轻微疼痛,这是因为进食时唾液分泌增加且粘稠,排出受阻所致。不少病例的腮腺肿胀和进食并无明确关系,晨起感腮腺腺体部胀感,自己稍加按摩后即有"咸味"液体自导管溢出,局部随之松快。

(二) 临床表现

临床检查腮腺轻微肿胀或不明显,伴发急性感染时皮色稍红,一般均属正常。导管口可有轻微发红,压迫腺体可从管口流出混浊的"雪花样(snowflake-like)"唾液,或为黏稠蛋清样唾液,甚至为黏液栓子而非唾液。病程较久者扪诊腺体硬韧感,腮腺导管呈粗硬索条状。

慢性复发性腮腺炎一般无全身症状。

复发性腮腺炎发生于儿童者不同于成人。发病年龄从婴幼儿到15岁均可发生,以5岁左右的男童最为常见。间隔数周或数月发作一次不等,年龄越小,间隔时间较短;随着年龄增长,间隔时间愈长,甚或1~2年肿胀一次。青春期后逐渐自愈,极少病例仍延续发作。肿胀可以很突然,单侧或双侧。从涎腺造影观察,不少患儿双侧均显示涎腺末梢导管呈点状扩张(sialectasis),但常常只一侧发生肿胀。由于儿童复发性腮腺炎有自愈倾向,不少认为是先天发育不全所致。因为不少研究报告表明儿童期诊断为复发性腮腺炎者,成年后再作腮腺造影,原来所见的末梢点状扩张消失。但真正的原因仍不很清楚。

儿童复发性腮腺炎必须和流行性腮腺炎区别。流行性腮腺炎有接触史,常双侧同时发生,伴发热。腮腺导管分泌正常。

慢性阻塞性腮腺炎:

①多发生于中年人,男性多于女性;②多为单侧受累,也可双侧;③腮腺反复肿

胀,平均每月发作1次;④多数病人肿胀与进食有关;⑤晨起感腮腺区肿胀,稍挤压腺体,有"咸味"液体溢出,随之局部感到轻松;⑥检查腮腺稍肿大,质地中等,轻压痛,腮腺导管口红肿,挤压腺体有混浊液体或黏稠的蛋清样唾液流出;⑦有些病人可在颊黏膜下扪及粗硬、呈条索状的腮腺导管,有时可触及结石;⑧腮腺造影显示主导管、叶间、小叶间导管部分狭窄、部分扩张,呈蜡肠样改变。部分病人伴有点状扩张。

(三)临床类型

国内外对于慢性腮腺炎的分类一直较混乱,王松灵等通过对大量病例长期的临床、涎腺造影、核素动态功能检查、影像-病理对照观察等系列研究,将腮腺慢性炎症分为3类:①儿童复发性腮腺炎,发生于青春期以前,以双侧腮腺反复肿胀流脓,造影显示末梢导管点球状扩张为特点,有明显自愈性。治疗以增强抵抗力及其他保守治疗为主;②成人复发性腮腺炎,儿童复发性腮腺炎进入青春期后未愈,成年后反复发作者仍有自愈性,亦以保守治疗为主;③慢性阻塞性腮腺炎,由各种局部原因如导管系统痉挛、导管口括约肌神经调节失控、涎石等引起腮腺分泌液流出受阻致腮腺反复肿胀、流脓,造影及病理主要表现为导管系统扩张及炎性改变。轻者可行保守治疗,重者需手术切除。

(四)鉴别诊断要点

1. 慢性复发性腮腺炎的涎腺造影表现和Sjögren综合征现已明确为自身免疫性疾病,但两者的关系和区别仍不十分清楚。组织病理方面二者有所不同:慢性复发性腮腺炎表现为腺泡萎缩,甚至消失,代之以增生的纤维组织。腺导管增生扩张并有黏液细胞化生,周围及间质有慢性炎症细胞浸润。而Sjögren综合征主要表现为良性淋巴上皮病变。

2. 流行性腮腺炎　常双侧腮腺同时发生,伴发热,肿胀更明显,腮腺导管口分泌正常,罹患后多终身免疫,无反复肿胀史。

3. 舍格伦综合征继发感染　多见于中年女性,无自幼发病史。常有口干、眼干及自身免疫病。腮腺造影显示主导管扩张不整,边缘毛糙,呈羽毛状等改变,末梢导管呈点、球状扩张。

4. 腮腺内淋巴结炎　又称假性腮腺炎,可引起腮腺区红肿和疼痛,挤压腮腺腺体一般无脓液自导管口流出,当炎症后期破坏淋巴结包膜,侵及周围腺体和导管时,导管口可有浑浊唾液或脓液流出。CT表现为边界清楚,密度不均,1.5 cm左右大小的椭圆形病灶,常为于腮腺的边缘区。

【治疗对策】

(一)治疗原则

阻塞性治疗:(1)以去除病因为主,有涎石者,先去除涎石;导管口狭窄者,逐步扩张导管口等;(2)慢性炎症期,行导管内灌注药物治疗(如庆大霉素、板蓝根注射液等),亦可注入碘化油(具有扩张导管和抑菌作用);(3)保持口腔卫生,自行按摩腮腺,进食酸性食物,促进唾液分泌等;(4)腮腺炎反复发作,保守治疗无效者,可选用导管结扎术或保留面神经的腮腺切除术。

慢性复发性腮腺炎儿童和成人的治疗有所不同。在儿童要多饮水,每天按摩腺体帮助排唾,保持口腔卫生等;若有急性炎症表现则可用抗生素。成年人慢性复发性腮腺炎的治疗基本原则同上,但治疗效果并不理想。如能发现发病因素如结石、导管口狭窄,可先去除结石或扩张导管口(用钝头探针仔细插入导管内,先用较细者,再用较粗者逐渐扩大)。也可向导管液入药物,如碘化油、各类抗生素等。经上述治疗仍无效,可考虑手术。

(二)术前准备

术前予以全口洁牙,保持口腔清洁,可予以含抗菌药物的溶液漱口和使用抗生素。局部麻醉药物过敏试验。术前可以从腮腺导管口内注入1%亚甲兰溶液使腮腺染色,以便于术中识别和解剖面神经。

(三)手术指征

无严重系统性疾病,能耐受局部或全身麻醉和一般性手术。慢性腮腺炎反复发作,经保守治疗无效者。

(四)手术方法

手术治疗方式有二:一是作导管结扎术,可从口腔内进行(图9-2)。适应证的选择条件必须是腮腺导管系统经抗生素反复冲洗,黏液脓性分泌物明显减少或停止方可施行。结扎术后可口服硫酸阿托品片,每日1~3次,每次0.3 mg,共服用3~5日。腮腺区加压包扎,以促使腺体萎缩。术后并发症主要是黏液脓性分泌物自发破溃疡或形成潴留脓肿。二是在各种保守治疗及导管结扎术失败而病员有手术愿望时,可行保存面神经的腮腺腺叶切除术。由于长期炎症的影响,纤维组织形成而周围组织粘连,分离面神经较为困难。术后如有面瘫表现可用维生素B_1及维生素B_{12}并配合理疗。必须强调的是应将腺组织尽可能摘除,并应将腮腺导管全长完全切除,否则术后在残存导管段仍可能形成潴留脓肿。

(五)手术注意事项

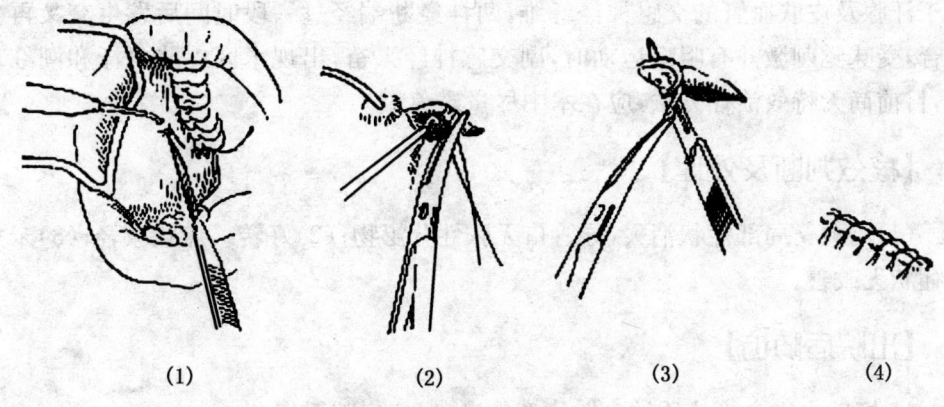

图 9-2 腮腺导管结扎术
(1)腮腺导管内置钝头探针,顺导管切开颊黏膜;(2)游离导管并结扎;
(3)切断导管及腮腺导管乳头;(4)缝合颊黏膜

因为存在慢性炎症反复发作,所以腮腺区存在局部组织粘连,易出血,分离困难,应仔细操作,注意保护和防止面神经损伤。

【术后观察及处理】

(一)一般处理

1. 术后进流质饮食,并注意保持口腔卫生。使用抗菌漱口液漱口和口服抗生素预防创口感染。

2. 应用拟制唾液分泌药物,如阿托品或海俄辛等口服或肌肉注射。

3. 如术中牵拉或损伤面神经,术后可以酌情服用营养神经药物。

4. 术后 24~48 小时拔除引流条或负压引流管,然后加压包扎至术后 7 天拆线,并继续加压包扎 3~5 天。

(二)并发症的观察及处理

1. 面瘫 应用维生素 B_1、维生素 B_{12} 等药物,促进面神经功能恢复。

2. 涎瘘 用注射器将涎液抽去后继续加压包扎。口服抑制涎腺分泌药物如阿托品等。也可采用局部放射治疗的方法,使残留腺体萎缩和失去分泌涎液功能。

3. 感染 积极地选用抗生素治疗,局部切口低位放置引流条引流,每日换药和加压包扎。

4. 味觉出汗综合征(Frey 综合征) 味觉出汗综合征是腮腺肿瘤术后常见的一种后遗症,其可能机制为外伤或手术切断了分布于腮腺的副交感神经纤维和分布于汗腺及皮肤血管的交感神经纤维,两神经断端经过一段时间后发生交叉再生联合,受味觉刺激并有咀嚼运动时,副交感神经兴奋,出现术区皮肤出汗和潮红现象,目前尚无特效治疗方法,应在术中尽量避免。

【疗效判断及处理】

(1)治愈　局部症状消失,导管口无脓性分泌物;(2)好转　症状减轻;(3)未愈　症状无改善。

【出院后随访】

1. 短期内进食半流质饮食并注意休息,保持口腔卫生。
2. 术后出现面神经功能损伤者需继续服用营养神经药物。
3. 保守治疗者可以采用口服酸性食物和按摩等方法促进腮腺分泌功能的恢复。

【预后评估】

慢性复发性腮腺炎有周期性发作,半数以上患者首次发病有流行性腮腺炎接触史,且10岁以下男性儿童发病机会最大,因此,预防本病的关键是增强身体抵抗力,防止继发感染,多饮水,每餐后用淡盐水漱口,保持口腔卫生,能大大减少发病率。对慢性阻塞性腮腺炎则以除去某些原因,如涎石或异物、导管口周围瘢痕,可达到预防该病的目的。多饮用酸性饮料,促进唾液分泌,有一定疗效。

第三节　多形性腺瘤

【概述】

又称混合瘤,组织病理形态呈多形性;肿瘤性上皮组织、黏液样基质和软骨样组织混合存在,是一种临界瘤。为涎腺肿瘤中最常见者,约占50%以上,可在任何涎腺中发生,以腮腺居多,亦可有多原发性肿瘤表现。

【诊断步骤】

(一)病史采集要点

早期为无痛性肿块,缓慢生长,病史较长,绝大多数是在无意中发现的。部分位置叫浅者易早期发现,腮腺深叶者常因肿瘤体积很大或口咽部异物感被发现。

(二)体格检查要点

1. 一般情况　全身无明显特殊。
2. 局部检查　发生于大涎腺者局部肿瘤呈球状、分叶状、大小不等,界限清楚,活动性良好,一般不出现面神经麻痹症状,肿瘤突然生长增快并有疼痛、面瘫时,提示肿瘤恶性变。发生于小涎腺者肿瘤较硬,活动性较小或无活动性。部分肿瘤若有囊性变则可扪及波动感。

【诊断对策】

(一)诊断要点

1. 病史　局部无痛性肿块,缓慢生长,抗炎治疗无效。
2. 临床表现　发生于大涎腺者局部肿瘤呈球状、分叶状、大小不等,界限清楚,活动性良好,一般不出现面神经麻痹症状,肿瘤突然生长增快并有疼痛、面瘫时,提示肿瘤恶性变。发生于小涎腺者肿瘤较硬,活动性较小或无活动性。部分肿瘤若有囊性变则可扪及波动感。
3. 临床类型　以良性多见,恶性变者少见。

【治疗对策】

1. 治疗原则　手术治疗。
2. 手术指征　局部扪及肿物,临床诊断为多形性腺瘤者。
3. 手术时机　全身机体状况可以耐受手术者,发现肿瘤则可手术。
4. 手术方法　肿瘤包膜以外的正常组织处切除。在腮腺者标准术式为保留面神经的腮腺加肿物完整切除术,在下颌下腺、小涎腺者采取腺体加肿瘤切除术。第一次手术对肿瘤治疗至关重要。

【术后观察及处理】

(一)一般处理

腮腺区者局部置引流条并加压包扎,药物阻止腺体分泌,加强抗炎支持治疗,并神经营养治疗。

(二)并发症的观察及处理

1. 面神经功能障碍　面神经分支完整者可出现暂时性的面瘫症状,可营养神经治疗,局部理疗,面瘫症状逐步消退;若神经断裂,则可不予特殊处理。

2. 味觉出汗综合征　一般认为是原支配腮腺分泌的副交感神经再生入被切断的、原交感神经支配的汗腺内引发的。保守治疗:局部涂抹3%毛果芸香碱氢溴化霜,1%抗胆碱能的甘吡洛宁洗剂等;有带蒂胸锁乳突肌填入、或用大腿筋膜植入阻挡再生,但手术较麻烦。

3. 复发　多形性腺瘤生长方式为膨胀性,并形成包膜,但包膜厚薄不均,甚至无包膜,单纯的剜除术很易导致肿瘤复发。复发的多形性腺瘤常为多发中心,表现为多个肿物的再现,治疗只能以手术切除为主,不主张常规术后放疗。

4. 涎瘘　未能完全切除的腺体组织仍具有分泌功能,导致唾液积存,由创口出溢出。手术中缝扎残存腺体断端以及术后良好的加压包扎是防止和治疗涎瘘的最佳方法。发现皮下积液,可穿刺抽吸或切开引流,然后加压包扎,一般2~3周涎瘘现象可消失。

【疗效判断及处理】

术后创口愈合良好,无感染、无肿胀、无疼痛不适等。

【出院后随访】

出院时带药:可口服神经营养药物。

定期门诊检查:半年复查一次,有异常及时处理。

【预后评估】

治疗效果以第一次手术为关键。手术方式的选择及手术成功与否是肿瘤复发最重要因素。

第四节　Warthin 瘤

【概述】

Warthin 瘤 95% 以上发生于腮腺,是居第二位的涎腺良性肿瘤,恶性变罕见。其发生是由发育过程中腮腺组织迷走到淋巴组织中形成的。

【诊断对策】

(一)诊断要点

1. 病史　常见发生于老年男性病人,患者常有吸烟史,多为无意中发现,有些因炎症发作而发现,肿物生长缓慢,可有消长史。

2. 临床表现　常见部位为腮腺后下极部分,肿物圆形,表明光滑,质地较软,有时有弹性感,有活动性,若伴发有炎症则有疼痛或胀感。常呈多发性,双侧腮腺可同时存在,术后出现肿瘤多是因为多发。有些病例发生于耳屏前。

3. 辅助检查　^{99m}Tc 核素显象呈"热"结节,具有特征性。

4. 手术　术中可见肿瘤呈紫褐色,剖面可见囊腔形成,内含干酪样或黏稠液体,易被误诊为结核或囊肿。

【治疗对策】

1. 治疗原则　手术为主。

2. 手术方法　由于肿瘤多位于腮腺后下极,可考虑作连同肿瘤以及周围 0.5 cm 以上正常腮腺组织切除的区域性切除术。术中应切除腮腺后下部及其周围的淋巴结,以免出现新的肿瘤。若肿瘤位于耳屏前仍宜采取保存面神经的腮腺浅叶切除术。

【术后观察及处理】

(一)一般处理

腮腺区者局部置引流条并加压包扎,药物阻止腺体分泌,加强抗炎支持治疗。

(二)并发症的观察及处理

涎瘘：手术中缝扎残存腺体断端以及术后良好的加压包扎是防止和治疗涎瘘的最佳方法。发现皮下积液，可穿刺抽吸或切开引流，然后加压包扎，一般2~3周涎瘘现象可消失。

【疗效判断及处理】

术后创口愈合良好，无感染、无肿胀、无疼痛不适等。

【出院后随访】

半年复查一次，有异常及时处理。

【预后评估】

手术彻底一般不复发，术后出现肿瘤多是因为多发。术后注意对侧腮腺有无肿瘤。极少数可发生恶性变。

第五节　舍格伦综合征

【概述】

舍格伦综合征(Sjögren's syndrome,SS)又称干燥综合征，是一种由淋巴细胞介导的外分泌腺损伤性自身免疫疾病。临床主要表现为口干、眼干、结缔组织病。结缔组织病中以类风湿性关节炎最多，但也可发生硬皮病、皮肌炎、系统性红斑狼疮、结节性动脉炎等。好发于40~50岁妇女。一般分为原发性干燥综合征(primary Sjögren's syndrome,pSS)和继发性干燥综合征两大类。

【诊断步骤】

(一)病史采集要点

不论是pSS组或非pSS组患者都详细询问下列各种症状：眼干、口干、眼睛异物感(或烧灼感、沙砾感)、无泪或少泪、成人腮腺肿大史、现患有主要疾病等。除全身常规体检外尚要登记下述各项体征：皮疹、浅表淋巴结肿大、泪腺肿大、角膜或结膜病变、口腔溃疡、龋齿、腮腺和颌下腺肿大、甲状腺肿大、肝脾肿大、关节痛/炎。

涎腺疾病 | 第9章

(二)体格检查要点

口腔黏膜干燥,口底唾液池消失,舌、颊及咽喉部有灼热感,舌裂纹,舌背乳头萎缩甚至消失。

眼干燥,有异物感,伴有畏光、疼痛和视物疲劳等。

涎腺肿大,多为双侧腮腺弥漫性肿大,少数病例可触及结节状肿块。

可同时伴有类风湿性关节炎、系统性红斑狼疮、硬皮病等全身结缔组织疾病。

(三)辅助检查

1. 实验室检查 血、尿常规,血沉,类风湿因子,抗核抗体谱,补体,蛋白电泳,免疫球蛋白,肝、肾功能,一般检验有贫血和血沉加快,血浆蛋白主要是γ球蛋白增高,血清 IgG 明显增高,IgM 和 IgA 可能增高。自身抗体,如类风湿因子、抗核抗体、抗 SS-A、SS-B 抗体可呈阳性。

2. 影像学检查 包括 X 线摄片、心电图、双肾 B 超、腮腺造影等检查。

(1)传统腮腺造影 在我国仍是诊断 SS 的首选影像学检查方法。末梢导管扩张是诊断 SS 的重要征象。SS 的腮腺造影表现具体分型:①形态正常但排空时间延长;②涎腺末梢导管扩张;③向心性萎缩;④肿瘤样改变。

1)排空时间延迟 腮腺腺体及导管系统在腮腺造影上可以表现为完全正常,而仅仅见到排空时间延迟,但排空时间对于诊断 SS 的特异度不高。

2)末梢导管扩张 末梢导管扩张是构成"典型所见"的主要表现形式,在文献中讨论最多,是诊断 SS 的主要依据,按照病变程度可以分为 4 期:①点状扩张期;②球状扩张期;③腔洞样改变期;④破坏期。广泛的末梢导管扩张可以呈现雪花样或絮样改变,并使分支导管显示不清,甚至可以掩盖部分主导管;腔状表现则是球状扩张融合而成,形态不规则亦不整齐;破坏期导管系统结构不能显示,造影剂进入腺体分隔和被膜下。

3)主导管改变 主导管的异常主要为扩张,管腔不规则扩张呈腊肠样改变,造影剂外溢后可以有葱皮样或羽毛状改变,这些征象虽然有一定特征性,但不被看做是 SS 的典型表现。

4)向心性萎缩 对于腺体的向心性萎缩,是指在 X 线片上仅主导管及主要分支导管显影,而大部分分支导管及末梢导管不显影,这种改变在形态变化上不是很丰富。

(2)B超 弥漫型的 SS 是由于淋巴细胞浸润引起腺管的局部囊性扩张,在声像图上可见腺体肿大,内见散在分布的小低回声区,呈蜂窝状改变,触诊质地尚柔软,此期诊断正确率较高,但是当腺体改变无上述的特异性或处于病变的早期仅表现腺体稍饱满,回声轻度的不均匀,此时与腮腺良性肥大、腮腺炎的声像图很难鉴别。结节型的 SS 可能是涎腺的末期导管囊性扩张形成明显的团块所致,病灶呈多发型或孤立型,内部可呈无回声区,或实质低回声区。

干燥综合征的腮腺超声表现

二维超声显示双侧腮腺体积明显增大,实质回声不均匀,以Ⅲ、Ⅳ级最多见,可见大小不等分布不均的低回声及多个囊性改变,后界欠清。CDFI 显示双侧腮腺血流较正常丰富,PSV 明显高于对照组,RI 则下降。

0 级,正常腺体;Ⅰ级,腺体轮廓规整,体积正常或增大,可见小点状低回声,无反射带,后界与周围组织分界欠清;Ⅱ级,腺体轮廓规整,体积正常或增大,可见多发散在低回声,直径< 2 mm,分布不均匀,无反射带,后界与周围组织分界欠清;Ⅲ级,腺体轮廓不规整,体积增大,可见多个较大的局限或融合的低回声,直径在 2～6 mm 之间,和(或)多发囊肿,有反射带,无明显后界;Ⅳ级,腺体轮廓不规整,体积增大或正常,可见多个较大的局限或融合的低回声,直径> 6 mm,和(或)多发囊肿或多发钙化,有反射带,无明显后界。并行彩色多普勒血流显像(CDFI)检测收缩期峰值流速(PSV)和阻力指数(RI)。

(3)CT　SS 患者 CT 扫描中最典型的表现是腮腺实质内散在分布的小结节样密度增高影,通常为双侧对称性改变。中晚期 SS 患者 B 超检查可见声像图中呈双侧腺体内弥漫性多发、边界清楚、边缘不规则低回声区。

(4)MRI　造影图像上高信号影的点、球状扩张与 X 线造影片上的造影剂影是高度一致的,两者在诊断 SS 和 SS 的分期中有着惊人的相似。MRI 能清晰地显示腮腺的轮廓,也能发现腮腺内的其他病变如肿瘤、囊肿等。由于 MRI 造影只能显示静止的液体,故也从侧面反映了腮腺的排空功能。

(5)特殊检查

1)Schirmer 试验,泪膜破碎时间,角膜荧光染色,自然唾液流量测定,唾液 IgA 测定,腮腺造影,下唇小唇腺活检,肺 X 线检查,肾小管功能检查。

2)席梅尔氏试验(Schirmer's Test),< 5 mm/5 min;角膜染色点(Rose Bengal Test),> 10 个为异常;泪膜破裂时间(tear film break up time),< 10s 为异常。①刺激状态下测定的总唾液流量(stimulated total saliva flow rate,STSFR)下降;②非刺激状态下测定的总唾液流量(UTSFR)下降;③口干燥不适连续 3 个月以上;④方糖试验(Faber's test) > 30 s。

【诊断要点】

（一）病史

分型采用原发性 SS 及继发性 SS，后者伴有结缔组织病（类风湿关节炎或系统性红斑狼疮或硬皮病等）。以下 4 项标准中满足 3 项者可诊为原发性 SS：①口干症状及体征；进固体食物吞咽困难及舌象异常或口底黏液池少；②总唾流率下降；上午空腹咀嚼医用白蜡 5 g，6 min，唾流率低于 6 ml，为异常减低；③造影特征性表现或唇腺活检阳性；④血清学自身免疫特征表现；其一中一项阳性或其二中二项阳性。其一抗 SSA 抗体（＋），抗 SSB 抗体（＋）；其二血清 IgG 增高，ANA（＋），类风湿因子（＋）。眼干症标准待眼科专家补充。

（二）临床表现

以口眼干燥为首发症状，其他临床表现包括关节疼痛、皮疹、肺部、肾脏和肝脏病变。较多继发性 SS 伴类风湿关节炎患者中，早期口、眼干燥症状不明显，而以关节痛为主诉症状，半数以上患者无腮腺肿大及疼痛的病史。类风湿患者与"SS"有密切的亲缘关系，类风湿关节炎患者应特别注意有无"SS"的可能。SS 的典型症状通常被描述为口干和眼干，但在典型症状出现之前，其早期症状可能已经存在了。如果不对 SS 进行及时治疗，可导致受累器官功能的减退或丧失，甚至恶性变而对生命构成威胁。

（三）活检或手术

唇腺活检：腺小叶内淋巴细胞和浆细胞浸润，腺实质萎缩，导管扩张和导管细胞生化。

【临床类型】

由于原发性干燥综合征（primary Sjögren's syndrome，pSS）病因不明，发病机制不清，可以出现在任何年龄段，并可累及任何外分泌腺；加之诊断涉及多科室（如风湿科、眼科、口腔科等）以及目前缺乏特异性的单一检查项目，导致了国际上有不同的 SS 的诊断（分类）标准。2002 年美国和欧盟在各国的诊断标准的基础上联合提出了新的 pSS 国际分类（诊断）标准（简称国际标准）。

干燥综合征国际分类（诊断）标准（2002 年修订）。

Ⅰ 口腔症状：3 项中有 1 项或 1 项以上：

1. 每日感到口干，持续 3 个月以上
2. 成人后腮腺反复或持续肿大

3. 吞咽干性食物时需用水帮助

Ⅱ 眼部症状:3 项中有 1 项或 1 项以上:
1. 每日感到不能忍受的眼干,持续 3 个月以上
2. 感到反复的沙子进眼或沙磨感
3. 每日需用人工泪液 3 次或 3 次以上

Ⅲ 眼部体征:下述检查任 1 项或 1 项以上阳性:
1. Schirmer Ⅰ试验(+)(≤5 mm/5 min)
2. 角膜染色(+)(≥4 van Bijsterveld 计分法)

Ⅳ 组织学检查:小唇腺淋巴细胞灶≥1;

Ⅴ 涎腺受损:下述检查任 1 项或 1 项以上阳性:
1. 涎流率(+)(≤115 ml/15 min)
2. 腮腺造影(+)
3. 涎腺同位素检查(+)

Ⅵ 自身抗体:抗 SSA/抗 SSB(+)(双扩散法)

诊断具体条例

1. 原发性干燥综合征:无任何潜在疾病情况下,按下述两条诊断:

a. 符合上述标准中 4 条或 4 条以上,但条目Ⅳ(组织学检查)和条目Ⅵ(自身抗体)至少有 1 条阳性。

b. 标准中Ⅲ、Ⅳ、Ⅴ、Ⅵ 4 条中任 3 条阳性。

2. 继发性干燥综合征:患者有潜在的疾病(如任一结缔组织病),符合附录 A 条目Ⅰ和Ⅱ中任一条,同时符合条目Ⅲ、Ⅳ、Ⅴ中任 2 条。

3. 诊断 1 或 2 者必须除外:颈头面部放疗史、丙型肝炎病毒感染、AIDS、淋巴瘤、结节病、GVH 病、抗乙酰胆碱药的应用(如阿托品、莨菪碱、溴丙胺太林、颠茄等)。

临床上根据 SS 患者的不同表现可分为以下几种:

原发性 SS:(1) 口干燥症和干燥性角结膜炎,又称为干燥综合征(Sicca Syndrome)。

继发性 SS:(1) 口干燥症和或干燥性角结膜炎;(2) 伴发 RA(类风湿关节炎),SLE(系统性红斑狼疮)或其他结缔组织病。

可能性 SS:(1) 口干燥症或干燥性角结膜炎;(2) 可同时伴有以下任何一种间质性肺炎,支气管炎,间质性肾炎,肾小管缺陷,阴道干燥,慢性肝胰腺疾病,萎缩性胃炎,多发性肌痛,周围神经炎,雷诺氏现象,高丙种球蛋白血症。

【鉴别诊断要点】

鉴别诊断：①米枯力兹病：又称瘤样淋巴上皮病，有的文献称自家过敏性腮腺炎。临床上以泪腺、腮腺及颌下腺肿大为主。损害大涎腺，小涎腺分泌正常。无系统性疾病。以泪腺肿大为主，无干燥性角膜炎的症状，偶有疼痛、口干。此病不一定发展到干燥综合征。②淋巴上皮病：这是病理上的诊断名称，包括米枯力兹病及干燥综合征。③米枯力兹综合征：为全身疾病如白血病、恶性淋巴瘤、结节病、结核、系统性疾病的晚期表征。临床表现也有涎腺肿大，但常伴有淋巴结的肿大，其在本质上与淋巴上皮病是完全不同的。④其他唾液腺疾患：包括唾液腺炎症、肿瘤、先天发育不全、大唾液腺切除或放射线照射；导管结石、梗阻等。此种口干在无刺激或用酸性药物刺激时，唾液分泌量均明显减少，口腔黏膜干燥，严重时可有吞咽困难。⑤唾液消耗增加：慢性鼻塞及睡眠时张口呼吸引起的口干在晨起时尤为明显。义齿的慢性刺激，造成白色念珠菌感染，菌丝繁殖消耗水分，从而出现口干。检查时无刺激或酸性药物刺激时唾液分泌量均正常。⑥神经精神因素：过度的忧虑、抑郁、紧张或兴奋，造成中枢性唾液分泌异常。这种口干多为暂时性的，检查患者口腔黏膜无明显干燥，无刺激时唾液分泌量减少，但用酸性药物刺激后唾液分泌量并不减少。⑦系统性疾患：包括高血压、心力衰竭、贫血、肝硬变、糖尿病、尿毒症、脱水、帕金森病、异常蛋白血症、肺癌、维生素B_2缺乏。⑧药物：有250种药物可影响唾液腺的分泌功能，最常见的是阿托品和颠茄制剂；抗高血压药物及精神病治疗药物。这类口干在停药物后很快得到缓解。⑨内分泌异常：更年期妇女除有一般更年期症状外，常伴有口干、萎缩性舌炎、口腔黏膜糜烂、灼痛及刺激痛症状。其次引起口干的疾病有黏液水肿、突眼性甲状腺肿。老年性口干：老年口干不是一种病，只能算一种现象，一个症状，这种症状有别与糖尿病的烦渴多饮。多出现在行路、讲课尤其睡眠醒后口干、舌木等，其病因可能是老年人唾液腺的分泌功能低下，但有人研究老年人的唾液功能并没有减弱，持反对意见。

【治疗对策】

(一)治疗原则

治疗仍较困难，舒雅乐(25 mg 环戊硫酮及适量赋型剂组成的糖衣片)可缓解部分患者口干症状，肌内注射胸腺肽在临床应用较多，可减少腮腺反复肿胀、缓解全身疲劳。中药糖浆、活血生津合剂与西药合用，疗效尚可。本病病因、发病机制不明，治疗亦非根治，本病虽呈慢性疾病，但预后良好。切除病变腺体，对于预防瘤样淋巴上皮病恶变、减少自身抗原是合理、可取的。

(二)术前准备

排除手术禁忌证,请相关科室会诊、积极治疗影响手术的心血管、糖尿病等系统性疾病,并改善患者体质。术前维护口腔卫生:治疗龋齿、牙周洁治,漱口水含漱。与患者及其家人充分沟通,使之对疾病、治疗计划和预后知情了解,得到其理解、配合。

(三)治疗方案

1. 非手术治疗　舍格伦综合征的治疗依然是一难题,多为对症治疗。口服环戊硫酮可使口干症状缓解,唾液总流量增加。β-2葡聚糖或柠檬酸等漱口剂或喷剂亦可缓解口干症状,但持续时间不够长。肌肉注射胸腺肽对部分患者可减轻疲劳,缓解口干。低压电刺激舌尖及上腭,通过神经系统,经中枢神经反射到涎腺,使尚存的涎腺发挥其功能,增加唾液分泌,缓解口干症状,且副作用少。但对腺体破坏严重的患者效果不明显。涎腺基因转导治疗对于舍格伦综合征及放射治疗后导致的口干有良好的应用前景。

2. 手术治疗

(1)手术指征及时机　对涎腺表现为结节型者可手术切除腺体,防止恶变。腮腺单发性病变、腺体破坏或继发感染明显者,也可以选择手术切除腺体。

(2)手术注意事项　因为腮腺长期反复肿胀,面神经与腺体有不同程度粘连,术中应注意保护面神经。另外,导管病变应注意全部切除。

【术后观察及处理】

(一)一般处理

1. 术后进流质饮食和抗菌漱口水漱口1周,并注意保持口腔卫生。
2. 使用抗生素预防创口感染。
3. 应用拟制涎液分泌药物,如阿托品0.3 mg/tid。
4. 使用促进神经功能恢复药物,如维生素B_1,维生素B_{12}。
5. 观察加压包扎敷料有无明显渗血,术后48小时拔出引流条或负压引流管。术后7天拆线并继续加压包扎3天。

(二)并发症的观察及处理

1. 面瘫　应用维生素B_1,维生素B_{12}等药物,促进面神经功能恢复。
2. 涎瘘　用注射器将涎液抽去后继续加压包扎。口服抑制涎腺分泌药物如阿托品等。也可采用局部放射治疗的方法,使残留腺体萎缩和失去分泌涎液功能。

3. 感染　积极地选用抗生素治疗，局部切口低位放置引流条引流，每日换药和加压包扎。

【出院后随访】

1. 继续加强局部对症治疗并针对全身疾病进行积极治疗。
2. 保持口腔清洁。注意预防口腔黏膜感染性疾病。
3. 对保守治疗的腺体，可以按摩腺体促进唾液分泌，避免腺体继发感染。
4. 定期复诊和及时治疗可能发生的恶性病变。

【预后评估】

虽然舍格伦综合征的各种现象表明是一种自身免疫性疾病，但其病因仍然不是十分清楚，在治疗上也无特效的方法，也有发展为恶性病变的可能。

第六节　涎石症

【概述】

涎石病(sialolithiasis)是由涎腺导管或腺体内形成钙化性团块而致阻塞引起的一系列症状及病理变化的一种疾病。90%发生于颌下腺，其次为腮腺。涎石形成的原因目前还不很清楚，但多数认为是由脱落的上皮细胞、异物或细菌分解产物为核心，钙盐沉着于核心周围，加上颌下腺黏液较稠，且导管长，行程不规则从而导致发病。涎石病主要症状是阻塞症状：进食时，尤其吃酸性食物时腺体肿大、胀痛，这是因为涎石使唾液不能通畅排出，而唾液分泌又不断增加所致。食物刺激唾液分泌越多，症状愈重。发生于颌下腺时，可伴有同侧舌或舌尖痛，并放射至同侧耳部及耳内。由于涎腺不可能发生完全阻塞，涎液可以逐渐流出，在分泌减少后，涎腺又逐渐缩小，疼痛消失。涎腺还经常有慢性炎症表现，如腺体增大、变硬、有轻压痛；导管口红肿、导管内能压出少许脓液等。慢性涎腺炎急性发作，可出现局部红肿、疼痛加剧等症状。涎石存在时间较长，可由于长期炎症的影响，使腺组织呈现退行性变，甚至纤维化，腺体变硬，导管变为硬性结节状索条，阻塞症状也逐渐消失。

涎石病少数涎石极小者可自行排除，或可用保守疗法如催唾及按摩促排；但大多数需手术摘除。导管后端接近腺体或腺内涎石、多发性涎石、导管涎石摘除后涎腺反复肿胀及腺体纤维化者，需采用连同涎石的腺体摘（切）除术。

【诊断步骤】

（一）病史采集要点

涎腺部位突然肿大和酸胀感是涎石症的主要症状，一般与进食有关，发病时可伴有疼痛，停止进食后症状可逐渐缓解，多数病人有反复发作病史，可并发涎腺化脓性感染症状。

（二）体格检查要点

1. 一般情况　小的涎腺结石症状不明显，大的结石阻塞导管影响唾液排出时，则出现阻塞性症状。其特点是每次进食时。患侧腺体迅速肿胀、疼痛，进食后症状可逐渐减轻、消退。用双手做口内外联合触诊时，可触及前端较大的结石。检查中应注意避免将结石向后方推移。X线或B超检查可显示结石影像。颌下腺涎石常并发慢性颌下腺炎，此时腺体肿大、变硬，导管开口处轻度红肿，有脓性分泌物溢出。

2. 局部检查

(1) 导管阻塞时，出现排唾障碍症状，进食时有腺体肿大，胀痛，进食后可消失。

(2) 涎腺导管口黏膜充血，挤压腺体导管口有脓性分泌物排出。

(3) 双手触诊可以扪及导管区有不同大小的硬块，并有压痛。

(4) 相应的涎腺部位有肿大和压痛。

3. 全身检查　涎石症患者一般无明显全身症状，继发涎腺炎症者，可有发热等全身症状，一般较少见。

（三）实验室检查

一般无异常，伴有炎症反应者血常规检查常可见白细胞计数升高。

（四）影像学检查

(1) X线检查　根据不同部位，一般可以选择口底咬𬌗片、下颌正位片、颌下腺侧位片或上下斜位片，可见密度较高和大小不等的圆形、卵圆形或梭形的阳性涎石。对钙化差的阴性结石，选择水溶性造影剂造影，可见充盈缺损和造影剂突然终止，充盈缺损的远端的导管扩张。

(2) CT检查　CT较X线平片、造影检查的效果更好，且能显示较小的涎石。但如果X线片检查能够确诊的涎石，不宜将CT作为常规检查手段。

(3)MRI检查　MRI不如CT敏感,但也能较好地显露涎石。

(五)进一步检查项目

如需要入院手术治疗,在入院时应进行以下检查:(1)血、尿、大便三大常规;(2)血液生化、肝肾功能、凝血功能等;(3)心电图、胸透。

【诊断对策】

(一)诊断要点

(1)导管阻塞时,出现排唾障碍症状,进食时有腺体肿大,胀痛,进食后可消失。

(2)常合并有慢性颌下腺炎,导管口黏膜充血,挤压腺体导管口有脓性分泌物排出。

(3)腺管内结石,触诊可扪及相应部位有不同硬度,不同大小的硬块,并有压痛。

(4)涎石阻塞引起继发感染,可出现急性颌下间隙感染。

(5)X线平片或下颌咬殆片可显示射线阻射的结石阴影。

(二)病史

(1)阻塞症状:进食时,尤其在进酸性食物,相关腺体肿大和剧烈胀痛;进食后,症状逐渐缓解;

(2)可扪及结石;

(3)常伴慢性炎症,有导管口充血,时有溢脓。

(三)临床表现

主要症状:阻塞。

(1)进食时,腺体肿大,胀痛,可剧烈(涎绞痛),放射到耳颞部;停止进食,好转。

(2)导管口黏膜红肿,挤压腺体可见脓性分泌物。

(3)双手触诊可触及硬块

(四)辅助检查

X片检查:阳性结石采用X片;阴性结石采用涎腺造影;明确为涎石症时严禁造影。

(五)鉴别诊断要点

1. 舌下腺囊肿、肿瘤　应与颌下腺导管结石鉴别,绝大多数舌下腺囊肿、肿瘤无导管阻塞症状,但亦有极少数患者因肿物压迫颌下腺导管出现不全阻塞症状,X线检查无阳性结石。

2. 颌下腺肿瘤　呈进行性肿大。无进食肿胀或颌下腺炎症发作史。

3. 颌下间隙感染　患者有牙痛史并可查及病灶牙,颌下区肿胀呈硬性浸润,皮肤潮红并可出现凹陷性水肿。颌下腺导管分泌可能减少但唾液正常,无涎石阻塞症状。

【治疗对策】

(一)治疗原则

涎石症的治疗目的是去除结石、消除阻塞因素,尽最大可能地保留涎腺这一功能器官。对较小的涎腺导管涎石可进行保守治疗,涎石较大或伴有反复发作的慢性炎症,可选择手术治疗。

(二)术前准备

1. 手术指征　能耐受局部麻醉和一般性手术。患者有进食时局部胀痛的自觉症状,经双手合诊或经X线摄片确诊的导管涎石,经保守治疗无效者,可行手术摘除涎石,以解除症状和防止病变发展。

2. 禁忌证　涎腺导管口周围和口底红肿或明显水肿、形成脓肿或蜂窝织炎,应在急性炎症期控制以后手术。

3. 常规准备　术前予以全口洁牙,保持口腔清洁阿,予以含抗菌药物的溶液漱口和使用抗生素。局部麻醉药物过敏试验。腮腺导管涎石摘除者应准备空心胶管。

(三)治疗方案

1. 非手术治疗。

2. 药物治疗

(1)结石较小者可用催涎食物(如酸性食物)或药物毛果芸香碱促使其排出。

(2)急性颌下腺炎按一般急性炎症处理。

3. 手术治疗　颌下腺导管前段结石,可用推挤法将结石从导管口取出。导管中段结石,可在涎石后部用圆针绕导管缝线牵引固定,在口内沿导管方向作切口取出。导管后份和腺体内结石或涎石已并发慢性颌下腺炎时,则常需同时摘除颌下腺。

(1)涎石取出术　适用于触诊清楚的颌下腺导管远端结石。

(2)颌下腺切除术　适用于导管后端及颌下腺内的结石。慢性颌下腺炎,腺体萎缩失去分泌唾液功能者。

【术后观察及处理】

（一）一般处理

术后进流质饮食，并注意保持口腔卫生。使用抗菌漱口液漱口和口服抗生素预防创口感染。7~10天拆线或拔出腮腺导管内的空心胶管。

（二）并发症的观察及处理

主要并发症为术后复发或缝合时误扎导管导致阻塞。复发与导管内有残余碎石有关，应在术中预防。误扎导管与缝合过深有关，术后一旦发生导管阻塞，应及时拆除误扎缝线。

【疗效判断及处理】

1. 治愈　症状和体征消失，无涎石存在；
2. 好转　症状和体征减轻，仍有涎石；
3. 未愈　症状和体征未改善。

【出院后随访】

出院后可以口服酸性食物来促进涎腺分泌功能的恢复。

预防的关键是多饮水，经常口服磁化水，防止涎石形成。有涎腺导管阻塞症状时，可试服排石汤，进食酸性水果，促使唾液分泌，可望小的涎石自行排出。已明确为导管结石者，应禁忌做涎腺造影。有时应用碎石机粉碎颌下腺腺体及导管后段结石，能获得较好的疗效。

【预后评估】

涎腺结石的形成过程缓慢，但随着涎石的不断增大、刺激和阻塞涎腺导管并反复引起导管和腺体的炎症反应。早期病人去除涎石后，有利于腺体功能恢复。

第七节 颌下腺炎

【概述】

颌下腺炎（submandibular adcnitls）常与涎石病并发，最常见于青壮年，男性多于女性，病史短者数天，长者可达数年或更长。主要原因是由于涎石堵塞导管系统后产生的排唾障碍和继发感染的炎性反应，常见的主要症状是进食时颌下腺部位肿胀和疼痛。若涎石为不完全堵塞导管，餐后肿胀可很快消失。

颌下腺炎，若经久不愈，反复发作，颌下腺呈退行性变，甚至纤维化，腺体呈硬结性肿块。

颌下腺炎除少数由于小涎石所致炎症，可用保守疗法和催唾及按摩促排外，大多需手术摘除。

【诊断步骤】

（一）病史采集要点

因导管的阻塞和狭窄而导致颌下腺逆行性炎症，称为颌下腺炎，常与涎石并发。临床表现主要为颌下腺肿大，疼痛，有脓性分泌物自导管口溢处。本病成年人发病率高，大多系慢性表现。目前有较有效的治疗药物和方法，治愈率较高。未及时接受治疗者，未经正规治疗者，疗效欠佳，因此，早治疗是关键。

（二）体格检查要点

1. 一般情况

(1) 发热、脉搏、呼吸增快。

(2) 颌下、口底区明显水肿，舌下皱襞红肿。

(3) 颌下腺疼痛、压痛，导管口发红、有脓性分泌物排出。

(4) 慢性者，常有颌下区不适或胀痛；有咸味分泌物自导管口排出。

(5) 导管阻塞时，颌下腺肿大，胀痛，尤其在进酸性饮食后更明显，但食后逐渐缓解。

(6) 颌下腺肿大，质稍硬、压痛，挤压颌下腺时，导管口有咸味或脓性分泌物排出。

2. 局部检查　颌下腺炎以慢性多见,但亦可急性发作。在急性颌下腺炎时,患侧口底肿胀、疼痛,有时还可出现因结石在管壁的嵌顿而致导管痉挛,发生剧烈疼痛,吞咽因疼痛而不便。下颌部皮肤红肿、压痛,颌下三角界限不清。颌下腺导管口发红,压挤颌下腺时可见有脓液自导管口流出。慢性颌下腺炎,病史较长,可由数月至数年,并可能反复急性发作。病员自感有咸味分泌物自导管流出。当看见食物或进食时特别是进酸性食物时,肿胀和疼痛加剧,在临床上有时可采用令患者听服维生素C以检查导管是否完全阻塞。颌下腺经过长期反复的急性发作后,进食不再肿大。临床检查颌下区时,于颌下三角区内可扪得肿大的颌下腺,质稍硬,有压痛,如反复发炎腺泡萎缩的颌下腺,则体积变小而质硬,在口底的颌下腺导管内有时可扪及结石,导管口可见发红,挤压颌下腺,可有脓性或黏液脓性分泌物流出。

3. 全身检查　全身反应有体温上升、脉搏及呼吸加快、白细胞总数增加、中性白细胞增多等一般症状。

(三)实验室检查

1. 炎症急性发作者血常规检查可见白细胞计数升高。

2. 影像学检查

(1)X线检查　若因导管涎石阻塞引起的炎症,X线检查可见阳性涎石。口底咬𬌗片也可能显示导管结石。

(2)涎腺导管造影　碘油造影检查,X线呈现导管不均匀的扩张与缩窄,腺体内分支导管末梢扩张,呈囊状或葡萄状外观。

(3)涎腺B超检查　颌下腺炎以慢性多见,多见于成年人。其主要发病原因为导管的阻塞和狭窄。慢性颌下腺炎病史较长,从几个月至几年不等,其间可见轻重不同的急性炎症过程。长期炎性改变导致纤维组织形成,超声表现为腺体回声增强,当伴有淋巴结肿大时,超声可见低回声团形成。涎石在颌下腺内表现为强光点,声影不明显。由于颌下腺导管管壁较薄,超声一般不能显示。急性颌下腺炎,腺实质炎性水肿,超声表现为回声减低,由于颌下腺包膜疏松,感染易于累及周围,故超声所见颌下腺边界不清,且伴有周围淋巴结肿大。

(4)CT检查　CT平扫可见颌下或舌下区散在分布的高密度结石。若结合造影,可以显示腺体导管内低密度缺损的阴性结石和导管扩张。

3. 特殊检查　分泌物及组织培养+药敏。

(四)进一步检查项目

如需要入院手术治疗,在入院时应进行以下检查:(1)血、尿、大便三大常规;

(2)血液生化、肝肾功能、凝血功能等;(3)心电图、胸透。

【诊断对策】

(一)诊断要点

根据病史和临床检查,不难作出诊断,X光片对于确定有无结石及其存在的部位有较大的帮助。碘油造影检查在鉴别颌下腺的肿瘤方面有较大的应用价值。

(二)病史

颌下腺肿大,疼痛,有脓性分泌物自导管口溢处。进食时颌下腺部位肿胀和疼痛。

(三)临床表现

1. 发热、全身不适,血白细胞计数增多;
2. 颌下区肿胀、疼痛。颌下腺肿大,压痛;
3. 患侧舌下区红肿,导管口红肿,有脓性分泌物溢出;
4. 慢性者可有颌下区反复肿痛史,颌下腺肿大,质稍硬,轻压痛;
5. 颌下腺导管口轻度红肿,有脓液或混浊液排出;
6. 口底咬𬌗片可能显示导管结石。

(四)辅助检查

血常规,白细胞计数增高,X线摄片可发现涎石,碘油造影检查,X线呈现导管不均匀的扩张与缩窄,腺体内分支导管末梢扩张,呈囊状或葡萄状外观。

(五)鉴别诊断要点

在诊断慢性颌下腺炎时,要与颌下区慢性淋巴结炎相鉴别。淋巴结炎有较长期的反复肿大历史,但肿大的淋巴结位于下颌下缘内下方,较颌下腺表浅而活动,颌下腺导管口正常,挤压腺体时流出的是正常涎液。还应与来自颌下腺的肿瘤相鉴别。颌下腺的肿瘤,可扪得明确的周界,且持续长大,无炎症症状,颌下腺导管口正常,碘油造影片可见颌下腺导管系统正常可有肿瘤压迫的占位性表现,恶性肿瘤侵犯腺泡时,则可见导管系统影像的消失和充盈缺损区域,据此则可加以鉴别。

【治疗对策】

(一)治疗原则

急性颌下腺炎的处理与一般急性炎症相同。加强营养,应用抗生素抗炎。局部理疗等。如化脓,则应切开引流,待炎症消退后,摘除涎石或异物。慢性颌下腺炎,应及早除去病因,如摘除涎石,即可痊愈,若发病期长,颌下腺已纤维化而失去功能,或在腺体内或腺体与导管交界处有结石而手术无法摘除者,皆因做颌下腺切除术。

1. 病原治疗(去除涎石、导管扩大术);
2. 物理治疗(理疗);
3. 抗生素治疗;
4. 对症支持治疗 早期轻型病例以口服抗生素和其他辅助为主;重型病例以静脉用药,注意支持疗效和防止并发症;
5. 重者可做手术摘除颌下腺;
6. 早期轻型病例以口服抗生素和其他辅助为主;
7. 重型病例以静脉用药,注意支持疗效和防止并发症;
8. 慢性病例应采用病因治疗,抗生素,支持对症等综合治疗;
9. 累发病例应考虑外科切除。

(二)术前准备

排除手术禁忌证,请相关科室会诊、积极治疗影响手术的心血管、糖尿病等系统性疾病,并改善患者体质。术前维护口腔卫生:治疗龋齿、牙周洁治,漱口水含漱。与患者及其家人充分沟通,使之对疾病、治疗计划和预后知情了解,得到其理解、配合。

(三)治疗方案

1. 非手术治疗

用药原则:

(1)早期轻型病例以口服抗生素和其他辅助为主。

(2)重型病例以静脉用药,注意支持疗效和防止并发症。

(3)慢性病例应采用病因治疗,抗生素,支持对症等综合治疗。

(4)累发病例应考虑外科切除。

2. 手术治疗

(1)手术指征 ①颌下腺体内结石,有疼痛,涎液潴留症状者;②慢性化脓性颌下腺炎、纤维性变;③颌腺囊肿、肿瘤、结核等;④外伤、炎症引起颌下腺外瘘经久不愈。

(2)手术时机 ①颌下腺炎反复发作已引起腺体实质性增大。②颌下腺腺体内结石。③颌下腺肿瘤。

(3)手术方法

1)患者仰卧,肩垫高,头偏患侧。

2)局部浸润麻醉下,从下颌骨下缘约 1.5 cm 下,做一长约 5~6 cm 切口,切开皮、皮下组织、颈阔肌。

3)结扎出血点及颈外静脉。

4)在嚼肌前缘下颌骨下缘部解剖出面前动脉和静脉,分别切断结扎,慎勿伤及面神经下颌缘支。

5)切开颈深筋膜,将皮、皮下组织、颈阔肌及颌下腺鞘膜剥离,一并往上牵引至下颌骨下缘,暴露颌下腺。

6)沿颌下腺表面及周围,从前缘及下缘钝性分离颌下腺,使与二腹肌表面游离,勿伤及深面的舌下神经。

7)继续分离颌下腺后下部,将腺体往后上提起暴露下颌舌骨肌,在腮腺下极附近结扎面后静脉。

8)将颌下腺向前下方牵引,在腺体深部寻出颌外动脉近心端,用止血钳夹住切断,作双重结扎并缝固于深面的肌肉上,此时颌下腺已全部游离。

9)将腺体往后上方提起显露颌下腺延长部分、舌神经及颌下腺导管。分离出颌下腺导管至口底前部,予以切断结扎,将颌下腺及相连的病变组织一并摘除。

10)清洗伤口,结扎各出血点,分层缝合,安置橡皮引流条,加压包扎。

11)术后 48 小时拔除引流条,5~7 日拆线。

(4)注意事项

1)避免误伤舌神经　舌神经在颌下腺导管的深面,并与之平行,在切断导管前,应仔细将两者分辨清楚。如神经被误伤则会导致患者舌前 2/3 黏膜及同侧牙龈感觉减退或消失。

2)防止术后出血　因术中止血不彻底或患者因咳嗽等原因致结扎线脱落而出血,由于术后一般均加压包扎,因此血肿向咽喉部发展,致使呼吸道受压而出现呼吸困难,甚至窒息。因此术后宜密切观察,一旦出现有出血征象应及时拆除缝线,打开术腔,及时止血,以免发生意外。

3)消除死腔　由于颌下三角区为疏松的间隙,摘除颌下腺后,因受下颌骨阻挡,术中不能完全消除死腔,因之术后须加压包扎。

【术后观察及处理】

(一)一般处理

1. 术后应用抗生素,以防感染。

2. 术后 48 小时拔除引流条,适当加压包扎,5~7 日拆线。

(二)并发症的观察及处理

1. 术创出血　术后创区1~2日的轻微渗血无需处理。如果较大管径血管术中未能妥善止血,或可能因为患者原发或手术、麻醉后继发高血压未能控制可导致术后较严重的出血,表现为创区肿胀、血肿,创口持续性渗血,短时间内负压引流出大量新鲜血液,严重时可导致吸入性或阻塞性呼吸障碍引起窒息,危及生命。此时应查明原因,果断处理:控制血压,打开创口寻找出血点迅速止血,清除血肿。

2. 感染　患者术后出现高热、白血病升高、术区红肿热痛即可确诊。应积极抗感染处理:充分引流,可根据细菌培养药敏结果,针对性选择、合理使用抗生素。

3. 神经损伤　术中损伤面神经下颌缘支可导致下唇及口角喎斜,损伤舌神经可致舌感觉异常,术后应给予促进神经功能恢复的药物。

【疗效判断及处理】

1. 治愈　症状体征消失。
2. 好转　症状减轻。
3. 未愈　症状体征无改善。

【出院后随访】

1. 出院带药　酌情使用抗生素和营养神经药物。
2. 加强营养及支持治疗,饮食从流质、半流逐渐向正常饮食过渡。
3. 定期门诊复诊。

【预后评估】

该病常与涎石并发,因此,预防的关键是注意口腔卫生,多饮磷化水,防止涎石形成。慢性颌下腺炎者,如反复发作,疗效不佳,则应考虑手术治疗。

第八节　腺样囊性癌

【概述】

又称"圆柱瘤",根据组织病理形态表现为上皮岛内间质相互编织呈圆柱形系统而命名。

【诊断对策】

病史、临床表现

好发于小涎腺(腭腺)及大涎腺中较小的腺体(颌下腺),在颌下腺及舌下腺中是居首位的恶性肿瘤。可发生于任何年龄,40~60岁占绝大多数,女性稍多。一般生长缓慢,近期可生长加速,常为病人就诊的主诉症状之一,另外一主诉症状为轻度的疼痛感。病史长短不一。临床检查肿块大小不一,小者活动、轻微触痛,大者质硬,活动度差。发生于腭腺者常见肿瘤表面毛细血管扩张,伴溃疡,累及鼻腔或上颌窦者可有鼻塞或鼻出血,眶下或上唇麻木。

肿瘤易沿神经扩散,引发疼痛;浸润性极强,肉眼看似正常组织常有肿瘤细胞浸润;易侵入血管,引起肺转移;颈淋巴结转移率很低;肿瘤细胞可沿着骨髓腔浸润,不能以X线片骨质破坏与否判断肿瘤骨质侵犯与否。

【治疗对策】

外科手术切除似主要治疗手段,在不影响功能的前提下尽可能局部大块切除。术后常规辅助放疗、化疗。

腮腺者应行全腺切除,面神经同期切除。

颌下腺及舌下腺者,若肿瘤完全在腺体内可仅作腺体和肿瘤切除;超出腺体,未与下颌骨粘连者,可做下颌骨骨膜冰冻切片检查,酌情切除下颌骨及下颌神经;肿瘤与下颌骨粘连者应切除全部下颌骨、下颌神经。手术应切除舌神经。

腭腺者应行上颌骨切除术,包括上颌神经。

患者可考虑不做颈淋巴清扫术。

术后可局部行放疗治疗,全身行化疗。

【出院后随访】

腺样囊性癌生长发展较慢,复发时间较长,有病例局部复发后甚至带瘤生存若干年。血行转移率高,注意肺部变化。

【预后评估】

影响预后因素:病理类型　实质型者差,管状型者较好。原发病部位　颌下腺者预后差。临床分期　早期较好。治疗方式　加用放疗者较好。

第九节 黏液表皮样癌

【概述】

最常见的涎腺恶性肿瘤。主要由黏液细胞、表皮样细胞及中间细胞组成,黏液细胞占50%以上的为高分化型,黏液细胞占10%以下的为低分化型,此间为中分化型。

【诊断要点】

病史及临床表现:黏液表皮样癌可发生于任何年龄阶段,女性稍多于男性,最多发生于腮腺,小涎腺常见发生于腭腺及磨牙后腺。高分化型者常以无痛性肿块为主诉,病史较长。肿瘤大小不等,活动度差,质地较硬,较少出现面瘫、疼痛和皮肤粘连固定等症状。低分化者生长迅速,边界不清,活动度差,50%出现面瘫、疼痛等症状,伴颈部淋巴结肿大。发生于腭部的黏液表皮样癌类似于多形性腺瘤,较硬,黏膜破损后经久不愈合。发生于磨牙后部的黏液表皮样癌常见磨牙后垫组织肿胀、第三磨牙松动,类似智齿冠周炎。颌骨中枢亦可发生黏液表皮样癌。

临床类型:WHO 2级分型:高分化型或低度恶性者;低分化或高度恶性者。

【治疗对策】

黏液表皮样癌治疗主要是外科手术,并应争取获得正常的切缘以达到根治性目的。

腮腺部位高分化者,采取保存面神经,全腮腺切除。涉及面神经的处理原则是临床表现面神经麻痹或手术中面神经被肿瘤包绕或有明显粘连时才考虑牺牲面神经,否则应尽量保留,术后辅以放疗。腭部者手术切除时可自骨面掀起,仔细检查骨面光滑度及完整性,如肿瘤未穿破骨膜且骨面光滑完整,不必切除颌骨,否则可作上颌骨次全切除术。磨牙后区者可酌情保留下颌支后缘及下颌体下缘,否则应作下颌骨切除术。

高分化型者未扪及颈淋巴结肿大可不放疗,也可不做选择性颈淋巴清扫术。低分化者应行颈淋巴清扫术,术后放疗。

【术后观察及处理】

基本同多形性腺瘤,加放疗者注意放疗副反应。

【出院后随访】

定期门诊检查:半年复查一次,有异常及时处理。

【预后评估】

分型不同,预后不同,低分化型较高分化型差。

（陈　宇　燕王翔）

第10章 口腔颌面部囊肿

口腔颌面部来源主要有颌骨囊肿和软组织囊肿，颌骨囊肿按组织来源分为牙源性(odontogenic cyst)和非牙源性(nonodontogenic cyst)两大类。由成牙组织或牙的上皮剩余演变而来的，称为牙源性颌骨囊肿；其余的称为非牙源性颌骨囊肿。口腔颌面部常见的软组织囊肿有唾液腺囊肿(黏液腺囊肿、舌下腺囊肿、腮腺囊肿等)、皮脂腺囊肿、皮样表皮样囊肿、甲状舌管囊肿、鳃裂囊肿等，其中以黏液腺囊肿、舌下腺囊肿较为多见。

第一节 牙源性颌骨囊肿(odontogenic cyst)

【概述】

(一)根尖周囊肿(periapical cyst)

系由于根尖部的肉芽肿，在慢性炎症的刺激下而引起牙周膜内残余上皮增生，其增生上皮因中央发生变性和液化，上皮沿着肉芽肿的液化腔壁增生，从而形成根尖囊肿。如根尖肉芽肿在拔牙后未做适当处理仍残留在颌骨内而发生的囊肿，则称为残余囊肿(residual cyst)。

(二)始基囊肿(primordial cyst)

发生在成釉器发育的早期阶段，星网层发生变性和液化，液体蓄积而形成囊肿。

(三)含牙囊肿(dentigerous cyst)

牙釉质完全形成后，在缩余釉上皮与牙冠之间有液体渗出和蓄积形成囊肿。可来自于一个牙胚，也可来自于多个牙胚。

(四)角化囊肿(odontogenic keratocyst)

起源于原始的牙根、牙根残余和口腔黏膜基底层细胞。好发于下颌骨磨牙区及升支部。可含牙或不含牙,单房或多房,有1/3病例主要向舌侧膨胀,常沿下颌骨长轴生长为其特点。

【诊断步骤】

(一)病史采集要点
1. 颌骨进行性无痛性肿大,进展缓慢,多无自觉症状,严重者造成颌骨畸形。
2. 囊肿较大者扪诊有乒乓球样压弹感。
3. 注意牙有无龋坏、肿痛、松动、脱落病史,有无牙或颌骨的外伤史。
4. 仔细询问有无颌骨囊肿的家族史。

(二)体格检查要点
1. 一般情况 注意检查各系统的状况,评价患者的对手术的耐受能力。
2. 专科情况
(1)牙齿情况 口腔内有无深龋、残根或死髓牙。牙有无松动、移位。牙列中有无缺牙。各牙叩诊时有无异常。
(2)囊肿的形态特征 囊肿在颌骨组织内膨胀性生长主要表现为颌骨的膨大畸形,膨大多向唇颊侧发展,常导致颜面部畸形。肿瘤发展穿破骨质而突出于口腔黏膜下时,其被覆的黏膜表面可见咬痕或因咬伤出现的溃疡。扪诊时有无乒乓球感。仔细了解肿瘤的大小、边界、质地、活动度及与周围组织的关系。
(3)继发症状 伴发感染者,可见局部红肿、溢脓,有异味,局部有明显压痛,并可伴发热。如因拔牙、咬殆损伤等原因导致囊肿破裂时,可见囊肿内有草黄色或草绿色液体流出;如为角化囊肿可见皮脂样物流出。
(4)邻近器官的检查 囊肿侵入鼻腔、眼眶等部位时,会引起鼻塞、眼球突出或移位、复视等。

(三)辅助检查
1. 实验室检查 行血常规和术前常规生化、肝肾功能检查。
2. 影像学检查
(1)X线检查 全景片对于颌骨囊肿的诊断尤为重要。能了解囊肿的部位、大小、形态、范围以及牙根吸收的情况,还能了解囊肿内是否含牙,囊肿与牙或牙根的关系,囊肿与上颌窦的关系。X线上可见囊肿为一清晰的圆形或椭圆形低密度影,边缘整齐,周围常呈现明显的白色骨质反应线,但囊肿伴发感染时或角化囊肿的边缘往往不整齐。

(2) CT 和三维影像重建与传统的 X 片相比,更确切和直观地显示了瘤体的大小与范围,有利于术前评估,能准确地决定根治性手术的切除范围,既保证手术效果,又最大限度地保留正常骨质,利于功能和外形恢复。

3. 活检 当颌骨囊肿因拔牙、咬殆损伤等原因破裂时,可从拔牙创或破裂处切取或刮取囊壁组织行活检,以明确囊肿的性质。

【诊断对策】

(一) 诊断原则

根据上述的病史和临床表现及影像学检查,可做出初步诊断,确诊依靠病理诊断。

(二) 诊断依据

(1)增大缓慢的颌骨无痛性膨胀、面部畸形,有乒乓感;(2)穿刺抽出草黄色液体,牙源性角化囊肿则为白色角化或油脂样物;(3)牙源性者有病源牙或牙缺失;(4) X 光表现为颌骨内的囊性透光影,此透光影边界光滑平缓,有一致密白色硬化边;(5)病理组织学检查确诊。

(三) 鉴别诊断要点

1. 各种牙源性颌骨囊肿的鉴别

(1)根尖周囊肿 多发于前牙区,有死髓牙、残根等病灶;X 线示根尖区单房阴影,根尖在囊肿内。

(2)含牙囊肿 好发于下颌第三磨牙区及上颌尖牙区;口内可有牙缺失;X 线示含牙单房或多房阴影,牙冠朝向囊腔,囊壁连在牙冠与牙根交界处;穿刺可抽了黄色或淡黄色液体。

(3)始基囊肿 好发于下颌第三磨牙区、下颌支及前磨牙区;X 线示单房或多房阴影,不含牙。

(4)角化囊肿 好发于下颌第三磨牙区、下颌支,亦可发生于上颌尖牙区;口内缺牙或牙数正常;囊肿常向舌侧生长,病损常沿颌骨长轴方向发展;X 线示单房或多房阴影,囊肿内可含牙或不含牙,穿刺可抽出白色或黄白色皮脂样物。

2. 成釉细胞瘤 详见成釉细胞瘤一章。

3. 牙源性腺样瘤 好发于上颌尖牙区,多见于青少年,女性多于男性;X 线表现为单房囊性阴影,常有钙化小点,牙根可压迫吸收而呈斜面状。

4. 牙源性钙化上皮瘤 临床上极少见,好发于下颌骨前磨牙区和磨牙区,中年多见,男女性别无差异;X线表现为清楚的单房或蜂窝状透光阴影,其中有大小不等的钙化点。

5. **牙源性钙化囊肿** 为少见的牙源性肿瘤,上下颌骨均可发生,以下颌骨多见,好发于前磨牙区和磨牙区。X线表现为两种类型,一为囊肿型,特点是单囊低密度阴影,周围有清楚的边缘,其中有点状或块状的钙化灶;另一种为实性肿块,特点是密度高的团块钙化灶,边界不清,为低度恶性肿瘤。

6. **牙龈囊肿** 牙龈囊肿是来源于牙板上皮剩余或牙龈上皮钉的囊性变,也可为外伤植入上皮。分为婴儿牙龈囊肿和成人牙龈囊肿两个类型。成人牙龈囊肿一般较小,好发于下颌尖牙、前磨牙区、游离牙龈或附着龈。骨质一般无变化。

7. **根侧囊肿** 又称牙周囊肿,来自牙周膜上皮剩余。多见于成人,下颌尖牙及前磨牙区好发,生长缓慢,局部可见牙龈隆起;X线示牙根向侧方移位;牙髓活力无异常。

【治疗对策】

(一)治疗原则

以外科手术治疗为主。囊肿波及的牙应尽量争取保留,只有在不拔除患牙难以达到根治囊肿的目的时,方可根据具体情况拔除患牙。较大的囊肿切除后,需消灭死腔,可根据情况采用人工骨材料或是自体髂骨移植。

(二)术前准备

详细了解全身各系统的状况,纠正、控制其他内外科疾病。

术前常规清洁口腔,术区包受区和供区备皮,保护供区血管。

伴发感染时,应术前控制感染;如无感染者,术前30分钟给予抗生素预防感染。

术前应充分备有不同方位的X线片,如牙片、咬𬌗片、全景片,CT了解囊肿与周围组织的关系,制订详细的手术方案。

对牙根在囊肿内及周围的牙齿,术前应做牙髓活力测试。对能保留的死髓牙可在术前或术后行根管治疗。

较大的颌骨囊肿手术后有发生继发颌骨骨折的可能,术后应做好斜面导板或口内颌间结扎的准备。

对于多次手术后复发的下颌骨囊肿(特别是角化囊肿),或骨质破坏过多考虑行下颌骨切除者,术前要征得病人及家属同意。如需行血管化或非血管化骨移植修复重建颌骨,还应做相应的准备。

术前应准备好术中快速病理检查。

(三)治疗方案

手术方式选择

1. 颌骨囊肿宜从口内做切口摘除,当颌骨囊肿较大时,需行颌骨方块或部分切除时,需从口外切口。

2. 对于根尖周囊肿、始基囊肿及含牙囊肿单纯行颌骨囊肿完整摘除即可,术后很少复发;而角化囊肿术后易复发,有恶变倾向,手术应彻底。巨大的角化囊肿应行颌骨部分切除,采用血管化或非血管化骨移植修复术后缺损。

3. 牙根在囊肿内的牙齿,有可能保留者,尽量保留。应在术前先行根管治疗,然后在术中行根尖切除。也可在术中行根管倒充填和根尖切除。

4. 上颌后牙区的颌骨囊肿如与上颌窦相通,如缺口不大,且未伴发上颌窦感染时,可不必行上颌窦根治术,否则应同时进行上颌窦根治术。

5. 囊肿范围过大,骨质缺损较多,颌骨囊肿摘除后,应防止手术后有发生继发性颌骨骨折的可能,可用髂骨松质骨植骨,也可采用人工骨材料充填囊腔。术后需做颌间结扎暂时固定。

6. 成形性囊肿切开加囊肿摘除术　成形性囊肿切开术亦称袋形缝合术,即从口内打开囊肿,切除部分囊壁及口腔黏膜,将黏膜与囊壁相互缝合,使囊腔与口腔相通,以利引流。

【术后观察及处理】

(一)一般处理

1. 常规的麻醉苏醒期护理,有气管切开者,常规的气管切开护理。

2. 巨大囊肿切除后,局部放置负压引流并密切观察引流物颜色与引流量,根据引流量的变化决定拔引流管的时机,通常为术后1~3天。术后创面应予加压包扎,以防止出血和减小死腔。

3. 合理应用抗生素预防感染,未行血管吻合者合理应用止血药,防止术后出血。行血管吻合者禁用止血药,需抗凝、改善微循环治疗7~10天。

4. 密切观察患者术后血象、生化指标的变化,注意维持水电解质的平衡。

5. 行血管吻合游离骨移植术者,术后严密观察受区皮瓣的颜色、血供情况,防止皮瓣缺血坏死。

(二)并发症的观察及处理

1. 创面感染　感染常与局部引流不畅而致局部积血、积液、口内黏膜缝合不严、口内存在病灶牙、抗生素使用不当等因素有关。应注意合理应用抗生素及保持局部引流通畅。对于难治性感染,应及时做分泌物的细菌培养和药敏试验,选用合适的抗生素。

2. 面神经下颌缘支损伤 若仅是神经损伤而未切断面神经,可予神经营养药物,3~6个月后可自行恢复。若神经已断离,则需行神经吻合术。

3. 下颌骨病理性骨折 主要发生于下颌骨方块切除后。由于下颌骨下缘过薄,在承受咬𬌗力时而出现。选择合适的适应证,术中截骨使用牙钻或摆动锯、术后颌间结扎可以防止其发生。一旦出现,可行坚强内固定接骨术。

4. 游离移植骨坏死 多由于感染引起。术前治疗病灶牙、控制感染;术中采用分层缝合,严密关闭口内创面;术后保持引流通畅,合理使用抗生素可有效防止其发生。术后初期应用抗凝药物,保证带蒂骨瓣的血供。如出现骨坏死,应及时取出坏死骨组织,必要时行二期手术整复。

【出院后随访】

1. 出院时带药 常规抗生素,如有神经受损症状应加用神经营养药物。
2. 检查项目与周期 定期门诊随访,每3~6个月随访一次。
3. 应当注意的问题 注意保持口腔卫生,术后应继续以软食为主,避免术区受力过大导致颌骨骨折;注意密切观察病变部位,如肿瘤复发,应及时再次手术切除。

【预后评估】

对于根尖周囊肿、始基囊肿、含牙囊肿,手术完整摘除后,很少复发;角化囊肿术后易复发,复发后还有恶变的可能,因此手术应尽量彻底。

第二节 非牙源性颌骨囊肿

【概述】

非牙源性颌骨囊肿是由胚胎发育过程中残留的上皮发展而来,故亦称为非牙源性外胚叶上皮囊肿。根据不同部位可出现相应的局部症状。

球上颌囊肿：发生于上颌侧切牙与尖牙之间，牙常被排挤而移位。X线示囊肿阴影在牙根之间，而不在根尖部位。牙无龋坏、变色，牙髓均有活力。

鼻腭囊肿：位于切牙管内或附近。X线片可见切牙管扩大的囊肿阴影。

正中囊肿：位于切牙孔之后，腭中缝的任何部位。X线片可见缝间有圆形阴影。亦可发生于下颌骨正中线。

鼻唇囊肿：位于上唇底和鼻前庭内。可能来自鼻泪管上皮残余。囊肿在骨质的表面。X线示骨质无破坏现象。在口腔前庭外侧可扪出囊肿的存在。

【诊断步骤】

参考牙源性颌骨囊肿。

【诊断对策】

参考牙源性颌骨囊肿。

【治疗对策】

（一）治疗原则

以外科手术治疗为主。囊肿波及的牙应尽量争取保留，只有在不拔除患牙难以达到根治囊肿的目的时，方可根据具体情况拔除患牙。较大的囊肿切除后，需消灭死腔，可根据情况采用人工骨材料或是自体髂骨移植。

（二）术前准备

参见牙源性颌骨囊肿。

（三）治疗方案

上述非牙源性颌骨囊肿宜从口内做切口摘除，术后囊腔的处理同牙源性颌骨囊肿。

【术后观察及处理】

参见牙源性颌骨囊肿。

【出院后随访】

参见牙源性颌骨囊肿。

【预后评估】

上述囊肿经手术完整摘除后，很少复发。

血外渗性囊肿 血外渗性囊肿主要为损伤后引起骨髓内出血、机化、渗出后而形成,与牙组织本身无关。

1. 临床表现 多发生于青壮年。患者可有外伤史,也可由于患者不曾注意的咬殆损伤引起。牙数目正常,无牙移位现象。X线上边缘不清楚。血友病患者出现颌面骨的外渗性囊肿,称为血友病假瘤。

2. 治疗 为避免囊肿波及牙根,宜手术完整摘除。

第三节 软组织囊肿

口腔颌面部常见的软组织囊肿有唾液腺囊肿(黏液腺囊肿、舌下腺囊肿、腮腺囊肿等)、皮脂腺囊肿、皮样表皮样囊肿、甲状舌管囊肿、鳃裂囊肿等,其中以黏液腺囊肿、舌下腺囊肿较为多见。

一、皮脂腺囊肿

【概述】

皮脂腺囊肿是由于皮脂腺导管阻塞,分泌物潴留积聚所形成的囊肿。是体表最常见的上皮性囊肿。

【诊断步骤】

(一)病史采集要点

皮脂腺囊肿可以发生在任何年龄,但以皮脂腺分泌旺盛的青年时期较为多见。可见于身体任何部位,以头面部多见。多为单发也可多发。囊肿位于皮肤浅层,呈圆形部分膨出皮面。囊肿表面的皮肤因受不断增大的肿物的逐渐压迫而日显薄弱、平滑光亮,因皮肤与囊肿间有腺体的导管相连而不能推动;中央部偶见有如脐状凹入小窝,即为导管开口所在。导管口有少许黑色痂皮堵塞的小囊肿称为"黑头粉刺"。肿物光滑、质软或稍有张力,无波动感。虽与表层皮肤粘连,但基底活动。囊肿体积大小不等,常继发感染形成脓肿以至破溃,可见有皮脂随脓液排出。

(二)体格检查要点

1. 一般情况 无特殊。但对于全身多发性皮脂腺囊肿者应排除内分泌疾病。

2. 局部检查　囊肿位于皮肤浅层,呈圆形部分膨出皮面。囊肿表面的皮肤薄弱、平滑光亮,与皮肤紧密相连;中央部偶见有如脐状凹入小窝,即为导管开口所在。有的导管口可见少许黑色痂皮。肿物表面光滑、质软或稍有张力,无波动感。虽与表层皮肤粘连,但基底活动。囊肿体积大小不等,如继发感染形成脓肿以至破溃,可见有皮脂随脓液排出。

3. 辅助检查

(1)实验室检查　如手术范围较大者,需在术前行血常规和术前常规生化、肝肾功能检查。全身多发性皮脂腺囊肿者应行相关的内分泌系统的检查。

(2)影像学检查　必要时可行B超检查了解囊肿性质。

【诊断对策】

(一)诊断要点

根据病史及典型的临床表现,诊断较明确。一般不需要手术活检,可完整摘除后送病理检查。

(二)鉴别诊断

皮样囊肿:参见皮样或表皮样囊肿。

【治疗对策】

(一)治疗原则

以完整摘除为原则。位于颜面部者如近期有感染,应在炎症完全消退后进行。因囊壁多甚薄弱,在剥离过程中易破裂,内容物溢出,囊肿瘪陷,难将囊壁完整剥除,囊壁残留易致复发,应尽量避免。

(二)术前准备

1. 需排除常规的手术禁忌证,如严重的心脑血管疾病等。
2. 术区清清洗、备皮。
3. 局部合并感染者应控制感染后行手术。

(三)治疗方案

手术切口应按面部皮纹方向做梭形切口,切除与囊肿粘连的皮肤,在囊壁外采用锐性分离的方法切除囊肿,如术中囊壁破裂,应将残留囊壁彻底切除并冲洗后缝合。

【术后观察及处理】

(一)一般处理

伤口保持清洁,颜面部张力小的部位5～7天拆线,张力大的部位7～10天拆线。

(二)并发症的观察及处理

术后注意观察伤口情况,如出现感染迹象应加强抗感染治疗。

【出院后随访】

注意观察局部有无复发。

【预后评估】

皮脂腺囊肿完整切除后一般不会复发。极个别的有恶变的可能,需扩大手术范围。

二、皮样或表皮样囊肿

【概述】

皮样囊肿或表皮样囊肿为胚胎发育时期遗留于组织中的上皮发展形成的囊肿,皮样囊肿囊壁较厚,有皮肤及皮肤附件(如汗腺、毛囊等)组成,囊腔内有脱落的上皮细胞、皮脂腺、汗腺和毛发等结构。表皮样囊肿也可由于损伤、手术使上皮细胞植入而形成,囊壁中无皮肤附件。

【诊断步骤】

(一)病史采集要点

好发于口底、颏下、眼睑、额、鼻、眶外侧、耳下等部位,多见于儿童及青年。生长缓慢,一般无自觉症状。发生于口底肌群上方的囊肿多向口内生长,当囊肿增大时,将舌体抬高,会导致言语不清,甚至有吞咽和呼吸困难。

(二)体格检查要点

1. 一般情况　无特殊。

2. 局部检查　多为单发,呈球形、深在、界限清楚、触有面团感,与皮肤无粘连。口底囊肿较大时,出现言语不清和吞咽和呼吸困难。

3. 辅助检查

(1)实验室检查　如手术范围较大者,需在术前行血常规和术前常规生化、肝肾功能检查。

(2)影像学检查　可行B超检查了解囊肿性质。

对于较深在的囊肿,或合并感染后与周围组织粘连难以确定肿物性质时,应行CT或MRI检查。

(3)穿刺检查　穿刺可抽出乳白色豆渣样分泌物,镜下可见脱落的上皮细胞、毛囊、皮脂腺等。

【诊断对策】

(一)诊断要点

根据病史及典型的临床表现,诊断较明确。必要时行影像学检查。

(二)鉴别诊断

应与皮脂腺囊肿鉴别。

【治疗对策】

(一)治疗原则

以完整摘除为原则。位于颜面部者如近期有感染,应在炎症完全消退后进行。因囊壁多甚薄弱,在剥离过程中易破裂,内容物溢出,囊肿瘪陷,难将囊壁完整剥除,囊壁残留易致复发,应尽量避免。

(二)术前准备

1. 需排除常规的手术禁忌证,如严重的心脑血管疾病等。

2. 术区清清洗、备皮。

3. 局部合并感染者应控制感染后行手术。

(三)治疗方案

位于颜面部的皮样或表皮样囊肿,手术切口应按面部皮纹方向做梭形切口,在囊壁外采用锐性分离的方法切除囊肿,如术中囊壁破裂,应将残留囊壁彻底切除并冲洗后缝合。

口底囊肿如位于下颌舌骨肌、舌骨舌肌上并向口内隆起,经口内黏膜切口,摘除囊肿。如位于口底肌群下方,向下颌下部突出的囊肿,则施行下颌下部弧形切口摘除囊肿,分层缝合,并放置胶片引流。

口底巨大皮样或表皮样囊肿,宜采用口内外联合切口,必要时切断部分肌肉,完整切除后分层缝合,避免形成口底瘘。

【术后观察及处理】

一般处理:伤口保持清洁,颜面部张力小的部位5~7天拆线,张力大的部位7~10天拆线。观察引流情况,引流片放置24~48小时后拔除。

并发症的观察及处理:术后注意观察伤口情况,如出现感染迹象应加强抗感染治疗。

【出院后随访】

注意观察局部有无复发。

【预后评估】

皮样或表皮样囊肿完整切除后一般不会复发。

三、甲状舌管囊肿

【概述】

甲状舌管囊肿由胚胎甲状腺形成过程中的甲状舌管退化不全,遗留在深部组织内并产生分泌物积聚于组织内而成。

【诊断步骤】

(一)病史采集要点

甲状舌管囊肿为出现在颈部正中的隆起性软性肿块,前者较小(约蚕豆大小),发生在舌骨水平的颈中线,能随吞咽上下活动;后者常较大(约鸡蛋大小)多见于颈侧部的动脉三角区,常有波动感。甲状舌管囊肿多见于儿童,易感染而有疼痛感,也有以瘘管形式表现者,即位于舌骨水平皮肤上见一小口,常流出少量清亮液体。

(二)体格检查要点

1. 一般情况 观察全身情况一般无异常,少数长期感染的儿童,注意检查病人的生长发育及营养情况。

2. 局部检查 甲状舌管囊肿可发生于在颈正中线自舌盲孔至胸骨切迹间任何部位,偶有偏一侧,单个,生长缓慢,呈圆形,质软,界限清楚,与皮肤无粘连。位于舌骨以下的囊肿与舌骨体相连,可随吞咽或伸舌动作而移动。甲状舌管瘘常有反复感染及手术切开史,并形成一个难以愈合的瘘管,原发性甲状舌瘘可扪及一坚韧条与舌骨体相连。

(三)辅助检查

1. 实验室检查　如手术范围较大者,需在术前行血常规和术前常规生化、肝肾功能检查。

2. 影像学检查　可行B超检查了解囊肿性质。

经瘘管行碘油造影,对明确瘘道的行径及分支情况有重要参考价值。

对于较深在的囊肿,或合并感染后与周围组织粘连难以确定肿物性质时,应行CT或MRI检查。

【诊断对策】

(一)诊断要点

根据病史及典型的临床表现,诊断较明确。

(二)鉴别诊断

1. 异位甲状腺　常位于舌根部或舌盲孔的咽部,呈瘤样突起,表面呈蓝紫色,质软,病人常表现典型的"含橄榄"语音,行^{131}I扫描可见异位甲状腺部位有核素浓集。

2. 下颌下淋巴结炎　淋巴结炎有时大时小改变,抗生素治疗有效,口内有慢性炎症病灶。

3. 口底部脉管瘤和脉管畸形　脉管瘤和脉管畸形质地都较软,界限没有甲状舌管囊肿清晰,详见脉管瘤和脉管畸形一章。

【治疗对策】

(一)治疗原则

甲状舌管囊肿及甲状舌管瘘应择期行手术彻底切除。

(二)术前准备

1. 需排除常规的手术禁忌证,如严重的心脑血管疾病等。
2. 术区清清洗、备皮。
3. 局部合并感染者应控制感染后行手术。

(三)治疗方案

手术完整切除瘘管。手术切口应设计在囊肿表面皮肤,顺皮纹方向,如为瘘管则应作横梭形切口,切除瘘管,如肿物位置低,必要时在舌骨平面附加切口。如有瘘管术前可向瘘道内注入亚甲蓝，使瘘管染色后便于术中追踪。多数囊肿与舌骨体相连，故术中应将舌骨体中份一并切除。

【术后观察及处理】

（一）一般处理

伤口保持清洁，颜面部张力小的部位5～7天拆线，张力大的部位7～10天拆线。观察引流情况，引流片放置24～48小时后拔除。

（二）并发症的观察及处理

术后注意观察伤口情况，如出现感染迹象应加强抗感染治疗。如术后出现复发或再次形成瘘管，多由手术切除不彻底有关，需控制感染后择期再次手术切除。

【出院后随访】

注意观察局部有无复发。

【预后评估】

甲状舌管囊肿完整切除后一般不会复发。如长期不治疗或反复发作可发生恶变，需扩大手术范围。

四、鳃裂囊肿

【概述】

鳃裂囊肿系胚胎鳃裂和鳃囊之间的残余组织形成，好发于颈部耳与锁骨之间，上组位于下颌角以上，来自Ⅰ鳃裂；中组位于下颌角至甲状软骨之间，多来自Ⅱ鳃裂，下组位于甲状软骨至锁骨，来自Ⅲ、Ⅳ鳃裂。临床上最多见系来自Ⅱ鳃裂，外口位于胸锁乳突肌前缘上行，在颈内和颈外动脉之间转向咽侧，开口于扁桃体窝或咽隐窝。若咽侧开口封闭，则形成颈侧瘘孔。若双侧开口封闭，则残余部分形成囊肿，即鳃裂囊肿。咽侧囊性肿物，无痛，成年增长稍快。

【诊断步骤】

（一）病史采集要点

鳃裂囊肿可发生于任何年龄，但常见于青年人。患者多因发现面颈侧方的软组织肿物，根据鳃裂来源的不同，囊肿位于颈侧区的上、中、下不同部位，其中以颈中部来源于第二鳃裂多见。

鳃裂囊肿一般无自觉症状,肿物生长缓慢,如继发感染,可伴有疼痛,发生上呼吸道感染时,肿块有骤然增大的可能。

(二)体格检查要点

1. 一般情况 观察全身情况一般无异常,少数长期感染的患者,注意检查病人的生长发育及营养情况。

2. 局部检查 鳃裂囊肿位于颈侧方,质地柔软,表面光滑,触诊可有波动感,呈圆形或椭圆形,如反复感染后,肿块可变硬,与周围组织粘连而分界不清,囊肿破溃后经久不愈,形成瘘管,此种瘘为不完全瘘,即有外口无内口。先天未闭合者称为原发性鳃裂瘘,常为完全性瘘,即有外口也有内口。

发生于下颌角以上及腮腺区者来自Ⅰ鳃裂;临床上第一鳃裂瘘比第一鳃裂囊肿多见,瘘口暴露在外,可通向外耳道,内口可有可无,外口常有反复感染,表现为瘘口周围红肿上。瘘与囊肿可并存。

第二鳃裂囊肿最多见,位于颈上部,大多位于舌骨水平,胸锁乳突肌上 1/3 缘或深面,与颈血管鞘相邻,也可突向咽侧壁,肿块大小不一。第二鳃裂瘘的内口通向咽侧壁,外口在舌骨平面至胸锁关节平面任何一点。

第三、四鳃裂囊肿较罕见,囊肿多位于颈根部锁骨上区,如为鳃裂瘘,内口多位于梨状隐窝或食管入口,外口位于下颈部。

(三)辅助检查

1. 实验室检查 如手术范围较大者,需在术前行血常规和术前常规生化、肝肾功能检查。

2. 影像学检查 可行 B 超检查了解囊肿性质。

经瘘管行碘油造影,对明确瘘道的行径及分支情况有重要参考价值。

对于较深在的囊肿,或合并感染后与周围组织粘连难以确定肿物性质时,应行 CT 或 MRI 检查。

3. 穿刺检查 穿刺可抽出黄色或棕色、清亮的含或不含胆固醇的液体。

【诊断对策】

(一)诊断要点

根据病史及典型的临床表现,诊断较明确。

(二)鉴别诊断

1. 颈动脉体瘤 颈动脉瘤触诊时有明显的波动感,行 B 超或颈动脉造影可明确诊断。

2. 甲状舌管囊肿、甲状舌管瘘　详见上述。

【治疗对策】

(一)治疗原则

鳃裂囊肿、鳃裂瘘应择期行手术彻底切除。

(二)术前准备

1. 需排除常规的手术禁忌证,如严重的心脑血管疾病等。

2. 术区清洗、备皮。

3. 局部合并感染者应控制感染后行手术。

(三)治疗方案

手术完整切除瘘管。手术切口应设计在囊肿表面皮肤,顺皮纹方向,如为瘘管则应作横梭形切口,切除瘘管,如肿物位置低,必要时在舌骨平面附加切口。如有瘘管术前可向瘘道内注入亚甲蓝,使瘘管染色后便于术中追踪。第一鳃裂瘘可切除部分外耳道软骨,术中应避免损伤面神经。

【术后观察及处理】

同甲状舌管囊肿。

【出院后随访】

注意观察局部有无复发。

【预后评估】

鳃裂囊肿、鳃裂瘘完整切除后预后较好。如手术不彻底,鳃裂瘘反复发作,甚至可以恶变。鳃裂癌需扩大手术范围。

(丁学强　陈　丹)

第11章 口腔颌面部肿瘤总论

【概述】

口腔颌面部肿瘤由于其特殊的解剖部位、结构和功能的复杂性,因此不论肿瘤的良恶性质,进行外科手术对患者的容貌具有重大影响,所以该部位肿瘤的诊断、治疗具有鲜明的特色。

口腔颌面部良性肿瘤好发于口腔黏膜、牙龈、颌骨,多为牙源性及上皮源性,如成釉细胞瘤、多形性腺瘤等;其次为间叶组织肿瘤如脉管瘤、纤维瘤等。囊肿及瘤样病变并非真性肿瘤,但常具有肿瘤的某些生物学行为和临床表现,故并入本章进行探讨。

口腔颌面部恶性肿瘤以癌最常见,接近90%,在癌瘤中又鳞状细胞癌为最多见,病理分类发病占前10位的肿瘤依次为:鳞状细胞癌、恶性淋巴瘤、黏液表皮样癌、腺样囊性癌、腺癌、低分化癌、多形性腺瘤恶变、白斑恶变、恶性黑色素瘤、基底细胞癌;好发部位以牙龈癌、舌癌、颊癌、腭癌及上颌窦癌常见。在我国,口腔癌约占全身恶性肿瘤的1%～6%,构成比在全身各部位排10名以后。口腔颌面鳞癌多发生于40～60岁之间,其患者数约占总病例数的一半,男性多于女性。近年恶性肿瘤发病人数及发病平均年龄有增加趋势,而男女性别构成比有降低趋势。口腔癌按其发生部位可分为龈癌(carcinoma of gingivae)、唇癌(carcinoma of lip)、颊癌(carcinoma of buccal mucosa)、舌癌(carcinoma of tongue)、口底癌(carcinoma of floor)、腭癌(carcinoma of palate)、上颌窦癌(carcinoma of the maxillary sinus)等。一般认为口腔前部的癌肿分化程度较高,口腔后部的癌肿分化程度较低。

口腔癌的病因至今尚未完全认识,但目前比较一致的看法是,多数口腔癌的发生与环境因素有关,慢性损伤、紫外线、X线及其他放射性物质都可成为致癌因素,例如舌及颊黏膜癌可发生于残根、锐利的牙尖、不良修复体等的长期、经常刺激的部位。另外,内在因素如神经精神因素、内分泌因素、机体的免疫状态以及遗传因素等都被发现与口腔癌的发生有关。口腔癌大部分发生于暴露部位,且常有癌前病变过程,这对口腔癌的早期发现、早期治疗是有利条件。所谓癌前病变是一种可能演变为癌的病理变化,如白斑、皲裂、色素斑、慢性溃疡等。并非所有这些病变都会发展为癌,还要取决于其他因素,最后演变为癌的仅为少数。为了预防口腔癌的发生,应积极治疗上述病变,并消除各种不良的慢性刺激因素,如戒烟、拔除残根及残冠和去除不良修复物等。对于可疑病变,应严密随访,必要时作活检或切除。

经过多年的探索和实践,目前已确立了以手术为主的、以多学科(multidiscipline)协作为基础的、以综合(combined)和序列(sequential)为特点的序列综合治疗(comprehensive therapy)原则。目前我国口腔癌各期的平均 5 年生存率在 60% 左右。

【口腔颌面部肿瘤的临床表现】

(一)良性肿瘤临床表现

良性肿瘤生长相对缓慢,多表现为球形结节状肿物,膨胀性生长,挤压邻近组织。一般具有完整包膜,与正常组织分界清楚。多无自觉症状,如肿瘤位于舌根、软腭等处,可出现吞咽、语音甚至呼吸障碍。还可因压迫神经或继发感染出现疼痛,同时还应警惕其发生恶性变后临床症状改变。良性肿瘤细胞分化良好,不发生淋巴转移和远处转移。但部分肿瘤,如涎腺多形性腺瘤、颌骨成釉细胞瘤等临界性肿瘤,具有局部浸润、侵蚀特性,极易术后复发,因此趋向于扩大切除的恶性肿瘤治疗模式。

(二)恶性肿瘤临床表现

口腔癌常表现为溃疡型、浸润型和乳头型 3 种。初起时常为局部溃疡、硬结或小结节。初期一般无明显的自发性疼痛,随着癌肿迅速生长并向周围及深层组织浸润,可出现疼痛。硬结扩大、肿物外突、表面溃疡、或边缘隆起呈菜花状,基底硬,中心可有坏死,有恶臭。常伴有感染,表面易出血。不同部位的癌肿因破坏邻近组织、器官而出现不同的症状和功能障碍。如舌癌有明显的疼痛和不同程度的舌运动受限、影响吞咽、说话等功能,恶性程度较高,发展快,早期即可有淋巴结转移。龈癌常波及牙槽骨,易使牙齿松动或脱落,继续扩展可侵犯颌骨,在上颌骨可侵入上颌窦,在下颌骨可累及下牙槽神经,引起疼痛或麻木。

口腔癌的转移,主要是循淋巴引流至区域淋巴结,最常见的是颌下淋巴结和颈深淋巴结。少数可循血行转移。晚期可有远处转移,常见的是肺,并可出现恶病质。

【诊断对策】

(一)病史采集要点

询问患者长时间不愈的溃疡、新生物的发现时间、生长速度、消长变化情况,是否存在局部白、红斑、扁平苔藓等黏膜病史或残冠、不良修复体等慢性刺激因素。

肿物生长情况,是否疼痛,是否导致语音改变、进食及吞咽困难等功能障碍。有无近期全身情况改变,比如体重下降等。

是否发现同侧或对侧颈部肿物,肿物有无疼痛。

是否对其进行治疗,治疗的详细经过以及病变的反应。

是否有吸烟、酗酒、咀嚼槟榔史,家族成员的肿瘤史,特别是否有类似患者。

(二)体格检查要点

1. 一般情况

检查记录患者的体位、精神状况、营养程度,以及体温、心率、血压等。需要强调的是,由于肿瘤患者往往需要进行化疗,因此首诊时就应该记录患者的身高、体重,计算其体表面积,以利化疗时精确给药剂量。

2. 口腔颌面部检查

(1)口腔检查

1)口腔前庭、固有口腔及口咽检查 依次检查唇、颊、牙龈黏膜、唇颊沟、唇颊系带以及舌体、舌根、口底情况,包括黏膜的颜色、质地、(语音、吞咽等)功能状况等。要特别留意口腔癌高发的"危险区域":即口底舌腹、软腭复合体以及磨牙后区。对唇、颊、舌、口底、颌下区的病变,可行双手口内外合诊进行检查,以便准确地了解病变的范围和性质。双合诊应按"由后往前"的顺序进行。准确记录病变的性状、大小,计算肿物体积。特别是首诊时获得的资料对于日后判断治疗效果,如肿瘤质地和体积变化,具有重要意义。

2)牙及咬𬌗检查 包括牙列完整性,有无龋齿、残冠残根、不良修复体及其与邻近黏膜病变是否存在"契合"关系,是否因为颌骨病变导致牙齿松动。检查张口度时以上下中切牙的切缘间之距离为标准,正常人的张口度大小约相当于自身的示、中、无名三指合拢时三指末节的宽度。临床上张口受限常分为三度:①轻度张口受限:可置入二横指,约2~2.5 cm左右。②中度张口受限:仅可置入一横指,约1~2 cm。

3)重度张口受限 不到一横指,约在 1 cm 以内。完全性张口受限:完全不能张口,也称牙关紧闭。

(2)颌面部检查

1)颌面部一般情况　包括表情与意识神态、皮肤外形与色泽。应特别留意有无皱纹消失、眼睑不能闭合、口角歪斜等面瘫症状。

2)面部器官检查　眼、耳、鼻等与颌面部疾病关系密切,应同时检查。记录眼球运动、瞳孔对光反射、嗅觉听力改变,是否存在异常分泌物等。

3)颞下颌关节检查　包括外形与关节动度、咀嚼肌、下颌运动以及咬𬌗关系检查,是否存在关节活动障碍、弹响。

(3)颈部检查

1)一般检查　观察颈部外形、色泽、轮廓、活动度是否异常,有无肿胀、畸形、斜颈、溃疡及瘘管。

2)淋巴结检查　由于口腔颌面部恶性肿瘤的颈部淋巴结转移特点,对口腔颌面部肿瘤的诊断和治疗具有重要意义,这一步检查应该得到特别强调。检查时,患者取坐位,头微前倾,保持颈部肌肉松弛,医师站于患者右前方进行轻柔而全面的触诊,避免遗漏。依次检查双侧枕后、耳前、腮腺区、颌下、颏下、颈深上中下、颈后、锁骨上以及腋下淋巴结,记录发现的异常淋巴结性状(质地、有无粘连、疼痛)、数目。颈部淋巴结转移的诊断主要依靠临床查体,并结合病史。由于检查者临床经验的差异和颈深淋巴结群相对深在的位置,使得该方法在颈部 cN0 的判断上误差较大,准确性及精确性都较差。一般而言,参照原发灶部位的区域淋巴结引流特点,结合临床触诊淋巴结直径大于 1.5 cm、质地偏硬、固定或与周围组织粘连者视为阳性,尤其对于呈持续长大、经抗感染治疗体积无明显缩小者,更应视作淋巴结转移。

(三)全身检查

应对肿瘤患者进行详细的全身体检,特别是心血管、肺、肝、肾等重要器官的功能状况,评估全身状况,有无其他原发性疾病,对手术、化放疗的耐受程度,排除手术等治疗禁忌证以及有无远处转移。如考虑术中需要进行肿瘤切除后整复,还应重点检查组织瓣供区的外形、功能状况。

(四)辅助检查

1. 实验室检查　由于口腔颌面部鳞状细胞癌缺乏特异性的肿瘤标志物,因此患者的实验室检测尚无具有诊断性意义的项目标准。但恶性肿瘤患者常有血沉加快、黏蛋白增高;骨肉瘤患者血清碱性磷酸酶增高等依然可以协助对肿瘤的诊断。同时完备的实验室检查,也是患者全身状况评估的重要组成部分。

2. 常规 X 线检查　通过 X 线摄片可以了解骨组织肿瘤的侵犯范围,大致区分肿瘤是良性还是恶性,是原发灶还是继发灶。有些肿瘤在 X 线片上有其特征,可协助诊断,如成釉细胞瘤多表现为大小不等的多发性病损。恶性肿瘤应常规摄片检查肺部有无转移灶。造影检查可协助诊断涎腺肿瘤。

3. 数字减影血管造影(digital subtraction angiography,DSA) 因血管与骨骼及软组织影重叠,血管显影不清。过去采用光学减影技术可消除骨骼和软组织影,使血管显影清晰。DSA 则是利用计算机处理数字化的影像信息,以消除骨骼和软组织影的减影技术,是新一代血管造影的成像技术。DSA 是数字 X 线成像(digital radiography,DR)的一个组成部分。DR 是先使人体某部在影像增强器(IITV)影屏上成像,用高分辨力摄像管对 IITV 上的图像行序列扫描,把所有得连续视频信号转为间断各自独立的信息,有如把 IITV 上的图像分成一定数量的水方块,即像素。复经模拟/数字转换器转成数字,并按序排成字矩阵。这样,图像就被像素化和数字化了数字减影血管造影的方法有几种,目前常用的是时间减影法(temporal subtraction method):经导管内快速注入有机碘水造影剂。在造影剂到达欲查血管之前,血管内造影剂浓度处于高峰和造影剂被廓清这段时间内,使检查部位连续成像,比如每秒成像一帧,共得图像 10 帧。在这系列图像中,取一帧血管内不含造影剂的图像和含造影剂最多的图像,用这同一部位的两帧图像的数字矩阵,经计算机行数字减影处理,使两个数字矩阵中代表骨骼及软组织的数字被抵销,而代表血管的数字不被抵销。这样,这个经计算机减影处理的数字矩阵经数字/模拟转换器转换为图像,则没有骨骼和软组织影像,只有血管影像,达到减影的目的。主要应用于颌面部脉管畸形的诊断。

4. B 超 超声成像经济、方便,不必受放射线辐射,对口腔颌面部囊性肿瘤和软组织肿瘤的诊断有一定帮助,如原发于腮腺、颈部的肿瘤能准确地提示肿块大小,由其声像图的周界清晰度和肿瘤内光点分布的均匀与否,有助于判断肿块属于良性还是恶性。

纵轴扫查有助于观察淋巴结与血管的关系,检出血管壁有无受侵,也有助于观察淋巴结内部结构及导引穿刺活检。超声成像评价转移淋巴结的大小、形态、数目等的诊断指标与 CT 扫描相仿。声像图示转移淋巴结多呈圆形、低回声,有时回声不均。有学者认为观察淋巴门的位置有助于鉴别淋巴结的良、恶性。淋巴门较宽、位于中央者多为良性,而淋巴门偏位或消失者多见于恶性,淋巴结皮质偏心性增厚者仅见于恶性。超声成像时做纵切面扫查,对观察颈动脉壁是否受侵有重要意义,当 CT 扫描见转移淋巴结与颈动脉紧贴时,行超声成像有重要临床意义。当高回声的颈动脉壁中断时,提示颈动脉受侵的可能。但超声成像不易获得治疗前后相应的图像,不利于对比;难以检查深部的气管食管沟、咽后组淋巴结。对一些临界大小难以诊断的淋巴结,超声引导细针穿刺活检有助于提高颈部淋巴结转移的诊断准确性。超声引导穿刺的精确性受超声仪分辨力和局部容积效应的限制。由于这种误差较小,仅为1至数毫米,当穿刺目标较大时,影响不明显。然而当目标较小或要求作精确穿刺时,其影响不可忽视,否则可能导致失败,故应由经专门训练的人员进行,否则会影响其准确性。

5. 计算机X射线断层扫描(computer tomography,CT) CT检查分平扫(plain CT scan)、造影增强扫描(contrast enhancement,CE)。平扫是指不用造影增强或造影的普通扫描。造影增强扫描是经静脉注入水溶性有机碘剂,如60%~76%泛影葡胺60 ml后再行扫描。血内碘浓度增高后,器官与病变内碘的浓度可产生差别,形成密度差,可能使病变显影更为清楚。

CT对高位或深在部位的淋巴结、手术后瘢痕或放疗后纤维化导致的触诊困难的淋巴结以及对侧小的转移淋巴结的检查有较重要意义。CT增强扫描的颈部转移淋巴结的影像诊断指征包括大小、边界、密度、内部结构、形态、数目及有无包膜外侵犯。①大小:对颈淋巴结转移的诊断标准尚有一定争议,目前比较公认的标准是:对于口腔颌面部鳞癌,以≥8 mm作为II-IV淋巴结的CT诊断阈;腺癌的淋巴结转移相对较小,可以最小径≥5 mm作为诊断阈。以淋巴结大小作为诊断指征均有假阳性及假阴性的可能;②密度和内部结构:淋巴结的密度和内部结构较之淋巴结的大小更具诊断意义。正常淋巴结密度均匀、强化程度近似或相当于肌肉。肿瘤转移淋巴结可表现为:均匀或不均匀的强化,密度明显高于肌肉;淋巴结边缘强化、中央低密度或淋巴结内钙化等。皮质不均匀强化,髓质内出现不规则低密度区(囊性变)是可靠的诊断转移瘤的指征。转移淋巴结钙化在头颈部的原发灶中多见于甲状腺乳头状癌、骨肉瘤等和淋巴瘤放疗后;③形态和数目:正常或反应性增生的淋巴结一般呈肾形、长径与短径之比近似于2。转移淋巴结多呈球形,长、短径相近。头颈部恶性肿瘤患者在淋巴引流区发现3个(或以上)成群的淋巴结,即使每个淋巴结的最小径较小,在5~8 mm之间,也应警惕有转移淋巴结之可能;④淋巴结的包膜外侵犯:影像检查应着重观察转移淋巴结有无外侵为制定治疗计划提供参考。在增强CT扫描中包膜外侵犯表现为淋巴结边缘不完整,模糊,有不规则强化,周围脂肪间隙消失,外侵明显的肿瘤尚可侵犯周围重要结构如胸锁乳突肌、颈内动静脉等,转移淋巴结越大,其侵犯至包膜外的可能性越大。对于颈总(内)动脉,如果肿瘤包绕颈动脉3/4周以上,则高度提示颈动脉受侵,术前需做充分的动脉切除的准备。

6. 磁共振成像(magnetic resonance imaging,MRI) MRI 能充分显示软组织病变的全貌并能立体定位,显示的解剖结构非常逼真,在良好清晰的解剖背景上,再显出病变影像,使得病变同解剖结构的关系更明确。在恶性肿瘤的早期显示,对血管的侵犯以及肿瘤的分期方面优于 CT。值得注意的是,MRI 的影像虽然也以不同灰度显示,但反映的是 MR 信号强度的不同或弛豫时间 T_1 与 T_2 的长短,而不像 CT 图像,灰度反映的是组织密度。MRI 的图像如主要反映组织间 T_1 特征参数时,为 T_1 加权像(T_1 weighted image,T_1 WI),它反映的是组织间 T_1 的差别。如主要反映组织间 T_2 特征参数时,则为 T_2 加权像(T_2 weighted image,T_2 WI)。分别获得 T_1 WI 与 T_2 WI 有助于显示正常组织与病变组织。病变在不同 T_2 WI 中信号强度的变化,可以帮助判断病变的性质。

MRI 另一新技术是磁共振血管造影(magnetic resonance angiography,MRA)。血管中流动的血液出现流空现象。它的 MR 信号强度取决于流速,流动快的血液常呈低信号。因此,在流动的血液及相邻组织之间有显著的对比,从而提供了 MRA 的可能性。目前已应用于大、中血管病变的诊断,并在不断改善。MRA 不需穿刺血管和注入造影剂,有很好的应用前景。MRA 还可用于测量血流速度和观察其特征。

MRI 也可行造影增强,即从静脉注入能使质子弛豫时间缩短的顺磁性物质作为造影剂,以行 MRI 造影增强。常用的造影剂为钆-二乙三胺五醋酸(gadolinium-DTPA,Gd-DTRA)。这种造影剂不能通过完整的血脑屏障,不被胃黏膜吸收,完全处于细胞外间隙内以及无特殊靶器官分布,有利于鉴别肿瘤和非肿瘤的病变。

颈部 MRI 需采用颈部表面线圈以提高信噪比,可以多断面、多序列成像。增强扫描 T_1 加权像加用脂肪抑制序列有助于显示病变与周围结构的关系,显示肿物内的血供情况。MRI 冠状位及矢状位成像可以覆盖全颈,但其空间分辨率不如 CT,显示的病变小,内部结构显示不清。MRI 评价颈部转移淋巴结诊断指标包括大小、形态、数目、内部信号及结构等,与 CT 相仿。T_1 加权像多呈中、低信号,T_2 加权像呈中、高信号,信号可均匀或不均匀。MRI 显示咽后组淋巴结较 CT 为优。

MRI 有助于鉴别肿瘤治疗后复发或纤维化,但在放疗后 6 个月,由于纤维母细胞成分较多,在 T_2 加权像也可呈高或中等信号,难以和肿瘤鉴别。静脉注射超顺磁氧化铁颗粒对比剂,在 24 小时后正常淋巴结摄入对比剂在 T2 加权像呈低信号,转移淋巴结不能摄入对比剂呈相对高信号,但价格昂贵,尚不能广泛使用。

带有心脏起搏器的人需远离 MRI 设备。体内有金属植入物,如种植体、金属义齿,不仅影响 MRI 的图像,还可对患者造成严重后果,也不能进行 MRI 检查,应当注意。

7. **核医学成像** 放射性核素检查常用 ^{131}I、^{32}磷、^{99m}锝等。由于肿瘤细胞与正常细胞代谢不同，核素的分布也不同。甲状腺癌及口腔内异位甲状腺可用 ^{125}I 分辨；诊断颌骨恶性肿瘤主要用 ^{99m}Tc。目前正电子发射体层摄影术（position emission tomography，PET）技术是近年来核医学成像方面的新进展。因其能对组织生理功能进行动态监测，能够灵敏而准确地定量分析肿瘤的异常代谢、蛋白质合成、DNA 复制、肿瘤增殖及受体分布状况，在鉴别良、恶性病变中有一定的临床意义。PET 常用 18FDG 作为示踪显像剂，但 FDG-PET 不能鉴别转移性与炎症性淋巴结，可改用 C-蛋氨酸或 C-酪氨酸作为示踪剂，其鉴别肿瘤或炎症性淋巴结的特异性更高。有报道 FDG-PET 检出颈部转移淋巴结的敏感度和特异性较 CT 和 MRI 为优，提示 PET 对判断口腔颌面部颈部转移瘤的存在与否有一定意义。但 PET 检查病变不能精确定位，目前其与 CT 结合的 PET-CT 有望兼具二者优势，可望获得突破。

（五）特殊检查

1. **病理活检** 作为肿瘤定性的诊断标准，应强调治疗前进行病理活检的重要性。只有明确肿瘤性质，才能进行后续针对性的治疗。其中恶性黑色素瘤因其恶性程度较高，禁做切取活检术。应一次完整切除，术中冰冻确诊；颌骨中央性血管瘤可能产生难以控制的出血，亦不能进行术前活检。活检原则：A. 除浸润型外一般均勿须用麻醉，必须麻醉时应采用阻滞麻醉而不应采用局部浸润麻醉；B. 除浸润型外一般均采用钳取法或切取法，由于位置较浅多不用缝合；C. 浸润型口腔癌必须采用切取活检，但切取后不宜严密缝合，任其留有组织渗液的间隙，以防组织内压升高导致肿瘤细胞进入血道或淋巴道。

2. **前哨淋巴结（sentinel lymph node，SLN）的确定和诊断** 前哨淋巴结的概念是基于实体肿瘤的淋巴引流是可预测的，且形成淋巴结转移是有序的；某些特定淋巴结（通常有 1~2 个）是接受原发灶区域淋巴引流的第一站淋巴结，在转移发生时首先被波及，此即 SLN；一般认为若前哨淋巴结未发生转移，其他的较远处淋巴结也不大可能被肿瘤波及；而发现一个前哨淋巴结是阳性的，那么其他淋巴结也可能发生了转移。已有的研究表明口腔癌可能存在前哨淋巴结，但不同解剖部位的前哨淋巴结可能有所不同，大多数的口腔癌前哨淋巴结位于 Ⅱ、Ⅲ 平面，口底、舌根的鳞癌有可能直接向 Ⅳ、Ⅴ 平面转移。目前用于 SLN 检测的技术有放射性核素示踪法和生物染料示踪法，并结合前哨淋巴结活检术，在临床的广泛应用尚有待于进一步深入的研究。

3. 牙髓活力试验 一般采用温度试验法。以冷、热刺激检查牙髓反应。冷试验时多用氯乙烷或冰,热试验时可用烤热的牙胶或沾以热水的棉球接触牙面,观察反应,可出现极敏感、敏感、迟钝和无反应等情况。电活力试验器也是一种常用的方法,通过对牙齿进行电刺激,检查牙髓反应。本检查主要应用于颌骨病变的相关牙齿,判断其髓活力对术前、术中或者术后进行相应处理具有重要意义。

4. 超声多普勒(D型超声诊断) 对欲行血管吻合的游离组织瓣修复肿瘤切除术后缺损患者,可行超声多普勒检查,探明供、受区的动、静脉分支走向、血流状况,确保手术成功。

【鉴别诊断】

确定肿瘤的鉴别诊断,十分强调病理细胞诊断的重要性,取得细胞或组织学证据仍然是当前确定肿瘤诊断的主要依据。与其他疾病鉴别的要点是肿瘤不断进展的基本特征。

绝大多数肿瘤是身体细胞恶变,一般不引起发热和炎性反应,早期相对来说症状不多。有时有非特异性症状和免疫抑制,其他大多是功能性改变或浸润压迫引起。重视癌前病变的存在、发展的程度和阶段,有的癌前病变可在一定阶段癌变,应特别注意不要满足于已有的病理结果。不能在短时内确诊的病人,有时观察一段时间是必要的,对于大部恶性肿瘤,"诊断性"治疗有害无益,因为现有肿瘤的治疗的主要手段都有双重性,可给病人带来一定的负担。在未确诊时一般不宜贸然开始治疗。有些肿瘤具有生物化学、免疫学方面的标志物为是确定诊断重要依据,但有可靠标志物的不多,随着分子生物学的发展,肿瘤标志物将会愈来愈多地应用于临床。

【治疗原则】

头颈部各类重要器官密集,手术时安全切缘有限,因此合理、有计划的综合治疗已在近40年来逐渐取代传统的单一治疗,而且在相当多的肿瘤中提高了治愈率。肿瘤的综合治疗是指根据病人的机体状况,肿瘤的病理类型、侵犯范围(病期)和发展趋向,有计划地、合理地应用现有的治疗手段,以期较大幅度地提高治愈率,提高肿瘤患者的生存率和生活质量。

(一)综合治疗原则

目的明确,治疗顺序要符合肿瘤细胞生物学规律。

肿瘤治疗失败的主要原因可有3方面:一是局部治疗不彻底,或在不成功的治疗后局部复发；二是远处播散；三是机体免疫功能降低给肿瘤复发播散创造了有利条件。为此，处理病人时我们应首先明确以下3点：

（1）病人的机体状况，特别是免疫和骨髓功能状态。免疫功能低下有利于肿瘤发展，而肿瘤发展又会进一步抑制机体的免疫功能。所以，肿瘤病人尤其是晚期患者免疫功能的缺损通常是明显的。所以，我们可以将治疗过程归纳为：①第一阶段尽可能除去肿瘤，降低肿瘤负担；②第二阶段使病人体力各方面得到恢复，特别是着重重建病人的免疫和骨髓功能；③以后视情况再进行强化治疗。治疗后同样还是需要不断提高病人的机体免疫状况。而在治疗肿瘤的同时，注意保护病人的机体特别是免疫和骨髓功能、肝肾功能也是十分重要的。

（2）局限与播散　在确定病人治疗时一般应根据病人的病期即侵犯范围决定治疗手段。比如有无颈部淋巴结转移或者有无全身转移的肿瘤患者的治疗方案应该是有所区别，哪一个是当前最紧迫、需要立刻处理的决定了治疗方案的轻重缓急。一个肿瘤全身转移的患者，如果医生目光仅仅局限于局部原发病灶的处理，其后果可想而知。

（3）治疗给病人带来的益处和负担　现有多数治疗如手术、放射、化疗和生物治疗由于具有一定副作用都会给病人机体带来相当负担。所以要充分衡量加一种治疗可能给病人带来的得失。很明显，有些年迈或虚弱的病人，以及肝主要脏器功能不全的病人很难承受上述治疗，尤其是手术、大面积放疗及高剂量化疗。对于根治性治疗，目前已有明显趋向是应考虑对病人的机体和精神上的影响，而要求尽可能保留病人的器官。在姑息治疗时，充分权衡给治疗人带来的得失更为重要。有时大面积照射和高剂量化疗会给病人带来相反的效果，使病人肿瘤播散更快。

安排要合理　在充分权衡患者的情况下，制订出最合理、有计划的综合治疗方案。这需要通过多学科的医生充分讨论协商。对于某些肿瘤，局部控制包括手术切除、放疗或化疗即可将其治愈，这样就没有必要再加用其他治疗，如扩大切除或预防照射都是不必要的。在另一些情况下，如恶性淋巴瘤，虽尽量扩切除或照射，都不能消除远处播散的可能。因此，必须采取必要的全身措施，才能达到根治的目的。即使是同一种肿瘤，也需要根据不同发展阶段和趋向，估计局部与播散哪一个可能最大，从而采取适当有效的治疗措施。多数早期癌，单独手术即可治愈，过分的放疗或化疗反而有害。另外，有些晚期肿瘤经化疗或放疗取得一定程度的控制后，再进行原发灶的手术切除则可以提高治愈率。

（二）良性肿瘤治疗原则

良性肿瘤以局部膨胀性生长为主，其边界清楚，多数有完整的包膜，不会发生淋巴道和血道侵袭和转移,其治疗以手术为主,一般手术切除即可治愈。手术原则是完整切除肿瘤,应包括肿瘤包膜及少量正常组织,禁忌作肿瘤挖出术。必须强调,切除的肿瘤必须送病理检查,进一步明确病理性质,以避免将恶性肿瘤误诊为良性肿瘤而不再做进一步治疗。一旦发现所切出的"良性肿瘤"实则是恶性肿瘤,则应按恶性肿瘤重新处理。对一些良性肿瘤有可能发生恶性变者,以及交界性肿瘤,切除范围亦应较广。

(三) 恶性肿瘤治疗原则

明确诊断 恶性肿瘤的诊断包括病理诊断和临床分期。

病理诊断 恶性肿瘤的治疗往往创伤较大且致残率较高。因此,肿瘤外科手术尤其是易致残的手术术前一定要有病理诊断,以免误诊误治,否则会给病人带来严重后果。有些病例在术前难以取得病理诊断,应在术中取材作快速切片检查。

分期 分期治疗是恶性肿瘤一条重要的治疗原则。淋巴转移是口腔颌面部鳞状细胞癌主要的转移方式,也是影响肿瘤预后的重要因素之一,已发生转移的肿瘤治疗效果比未转移的肿瘤显著变差,TNM分类分期是目前描述口腔颌面部恶性瘤较为可靠易行而广为接受的一种基本方法,由国际抗癌联盟所制订。治疗前的临床分期(cTNM)为术前制订治疗方案的主要依据之一,术后的临床病理分期(pTNM)则为术后辅助治疗及预后估计的重要依据。肿瘤浸润深度相对于肿瘤面积更能表明肿瘤的侵袭性,而且手术切除过程中也较难准确把握深部安全界限,对于预后的预告意义因此增大,肿瘤浸润深度的增加与转移增加以及手术效果不理想和预后恶化的相关程度要比T分类更紧密。WHO病理分化分级则是较为综合的评价肿瘤增殖分化程度的方法。

临床分期

原发肿瘤(T)分期:

T_X:原发肿瘤无法评估。

Tis:原位癌。

T0:原发灶隐匿。

T1:肿瘤直径≤2 cm。

T2:肿瘤直径>2 cm,≤4 cm。

T3:肿瘤直径>4 cm。

T4:肿瘤侵犯邻近区域(穿破骨皮质,侵犯舌深部肌层或舌肌,或上颌窦,或皮肤)。

区域淋巴结(N)分期:

N_X：无法评估有无区域淋巴结转移。

N0：无区域性淋巴结转移。

N1：同侧单个淋巴结转移，直径≤3 cm。

N2a：同侧单个淋巴结转移，直径>3 cm,≤6 cm。

N2b：多个单侧淋巴结转移，其中最大直径≤6 cm。

N3：转移淋巴结最大直径>6 cm。

远处转移(M)分期：

M_X：无法评估有远处转移。

M0：无远处转移。

M1：有远处转移，代号如下：骨髓 MAR。

颈淋巴分区

当前国际学术交流多采用美国耳鼻咽喉头颈外科学会的颈部淋巴结分区法，为便于掌握，现将国内以前一直沿用传统的颈部淋巴结分组法与其对应关系说明如下：

Ⅰ区(Level Ⅰ)：包括颏下及下颌下区的淋巴结群，又分为A(颏下)和B(下颌下)两区。

Ⅱ区(Level Ⅱ)：前界为茎突舌骨肌，后界为胸锁乳突肌后缘上1/3，上界颅底，下界平舌骨下缘。主要包括颈深淋巴结群上组。以在该区中前上行向后下的副神经为界分为前下的A区和后上的B区。

Ⅲ区(Level Ⅲ)：前界为胸骨舌骨肌外缘，后界为胸锁乳突肌后缘中1/3，下界为肩胛舌骨肌与颈内静脉交叉平面(环状软骨下缘水平)，上接Ⅱ区，下接Ⅳ区。主要包括肩胛舌骨肌上腹以上的颈深淋巴结群中组。

Ⅳ区(Level Ⅳ)：为Ⅲ区向下的延续，下界为锁骨上缘，后界胸锁乳突肌后缘下1/3段。主要包括颈深淋巴结群下组。

Ⅴ区(Level Ⅴ)：即颈后三角区及锁骨上区。前界邻接Ⅱ、Ⅲ、Ⅳ区后界，后界为斜方肌前缘。以环状软骨下缘平面(即Ⅲ、Ⅳ区分界)分为上方的A区(颈后三角区)和下方的B区(锁骨上区)。包括颈深淋巴结副神经链和锁骨上淋巴结群。

Ⅵ区(Level Ⅵ)：带状肌覆盖区域，上界为舌骨下缘，下界为胸骨上缘，两侧颈总动脉为两边界，包括内脏旁淋巴结群。

Ⅶ区(Level Ⅶ)：为胸骨上缘至主动脉弓上缘的上纵隔区。

Ⅵ区和Ⅶ区与口腔癌的淋巴结转移无密切关系。

(四)制定合理的治疗方案

口腔颌面部恶性肿瘤的治疗综合治疗是根据口腔颌面肿瘤的不同病理类型、不同原发部位，制订出不同的、特定的治疗方案，使肿瘤的治疗更加个性化和个体化，其目的是提高口腔颌面肿瘤患者的生存率和生活质量。实践证明，比较切实可行的综合治疗方案是术前诱导化疗→手术治疗→术后放疗、化疗→中药（或免疫）治疗。应根据癌肿的病变情况（组织来源、分化程度、生长部位、病变大小、淋巴结转移等）和病员的全身状况来决定治疗方案。治疗措施有手术切除、放射治疗、化学药物治疗、免疫治疗、冷冻外科、激光及中草药治疗等。多数病例应采用综合治疗以取得较好的疗效。

恶性肿瘤的处理十分强调首次治疗，首次治疗是否正确，直接影响预后。如果将一个可以完整手术切除的肿瘤仅作挖出术，其术野的肿瘤播散及局部复发将会使病人失去治愈的机会。一般的原则是：早期癌肿，争取手术根治；局部晚期癌肿，可考虑新辅助治疗，待肿瘤缩小后再手术；术后病理证实有癌残留或多个淋巴结转移者，作术后辅助治疗。

【治疗对策】

（一）肿瘤外科

一旦肿瘤诊断明确，排除手术禁忌证，全身状况可以耐受，手术应尽早进行。如患者有全身其他系统性疾病，但经过专科治疗可望恢复，应积极与相关科室配合治疗，从而获得手术时机。结合肿瘤的组织来源、分化程度、临床分期等具体情况，做好充分术前准备，对手术方案及其预后进行评估，从中选择合理术式，并制订完善、符合患者的个性化综合治疗方案。

肿瘤外科术式的选择必须遵守下列几项原则：

必须依据各种肿瘤的生物学特性选择术式。上皮癌常有淋巴道转移，应将其区域淋巴结 清除干净（原位癌和早期浸润癌可除外）；肉瘤易局部复发而很少发生淋巴道转移，应作广泛切除而不作常规区域淋巴结清除。

保证足够的切除范围。手术切除范围应遵照"两个最大"的原则，即最大限度地切除肿瘤和最大限度地保护正常组织。当两个最大限度有矛盾时应服从前者。术式往往需在手术探查后做最后的抉择，因而要求术者不但要非常熟悉患者在术前的各项资料，而且要在术中详细了解肿瘤的浸润、转移情况，并根据转移情况（有时需在术中快速切片检查）来确定术式。

依据患者年龄、全身状况选择术式。一般来说，年龄过大、身体状况欠佳者不宜作大手术，恶液质的患者为手术禁忌。患者如果全身状况差，可以通过积极的治疗改善以获得尽快手术,避免延误治疗。有些慢性病(如高血压、糖尿病等)会影响手术的实施,应做好术前治疗并依控制的情况选择术式。

避免医源性肿瘤播散 肿瘤外科除了要遵循一般外科的无菌操作、术野暴露充分、避免损伤需保留的正常组织等原则外,尚要求有严格的无瘤观念。

探查由远至近,动作轻柔,这样可尽量避免将肿瘤细胞带至远处。探查的动作必须轻柔,忌挤压,以免癌栓脱落播散。

不接触的隔离技术(no-touch isolation technic)。对已溃破的肿瘤应先用纱布覆盖、包裹,避免肿瘤细胞脱落、种植。

尽量锐性分离组织;避免(或尽量少用)钝性分离。锐性分离法解剖清楚、切除干净且挤压少。钝性分离法的清扫彻底性较差且因挤压易引起肿瘤播散,应尽量避免采用。

先结扎阻断输出静脉,然后结扎处理动脉。这样可减少术中癌细胞的血道转移。

先清扫远处淋巴结、然后清扫邻近的淋巴结。按此顺序可减少癌细胞因手术挤压(哪怕是很轻柔的挤压)而沿淋巴管向更远的淋巴结转移。

严格遵循连续整块切除的根治原则,禁忌将肿瘤分块切出。

标本切出后,应更换手套、器械,创面用大量无菌水冲洗。

(二)肿瘤放疗

口腔颌面部癌瘤放射治疗的实施由放射治疗医师进行,在放射治疗的安排上历来有不同的观点和意见,即术前放疗与术后放疗孰优?两者各有利弊:术前放疗有利于控制肿瘤周边的亚临床灶,缩小手术范围;降低肿瘤细胞的活力,减少术后的远处转移。但随着放射剂量的增加,手术的并发症也大幅上升,因此术前放疗的计量受到了限制,多为 50 Gy。术后放疗则无此限制,剂量在 60 Gy 以上,且有手术对肿瘤范围的判断以及病理类型的明确,可以更好地制订放疗方案。但是由于手术瘢痕影响了肿瘤氧和,对射线敏感性降低。

从口腔颌面外科医师的立场来看多主张术后放疗,因为口腔颌面肿瘤切除立即整复术后行放疗治疗时,移植组织对放疗具有良好的耐受性,术后 3 周开始给予 70 Gy 以内的放疗量应是安全的;

实验研究及临床均证实神经移植整复术后按常规进行放疗,不影响神经移植的效果;实验及临床研究同样证明,术后软组织内存留为修复之用的钛板不会在放疗时引起组织的过度损伤。以上的结果均支持术后放疗的禁忌证甚少,一般不会影响综合序列治疗的实施。

从理论上说,放射治疗容易控制肿瘤周边的病灶,而肿瘤中心部分对放射线较抗拒。单纯手术治疗后肿瘤常常在周边复发,但手术有利于切除放疗后残留中心肿瘤。综合使用放射和手术,可以取得互补作用。临床上理想的射线在组织中造成的剂量分布,应尽量符合放射剂量学原则。即照射肿瘤的剂量要求准确;对肿瘤区域内照射剂量的分布要求均匀;尽量提高肿瘤内照射剂量,降低正常组织受量;保护肿瘤周围的重要器官不受或少受照射。

在影响肿瘤的放射感性的各种因素中,肿瘤组织的细胞起源和分化是主要因素。起源于放射敏感组织的肿瘤对放射线的敏感性较高,分化程度越差的肿瘤其对放射线敏感性也越高。生物体肿瘤细胞群内有增殖周期的细胞(G_0-S-G_2-M)、静止细胞(G_0)、无增殖能力细胞。细胞群按一定的增殖动力学变化,按其生长率可用倍增时间来表示,它既受肿瘤外界环境影响,也受细胞增殖率(细胞周期时间)和细胞丢失率等内在因素的影响。对人体肿瘤的观察,发现细胞增殖率和细胞丢失率与放射敏感性之间有明显的关系,凡平均生长速度快、细胞更新率高的肿瘤,对放射也较敏感。肿瘤细胞群受打击后有其本身的,与正常组织不同的反应体系,利用放射线各种组织器官的正常细胞和肿瘤群的不同影响的损伤,以及它们恢复能力的差别,使放疗在正常组织能够耐受的条件下最大限度地杀灭肿瘤细胞。

肿瘤放疗原则:

(1)诊断清晰原则 尽量弄清肿瘤类型、范围、立体位置及期别等肿瘤情况,做到有的放矢。鉴于放射有害性,一般不做实验性治疗或者对良性病放疗。

对患者一般情况进行 Karnofky 氏评分,掌握重要生命器官、肿瘤周围组织功能状况及其他合并症。

(2)细致计划原则 充分进行放疗前的准备,排除一切不利因素如感染,利用各种技术,反复计算,提高肿瘤受量和敏感性,减少正常组织受量,以提高疗效。

(3)个体化原则 因肿瘤情况、正常组织耐受性、机体状况乃至社会义理学在临床上个别差异较大,计划须区别对待,还应密切观察,不断调整。

目前放疗新技术的运用,包括如具有 Bragg 峰型剂量曲线的高 LET 射线用单一射野就可能获得理想的剂量分布,简化了射野的设计,提高了肿瘤治疗剂量的准确性;结合热疗与低 LET 放射线治疗的加热放疗,增加了对乏氧细胞、对 S 期细胞的杀灭以及热阻止了放射损伤的修复;乏氧细胞增敏剂、放射增敏剂、正常组织保护剂等手段的应用,低分割放疗、超分割放疗、加速分割放疗等非标准放疗方法的应用等都在临床实践中不断摸索改进,获得良好疗效改进。

(三)肿瘤化疗

由于头颈部恶性肿瘤大多对化疗不敏感，因此化疗在头颈恶性肿瘤的综合治疗中主要作为一种配属治疗。随着更多、更有效抗癌药物的出现，尤其是铂类抗癌药物的广泛应用，以及联合化疗的进展、动脉灌注化疗的进步、对化疗耐药和化疗增敏的研究，化疗在头颈恶性肿瘤综合治疗中的地位逐步提高。口腔颌面部肿瘤化疗多采用静脉联合用药，其中平阳霉素被广泛应用于口腔颌面部鳞癌且取得了较好的疗效；羟基喜树碱也因其对腺样上皮癌具有一定的疗效而被用于唾液腺癌的治疗中；甲氨蝶呤与氟尿嘧啶等对口腔颌面部多种恶性肿瘤也有一定疗效；顺铂也被广泛应用于口腔颌面恶性肿瘤的化学治疗。在恶性肿瘤的治疗中，化疗主要用于以下3种情况：

(1)单纯应用抗肿瘤药物治疗某些全身性肿瘤和晚期肿瘤患者　某些全身性肿瘤、晚期肿瘤患者失去手术切除的机会，或者有手术禁忌证而不能手术者，或者因肿瘤对放疗不敏感，在这种情况下，化疗便成为可供选择的重要治疗方法。但是，不同的肿瘤对化疗药物的反应程度不一样，甚至同一种肿瘤，因肿瘤细胞异质性的存在，对化疗药物的敏感性也有差异，需要根据不同的肿瘤、不同的发展阶段和趋向采取适当的措施。

(2)手术及放射治疗的辅助化疗　辅助化疗是提高手术和放疗疗效的一种综合治疗方法，包括放疗前后的辅助用药和手术后辅助化疗。在放疗前化疗，可以使肿块缩小，减少照射范围，为放疗创造条件。经过某些药物治疗的肿瘤，有时还可以增加肿瘤细胞对放疗的敏感性。在放疗之后给药，有助于清除残余的和转移的亚临床微小癌灶，减少复发，提高和巩固放疗效果。手术后的辅助化疗，目的是在肿瘤复发灶被切除之后消灭手术野之外的肿瘤术后复发。但是，化疗引起的毒副反应可以导致手术切口出血或者感染，影响愈合，有时这些副作用往往会影响治疗效果。

(3)手术前的新辅助化疗　新辅助化疗又称诱导化疗，是在手术前的短时间内给予辅助化疗，一般给予3个疗程左右，目的是缩小原发肿瘤以便更有利于手术切除。新辅助化疗是局部和全身相结合的有希望的新途径，在很多方面具有明显的优势：①使瘤体缩小以利于手术切除；②破坏肿瘤细胞活力，防止手术时的扩散和转移；③避免在原发灶切除后因肿瘤细胞减量而引起潜伏继发灶的快速增长；④早期用药减少抗药性产生的机会；⑤对手术标本的病理观察可以帮助判断新辅助化疗疗效，从而筛选合适的药物的最佳方案。手术切除标本中肿瘤细胞的坏死程度是最直观的指标之一，一般认为坏死面积大于60%为有效。尽管新辅助化疗具有上述的优点，使一些失去手术机会的晚期肿瘤患者重新获得了手术切除的机会，但是,对患者的长期生存率的影响和改善预后方面,至今尚无确切的结论。再加上化疗的毒副反应较大,病人消耗甚大等因素,往往在术后仍然需要给予辅助化疗和支持治疗。因此,在选择新辅助化疗时应严格掌握其适应证:①既往未经治疗;②病人一般情况良好,能耐受化疗和手术;③估计化疗后能够手术切除;④实验室检查,白细胞$>4\times10^9$/L,血小板$>100\times10^9$/L,肝肾功能正常;⑤病变未发生大范围扩散或者远处转移。尽管目前对术前诱导化疗的疗效国内外仍有不同意见,但有几组研究结果表明,术前诱导化疗有效者可明显提高患者的远期生存率和延长生存期,因此T_3、T_4患者应列为适应证。诱导化疗确可使肿瘤明显缩小甚或消失,但临床也一直存在肿瘤缩小后手术的切缘应当如何定位的疑问。一项研究指出,化疗后肿瘤退缩区域内的细胞93%仍为DNA异倍体;增殖指数、G_0/G_1、G_2/M等比值以及细胞凋亡率与残存的肿瘤之间并无明显统计学上差异,提示手术范围仍不宜过于保守。理想化的个体化化疗可以在化疗前取肿瘤组织标本进行MTT药物敏感试验检测,根据药物敏感试验结果选择化疗方案。

为了正确地使用化疗药物,发挥药物的最大治疗效果,在化疗前应考虑利用药物的抗瘤谱、作用机制、毒副作用、药物动力学以及肿瘤的分期、病理组织学特点、抗药性等问题。口腔颌面部恶性肿瘤的常用化疗药物包括:长春新碱(Vincristine,VCR)、顺铂(Cisplatin,CDDP)、平阳霉素(Pingyangmycin,PYM)、吡柔比星(Pirarubicin)、阿霉素(Adriamycin,ADM)、表阿霉素(Pharmorubicin)、抗黑瘤素(Dacarbazine)、5-氟尿嘧啶(5-Fluorouracil,5-Fu)、甲氨蝶呤(Amethopterin,AMT)、强的松(Prednisone)、地塞米松(Dexamethasone,DXM)、甲基苄肼(Procarbazine)、紫杉醇(Paclitaxel)、羟基脲(Hydroxycarbamide,OHU)、柔红霉素(Daunorubicin,DAM)、卡氮芥(Carmustine,BCNU)、阿糖胞苷(Cytarabine)、培普利欧(Pepleomycin)、环磷酰胺(Cyclophosphamide,CTX)。

在化疗期间和化疗前后检测血象的变化,凡出现白细胞$<3\times10^9$/L,血小板$<50\times10^9$/L,严重的呕吐、腹泻、严重的肝肾及神经系统毒性反应者,应视为停药的指征。凡患有严重肾疾病,发生骨髓转移,临床上已出现恶病质,既往多次化疗和放疗而使白细胞和血小板低下者,应禁忌应用化疗。化疗一经开始,如果没有特殊原因,不应随便停止应用,否则会造成耐药性。

随着化疗在恶性肿瘤治疗中的地位日益提高,新的抗肿瘤药物不断发现和广泛应用,临床上也逐渐发现了一些化疗药物的局限性及值得进一步研究解决的问题。一方面是肿瘤细胞基因变异而对化疗药物产生的抗药性,另一方面是由于化疗药物的选择性不高而对机体正常细胞产生的损害和杀伤。在临床恶性肿瘤的化疗过程中,常常由于这两个方面的原因而导致治疗的失败。

(四)肿瘤生物治疗

近年来生物治疗逐渐成为肿瘤临床研究的热点。随着大量的生物治疗制剂进入临床使用,生物治疗已经成为了肿瘤治疗的第四种手段。但就口腔颌面恶性肿瘤而言,目前大多还局限在实验研究阶段。

肿瘤的生物治疗是指通过调动宿主的天然防卫机制或给予机体某些物质来取得抗肿瘤效应的一种治疗手段,即通过使用一些生物反应调节剂来增强患者的抵抗力,从而达到杀伤和抑制肿瘤的目的。广义讲,凡能调动机体抗癌功能的疗法均可归属生物治疗之列,包括免疫治疗和基因治疗。这些生物反应调节剂主要包括:

1. 细胞因子　如干扰素、白介素-2 和肿瘤坏死因子等。
2. 体外诱导的各种体细胞和造血干细胞　如 LAK 细胞、TIL 细胞及骨髓干细胞、外周血干细胞等。
3. 分子靶向药物　如单克隆抗体药物 Herceptin、Rituximab,酪氨酸激酶抑制剂药物 Iressa、Glivec 等。
4. 基因治疗　如近年来应用于临床的 p53 基因治疗药物(商品名:今又生)。
5. 某些菌类及其有效成分　如卡介苗等。
6. 抗血管生成剂　如 Endostain、Avastin 等。
7. 细胞分化诱导剂　维甲酸类药物。
8. 植物药包括中药的有效成分　如常用于辅助治疗的香菇多糖等。
9. 有机酸及小分子合成剂　如左旋咪唑等。
10. 肿瘤疫苗。

肿瘤生物治疗确有独到之处在多种肿瘤的治疗中,生物治疗的确能够起到令人兴奋的疗效。传统的生物治疗主要是指细胞因子治疗。干扰素和白介素-2 是治疗黑色素瘤、非霍奇金淋巴瘤的标准治疗方案之一。造血干细胞移植是生物治疗的另外一个亮点,它不仅是目前根治白血病的最好方法,还可用于作为大剂量化疗的辅助支持治疗手段。但是我们必须认识到,作为肿瘤综合治疗的一种手段,生物治疗只是手术、放疗和化疗等常规手段的有益补充,仍处于辅助治疗或配角地位,疗效有限。可以说,生物治疗真正用于临床肿瘤治疗仍处于刚刚起步的阶段,离真正的临床应用还有很远的距离。

【治疗方案】

(一)外科治疗

多年的实践证明，外科治疗一直是口腔颌面肿瘤最有效的治疗基础。口腔颌面部肿瘤的手术治疗可分为3大类，即根治性外科、功能性外科与救治性外科。其中根治性外科可作为肿瘤的治愈提供基础；功能性外科则作为提高患者的生存质量所不可少；二者相辅相成，不可偏废。功能性外科包括保存性功能性外科及修复性功能性外科两类。在根治肿瘤的原则指导下尽可能保存健康组织称保存性功能性外科。为了根治肿瘤对术后遗留的组织或器官缺损进行一期或二期整复手术者称为修复性功能性外科。

原发灶广泛切除术加区域淋巴结切除术提高了临床治愈率。但由于肿瘤所在器官广泛切除，造成生理功能的缺陷和毁容，影响术后生存质量。目前，"功能保全性外科"的新概念已经被普遍接受。功能保全性手术是在保证肿瘤治愈率的前提下，在综合治疗的基础上，缩小手术范围，加强修复手段的应用，保留患者的器官功能，提高生存质量。值得注意的是：它的应用不能牺牲肿瘤的治愈率，功能保全性外科对肿瘤的治愈率应相当于传统的根治术的治愈率。

口腔颌面部肿瘤特别是恶性肿瘤，切除术后遗留的缺损畸形既破坏颜面外形，又影响语言、咀嚼、吞咽等生理功能。因此，肿瘤切除后对局部进行修复重建是必要的，各种组织瓣的修复重建手术较好的恢复了器官的外形和功能。近年来，尺侧前臂皮瓣、腓骨肌皮瓣、腹直肌皮瓣、种植或植骨种植、牵张成骨术等新技术与新方法的推广应用以及各种软组织瓣修复后神经功能的恢复，进一步提高了颌面部缺损的修复与重建水平，口腔颌面肿瘤患者手术治疗后的外形和功能均比以前有显著改观，特别在恢复缺损组织和器官成形方面有着长足的进步。然而就动力性恢复、咀嚼效率以及语音清晰度等方面，还须进一步努力改善和提高。

救治性外科治疗是指某些晚期恶性肿瘤患者，仍有可能通过扩大根治性切除手术获得延长生命甚至治愈的机会。术前应强调对患者的身心进行慎重而全面的评估，并对其及家人进行充分的沟通。广泛的手术切除会引起严重的功能障碍和颜面畸形，因此切除后的缺损修复应成为这类手术的常规考量，在保证了最大限度的根治肿瘤同时，使患者获得一定的功能与外形恢复。

口腔癌颈淋巴转移率较高，颈部转移灶的控制是根治术的重要内容。传统的根治性颈淋巴清扫术由于切除了颈部大量的功能性结构，术后可能出现严重的并发症，遗留功能障碍，影响患者的生存质量。自20世纪80年代以来，改变了千篇一律采用根治性颈清术术式的状况，临床上有选择地对cN0病例开展了肩胛舌骨上淋巴清扫术和功能性颈清术。由于保存了副神经、颈内静脉以及胸锁乳突肌等组织，不但保存了肩胛的运动功能，也明显改善了外形。随访证明，肩胛舌骨上淋巴清扫术及功能性颈清术的颈部术后复发率分别为 9.3% 与 2.0%。在保证肿瘤根治的前提下,保留颈外静脉和颈神经丛深支的合理术式,弥补了根治性颈淋巴清扫术所存在的不足,有望成为主流术式。前哨淋巴结活检(SNB)已成为判断淋巴结有无转移的主要方法。如病理冰冻检查淋巴结为阳性,可选择性(区域性)颈淋巴清扫术;多选择肩胛舌骨上淋巴清扫术(SOTND);如淋巴结为阴性,仅处理原发灶即可。

(二)化疗

1. 常用化疗方案

A. 口腔颌面部鳞癌和腺癌

①PVP 方案

适应证:鳞状细胞癌

顺铂(CDDP):80~120 mg/m² ivgtt D1

长春新碱(VCR):1~1.6 mg/m² iv D3

平阳霉素(PYM):8 mg im/iv D3~D12

21 天为一周期,2~3 周期为一疗程

用药方案:

D1 AM:5% GNS 1000 ml+10% KCl 10 ml/ivgtt. 4~6hr

PM:20%甘露醇 50 ml iv

5% GNS 500 ml+CDDP 80~120 mg/m²/ivgtt. 2hr

5% GNS 500 ml+10% KCl 10 ml/ivgtt.

20%甘露醇 50 ml/iv qh×6

林格氏液 1 000 ml/ivgtt 慢速维持至 D2,如呕吐严重,加 KCl 1 g

D2 继续补液 2 000 ml,如呕吐严重再追加 KCl 1~2 g

PYM 3 mg + NS 20 ml/iv

D3 AM:VCR 1~1.6 mg/m² + NS 40 ml/iv

PM:PYM 8 mg + 50% GS 500 ml/ivgtt 6hr

D4~12 PYM 8 mg + 5% GS 500 ml/ivgtt 6hr

* 病员停止补液后应鼓励多饮水。

②PVF 方案 A

适应证:鳞状细胞癌

长春新碱(VCR):1~1.6 mg/m² iv D1,D5

顺铂(CDDP):80~120 mg/m² ivgtt D1

氟尿嘧啶(5-Fu):800 mg/m² ivgtt D2～D5

用药方案:

D1 AM:VCR 1～1.6 mg/m² + NS 40 ml/iv

2.5% GNS 1 000 ml + 10% KCl 10 ml/ivgtt 4～6hr

PM:20%甘露醇 50 ml/iv

5% GNS 500 ml + CDDP 100 mg/m²/ivgtt 2hr 内

20%甘露醇 50 ml/iv qh×6

5%GNS 1500 ml + 5-Fu 800 mg/m²/ivgtt

D2～5 5% GNS 2 500 ml+5-Fu 800 mg/m²/iv gtt

24h 连续,如呕吐严重,可加 KCl 1.0 g

D5 AM:VCR 1～1.6 mg/m² + NS 40 ml/iv

3 周为一疗程,可重复 3 个疗程。

③PVF 方案 B

适应证:腺癌、恶性混合瘤、乳头状囊腺癌、腺样囊性癌

顺铂(CDDP):80～120 mg/m² ivgtt D1

长春新碱(VCR):1～1.6 mg/m² iv D2,D8,D15

氟尿嘧啶(5-Fu):750 mg/m² ivgtt D3,D9,D16

用药方案:

W1:D1 AM:5% GNS 1 000 ml+10%KCl 10 ml/ivgtt 4～6hr

PM:20%甘露醇 50 ml/iv

5% GNS 500 ml+CDDP 80～120 mg/m²/ivgtt 2hr

5% GNS 1 000 ml+10% KCl 10 ml/ivgtt

20%甘露醇 50 ml/iv qh×6

林格氏液 1 000 ml ivgtt 维持

D2 VCR 1～1.6 mg/m² + NS 40 ml/iv

5% GS 2 000 ml/ivgtt

D3 5% GNS 500 ml + 5-Fu 750 mg/m²/ivgtt

5% GS 2 000 ml/iv gtt

W2:D1 VCR 1～1.6 mg/m² + NS 40 ml/iv

D2 5% GNS 500 ml + 5-Fu 750 mg/m²/ivgtt

W3:重复 W2 方案,三周为一疗程

④VM 方案

适应证：鳞癌、腺癌

长春新碱(VCR)：$1\sim1.6$ mg/m² iv D1

甲氨蝶呤(MTX)：$80\sim100$ mg/m² ivgtt D1

D8 重复 D1 用药（大于 100 mg CF 解毒）

用药方案：

D1 VCR $1\sim1.6$ mg/m² ＋ NS 40 ml/iv

5％ GS 500 ml/ivgtt 维持 6hr

MTX $80\sim100$ mg/m² ＋ NS 40 ml/iv

5％ GS 500 ml/ivgtt

D8 重复 D1 用药（MTX 大于 100 mg，CF 解毒）

14 天为一周期，$2\sim4$ 周期为一疗程

⑤HDMTX-CFR 方案（大剂量 MTX，CF 解救方案）

适应证：骨肉瘤、未分化癌

碱化 $D1\sim D4$

MTX：$1\sim3$ g/m² ivgtt D2

CF 解毒 $D2\sim D4$

用药方案：

D1 5％ GS 1 000 ml/ivgtt

5％ GNS 1 000 ml ＋ 10％ KCl $10\sim20$ ml/ivgtt

5％ SB 250 ml/ivgtt

SB 1 g qid P.O.

D2 5％ GNS 500 ml ＋ 5％ SB 250 ml/ivgtt

5％ GS 500 ml ＋ MTX $1\sim3$ g/ivgtt 4hr

5％ GNS 1 000 ml/ivgtt

5％ GS 1 000 ml ＋ 10％ KCl 20 mg/ivgtt

MTX 滴完后，$2\sim4$hr 开始给 CF $6\sim12$ mg im q6h×4

SB 1 g qid P.O.

$D3\sim D4$ 补液及碱化同 D1，CF 用药同 D2

每 4 周为一个疗程。

B. 恶性淋巴瘤(Lymphoma)

a. 非霍奇金恶性淋巴瘤(Non-Hodgkin's Lymphoma，NHL)

①COP 方案

长春新碱(VCR):1~1.6 mg/m² iv D1,D8

环磷酰胺(CTX):600~800 mg/m² ivgtt D1,D8

强的松(Prednisone):100 mg/d P.O. D1~D5(或者 D1~D14 40 mg/m²)

用药方案：

D1 VCR 1~1.6 mg/m² + NS 40 ml iv

5% GNS 500 ml ivgtt 维持 6hr

CTX 600~800 mg/m² + 5% GS 500 ml ivgtt

D1~D14 Prednisone 40 mg/m²/d P.O.(或 100 mg/d,D1~D5)

D8 VCR 1~1.6 mg/m² + NS 40 ml iv

CTX 600~800 mg/m² + 5% GS 500 ml ivgtt

21天为一周期,6~8周期为一疗程

②CHOP方案

环磷酰胺(CTX):600~800 mg/m² iv D1,D8

表阿霉素(Epidoxorubicin):25 mg/m² iv D2,D9

长春新碱(VCR):1~1.6 mg/m² iv D1,D8

强的松(Prednisone):100 mg/d P.O. D1~D5(或 40 mg/m² P.O. D1~D14)

用药方案：

D1 VCR 1~1.6 mg/m² + NS 40 ml iv

5% GNS 500 ml ivgtt

5% GNS 500 ml + CTX 600~800 mg/m² ivgtt

D1~5 Prednisone 100 mg/d P.O.

D2 Epidoxorubicin 25 mg/m² + 5% GNS 500 ml ivgtt

D8 VCR 1~1.6 mg/m² + NS 20 ml iv

5% GS 500 ml ivgtt

5% GNS 500 ml + CTX 600~800 mg/m² ivgtt

D9 Epidoxorubicin 25 mg/m² + 5% GNS 500 ml ivgtt

21天为一周期,8周期为一疗程。

b. 霍奇金氏病(Hodgkin's Disease,HD)

①COPP方案

环磷酰胺(CTX):600~800 mg/m² iv D1,D8

长春新碱(VCR):1~1.6 mg/m² iv D1,D8

甲基苄肼(Procarbazine):100 mg/m² P.O. D1~D14

强的松(Prednisone):40 mg/m² P.O. D1～D14
28天为一周期,4周期为一疗程
②ABVD方案
阿霉素(ADM):25 mg/m² iv D1,D14
平阳霉素(PYM):10 mg/m² iv D1,D15
长春花碱(vinblastinum):6 mg/m² iv D1,D15
氮烯咪胺(Dacarbazine):375 mg/m² iv D1,D15
28天为一周期,6～8周期为一疗程或CR后2周期
③CHVP方案
替尼泊甙(VM-26):100 mg/d D13
吡柔比星(Pirarubicin):60 mg/d D1
环磷酰胺(CTX):400 mg/d D4～D7
强的松(Prednisone):80 mg/d D1～D7
21天为一周期,6～8周期为一疗程
C. 恶性间叶组织肿瘤
CVAD方案
环磷酰胺(CTX):500 mg/m² ivgtt D1
阿霉素(ADM):50 mg/m² ivgtt D1
长春新碱(VCR):1 mg/m² ivgtt D1,D5
氮烯咪胺(DTIC):200 mg/m² ivgtt D1～D5
14天为一周期,2～3周期为一疗程
D. 恶性黑色素瘤(melanoma)
原发灶冷冻+化疗+手术+体细胞治疗+免疫治疗(BCG划痕)
二年内重复化疗一次(干扰素、DTIC)
①DTIC方案
氮烯咪胺(DTIC):250 mg/m² iv D1～D5
21天为一周期。
②DTIC+α-干扰素方案
氮烯咪胺(DTIC):250 mg/m² iv D1～D5 q21～42d
α-干扰素 9～12×10⁶/m² iH 每周3次,每疗程10～12周。
2. 化疗前辅助用药
Vit B_6 20 mg tid P.O.

利血生 20 mg tid P.O.
鲨肝醇 100 mg tid P.O.
消炎痛 25 mg tid P.O.

3. 化疗注意事项

A. 化疗前检查

血常规、尿常规、大便常规,肝、肾功能,空腹血糖,心电图,心、肺功能检查(60岁以上病人或有心、肺疾患病人),胸片,肿瘤照像,肝、脾B超、腹膜后B超(恶性淋巴瘤病人),肿瘤CT扫描,肝、脾及腹膜后淋巴结CT扫描(恶性淋巴瘤病人),肿瘤化疗药物敏感性检测。

B. 化疗期间检查

化疗后第3天复查肝、肾功能、尿常规、血常规;化疗期间每3~4天复查血常规;每7天复查肝、肾功能。

C. 化疗结束后再重复化疗前检查。

D. 注意事项及处理原则 ①化疗期间禁用对肝、肾有损害的药物。②呕吐者可给予灭吐灵、冬眠灵;呕吐严重者胃复安 20 mg im。③白细胞下降者($<4.0\times10^9$/L)应用升白细胞药物,如粒细胞集落刺激因子;白细胞$<2.0\times10^9$/L 输注白细胞或全血。

E. 化疗禁忌证 ①阻塞性肾病史;②心功能Ⅲ级以上,肺功能严重障碍;③Cr$>$1.5 mg,BUN$>$20 mg/dl 者;白细胞$<3.0\times10^9$/L,血小板低于5万。

4. 肿瘤化疗疗效判断标准(WHO)

CR 肿瘤完全消失,持续4周以上;

PR 肿瘤缩小50%以上,持续4周以上,无新的病变出现;

NC 肿瘤缩小50%以下或增大在25%以内,持续4周以上,无新的病变出现;

PD 肿瘤增大25%以上,有新的病变出现。

MR(minor response 微小反应)

(1)相当于PR的肿瘤缩小率,但持续时间不满4周。

(2)肿瘤缩小率在25%~50%之间,持续4周以上。

注:肿瘤的大小以两个最大互相垂直的直径的乘积表示;同一器官的多个瘤变以所有肿块的两个最大垂直直径的乘积的和表示。

附:体表面积(BSA)计算公式

公式一:$\log(BSA\ cm^2) = 0.4251^* \log W + 0.725 * \log H + 1.8564$

公式二:BSA = W^0.425 * H^0.725 * 0.007184
注:"^"后的数字表示乘方
公式三:适合中国人的成年人 BSA 计算简式:
男性 BSA = 0.0057 * H + 0.0121 * W + 0.0882
女性 BSA = 0.0073 * H + 0.0127 * W − 0.2106
注:BSA(m^2),H:身高(cm),W:体重(kg)

【疗效判断及处理】

1. 治愈　治疗后,原发瘤及转移源已彻底切除或消失,创面已基本修复。
2. 好转　治疗后,肿瘤缩小,症状减轻。
3. 未愈　治疗后,肿瘤无缩小,症状无改善。

(丁学强　陈　宇)

第12章 口腔非恶性肿瘤

第一节 骨源性肿瘤

骨源性肿瘤中最常见的是纤维骨病变。这是一类发生在骨的类似纤维组织及骨小梁或钙化组织构成的一种良性病损;其中皮骨化性纤维瘤最为常见。

骨化性纤维瘤

【概述】

骨化纤维瘤(ossifying fibroma)是源于骨组织的良性肿瘤,多见于上颌骨和下颌骨,尤以上颌骨多见,额骨、筛骨、蝶骨均可发病。骨化性纤维瘤为大量的排列成束状的纤维组织的构成,其中有一些大小不一、排列不规则的骨小梁或钙化团块,骨小梁周围有少数成骨细胞,并含有骨样组织,肿瘤多为实性,囊性者少见。临床以颌骨膨大,颜面畸形为主要表现。

【诊断步骤】

(一)病史采集要点

患者常因颌骨膨大或颜面畸形而就诊,女性多于男性,肿瘤生长缓慢,早期无自觉症状;发生于上颌骨者,可能波及上颌窦、颧骨、腭等,造成这些部位的膨隆和畸形以及牙移位、松动、脱落;波及眼眶造成眼球突出或移位、复视;发生于下颌骨者,除引起下颌骨畸形、咬𬌗紊乱、牙移位等,还可压迫下牙槽神经导致下唇及颊部麻木等症状,伴发感染时,还会引起骨髓炎。

(二)体格检查要点

1. 一般情况　无特殊。

2. 局部检查

(1)肿瘤的形态　圆形或卵圆形,表现为颌骨的局限性膨胀,病变向周围发展、界限清楚。

(2)肿瘤生长的部位　发生于上、下颌骨,以下颌骨多见。软组织多发于颈部、口底、舌体、腭部及腮腺,颌骨内发病以下颌骨多见。

(3)肿瘤的大小、边界、质地、活动度与邻近组织的关系　肿瘤的大小不一,质地坚硬如骨样,与周围组织分界清楚。

(三)辅助检查

1. 实验室检查　行血常规和术前常规生化、肝肾功能检查。

2. 影像学检查

(1)X线片　表现为颌骨的局限性膨胀,单房或多房,病变与周围组织分界清楚,圆形或椭圆形,密度减低,病变内可见不等量的和不规则的钙化影。

(2)颌面部CT检查　CT能更清楚地显示肿瘤的大小,多为低密度,其中可见不等量的和不规则的钙化影,能更清楚地显示肿瘤与周围组织的关系。

【诊断对策】

(一)诊断原则

根据上述的病史和临床表现及影像学检查,可做出初步诊断,确诊依靠病理诊断。

(二)鉴别诊断要点

主要与骨纤维异常增殖症鉴别。骨纤维异常增殖症为一种发育畸形,多见于青少年,病期较长,病变位于上颌骨者多见,常为多发性。典型表现为颌骨的弥漫性膨隆,与正常骨组织无明显界限,病变多沿骨长轴方向发展。X线显示为边界不清的毛玻璃样改变,少数可表现为多房性囊状阴影。骨纤维异常增殖症的组织学表现与骨化性纤维瘤不同,其病变停留于编织骨阶段,骨小梁周围无成骨细胞围绕。应结合临床表现、X线和组织学特征来加以鉴别。

【治疗对策】

(一)治疗原则

以外科手术治疗为主。

(二)术前准备

常规术前准备。术前应充分估计术后骨缺损情况,如缺损过大应做好血管化骨瓣移植的准备。

(三)治疗方案

发生于下颌骨者,根据肿瘤大小和生长的位置,酌情采用单纯肿瘤切除、下颌骨方块切除、部分切除或一侧切除。

发生于上颌骨者,应采用上颌骨部分切除术或全切除。

术后造成颌骨缺损过大时,应采用游离骨移植或是血管化骨瓣移植。

【术后观察及处理】

(一)一般处理

1. 常规的麻醉苏醒期护理,有气管切开者,常规的气管切开护理。
2. 较大的骨化性纤维瘤术后需放置负压引流,密切观察引流物颜色与引流量。
3. 合理应用抗生素预防感染,未行血管吻合者合理应用止血药,防止术后出血。行血管吻合者禁用止血药,需抗凝、改善微循环治疗7~10天。
4. 密切观察患者术后血象、生化指标的变化,注意维持水电解质的平衡。
5. 根据引流量的变化决定拔引流管的时机,通常为术后1~3天,24小时引流量少于20 ml可拔管。
6. 行血管吻合游离骨移植术者,术后严密观察受区皮瓣的颜色、血供情况,防止皮瓣缺血坏死。

(二)并发症的观察及处理

1. 创面感染　感染常与局部引流不畅而致局闻积血、积液、口内黏膜缝合不严、口内存在病灶牙、抗生素使用不当等因素有关。应注意合理应用抗生素及保持局部引流通畅。对于难治性感染,应及时做分泌物的细菌培养和药敏试验,选用合适的抗生素。
2. 面神经下颌缘支损伤　若仅是神经损伤而未切断面神经,可予神经营养药物,3~6个月后可自行恢复。若神经已断离,则需行神经吻合术。
3. 下颌骨病理性骨折　主要发生于下颌骨方块切除后。由于下颌骨下缘过薄,在承受咬𬌗力时而出现。选择合适的适应证,术中截骨使用牙钻或摆动锯、术后颌间结扎可以防止其发生。一旦出现,可行坚强内固定接骨术。
4. 游离移植骨坏死　多由于感染引起。术前治疗病灶牙、控制感染;术中采用分层缝合,严密关闭口内创面;术后保持引流通畅,合理使用抗生素可有效防止其发生。术后初期应用抗凝药物,保证带蒂骨瓣的血供。如出现骨坏死,应及时取出坏死骨组织,必要时行二期手术整复。

【疗效判断及处理】

1. 治愈　治疗后,原发瘤已彻底切除,创面已基本修复。
2. 好转　巨大肿瘤手术治疗大部切除,在深部尚有肿瘤残留。
3. 未愈　未行手术治疗,肿瘤无缩小,症状无改善。

【出院后随访】

1. 出院时医嘱　加强营养,注意口腔卫生,颌间结扎解除后仍应以软食为主。
2. 定期门诊检查与取药　每3个月复诊了解术后情况。
3. 应当注意的问题　有神经损伤者应密切随访。

【预后评估】

骨化性纤维瘤属良性肿瘤,完整切除后少有复发。

第二节　骨巨细胞瘤

【概述】

骨巨细胞瘤(giant cell tumor of bone)又称破骨细胞瘤(osteoclastoma)。它是比较多见的原发骨组织肿瘤之一。其主要组织成分为类似破骨细胞的巨细胞和比较瘦小的梭形或圆形的基质细胞。基质细胞的形状、分布和排列,是确定骨巨细胞瘤性质的主要依据。由此,骨巨细胞瘤常分为三级:一级骨巨细胞瘤,所含的巨组胞体积大,数目多,分布均匀;胞核数目一般在50个以上,形状、染色均与基质细胞核相同;基质细胞以梭形为多,圆形次之,胞浆少,胞膜不清,大小一致,染色浅,分布比较疏松,不成束条或漩涡状;二级骨巨细胞瘤,具有恶性倾向,其基质细胞分布紧密,成束条或漩涡状,胞核大,形状不一,染色深,巨细胞数目较少,体积减小,分布不均匀,胞核少,体形增大,染色加深;三级骨巨细胞瘤,属恶性,其基质细胞排列紧密紊乱,胞浆多,形状不一,胞核增大增多,染色深,核分裂多,巨细胞体积小,数目少,分布不匀,胞核增大,数目稀少,染色深。

【诊断步骤】

(一)病史采集要点

骨巨细胞瘤好发于长管状骨的骨端,其好发部位顺次为股骨下端、桡骨下端、股骨上端和胫骨上端。但任何由软骨化骨所形成的骨骼均有发生骨巨细胞瘤的可能,故骨盆、脊椎、肱骨、跖骨、跟骨、距骨以及上下颌骨所产生的骨巨细胞瘤,亦不在少数。患者多为20~40岁的青壮年,占总数的80%以上。男女发病率相等。50%以上的病例在发病前有损伤历史。肿瘤生长活跃,平均病期为10个月左右。最早期的主诉为疼痛,其次为肿胀。疼痛不剧烈,无碍睡眠。约有16%的病例系因发生病理性骨折才去医院诊治。颌面部骨巨细胞瘤患者常以渐进性颌骨膨隆或颌面部畸形就诊。早期常无自觉症状,随疾病发展,可有局部间歇性隐痛。肿块波及牙槽骨时会有咬𬌗错乱。牙松动拔除后,创口内肉芽组织易出血。

(二)体格检查要点

1. 一般情况 注意评价全身各系统的状况,了解患者对手术的耐受能力;尤其注意内分泌系统的检查,了解甲状旁腺的功能。

2. 局部检查 发生于下颌骨者,先见到前庭沟变浅,肿瘤渐增大后导致下颌骨变形,晚期可发生病理性骨折;发生于上颌骨者可见尖牙凹突起,牙槽突扩张,腭部突出,面部畸形。可致牙松动、移位、脱落。

(三)辅助检查

1. 实验室检查 行血常规和术前常规生化、肝肾功能检查。

2. 影像学检查

(1)X线片 表现为颌骨的局限性膨胀,病变与周围组织分界清楚,呈肥皂泡或蜂房状阴影,病变内无钙化点。

(2)颌面部CT检查 CT能更清楚地显示肿瘤的大小,能更清楚地显示肿瘤与周围组织的关系。

【诊断对策】

(一)诊断原则

根据上述的病史和临床表现及影像学检查,可做出初步诊断,确诊和分级依靠病理诊断。

(二)鉴别诊断要点

主要与以下疾病鉴别：

1. 巨细胞修复性肉芽肿　常发生于20岁以下，女性多见，多见于下颌骨第一磨牙前部；X线片示单房状囊性阴影，常有骨样或骨小梁。与骨巨细胞瘤鉴别较困难，主要依靠病理诊断。

2. 甲状旁腺功能亢进症导致的骨损害　又称为棕色瘤，表现为褐色病损，常为多发性囊性变，伴有长骨病损，生化检查提示血钙有碱性磷酸酶升高。常伴发泌尿系结石。

3. 颌骨囊肿　以单发囊肿多见，也可以为多发。骨质可向颊侧或舌侧膨隆，可扪及乒乓球样感，穿刺可抽了黄色或淡黄色液体。X线示：囊肿为低密度影，可为单房也可为多房，囊肿周界清楚，密度均匀，周边有白色致密线条。

【治疗对策】

(一)治疗原则

以外科手术治疗为主。

(二)术前准备

常规术前准备。术前应充分估计术后骨缺损情况，如缺损过大应做好血管化骨瓣移植的准备。

(三)治疗方案

一级骨巨细胞瘤　采用彻底刮治术，并在基底部烧灼处理，或行方块切除。

二级骨巨细胞瘤　应按临界肿瘤的处理原则，在肿瘤外正常组织0.5 cm以上范围切除肿瘤，行颌骨方块切除或部分切除术。

三级骨巨细胞瘤　按恶性肿瘤治疗原则处理，行颌骨部分或全部切除术。

肿瘤过大难以彻底切除时，术后可行放疗。

发生于下颌骨者，根据肿瘤大小和生长的位置，酌情采用单纯肿瘤切除、下颌骨方块切除、部分切除或一侧切除。

术后造成颌骨缺损过大时，应采用游离骨移植或是血管化骨瓣移植。

【术后观察及处理】

(一)一般处理

1. 常规的麻醉苏醒期护理，有气管切开者，常规的气管切开护理。

2. 术后需放置负压引流，密切观察引流物颜色与引流量，根据引流量的变化决定拔引流管的时机,通常为术后 1~3 天,24 小时引流量少于 20 ml 可拔管。

3. 合理应用抗生素预防感染,未行血管吻合者合理应用止血药,防止术后出血。行血管吻合者禁用止血药,需抗凝、改善微循环治疗 7~10 天。

4. 密切观察患者术后血象、生化指标的变化,注意维持水电解质的平衡。

5. 行血管吻合游离骨移植术者,术后严密观察受区皮瓣的颜色、血供情况,防止皮瓣缺血坏死。

(二)并发症的观察及处理

1. 创面感染　感染常与局部引流不畅而致局闻积血、积液、口内黏膜缝合不严、口内存在病灶牙、抗生素使用不当等因素有关。应注意合理应用抗生素及保持局部引流通畅。对于难治性感染,应及时做分泌物的细菌培养和药敏试验,选用合适的抗生素。

2. 面神经下颌缘支损伤　若仅是神经损伤而未切断面神经,可予神经营养药物,三到六个月后可自行恢复。若神经已断离,则需行神经吻合术。

3. 下颌骨病理性骨折　主要发生于下颌骨方块切除后。由于下颌骨下缘过薄,在承受咬𬺈力时而出现。选择合适的适应证,术中截骨使用牙钻或摆动锯、术后颌间结扎可以防止其发生。一旦出现,可行坚强内固定接骨术。

4. 游离移植骨坏死　多由于感染引起。术前治疗病灶牙、控制感染;术中采用分层缝合,严密关闭口内创面;术后保持引流通畅,合理使用抗生素可有效防止其发生。术后初期应用抗凝药物,保证带蒂骨瓣的血供。如出现骨坏死,应及时取出坏死骨组织,必要时行二期手术整复。

【出院后随访】

1. 出院时医嘱　加强营养,注意口腔卫生,颌间结扎解除后仍应以软食为主。
2. 定期门诊检查与取药　每 3 个月复诊了解术后情况。
3. 应当注意的问题　有神经损伤者应密切随访。

【预后评估】

一级骨巨细胞瘤,切除后少有复发;二级骨巨细胞瘤,切除后易复发,复发后有恶变的可能。应密切随访;三级骨巨细胞瘤具有恶性肿瘤的生物学行为,预后较差。

第三节 牙源性肿瘤

【概述】

牙源性良性肿瘤(odontogenic benigin tumors)是由牙源性上皮和牙源性间叶组织发生的一类肿瘤,以下是几种常见的牙源性肿瘤。

一、牙瘤

牙瘤是由牙齿硬组织异常发育增生形成的肿瘤样畸形,根据组织类型可以分为混合性和组合性牙病,早期无自觉症状,生长缓慢,往往因骨质膨胀,或压迫神经产生疼痛才被发现牙病常有缺牙现象。

X 线检查混合性牙瘤是一块状似牙组织的影像,周边有带状的密度减低区,组合性牙瘤为很多大小形态不同、轮廓清楚的密度增高影像。根据 X 线所见,摘出物形态大多可作出诊断,确诊还必须做病理组织检查。

手术适应证:(1)施行手术摘除,切开黏膜后凿去表面骨质,暴露牙瘤,将牙瘤周围松动后取出,刮除其被膜。同时注意保护周围的下牙槽神经束。(2)与囊肿同时存在时应完整刮除其囊壁。(3)如合并成釉细胞瘤时,应按照其治疗原则作下颌骨的方块或部分切除。

禁忌证:除全身情况不允许以禁忌外无特殊禁忌。

二、牙骨质瘤

牙骨质瘤来源于牙胚的牙囊或牙周膜,包括牙骨质化纤维瘤和周牙骨质的异常增生。牙骨质瘤多见于青年人,发生于已萌出牙齿的根部,生长缓慢,多无自觉症状。如肿瘤增大时发生牙槽骨膨胀,出现神经症状或拔牙时始被发现。

初期 X 线片上多见牙根旁有增界清楚的阻射影像,后期可出现较大的球形不规则的密度增高影,周边有狭窄密度减低带。牙髓电活力测定为活髓,可据此与根尖肉芽肿、根尖囊肿相鉴别。

手术适应证:(1)如肿瘤较小,无症状时,不需要治疗。(2)当合并感染等症状时,可将其手术摘除,并拔除患牙。

禁忌证:除全身情况不允许需禁忌外无特殊禁忌。

三、成釉细胞瘤

【概述】

成釉细胞瘤为颌骨中心性上皮肿瘤,在牙源性肿瘤中较为常见,国内5所口腔医学院校统计占口腔颌面部肿瘤的3%,占牙源性肿瘤约63.2%。关于成釉细胞瘤的组织来源,尚有不同的看法,大多数学者认为由釉质器或牙板上皮发生而来,也有学者认为可能来自于口腔黏膜上皮基底细胞;或来自于含牙囊肿和角化囊肿的衬里上皮等。成釉细胞瘤属临界瘤,有局部浸润生长的特点,它膨胀性生长可影响容貌,多次复发则有恶变可能,原发恶性者能危及生命。

【诊断步骤】

(一)病史采集要点

成釉细胞瘤多见于成年人,无明显性别差异,一般好发于下颌骨,多位于磨牙区和升支部,发生于上颌骨较少。造釉细胞瘤生长缓慢,病程较长,早期无自觉症状,后期因体积增大致颌骨膨胀,引起面部畸形和功能障碍,以及病理性骨折;肿瘤侵犯牙槽突引起牙松动、移位、脱落;侵犯下牙槽神经时会出现下唇及颊部麻木等症状;进一步发展可以突破骨皮质进入软组织而引起张口困难、吞咽、咀嚼和呼吸障碍;继发感染时,有疼痛感;上颌骨的成釉细胞瘤可因其侵犯邻近结构而出现鼻塞,眼球突出,移位及流泪。

(二)体格检查要点

1. 一般情况 注意检查各系统的状况,评价患者的对手术的耐受能力;同时应注意检查口腔邻近器官,对上颌骨巨大成釉细胞瘤应仔细检查鼻腔、眼眶等部位。

2. 专科情况

(1)肿瘤形态特征 成釉细胞瘤在骨组织内膨胀性生长主要表现为颌骨的膨大畸形,膨大多向唇颊侧发展,常导致颜面部畸形。肿瘤发展穿破骨质而突出于口腔黏膜下时,其被覆的黏膜表面可见咬痕或因咬伤出现的溃疡。牙常移位或松动脱落。发生于软组织内可表现为溃疡和肿块,易被误诊为恶性肿瘤。通过视诊和扪诊了解肿瘤的大小、边界、质地、活动度及与周围组织的关系。准确的测量肿瘤的大小。

(2)生长部位 好发于下颌骨,多位于磨牙区和升支部,发生于上颌骨较少。

(3)口腔功能检查 口腔功能障碍提示成釉细胞瘤的发展已突破骨组织,进入软组织。张口受限说明成釉细胞瘤已侵及咀嚼肌,吞咽障碍提示肿瘤已波及咽部。这对于制定手术方案非常重要。

3.全身情况 详细检查各系统的状况,正确评价患者的对手术的耐受能力。

(三)辅助检查

1.实验室检查 行血常规和术前常规生化、肝肾功能检查。

2.影像学检查 从影像学角度来说,成釉细胞瘤常表现为4种类型,按发病率高低分别为多房型:有清晰骨间隔,分房大小不等;蜂窝型:由大小基本相同的小分房组成;单房型:为单房囊状影像,边缘分叶状;局部恶性征型:表现为颌骨无膨胀,但相邻骨皮质和房室间隔消失。CT和三维影像重建与传统的X片相比,更确切和直观地显示了瘤体的大小和范围,有利于术前评估,能准确地决定根治性手术的切除范围,既保证手术效果,又最大限度地保留正常骨质,利于功能和外形恢复。

【诊断对策】

(一)诊断原则

根据上述的病史和临床表现及影像学检查,可做出初步诊断,确诊依靠病理诊断。

(二)鉴别诊断要点

其他牙源性肿瘤 与成釉细胞瘤一样,其他牙源性肿瘤也常表现为颌骨的膨大畸形。一般X线显示囊状阴影并伴有钙化灶应考虑为其他牙源性肿瘤,但确诊依靠病理诊断。

(1)牙源性腺样瘤 好发于上颌尖牙区,多见于青少年,女性多于男性;X线表现为单房囊性阴影,常有钙化小点,牙根可压迫吸收而呈斜面状。

(2)牙源性钙化上皮瘤 临床上极少见,好发于下颌骨前磨牙区和磨牙区,中年多见,男女性别无差异;X线表现为界清楚的单房或蜂窝状透光阴影,其中有大小不等的钙化点。

(3)牙源性钙化囊肿 为少见的牙源性肿瘤,上下颌骨均可发生,以下颌骨多见,好发于前磨牙区和磨牙区。X线表现为两种类型,一为囊肿型,其特点是单囊低密度阴影,周围有清楚的边缘,其中有点状或块状的钙化灶;另一种为实性肿块,特点是密度高的团块钙化灶,边界不清,为低度恶性肿瘤。

(4)牙源性纤维瘤 病变为实性,质硬,好发于下颌骨磨牙区,多见于儿童及青年,无性别差异。X线表现为骨密质膨胀以及多房阴影,但分隔少且较直、粗糙,与成釉细胞瘤的阴影边缘清晰、锐利不同;瘤内还可见不规则的密度增高区。

(5)牙源性黏液瘤　上下颌骨均可发生,但以下颌骨为多发部位,青年多发,肿块长大可穿破骨质,可扪及表面光滑呈结节状,质地柔软而非乒乓球感。X线表现为界限清楚的透光阴影,有分隔呈多房状,但房室为长方形或三角形,典型表现为分隔呈向上走行的火焰状,有骨密质的破坏。

(6)良性牙骨质母细胞瘤　好发于下颌骨的前磨牙区和磨牙区,可出现牙痛症状,常继发感染形成牙龈或颊瘘管。X线示为牙根部的团块不透光阴影,周界清楚,并有窄的环状透光阴影带。

(7)牙瘤　见上述。

【治疗对策】

(一)治疗原则

以外科手术治疗为主。由于成釉细胞瘤是临界肿瘤,因此切除肿瘤时包括肿瘤外正常组织0.5 cm以上的范围。

(二)术前准备

详细了解全身各系统的状况,纠正、控制其他内外科疾病。

术前常规清洁口腔,术区包受区和供区备皮,保护供区血管。

伴发感染时,应术前控制感染;如无感染者,术前30分钟给予抗生素预防感染。

(三)治疗方案

1. 手术方式选择　造釉细胞瘤的手术分为保守性手术和根治性手术两类,保守性手术主要指刮治术(curettage);根治性手术主要指瘤外0.5 cm扩大切除术,必要时也可采用上、下颌骨部分切除术和全切除术。

(1)保守性手术(conservative approach)　手术只去除造釉细胞瘤的瘤体,不涉及相邻骨质,可最大程度地保存骨组织,减少术后畸形,利于容貌与功能的保持,但常有较高的术后复发率,多次复发可致恶变,预后不良,甚至危及生命,应适当选择适应证。

(2)根治性手术　根治性手术不但去除造釉细胞瘤的瘤体,还去除可能有瘤细胞存在的肿瘤周边骨质,术后确保无残余瘤体的存在,大大降低了复发率,手术效果确切。虽然造成面部畸形和功能障碍,给整复带来了困难,但仍被大多数学者推荐。术后缺损可选用血管吻合、血管重建的组织移植术,或用其他材料固定残端,以保持缺隙,后期行植骨手术修复。

2. 手术方案选择

(1)彻底刮治术　小儿成釉细胞瘤或壁性成釉细胞瘤可采用彻底刮治术,较少复发。但对于多次复发者,不宜行刮治术。

(2)下颌骨方块切除术　适用于侵犯下颌骨的成釉细胞瘤,范围较小,按其治疗原则切除病变后,下颌骨下缘能保留者。术前评估一般要求 X 线片显示肿瘤外 0.5 cm 能保留足够的厚度。

(3)下颌骨部分切除术　适用于成釉细胞瘤范围较局限,但下颌骨下缘无足够的厚度,肿瘤切除后无法保证下颌骨连续性者。

(4)下颌骨切除术　当成釉细胞瘤已侵及一侧下颌骨及升支部,病变已接近中线或整个下颌骨者,则行一侧下颌骨切除或是全下颌骨切除术。全下颌骨切除术者,术中需行气管切开术并行人工骨移植术修复术后缺损。

上颌骨切除术上颌骨成釉细胞瘤应考虑行上颌骨切除术,局限者可行刮除加液氮冷冻或石炭酸、Carnoy 氏液化学烧灼。

3. 术后缺损的修复　下颌骨连续性好者,一般不需要修复;连续性丧失者可采用单纯游离骨移植术、血管化游离骨移植术或人工骨移植术修复。常用的骨源为肋骨、髂骨、腓骨等。上颌骨切除术后缺损可用赝复体或同期行血管化游离骨移植术或钛网上颌骨再造。

【术后观察及处理】

(一)一般处理

1. 常规的麻醉苏醒期护理,有气管切开者,常规的气管切开护理。
2. 巨大成釉细胞瘤切除后,局部放置负压引流并密切观察引流物颜色与引流量。
3. 合理应用抗生素预防感染,未行血管吻合者合理应用止血药,防止术后出血。行血管吻合者禁用止血药,需抗凝、改善微循环治疗 7～10 天。
4. 密切观察患者术后血象、生化指标的变化,注意维持水电解质的平衡。
5. 根据引流量的变化决定拔引流管的时机,通常为术后 1～3 天。
6. 行血管吻合游离骨移植术者,术后严密观察受区皮瓣的颜色、血供情况,防止皮瓣缺血坏死。

(二)并发症的观察及处理

1. 创面感染　感染常与局部引流不畅而致局部积血、积液、口内黏膜缝合不严、口内存在病灶牙、抗生素使用不当等因素有关。应注意合理应用抗生素及保持局部引流通畅。对于难治性感染,应及时做分泌物的细菌培养和药敏试验,选用合适的抗生素。

2. 面神经下颌缘支损伤　若仅是神经损伤而未切断面神经,可予神经营养药物,3～6个月后可自行恢复。若神经已断离,则需行神经吻合术。

3. 下颌骨病理性骨折　主要发生于下颌骨方块切除后。由于下颌骨下缘过薄,在承受咬𬌗力时而出现。选择合适的适应证,术中截骨使用牙钻或摆动锯、术后颌间结扎可以防止其发生。一旦出现,可行坚强内固定接骨术。

4. 游离移植骨坏死　多由于感染引起。术前治疗病灶牙、控制感染;术中采用分层缝合,严密关闭口内创面;术后保持引流通畅,合理使用抗生素可有效防止其发生。术后初期应用抗凝药物,保证带蒂骨瓣的血供。如出现骨坏死,应及时取出坏死骨组织,必要时行二期手术整复。

【疗效判断及处理】

术后伤口愈合良好,肿瘤不复发为治愈。如出现肿瘤复发,需采用根治性手术彻底切除瘤,术后缺损可用赝复体或同期行血管化骨移植术修复。

【出院后随访】

1. 出院时带药　常规抗生素,如有神经受损症状应加用神经营养药物。
2. 检查项目与周期　定期门诊随访,每3～6个月随访1次。
3. 应当注意的问题　术后应继续以软食为主,避免术区受力过大导致颌骨骨折;注意密切观察病变部位,如肿瘤复发,应及时再次手术切除。

【预后评估】

成釉细胞瘤属临界肿瘤,具有局部侵袭生长的生物学特性,因此手术术式选择不当者,复发率较高。反复多次复发有转为恶性肿瘤的可能。

四、牙源性黏液瘤

颌骨内的黏液瘤来源于牙源性间叶组织,好发于下颌骨的磨牙及前磨牙区域,35岁以下的青壮年多见。黏液瘤多呈局部缓慢浸润性生长,早期无明显症状,长大后引起骨膨隆,继而骨质变薄,穿破后进入周围软组织或上颌窦。口腔内可有先天缺牙,受波及的牙松动、移位。X线摄片显示骨质膨胀,骨质破坏呈蜂房状透光阴影,房隔纤细条纹状。

治疗原则　主要通过手术治疗彻底切除肿瘤。

(1)由于肿瘤无包膜,呈局部浸润性生长,并且易复发,故对于较局限者应行颌骨的方块切除。(2)对于范围较大的下颌骨黏液瘤,须做下颌骨部分切除,甚至半部切除,并主张行即期颌骨修复。

第四节　牙龈瘤

【概述】

牙龈瘤来源于牙周膜及颌骨牙槽突的结缔组织,是机械刺激及慢性炎症刺激形成的增生物,没有肿瘤特有的结构,故非真性肿瘤。根据病理组织结构的不同。

牙龈瘤来源于牙周膜及颌骨牙槽突的结缔组织,是机械刺激及慢性炎症刺激形成的增生物,特别是龈下菌斑和结石是牙龈瘤的主要病因。牙龈瘤没有肿瘤特有的结构,故非真性肿瘤;但牙龈瘤有肿瘤的外形及生物学行为,如切除后易复发。牙龈瘤还与内分泌有关,如妇女怀孕期间容易发生牙龈瘤,分娩后则牙龈瘤缩小或停止生长。牙龈瘤可分为三种类型,血管性龈瘤、纤维性龈瘤和巨细胞性龈瘤。治疗牙龈瘤方法有手术、冷冻、电凝、微波、激光、拔除患牙后切除牙龈瘤即刻再植、低温等离子汽化融切技术治疗等等,目前仍然以手术为主。牙龈瘤术后有复发倾向,据统计,纤维性龈瘤的复发率为14%,血管性龈瘤为6%,周边性巨细胞肉芽肿的复发率为17%。大部分病例中,复发的主要原因是局部菌斑和结石除去不全或手术切除不完全所致。

【诊断步骤】

(一)病史采集要点

牙龈瘤以女性多见,青年及中年人发病较多。牙龈瘤多发生于唇颊侧的牙龈乳头部,双尖牙区最常见。肿块较局限,大小不一,呈圆形或椭圆形,有时呈分叶状。肿块有的有蒂如息肉,有的无蒂,基底宽广。肿块一般生长缓慢,但在女性妊娠期可迅速增大。肿块长大可以遮盖部分牙面及牙槽突,表面可见牙压痕,易被咬伤而发生感染。肿块长大,可以破坏牙槽骨壁,致使牙松动、移位。

（二）体格检查要点

1. 一般情况　注意询问患者是否妊娠,妊娠期的 1～9 个月任何时候都可能发生牙龈瘤,但以妊娠初期 3 个月多发,分娩之后牙龈瘤可自行消退或缩小。另注意询问患者是否有服用苯妥英钠等药物史,长期服用苯妥英钠等药物会导致牙龈增生。

2. 局部检查　注意患者口腔卫生情况,龈下菌斑、结石的量;仔细检查肿物的位置、大小、质地,与周围组织分界是否清楚,表面有无溃烂,尤其要观察肿物基底的情况。牙龈瘤多发生于唇颊侧的牙龈乳头部,双尖牙区。肿块较局限,大小不一,呈圆形或椭圆形,有时呈分叶状。肿块有的有蒂如息肉,有的无蒂,基底宽广。肿块一般生长缓慢,但在女性妊娠期可迅速增大。肿块长大可以遮盖部分牙面及牙槽突,表面可见牙压痕,易被咬伤而发生感染。肿块长大,可以破坏牙槽骨壁,致使牙松动、移位。

（三）辅助检查

(1) 实验室检查　血常规检查一般无异常。

(2) 影像学检查　牙片或全景片可见局部牙槽骨吸收。

(3) 特殊检查　如怀疑有恶变者,可行颌骨及颈部 CT 检查以明确病变范围和颈部淋巴结情况。

（四）进一步检查项目

为明确诊断,需手术切除活检。

【诊断对策】

根据典型的临床表现和病理检查可确诊。

（一）诊断要点

1. 病史　注意询问患者是否妊娠,是否有服用苯妥英钠等药物史。

2. 临床表现　发生于牙间龈组织的局限性肿大,有蒂或无蒂,质软或硬,表面可有溃疡。

3. 辅助检查　牙片或全景片可见局部牙槽骨吸收。

4. 活检或手术。

（二）临床类型

1. 血管性龈瘤　血管性龈瘤可以是化脓性肉芽肿或妊娠性牙龈瘤。病损表现为质软、红紫色包块,常伴有溃疡和出血。出血可以是自发性或轻伤之后。肉芽肿性龈瘤和妊娠性龈瘤是临床名称,组织学上,这两种病变是一致的。妊娠性龈瘤是妊娠患者发生的化脓性肉芽肿，主要是由于内分泌改变对此瘤的影响。妊娠性龈瘤可发生于妊娠期的第1个月至第9个月的任何时间，以妊娠前3个月发生者多见。分娩后可以自发消退或缩小而表现为纤维性龈瘤。妊娠性龈瘤手术治疗时容易出血且难以控制，术后也易复发。组织学上，化脓性肉芽肿和妊娠性龈瘤的特点是血管内皮细胞增生呈实性片块或条索，也可是小血管或大的薄壁血管增多。间质常水肿。炎症细胞浸润不等，但溃疡下区炎症明显。

2. 纤维性龈瘤　纤维性龈瘤为有蒂或无蒂包块，质地坚实。颜色与附近牙龈相同，如有炎症或血管丰富者则色泽较红。如果表面溃疡则可覆盖黄色纤维素性渗出物。纤维性龈瘤可发生于各年龄组，但10~40岁者多见。组织学上，纤维性龈瘤由富于细胞的肉芽组织和成熟的胶原纤维束组成。含有多少不等的炎症细胞，以浆细胞为主。炎症细胞多在血管周围呈灶性分布于纤维束之间。约1/3的病例中，可见无定形的钙盐沉着和/或在成纤维组织出现化生性骨小梁，溃疡区下方的骨化生多见。伴有钙化或骨化的龈瘤不必另作一型，因为它没有特殊的临床意义。

3. 巨细胞性龈瘤　巨细胞性龈瘤又称外周性巨细胞肉芽肿。较为少见。以30~40岁多见，也可以发生于青年人和老年人。以前牙区多见，上颌较下颌多，位于牙龈或牙槽黏膜。女性较男性多见。包块有蒂或无蒂，呈暗红色，可发生溃疡。病变发生牙间区者，颊和舌侧肿物牙间狭窄带相连形成一种时漏状外观。镜下见，富于血管和细胞的间质内含有多核破骨细胞样细胞，呈灶性聚集。灶之间有纤维间隔。巨细胞数量多，大小和形态不一。毛细血管丰富，常见出血灶及含铁血黄素沉着。单核间质细胞呈卵圆形或梭形，在超微结构上与成纤维细胞、巨噬细胞和未分化间充质细胞相似。病变内偶见少许骨小梁或骨样组织。巨细胞龈瘤的发病机制不清，但一般认为它是一种反应性增生，损伤可能是重要的病因。组织发生上，可能来源于骨膜而不是牙龈，因为病损可引起骨表面缺损，且可发生于无牙的颌骨区。巨细胞的来源不明，可能来自周围间质内单核细胞前体的融合。也有人认为它是破骨细胞。

（三）鉴别诊断要点

主要与牙龈癌鉴别。

【治疗对策】

治疗牙龈瘤的方法很多，研究治疗方法主要以达到以下几点为目的：(1)减低和防止复发的可能性。(2)保留牙体和牙列的完整性。(3)减低术后所做成的牙周创伤,加速愈合能力。(4)能保持牙的正常生理功能。

(一)术前准备

术前应行血常规检查了解有无出血性疾病史,常规行超声洁牙,保持口腔卫生。

(二)治疗方案

1. 非手术治疗

(1)微波治疗 微波是一种高频电磁波,微波照射时能将微波的能量转换为热能,导致被注射组织发热,瞬间达到高温,使组织凝固、坏死、脱落。微波的热效应还可增强局部血液循环和淋巴循环,改善微循环,加强局部组织代谢,使细胞内 CAMP 增加,改善营养,从而加速组织的再生修复能力,并提高组织的免疫反应能力。在治疗牙龈瘤时,微波的电极针通过直接接触的方式,将能量作用于瘤体及所波击的组织,在小范围内实现高温凝固,使瘤体坏死脱落,从而达到去除病变的目的。采用微波治疗牙龈瘤,保存了被龈瘤波击的牙齿,维护了患者的咀嚼功能,解除了拔牙带来的痛苦,并且具有操作简单、省时、安全、可靠、无不良反应的特点,是治疗较小体积牙龈瘤的一种行之有效的方法。但由于治疗后相邻牙槽嵴顶骨组织坏死,死骨被排出后,其相邻牙间隙牙龈乳头萎缩,牙间隙暴露,易致水平性食物嵌塞。另外,对于较大牙龈瘤,因为龈瘤越大,其波及的牙周膜、骨膜及邻近骨组织的范围越大,微波能否通过加大输出功率和作用时间来进行治疗,而同时又不引起牙髓异常反应和邻近正常组织损伤,或者能否采用分多次进行治疗,以及治疗后所波及的牙是否还稳固等,还有待继续研究。

(2)低温等离子汽化融切技术治疗 可控消融等离子技术是利用双极低频射频所产生的能量,将射频电极与组织之间的电解液转换成叫做等离子体的离子蒸汽层。等离子体中的带电粒子使目标组织中的细胞以分子为单位逐渐解体。由于这种效应局限于目标组织的表层,而且是在相对较低温度下实现的,所以对周边组织的热损伤被降至最小程度。低温等离子汽化融切技术治疗牙龈瘤的优点是操作方便、止血可靠,出血少,手术视野清楚,保证了治疗的彻底性,并利用消融用等离子刀,对创面残留软组织进行精确地消融,达到防止复发的作用。等离子刀的工作温度低,作用范围局限,对周围组织损伤小,术后创口愈合快。

(3)冷冻治疗 因牙龈瘤来源于牙周膜及颌骨牙槽突结缔组织,所以单独切除瘤体容易复发,由于冷冻可渗透到骨组织破坏病变组织,所以可避免复发。其作用机制为冷冻使细胞内外结晶失水,电解质浓缩,酸碱度改变,尿素浓度升高,细胞脂蛋白变性以及温度休克而使细胞膜破裂死亡。另据报道,冷冻能使肿瘤细胞 DNA

变性,琥珀酸脱氢酶失活,导致细胞能量代谢障碍而死亡,达到 $-40\ ℃$ 2次冻融就能对肿瘤细胞最有效杀伤。优点,(1)因不需要拔牙去骨,保留了牙列的完整性,也就保留了牙齿的正常生理功能。(2)手术简单损伤小,患者易接受。(3)复发后可再次用本法治疗仍有效。缺点,瘤体过大,牙槽骨吸收过多(>牙根1/2以上)、牙齿Ⅱ度以上松动者因不能保留牙齿,故不适用本法,应常规拔牙去骨手术切除。

(4)激光治疗　采用CO_2激光治疗牙龈瘤,治疗迅速,彻底,不易出血,不易复发。CO_2激光属高能量激光,由于激光的热效应,蛋白质发生凝固变性,组织表面发生收缩、脱水和炭化。CO_2激光有选择性地作用于血红蛋白,使之凝固、阻塞血管,使得在手术过程中不易出血,尤其对于肉芽肿型及血管型牙龈瘤,视野清晰,便于清除所有病变组织,且术后不易感染,创面愈合快,无明显瘢痕遗留。CO_2激光照射后,局部神经末梢受到凝固,痛阈可提高1倍以上。因无痛术后不必使用止痛药物,一般患者都可接受此方法治疗。CO_2激光作用局限,不损伤其他正常组织,用CO_2激光治疗牙龈瘤后,在复查期间无其他并发症产生,大部分患者愈合良好,新生的黏膜上皮恢复正常。总之,采用CO_2激光治疗牙龈瘤,克服了外科手术的缺点,治疗迅速、彻底,不易产生其他并发症,减少患者痛苦,治愈率高等优点。值得在临床上广泛应用。

2. 手术治疗

(1)手术指征　非妊娠期患者全身情况可耐受门诊手术者。

(2)手术时机　择期手术。

(3)手术方法　牙龈瘤传统治疗多采用手术切除,并拔除波及的牙齿,而波及的牙齿数目较多,将破坏牙列的完整性,降低患者的咀嚼功能,甚至影响面容。单纯手术切除有高度复发危险,牙龈瘤复发多为病变区邻牙的牙乳头、牙周膜切除不彻底所致,可透过使用碘酊中的碘离子的渗透,将这些深层部位残留的牙龈瘤组织杀灭,而降低复发率;碘酊通常用在外用消毒,它对真菌、细菌、阿光巴原虫及芽孢均有较大杀伤作用,目前已广泛的应用于临床各科,用于治疗眼科疾病、皮肤病、口腔腺囊肿等等,其作用机理为氧化细胞浆的活动基因,并与蛋白质的氨基结合,而使细胞变性,当碘酊直接作用于组织时,微量酒精立即挥发,碘离子沉着并向基质渗透,细胞迅速受到破坏,坏死组织脱落,胶原纤维增殖、修复。由于病例数目较少,机理尚不明确,还有待于进一步研究、验证。邻牙在术后的松动,可能是由于手术及碘酊刺激、损伤牙周膜组织,导致牙周膜水肿、牙齿松动,这种损伤是可逆的,2~3周后水肿消失,牙齿坚固程度可恢复。

【术后观察及处理】

1. 一般处理　常规给予抗生素、漱口水和止痛药,术后一周进流质或半流质,7~10天后拆线。
2. 并发症的观察及处理。

【出院后随访】

1. 出院时带药　常规抗生素,漱口水。
2. 应当注意的问题　后应注意观察局部有无复发的迹象。

【预后评估】

手术切除彻底者不易复发,切除不彻底者易复发。

第五节　脉管瘤与脉管畸形

【概述】

脉管瘤又称管型瘤,或分别称为血管瘤、淋巴管瘤;另一些脉管病变并非真性肿瘤则被称为脉管畸形。2002年中华口腔医学会口腔颌面外科专业委员会一致推荐应用Waner和Suen的分类命名:

血管瘤(hemangioma)。

脉管畸形(vascular malformation)。

微静脉畸形(venular malformation):包括中线型微静脉畸形与微静脉畸形两类。

静脉畸形(venous malformation)。

动静脉畸形(arteriovenous malformation)。

淋巴管畸形(lymphatic malformation):又分为微囊型与大囊型。

混合畸形(mixed malformation):含静脉-淋巴管畸形(venous-lyphatic malformation)和静脉-微静脉畸形(venous-venular malformation)两型。

【诊断步骤】

(一)病史采集要点

1. 血管瘤　血管瘤(hemangioma),多在出生后 1 个月内出现,生长迅速,1 岁左右可停止生长,有的可逐渐退化。血管瘤的生物学行为是可以自发消退。其病程可分为增生期、消退期及消退完成期。增生期最初表现为毛细血管扩张,四周围出现晕状白色区域,迅速进展为红斑并高出皮肤,高低不平呈草莓状。在婴儿第一生长发育期,即出生后 4 周以后,肿瘤快速生长,常可导致颜面部畸形,有的甚至还造成闭眼、张口等功能障碍。快速增生也可发生于婴儿第二生长发育期,即出生后 4～5 个月时。一般在一年后即进入消退期,消退较缓慢,病变由鲜红变为暗紫、棕色,皮肤可呈花斑状。据统计,约 50%～60% 的患者在 5 年内完全消退;75% 在 7 年内完全消退;约 10%～30% 的患者可持续消退至 10 岁左右。消退完成期一般在 10～12 岁。大面积血管瘤消退后可遗留局部色素沉着,浅瘢痕,皮肤萎缩下垂等体征。

2. 脉管畸形

(1)静脉畸形　静脉畸形传统分类称为海绵状血管瘤。该类血管病变的特点为出生时即已出现畸形。病变大多发生于头面部、口腔黏膜、四肢、肝脏、脊柱及其他部位。临床上显著特点是往往与周围肌肉(横纹肌)关系密切。表现为肌肉内或肌束间的血管畸形。绝大部分均表现为随着患者年龄增大而缓慢增大、增厚的病灶,极少数患者出现相应神经受压的疼痛症状。而大多数均无不适症状。海绵状血管畸形位于深部者往往仅出现软组织肿块,有时大时小的现象。病灶位于较浅者可出现暗红色、蓝色、紫色结节样外观。部分患者会主诉摸到病灶内的硬性颗粒。静脉畸形病变体积不大时,一般无自觉症状。如继续发展,长大时,患者可出现相应部位的肿胀,如舌体肿胀、腭、咽侧壁、颊黏膜等部位。在患者兴奋、恼怒时病灶会明显增大。静脉畸形往往表现为弥散的多点状、网状扩张的静脉,表面皮肤可见蓝色、紫色病灶。患者不慎外伤时可出现较多的出血,继发感染时常有出血。

(2)微静脉畸形　即旧称的葡萄酒色斑。多发生于颜面部皮肤,常沿三叉神经分布。口腔黏膜较少见。病变呈鲜红或紫红色,与皮肤表面平,周界清楚。其外形不规则,大小不一,从小斑点到数厘米,大的病变可越过中线到对侧。按压病变区,表面褪色,解除压力后,血液再度充盈,恢得原有色泽和大小。

中线型微静脉畸形主要是病变位于中线部位,项部常见,其次可发生在额间,眉间,以及人中等部位。与葡萄酒色斑不同的是,它可自行消退。

(3)动静脉畸形 旧称蔓状血管瘤,是由于病变部位血管扩张变粗而使动脉、静脉交通形成的病变。实质为动静脉瘘。是一种迂回弯曲、极不规则而有搏动性的血管畸形。主要由血管壁显著扩张的动脉与静脉直接吻合而成。动静脉畸形多见于成人,幼儿少见。常发生于颞浅动脉所在的颞部或头皮下组织中。临床表现为软组织肿块,桃红色或暗红色,具有搏动感,有时可见屈曲的动脉纹理,病变表面呈念珠状,表面温度较正常皮肤高。患者能感到搏动;扪诊有震颤感,听诊有杂音。阻断血供后,搏动和杂音消失。病变可侵及基底的骨质,也可突入皮肤,使其变薄,甚至坏死出血。大量出血可导致死亡。

颌骨动静脉畸形(又称颌骨中心性血管瘤),多于儿童替牙期间自发或由于拔牙和误诊手术引起致命的大出血。国外曾有回顾性研究报道了20例颌骨中心性血管瘤中,死亡14例。该病大出血前,临床和X线平片诊断困难;一旦出血,来势凶猛,常规止血方法难以奏效,直接危及患儿生命,是口腔科中棘手的顽症。由于特殊的解剖结构,骨内的动静脉畸形以颌骨为多发;而且颌骨动静脉畸形的发病率较低、起病危急,这方面的临床资料国内外均较匮乏。颌骨动静脉畸形的临床表现不尽相同,有的伴有邻近软组织改变,有的软组织完全正常;有的患者以急性出血(多在拔牙后)为首发症状,有的仅有牙周的慢性渗血,还有一些患者无渗血出血症状,只表现为半侧面部的麻木和骨质膨隆,等等。

(4)淋巴管畸形 是淋巴管发育异常形成,常见于儿童及青年,好发于舌、唇、颊及颈部。按其临床特征及组织结构分为微囊型与大囊型两类。

1. 微囊型 包括旧分类的中的毛细淋巴管瘤和海绵状毛细淋巴管瘤主要发生于唇、颊、腭及舌部。黏膜浅层发病者可见到局部组织肿大,外观呈透明颗粒或小泡状,如挤压破裂后可流出淋巴液。与微静脉畸形并存时呈红色或紫红色之颗粒状突起;深层发病多位于黏膜下组织内,肿瘤生长缓慢,多发性散在的小圆形囊性结节或点状病损,无色、柔软,一般无压痛,病变边界不清楚。发生于舌部的巨大病变可引呈"巨舌症",并可引起颌骨畸形、咬𬌗紊乱、牙移位等。

2. 大囊性 以新生儿发病最多,部位以颈部,尤其颈后三角区常见。肿瘤呈圆形,椭圆形或略呈分叶状,直径可达10 cm以上,甚者似儿头大小。无临床症状,体积过大时压迫气管,影响呼吸,食道受压时引起吞咽困难。囊性水瘤外表光滑,质较柔软,波动感。囊壁薄,腔内含有大量稀薄、淡黄色、清亮液体。

(二)体格检查要点

1. 一般情况 注意检查病人的精神状况,特别是有出血病史的病人要注意血象及电解质的异常。同时应注意身体其他器官的黏膜是否存在类似的病变。

2. 局部检查 注意检查病变的形态,生长部位、边界、质地、活动度及与周围组织的关系。准确测量病变的大小。注意触诊时病变区有无搏动,听诊有无杂音。注意病变波及的部位有无重要的血管、神经分布,颌骨内的血管瘤要注意是否累及软组织。有无面部畸形,发生在舌软腭部的病变是否引起语言、吞咽障碍。注意体位移动试验和透光试验的结果。

(三)辅助检查

1. 实验室检查 常规的实验室检查及心肺功能检查以了解患者的全身情况及对手术的耐受能力。

2. 影像学检查

(1) B超检查 尤其是多普勒彩超对了解肿物的范围、血供有较高的参考价值。

(2) 颌面部及头颈部 CT 检查 可充分显示肿物的范围及与周围组织的关系。三维重建技术的应用更能直观的显示肿物的形态。但 CT 不能对动静脉畸形进行准确的定位。

(3) 颌面部及头颈部 MRI、MRA 检查 磁共振血管成像对于动静脉畸形的诊断及治疗有着重要的意义,可以准确的判断发生异常吻合的动静脉及动静脉瘘的位置。

(4) 动脉造影及 DSA 主要应用于动静瘤、动静脉畸形的主的诊断,能详细的显示出血管病变的部位、范围、血供来源、回流状况及周围血管的交通情况;有利于确定手术方案,估计手术的难易程度。

(5) X 线曲面断层片 在颌骨中心性动静脉畸形有不同的表现形式,需结合上述检查综合考虑。

(四)进一步检查项目

如术前决定需要取肌皮瓣修复术后缺损,则应对供区进行仔细检查,包括供区皮肤情况,血供情况等。

【诊断对策】

表浅的血管瘤或脉管畸形诊断并不困难,对于位置深在的血管畸形可借助体位移动实验、透光实试验和穿刺来初步诊断。但对于动静脉畸形分型及动静瘘的定位需要依靠影像学检查等综合考虑。对于位置深在的静脉畸形、大囊性淋畸形等,为明确病变的部位、大小、范围及其吻合支的情况可行超声、动静造影等协助诊断。确诊往往需要依靠病理诊断。

鉴别诊断 从细胞生物学分类的观点来看，成人的脉管病损基本上都属于脉管畸形。婴幼儿期的动静脉畸形、微静脉畸形、淋巴管畸形均属于脉管畸形。高出皮肤的所谓杨梅样血管瘤有自发消退的倾向，多属血管瘤。婴幼儿期特别是一出生就发现的静脉畸形，其所属类型较难判断，需综合考虑。动静脉畸形与动脉瘤、后天性动静脉瘘有一定区别。动脉瘤系动脉壁中层弹力纤维病变所致的一种瘤样扩张；后天性动静脉瘘是损伤后局部动脉扩张，其破溃通入伴行静脉所致，一般位于较深部和较局限。

颌面部外伤后还可以发生假性动脉瘤，多见于腮腺区或上颈部，系由动脉破裂，血液潴留于软组织内形成的一种搏动性病损，动脉造影可确诊。

【治疗对策】

（一）治疗原则

1. **血管瘤** 婴幼儿血管瘤在部分病例中可能自行消退，因此生长相对稳定的病变暂时观察而不作治疗，尤其是不考虑手术治疗。放射治疗可能导致继发性发育畸形，不推荐应用。如血管瘤极大，生长迅速或用其他治疗方法有困难时，可试用糖皮质激素治疗。具体方案：每隔一日顿服 2～4 mg/kg 泼尼松，1 个月为一疗程，间隔 4～6 周可继续另 1 个疗程，如果无效则应停药。

2. **静脉畸形** 静脉畸形可用血管硬化剂行病变腔内注射，使病变纤维化、闭锁，致病变缩小或消失。常用药物为平阳霉素、博莱霉素等。注射时需压迫周围组织，阻断血流，采用小剂量多点注射，每次间隔 7～10 天。如疗效不好，则需外科手术切除或低温治疗。

3. **微静脉畸形** 面部的微静脉畸形可试用氩离子（Ar）或是氪离子（Kr）光动力疗法治疗。YAG 激光或低温治疗对黏膜下静脉畸形有一定疗效。

4. **动静脉畸形** 动静脉畸形主要采用手术治疗。手术时需先结扎或切断与肿瘤交通的动脉，然后再切除病变组织。近年来经导管动脉栓塞技术（transcather arterial embolization, TAE, TCAE）的应用日渐成熟，用此技术来控制和减少术中出血效果较颈外动脉结扎好。常用的有效而安全的栓塞材料是明胶海绵。

对于颌骨动静脉畸形，传统有效的治疗方法主要是行颌骨部分切除术。该手术不仅难度大、出血多；而且可造成患儿严重的面容畸形和功能障碍。如何在保留颌骨完整性的同时彻底止血，一直是口腔医学界不倦追求的目标。由于颌骨动静脉畸形特殊的供血方式，经血管内行供应动脉的介入栓塞难以达到永久性治疗的目的。目前常用且有效的方法是：介入栓塞技术＋完整切除血管瘤范围＋血管化腓骨肌瓣及髂骨肌瓣移植术。

5. 淋巴管畸形　淋巴管畸形的治疗主要采用外科手术，特别是对微囊型患者。病变小者，一次完整切除；病变范围大者，采用分次切除；或者为了改善功能和容貌仅采用部分切除术。对大囊型患者，亦可采用平阳霉素局部注射，效果不好时，再行手术。

(二)手术治疗方案

目前，治疗血管瘤和脉管畸形的方法虽较多，但对大的脉管畸形的治疗问题仍未完全解决。随着显微外科、整复外科技术的进步，对一些巨大脉管畸形的"根治性"切除和缺损立即整复已成为可能，并为更多的医师和患者的接受。

1. 手术指征　如前述，采用非手术治疗效果不好时，均可采用手术治疗。
2. 手术禁忌征　巨大的血管瘤或脉管畸形波及重要血管神经结构。
3. 术前准备
(1)纠正低蛋白血症、贫血、加强营养。
(2)术前3日起，给予抗生素预防感染。
(3)术前常规清洁口腔，术区包受区和供区备皮，保护供区血管。
(4)术前应充分估计术中出血量，备血应充足。
4. 术中注意事项　为防止术后血肿及软组织肿胀引起呼吸道阻塞，可酌情考虑预防性气管切开；术中尽量保护面部正常组织结构，面神经、腺体导管、颌骨等；术中止血必须彻底，密切关注病人血容量变化；对一次无法完整切除的病变，可考虑先切除影响功能及外观的部分，残余部分考虑术中用平阳霉素注射治疗。

【术后观察及处理】

(一)一般处理

1. 常规的麻醉苏醒期护理，有气管切开者，常规的气管切开护理。
2. 巨大的血管瘤或脉管畸形切除后，局部需放置负压引流并密切观察引流物颜色与引流量。
3. 合理应用抗生素预防感染，合理应用止血药，防止术后出血。
4. 密切观察患者术后血象、生化指标的变化，注意维持水电解质的平衡。
5. 根据引流量的变化决定拔引流管的时机，通常为术后1～3天。
6. 术后严密观察受区皮瓣的颜色、血供情况，防止皮瓣缺血坏死。

(二)并发症的观察及处理

1. 血肿　常因为术中止血不彻底所致，小的血肿可予加压包扎和应用止血药物而止血，大的血肿如发展迅速则要及时手术探查。

2. 感染　感染会导致部分裂开。应注意全身应用抗生素及局部引流。

3. 面瘫　若仅是神经损伤而未切断面神经，可予神经营养药物，3～6个月后可自行恢复。若神经已断离，则需行神经吻合术。

4. 阻断颈总动脉或颈内动脉过久，可造成术后肢体瘫痪、失语等并发症。术后应注意观察病人的神志、瞳孔变化、肌肉变化及肢体活动情况，如发现异常，应及时请神经外科会诊。

5. 失血性休克　术中应注意止血彻底，术后应注意密切观察引流情况，如患者出现呼吸加快、脉搏细速、血压下降、四肢湿冷等，应及时予以吸氧、补充血容量、应用血管活性药物，同时，应根据出血情况决定是否立即手术探查。

【疗效判断及处理】

病变切除后，不再继续生长，或残余病变经过药物注射后，纤维化不再变化者，认为达到治愈。对于不能完整切除的病变，应密切随访。

【出院后随访】

1. 出院时带药　常规抗生素，如有神经受损症状应加用神经营养药物。
2. 检查项目与周期　定期门诊随访，每半年到一年随访一次。
3. 应当注意的问题　注意密切观察病变部位，如残余病变有继续展的迹象，应及时复诊。

【预后评估】

脉管瘤和脉管畸形属良性病变，预后良好。未能完整切除的病变有继续生长变大的可能，应密切随访。

第六节 神经源性肿瘤

【概述】

来源于神经于神经组织的良性肿瘤以神经鞘瘤和神经纤维瘤最为常见。神经鞘瘤又称雪旺氏(Schwannoma)瘤,来源于神经鞘,头颈部神经鞘瘤主要发生于颅神经,如听神经、面神经、舌下神经、迷走神经;其次可发生于头面部、舌部的周围神经,发生于交感神经的最为少见。

【诊断步骤】

(一)病史采集要点

生长缓慢的无痛性肿物,圆形或卵圆形,源于感觉神经者可有压痛和放射痛;源于面神经者会出现面肌抽搐;源于迷走神经者可有声音嘶哑;源于交感神经者可出现 Horner 综合征等。可根据肿瘤生长的部位及相应的神经症状初步判定其来源的神经。

(二)体格检查要点

1. 一般情况 无特殊。

2. 局部检查

(1)肿瘤的形态 单发,圆形或卵圆形,较大的肿瘤可呈分叶状,表面光滑。

(2)肿瘤生长的部位 可发生于软组织内,也可发生于颌骨内。软组织多发于颈部、口底、舌体、腭部及腮腺,颌骨内发病以下颌骨多见。

(3)肿瘤的大小、边界、质地、活动度与邻近组织的关系 肿瘤的大小一般小于不超过 2 cm,包膜完整,质地柔软。检查时肿物可沿神经轴侧向移动,但能沿神经长轴活动。

(三)辅助检查

1. 实验室检查 行血常规和术前常规生化、肝肾功能检查。

2. 影像学检查

(1)X 线片 仅对发生于颌骨内的神经鞘瘤有一定参考价值。典型的下颌骨神经鞘瘤可见下牙槽神经管呈纺锤状扩张,但骨密质的边缘及外形保持完整。

(2)颌面部 B 超、CT、MRI 检查　B 超能显示肿瘤的边界,区分肿物为实性或囊性。CT 显示为均匀密度的肿物沿神经长轴布。MRI T1 加权像为中信号,T2 加权像为高信号,Gd-DTPA 注入后病变实质有强化。

3. 穿刺检查　神经鞘瘤可发生黏液变,质软如囊肿,穿刺可抽出不凝血性液体。细针穿刺活检可在术前为肿瘤定性及判断组织来源。

【诊断对策】

(一)诊断原则

根据上述的病史和临床表现及影像学检查,可作出初步诊断,确诊依靠病理诊断。

(二)鉴别诊断要点

应与淋巴结结核、混合瘤、颈动脉体瘤、转移癌及颌骨囊肿相鉴别。发生于颈动脉三角内的神经鞘瘤,可将颈动脉推向外侧,触之有搏动,通过 B 超、CT、MRI 检查等影像学检查可区别。

【治疗对策】

(一)治疗原则

以外科手术治疗为主。

(二)术前准备

常规术前准备。

(三)治疗方案

手术方式应根据肿瘤的部位、大小而定。位于重要神经干的肿瘤,不可贸然将神经切断,以致造成严重后果,术中须将肿瘤上的神经干外膜沿纵轴切开,小心地将肿瘤剥除;如神经干被切断,则应行神经吻合术。位于周围神经的肿瘤,则应完整切除。

【术后观察及处理】

(一)一般处理

1. 常规的麻醉苏醒期护理。

2. 巨大神经鞘瘤切除后,局部放置负压引流并密切观察引流物颜色与引流量。

3. 合理应用抗生素预防感染,合理使用止血药,防止术后出血。

4. 密切观察患者术后血象、生化指标的变化,注意维持水电解质的平衡。

5. 根据引流量的变化决定拔引流管的时机,通常为术后 1～3 天。

6. 术后常规使用神经营养药物,使用糖皮质激素以减轻术后组织肿胀。

(二)并发症的观察及处理

1. 神经损伤　若仅是神经损伤而未切断面神经,可予神经营养药物,3～6 个月后可自行恢复。若神经已断离,则需行神经吻合术。

2. 创面感染　感染常与局部引流不畅而致局部积血、积液、抗生素使用不当等因素有关。应注意合理应用抗生素及保持局部引流通畅。对于难治性感染,应及时做分泌物的细菌培养和药敏试验,选用合适的抗生素。

【疗效判断及处理】

(1)治愈　治疗后,原发瘤已彻底切除,创面已基本修复;(2)好转　巨大肿瘤手术治疗大部切除,在深部(如颅底)尚有肿瘤残留;(3)未愈　未行手术治疗,肿瘤无缩小,症状无改善。

【出院后随访】

1. 出院时带药　出院后可继续服用神经营养药物 1～2 个月。
2. 定期门诊检查与取药　每 3 个月复诊了解术后情况。
3. 应当注意的问题　有神经损伤者应密切随访。

【预后评估】

神经鞘瘤属良性肿瘤,完整切除后少有复发。

第七节　神经纤维瘤

【概述】

神经纤维瘤是由神经鞘细胞及纤维母细胞为主要成分组成的良性肿瘤,分单发与多发两种。口腔颌面部神经纤维瘤常来自面神经和三叉神经,生长缓慢,常见于青年人。颜面部神经纤维瘤的表面皮肤有大小不一的棕色斑,或呈灰黑色小点状或片状病损。多发性神经纤维瘤病,为常染色体显性遗传疾病,并非真性肿瘤,从其诊断来说,只要皮肤上的咖啡色或棕色斑块大于 1.5 cm,有 5~6 个以上时即可确诊为多发性神经纤维瘤。

【诊断步骤】

(一)病史采集要点

口腔颌面部神经纤维瘤常来自面神经和三叉神经,生长缓慢,常见于青年人。来源于感觉神经者,常有压痛。病变位于口腔内者较少见。颜面部神经纤维瘤的表面皮肤有大小不一的棕色斑,或呈灰黑色小点状或片状病损。邻近骨组织受侵犯时,可引起面部畸形。多发性神经纤维瘤病患者,有家族史者达 70% 以上。头面部多发性神经纤维瘤病患者还常伴有先天性颅颌面骨缺损与畸形。

(二)体格检查要点

1. 一般情况　多发性神经纤维瘤病患者全身有多处色素斑块(牛奶-咖啡样斑)及皮下结节病损。一般认为有两个以上任何类型的神经纤维瘤,皮肤上的咖啡色或棕色斑块大于 1.5 cm,有 5~6 个以上时即可确诊为多发性神经纤维瘤病。

2. 局部检查

(1)肿瘤的形态　可单发,也可多发。肿瘤呈结节状,常沿神经长轴分布,多发者可连接成串珠状。

(2)肿瘤生长的部位　颌面部的神经纤维瘤多发生于三叉神经和面神经分布的区域,位于面、颊、眼、腭、舌、上颈部。发生于颌骨内者多位于下颌骨。

(3)肿瘤的性质　应准确测量病变的大小,扪诊时,神经纤维瘤质地较硬,沿皮下神经分布,呈念珠状或丛状。肿瘤来自感觉神经时,可有明显触痛。肿瘤在神经分布的区域内,有时有结缔组织异样增生,皮肤松弛或折叠下垂,遮盖眼部,发生功能障碍及面部畸形。肿瘤质地柔软,瘤体内血运丰富,一般不能压缩。侵犯邻近骨时,可引起畸形。头面部多发性神经纤维瘤可伴有先天性枕骨缺损。

(三)辅助检查

1. 实验室检查　行血常规和术前常规生化、肝肾功能检查。

2. 影像学检查

(1)X 线片　仅对发生于颌骨内的神经鞘瘤有一定参考价值。典型的下颌骨神经纤维瘤可见下牙槽神经管扩张,颏孔、下颌孔扩大。但骨密质的边缘及外形保持完整。

(2)颌面部 B 超、CT、MRI 检查　B 超能显示肿瘤的边界,区分肿物为实性或囊性,多表现为大小不一的软组织弥漫增生或肿块。CT 显示病变内部的密度随病变的组织性质而异,肿瘤沿神经长轴布,与周围组织分界不清楚。MRI T1 加权像为低、中信号,T2 加权像为中、高混合信号,Gd-DTPA 注入后病变呈不均匀强化

【诊断对策】

(一)诊断原则

根据上述的病史和临床表现及影像学检查,可作出初步诊断,确诊依靠病理诊断。

(二)鉴别诊断

注意与神经鞘瘤、淋巴管瘤相鉴别。CT 和 MRI 检查对鉴别诊断意义较大。确诊依靠病理诊断。

【治疗对策】

(一)治疗原则

争取手术完整切除肿瘤。

(二)术前准备

常规术前准备;术前应充分估计术中出血量,备血应充足。

(三)治疗方案

手术方式应根据肿瘤的部位、大小而定。侵及重要器官的肿瘤或病变范围较大,难以彻底切除时,可选择部分切除,以矫形为主要目的。对于病变范围小而局限的神经纤维瘤,则应完整切除。由于肿瘤组织内血供丰富,术中止血一定要彻底。必要时术前应行选择性动脉栓塞术,以减少术中出血。

【术后观察及处理】

(一)一般处理

1. 常规的麻醉苏醒期护理。

2. 颌面部巨大的神经纤维瘤患者,术中应行预防性气管切开,术后应常加强气道护理,防治呼吸道感染。术后 3~5 天,可考虑拔管,拔管前应堵管 24 小时,无呼吸困难后方可拔除。

3. 局部放置负压引流并密切观察引流物颜色与引流量,根据引流量的变化决定拔引流管的时机,通常为术后 1~3 天、24 小时引流量少于 20 ml 后可拔管。

4. 合理应用抗生素预防感染,合理使用止血药,防止术后出血。

5. 密切观察患者术后血象、生化指标的变化,注意维持水电解质的平衡。

6. 术后常规使用神经营养药物,使用糖皮质激素以减轻术后组织肿胀。

7. 巨大的神经纤维瘤患者,行血管化组织瓣修复者应按皮瓣修复常规抗凝、抗血栓、抗血管痉挛治疗。注意观察组织瓣的血运情况。

(二)并发症的观察及处理

1. 创面感染　感染常与局部引流不畅而致局囿积血、积液、抗生素使用不当等因素有关。应注意合理应用抗生素及保持局部引流通畅。对于难治性感染,应及时做分泌物的细菌培养和药敏试验,选用合适的抗生素。

2. 血管化组织瓣坏死　术后72小时为皮瓣血管危象高发期,应严密观察受区皮瓣的颜色、肿胀变化情况,予抗凝、抗血栓、抗血管痉挛治疗;一旦发现皮瓣坏死不可避免时,应及时再次手术。

【疗效判断及处理】

(1)治愈　治疗后,原发瘤已彻底切除,创面已基本修复;(2)好转　巨大肿瘤手术治疗大部切除,在深部(如颅底)尚有肿瘤残留;(3)未愈　未行手术治疗,肿瘤无缩小,症状无改善。

【出院后随访】

1. 出院时带药。

2. 定期门诊检查与取药　每3个月复诊了解术后情况。

【预后评估】

神经鞘瘤属良性肿瘤,完整切除后少有复发。多发性神经纤维瘤病有恶变的报道。

第八节　色素痣

【概述】

色素痣是由色素细胞构成的先天良性肿瘤,大多均属良性;在后期有恶变者,色素痣一旦恶变，其恶性程度极高，转移率也最快，而且治疗效果不理想。该病均可见于皮肤各处，面颈部、胸背为好发部位。少数发生在黏膜，如口腔、阴唇、睑结膜。对某些好发交界痣部位的色素痣及有恶变征状的色素痣及时切除。

【诊断步骤】

（一）病史采集要点

注意询问痣出现的时间；痣的大小、色泽有无变化；痣局部有无痒、灼热、疼痛、破溃、出血等症状。

（二）体格检查要点

1. 一般情况　无特殊。
2. 局部检查　注意检查痣的大小、色泽；表面是否光滑、平坦；痣周围是否存在黑色卫星小点、黑线；区域淋巴结有无肿大。

（三）辅助检查

1. 实验室检查。
2. 影像学检查如怀疑有恶变者，需行全胸片、肝胆B超、全身骨扫描、脑CT或MR，必要时可行PET了解是否有远处转移病灶。
3. 特殊检查　手术活检。

【诊断对策】

（一）诊断要点

根据病史及典型的临床表现，诊断较明确。但准确分型有地较困难，需手术活检确诊。

（二）临床类型

临床上一般分四型：

（1）交界痣　其痣细胞和痣细胞巢主要位于皮肤表皮底层，少数见于表皮与真皮邻界部位。可发生于体表任何部位，多见于手掌、足底、口唇及外生殖器部位。表面平坦或者稍有突出，面积常在1～2 cm之间，为淡棕、棕黑到蓝黑色，色素分布不很均匀，个别边界不甚清楚。组织病理学特征在表皮与真皮邻接点，可观察到增长活跃痣细胞并与表皮相连，有恶变倾向。

（2）皮内痣　其细胞和细胞巢都聚集在真皮层内。表面光滑，分界明显，面积小于1 cm，有呈片状生长者，平坦或稍隆起，偶有成带蒂状或疣状，常伴毛发生长。颜色均匀而较深、为浅褐、深褐黑墨黑色。发生恶变率极低，主要是皮内痣没有活跃的痣细胞。

(3)混合痣　具有皮内痣及交界痣特点,痣细胞团位于表皮基底细胞层和真皮层。由于有交界痣的成分,有发生恶性变的可能。

(4)蓝痣比较少见,儿童期多发,好发于臀部、手背、足背。蓝色是由于存在色素细胞层浅面胶原束光反射而成,多呈良性,恶变者极少。

(三)鉴别诊断要点

症状明显者,诊断较易。关键在于区分色素痣是否发生恶变。

【治疗对策】

(一)术前准备

需排除常规的手术禁忌征,如严重的心脑血管疾病等。

(二)治疗方案

1. 非手术治疗　激光治疗对于皮内痣疗效较好,但对于交界痣和混合痣常存在切除不彻底而引发恶变的可能。

2. 手术治疗

(1)手术指征

1)经初步确定为交界痣及有恶变前驱症状者,应一次性切除。

2)发生于掌、足底及口唇、外阴等经常遭受摩擦的部位。

3)皮内痣影响外貌者可一次或分期切除。

(2)手术时机　择期手术,如怀疑有恶变者,应限期手术。

(3)手术方法　面积较小且无恶变证据者,一次完整切除;面积大且无恶变证据者,可考虑一次完整切除,邻近皮瓣转移或是分次切除;如怀疑有恶变者,应采用一次完整切除,手术范围应在痣的边界以外。

【术后观察及处理】

(一)一般处理

伤口保持清洁,颜面部张力小的部位5~7天拆线,张力大的部位7~10天拆线。

(二)并发症的观察及处理

术后注意观察伤口情况,如出现感染迹象应加强抗感染治疗;创面较大者应注意皮瓣移植后的护理,避免皮瓣坏死。

【疗效判断及处理】

痣切除后无复发者为治愈；术后任何时候复发均需引起注意排除恶变可能。

【出院后随访】

1. 注意观察局部有无复发，病灶周围是否出现卫星病灶。
2. 出院医嘱　注意保持创面清洁。
3. 检查项目与周期　每3个月复查一次，注意观察有局部有无复发的迹象。病灶周围是否出现卫星病灶。

【预后评估】

色素痣无恶变者，预后良好。

第九节　嗜酸性淋巴肉芽肿

【概述】

嗜酸性淋巴肉芽肿即 Kimura's 病（KD）是一种少见的、原因不明的、多累及头颈部浅表淋巴结及软组织的慢性肉芽肿病变。我国学者金显宅于1937年曾有报道"嗜伊红血球增多性淋巴母细胞瘤"，后发现为非肿瘤性病变，于1957年更名为"嗜酸性淋巴肉芽肿"。该病病因尚不明确。多数学者认为该病是一种免疫介导的炎性反应性疾病。

【诊断步骤】

(一)病史采集要点

此病好发于青、中年男性，20～50岁者占70%以上。起病缓慢、病程漫长。软组织多发性(很少有单发)肿块是最常见的临床表现，肿块可同时或先后出现，75%位于头颈部的颌面区，多见于耳周、腮腺、颌下及颊部等处，有时也可累及唇、鼻背、鼻前庭、内眦、眶内、泪腺、颞部、枕后和悬雍垂、软腭、鼻咽等部位。身体其他部位受累的有：肩背部、乳腺、胸壁、臀部、脾脏及外生殖器、正中神经等。肿块增长缓慢,可多年无明显变化。淋巴结肿大也是很常见的临床表现,多见于颏下、颌下、颈部之浅表淋巴结。常多个淋巴结受累,有时也可累及腹股沟、腋下及肺门淋巴结。皮肤瘙痒及色素沉着,发生率为40%～100%。多发生于肿块处的皮肤,可有斑点状皮疹和渗出,严重者局部糜烂、溃破。也有全身瘙痒者。

(二)体格检查要点

1. 一般情况　注意检查各系统的状况,评价患者的对手术的耐受能力;同时应注意检查口腔邻近器官,对上颌骨巨大成釉细胞瘤应仔细检查鼻腔、眼眶等部位。

2. 专科情况

(1)肿瘤形态特征　肿块特点:边界不清,无痛,与皮肤粘连,活动度差。大小多为1～10 cm直径,融合成团块者可超过10 cm以上。早期质地似软橡皮,随病程延长逐渐变硬韧。

(2)生长部位　75%位于头颈部的颌面区,多见于耳周、腮腺、颌下及颊部等处,有时也可累及唇、鼻背、鼻前庭、内眦、眶内、泪腺、颞部、枕后和悬雍垂、软腭、鼻咽等部位。身体其他部位受累的有:肩背部、乳腺、胸壁、臀部、脾脏及外生殖器、正中神经等。

(三)辅助检查

1. 实验室检查

(1)KD 主要的实验室检查特点为外周血象中嗜酸性粒细胞比例和计数明显升高,比例多为10%～20%,最高达69%,直接计数达$9.4×10^9/L$。尚有不少报道白细胞总数也升高者。

(2)血清 IgE 升高。

(3)骨髓穿刺发现骨髓象中嗜酸性粒细胞也明显升高,主要为晚幼和成熟阶段。

2. 影像学检查　无特异性,CT 和 MRI 不易将此病与恶性肿瘤、淋巴瘤及血管瘤相鉴别。

3. 病理检查　肿块无被膜,与周围组织无明显界限,可向周围组织、器官内浸润性生长。镜下见毛细血管大量增生,血管内皮细胞肿胀并明显增生,致管壁增厚甚至管腔阻塞。血管内皮增生区内有大量的淋巴细胞和嗜酸性粒细胞浸润,淋巴滤泡形成,嗜酸性粒细胞密集形成局限性的"嗜酸性小脓肿"灶。此外尚有不同程度的组织细胞、肥大细胞、浆细胞浸润。受累的淋巴结内淋巴滤泡增生活跃,生发中心扩大,嗜酸性粒细胞浸润于皮质、髓质及被膜下,严重者淋巴结结构消失。不

同程度增生的纤维结缔组织包绕、分隔病变组织

【诊断对策】

(一)诊断原则

根据上述的病史和临床表现及实验室检查,可作出初步诊断。临床上如遇头颈部无痛性肿块伴皮肤瘙痒,病程漫长,外周血象嗜酸性粒细胞及血清 IgE 升高者,应高度怀疑嗜酸性淋巴肉芽肿。确诊需依赖病理活检。细针穿刺细胞学检查(FNA)结果不可靠,不能作为诊断的常规手段。而对复发病例,因可避免重复活检,FNA 是有价值的。

(二)鉴别诊断要点

本病易误诊为颈淋巴结结核、恶性淋巴瘤、纤维瘤、混合瘤等,病理可以确诊。

【治疗对策】

本病对放疗敏感,是公认的首选治疗方法。照射剂量一般为 20～30 Gy 即可,无需照射至肿块完全消退,因放疗结束后未完全消退的病灶可继续缩小。对于放疗后复发的病灶,再次放疗仍有效。

用化疗治疗 KD 的报道较少。虽然口服强的松 30～60 mg/d 能使肿块明显缩小或消失,但停药后极易复发,故不宜作为唯一的治疗手段。强的松治疗后复发者,放疗效果良好,目前强的松主要用于当 KD 并发肾病综合征时。CTX、COFP 等化疗对 KD 无效。

因肿瘤边界不清,手术不易彻底切除。单发肿块可考虑采用手术切除,而对多发者可手术结合放疗,采取切大放小、先放后切的联合治疗,否则极易复发。

【预后评估】

本病为良性病变,预后良好,但较易复发,复发后行放疗仍有效。除肾病综合征及支气管哮喘外尚未发现有其他重要脏器的并发症。

第十节 纤维瘤

【概述】

颌面部和口腔内的纤维瘤(Fibroma)可起源于皮下、口腔黏膜下或骨膜的纤维结缔组织。其主要构成是纤维组织,细胞及血管成分很少;如为结缔组织、纤维母细胞及胶原纤维所组成,且血管丰富时,实际上为低度恶性的纤维肉瘤,二者在病理上的区别比较困难。

(一)临床表现

纤维瘤一般生长缓慢。发生在面部皮下的纤维瘤为无痛性肿块、质地较硬、大小不等、表面光滑、边缘清楚,与周围组织无粘连,一般活动度较好。发生在口腔的纤维瘤较小,呈圆球形或结节状,可能有蒂或无蒂,肿瘤边界清楚,表面覆盖有正常黏膜,切面呈白色。口腔内纤维瘤多发生于牙槽突、颊、腭等部位。发生于牙槽突的纤维瘤可能使牙松动移位。若表面溃烂、继发感染,会引起疼痛或功能障碍。

口腔颌面部纤维瘤如处理不当,极易复发;多次复发后易恶变。

(二)治疗原则

治疗主要采用手术完整切除。牙槽突的纤维瘤,除须拔除有关牙外,有时还需将肿瘤侵犯的骨膜一并切除。临床诊断为纤维瘤时,手术时最好行冷冻病理切片检查,如证实为恶性肿瘤,应对按恶性肿瘤治疗原则处理。

(丁学强 陈 宇)

第13章 口腔颌面部恶性肿瘤

第一节 舌 癌

【概述】

舌癌是口腔颌面部最常见的恶性肿瘤之一,它占全身癌的0.8%~2.0%,占头颈部癌的5%~15.5%,占口腔癌的32.3%,居口腔癌之首。舌癌多数为鳞状细胞癌,特别是在舌前2/3部位,腺癌比较少见,多位于舌根部;舌根部有时亦可发生淋巴上皮癌及未分化癌。中国舌癌发病的中位年龄在50岁以前,比欧美的偏早。男性患者较女性多,男女之比约为1.2~1.8:1。

舌癌经治疗后5年生存率约30%~50%,其预后与病变分期关系尤为密切,早期舌癌5年生存率可达90%以上。此外,舌癌的预后与淋巴结转移、舌癌的位置、大小、侵犯程度范围、性别、年龄有关:如舌尖部癌除较晚期外,一般预后较好;有颈淋巴结转移的5年生存率为21.4%,无转移的为50%。

【诊断步骤】

(一)病史采集要点

舌高危部位:舌缘、舌尖、舌背或舌腹等处长时间不愈溃疡、新生物,可有局部白、红斑病史或残冠等慢性刺激因素。

肿物生长迅速,疼痛,导致舌运动受限,进食及吞咽困难。

有无同侧或对侧颈部肿物。

有无吸烟、酗酒、咀嚼槟榔史;患者年龄、性别;家族肿瘤史。

(二)体格检查

1. 局部检查 舌黏膜色、形、质的视、触诊：重点检查高危部位：舌缘、舌尖、舌腹等处。肿瘤相应部位常有慢性刺激因素存在，如残根、残冠或不良修复体；也可存在有白斑等癌前病损。

常为溃疡型或浸润型肿物，质硬、边界不清、压痛。疼痛明显，可放射至耳颞部及半侧头面部。肿瘤浸润至舌神经和舌下神经时，可有舌麻木及舌运动障碍，出现说话、进食及吞咽困难。有无存在继发感染。应确定肿物范围：有无浸润生长，病变是否单侧或越过中线，是否侵犯舌根、口底、牙龈以及下颌骨等邻近组织区域。记录病变的大小，计算肿物体积。

颈部检查：因舌体具有丰富的淋巴管和血液循环，并且舌的机械运动频繁，因此舌癌转移较早且转移几率较高，因此需重视全颈部的细致体查，避免遗漏。舌癌颈部转移一般遵循逐级转移，前哨淋巴结的检查尤为重要，以颈深上淋巴结最多见，但也不能忽略肿瘤的"跳跃"转移。舌前部的癌多向颌下及颈深淋巴结上、中群转移；舌尖部癌可以转移至颏下或直接至颈深中群淋巴结；舌根部的癌不仅转移到颌下或颈深淋巴结，还可能向茎突后及咽后部的淋巴转移舌背或越过舌体中线的舌癌可以向对侧颈淋巴结转移。

2. 全身检查 检查记录患者的体位、精神状况、营养程度，以及体温、心率、血压等等。晚期舌癌患者可出现贫血、消瘦等症状，如发生咳嗽、咯血、胸痛，要考虑肿瘤肺部转移的可能。除一般常规全身体查项目之外，应重点检查可能需要进行移植修复舌癌术后缺损的组织瓣部位：如胸大肌、前臂等处，评估诸多影响修复效果的供区条件：如皮肤的色质、皮下组织、肌肉量、血供状况以及供区取瓣后对外形、功能的影响。记录患者的身高、体重，计算其体表面积，方便化疗时精确给药剂量。

(三)辅助检查

1. 实验室检查 血常规一般无异常，晚期患者常有红细胞减少、血沉加快等改变。

2. 影像学检查

(1)常规X线检查 下颌曲面断层片了解颌骨骨质破坏情况，胸片检查了解肺部有无转移灶。

(2)B超 评估转移淋巴结的大小、形态、数目及与颈部重要血管关系。声像图示转移淋巴结多呈圆形、低回声，有时回声不均。

(3)CT CT的软组织分辨率较低，很难显示小的或舌体部肿瘤，主要显示肿物浸润范围,是判断骨皮质受侵的最佳手段,表现为骨皮质中断或侵蚀。正常舌CT表现为以舌中隔、正中线、正中缝为中线,双侧结构对称、夹以斜纵行条带状低密度区,为舌肌间脂肪组织且位置大小均较对称。舌癌CT典型表现为舌类圆形低或略高密度区,增强呈环形或不均匀性强化。增强扫描协助判断颈部转移淋巴结的内部结构、数目及是否侵犯颈动、静脉,如有侵犯术前应做动脉切除的准备。

(4) MRI 具有软组织分辨率高、多平面及多序列成像的特点,可显示软组织病变的全貌并能立体定位,可早期显示病变,并在对血管的侵犯以及肿瘤的分期方面优于CT,是口咽部较好的影像检查手段。根据MRI信号和形态改变很容易发现舌癌,增强扫描可进一步明确肿瘤范围,并可根据强化随时间变化曲线鉴别肿瘤组织学性质。各类舌癌可有不同的MR信号特点及侵犯方式,从而可推断其组织学性质:鳞状上皮癌以舌体部较多,T1WI与肌肉信号类似,T2WI信号较高,发生囊变坏死时信号不均匀,常见直接周围侵犯与淋巴结转移。腺样囊腺癌囊变成分更多,T2WI信号增高显著,向周围侵犯方式与鳞癌类似。淋巴瘤多位于舌根部,边界较清楚,呈中等长T1、长T2信号,且多较均匀,常伴淋巴结肿大,不直接侵犯深层组织。在评价肿瘤向外侵犯或淋巴结增大方面,上述异常MRI信号明显不同于正常组织,加之血管间隙动静脉的流空效应,使其准确反映舌癌的直接外侵和淋巴结转移情况。MRI对骨皮质及较少骨松质受侵并不敏感。总之,舌癌影像学检查的主要目的在于了解肿瘤的侵犯范围及有无淋巴结或远处转移,在显示舌癌及向周围软组织扩散和淋巴结转移方面,MRI优于CT,而CT则较好地显示骨质受侵。

(5) PET 可特异性鉴别肿瘤或炎症性淋巴结,检出颈部转移淋巴结的敏感度和特异性较CT和MRI为优,PET-CT兼能提供病变精确定位。

3. 特殊检查

(1) 病理活检 舌癌定性的诊断标准。于阻滞麻醉下在正常组织与肿物交界处切取0.5~1 cm组织送检,缝合不用过紧,尽早拆除。病理确诊后尽快手术。

(2) 超声多普勒 对欲行血管吻合的游离组织瓣修复术后缺损患者,可行超声多普勒检查,探明供、受区的动、静脉分支走向、血流状况,确保手术成功。

【诊断对策】

1. 高发年龄、性别、吸烟等不良生活习惯史,黏膜病及残冠等不良刺激因素;
2. 舌缘、舌尖、舌背或舌腹等处长时间不愈溃疡,消炎治疗无效;

3. 肿物生长迅速，疼痛、质硬、边界不清、压痛，导致舌运动受限，进食及吞咽困难；

4. 颈部淋巴结无痛性肿大，消炎治疗无效；

5. 影像学检查支持；

6. 病理组织学检查确诊。

【临床分期】

临床分期	T(原发肿瘤)	N(区域淋巴结)	M(远处转移)
0期	Tis	N0	M0
Ⅰ期	T1	N0	M0
Ⅱ期	T2	N0	M0
Ⅲ期	T3	N0	M0
	T1	N1	M0
	T2	N1	M0
	T3	N1	M0
ⅣA期	T4a	N0、N1	M0
	T1-T4a	N2	M0
ⅣB期	任何T	N3	M0
	T4b	任何N	M0
ⅣC期	任何T	任何N	M1

【鉴别诊断】

1. 白斑　是黏膜上皮增生和过度角化而形成的白色斑块，稍高于黏膜表面，患者自觉有粗涩感，可发生于颊部、唇、舌、龈、腭等部位。舌黏膜白斑则好发于舌侧缘及轮廓乳头前的舌背部。其发生主要与吸烟、残牙及不合适假牙的刺激、营养障碍及内分泌失调有关。一般可分为3度：Ⅰ度白斑为浅白色，云雾状，质软，无自觉症状；Ⅱ度白斑略高于黏膜表面，边界清楚，往往有浅裂，可有轻度不适；Ⅲ度白斑应看作癌前病变，表现为白斑黏膜增厚，表面粗糙为颗粒状或乳头状，局部有异物感，甚至灼痛。Ⅰ、Ⅱ度白斑可行去除病因治疗或局部用药等治疗，Ⅲ度白斑则需要手术切除并作组织病理检查。

2. 结核性溃疡 病变多发生在舌背,偶尔在舌边缘和舌尖。常与活动性肺结核伴发或有肺结核病史。表现为溃疡表浅,边缘不齐不硬,表面不平,常有灰黄污秽渗出液,自觉疼痛,有时多发。全胸片检查、抗结核诊断性治疗有助于于鉴别诊断,必要时可作活组织检查。

3. 乳头状瘤 多发生于舌尖边缘、舌背、舌后少见,黏膜表面有细小乳头,外突,2～4 cm,边缘清楚,周围组织软,基底无浸润,需要手术切除。

4. 纤维瘤 口腔各部位皆可发生,生长于黏膜下层,大小不等,硬度不一,边界清楚,活动,生长缓慢,需要手术切除并作组织病理检查。

5. 口腔创伤性溃疡 多见于老年人,常有坏牙或不合适假牙易引起,好发于舌侧缘,溃疡的部位、外形与刺激物相对应。溃疡深在,周围组织软,有炎性浸润,无实质性硬块。如拔去坏死或停用不合适假牙,多可短期自愈,如一周后未见好转者,需要作组织病理检查以确诊。

6. 重型复发性口疮 可发生于口腔各处黏膜。凹形溃疡,为圆形或椭圆形,边缘整齐,质地较硬。患者感烧灼样疼痛,饮食、语言亦受影响。病程反复,可以自愈。

7. 梅毒 本病表现极为复杂,几乎可侵犯全身各器官,造成多器官的损害。一期梅毒主要损害为硬下疳或溃疡,是梅毒螺旋体最初侵入之处,并在此繁殖所致。典型的硬下疳为一无痛性红色硬结,触之硬如软骨样,基底清洁,表面糜烂覆以少许渗液或薄痂,边缘整齐。损害数目大都为单个,亦可为多个。通过接吻感染者,硬下疳可发生于唇、下颌部和舌等部位,常伴有局部淋巴结肿大。未经治疗,硬下疳持续 2～6 周后便自行消退而不留瘢痕。二期梅毒约 30% 的患者有口腔黏膜损害-黏膜斑:呈圆形或椭圆形之糜烂面,直径 0.2～1.0 cm,基底红润,表面有渗出液或形成灰白色薄膜覆盖,内含有大量梅毒螺旋体。二期梅毒的症状和体征一般持续数周后,便会自行消退。三期梅毒亦可累及黏膜,主要见于口腔、舌等处,可发生结节疹或树胶肿。发于舌者可呈限局限性单个树胶肿或弥漫性树胶浸润,后者易发展成慢性间质性舌炎,呈深浅不等沟状舌,是一种癌前期病变,应严密观察。有不洁性史和血清学、组织病理检查以确诊。

【治疗对策】

(一)治疗原则

舌癌的预防在于减少外来刺激因素,积极治疗癌前病变,提高机体抗病能力。加强防癌普查,做到早发现、早诊断、早治疗。舌癌确诊后,根据肿瘤组织来源、分化程度、临床分期及全身情况，制定以手术为主的综合治疗方案。由于舌是重要的发音咀嚼等功能器官，所以应在尽可能减少病人功能障碍的基础上治愈病人。

（二）术前准备

排除手术禁忌症，请相关科室会诊、积极治疗影响手术的心血管、糖尿病等系统性疾病，并改善患者体质。术前维护口腔卫生：治疗龋齿、牙周洁治，漱口水含漱。与患者及其家人充分沟通，使之对疾病、治疗计划和预后知情了解，得到其理解、配合。

（三）治疗方案

强调分期、个体化治疗，以手术为主，辅以化、放疗的综合治疗。舌癌具有较高的淋巴道转移倾向，常较早出现颈淋巴结转移，转移率在40%～80%之间，且部分转移淋巴结无肿大等临床体征，即隐性淋巴结转移，不易明确诊断，如未及时进行治疗，可导致术后延迟转移。因此对舌癌颈部淋巴结应持积极态度，对无法确诊的淋巴结行选择性预清扫可以显著改善此类病例的预后，而待出现体征后再行治疗性颈清扫，疗效会大为降低。

0期：原发灶扩大切除术＋颈淋巴结处理。颈淋巴结可以有以下3种处理方法：①功能性颈淋巴清扫术，保留颈内静脉、副神经和胸锁乳突肌。由于可能存在隐匿性转移，因此在cN0患者也应进行预防性的全颈淋巴清扫术式，另外，舌癌常发生颈深中淋巴结转移，故一般不选择肩胛舌骨上颈淋巴清扫术式；②放疗；③由于0期病灶为原位癌，未突破基底膜，结合患者具体情况可以考虑密切随访观察，暂不行颈颈淋巴清扫。

Ⅰ期：原发灶扩大切除术＋颈淋巴清扫术（或舌颌颈联合根治术）。原发灶直径小于2 cm，可做距离病灶外1 cm以上的楔状切除并直接缝合，可不行舌再造。如肿瘤累及扁桃体、口底或侵犯颌骨，需施行扁桃体切除、颌骨方块切除，切缘黏膜直接缝合，可不同程度影响舌体运动。

Ⅱ期：原发灶扩大切除术（组织瓣同期整复术）＋颈淋巴清扫术（或舌颌颈联合根治术）。大于2 cm的病例，根据局部情况可行患侧舌大部或半舌切除切除。舌癌侵犯范围较广泛者应根据情况扩大切除范围，如口底甚至下颌骨一并切除。舌为咀嚼、吞咽、语言的重要器官，舌缺损1/2以上时，应行同期行舌再造术，主要根据缺损大小选择应用前臂皮瓣、舌骨下肌群皮瓣、股薄肌皮瓣、胸大肌皮瓣或背阔肌皮瓣等组织瓣修复。舌体缺损＞1/3-2/3者，一般采用皮瓣、薄的肌皮瓣修复，以利于恢复舌的外形、舌运动及语言等功能。其中前臂游离皮瓣具有血管较恒定、皮瓣质地柔软、厚薄适当、易于塑形、血管吻合成功率高等特点，是舌缺损最常用的皮瓣。舌体缺损≥2/3者,多为较晚期病例,为了保证手术彻底根治,往往需要切除舌体肌及舌外肌群,甚至需合并切除下颌骨体部,术后组织缺损较大,需要较大组织量修复。胸大肌肌皮瓣为多功能皮瓣,血供丰富,血管走行较恒定,易于切取,抗感染能力强,成功率高,可以提供足够的组织量,是较大舌体缺损修复常用的肌皮瓣。但因其皮瓣肥厚,影响舌体术后的灵活性,术后语言功能较皮瓣修复差。如需施行同期血管吻合组织瓣整复,应在颈清术中预留保护受区血管。如将支配组织瓣运动神经与舌下神经进行吻合获得动力性修复,可以一定程度改善术后舌体功能。如肿瘤侵犯越过中线,还需行对侧颈淋巴清扫术,此时应尽量保留一侧颈内静脉,防止颅内压升高。

Ⅲ～Ⅳ期:术前化、放疗＋舌颌颈联合根治术＋组织瓣同期整复术＋术后化、放疗。由于放疗可能受区血管损伤导致组织瓣血管吻合失败,同时影响术后创区愈合,因此术前诱导化疗(PVP、PM方案)更为常用。有肿瘤远处转移患者,采用化、放疗等姑息治疗,一般不宜手术。

【术后观察及处理】

(一)一般处理

平卧头侧位,及时清理口腔内唾液及渗出液,防止误吸,可于床边备气管切开包。持续低流量吸氧12～24小时,床边心电监护。

雾化吸入,减轻麻醉插管咽喉部反应。气管切开者可根据患者恢复情况3～5日堵管、拔管。拔管后创口放置油纱加蝶形胶布,待其自行愈合。

颈部负压引流3～4日,密切观察引流通畅及颈部皮瓣贴合情况,记录引流量。一般术后12小时引流不应超过250 ml,引流量低于30 ml后拔出引流管,酌情换为胶片引流2～3日。负压引流时可仅以消毒敷料轻轻覆盖,无需加压包扎,以防皮瓣坏死。腮腺区可行颅颌绷带加压,防止涎瘘。

术后24小时禁食,根据当日需要量、丧失量及排出量酌情补液、调整电解质平衡,一般补液2 500～3 000 ml,气管切开患者每日加500 ml。24小时后鼻饲流质,调整补液量。7～10日停鼻饲,14日后进半流。

一般性预防性抗感染1周;手术范围较大,同时植骨或同时作较复杂修复者则一般采用联合用药;手术前后感染严重或术创大,修复方式复杂者可根据临床和药敏试验选择有效的抗生素。

组织瓣整复患者应保持头颈部制动1周,保持室温20～25 ℃,皮瓣及蒂部忌加压包扎。自然光下密切观察皮瓣存活情况,及时判断血管危象,尽早处理。游离皮瓣需抗凝治疗7~10日，带蒂皮瓣抗凝治疗5~7日，使用血管扩张和抗凝药物如低分子右旋糖酐、阿司匹林，其用量及是否使用止血药物应根据患者具体情况灵活处理。

皮肤创口缝线9~11日间断拆除，舌部缝线10~12日拆除，以防裂开。

(二)并发症的观察及处理

1. 术创出血　术后创区1~2日的轻微渗血无需处理。如果较大管径血管术中未能妥善止血，或可能因为患者原发或手术、麻醉后继发高血压未能控制可导致术后较严重的出血，表现为创区肿胀、血肿，创口持续性渗血，短时间内负压引流出大量新鲜血液，严重时可导致吸入性或阻塞性呼吸障碍引起窒息，危及生命。此时应查明原因，果断处理：控制血压，打开创口寻找出血点迅速止血，清除血肿。

2. 皮瓣血运障碍　血管吻合皮瓣的血管危象一般发生于术后24~72小时，动脉缺血表现为皮瓣苍白、皮温低，针刺不出血；静脉回流障碍表现为皮瓣淤肿，皮色暗紫。术后应严格头颈部制动，正确使用血管扩张剂及抗凝药物，密切观察皮瓣存活情况，一旦发现危象应在6~8小时以内进行处理：切断吻合血管，清除瘀血，重新吻合。带蒂皮瓣出现血运障碍时，可于其周围及蒂部行松解、降压。血运障碍宜早发现、早处理，切勿犹豫等待，否则错过时机，皮瓣坏死将不可避免。

3. 涎瘘　因术中腮腺下极未能严密缝扎导致。表现为引流出水样液体，淀粉酶试验阳性。可腮腺区加压包扎，餐前口服或肌注阿托品，必要时重新打开颌下切口，对腮腺下极妥善缝扎，术后需放疗者可照射腮腺区8~10次，使之萎缩。

4. 感染　患者术后出现高热、白血病升高、术区红肿热痛即可确诊。应积极抗感染处理：充分引流，可根据细菌培养药敏结果，针对性选择、合理使用抗生素。

5. 乳糜漏　因颈淋巴清扫损伤左侧胸导管和右侧淋巴导管而致，可见引流及锁骨创口流出白色混浊、水样液体。可拔出负压引流，换成胶片引流，加压包扎。必要时打开创口，行淋巴管残端缝扎。

【出院后随访】

出院带药，口服抗生素1周。

加强营养及支持治疗，饮食从流质、半流逐渐向正常饮食过渡。

切缘病理阳性或证实颈部淋巴结转移患者，术后5周内进行化放疗。放疗剂量需在5 000 cGy以上，行组织瓣整复者不宜超过7 000 cGy，以免影响皮瓣存活。化疗方案同术前化疗，常用联合化疗，选用疗程短的冲击疗法，如PVP、PM等方案，每月1次，重复5~6个疗程。

上肢功能训练。根治性颈淋巴清扫切除副神经可引起肩下垂及抬肩困难。

定期门诊复诊,3月1次。包括局部有无可疑溃疡、肿物,颈部有无肿块;可复查CT、胸片,了解有无局部深处及肺等有无复发、转移。

【预后评估】

舌癌治疗后的5年生存率一般在60%左右,其预后主要与临床分期、病理分级、有无淋巴结转移和生长方式密切相关。T1期患者治疗后5年生存率可达90%,无淋巴结转移比淋巴结转移患者5年生存率可高出1倍。

第二节 唇 癌

【概述】

唇癌是指发生在唇红部和唇黏膜的恶性肿瘤,约占口腔癌的6.73%,在西方国家很常见而在我国并不多见。唇部的恶性肿瘤绝大多数是鳞状上皮癌,而肉瘤、梭形细胞癌、黑色素瘤等则较少见。上下唇均可发生唇癌,但以下唇常见,下唇与上唇之比约为9:1,以下唇中外1/3的唇红缘黏膜为肿瘤好发区。好发于50岁以上的男性,男性与女性比例约为4:1,而上唇癌则女性多见。早期表现为溃疡、结节、糜烂等多种病变形式,轻微隆起至菜花样状明显突出,触之发硬。发生颈部淋巴结转移的仅有10%左右。

唇癌易发生于户外工作者,如农民、渔民以及长期暴晒于紫外线之下的工人。除此之外,唇癌的发生亦被认为与吸烟有关,特别是吸烟斗或雪茄者更易发生。与其他口腔癌肿相比,唇癌发展缓慢,转移较晚,早期病例放疗或手术的效果都很好,对晚期病例则多采用主要以手术或手术加放疗的综合治疗。40岁以下的下唇癌患者愈后不如年老患者,易复发和发生转移。

减少抽烟,改变咀嚼烟草,槟榔等习惯有利于白斑及唇癌的预防。

【诊断步骤】

(一)病史采集要点

唇部,特别是下唇中外1/3处疱疹、结痂、溃疡或肿块,表面可伴有出血;长时间不愈,早期可有局部白斑、扁平苔藓、红斑狼疮等黏膜病史病史。

肿物生长缓慢,可致疼痛。

有无颏下或颌下无痛性肿物。

长期暴晒工作史,或有无吸烟斗、雪茄史。

(二)体格检查

1. 局部检查　唇癌早期常为疱疹状,白斑皲裂,或局部黏膜增厚,后逐渐形成肿块,表面溃烂形成溃疡,溃疡表面可结痂,痂皮揭除易出血并反复结痂。溃疡进一步发展,呈菜花状增生,边缘高出正常黏膜,呈火山口状的溃疡。茎底有不同程度的浸润性硬结。

唇癌一般无自觉症状,发展缓慢。下唇癌由于影响口唇的闭合功能,可伴严重的唾液外溢。肿瘤晚期可向深层肌肉浸润,侵及全唇并向颊部、肌层、口腔前庭沟扩展,甚至侵犯颌骨,出现下唇固定、恶臭、组织坏死脱落。

有无存在继发感染。应确定肿物范围:有无浸润生长,病变是否单侧或越过中线,记录病变的大小,计算肿物体积。

2. 颈部检查　上唇皮肤和黏膜的淋巴多引流至同侧耳前、耳下、耳后和颌下淋巴结;下唇则引流至颏下淋巴结和同侧或对侧颌下淋巴结,最后注入颈深上淋巴结。2%～10%的唇癌患者就诊时局部淋巴结已发生转移,但更多是炎症性和反应性淋巴结肿大。

3. 全身检查　检查记录患者的体位、精神状况、营养程度,以及体温、心率、血压等等。

(三)辅助检查

1. 实验室检查　血常规一般无异常,晚期患者常有血红蛋白下降、血沉加快、白细胞、血小板计数下降等改变。

2. 影像学检查

(1)常规X线检查　曲面断层片了解颌骨骨质破坏情况。

(2)CT　增强扫描协助判断有无颈部转移淋巴结。

(3)MRI　具有软组织分辨率高、多平面及多序列成像的特点,可显示软组织病变的全貌并能立体定位。

3. 特殊检查　病理活检:唇癌定性的诊断标准。于阻滞麻醉下在正常组织与肿物交界处切取0.5～1 cm组织送检,缝合不用过紧,尽早拆除。病理确诊后尽快手术。

【诊断对策】

1. 高发年龄、性别，暴晒工作史、吸食烟斗习惯，黏膜病变；
2. 唇部长时间不愈溃疡、疱疹、白斑，消炎治疗无效；
3. 肿物生长缓慢、质硬，一般无自觉症状；
4. 病理组织学检查确诊。

【临床分期】

临床分期	T(原发肿瘤)	N(区域淋巴结)	M(远处转移)
0期	Tis	N0	M0
Ⅰ期	T1	N0	M0
Ⅱ期	T2	N0	M0
Ⅲ期	T3	N0	M0
	T1	N1	M0
	T2	N1	M0
	T3	N1	M0
Ⅳ期	T4a	N0、N1	M0
	任何T	N2、N3	M0
	任何T	任何N	M1

【鉴别诊断】

唇癌位于浅表部位，张口直视即可见。一旦出现肿瘤病变，根据病史、检查、活检病理证实并不困难。

1. 慢性唇炎　多见于下唇、口角。表现为黏膜皲裂、糜烂、渗出、出血。经对症治疗可以明显好转。
2. 结核性溃疡　可有结核病史。溃疡边缘呈紫色，厚而不规整，呈口小底大的所谓潜行性损害。刺激痛或自发痛明显。结核菌素试验可呈阳性，全胸片检查、抗结核诊断性治疗有助于于鉴别诊断。但有时与癌难以鉴别，可经活检病理确诊。
3. 盘状红斑狼疮　下唇多见，早期呈增厚的黏膜红斑，以后出现溃疡，双侧颧部可见特征性蝶形红斑。局部使用肾上腺皮质类激素软膏有效。

4. **乳头状瘤** 黏膜表面有细小乳头,外突,2～4 cm,边缘清楚,周围组织软,基底无浸润。

5. **多形渗出性红斑** 发病快,溃疡面积大而不规则,浅表。有自发性渗血趋向;唇红上常可见痂堆积,疼痛剧烈。可同时伴眼、生殖器及皮肤损伤。必要时病理活检与癌相鉴别。

6. **创伤性溃疡** 多见于老年人,在相应部位多能发现残冠、残根、义齿等刺激物,除去刺激原及经治疗后溃疡很快愈合。溃疡的部位、外形与刺激物相对应。溃疡深在,周围组织软,有炎性浸润,无实质性硬块。可活检病理检查。

7. **复发性口疮** 有周期性反复发作的病史。可发生于口腔各处黏膜。为单个或多个小圆形凹陷性溃疡,有红晕,底部有浅黄色假膜,伴有疼痛。一般在7～10日内可以自愈。

8. **梅毒** 通过接吻感染者,硬下疳可发生于唇。一期梅毒可发生唇下疳或溃疡,典型的硬下疳为一无痛性红色硬结,触之硬如软骨样,基底清洁,表面糜烂覆以少许渗液或薄痂,边缘整齐。损害数目大都为单个,亦可为多个。常伴有局部淋巴结肿大。有不洁性史和血清学、组织病理检查以确诊。

【治疗对策】

(一)治疗原则

唇癌的预防在于做好个人防护,口唇皲裂时应注意涂抹护唇油膏,不能舔湿口唇,以防加重皲裂程度。减少外来刺激因素,戒烟戒酒,改变热饮热食习惯。积极治疗癌前病变,提高机体抗病能力。加强防癌普查,做到早发现、早诊断、早治疗。唇癌确诊后,根据肿瘤组织来源、分化程度、临床分期及全身情况,制定以手术为主的综合治疗方案。

(二)术前准备

排除手术禁忌症,请相关科室会诊、积极治疗影响手术的心血管、糖尿病等系统性疾病,并改善患者体质。术前维护口腔卫生:治疗龋齿、牙周洁治,漱口水含漱。与患者及其家人充分沟通,使之对疾病、治疗计划和预后知情了解,得到其理解、配合。

(三)治疗方案

唇癌较易诊断,病人多属早期,且恶性度较低,可采用手术切除、放射治疗、激光或冷冻等方法治疗。

1. **早期唇癌** 可采用手术切除、放射治疗、激光或冷冻等方法治疗,均可取得良好疗效。较小的唇癌可行局部"V"形切除,唇缺损小于 1/3 者,可直接拉拢缝合。颈淋巴结未触及肿大,可密切随访观察,暂不行颈颈淋巴清扫。

2. 晚期唇癌　唇缺损小于 1/3 者,可直接拉拢缝合;对于较大的病变,切除后缺损达 1/2 时,可用相对应唇瓣转入缺损区修复,2 周后二期断蒂。切除后缺损达 2/3 或全上/下唇时,可行剩余唇瓣滑行修复、鼻唇沟瓣或扇形瓣转移修复术。晚期唇癌可以波及颌骨、颏部、鼻底甚至颊部,切除后由于缺损很大,一般已不可能采用局部组织瓣修复,只能采用前臂皮瓣、胸大肌皮瓣或背阔肌皮瓣等组织瓣修复。颈部淋巴结处理以治疗性颈淋巴清扫为主。颏下、颌下触及肿大淋巴结,但未证实转移,可行双侧舌骨上淋巴清扫;如证实转移,则行颈淋巴清扫术。上唇癌淋巴转移至耳前、腮腺淋巴结时,行保留面神经的腮腺全切除术。

【术后观察及处理】

(一)一般处理

平卧头侧位,及时清理口腔内唾液及渗出液,防止误吸,可于床边备气管切开包。持续低流量吸氧 12~24 小时,床边心电监护。

雾化吸入,减轻麻醉插管咽喉部反应。气管切开者可根据患者恢复情况 3~5 日堵管、拔管。拔管后创口放置油纱加蝶形胶布,待其自行愈合。

术后 24 小时禁食,根据当日需要量、丧失量及排出量酌情补液、调整电解质平衡,一般补液 2 500~3 000 ml,气管切开患者每日加 500 ml。24 小时后鼻饲流质,调整补液量。7~10 日停鼻饲,14 日后进半流。

一般性预防性抗感染 1 周;手术范围较大,同时作较复杂修复者则一般采用联合用药;手术前后感染严重或术创大,修复方式复杂者可根据临床和药敏试验选择有效的抗生素。

创口缝线 9~11 日间断拆除,唇交叉组织瓣转移术后 2 周断蒂、修剪。

(二)并发症的观察及处理

1. 术创出血　术后创区 1~2 日的轻微渗血无需处理。如果较大管径血管术中未能妥善止血,或可能因为患者原发或手术、麻醉后继发高血压未能控制可导致术后较严重的出血,表现为创区肿胀、血肿,创口持续性渗血。此时应查明原因,果断处理:控制血压,打开创口寻找出血点迅速止血,清除血肿。

2. 皮瓣血运障碍　血管吻合皮瓣的血管危象一般发生于术后 24~72 小时,动脉缺血表现为皮瓣苍白、皮温低、针刺不出血;静脉回流障碍表现为皮瓣淤肿,皮色暗紫。术后应严格头颈部制动,正确使用血管扩张剂及抗凝药物,密切观察皮瓣存活情况,一旦发现危象应在6~8小时以内进行处理:切断吻合血管,清除瘀血,重新吻合。带蒂皮瓣出现血运障碍时,可于其周围及蒂部行松解、降压。血运障碍宜早发现、早处理,切勿犹豫等待,否则错过时机,皮瓣坏死将不可避免。

3. 感染　患者术后出现高热、白血病升高、术区红肿热痛即可确诊。应积极抗感染处理:充分引流,可根据细菌培养药敏结果,针对性选择、合理使用抗生素。

【出院后随访】

出院带药,口服抗生素1周。

加强营养及支持治疗,饮食从流质、半流逐渐向正常饮食过渡。

定期门诊复诊,3月1次。包括局部有无可疑溃疡、肿物,颈部有无肿块;可复查CT、胸片,了解有无颈部及肺等有无转移。

【预后评估】

唇癌预后良好,治疗后的5年生存率一般在80%左右,其预后主要与临床分期、病理分级、有无淋巴结转移和生长方式密切相关。

第三节　恶性黑色素瘤

【概述】

恶性黑色素瘤(恶黑)是一种来源于成黑色素细胞的高恶性肿瘤,约占所有恶性肿瘤的1.5%,头颈部恶黑占所有恶黑的20%。好发于白色人种,我国恶性黑色素瘤的发病率不高,但由于医生、患者对其严重性认识不足,一般在就诊时往往已为时太晚,治疗效果极不满意。其发展迅速,易转移、对放疗、化疗不敏感,预后极差,有局部或远端淋巴结转移的患者,平均生存期为6~24个月。近年发病率有缓慢增加趋势,平均较几十年前增加3‰~7‰。本病好发于30~60岁。幼年性恶性黑色素瘤罕见,年龄小者一般其恶性程度较低,手术切除后预后较好。在发病性别上几乎无差别,唯病灶部位与性别有关,发生在躯干者以男性居多,发生在肢体者女多于男,尤以面部雀斑型黑色素瘤多见于老年妇女。在我国发生于口腔黏膜者多于面部皮肤。恶性黑色素瘤的确切病因尚不清楚,日光灼伤、肤色暗深可为易患因素，多数学者认为恶性黑色素瘤约近一半发生在已有的黑痣基础上。

【诊断步骤】

(一) 病史采集要点

面部皮肤好发于颧颊部，口腔好发于腭、牙龈、颊部黏膜。

色素性病损有下列改变者常提示有早期恶性黑色素瘤的可能。

颜色：大多数恶性黑色素瘤有棕、黑、红、白或蓝混杂不匀，遇皮痣出现颜色改变，应特别提高警惕。

边缘：常参差不齐呈锯齿状改变，为肿瘤向四周蔓延扩展或自行性退变所致。

表面：不光滑。常粗糙而伴有鳞形或片状脱屑。有时有渗液或渗血，病灶可高出皮面。

病灶周围皮肤可出现水肿或丧失原有皮肤光泽或变白色、灰色。

感觉异常：局部常有发痒、灼痛或压痛。

肿物生长迅速，侵犯颌骨等可导致牙列松动、张口受限等功能障碍。

有无同侧或对侧颈部肿物。

有无胸痛、头痛等全身转移的可疑症状。

(二) 体格检查

1. 局部检查 颌面部皮肤、黏膜色、形、质的视、触诊：大多数恶性黑色素瘤有棕、黑、红、白或蓝多样性改变，混杂不匀；边缘常参差不齐呈锯齿状改变，表面粗糙而伴有鳞形或片状脱屑，时有渗液或渗血，病灶可高出皮面；病灶周围皮肤、黏膜可出现水肿或丧失原有光泽或变白色、灰色。

肿物常呈浸润性生长，侵犯口底、牙龈以及颌骨等邻近组织区域，导致牙列松动、张口受限等。记录病变的大小，计算肿物体积。

颈部检查：恶黑极易淋巴转移，约70%发生早期转移。检查颌下、颏下、颈浅、颈深上、中、下群有无肿大，质地、移动性如何。

2. 全身检查 检查记录患者的体位、精神状况、营养程度，以及体温、心率、血压等等。晚期患者可出现贫血、消瘦等症状，40%恶黑可经血远处转移至肺、肝、骨、脑等器官，应重点检查可能发生转移的器官、部位。

(三) 辅助检查

1. 实验室检查 血常规一般无异常，晚期患者常有红细胞减少、血沉加快等改变。

2. 影像学检查

(1) 常规 X 线检查 曲面断层片了解颌骨骨质破坏情况,胸片检查了解肺部有无转移灶。

(2) B 超 评估转移淋巴结的大小、形态、数目及与颈部重要血管关系。

(3) CT 主要显示肿物浸润范围,判断骨质受侵情况,增强扫描协助判断颈部转移淋巴结的内部结构、数目及是否侵犯颈动、静脉。

(4) MRI 可显示软组织病变的全貌并能立体定位,增强扫描可进一步明确肿瘤范围,了解淋巴结转移。

(5) PET 可特异性鉴别肿瘤或炎症性淋巴结,检出颈部转移淋巴结的敏感度和特异性较 CT 和 MRI 为优,PET-CT 兼能提供病变精确定位。

3. 特殊检查

(1) 病理活检 对疑为恶性黑色素瘤者,应将病灶连同周围 0.5~1 cm 的正常皮肤、黏膜及皮下、黏膜下组织整块切除后作病理检查,如证实为恶性黑色素瘤,则根据其浸润深度,再决定是否需行补充广泛切除。因其恶性程度较高,禁做切取活检术,除非病灶已有溃疡形成者,或因病灶过大,一次切除要引起毁容或致残而必须先经病理证实者,但切取活检必须与根治性手术衔接得越近越好。世界卫生组织恶性黑色素瘤诊疗评价协作中心在一组前瞻性分析中认为切除活检非但对预后没有不良影响,而且通过活检可了解病灶的浸润深度及范围,有利于制订更合理、更恰当的手术方案。

(2) 淋巴结闪烁造影术 (LSG) LSG 临床上的应用使转移灶的检出率显著提高。在术前做 LSG、术中伽玛探测引导和 Insosulfan 蓝染料注射定位的基础上,实行前哨淋巴结活检术 (SLNB)。SLNB 可判断辅助治疗的效果及预后。

【诊断对策】

1. 当色素痣发生色、质、形以及症状变化时,强烈提示有恶性黑色素瘤之嫌,均应行切除活检术,以确诊恶性黑色素瘤;
2. 肿物生长迅速,侵犯周围组织导致相应症状和功能障碍;
3. 颈部淋巴结无痛性肿大,消炎治疗无效;
4. 出现全身转移的相应体征、症状;
5. 影像学检查支持;
6. 病理组织学结果确诊。

【临床分期】

临床分期	T（原发肿瘤）	N（区域淋巴结）	M（远处转移）
Ⅰ期	pT1	N0	M0
Ⅱ期	pT2	N0	M0
	pT3	N0	M0
Ⅲ期	pT4	N0	M0
	任何T	N1、N2	M0
ⅣA期	任何T	任何N	M1

【鉴别诊断】

1. 色素性基底细胞癌 病程长，发展缓慢。早期呈斑痣样肿物，后呈侵蚀性溃疡，鼠咬状边缘。极少转移。

2. 无色素型黑色素瘤 病损无明显色素沉着，病理常规切片不能发现黑色素，经氨化硝酸盐染色可见黑色素。亦发展迅速、极易转移。

【治疗对策】

（一）治疗原则

恶性黑色素瘤发展迅速，易转移、对放疗、化疗不敏感，预后极差，有局部或远端淋巴结转移的患者，平均生存期为6～24个月。而早期发现的患者90%单独手术就可治愈，因此早期明确诊断，及时治疗是决定恶黑患者预后的最重要环节。

（二）术前准备

常规术前准备，排除手术禁忌症，并改善患者体质。术前维护口腔卫生。

（三）治疗方案

1. 原发病灶切除范围 老观点主张切除病变时一定包括5厘米的正常皮肤、黏膜已被摒弃。大多数肿瘤外科学家对薄病变，厚度为≤1 mm，仅切除瘤缘外正常皮肤1 cm，对病灶厚度超过1 mm者应距肿瘤边缘3～5 cm处作广泛切除术。上颌恶黑应行上颌骨次全切除或上颌骨全切除。

2. 冷冻治疗 冷冻具有增强局部和机体免疫功能，对于侵及牙槽的牙龈、口底、舌腹部、腭部较深病灶，原则上冷冻基础上行颌骨方块切除、部分切除术或区域内的骨质根治性切除。

3. 对肿瘤区域淋巴结是否做选择性颈淋巴清扫(ELND)有较多争议。不过，近年随着淋巴结闪烁造影术(LSG)在临床上的应用使转移灶的检出率显著提高。在术前做 LSG、术中伽玛探测引导和 Insosulfan 蓝染料注射定位的基础上，实行前哨淋巴结活检术(SLNB)在欧美国家已成为手术治疗恶黑的标准。SLNB 正确率可达 90%以上，且 SLNB 可判断辅助治疗的效果及预后。在 SLNB 的引导下都可完全切除，能明显提高患者的生存期。

4. 免疫治疗　恶性黑色素瘤是所有肿瘤中免疫原性最强的肿瘤，免疫治疗可望获得突破。疫苗有：全肿瘤细胞型疫苗(自体肿瘤细胞疫苗，同种异体肿瘤细胞疫苗)；细胞活性素类疫苗(IL-α、IFN-α、β、γ、GM-CSF、TNF)；分子肽类疫苗(MAGE-1、MAGE-3、MART-1、gP100、gP75)；树枝状细胞(DC)和抗原提呈细胞(APC)类疫苗；DNA、RNA 疫苗。

目前临床上常用的有 BCG、IFN-α、IL-α，其中卡介苗皮肤划痕是目前最为常用的免疫治疗，卡介苗能使黑色素瘤患者体内的淋巴细胞集中于肿瘤结节，刺激病人产生强力的免疫反应，以达治疗肿瘤的作用。BCG 可用皮肤划痕法、瘤内注射和口服。IFN-α 大剂量能显著地延长患者的生存期，但对总体生存率无明显影响。加之 IFN-α 的副作用及费用高等因素，限制了临床应用。目前，FDA 还没通过真对治疗恶黑的任何肿瘤疫苗，IV 期临床试验还在进行中。

5. 基因治疗

(1)针对恶性黑色瘤细胞的基因治疗　a. 自杀性基因如 HSVtk。b. 肿瘤抑制基因如 P53、P16INK4a。c. 抑制肿瘤信号传导途径如反义核酸封闭 ras、c-mys、STARTs 基因。d. 相关因子如 MHC-I 基因、GM-CSF、IL-2、IFN、BT7.1。e. 基因介导的免疫。

(2)针对宿主的基因治疗　①T 细胞如 IL-2R；②树枝状细胞(DC)如 MART-1。目前粒细胞-巨噬细胞集落刺激因子(GM-CSF)研究较多，GM-CSF 在免疫器官聚集，促进抗原提呈细胞(APC)的活性，在 CD8+、CD4+T 细胞的参与下，加工抗原给 T 细胞。以逆转录病毒为载体把 GM-CSF 转染给肿瘤细胞，GM-CSF 能明显提高患者机体免疫。基因治疗的方法虽多，但大多数载体缺乏高效性和特异性，目前临床上多为直接导入治疗。

6. 化放疗　恶性黑色瘤对放疗不敏感，仅对转移灶进行放疗。单一化疗首选达氮烯唑胺(DTIC)。DTIC 是 FDA 通过的治疗恶黑唯一化疗药物，单一化疗有效率仅 10%~20%，平均生存率没明显提高，5 年生存率不到 2%。对于恶黑患者联合化疗,目前公认的标准是 CVD 方案(DDP、VLB、DTIC)。在初期临床试验中表明 DTIC 加 DDP 或长春碱类有效率可达 20%～30%,但 III 期临床试验对比 CVD 联合化疗和单一 DTIC 化疗,结果表明 CVD 方案虽有提高有效率(18.5%)的趋势,但平均生存率没明显提高且毒性大,没明显统计学意义,因此联合化疗还存争议,有待进一步证实。

7. 综合治疗　对口腔黏膜恶性黑色素瘤应该采用综合治疗。原发灶扩大切除术(冷冻治疗)＋根治性颈淋巴清扫术＋化疗＋免疫治疗。

【术后观察及处理】

同本章"舌癌"。

【出院后随访】

出院带药,口服抗生素 1 周。

加强营养及支持治疗,饮食从流质、半流逐渐向正常饮食过渡。

因其恶性程度高,易复发、转移,故应定期随诊复查,应用 RT-PCR、S-100-β、LDH(乳酸脱氢酶)、PET、SLNB 等能早期准确地测出是否有微转移。

【预后评估】

口腔颌面恶黑预后与是否有淋巴结转移、原发灶的厚度(Breslow 标准:Breslow 于 1970 年提出的目镜测微器直接测量肿瘤的厚度来估计预后,他们将肿瘤厚度分为≤0.75 mm、0.75～1.5 mm 和＞1.5 mm 3 档)、临床分期、是否有溃疡、原发灶的部位密切相关。45 岁以下的恶性黑色素瘤患者的预后较年老患者好。在性别上女性患者的预后明显优于男性。有远端转移时,单一方案治疗,平均 5 年生存率不到 5%,因此,对于黏膜黑斑、皮肤黑痣尽早采取切除措施,早确诊,早治疗是提高口腔颌面恶黑患者生存期的关键。

第四节 恶性淋巴瘤

【概述】

恶性淋巴瘤是原发于淋巴网状系统的恶性肿瘤,可发生于任何淋巴组织,发生在口腔颌面部的恶性淋巴瘤占全身恶性淋巴瘤总数的8%～27%,近年来颌面部淋巴瘤发病率有上升趋势。恶性淋巴瘤包括霍奇金氏病(Hodgkin's Disease,HD)、非霍奇金恶性淋巴瘤(Non-Hodgkin's Lymphoma,NHL),其中NHL约占恶性淋巴瘤的80%～90%。来源于淋巴结内的为结内型,来源于淋巴结外的为结外型。组织学上HD分为淋巴细胞优势型、结节硬化型、混合细胞型和淋巴细胞衰竭型;NHL分为低、中、高度恶性3型。可发生于任何年龄,男性略多于女性。其中何杰金淋巴瘤(HD)3例,非何杰金淋巴瘤(NHL)18例。

【诊断步骤】

(一)病史采集要点

早期缺乏特异性表现,表现复杂多样,颌面部各淋巴结区域或上下颌骨、上颌窦、涎腺、舌根、软腭、牙龈及面颊部、颞部等部位无痛性肿块、溃疡、丘疹等改变,多无明显症状,可伴疼痛。常被误诊为淋巴结炎、淋巴结核、口腔溃疡或其他口腔疾病。

肿物生长迅速,数目增加,可能逐渐出现疼痛等不适。

可有全身发热、盗汗、贫血、乏力等。

抗炎、抗结核治疗无效。

(二)体格检查

1. 局部检查　颌面部区域淋巴结有无肿大淋巴结,其性状、质地、边界及活动度。

鼻咽、扁桃体、舌根、牙龈、腭部等处有无溃疡、肿物,单发或多发;有无疼痛,是否侵犯邻近组织。

颌面部皮肤检查,有无丘疹、红斑、组织水肿样增厚。

2. 全身检查　检查记录患者的体位、精神状况、营养程度,以及体温、心率、血压等。特别是全身各部位淋巴结、肝脾等。晚期患者可出现发热、贫血、消瘦等症状。

（三）辅助检查

1. 实验室检查　血常规常有血红蛋白减少、血清碱性磷酸酶异常等改变。

2. 影像学检查

(1) 常规 X 线检查　了解颌骨破坏情况，胸片检查了解肺部有无侵犯。

(2) B 超　评估转移淋巴结的大小、形态、数目及与颈部重要血管关系。

(3) CT　最好行全身 CT 扫描，确定全身淋巴结是否肿大、病变范围。

(4) MRI　评价肿瘤病变范围、淋巴结情况。

(5) PET　可特异性鉴别肿瘤或炎症性淋巴结，检出颈部转移淋巴结的敏感度和特异性较 CT 和 MRI 为优，PET-CT 兼能提供病变精确定位。

3. 特殊检查

(1) 病理活检　肿瘤定性的诊断标准。根据病情选择适当部位的淋巴结，通常选择最先出现、最大和增长最快的淋巴结，可能得到最具侵蚀性的组织学表现，有利于作出正确的诊断。有时需多部位、多次活检方能得出准确的诊断。随着分子生物学的迅速发展，目前淋巴瘤的诊断已进入分子病理学诊断水平，采用免疫酶标记、免疫组化染色，也能为淋巴瘤提供可靠的诊断依据。正确的病理诊断和准确的临床分期是制定治疗方案的基础。

(2) 穿刺细胞学检查　为一种非常实用的辅助检查手段，虽然有一定的局限性，但对早期诊断有一定的临床价值，至少可作为一种筛选手段或提示病变的性质。

【诊断对策】

1. 对颌面部原因不明的肿大淋巴结应反复活检以明确诊断，早期诊断、合理综合治疗能提高其疗效及治愈率。

2. HD 多为结内型，NHL 多为结外型。结内型常为多发，初期无痛性肿大、可活动，以后逐渐融合；结外型多为单发，好发于鼻咽、扁桃体、舌根、牙龈、腭部等处，表现为溃疡、炎症等多样性改变。

3. 肿瘤侵犯邻近组织可出现相应症状、体征。

4. 抗结核、消炎治疗无效。

5. 全身发热、盗汗、贫血、乏力等症状。

6. 影像学检查支持。

7. 病理组织学检查确诊。

【临床分期】

按照 Ann Arbor 标准分期：

Ⅰ期：单区淋巴结受累，或单个淋巴结外器官受累（ⅠE）。

Ⅱ期：横膈之上或下，2个以上淋巴结区受累；或单个淋巴结外器官受累同时伴有横膈之上或下，淋巴结区受累（ⅡE）。

Ⅲ期：横膈之上下均有淋巴结区受累；并可伴有淋巴结外器官受累（ⅢE）；或伴有脾受累（ⅢS）；或以上情况同时存在（ⅢE+S）。

Ⅳ期：5 累及一个或多个淋巴结外器官的弥漫性（多灶性）病损，伴或不伴例淋巴结区受累；或孤立的淋巴结外器官受累同时伴有远处（非区域）淋巴结侵犯。

【鉴别诊断】

1. 恶性网状细胞　起病急，进展迅速。常有高热、肝脾肿大、全血细胞减少，进行性衰竭。骨髓穿刺及病理活检发现较多异常组织细胞。
2. 慢性炎症　有明显致病因素，抗炎治疗有效。
3. 朗格汉氏细胞肉芽肿　主要依靠病理活检进行鉴别。

【治疗对策】

（一）治疗原则

全身治疗为主的综合治疗方案，对化放疗均较敏感。

（二）治疗方案

早期结内型恶性淋巴瘤可以手术切除，术后局部放疗；结外型经放疗不敏感，可行局部扩大根治性切除术，术后化疗。早期 HD 以放疗为主，晚期多行化疗，采用 MOPP、ABVD 方案交替使用，一般化疗3~6个周期；早期 NHL 以化疗、放疗为主，晚期化疗，采用 COP、COMP、COPP、CEOP、CHOP、COBP 方案。在治疗中采用辅助扶正治疗，以增强机体免疫力。

化疗方案见本章"总论"。

【出院后随访】

加强营养及支持治疗。

定期门诊复诊，3个月1次。包括局部及全身淋巴结、器官有无复发、转移。

【预后评估】

1. HD 预后优于 NHL Ⅰ～Ⅱ期 5 年生存率可达 90% 左右，Ⅲ、Ⅳ期患者下降至 50%～70%。淋巴细胞优势型、结节硬化型、混合细胞型和淋巴细胞衰竭型预后依次递减。

2. NHL 与病理分级密切相关，5 年生存率可达 40%～80%。

第五节 腭 癌

【概述】

硬腭癌多为小涎腺来源的腺癌如黏液表皮样癌、腺样囊性癌等，鳞癌较少见，软腭则属于口咽癌范畴。腺癌发病年龄较轻，多为 40 岁以下女性，鳞癌则 50 岁以上男性多见。就鳞癌而言，发生于硬腭者较软腭鳞癌恶性程度低。

【诊断步骤】

(一)病史采集要点

腭部肿物出现的时间、症状，发展速度、出现症状的先后顺序。迁延不愈，有无进行治疗及肿物治疗后的反应。

相关区域有无头痛、鼻塞、鼻出血、吞咽疼痛、张口受限、耳鸣等症状，以及相关症状出现的先后顺序。

有无同侧或对侧颈部肿物。

有无吸烟、酗酒史；患者年龄、性别；家族肿瘤史。

(二)体格检查

1. 局部检查 软、硬腭黏膜色、形、质的视、触诊，确定肿物性状：小涎腺来源的腺样囊性癌、黏液表皮样癌表现为黏膜下肿块，表面黏膜完整，有的呈淡蓝色，黏膜下毛细血管扩张，颇似血管瘤或黏液囊肿，或在肿块基础上发生溃疡。腭鳞癌则以外翻的菜花状溃疡为主，可伴有白斑或烟草性口炎。

记录肿物位置、范围，有无浸润、侵犯牙龈、上颌骨及咽部，有无出现腭部穿孔，病变是否单侧或越过中线。记录病变的大小，计算肿物体积。

颈部检查:鳞癌主要向颈深上淋巴结转移;腺样囊性癌则为局部侵袭性强,淋巴结转移较少。

2. 全身检查　检查记录患者的体位、精神状况、营养程度,以及体温、心率、血压等。晚期患者可出现贫血、消瘦等症状,腺样囊性癌具有较高的肺转移率,因此如发生咳嗽、咯血、胸痛,要考虑肿瘤肺部转移的可能。记录患者的身高、体重,计算其体表面积,方便化疗时精确给药剂量。

(三)辅助检查

1. 实验室检查　血常规一般无异常,晚期患者常有红细胞减少、血沉加快等改变。

2. 影像学检查

(1)常规X线检查　曲面断层片、华氏位、及咬颌片了解颌骨骨质破坏情况,胸片检查了解肺部有无转移灶。

(2)CT　显示肿物浸润范围、判断骨质受侵及是否侵犯鼻腔、上颌窦、咽部等深在区域。增强扫描协助判断颈部转移淋巴结的内部结构、数目及是否侵犯颈动、静脉。

(3)MRI　可显示软组织病变的全貌并能立体定位,可早期显示病变,并在对血管的侵犯以及肿瘤的分期和淋巴结转移情况。

3. 特殊检查

(1)病理活检　腭癌定性的诊断标准。于阻滞麻醉下在正常组织与肿物交界处切取0.5~1 cm组织送检,硬腭活检术出血较多,可予碘纺纱条压迫止血。

(2)超声多普勒　对欲行血管吻合的游离组织瓣修复术后缺损患者,可行超声多普勒检查,探明供、受区的动、静脉分支走向、血流状况,确保手术成功。

【诊断对策】

1. 高发年龄、性别,吸烟等不良生活习惯史。

2. 小涎腺来源的腺样囊性癌、黏液表皮样癌表现为黏膜下肿块,表面黏膜完整,有的呈淡蓝色,黏膜下毛细血管扩张,颇似血管瘤或黏液囊肿,或在肿块基础上发生溃疡。

3. 腭鳞癌则以主要表现为溃疡,向外生长呈菜花状,易出血,可伴有白斑或烟草性口炎。

4. 肿物生长较慢,常有侵犯邻近区域而出现疼痛、鼻塞、耳鸣等相关症状。

5. 颈部淋巴结无痛性肿大,消炎治疗无效。

6. 影像学检查支持。
7. 病理组织学检查确诊。

【临床分期】

临床分期	T（原发肿瘤）	N（区域淋巴结）	M（远处转移）
0期	Tis	N0	M0
Ⅰ期	T1	N0	M0
Ⅱ期	T2	N0	M0
Ⅲ期	T3	N0	M0
	T1	N1	M0
	T2	N1	M0
	T3	N1	M0
ⅣA期	T4a	N0、N1	M0
	T1-T4a	N2	M0
ⅣB期	任何T	N3	M0
	T4b	任何N	M0
ⅣC期	任何T	任何N	M1

【鉴别诊断】

1. 结核性溃疡 常与活动性肺结核伴发或有肺结核病史。表现为溃疡表浅，边缘不齐不硬，表面不平，常有灰黄污秽渗出液，自觉疼痛，有时多发。全胸片检查、抗结核诊断性治疗有助于于鉴别诊断，必要时可作活组织检查。

2. 梅毒 腭部梅毒呈现树胶肿样坏死，后期出现腭穿孔。有不洁性史和血清学、组织病理检查以确诊。

3. 恶性肉芽肿 主要发生于腭部中线，出现不典型性的糜烂、溃疡、坏死，多次病理检测亦不能确诊，但对放疗、激素、化疗敏感。

4. 牙龈癌 上颌窦癌 腭癌晚期侵犯可出现与之完全相似的症状、体征，主要鉴别依靠出现症状的先后顺序。

【治疗对策】

（一）治疗原则

加强防癌普查，做到早发现、早诊断、早治疗。舌癌确诊后，根据肿瘤组织来源、分化程度、临床分期及全身情况，制定以手术为主的综合治疗方案。

（二）术前准备

排除手术禁忌症，请相关科室会诊、积极治疗影响手术的心血管、糖尿病等系统性疾病，并改善患者体质。术前维护口腔卫生：治疗龋齿、牙周洁治，漱口水含漱。与患者及其家人充分沟通，使之对疾病、治疗计划和预后知情了解，得到其理解、配合。

（三）治疗方案

1. 以手术为主，辅以化、放疗的综合治疗。

2. 原发灶扩大切除术　腺癌主要考虑手术切除；硬腭鳞癌一般以手术切除为主，软腭鳞癌先用放/化疗，再施行手术切除，术后辅助性放疗。连同腭骨一并切除，病灶大者，行上颌骨次全切除；肿瘤波及上颌窦则行上颌骨全切除。术后缺损可以导致患者口鼻腔贯通，严重影响外形和功能，因此应考虑进行修复。修复方法可分为传统修复体和复合组织瓣两种方法：传统修复体可早期恢复患者面部外形和部分功能，便于术后复查及后续放疗，但存在固位不良、易引起继发性创伤；复合组织瓣包括颞肌筋膜瓣、颞肌-下颌骨肌瓣、前臂皮瓣及结合钛网＋髂骨松质骨填塞修复上颌骨缺损，但对于可能复发的肿瘤进行同期整复，难于对创区进行观察复诊，影响后续放疗，仅适用于低度恶性、切缘安全、侵犯范围小的患者。

3. 颈淋巴结处理　未发现淋巴转移者结合患者具体情况可以考虑密切随访观察，或行选择性颈淋巴清扫；发现转移者应行治疗性颈淋巴清扫术。

【术后观察及处理】

（一）一般处理

平卧头侧位，及时清理口腔内唾液及渗出液，防止误吸，可于床边备气管切开包。持续低流量吸氧 12～24 小时，床边心电监护。

雾化吸入，减轻麻醉插管咽喉部反应。

颈部按照颈淋巴清扫术后常规护理。

术后 24 小时禁食，根据当日需要量、丧失量及排出量酌情补液、调整电解质平衡，一般补液 2 500～3 000 ml。颌骨即刻整复患者 24 小时后鼻饲流质，调整补液量。7～10日停鼻饲,14日后进半流。

一般性预防性抗感染1周;手术范围较大,同时植骨或同时作较复杂修复者则一般采用联合用药;手术前后感染严重或术创大,修复方式复杂者可根据临床和药敏试验选择有效的抗生素。

口内碘仿纱包10日拆除,换腭护板。

(二)并发症的观察及处理

1. 术创出血 上颌骨切除术往往不能进行明确知名血管妥善止血,仅能依靠碘仿纱包填塞,因此常见术后口内创区1～2日的较多渗血,术中应严密填塞,术后密切观察。术后纱包不宜过早拆除。

2. 感染 患者术后出现高热、白血病升高即可确诊。应积极抗感染处理:充分引流,可根据细菌培养药敏结果,针对性选择、合理使用抗生素。

【出院后随访】

出院带药,口服抗生素1周。

加强营养及支持治疗,饮食从流质、半流逐渐向正常饮食过渡。

切缘病理阳性或证实颈部淋巴结转移患者,术后5周内进行化、放疗。化疗常用联合化疗,选用疗程短的冲击疗法,如PVP、PM等方案,每月1次,重复5～6个疗程。

定期门诊复诊,3个月1次。包括局部有无可疑溃疡、肿物,颈部有无肿块;可复查CT、胸片,了解有无局部深处及肺等有无复发、转移。

【预后评估】

腭癌中鳞癌较腺癌预后差,5年生存率一般在60%左右,其预后主要与临床分期、病理分级、有无淋巴结转移和生长方式密切相关。晚期患者及发现颈淋巴结转移者,5年生存率25%左右。

第六节 骨源性肉瘤

【概述】

骨源性肉瘤系来源于骨间质的恶性肿瘤,口腔颌面部最常见的骨源性肉瘤是骨肉瘤,其次为软骨肉瘤、骨恶性纤维组织细胞瘤,多发于青壮年和儿童。病因不明,多认为其主要与创伤、放射性损伤有关。

【诊断步骤】

(一)病史采集要点

青壮年和儿童颌骨肿物。肿物生长迅速,伴随局部麻木、疼痛、功能障碍。是否有局部创伤、放射治疗史。家族肿瘤史。

(二)体格检查

1. 局部检查

口腔颌面部皮肤、黏膜的色、形、质视、触诊。

颌骨肿物的位置、范围、质地,表面皮肤、黏膜血管扩张、充血。有无邻近组织侵犯导致的牙痛、牙松动,眶下区、下唇麻木,张口受限、鼻塞、眼球移位等。

颈部检查:骨源性可有淋巴结转移,因此不能忽视全颈部的细致体查,避免遗漏。

2. 全身检查

检查记录患者的体位、精神状况、营养程度,以及体温、心率、血压等等。晚期患者可出现贫血、消瘦等症状。

(三)辅助检查

1. 实验室检查 可有血碱性磷酸酶水平升高,晚期患者血常规常有红细胞减少、血沉加快等改变。

2. 影像学检查

(1)常规X线检查 了解颌骨破坏情况,成骨性骨肉瘤特征性表现为骨皮质"日光放射状"改变;其余多见溶骨性破坏伴有局部成骨性反应。胸片检查了解肺部有无转移灶。

(2)CT 主要显示肿物浸润范围,判断肿物性质。

(3)MRI 具有软组织分辨率高、多平面及多序列成像的特点。

3. 特殊检查

(1)病理活检 舌癌定性的诊断标准。于阻滞麻醉下在正常组织与肿物交界处切取 0.5～1 cm 组织送检,缝合不用过紧,尽早拆除。病理确诊后尽快手术。

(2)ECT 全身核素扫描了解有无远处肺、脑等处转移。

【诊断对策】

1. 高发年龄患者。
2. 颌骨膨隆性新生肿物,局部血管扩张,皮肤、黏膜色、温变化。
3. 肿物生长迅速,疼痛、浸润生长导致相关症状。
4. 多血行转移,较少颈部淋巴结转移。
5. 影像学检查特征性改变。
6. 病理组织学检查确诊。

【临床分期】

原发肿瘤(T)分期:

TX:原发肿瘤无法评估。

T0:原发灶隐匿。

T1:肿瘤局限于骨密质内。

T2:肿瘤侵犯至骨密质外。

区域淋巴结(N)分期:

NX:无法评估有无区域淋巴结转移。

N0:无区域性淋巴结转移。

N1:区域淋巴结转移。

远处转移(M)分期:

MX:无法评估有远处转移。

M0:无远处转移。

M1:有远处转移。

G 组织病理分度:

GX:分化度不能评估。

G1:高分化。

G2：中分化。
G3：低分化。
G4：未分化。

临床分期	G(分化度)	T(原发肿瘤)	N(区域淋巴结)	M(远处转移)
ⅠA期	G1、2	T1	N0	M0
ⅠB期	G1、2	T2	N0	M0
ⅡA期	G3、4	T1	N0	M0
ⅡB期	G3、4	T2	N0	M0
Ⅲ期	未定			
ⅣA期	任何G	任何T	N1	M0
ⅣB期	任何G	任何T	任何N	M1

【鉴别诊断】

主要依靠影像学检查、组织病理检查以确诊。

1. 骨髓炎　有诱发因素，如龋齿根尖周炎、肿瘤局部放疗史等，炎症性改变：发热、局部红肿热痛、破溃、溢脓。X线检查见骨小梁破坏，死骨形成、骨膜反应性增生。病程相对缓慢。

2. 颌骨中央性癌　下颌骨破坏呈由中央向四周"潜行性"蔓延，病理确诊。

【治疗对策】

(一)治疗原则

早发现、早诊断、早治疗。确诊后，根据肿瘤组织来源、分化程度、临床分期及全身情况，制定以手术为主的综合治疗方案。

(二)术前准备

排除手术禁忌症，请相关科室会诊、积极治疗影响手术的心血管、糖尿病等系统性疾病，并改善患者体质。术前口腔卫生维护。

(三)治疗方案

原发灶基本治疗方法是局部根治性广泛切除手术，特别强调器官切除概念，避免因管道、腔隙传播导致局部复发。局部根治性广泛切除术往往导致患者大量组织的缺损，因此原则上应行同期组织瓣整复，保证足够手术范围，提高患者生存质量。术后辅以化、放疗的综合治疗。一般选用行治疗性颈清扫。有肿瘤远处转移患者,采用化、放疗等姑息治疗,一般不宜手术。

【术后观察及处理】

同本章"舌癌"。

【出院后随访】

出院带药,口服抗生素1周。
加强营养及支持治疗,饮食从流质、半流逐渐向正常饮食过渡。
定期门诊复诊,3个月1次。包括局部有无可疑溃疡、肿物,颈部有无肿块;可复查CT、胸片,了解有无局部深处及肺等有无复发、转移。

【预后评估】

骨源性肉瘤预后较差,骨肉瘤5年生存率30%～50%。

第七节 颊癌

【概述】

颊癌通常系指发生于上下颊沟之间、翼颌韧带之前(包括口角及唇内侧)颊黏膜癌,发生于颊部皮肤者习惯性地归属于颜面部皮肤癌。颊癌是一种常见的口腔癌,颊癌占口腔癌的30.22%,略低于舌癌(32.3%)。男性与女性的发病率为2:1～3:1,与舌癌一样,女性患者有明显上升趋势,颊癌的发病年龄亦有提前趋势:患者平均年龄为48.8岁。主要为中度分化的鳞状细胞癌,少数为腺癌及恶性混合瘤。

临床观察和实验研究发现,颊癌与局部遭受物理、化学因素的刺激和某些癌前病变的存在有关。吸烟、饮酒,特别是不良的口腔修复体、残冠、残根等的慢性刺激以及口腔卫生与营养不良,均可成为发病的诱因。临床研究表明,人类颊癌由白斑转化而来者约占9%～20%。有报告或临床确证颊黏膜扁平苔藓,特别是糜烂型和萎缩型均可引起癌变。

【诊断步骤】

（一）病史采集要点

颊黏膜患部溃烂、溃疡或周界不清的硬结,常伴有黏膜白斑、红斑或扁平苔藓存在。患区相应部位往往有残冠、残根、锐利牙尖或不良修复体等局部刺激因素存在。

由于颊黏膜鳞癌浸润性强,发展快,临床就诊患者多为中、晚期,癌瘤已侵犯肌层或皮肤,并波及邻近区域,如唇、牙龈、颌骨、咽侧等,常伴继发感染而出现疼痛,张口受限及相应受累区溃烂或浸润性肿块,或穿破皮肤呈菜花状。

患者常有颌下淋巴结增大。淋巴结增大可能由于癌瘤转移,也可能系感染所致。

有无烟、酒、咀嚼槟榔史;家族肿瘤史。

（二）体格检查

1. 局部检查　颊黏膜色、形、质的视、触诊,肿瘤相应部位常有慢性刺激因素存在,如残根、残冠或不良修复体;注意临近区域是否有白斑、红斑或扁平苔藓等癌前病损。

多表现为溃疡型型肿物,质硬、边界不清。病变极易侵入深层颊肌而迅速扩展,波及颊部全层,导致张口受限,最终穿破皮肤形成贯穿性病损;侵及颌骨,牙龈则常发生牙列松动;向前可越过口裂侵及唇红;向后可侵犯翼下颌韧蔓延至达软腭、咽侧壁等部位。

颈部检查:颊癌易于发生淋巴结转移,其转移途径首先转移至颌下淋巴结以及腮腺淋巴结,再向下至颈深上淋巴结转移。

2. 全身检查　检查记录患者的体位、精神状况、营养程度,以及体温、心率、血压等等。晚期颊癌患者可出现贫血、消瘦等症状,如发生咳嗽、咯血、胸痛,要考虑肿瘤肺部转移的可能。除一般常规全身体查项目之外,应重点检查可能需要进行移植修复颊癌术后缺损的组织瓣部位:如胸大肌、前臂等处,评估诸多影响修复效果的供区条件:如皮肤的色质、皮下组织、肌肉量、血供状况以及供区取瓣后对外形、功能的影响。记录患者的身高、体重,计算其体表面积,方便化疗时精确给药剂量。

（三）辅助检查

1. 实验室检查　血常规一般无异常,晚期患者常有红细胞减少、血沉加快等改变。

2. 影像学检查

(1)常规 X 线检查　曲面断层片了解颌骨骨质破坏情况,胸片检查了解肺部有无转移灶。

(2)B 超　评估转移淋巴结的大小、形态、数目及与颈部重要血管关系。声像图示转移淋巴结多呈圆形、低回声,有时回声不均。

(3)CT　显示肿物浸润范围、判断骨质侵犯及判断颈部转移淋巴结。

(4)MRI　软组织分辨率高,可显示软组织病变的全貌并能立体定位,并在对血管的侵犯以及肿瘤的分期方面优于 CT。

3. 特殊检查

(1)病理活检　颊癌定性的诊断标准。于阻滞麻醉下在正常组织与肿物交界处切取 0.5～1 cm 组织送检,缝合不用过紧,尽早拆除。病理确诊后尽快手术。

(2)超声多普勒　对欲行血管吻合的游离组织瓣修复术后缺损患者,可行超声多普勒检查,探明供、受区的动、静脉分支走向、血流状况,确保手术成功。

【诊断对策】

1. 高发年龄、性别、吸烟等不良生活习惯史,黏膜病及残冠等不良刺激因素。
2. 颊黏膜溃烂或周界不清的硬结。
3. 肿物生长迅速,疼痛,导致张口受限。
4. 颈部淋巴结无痛性肿大,消炎治疗无效。
5. 影像学检查支持。
6. 病理组织学检查确诊。

【临床分期】

同本章"舌癌"。

【鉴别诊断】

颊黏膜的鳞状细胞癌与腺上皮癌临床表现上有明显的不同。颊黏膜鳞癌通常有溃疡形成,伴深部浸润,仅有少部分表现为外突型。腺性颊黏膜癌则较少有溃疡出现,主要表现为外突状或浸润硬结型肿块。

结核性溃疡常与活动性肺结核伴发或有肺结核病史。表现为溃疡表浅,边缘不齐不硬,表面不平,常有灰黄污秽渗出液,自觉疼痛,有时多发。全胸片检查、抗结核诊断性治疗有助于鉴别诊断,必要时可做活组织检查。

创伤性溃疡 多见于老年人,常有坏牙或不合适假牙易引起,溃疡的部位、外形与刺激物相对应。溃疡深在,周围组织软,有炎性浸润,无实质性硬块。如拔去坏死或停用不合适假牙,多可短期自愈,如一周后未见好转者,需要作组织病理检查以确诊。

【治疗对策】

(一)治疗原则

颊癌的预防在于减少外来刺激因素,积极治疗癌前病变。加强普查,做到早发现、早诊断、早治疗。确诊后,根据肿瘤组织来源、分化程度、临床分期及全身情况,制定以手术为主的综合治疗方案。

(二)术前准备

常规术前准备,排除手术禁忌症,并改善患者体质。术前维护口腔卫生。

(三)治疗方案

强调分期、个体化治疗,以手术为主,辅以化、放疗的综合治疗。

0期:原发灶扩大切除术+颈淋巴结处理。原发灶切除后创缘直接拉拢缝合,或用组织补片、颊脂垫修复。颈淋巴结可以有以下3种处理方法:①功能性颈淋巴清扫术,保留颈内静脉、副神经和胸锁乳突肌。②放疗。③由于0期病灶为原位癌,未突破基底膜,结合患者具体情况可以考虑密切随访观察,暂不行颈颈淋巴清扫。

Ⅰ期:原发灶扩大切除术+选择性颈淋巴清扫术(或颊颌颈联合根治术)。

Ⅱ期:原发灶扩大切除术(组织瓣同期整复术)+颈淋巴清扫术(或颊颌颈联合根治术)。颊癌侵犯范围应重视其浸润深度,侵及、突破颊肌者,切除深度不宜保守,甚至应行洞穿性切除,最大程度保证安全切缘。术后缺损主要根据缺损大小选择应用前臂皮瓣、胸大肌皮瓣或背阔肌皮瓣等组织瓣修复。

Ⅲ、Ⅳ期:术前化、放疗+颊颌颈联合根治术+组织瓣同期整复术+术后化、放疗。有肿瘤远处转移患者,采用化、放疗等姑息治疗,一般不宜手术。

【术后观察及处理】

同本章"舌癌"。

【出院后随访】

出院带药,口服抗生素1周。

加强营养及支持治疗，饮食从流质、半流逐渐向正常饮食过渡。

切缘病理阳性或证实颈部淋巴结转移患者，术后5周内进行化放疗。放疗剂量需在5 000 cGy以上，行组织瓣整复者不宜超过7 000 cGy，以免影响皮瓣存活。化疗方案同术前化疗，常用联合化疗，选用疗程短的冲击疗法，如PVP、PM等方案，每月1次，重复5~6个疗程。

上肢功能训练。根治性颈淋巴清扫切除副神经可引起肩下垂及抬肩困难。

定期门诊复诊，3个月1次。包括局部有无可疑溃疡、肿物、颈部有无肿块；可复查CT、胸片，了解有无局部深处及肺等有无复发、转移。

【预后评估】

颊癌5年生存率一般在60%左右，其预后主要与临床分期、病理分级、有无淋巴结转移和生长方式密切相关。

第八节 口底癌

【概述】

口底是位于下颌骨间的一个"U"形区域：后至舌腭弓，内侧与舌腹侧相接，外侧及前缘至下齿龈内侧。口底癌多为鳞状细胞癌，仅少数来源于小涎腺的腺上皮癌。约占口腔癌的15%，多发生在40岁以上，男性多于女性。

【诊断步骤】

(一)病史采集要点

口底浸润性溃疡，初期疼痛很易被病人忽视。可来自白斑或扁平苔藓恶变，此时癌周或可见伴存的白色病损。浸润周围组织可致舌活动受限、继发感染、疼痛、流涎、影响进食等症状。相关症状出现的先后顺序。

有无进行治疗，肿物反应。

有无同侧或对侧颈部肿物。

有无吸烟、酗酒；患者年龄、性别；家族肿瘤史。

(二)体格检查

1. 局部检查 口底癌以发生在舌系带两侧的前口底最为常见,其次为第1、2磨牙的舌侧口底区。肿瘤相应部位可能有不良修复体等慢性刺激因素存在,也可存在有白斑、扁平苔藓等癌前病损。

病灶可表现为浅表状红斑或黏膜面呈浅表溃疡或呈肉芽状隆起,肿瘤边界不清。浸润性生长,基底硬,或为裂隙状溃疡,周围组织有浸润。由于口底区域不大,极易侵犯临近组织,应确定肿物范围:向深部累及舌腹面、舌肌及舌外肌,舌活动因而受限;向外侵及牙龈和下颌骨,可伴继发感染,肿瘤浸润牙槽突及颌骨浸润可导致牙列松动;是否越过中线。记录病变的大小,计算肿物体积。

颈部检查:淋巴结转移早,且常常出现双侧颈淋巴结转移。最常见的受累淋巴结是颌下及二腹肌淋巴结。T1病变淋巴结转移率低(<10%),T3、T4病变就诊时淋巴结转移率为50%～70%,其中20%是双侧淋巴结转移。

2. 全身检查 检查记录患者的体位、精神状况、营养程度,以及体温、心率、血压等等。晚期患者可出现贫血、消瘦等症状。

(三)辅助检查

1. 实验室检查 血常规一般无异常,晚期患者常有红细胞减少、血沉加快等改变。

2. 影像学检查

(1)常规X线检查 了解有无颌骨骨质破坏,边缘呈虫蚀状;胸片检查了解肺部有无转移灶。

(2)CT 显示肿物浸润范围,判断骨质受侵情况。增强扫描协助判断颈部转移淋巴结的内部结构、数目及是否侵犯颈动、静脉。

(3)MRI 显示软组织病变的全貌并能立体定位,在对血管的侵犯以及肿瘤的分期方面优于CT。

3. 特殊检查 病理活检:舌癌定性的诊断标准。于阻滞麻醉下在正常组织与肿物交界处切取0.5～1 cm组织送检,缝合不用过紧,尽早拆除。病理确诊后尽快手术。

【诊断对策】

1. 高发年龄、性别、吸烟等不良生活习惯史,黏膜病及不良修复体等不良刺激因素;

2. 口底处早期常表现为溃疡,长时间不愈,消炎治疗无效;

3. 肿物生长迅速,浸润生长导致牙列松动等继发症状;

4. 颈部淋巴结无痛性肿大,消炎治疗无效;
5. 影像学检查支持;
6. 病理组织学检查确诊。

【临床分期】

同本章"舌癌"。

【鉴别诊断】

1. 早期口底癌需与复发性口疮或创伤性溃疡鉴别。
2. 根据病史鉴别牙龈癌、舌癌侵犯口底还是口底癌侵犯牙龈、舌。

【治疗对策】

（一）治疗原则

加强防癌普查,做到早发现、早诊断、早治疗。确诊后,根据肿瘤组织来源、分化程度、临床分期及全身情况,制定以手术为主的综合治疗方案。

（二）术前准备

常规术前准备,排除手术禁忌症,并改善患者体质。术前维护口腔卫生。口底手术需注意术后的呼吸畅通问题,必要时做预防性气管切开。

（三）治疗方案

0期:原发灶扩大切除术＋颈淋巴结处理。早期浅表者(T1)可用放射治疗或低温治疗;已侵犯深层及骨膜者应施行手术治疗,并同时切除下颌骨方块切除术;肿瘤已波及口底肌群,施行口底肌群及舌下腺一并切除术;肿瘤侵犯舌肌,应施行舌体部分切除术。颈淋巴结可以有以下3种处理方法:①功能性颈淋巴清扫术,保留颈内静脉、副神经和胸锁乳突肌。由于可能存在隐匿性转移,因此在cN0患者也应进行预防性的全颈淋巴清扫术式,另外,舌癌常发生颈深中淋巴结转移,故一般不选择肩胛舌骨上颈淋巴清扫术式;②放疗;③结合患者具体情况可以考虑密切随访观察,暂不行颈颈淋巴清扫。

Ⅰ期、Ⅱ期:口底原发灶扩大切除术＋颌骨方块切除(组织瓣同期整复术)＋颈联合根治术。切缘黏膜直接缝合,可不同程度影响舌体运动。根据缺损大小选择应用前臂皮瓣、舌骨下肌群皮瓣、股薄肌皮瓣、胸大肌皮瓣组织瓣＋自体骨或钛板修复。高分化鳞癌行选择性舌骨上淋巴清扫术,如发现颌下或颏下淋巴结转移,再行颈淋巴清扫术;中、低分化鳞癌行选择性颈淋巴清扫术;如肿瘤侵犯越过中线,还需行对同期或分期侧颈淋巴清扫术,此时应尽量保留一侧颈内静脉,防止颅内压升高。

Ⅲ、Ⅳ期:术前化、放疗＋舌颌颈联合根治术＋组织瓣同期整复术＋术后化、放疗。由于放疗可能受区血管损伤导致组织瓣血管吻合失败,同时影响术后创区愈合,因此术前诱导化疗(PVP、PM 方案)更为常用。有肿瘤远处转移患者,采用化、放疗等姑息治疗,一般不宜手术。

【术后观察及处理】

同本章"舌癌"。

【出院后随访】

出院带药,口服抗生素 1 周。

加强营养及支持治疗,饮食从流质、半流逐渐向正常饮食过渡。

切缘病理阳性或证实颈部淋巴结转移患者,术后 5 周内进行化放疗。放疗剂量需在 5 000 cGy 以上,行组织瓣整复者不宜超过 7 000 cGy,以免影响皮瓣存活。化疗方案同术前化疗,常用联合化疗,选用疗程短的冲击疗法,如 PVP、PM 等方案,每月 1 次,重复 5~6 个疗程。

定期门诊复诊,3 月 1 次。包括局部有无可疑溃疡、肿物,颈部有无肿块;可复查 CT、胸片,了解有无局部深处及肺等有无复发、转移。

【预后评估】

口底癌 5 年生存率一般在 50% 左右。淋巴结转移是决定患者预后的最重要因素。

第九节　软组织肉瘤

【概述】

软组织肉瘤系来源于间叶组织的恶性肿瘤,口腔颌面部最常见的肉瘤是纤维肉瘤、恶性纤维组织细胞瘤和横纹肌肉瘤,多发于青壮年和儿童,男性患者较女性多。

【诊断步骤】

(一)病史采集要点

青壮年和儿童口腔颌面部软组织圆形、结节状新生物,可伴疼痛。

肿物生长迅速,邻近神经部位可有麻木、刺痛。

是否有局部创伤、放射治疗史。

家族肿瘤史。

(二)体格检查

1. 局部检查 口腔颌面部皮肤、黏膜的色、形、质视、触诊:重点检查面部皮下、颌周、颊间隙、唇、腭、舌等处。

常为圆形、结节状新生物,分化较好的肿物由于纤维成分多而质地硬,恶性度高者则质软。表面皮肤、黏膜血管扩张、充血。了解肿物边界、范围,有无浸润生长,侵犯邻近组织区域。

颈部检查:较少淋巴结转移,但也不能忽视全颈部的细致体查,避免遗漏。

2. 全身检查 检查记录患者的体位、精神状况、营养程度,以及体温、心率、血压等等。晚期患者可出现贫血、消瘦等症状。

(三)辅助检查

1. 实验室检查 血常规一般无异常,晚期患者常有红细胞减少、血沉加快等改变。

2. 影像学检查

(1)常规 X 线检查 了解颌骨破坏情况,胸片检查了解肺部有无转移灶。

(2)CT 主要显示肿物浸润范围,是判断骨质受侵的最佳手段,特别是颌面部深在部位的肿物尤为重要。

(3)MRI 具有软组织分辨率高、多平面及多序列成像的特点,可显示软组织病变的全貌并能立体定位,可早期显示病变,并在对血管的侵犯以及肿瘤的分期方面优于CT,是口咽部较好的影像检查手段。

3. 特殊检查 病理活检:舌癌定性的诊断标准。于阻滞麻醉下在正常组织与肿物交界处切取 0.5~1 cm 组织送检,缝合不用过紧,尽早拆除。病理确诊后尽快手术。

【诊断对策】

1. 高发年龄患者;

2. 圆形结节状的实质性肿物,局部血管扩张,皮肤、黏膜色、温变化;
3. 肿物生长迅速,疼痛,浸润生长导致相关症状;
4. 多血行转移,较少颈部淋巴结转移;
5. 影像学检查支持;
6. 病理组织学检查确诊。

【临床分期】

原发肿瘤(T)分期:

TX:原发肿瘤无法评估。

T0:原发灶隐匿。

T1:肿瘤直径≤5 cm。

T2:肿瘤直径>5 cm。

区域淋巴结(N)分期:

NX:无法评估有无区域淋巴结转移。

N0:无区域性淋巴结转移。

N1:区域淋巴结转移。

远处转移(M)分期:

MX:无法评估有远处转移。

M0:无远处转移。

M1:有远处转移。

G 组织病理分度:

GX:分化度不能评估。

G1:高分化。

G2:中分化。

G3、G4:低分化/未分化。

临床分期	G(分化度)	T(原发肿瘤)	N(区域淋巴结)	M(远处转移)
ⅠA期	G1	T1	N0	M0
ⅠB期	G1	T2	N0	M0
ⅡA期	G2	T1	N0	M0
ⅡB期	G2	T2	N0	M0

续表

临床分期	G(分化度)	T(原发肿瘤)	N(区域淋巴结)	M(远处转移)
ⅢA期	G3-4	T1	N0	M0
ⅢB期	G3-4	T2	N0	M0
ⅣA期	任何G	任何T	N1	M0
ⅣB期	任何G	任何T	任何N	M1

儿童软组织肉瘤 TNM 分期

原发灶(T)分期：

TX：原发肿瘤无法评估。

T0：原发灶隐匿。

T1：肿瘤局限于原发器官或原发组织。

T1a：肿瘤直径≤5 cm。

T1b：肿瘤直径＞5 cm。

T2：肿瘤侵犯邻近器官、组织，或肿瘤周围有恶性渗出。

T2a：肿瘤直径≤5 cm。

T2b：肿瘤直径＞5 cm。

儿童软组织肉瘤无 T3、T4，存在一个以上认为是远处转移。

区域淋巴结(N)分期：

NX：无法评估有无区域淋巴结转移。

N0：无区域性淋巴结转移。

N1：区域淋巴结转移。

远处转移(M)分期：

MX：无法评估有远处转移。

M0：无远处转移。

M1：有远处转移。

临床分期	T(原发肿瘤)	N(区域淋巴结)	M(远处转移)
Ⅰ期	T1a	N0	M0
	T1b	N0	M0
Ⅱ期	T2a	N0	M0

续表

临床分期	T（原发肿瘤）	N（区域淋巴结）	M（远处转移）
	T2b	N0	M0
Ⅲ期	任何T	N1	M0
Ⅳ期	任何T	任何N	M0

【鉴别诊断】

主要依靠影像学检查、组织病理检查以确诊。

【治疗对策】

（一）治疗原则

早发现、早诊断、早治疗。确诊后，根据肿瘤组织来源、分化程度、临床分期及全身情况，制定以手术为主的综合治疗方案。

（二）术前准备

排除手术禁忌证，请相关科室会诊、积极治疗影响手术的心血管、糖尿病等系统性疾病，并改善患者体质。术前口腔卫生维护。

（三）治疗方案

除胚胎性横纹肌肉瘤以放疗作为首选治疗手段外，绝大多数软组织肉瘤的基本治疗方法是局部根治性广泛切除手术。对于局部复发率较高的肉瘤，如横纹肌肉瘤、血管肉瘤、神经源性肉瘤等，术后辅以化、放疗的综合治疗。局部根治性广泛切除术往往导致患者大量组织的缺损，因此原则上应行同期组织瓣整复，保证足够手术范围，提高患者生存质量。

肉瘤较少淋巴道转移倾向，一般选用行治疗性颈清扫。有肿瘤远处转移患者，采用化、放疗等姑息治疗，一般不宜手术。

【术后观察及处理】

同本章"舌癌"。

【出院后随访】

出院带药，口服抗生素1周。

加强营养及支持治疗，饮食从流质、半流逐渐向正常饮食过渡。

定期门诊复诊，3月1次。包括局部有无可疑溃疡、肿物，颈部有无肿块；可复查CT、胸片，了解有无局部深处及肺等有无复发、转移。

【预后评估】

软组织肉瘤预后较差，其5年生存率依次为：脂肪肉瘤60%～70%、纤维肉瘤40%～70%、横纹肌肉瘤63%、滑膜肉瘤30%～50%、神经源性肉瘤15%左右。

第十节 上颌窦癌

【概述】

上颌窦癌系原发于上颌窦内黏膜的恶性肿瘤，多数为鳞状细胞癌，其次是移行细胞癌、基底细胞癌、腺癌等，肉瘤则较少见。多发生于40岁以上的男性。

【诊断步骤】

(一)病史采集要点

因其位于上颌窦内，早期症状常不明显，及至破坏骨壁，侵入邻近器官，出现颜面外形改变和继发症状后，始被注意。

根据向上颌窦外、内、或上、下生长发展不同可出现鼻部症状、眼部症状、面颊部症状及牙的松动脱落等表现，其发生的顺序尤为重要。

鼻塞、鼻衄或血性鼻涕；常为一侧，量不多，或涕中带血，色暗红，常有特殊臭味，晚期可出现大出血。

发生于上颌窦前壁时，表现为面部及颊沟肿胀，以后皮肤破溃、肿瘤外露，眶下神经受累可发生面颊部感觉迟钝或麻木。

发生于后壁时，侵入翼腭窝压迫上颌神经和翼内肌，有神经痛和张口困难。

向上壁侵入眶内，使眼球向上移位，突出，运动受限，复视等。

发生于下壁时，牙松动、疼痛、颊沟肿胀，或牙脱落后形成不愈之溃疡或有肿物外突。

有无同侧或对侧颈部肿物。

晚期症状：癌肿侵犯神经和颅底，引起剧烈头痛；全身恶病质：表现为衰竭、消瘦、贫血等。

有无吸烟、酗酒、咀嚼槟榔史；患者年龄、性别；家族肿瘤史。

（二）体格检查

1. 局部检查　重点检查颧部、眶底眼球、鼻部、牙槽、硬腭等处外形，有无肿胀、变形；面部皮肤有无颜色暗红，粘连甚至破溃。

面颊部及上唇及上列牙齿感觉有无出现疼痛与麻木；有无鼻腔异常渗出液；张口度情况，上颌牙是否松动、脱落，牙髓活力如何；有无听力减退、耳鸣。

颈部淋巴结检查：淋巴结转移一般较晚，其途径为：由上颌窦-颌下-颈深上群淋巴结转移，有时亦向咽后淋巴结转移。

2. 全身检查　检查记录患者的体位、精神状况、营养程度，以及体温、心率、血压等等。晚期患者可出现贫血、消瘦等症状。

（三）辅助检查

1. 实验室检查　血常规一般无异常，晚期患者常有红细胞减少、血沉加快等改变。

2. 影像学检查

(1) 常规 X 线检查　上颌华氏位 X 光摄影片了解侵犯、破坏上颌骨各壁的情况：上颌窦腔密度增高、软组织肿块影及窦壁骨质破坏。但难于发现后壁骨质是否破坏。

(2) B 超　评估转移淋巴结的大小、形态、数目及与颈部重要血管关系。声像图示转移淋巴结多呈圆形、低回声，有时回声不均。

(3) CT　了解上颌窦肿瘤情况，以及侵犯、破坏各骨壁、特别是后壁破坏的情况，对于指导治疗及推断予后有重要意义。三维螺旋 CT 利用图像重组可更加清晰显示肿瘤及骨破毁情况。

(4) MRI　了解骨质破坏情况，更大的优点是可以了解肿瘤侵犯周围软组织及重要器官的情况，指导放疗和手术，推断予后有着十分重要的意义。

(5) PET　可特异性鉴别肿瘤或炎症性淋巴结，检出颈部转移淋巴结的敏感度和特异性较 CT 和 MRI 为优，PET-CT 兼能提供病变精确定位。

3. 特殊检查

(1) 病理活检　可用针吸、咬检或上颌窦开窗取得瘤组织进行病理学分类，进行定性的诊断标准。

(2) 内窥镜检查　通过鼻腔及副鼻窦的内窥镜，可以发现早期窦内病变，可见鼻腔外侧壁有肿物突出，组织脆易出血，多伴有溃疡及坏死。可行咬取组织病理检查,或可进行早期病变的腔镜治疗。

【诊断对策】

1. 逐渐出现原因不明的上颌窦周边组织的外形改变、肿物、疼痛、麻木等相应症状;

2. 发展迅速,消炎治疗无效;

3. 颈部淋巴结无痛性肿大;

4. 上颌窦癌的早期治疗是取得好的治疗效果的关键,但由于其较晚才有明显的骨质破坏,单凭临床表现有时诊断较难,所以病员一旦有上颌窦病变的症状时,应积极采用各种手段进行检查以尽早明确诊断,必要时可行上颌窦探查手术,以便早期发现,及时治疗;

5. 影像学检查支持;

6. 病理组织学检查确诊。

【临床分期】

原发肿瘤(T)分期:

Tis:原位癌。

T1:肿瘤局限于上颌窦黏膜,无骨质破坏。

T2:肿瘤侵蚀破坏下部结构:硬腭、中鼻道。

T3:肿瘤侵犯下列任何一个解剖部位:颊部皮肤、上颌窦后壁、眶底或眶内侧壁、筛窦前组。

T4:肿瘤侵犯下列任何一个解剖部位:眶内容物、筛板、筛窦后组、蝶窦、鼻咽、软腭、翼腭窝、颞窝、颅底。

区域淋巴结(N)分期:

NX:无法评估有无区域淋巴结转移。

N0:无区域性淋巴结转移。

N1:同侧单个淋巴结转移,直径≤3 cm。

N2a:同侧单个淋巴结转移,直径>3 cm,≤6 cm。

N2b:多个单侧淋巴结转移,其中最大直径≤6 cm。

N3:转移淋巴结最大直径>6 cm。

远处转移(M)分期:

MX:无法评估有远处转移。

M0：无远处转移。

M1：有远处转移，代号如下：骨髓 MAR。

临床分期	T（原发肿瘤）	N（区域淋巴结）	M（远处转移）
0 期	Tis	N0	M0
Ⅰ期	T1	N0	M0
Ⅱ期	T2	N0	M0
Ⅲ期	T3	N0	M0
	T1	N1	M0
	T2	N1	M0
	T3	N1	M0
Ⅳ期	T4	N0、N1	M0
	任何 T	N2、N3	M0
	任何 T	任何 N	M1

【鉴别诊断】

上颌窦癌应与上颌窦囊肿及牙源性上颌窦炎和鼻息肉、三叉神经痛等进行鉴别。

1. 上颌窦囊肿　缓慢膨隆性生长，压迫骨质而不侵蚀破坏，一般不发生疼痛。影像学检查及病理可资鉴别。
2. 牙源性上颌窦炎　有病灶牙存在，炎症性改变，消炎治疗有效。
3. 鼻息肉　粉红色肿物，触易出血，无骨质侵蚀，病理确诊。
4. 三叉神经痛　无占位性病变，有特征性"扳机点"及疼痛性质。
5. 牙龈癌、腭癌　主要从相关症状、体征的发生先后顺序进行鉴别。

【治疗对策】

（一）治疗原则

治疗原则为以手术为主的综合治疗。

（二）术前准备

排除手术禁忌症，请相关科室会诊、积极治疗影响手术的心血管、糖尿病等系统性疾病，并改善患者体质。术前维护口腔卫生：治疗龋齿、牙周洁治，漱口水含漱。与患者及其家人充分沟通，使之对疾病、治疗计划和预后知情了解，得到其理解、配合。

（三）治疗方案

原发灶以放射及手术综合治疗为主。可采用先治疗量放射治疗，后行根治术的综合治疗方法：对于全身情况能耐受放射治疗及全上颌骨切除者，先行放射治疗，选用 ^{60}Co 或加速器采用连续分次照射，总剂量 60～70 Gy，在 6～7 周内完成治疗。如果眼球未被癌累及，可不必照射，保护眼球及视力，手术时可保留眼球。在放疗结束后 4～6 周行手术治疗。上颌窦癌放疗后肿瘤可以明显缩小，或临床上大体消失，但约有 80% 的病人在病灶内仍有残余癌存在，需按肿瘤外科的原则，整块切除上颌骨及其周围病灶，以保证彻底清除病灶和减少术后复发；肿瘤局限于上颌骨者作上颌骨全切除术，并且在病变未侵及眼球时，尽力保护，保留视力；如波及眶下缘，应包括眶内容物的全切除术；若累及后壁时，应作扩大根治切除术。它的优点是肿瘤组织未经手术骚扰，保持其固有的放疗敏感性，而术前经过足量放疗后瘤体缩小或消失，癌细胞蜕变、活性降低，为手术创造有利条件。这种术前超高压放疗后再手术切除的治疗方法，使五年生存率可提高到 40%～50%。

临床证实有转移者，应行颈淋巴清扫术。未证实转移者，可严密观察或选择性颈淋巴清扫术。

中晚期病员可在手术前先用放射治疗或经颞浅动脉逆行插管的化学治疗。待肿瘤初步控制后再做手术。术后再辅以放射治疗或化学治疗。晚期癌肿多侵及筛窦、蝶窦、翼腭窝、颞下窝或颅底手术不易彻底，宜以放疗、化疗，或可考虑颅面联合切除术。

上颌窦癌患者接受手术后用预制的修复体整复，可以维持正常的说话及发音功能。

上颌窦癌患者经放射治疗及手术治疗后，部分仍可见有局部复发者，因为该病特点是局部复发较远处转移多见，一旦复发仍应采取积极态度，可以再次手术或者放疗控制病灶，不但可延长生存期、甚至治愈。强调分期、个体化治疗，以手术为主，辅以化、放疗的综合治疗。

有肿瘤远处转移患者，采用化、放疗等姑息治疗，一般不宜手术。

【术后观察及处理】

同本章"舌癌"。

【出院后随访】

出院带药,口服抗生素1周。

加强营养及支持治疗。

切缘病理阳性或证实颈部淋巴结转移患者,术后5周内进行化放疗。

术后3~4月或放疗结束1个月修复科复诊,修复体赝复治疗。

定期门诊复诊,3月1次。包括局部有无可疑溃疡、肿物,颈部有无肿块;可复查CT、胸片,了解有无局部深处及肺等有无复发、转移。

【预后评估】

上颌窦癌预后较差,5年生存率50%以内。

第十一节 牙龈癌

【概述】

牙龈癌在我国发生率较高,其在恶性肿瘤构成比中仅次于舌癌,多为分化较高的鳞状细胞癌,生长较慢。下牙龈多于上牙龈,好发于磨牙区及前磨牙区。发病年龄:40~60岁,男性多于女性。

【诊断步骤】

(一)病史采集要点

牙龈长时间不愈溃疡、新生物。

肿物生长迅速,导致牙列松动;抗炎治疗无效。

有无同侧或对侧颈部肿物。

有无吸烟、酗酒;患者年龄、性别;家族肿瘤史。

(二)体检检查

1. 局部检查 牙龈色、形、质的视、触诊:重点检查高危部位磨牙区及前磨牙区。肿瘤相应部位可有残根、残冠或不良修复体等慢性刺激因素存在,也可存在有白斑、扁平苔藓等癌前病损。

常为溃疡型或外生性肿物,溃疡型多见。边界不清、压痛,表明糜烂、出血。肿瘤浸润牙槽突及颌骨浸润可导致牙列松动、下唇麻木;向后发展到磨牙后区及咽部时,可引起张口困难。应确定肿物范围:是否侵犯口底、唇颊黏膜等邻近解剖区域。记录病变的大小,计算肿物体积。

颈部检查:牙龈癌颈部转移一般在30%左右,下牙龈较上牙龈转移多见且早。下颌牙龈癌多转移到患侧颌下及颏下淋巴结,然后转移到颈深淋巴结;上颌牙龈癌则转移到患侧颌下及颈深淋巴结。

2. 全身检查　检查记录患者的体位、精神状况、营养程度,以及体温、心率、血压等等。晚期患者可出现贫血、消瘦等症状。

(三)辅助检查

1. 实验室检查　血常规一般无异常,晚期患者常有红细胞减少、血沉加快等改变。

2. 影像学检查

(1)常规X线检查　被侵犯颌骨呈特征性"扇形"骨质破坏,边缘呈虫蚀状;胸片检查了解肺部有无转移灶。

(2)CT　显示肿物浸润范围,判断骨质受侵情况。增强扫描协助判断颈部转移淋巴结的内部结构、数目及是否侵犯颈动、静脉。

(3)MRI　显示软组织病变的全貌并能立体定位,在对血管的侵犯以及肿瘤的分期方面优于CT。

3. 特殊检查　病理活检:肿瘤定性的诊断标准。于阻滞麻醉下在正常组织与肿物交界处切取0.5~1 cm组织送检,缝合不用过紧,尽早拆除。病理确诊后尽快手术。

【诊断对策】

1. 高发年龄、性别,吸烟等不良生活习惯史,黏膜病及残冠等不良刺激因素;
2. 牙龈乳头、龈缘等处长时间不愈溃疡、肿物,消炎治疗无效;
3. 肿物生长迅速,浸润生长导致牙列松动、下唇麻木等继发症状;
4. 颈部淋巴结无痛性肿大,消炎治疗无效;
5. 影像学检查支持;
6. 病理组织学检查确诊。

【临床分期】

同本章"舌癌"。

【鉴别诊断】

1. 下颌骨中央性癌 早期即有牙痛、下唇麻木,而无牙龈肿物。而下牙龈癌只是在晚期侵犯颌骨才出现类似症状。X线检查可以鉴别:颌骨破坏从中央向四周蔓延。

2. 上颌窦癌 起病隐匿,早期病变无特异性症状。先出现鼻、腭部症状、体征,后向下发展波及牙列、牙槽骨,产生相应症状。影像学检查可见上颌窦占位性病变,广泛骨质破坏。

【治疗对策】

(一)治疗原则

加强防癌普查,做到早发现、早诊断、早治疗。确诊后,根据肿瘤组织来源、分化程度、临床分期及全身情况,制定以手术为主的综合治疗方案。

(二)术前准备

常规术前准备,排除手术禁忌证,并改善患者体质。术前维护口腔卫生。

(三)治疗方案

下牙龈癌治疗 原发灶扩大切除术＋下颌骨(方块)切除＋选择性颈淋巴结清扫术。根据原发灶范围选择进行下颌骨方块或部分切除,术后缺损选择髂骨、肋骨、腓骨组织瓣或者单纯钛板同期整复。

上牙龈癌治疗 原发灶扩大切除＋上颌骨(次)全切除。术后缺损可以导致患者口鼻腔贯通,严重影响外形和功能,因此应考虑进行修复。修复方法可分为传统修复体和复合组织瓣两种方法:传统修复体可早期恢复患者面部外形和部分功能,便于术后复查及后续放疗,但存在固位不良、易引起继发性创伤;复合组织瓣包括颞肌筋膜瓣、颞肌-下颌骨肌瓣、前臂皮瓣及结合钛网＋髂骨松质骨填塞修复上颌骨缺损,但对于可能复发的肿瘤进行同期整复,难于对创区进行观察复诊,影响后续放疗,仅适用于低度恶性、切缘安全、侵犯范围小的患者。cN0患者可密切观察,一旦发现转移,即行治疗性颈淋巴清扫术;cN1患者同期行治疗性颈淋巴清扫术。

【术后观察及处理】

同本章"舌癌"。

【出院后随访】

出院带药,口服抗生素1周。

加强营养及支持治疗,饮食从流质、半流逐渐向正常饮食过渡。

切缘病理阳性或证实颈部淋巴结转移患者,术后5周内进行化放疗。放疗剂量需在5 000 cGy以上,行组织瓣整复者不宜超过7 000 cGy,以免影响皮瓣存活。化疗方案同术前化疗,常用联合化疗,选用疗程短的冲击疗法,如PVP、PM等方案,每月1次,重复5~6个疗程。

定期门诊复诊,3个月1次。包括局部有无可疑溃疡、肿物,颈部有无肿块;可复查CT、胸片,了解有无局部深处及肺等有无复发、转移。

【预后评估】

牙龈癌5年生存率一般在50%左右,下牙龈癌较上牙龈癌预后稍好。淋巴结转移仍是决定患者预后的最重要因素。

(丁学强　燕王翔)

第14章 颞下颌关节疾病

颞下颌关节是全身唯一具有转动和滑动的左右联动关节,其解剖和运动都是人体最复杂关节之一。颞下颌关节的主要功能是参与咀嚼、语言、吞咽和表情等。其解剖结构特点是既稳定又灵活。

本章主要叙述颞下颌关节疾病中较为常见的疾病——颞下颌关节紊乱综合征、颞下颌关节脱位和颞下颌关节强直。这些疾病不仅会影响颞下颌关节的正常生理功能和颌面部正常发育,还可以造成口腔颌面部畸形和心理障碍等不良效果。

第一节 颞下颌关节的应用解剖和生理

一、颞下颌关节的组成

颞下颌关节由下颌髁突、颞骨关节窝、关节结节、关节盘、关节囊和关节韧带所组成。

1. **髁状突** 髁状突呈横轴形,分为前后两个斜面,前斜面表面覆盖较厚的纤维组织或纤维软骨,为功能面,是关节的负重区。很多关节病最早破坏此区。髁状突移位是颞下颌关节紊乱综合征的最常见症状之一。

2. **颞骨关节窝和关节结节** 关节窝在颞骨鳞部下方,呈卵圆形,前方止于关节结节,上面与颅底仅隔一薄层骨壁。因此关节窝顶部的外伤或手术创伤均可能影响颅脑。关节窝与外耳道、中耳紧密相邻,中耳与颞下颌关节的感染可互相蔓延,常见幼儿期化脓性中耳炎引起化脓性颞下颌关节炎,最后造成关节强直。

关节结节位于颧弓根部,有两个斜面,后斜面为功能面,是关节的负重区。它和髁状突的前斜面构成一对功能区。在某些颞下颌关节紊乱综合征病员,关节结节可有明显的改建或破坏。

3. 关节盘　关节盘是卵圆形的纤维软骨板。其前后径短,内外径长,中间薄,周围厚,尤以后缘最厚。从前到后可见四个清晰的分区:

(1)前带　较厚,其前方有颞前附着和下颌前附着。

(2)中间带　最薄,介于关节后斜面和髁状突前斜面之间,可见软骨样细胞和软骨基质,为关节盘的受压区。

(3)后带　最厚,介于髁状突横嵴与关节窝顶之间。临床上常见的开口初期弹响症就是由于关节盘后带的后缘移位于髁状突横嵴的前方所致。

(4)双板区　由粗大弹力纤维构成的疏松组织区,有丰富的血管和神经末梢,具有营养滑膜,产生滑液,调节肌肉功能的作用。也是临床上关节痛的主要部位之一。

4. 关节囊　关节囊为韧性很强的纤维组织,比较松弛,是人体中唯一不受外伤即可脱位,而脱位时关节囊并不撕裂的关节。关节盘的四周与关节囊相连,把关节囊分为上下两腔:下腔小而紧,只允许髁状突作转动运动,上腔大而松,允许关节盘和髁状突作滑动运动。

5. 关节韧带　每侧有3条:即颞下颌、蝶下颌和茎突下颌韧带,主要是悬吊下颌,限制下颌运动于正常范围之内。

Pinto、皮昕和徐樱华等通过尸体解剖观察发现关节盘—锤骨韧带,并推测该韧带为颞下颌关节紊乱综合征出现耳症的原因。

6. 颞下颌关节的血管　颞下颌关节的血供主要来自颞浅动脉和颌内动脉的分支,在关节后方颞浅动脉和鼓室前动脉从关节后方发出分支到关节,关节外侧有面横动脉的分支,关节前方有颞深后动脉、翼外肌动脉和嚼肌动脉等分支参与关节血供。

7. 颞下颌关节的神经分布　颞下颌关节的神经主要来自耳颞神经、嚼肌神经、颞深神经和翼外肌神经的关节分支,都是三叉神经下颌支的分支。耳颞神经的分支分布到关节囊后部和外侧,嚼肌神经的关节支分布于关节囊的前部,颞深神经有分布于关节囊的前内侧,翼外肌神经的分支随翼外肌分布于关节囊的前内侧。关节盘大部无神经分布,只在其周围和双板区有神经分布。

8. 咀嚼肌　咀嚼肌与下颌骨相连,是下颌运动的主要肌群,包括嚼肌、颞肌、翼内肌和翼外肌。嚼肌、颞肌、翼内肌和翼外肌上头收缩时,作用力方向朝上,可上提下颌骨,故称为升颌肌群。舌骨上肌群中的二腹肌(前腹)、下颌舌骨肌与颏舌骨肌,附着于下颌骨,当舌骨固定时,可下降下颌骨,故称为降颌肌群。升颌肌群与降颌肌群之间保持着一种生理平衡，产生自然的咀嚼运动，并参与吸吮、吞咽、言语、摄取食物等下颌运动。下颌运动的主要方式有：开闭口、前伸、后退及侧向运动。

二、下颌运动

下颌运动是一种复杂的运动。一般可归纳为三种基本功能运动——开闭运动，前后运动和侧方运动。这三种基本功能运动可以单独进行，也可同时进行综合运动。下颌的运动是通过关节两种活动方式完成的，即髁状突的转动和滑动。下颌的每一运动都必须由一组或几组肌肉参与。由于运动方式的不同，各肌肉之间有互相协助的，又有彼此对抗的，有主固定的，有管运动的；有收缩，有弛缓。通过各肌肉配合和精细的协调执行多种多样的下颌运动。如果破坏了这种协调，就会出现异常的下颌运动。

第二节 颞下颌关节紊乱综合征

颞下颌关节紊乱综合征(temporomandibular joint disturbences syndrome, TMJDS)是口腔科的常见病和多发病。好发于青壮年，以20～30岁患病率最高。国内外统计资料患病率在28%～88%，女性比男性多，约为3～4：1。本病发病率很高，其临床诊断及治疗所涉及的学科很多，许多临床医师对本病缺乏足够的认识，加上近年来医源性颞下颌关节紊乱综合征甚多，因此，已引起国内外口腔医学界的广泛注意。

颞下颌关节紊乱综合征是一组病因尚未完全清楚的临床症状和疾病的总称。一般认为有颞下颌关节区的疼痛、下颌运动异常、弹响或杂音三大症状，无风湿、类风湿等病史，而又不属于其他临床或病理上诊断已很明确的颞下颌关节疾病者，即属本病。

本病命名多且较混乱。有 Costen 综合征、疼痛功能紊乱综合征(pain-dysfunction syndrome)、肌筋膜疼痛功能紊乱综合征(myofascial pain-dysfunction syndrome)、颞下颌关节应激综合征(stress syndrome)、颅下颌关节紊乱症(craniomandibular joint disorders)等。目前，国内仍沿用颞下颌关节紊乱综合征这一名称。

颞下颌关节紊乱综合征病期一般较长，几年或几十年。常有自限性，随着年龄增加而症状减轻。预后一般良好,一般不发生关节强直。

【病因】

颞下颌关节紊乱综合征的发病原因复杂,目前尚未完全阐明。病因学说很多,近年来多数学者接受多因素理论,即本病是由多种因素致病。一般认为与以下因素有关。

1. 精神因素　临床上患本综合征的病员,常常有情绪焦急、易怒、精神紧张、容易激动、失眠等精神症状。有的病员可明显地存在精神因素与发病的因果关系;在慢性、迁延性病员,也可以看到精神因素对症状反复发作的影响。本病女性多于男性三四倍也间接地支持这一观点。

2. 𬌗关系紊乱　𬌗干扰、牙尖早接触、阻生齿、严重的锁𬌗、深覆𬌗、多数后牙缺失以及𬌗面过度磨耗致垂直距离过低等,这些牙关系紊乱可引起关节周围肌群的痉挛,导致关节运动失衡。

3. 两侧关节发育不对称　如果两侧关节发育明显差异时,可造成下颌运动不协调而致病。

4. 单侧咀嚼习惯和过度咬硬物　长期单侧咀嚼不仅影响颌骨及咀嚼肌在发育上的不对称,也可造成关节运动不平衡而致病。

5. 肿瘤坏死因子(tumor necrosis factor,TNF)　近年的研究发现 TMJDS 病员关节液中有浓度不同的 TNF 存在,其浓度与骨质破坏、局部疼痛、张口障碍成正比,因此认为 TMJDS 是自身免疫疾病。

6. 其他　如关节部遭受外伤、寒冷,以及口腔治疗时间过长,开口过大,拔阻生智齿时劈冠、去骨,不良充填体和修复体等造成关节、肌肉和韧带的医源性损伤。

【病理】

颞下颌关节紊乱综合征的病理变化为典型的变性改变。结构紊乱期,即使 X 线平片检查无骨质破坏,但病理检查可见髁状突及关节盘均已发生退行性改变。在器质性破坏期,其实质属于退行性关节病的范畴,是继发性退行性关节病。

【临床表现】

颞下颌关节紊乱综合征的发展一般有三个阶段:功能紊乱阶段、关节结构紊乱阶段和关节器质性破坏阶段。这三个阶段一般显示了疾病发展的早期、中期和后期,三期可顺序演进,也可长期停留于某一期或好转。

颞下颌关节紊乱综合征的临床表现极为复杂,归纳起来有三个主要症状:下颌运动异常;关节和周围肌肉疼痛;关节运动时杂音和弹响。

1. **下颌运动异常** 包括开口度异常(过大或过小);开口型异常(偏斜或歪曲);开闭运动出现关节绞锁等。正常人自然开口度约为 3.7 cm,开口无偏斜,呈"↓"。当自然开口度明显大于或小于 3.7 cm 时,即为开口度过大或过小。开口时下颌下降偏斜"↙"或曲折或出现歪曲口型等,即为开口型异常。在开颌过程中,髁状突受阻后要做一特殊动作或稍微停顿后才能完成大开颌运动,则出现所谓的关节绞锁症状。

2. **关节和周围肌肉疼痛** 疼痛是病人就诊最重要的主诉。主要表现在开口和咀嚼时关节区或关节周围肌群的疼痛。一般无自发痛。不少病员有肌肉的扳机点,并由扳机点引起远处牵涉区疼痛。此外,有些病程迁延的病员,常有关节酸胀感,咀嚼肌易疲劳以及面颊、颞区、枕区等慢性疼痛和感觉异常。

3. **关节运动时杂音和弹响** 正常关节运动时无明显弹响和杂音。本病常见的异常声音有:①弹响音,即开口运动中有"卡、卡"的声音,多为单音,有时为双音,可复性关节盘前移位时可出现这类弹响;②破碎音,即开口运动中有"卡叭、卡叭"的破碎声音,双为双声或多声,关节盘穿孔,破裂或移位可出现这类杂音;③摩擦音,即开口运动中有连续似的揉玻璃纸样的摩擦音,骨关节病软骨面粗糙可出现这类杂音。

4. **头痛** 近年来,许多学者发现咀嚼肌疼痛与头痛有明显关系,咬紧牙也与头痛有明显关系,因此,有学者把头痛列为本病的第四主要症状。

此外,本病通常伴有许多其他症状,如各种耳症,各种眼症,以及吞咽困难、语言困难、慢性全身疲劳、性功能紊乱等。其机理尚待研究。

【诊断】

根据病史、临床症状以及辅助检查,诊断颞下颌关节紊乱综合征不困难。常用的辅助检查方法有:(1)X线平片(关节薛氏位和髁状突经咽侧位)或 CT 片可发现关节间隙改变和骨质改变。(2)关节造影(一般指上腔造影),可发现关节盘移位,穿孔及关节附着的改变等。(3)关节内窥镜,可发现本病的早期改变,如关节盘和滑膜充血、渗出,粘连以及未分化成熟的软骨样组织形成的"关节鼠"等。由于本病有很多类型,治疗方法各异。因此,应作出具体类型的诊断。现将国内较为普遍应用的临床分类和诊断标准叙述如下。

(一)咀嚼肌紊乱疾病

1. **病因** 外伤、咀嚼肌过度伸展、过度收缩以及肌肉疲劳可导致肌痉挛,临床上则表现为咀嚼肌疼痛以及关节运动受限。外伤,特别是咀嚼肌的直接受损可产生短暂性的肌痉挛;不良修复体或𬌗垫过高使𬌗间距离增大,则可导致肌肉过度伸展或拉长;无牙𬌗患者牙槽骨明显吸收或双侧后牙缺失可使咀嚼肌过度收缩;精神紧张可使肌肉过度活动,开口过大或因治疗等需长时间大张口也可导致肌肉过度活动,过度活动最后出现肌肉疲劳。

2. **病理** 外伤最初的病理反应是受累肌肉出现炎性细胞浸润,临床上则有咀嚼肌疼痛。肌肉过度活动也导致局部组织损伤,发生炎症反应。肌肉持续收缩使局部血流量减小或缺血,肌肉代谢产生的乳酸堆积,释放缓缴肽而产生疼痛。肌筋膜疼痛功能紊乱综合征的患者有时伴有关节弹响。因为翼外肌的结缔组织与关节囊相连,而且也与关节盘相连,所以当翼外肌受累时,使关节盘与髁状突在开口运动中向前运动的一致性受到干扰,而出现偶发性关节弹响。

3. **诊断** 患者有精神紧张、面部外伤、咬硬物、紧咬牙、夜磨牙、突发性𬌗关系紊乱等病史。临床检查主要是肌肉扪诊。沿咀嚼肌长轴可扪及肌肉发硬的条索、压痛或板机点及放射性疼痛。开口受限,被动张口出现肌筋膜疼痛,但开口度可增大。诊断性地封闭神经和肌肉,可使疼痛消失。临床、关节X线检查以及生化检查无颞下颌关节内的病理改变。

4. **治疗** 保守治疗为主。早期或急性阶段,嘱患者进软食,下颌休息或减少活动。采用氯乙烷对受累咀嚼肌进行喷雾、热敷、理疗,服用抗炎药。后期或慢性期要进行开口训练,并辅以封闭治疗、针灸、服用镇静药物、𬌗垫以及调𬌗治疗等。

(二)结构紊乱疾病

结构紊乱疾病主要是指颞下颌关节盘移位,关节盘与关节窝、关节结节以及髁状突的相对位置发生改变,并影响下颌运动功能。颞下颌关节盘移位包括,可复性盘前移位,不可复性盘前移位。

1. **病因** 颞下颌关节盘前移位的病因不明,许多学者认为与损伤有关。关节外伤如车祸、下颌受到外力的要击以及下颌过度牵拉等,可使髁状突移位,关节盘附着及韧带被拉长或撕裂,导致关节盘移位。口腔外科手术或全麻插管令患者长时间大张口,髁状突过度前移也可使关节盘附着及韧带拉长。

关节长期承受异常压力,或称微小损伤如磨牙症、紧咬牙以及偏侧咀嚼、经常进食硬物等,造成关节负荷过重,关节盘被挤压变形,从而产生关节盘移位或关节表面损伤。关节表面不平使关节盘的运动受阻或产生摩擦,当开口运动时,关节盘不能自如地向后旋转,而始终位于髁状突的前上方,使关节盘后韧带拉长,出现关节盘前移位以及关节弹响。

翼外肌痉挛也可引起关节盘前移位。在正常下颌运动中,开口运动时,翼外肌痉挛,开口运动时关节盘就会被拉向前,出现关节盘前移位。

精神紧张可导致翼外肌痉挛,𬌗关系紊乱,后牙缺失,髁状突发育异常以及骨关节病等也与关节盘前移位有关。

2. 病理　正常关节盘与髁状突之间不存在任何滑动运动,因为关节盘内外侧附着在髁状突的内外侧极,关节盘本体是双凹形,其凹面上方与关节结节相对应,下方与髁状突相对应。关节盘后带的中点位于髁状突横嵴顶。颞下颌关节盘前移位时,关节盘后带位于髁状突前、内侧,部分盘后组织位于髁状突的功能面。当髁状突滑向关节盘后带之前则出现关节弹响,当髁状突行使功能时,与关节盘后带结合的部分盘后组织以及关节囊受损,出现炎症和组织水肿。由于关节内水肿,关节盘可进一步向前移位,恶性循环不断加剧造成关节盘附着以及韧带撕脱。

可复性盘前移位时,双板区有早期的滑膜炎以及关节软组织水肿,关节盘后带变厚,一般无明显的关节软骨破坏。

出现不可复性盘前移位时,关节盘附着以及韧带撕脱,滑膜血管明显充血,数目增加、变曲以及血管壁增厚,血管减少,组织内出血,纤维增多等。双板区明显拉长,出现纤维变性。关节盘变形,退行性变,关节内纤维粘连。关节软骨软化,出现裂隙,纤维形成以及软骨丧失。关节硬组织出现骨质改建,有新的软骨和骨组织形成。

3. 诊断　大多数患者无明显诱因,部分患者与外伤、紧咬牙、磨牙症、进食硬物、长时间大张口、牙𬌗畸形以及精神紧张等因素有关。

可复性盘前移位是以关节弹响为主,下颌运动加剧时伴有关节疼痛,开口度正常。关节X线片检查有关节间隙改变,但无骨质破坏。关节造影以及磁共振可见闭口位关节盘后带位于髁状突横嵴的前方,开口位时关节盘与髁状突关系恢复正常。

不可复性盘前移位大多有关节弹响病史,关节疼痛,下颌行使功能时疼痛明显,开口受限,被动开口时,开口度不能增大,开口型偏向患侧。不可复性盘前移位无关节弹响或仅有摩擦音。影像学检查包括关节X线平片,关节造影,CT,磁共振,可见不可复性盘可移位病例大多无明显关节骨质破坏,关节盘在开、闭口位始终位于髁状突前方,甚至出现关节盘变形。关节内窥镜检查,不可复性盘前移位病例在关节后上间腔可见明显的滑膜炎、纤维粘连、假性关节盘,而无正常的关节盘。

4. 治疗　可复性盘前移位以保守治疗为主。𬌗垫治疗是减轻或消除弹响的一种较好方法,但在症状好转的许多患者中,关节盘并未恢复正常位置。不可复性盘前移位早期可通过患者下颌运动使关节盘复位,如不成功可用手法复位,复位后再行𬌗垫治疗。关节盘前移位伴关节疼痛患者应给予抗生素、止痛药以及强的松龙关节腔内封闭,出现关节内粘连可行关节腔冲洗以及关节内窥镜剥离与关节盘复位术。保守治疗无效可行外科手术治疗,如关节切开术、关节盘复位术等。

(三)滑膜炎

炎性疾病主要是指急、慢性滑膜炎、关节囊炎,通常伴有颞下颌关节盘移位、骨关节病以及关节炎。也可单独出现滑膜炎。滑膜炎与关节囊炎常同时出现,症状相似。

1. 病因　颞下颌关节滑膜炎可分为原发性与继发性两种。原发性滑膜炎病因不明,多出现在类风湿性关节炎等疾病中。继发性滑膜炎多由外伤、微小损伤、关节邻近组织的炎症、感染、关节盘移位、骨关节病以及自身免疫反应等因素所致。

2. 病理　急性期可见滑膜充血,滑膜下血管增多,血管排列紊乱。滑膜细胞增生,滑膜下炎性细胞浸润。当滑膜炎由急性转为慢性时,滑膜组织增生、肥厚,滑膜表面血管明显减少,滑膜组织变成黄白色。增厚的滑膜表面出现绒毛状突起,炎性渗出物增多,滑膜与关节窝发生粘连。

3. 诊断　滑膜炎有外伤、微小损伤、关节邻近组织的炎症、感染、关节盘移位、骨关节病的病史。急性期病程短,关节区肿胀,疼痛明显,开口受限,开口型偏斜,患侧后牙不能咬𬌗。慢性期疼痛没有急性期剧烈,开口受限明显,下颌运动时可闻及摩擦音。如伴有关节盘移位或骨关节病等疾病可出现相应症状。

除伴有骨折或骨破坏病例外,X线片无骨质改变,可见关节间隙增宽或狭窄。关节造影可见,关节后沟表面不光滑,关节腔内出现粘连。关节内窥镜可见,急性期滑膜发红,存在大量的血管,排列紊乱,血管交叉。慢性期滑膜血管明显减少,无血管区明显,血管排列无方向性,滑膜组织呈黄白色以及纤维化。

4. 治疗　滑膜炎以保守治疗为主。通过服药、休息、封闭以及关节腔冲洗,患者症状可得到缓解。对伴有关节盘移位或骨关节病等疾病可行𬌗垫治疗,症状严重者可手术治疗。

(四)骨关节病

骨关节病是指颞下颌关节组织发生磨损与变质并在关节表面形成新骨的非炎症性病变。

1. 病因　骨关节病的病因不明,有学者认为机械性损伤、生物化学与酶相互作用可导致骨关节病的发生。局部因素是主要病因,如关节持续承受异常压力,咬硬物、偏侧咀嚼、磨牙症、紧咬牙等慢性损伤,外伤、车祸、下颌受到外力打击、伴发囊内骨折使关节表面软骨受到破坏,从而导致骨关节病发生。流行病学调查发现,在老年人中骨关节病的发病率占有很大的比例,这可能是由于衰老使关节组织的生化成分、酶以及形态发生改变,对损伤的抵抗力下降所致。𬌗关系紊乱,错𬌗,𬌗干扰等也可导致骨关节病。颞下颌关节盘移位,关节盘穿孔与骨关节病有关,但骨关节病也可引起关节盘移位。

2. 病理 所有的关节在一生中,都经过一个不断的适应与改建的过程。当软骨承受异常压力时,关节表面软骨的完整性受到破坏,出现微任化,即胶原纤维断裂。软骨下骨骨质钙化区出现裂隙或称微小骨折,关节表面组织丧失、软骨下骨暴露,接着出现侵蚀性破坏如骨质缺损,有进入髓质骨的通道形成甚至出现软骨下囊肿,如果囊壁破坏可引起髁状突的严重变形。

除关节组织破坏外,部分区域存在修复反应,软骨细胞增殖成堆,松质骨有肉芽组织形成充填在缺损的表面,有骨赘形成,骨质硬化。滑膜出现炎性细胞浸润与增生,关节盘玻璃样退变以及穿孔、破裂,滑液中成份改变,关节腔内出现"关节鼠"。

3. 诊断 年龄在 40 岁以上,病程长,关节区疼痛反复发作。下颌运动时可闻及关节杂音,开口受限,开口型偏斜。关节外侧及后区压痛,咀嚼肌区压痛,有自发性疼痛,可出现面部不对称。关节 X 线片可见关节间隙狭窄,髁状突、关节窝以及关节结节出现退行性改变,如骨赘形成,髁状突前斜面唇状增生,骨质硬化,囊性变,髁状突与关节窝磨平。关节造影,磁共振可见关节盘前移位,关节盘穿孔,破裂。

4. 治疗 以保守治疗为主。药物治疗包括服用安定、阿司匹林、止痛药等,骨关节病伴有咀嚼肌痉挛患者可服用肌松弛药物。理疗如热敷、按摩以及开口训练可减轻肌肉与关节疼痛。𬌗垫治疗以及关节内注射强的松龙应注意掌握时间,𬌗垫不要戴时间过长,一般戴 2 周后可改用夜间戴。强的松龙由于对关节组织有破坏作用,应尽量少用。

保守治疗无效时可行手术治疗,包括髁状突高位切除术、关节盘修补术、关节成形术等。关节盘穿孔以手术治疗为主,可进行关节盘修补和关节成形手术。

【治疗】

颞下颌关节紊乱病的治疗以保守治疗为主。咀嚼肌紊乱疾病主要进行局部喷雾、热敷、理疗、封闭、针灸、服药、𬌗垫以及调𬌗等治疗。

结构紊乱疾病中可复性盘前移位以保守治疗为主。不可复性盘前移位早期可通过患者下颌运动使关节盘复位，如不成功可用手法复位，复位后再行𬌗垫治疗。关节盘前移位伴关节疼痛患者应给予抗生素、止痛药以及强的松龙关节腔内封闭。保守治疗无效可行外科手术治疗，如关节切开术、关节盘复位术等。颞下颌关节半脱位以保守治疗为主，限制大张口，使张口在正常范围内，如张口训练失败可进行硬化治疗。保守治疗无效可进行关节结节切除术、关节结节增高术以及关节囊及韧带加固术。

滑膜炎以保守治疗为主。通过服药、休息、封闭以及关节腔冲洗，患者症状可得到缓解。对伴有关节盘移位或骨关节病等疾病可行𬌗垫治疗，症状严重者可手术治疗。

骨关节病以保守治疗为主。包括药物治疗、理疗、𬌗垫治疗以及关节内注射治疗。保守治疗无效时可行手术治疗，包括髁状突高位切除术、关节盘修补术、关节成形术等。

(一)治疗原则

1. 以保守治疗为主。采用对症治疗和消除或减弱致病因素相结合的综合治疗。

2. 治疗关节局部症状的同时应改进全身状况和病员的精神状态。

3. 应对病员进行医疗知识教育，有时需反复进行，使病员能理解本病的性质，具体的发病因素以及有关的下颌运动知识，以便病员进行自我治疗，自我保护关节。

4. 遵循一个合理的、合乎逻辑的治疗程序。

5. 治疗程序应先用可逆性保守治疗，如服药、理疗，封闭和𬌗板等；然后用不可逆性保守治疗，如调𬌗、正畸矫治等，最后选用各种手术治疗。当然如果由明显𬌗干扰引起的，应首选调𬌗，或有明显手术适应征者，也可先采用手术疗法。

咬𬌗板(occlusal appliance)又称𬌗垫(occlusal splin)、𬌗导板(occlusal guard)等。是一种可摘的矫治器，一般由硬质树脂制成，覆盖在一侧牙弓𬌗面和切缘表面，同对𬌗形成良好的𬌗接触关系。咬𬌗板治疗是将咬𬌗板置于上下颌牙弓之间，不改变𬌗的形态，是一种可逆性的无损伤性的𬌗治疗措施。

咬𬌗板属于咬𬌗治疗(occlusal therapy)，咬𬌗治疗是指通过改变𬌗的接触状态和颌位，以改善咀嚼系统的美观和功能，所采取的𬌗治疗措施的总称。其中可逆性𬌗治疗包括咬𬌗板、可摘局部义齿、全口义齿等，而不可逆性𬌗治疗调𬌗、固定义齿修复、咬𬌗重建、正畸等。

咬𬌗板作用的机制有三点：(1)生物机械性调节作用咬𬌗板通过其厚度所占据的空间或其设定的尖窝形态或生物杠杆作用诱导下颌位发生改变,进入预期的治疗颌位。(2)神经-肌肉反射控制作用,通过牙周膜、咀嚼肌中分布的密集感受器传入冲动在反馈神经-肌肉系统的活动。(3)心理调节作用,咬𬌗板有一点的精神安慰作用。

咬𬌗的作用总结有以下几点,(1)暂时性地提供一种使关节更稳定的矫形位置,可以使下颌髁突前移,关节后间隙和上间隙增宽,减轻了髁突对关节后部软组织的压力,同时关节负荷变小,关节内压下降,有利于恢复关节各组织之间的协调关系,维持关节位置的稳定。(2)分离作用,咬𬌗板将上下颌分离,将原来存在于肌内的习惯记忆型抹掉,重建符𬌗肌生理状态下颌闭合型。(3)咬𬌗板可建立一种最适𬌗的功能𬌗状态,减少异常的肌活动,缓解由于𬌗紊乱的刺激所诱发的咀嚼肌功能亢进与高张力状态,发挥肌组织的正常生理功能。(4)戴入咬板后可以刺激中枢增强下颌的开口反射,这样可以使升颌肌群松弛,降颌肌群活跃逐渐改善咀嚼的功能状态。(5)可减少咬牙和夜磨牙等副功能的活动。(6)咬𬌗板可保护牙齿和牙周组织免受异常𬌗力的损害。(7)安慰作用,戴入咬𬌗板后,患者对颌位及下颌的行为产生潜意识作用,从而闭口时减小异常或有害的肌活动。

咬𬌗板的种类有很多,稳定性咬𬌗板和再定位咬𬌗板是临床上最常用的两种咬𬌗板：

1. 稳定型咬𬌗板(stabilization splint),又称平板型𬌗垫,覆盖全牙列,咬𬌗面光滑、平坦,在正中关系位或牙尖交错伴时与对颌牙形成广泛、均匀的点状接触,无尖窝交错接触,无非工作接触。稳定咬𬌗板能消除𬌗与颌伴之间的不稳定因素,应用范围较广,可用于治疗肌功能亢进、肌痉挛以及颌位关系的调整。也可以用于减少与压力有关的功能活动如紧咬牙、夜磨牙等。局限性肌痛或慢性中枢介导性肌炎者,对于继发于外伤的盘后组织炎症也有一定疗效,有益于创伤组织的愈合。

2. 再定位咬𬌗板(repositioning splint),再定位咬𬌗板又称为诱导型咬𬌗板,咬𬌗板与对颌牙有明显的尖窝锁结关系,其下颌的位置位于牙尖交错位(ICP)的前方,故又称为前位咬𬌗板(anterior positioning applace)。𬌗面的尖窝形态并非对在原有的正中关节位的复制,而是利用牙尖斜面解剖形态诱导下滑向特定的位置。再定位咬𬌗板可获得更佳的关节盘-髁突位置关系,提供使组织适应或修复的机会,从而消除与盘突结构和功能紊乱有关的症状和体征。再定位咬𬌗板的治疗目的不在于永久改变下颌的位置,而在于暂时改变下颌的位置,以增加盘后组织的适应性。一旦组织适应,应逐步磨掉咬𬌗导板,使髁突获得稳定的关节位置,在已适应的纤维组织上无痛性地行使功能。

(1)为防止上、下颌咬𬌗板在疗效上的差异,并且下颌咬𬌗板无法实现再定位导板,所以本研究的所有的病例全是选以择为做在上颌咬𬌗板。但是稳定性咬𬌗板也可以做在下颌,一般做在𬌗紊乱较为明显的一侧。上颌稳定咬𬌗板的优点是固位好,容易达到同对颌牙的全牙弓点状接触,可形成尖牙导板,便于髁突与关节窝确定稳定的关系。不易断裂。而下颌咬𬌗板对患者的发音和美观影响较小,但达到合适的前牙接触和切导关系较困难。时间戴长了会使上前牙伸长。这也是作者多选择上颌作咬𬌗板治疗的原因。

(2)制作咬𬌗板的模板,灌取上颌石膏模型,用透明的树酯膜材料在真空压膜机上压制成约 0.5～0.8 mm 厚度的模板,模板要求后缘盖过最后一颗后牙,由于大患者的牙齿都排列不整齐,所以石膏模型在压膜之前要适当的进行倒凹处理,以便在病人口内试戴时能够方便取下。

(3)稳定性咬𬌗板的高度的确定,咬𬌗板越薄越好,一般为患者作正中咬𬌗时,关节弹响正好消失的高度。用咬𬌗蜡在后牙区作颌位记录,然后按照此高度在前牙区铺垫自凝树脂形成小平导,在口内调整至全牙弓均匀接触后,然后再铺垫后牙区,在口内试合后,磨去咬𬌗板上的尖窝关系形成稳定性咬𬌗板,关键在于保持咬𬌗接触点的面积尽量小,真正成为一个'点',且在其周围形成一个光滑的平面,保证每一个接触点周围都有一个小'平台',以便下颌能够在咬𬌗板上均匀的滑动。对过于倾斜的,过长的对颌牙,应使其与𬌗垫保持点状离合式接触,以免在咬𬌗板上形成斜的接触面。

(4)再定位咬𬌗板水平位置的决定,患者正中咬𬌗时增加的和垂直高度超过了患者的息止颌间隙,但是患者的关节弹响仍没有消失。这时候就要选择制作再定位咬𬌗板了,制作平导使后牙的咬𬌗分开 2 mm 左右,然后嘱患者下颌往前伸,找除关节弹响消失的最适合的位置,然后标记此位置,并按照此水平位置制作前牙的斜面导板,引导下颌闭口运动时咬𬌗至此位置。所以两种咬𬌗板治疗选择上是根据病人自身的情况,而不是随机分组的。

(5)咬𬌗板戴用时间:咬𬌗板治疗一般是 3～6 个月,全天 24 小时戴用,根据病人的情况 2～4 周复诊一次。调磨咬𬌗板上的不均匀接触点,再定位咬𬌗板根据病人戴用时间和效果在 2～3 周内应将斜面导板磨除,形成稳定性咬𬌗板。

利用咬𬌗板治疗颞下颌关节盘移位是一个非常有效的方法,相对于关节腔的治疗、关节镜以及关节手术来比,咬𬌗板治疗是一个无创伤可逆的治疗,费用低,使用方便。

再定位咬𬌗板与稳定型咬𬌗板是两种形态的咬𬌗板,对治疗的效果没有差异,均可以有效的缓解颞下颌关节的症状,消除或减轻关节的弹响。在国外部分学者的研究中,再定位咬𬌗板更利于关节盘获得良好的盘髁关系。

对于病程较长以及咬𬌗板治疗无效的患者,应该采用复合治疗,如关节腔的透明质酸钠的注射治疗,关节镜及关节手术。颞下颌关节盘移位的治疗应该是一个综合治疗,咬𬌗板治疗只是一种暂时解除𬌗紊乱的治疗,为了防止患者病情的复发,治疗结束的病人应尽快制定下一步治疗方案,如修复,正畸,调𬌗等等。

其他咬𬌗板:

(1)枢轴咬𬌗板 适用于颞下颌关节不可复性移位、开口受限的患者。目的是使不可复性的关节盘复位。但首先要确认不可复性的关节盘还未在错误的位置上粘连,关节盘后区还具有生理功能,另外需要有健康的后牙存在。戴枢轴咬𬌗板是创造出使关节盘复位的环境。

枢轴咬𬌗板的修复方法与稳定性咬𬌗板相似。不同处只是牙列的最后,如第二磨牙或第三磨牙区加高,使其与对颌牙有尖窝接触关系,而其余区域则无𬌗接触。使此接触点起到杠杆支点(枢轴)作用,形成一类杠杆,使杠杆支点后方的髁状突下降。要达到此目的,最好戴头帽使杠杆支点的前方受向上的力。所以头帽上松紧带的位置必须在杠杆支点的前方。借助后牙咬𬌗时,支点前部升颌肌群的收缩力和头帽松紧带的力量拉下颌颏部向上。否则,如构不成Ⅰ类杠杆会失去治疗意义,甚至可有副作用。也可在肌肉放松的情况下用手扒颏部向上,利用Ⅰ类杠杆原理使髁状突下降,从而使关节间隙宽松、关节内压降低,以利于关节盘的复位与改建。

使用枢轴咬𬌗板期间应昼夜持续戴用,吃饭时只可进半流食及流食。

枢轴咬𬌗板属临时性咬𬌗板,因其只有最后牙有𬌗接触,其他牙均无𬌗接触,为防止咬𬌗紊乱,切不可连续长时间戴用。美国颅下颌紊乱学会规定,戴用枢轴咬𬌗板一般不超过1～3周时间。为了慎重,一般只戴5天。5天后换戴稳定咬𬌗板7天,以巩固疗效。通常2周为一疗程。如果不到5天时患者主诉后牙痛等不适,也应及时换戴稳定咬𬌗板。

戴用枢轴咬𬌗板治疗预后大致会有三种情况:

1)一个疗程即获得预期疗效 表现为张大口时不再有疼痛感,且在很轻松的状况下达到正常开口度,此时触诊可感知双侧髁状突有明显的滑动运动,观察开口型不偏斜,关节盘已复位。此时可换戴稳定咬𬌗板,仍维持颞下颌关节内外宽松、平衡、稳定的环境,有利于巩固疗效。

2)经几个疗程渐渐见效 表现为开口度增加,但仍出现关节弹响。这表明枢轴咬殆板也产生了一定的疗效,也可在临床密切观察下再进行另一个疗程治疗,以期进一步使盘突关系恢复正常。

3)未见疗效 则说明不可复移位的关节盘可能已经有粘连,或双盘区可能受损伤严重已失去了生理功能。需重新评估,考虑换成其他治疗方案。

值得注意的是,在决定采用枢轴咬殆板治疗之前,由于在治疗前是无法得知移位的关节盘是否已有粘连等情况。有必要向患者及家属阐明患者的病情,治疗原理、治疗方法、注意事项以及不同预后的可能性,以取得患者的理解与配合。

(2)软弹响咬殆板 是用弹性的软硅橡胶片在患者牙列的石膏模型上热压而成形的覆盖全牙列的咬殆板。一般用于治疗夜磨牙和紧咬牙者。其独特优点是软弹性殆接触对牙、牙周支持组织、咀嚼肌和颞下颌关节在受到很大殆力的情况下有很好的保护作用。另外戴用后若发现咬殆面有穿孔时则可明确诊断该处是早接触点。因此戴用过程也是诊断的过程。

(3)殆调位性咬殆板 适用于垂直距离过低需要咬殆升高的患者,设计在上颌或下颌均可。可先做稳定性咬殆板,戴用数周使咀嚼系统功能得以调整后,再加改咬殆面,使其成为与义齿类似的咬殆关系。调改合适后再试用3个月,如患者感到舒适,依此高度和颌位关系做为恒久性咬殆重建的依据。

(4)前牙咬殆板 为松弛咬殆板。适用于上颌,仅下颌前牙与此板接触。这种设计可消除殆对咀嚼系统功能影响,特别是降低了升颌肌群的肌活动。但由于仅前牙部分发挥功能,可能会增加颞下颌关节的机械负重,因此必须严密观察其疗效。使用这种咬殆板有导致后牙移位或前牙内倾的潜在风险。禁忌长期戴用。

(二)常用的辅助治疗

1. 治疗教育 临床医生要给患者足够的时间让他们说出所要解决的问题。运用通俗的语言向患者解释其病情和治疗计划,使治疗能获得患者合作。

2. 行为纠正 纠正患者不良的行为方式是去掉致病因素所必须的。对患者一些不良行为如单侧咀嚼、张口过大、持续大张口、啃硬物、过度用力咀嚼等,应告知危害性并劝其自行纠正。通过自我限制下颌运动,使咀嚼系统中受累的肌肉和颞下颌关节结构得以充分的休息和调整。

3. 家庭物理治疗 对慢性疼痛患者,在疼痛区热敷或用中药热敷,达到活血、止痛的目的,并松弛肌肉、促进血液循环、改善组织的生理状态。但热敷只对局部表浅组织有用,且需注意温度不能太高。另外热敷不能用于72h内的急性损伤、急性炎症或局部感染区。

冷敷主要用于急性损伤的组织局部止痛、抗水肿。冷敷不能用于结核病变的局部循环不良区或开放性窗口。

另外治疗还可采用姿势训练，包括下颌骨和舌的姿势，以及头、颈、肩的姿势训练。除了功能活动之外，下颌骨应处于休息位，此时上下颌牙列之间有一息止𬌗间隙，而舌应轻抵上腭前部。

4. 肌松弛治疗　可使用肌监仪器等手段使咀嚼肌群充分松弛。

5. 心理咨询　TMD 为口腔医学领域与精神心理状态关系十分密切的一种疾病。情绪压力增加可影响肌肉功能，加重夜磨牙；可激活交感神经系统，从而引起肌痛。

对心理问题的评估应该是初诊的重要内容之一，而不应做为其他治疗失败后的最后一项措施。

(三) 义齿修复、正畸治疗等其他咬𬌗治疗

可摘局部义齿对 TMD 的治疗往往是咬𬌗板治疗的延续。在牙列缺损的情况下，可先制作人工牙-咬𬌗板-体的简单可摘义齿修复体，经过一段时间的试戴和调整，确定适宜的治疗颌位后，可设计铸造可摘义齿，给患者提供一个较舒适有坚固耐用的修复体。

许多情况下可摘义齿修复牙列缺损起到在咀嚼系统中合理分布咬𬌗力的作用，因此 TMD 会有所改善。尤其是牙列远中游离缺损的病例往往髁状突后移位，用可摘局部义齿修复可避免 TMD 的发生或改善、治愈 TMD。

错𬌗畸形是颞下颌关节紊乱综合征的病因之一，临床上常见引起 TMJDS 的错𬌗畸形有：

1. 个别牙错位　①上切牙舌向错位；②个别前牙反𬌗；③个别后牙锁𬌗；④个别后牙过长。

2. 长度不调　①下颌后移前牙深覆盖；②下颌前突呈反𬌗面型前牙浅覆盖。

3. 宽度不调　①一侧或两侧全牙覆盖增大；②后牙无覆盖关系，颊尖间呈覆𬌗关系；③一侧后牙反𬌗，颏部偏歪，颜面不对称。

4. 高度不调　①前牙深覆𬌗切牙呈闭锁关系；②后牙缺失，颌间距离减小；③前牙开𬌗，颌间距离增大。

正畸治疗是颞下颌关节紊乱综合征的重要而有效的治疗方法之一。由于牙位、颌位异常的错𬌗畸形造成的颞下颌关节紊乱综合征，正畸治疗是去除这类𬌗障碍的有效方法。

调𬌗治疗

调𬌗治疗是属于不可逆性的治疗方法，应做为第二线选择，并且应在患者疼痛消失、功能紊乱症状明显减轻、下颌运动范围接近正常以及上下颌骨关系、神经肌肉功能、心理状态尽可能稳定的情况下进行。

调𬌗治疗的基本原则是：必须谨慎行事，尽量少破坏原有的𬌗形式，要经常反复的评价治疗效果，并且不能进行预防性调𬌗。

（四）药物治疗

1. 口服药物　根据病情可选择性口服具有镇静、催眠、肌肉松弛、抗痉挛、以及消炎止痛的药物如安宁、地西泮（安定）、阿司匹林、芬必得等。

2. 中药外敷

处方　当归15 g，白芷9 g，薄荷9 g，乳香9 g，没药9 g，田三七9 g，红花9 g，香附9 g，川乌6 g，细辛6 g，丝瓜络15 g。该中药具有止痛、通筋活血作用。适用于各种咀嚼肌痉挛、关节盘后区损伤。

用法　将其分成2包，用布袋装好密缝。先在冷水中将布袋浸泡1~2分钟，然后加热蒸开15分钟。热敷关节区和肌肉处。每日1~2次，每次15分钟。同时做有节律的开闭颌运动。用后将药袋悬挂通风处下次再用，1剂可用4~5次。

3. 药罐疗法　用新鲜姜汁等小瓶子药罐敷吸于颞下颌关节区，及有压痛的咀嚼肌上，每次20分钟，隔日一次，5次为一疗程，可持续1~2个疗程。

（五）注射药物

1. 普鲁卡因封闭　有调整肌肉张力的作用。

（1）适应证　翼外肌功能亢进；关节囊扩张伴关节盘附着松弛；因翼外肌上下头功能不协调所致开口初弹响等。

（2）具体方法　0.5%普鲁卡因5 ml做翼外肌封闭，每日1次，5~7次为一疗程。选"下关"穴位作为刺入点。用口腔5号黏膜针头垂直进针约3.5~4.0 cm，回抽无血后逐渐推药致半量，然后边退针边推药，在退针和拔出针头时，宜用敷料压迫"下关"穴处以免血肿发生。每次封闭的量和间隔时间可根据开口度、弹响消失情况和程度来调整。

2. 强的松龙混悬液局部注射

（1）适应征　关节盘后区损伤；髁状突骨关节炎；关节盘和滑膜炎。

（2）具体方法　常规消毒后，请病员小开口，从耳前、髁状突后凹处垂直进针1~1.5 cm，回抽无血后缓慢注入强的松龙混悬液0.5 ml与2%普鲁卡因0.5 ml的混合液。每5~7天1次，注射2~3次即可。注射后当天，局部疼痛可能更为加重，但1~2天后逐渐好转。注射后可给予病人止痛药备用。

3. 硬化剂注射

(1)适应证　关节囊扩张,关节盘诸附着松弛,复发性脱位等。

(2)具体方法　在行注射硬化剂这一治疗前,可先试用50%葡萄糖液1~2 ml作关节上腔注射,每周期1~2次,连续注射3~5次。如无效则改用无水酒精0.3 ml或5%鱼肝油酸钠0.3 ml作关节上腔注射。由于硬化剂刺激性大,注射前应先作局部麻醉。注射硬化剂时禁忌注入关节囊外,以免损伤面神经。硬化剂注射后,均有程度不等的局部水肿、疼痛、上下后牙分离,不敢咬𬌗等反应。一周左右消退。此时开口度缩小,弹响消失。如病人在数月后又复发,可再作第2次注射,但不宜多次注射硬化剂,以免破坏关节滑膜引起关节骨和软骨的退行性改变。

(六)物理治疗

1. 红外线　红外线有降低周围神经兴奋性,减轻疼痛、松弛肌肉的作用,能降低交感神经的兴奋性,可缓解肌痉挛。

适应证:关节盘后区损伤,各种咀嚼肌痉挛;各类关节结构紊乱或器质性改变伴有疼痛。

2. 石蜡疗法　石蜡疗法可使局部皮肤温度迅速上升8~12 ℃,促进局部血液循环,加强新陈代谢,可促进炎性渗出液的吸收。因此对各种扭伤、挫伤及各种肌肉痉挛有消炎止痛和解痉的作用。

适应证:同红外线疗法适应证。

3. 钙离子导入法　其机理是阳电极本身有镇痛和解痉作用,钙离子也有镇静和解痉作用。药液氯化钙在直流电阳极的协同作用下,加强镇静。

适应证:翼外肌痉挛;各种咀嚼肌痉挛。

4. 超声药物透入疗法　选用氢化可的松作超声导入,既有超声物理作用又有可的松的药理作用,故有良好的抗炎、镇静和解痉疗效。

适应证:关节盘后区损伤;髁状突骨关节炎;关节盘和滑膜炎。

5. 制动疗法　对于关节囊扩张以及关节盘诸附着松弛伴有反复脱位或急性脱位的病员,有时需限制开口。可选用几个牙位的小环结扎,橡皮圈牵引限制或头颌绷带固定。

(七)手术治疗

颞下颌关节紊乱综合征绝大多数可以通过各种保守治疗得到稳定、好转和痊愈。但是据统计,保守治疗中约有20%的病人疗效不满意,其中严重者需要手术治疗。手术治疗适用于器质性破而经保守治疗无效的病人。手术包括关节盘摘除术,关节盘复位和修复术,髁状突修整术,近年来治疗性关节镜外科(therapeutic arthroscopy)不但可使诊断和治疗同步进行而且使手术创伤大大减少,从而降低了手术的并发症和后遗症。

第三节 颞下颌关节脱位

下颌髁状突滑出关节窝以外,超越了关节运动正常限度,以致不能自行复回原位者,称颞下颌关节脱位(dislocation of condyle)

脱位按部位可分为单侧和双侧脱位;按性质可分急性脱位、复发性脱位和陈旧性脱位;按髁状突脱出的方向,位置又可分为前方脱位,后方脱位、上方脱位以及侧方脱位,后三者主要见于外力损伤时。

临床上以急性脱位和复发性前脱位较常见。

【病因】

造成颞下颌关节前脱位的外部原因是张口过大,如打哈欠、大笑、歌唱、下颌前区遭受过大压力或骤然暴力,如打击、拔牙、全麻插管、精神过度疲乏,深度昏迷等。造成脱位的内部原因是关节囊及关节韧带的松弛,翼外肌在张口运动时的过分收缩,同时升颌肌群的反射性挛缩。

【临床表现】

病人最早的自觉和客观症状为张口后不能完全闭口,上下牙呈开𬌗,就诊时为焦虑面容,语言不清,流涎,病人耳屏前关节区略陷,扪之髁状突明显前移。单侧脱位中线偏健侧,正中𬌗丧失,双侧脱位时中线无偏斜,前伸开𬌗。一般不需要 X 线摄片即可明确诊断,但多发性下颌骨骨折伴脱位时需由 X 线摄片证实。

【治疗】

绝大部分急性脱位病人可以通过手法得以复位。步骤是:

1. 让病人坐位,其下颌骨水平必须低于医师二肘水平位,否则影响医师施力。最好让患者背靠墙壁而坐,医师站立于病人前面。

2. 医师拇指裹纱布放于病人两侧后牙𬌗面上,其余四指平按下颌下缘,先行上下轻轻升降下颌,待医师双手感下颌动作较松弛时,立即在降下不为例颌过程中用力将下颌骨体向下压和向后推,复位即可完成。

3. 复位后用四头绷带限制下颌运动,以防止再脱位。

4. 习惯性脱位病员,经复位一二周后即行关节区硬化剂注射,有可能防止复发。

对手法复位困难者,宜先行局部热敷,或行关节周围及咀嚼肌神经封闭后再用上述方法,多可复位,对个别手法复位失败者,可采用全麻,使提颌肌群完全松弛后复位。

陈旧性颞下颌关节脱位较少见。手法复位较困难,一般以手术复位为主。治疗时,可在全麻下,先行手法复位,如失败再行手术复位。如果脱位时间长久,由于关节后部结缔组织增生以及咀嚼肌群张力失调,一般不能完全退回关节窝内,只需将髁状突退过关节结节顶点到关节结节后斜面即可。术后配合颌间牵引,数天后即可逐渐回到正中𬌗关系。复位后病人应限制下颌运动2～3周。

第四节 颞下颌关节强直

因器质性病变导致长期开口困难或完全不能开口者,称为颞下颌关节强直(ankylosis of temporomandibular joint)。临床上分为二类:第一类是由一侧或二侧关节内发生病变,最后造成关节内的纤维性或骨性粘连,称为关节内强直,也称真性关节强直;第二类病变是在关节外上下颌间皮肤、黏膜或深层组织,称为颌间挛缩或关节外强直,也称假性关节强直。

【病因】

1. 关节内强直　多发生于儿童时期,常用病因有:
①急性化脓性中耳炎;
②脓毒血症、败血症所致的血源性化脓性关节炎;
③下颌骨髓炎扩散到关节;
④儿童颏部跌伤造成关节对冲性损伤;
⑤使用产钳损伤关节;
⑥类风湿性关节炎。
2. 关节外强直

①坏疽性口炎（走马疳）；
②面颊部开放性骨折或火器伤；
③面颊部各种物理、化学的三度烧伤；
④口腔内手术创面处理不当遗留疤痕挛缩；
⑤头颈颌面部肿瘤放射治疗后致软组织广泛纤维性变；
⑥长期咀嚼槟榔致口腔黏膜下广泛纤维性变。

【病理】

关节内强直的病理变化有两种情况：纤维性强直和骨性强直。关节外强直的病理变化：大量结缔组织增生并成形挛缩的疤痕。部分疤痕内可有不同程度的骨化现象。

【临床表现】

（一）关节内强直

1. 开口困难　表现为进行性开口困难或完全不能开口，病史长，一般在几年以上，纤维性强直者可轻度开口，骨性强直则完全不能开口。

2. 面下部发育障碍畸形　多发生在儿童，由于下颌骨发育明显障碍，下颌骨后缩，呈典型的"鸟嘴脸"，面下1/3明显缩短，患侧下颌角区可扪及角前切迹。

3. 𬌗关系错乱　牙弓小而窄，下颌前牙向唇侧呈扇形分离、睡眠有鼻声、严重者伴睡眠呼吸窘迫综合征。

4. 髁状突动度减弱或消失。

5. 辅助检查　X线摄扯或CT片有助于明确关节内强直的性质及界限。

（二）关节外强直

面部发育无畸形，张口受限，两侧髁状突扪诊可轻微活动。口腔卫生差，但牙列基本正常。口腔前庭颊侧为疤痕组织所占，以致无法扪及磨牙后区。X线检查显示关节结构清楚，磁共振成像可明确瘢痕界限有助于手术方案的制定。

【诊断】

根据病史，临床表现及X线检查，诊断颞下颌关节强直并不困难。但须鉴别关节内外强直，以利手术方式的制定。

【治疗】

关节内强直和关节外强直的治疗一般都必须采用外科手术,关节外强直的手术是切除疤痕,创面植皮或皮瓣修复,效果良好。关节内强直的手术方式有两种:即髁状突切除术和颞下颌关节成形术。髁状突切除术适用于纤维性强直的病例。颞下颌关节成形术适用于骨性强直病例。

颞下颌关节成形术手术原则如下:

1. 截开部位 应尽可能在下颌升支的高位形成。越接近原来关节活动的部位,手术后功能恢复越好。目前常选用的截骨部位有二:一是髁状突颈部截开形成假关节,这种手术适用于骨粘连范围小且局限于髁状突者,二是在乙状切迹以下,下颌孔以上的部位截开,这种手术适用于骨粘连范围大、已累及乙状切迹者。截骨部位过低者,截骨后宜用带软骨的肋骨或髂骨游离移植作关节重建术。

2. 骨断面的处理 一般主张对截开后的升支骨断面作适当的修整,使之形成一个体积较小的弧形的骨突,形成点与面的接触。既有利于下颌运动,又可减少骨性愈着的机会。

3. 保持截开的间隙 一般认为截开的间隙应保持在 0.5～1 cm 之间,间隙内可插入各种组织或代用品。这种插补物既可分离骨断面,预防复发,又能维持骨间隙,避免开拾,有利于下颌关节功能的重建。

4. 双侧关节内强直的处理 双侧关节内强直最好一次手术,如必须分两次手术,相隔时间亦不宜超过 2 周,以免第一次手术处发生疤痕挛缩。

5. 手术年龄问题 仍有争议,一般认为手术年龄最好是在患儿能配合术后张口训练阶段。

关节内强直伴小颌畸形的处理 近年来有许多学者认为在行关节成形术的同时矫正小颌畸形不但有利于扩大咽腔,改善呼吸,而且在一定程度上矫正下颌后移的面容畸形,以及有利于改善因长期慢性缺氧造成的心肺功能障碍和儿童全身发育不良。但是,由于手术复杂,应严格控制适应征,必要时手术可分期进行。

(冯崇锦 吉 利 连克乾)

第二篇 口腔内科学

第15章 龋病

【概述】

龋病是在以细菌为主的多种因素作用下,牙体硬组织发生慢性进行性破坏的一种疾病。

致龋的多种因素主要包括细菌和牙菌斑、食物、牙所处的环境及细菌分泌物作用的时间,牙体硬组织基本变化是无机物脱矿和有机物分解。

龋病是人类的常见病、多发病之一,在各种疾病的发病率中,龋病位居前列,龋病的发展可以引起一系列的并发症,严重影响全身健康。

【诊断步骤】

(一)病史采集要点

1. 浅龋一般无主观症状,可能只在体检时发现,中龋或深龋对外界的物理和化学刺激,如冷、热、酸、甜刺激时,有过敏反应。

2. 龋病发生是一个慢性过程,这种受外界刺激的反应,可能持续相当长的一段时间,1个月或几个月。

3. 这种刺激的反应随时间变化,渐渐加重。

4. 龋损的牙体硬组织可能因咀嚼时崩裂,这时患者来就诊。

5. 患者有时是因为食物嵌塞情况来就诊。

(二)体格检查要点

1. 视诊　观察牙面有无黑褐色改变或失去光泽的白垩色斑点,有无腔洞形成,牙的边缘嵴有无变暗的黑晕。

2. 探诊　利用尖头探针探测龋损部位有无粗糙,钩拉或插入的感觉。探测洞底或牙颈部的龋洞是否变软、酸痛或过敏,有无剧烈探痛。

(三)辅助检查要点

1. 温度试验　对冷、热或酸甜刺激发生敏感甚至难忍的酸痛的牙齿进行冷热测试；亦可用电活力测定，看其活力是否正常。

2. X线检查　X线检查可以发现不易用探针查出的邻面龋、继发龋或隐匿龋等。

3. 透照　用光导纤维装置进行，可直接看见龋损的部位，病变深度和范围，对前牙邻面龋很有效。

【诊断对策】

(一)诊断要点

1. 病史　详细询问病史，有无冷、热刺激痛，是否食物进入龋洞时痛，疼痛持续多长时间，有无夜间痛及放射性痛等。

2. 临床表现　仔细观察牙面的色泽变化，有无白垩色的斑点，有无腔洞形成，对邻面的病损要仔细探查，探针探测洞底有无酸痛或过敏，有无剧痛。

3. 辅助检查　温度试验、X线检查、透照光检查等为诊断邻面龋、继发龋或隐匿龋，提供依据。

(二)临床类型

临床上按龋病的病变程度分类分为浅龋、中龋和深龋。

1. 浅龋　位于牙冠部的浅龋均为釉质龋，发生在牙颈部的则是牙骨质龋或(和)牙本质龋。

牙冠浅龋可分为窝沟龋和平滑面龋。

窝沟龋：发生在牙冠的窝、沟、点隙中，早期表现为龋损部位色泽变黑褐，其下方呈白垩色。探针检查有钩住探针的感觉或粗糙感。

平滑面龋：发生于牙冠的平滑牙面上，早期一般呈白垩色斑点，随着时间延长，变为黄褐色斑点。邻面的平滑面龋早期不易察觉，用探针或牙线仔细检查，配合X线片作出早期诊断。浅龋位于釉质内，患者一般无主观症状，受冷、热、酸、甜刺激亦无明显反应。

可借助荧光显示法，显微放射摄影法、氩离子激光照射法帮助诊断。

2. 中龋　发生在牙本质的龋损牙齿可发现龋洞，患者对酸甜饮食敏感，过冷、过热饮食也能产生酸痛感觉，冷刺激尤为明显，但刺激去除后症状立即消失。龋洞中有软化的牙本质，食物残渣等。

由于个体反应不同，有的患者可完全没有主观症状；牙颈部的中龋因近牙髓症状较为明显。

3. 深龋　发生在牙本质深层的龋为深龋,临床上可见很深的龋洞,易于探查到。位于邻面的深龋洞及隐匿性龋洞,外观仅略有色泽的改变,洞口很小,临床很难发现,应仔细探查,可借助 X 线照片,必要时可除去无基釉进行检查。

深龋洞洞口开放时,常有食物嵌入洞中,食物压迫增加了牙髓腔内部的压力,患者有疼痛的感觉。遇冷、热和化学刺激时,产生的疼痛较中龋剧烈。

(三)鉴别诊断

1. 浅龋应与釉质钙化不全、釉质发育不全和氟牙症相鉴别。

(1)釉质钙化不全　亦表现为白垩状损害,但其表面光洁,同时白垩状损害可出现在牙面的任何部位,而浅龋有一定的好发部位。

(2)釉质发育不全　是牙发育过程中,成釉器的某一部分受到损害,造成釉质表现不同程度的实质性缺损,甚至牙冠缺损。探诊时损害局部硬而光滑;病变发生在同一时期发育的牙,并具对称性;这些均有别于浅龋。

(3)氟牙症　受损牙面呈白垩色至深褐色,患牙对称性分布,而地区流行情况是与浅龋相鉴别的重要参考因素。

2. 深龋与可复性牙髓炎和慢性闭锁性牙髓炎鉴别。

(1)可复性牙髓炎　患者主诉对温度刺激一过性敏感,无自发痛的病史,可找到引起牙髓病变的牙体病损或牙周组织损害,如深龋、深契状缺损,深的牙周袋、牙隐裂、咬𬌗创伤。对温度试验呈一过性敏感,反应迅速,尤其对冷测试反应较强烈。与深龋对食物嵌入深龋洞引起疼痛不同。

(2)慢性闭锁性牙髓炎　可无自发痛病史或曾有过剧烈自发痛,有长期的冷、热刺激痛病史。洞内探诊患牙感觉较为迟钝,去腐后无肉眼可见的穿髓孔。对温度试验与电活力测验反应迟钝或迟缓性反应。患牙多有叩痛。

【治疗对策】

(一)治疗原则

龋病治疗的目的在于终止病变的发展,保护牙髓,恢复牙的形态、功能及美观,并维持与邻近软硬组织的正常生理解剖关系。

龋病的治疗原则是针对不同程度的龋损,采用不同的治疗方法。对于早期釉质龋采用保守治疗,有组织缺损时用修复性方法治疗。深龋时先采用保护牙髓的措施,再进行修复治疗。

(二)治疗计划

根据龋损的程度不同,制定不同的治疗计划。对于牙釉质龋可以用保守疗法,如化学疗法、再矿化法、窝沟封闭等;对于有龋损的患牙进行充填修复治疗;对深的龋洞先抚髓,如氢氧化钙糊剂衬垫,再修复治疗。

(三)治疗方案

1. 保守疗法

(1)化学疗法 用化学药物处理龋损,使病变终止或消除的方法。该方法主要用于:①恒牙早期釉质龋、尚未形成龋洞者;②乳前牙邻面浅龋及乳牙𬌗面广泛性浅龋,1年内将替换者;③静止龋。常用的化学疗法的药物为氟化物(75%氟化钠甘油糊剂,8%氟化亚锡溶液,酸性磷酸氟化钠溶液,含氟凝胶及含氟涂料),硝酸银(10%硝酸银和氨硝酸银)。

操作方法:①用牙钻磨去牙表面的浅龋,暴露病变部位,大面积碟状龋损可磨除边缘脆弱釉质;②清洁牙面,去除牙石和菌斑;③隔湿,吹干牙面;④涂布药物:氟化物,将氟制剂涂于患区,用橡皮杯或棉球反复涂擦牙面1~2分钟。硝酸银,用棉球蘸药涂布患牙区,热空气吹干后,再涂还原剂,重复几次,直至出现黑色或灰白色沉淀。

注意事项:①氟化物有毒勿吞入;②硝酸银腐蚀性大,使用时严格隔湿,防止与软组织接触。

(2)再矿化疗法 用人工的方法使已经脱矿、变软的釉质发生再矿化,恢复硬度,使早期釉质龋终止或消除的方法称再矿化治疗。主要用于光滑面早期釉质龋和龋易感者的防龋。再矿化液主要由钙、磷和氟组成,应用方法主要为含漱法和局部涂擦法。

(3)窝沟封闭 用封闭剂使窝沟与口腔环境隔绝,阻止细菌、食物残渣及其酸性产物等进入窝沟,达到防龋的效果。主要用于窝沟可凝龋和无龋的深沟裂。窝沟封闭剂的主要成分为树脂——双酚A甲基丙烯酸缩水甘油酯,操作与复合树脂修复相同。

2. 修复性治疗 除早期釉质龋可用保守方法治疗外,一般说来,龋病都要用修复的方法治疗,即用手术的方法去除龋坏的组织,制成一定的洞形,然后用适宜的修复材料修复缺损部分,恢复牙的形态和功能。

(1)窝洞预备:用牙体外科手术的方法去除龋坏组织,并按要求备成一定的形状的洞形,以容纳和支持修复材料。

窝洞预备必须遵守以下基本原则:

1)去净龋坏组织 龋坏组织即腐质和感染牙本质,其中含有很多的细菌及其代谢物,必须去净。"去净"一般根据牙本质的硬度和着色两个标准来判断。

硬度标准:即术者用挖器,探针及钻针磨时感觉牙本质的硬度。

着色标准:龋病发展过程中,最早的改变是脱矿,其后是着色,最后是细菌侵入。所以,临床上不必去除所有着色牙本质。如牙本质着色,但质硬,应予保留。急性龋很难判断是否去净龋坏组织,可用染色法来识别。如用1%酸性复红丙二醇溶液染色,龋坏组织被染色成红色,正常牙本质不被染色。

2) 保护牙髓组织　备洞过程中应尽量减少对牙髓的刺激,以避免产生不可复发性牙髓炎。应做到:清楚了解牙体组织结构,髓腔解剖形态及其增龄变化,磨除龋损组织时用间断操作,用锋利器械,用水冷却,不向髓腔方向加压。

3) 尽可能保存健康的牙体组织　保存的健康牙体组织不仅对修复固位很重要,而且使剩余牙体组织有足够的强度,承担咀嚼功能。因此洞形预备必须在到以下几点:①作最小程度的扩展,特别是颊舌径和牙髓方向;②龈壁只扩到健康的牙体组织;③不作预防性扩展。

4) 预备抗力形和固位形　为防止修复材料的松动、脱落和修复体及牙的折裂,备洞时应按机械力学和生物力学的原理预备固位形和抗力形。

窝洞的主要抗力形有:

①洞深:一般洞深要求在釉牙本质界下0.2～0.5 mm。不同部位洞深要求不一同。𬌗面洞,承受咬𬌗力大,洞深应为1.5～2 mm;邻面洞,承受咬𬌗力小,洞深1～1.5 mm,不同修复材料要求洞深也不同,抗压强度小的要求洞的深度要深一些。

②盒状洞形:盒状洞形是最基本的抗力形,其特征是底平,壁直,占线角圆钝。

③阶梯的预备:双面洞的𬌗面洞底与邻面洞的轴壁形成阶梯,髓壁与轴壁相交形成的轴髓线角应圆钝。邻面的龈壁应与牙长轴垂直,深度不得小于1 mm。

④窝洞的外形:窝洞的外形呈圆缓曲线,避开承受咬𬌗力的尖、嵴。

⑤去除无基釉和避免形成无基釉:无基釉没牙本质的支持,受力易拆裂,应去除。侧壁应与釉柱方向一致,防止无基釉形成。

⑥薄壁弱失的处理:降低薄壁弱尖的高度,减少𬌗力。如外形扩展超过颊舌尖间距的1/2则需要降低牙尖高度,并做牙尖覆盖。

窝洞的基本固位形有:

1) 侧壁固位　要求窝洞有足够的深度,呈底平壁直的盒形。侧壁相互平行,且有一定的深度,使充填材料与侧壁之间的摩擦力产生固位作用,防止充填物翘动、脱落。

2) 倒凹固位　在侧髓线角或点角处平洞底向侧壁牙本质做出的潜入小凹,也有沿线角作固位沟。倒凹应做到釉牙本质界下,不超过 0.5 mm,深度一般为 0.2 mm,避开髓角的位置。

3)鸠尾固位 多于双面洞,如后牙邻𬌗面洞,在𬌗面作鸠尾,前牙邻面洞在舌面作鸠尾,此固位形的外形似斑鸠的尾部,由鸠尾峡和膨大的尾部组成,峡部有扣锁作用,防止充填物侧向脱位。

鸠尾的预备须遵循以下原则:鸠尾大小与缺损大小相匹配;鸠尾要有一定深度;鸠尾应顺𬌗面的窝沟扩展,避开牙尖,嵴和髓角,鸠尾峡的宽度在后牙为颊舌尖间距的 1/4~1/3,前牙为舌方宽度的 1/3~1/2;鸠尾峡的位置应在轴髓线角内侧,𬌗面洞底的𬌗方。

4)梯形固位 邻𬌗洞的邻面预备成龈方大于𬌗方的梯形。

(2)术区隔离 窝洞预备好后,为了防止唾液进入窝洞,必须将准备修复的牙与口腔环境隔离。

常用方法有:

1)简易隔离法

①棉卷隔离:用消毒棉卷隔离患牙,将棉卷放置于唾液腺导管口处。

②吸唾器:利用负压,吸出口腔内的唾液,吸唾器常与棉卷隔湿配合使用。

2)橡皮障隔离法:利用橡皮的弹性紧箍牙颈部,使牙与口腔完全隔开。

3)选择性辅助隔离法

①退缩绳:对于接近龈缘和深达龈下的牙颈部龋损,可以用浸有非腐蚀性吸敛剂的退缩绳塞入龈沟内,使龈缘向侧方和根方退缩,龈沟开放,龈液减少,术区干燥,视野清楚,便于手术操作。

②开口器:用开口器撑开口腔,以维持恒定的张口度,减轻患者张口肌的疲劳,方便术者操作。

③药物:必要时可用药物,如阿托品使唾液分泌减少。

(3)窝洞消毒 在修复前,选用适宜的药物进行窝洞的消毒。常用的消毒药有 25%麝香草酚乙醇溶液,樟脑酚及 75%乙醇。

(4)窝洞的封闭、衬洞及垫底 为了隔绝外界的刺激,保护牙髓,并垫平洞底,形成充填洞形,对深浅不一的窝洞做适当处理。

1)窝洞封闭 是在窝洞的洞壁涂一层封闭剂,以封闭牙本质小管,阻止细菌侵入,隔绝来自修复材料的化学刺激,增加修复材料与洞壁之间的密合性,减少微渗漏,常用的封闭剂有两种:

①洞漆:是一类溶于有机溶剂的天然树脂(松香或岩树脂)或合成树脂(硝酸纤

维或聚苯乙烯)。涂洞壁2次可封闭80%~85%的洞壁表面,洞漆不能用于复合树脂修复体充填的洞壁,因为洞漆与复合树脂之间起化学反应,影响复合树脂修复体的粘结作用。

②树脂粘接剂:能有效封闭牙本质小管,且不溶解,减少微渗漏的效果好,有取代传统洞漆的趋势。

2)衬洞　在洞底衬一层能隔绝化学和一定温度刺激且有治疗作用的洞衬剂,其厚度一般小于0.5mm。常用的洞衬剂有氢氧化钙制剂、玻璃离子粘固剂和氧化锌丁香油酚粘固剂。

3)垫底　在洞底垫一层足够厚度(>0.5mm)的材料,隔绝外界物理、化学刺激。常用的垫底材料有氧化锌丁香油酚粘固剂、磷酸锌粘固剂、聚羧酸锌粘固剂及玻璃离子粘固剂。

4)临床应用　浅的窝洞在洞壁涂洞漆或粘接剂后直接充填银汞合金,或用粘接剂处理后直接充填复合树脂。中等深度的窝洞可垫一层底,再涂封闭剂后充填。深的窝洞需垫两层底,第一层用氧化锌丁香油酚粘固剂或氢氧化钙;第二层用磷酸锌粘固剂。如用聚羧酸锌粘固剂或玻璃离子粘固剂垫一层即可。

(5)充填

1)选择适当的修复材料,填入预备好的窝洞,恢复牙的外形和功能。

根据牙龋损的部位,承受咬力的情况,病人的美观要求及患牙在口内保存的时间,选择不同的修复材料。

①前牙主要考虑美观,选用与牙颜色一致的牙色充填材料,如复合树脂、玻璃离子粘固剂。后牙主要考虑其机械强度和耐磨性,可选用银汞合金或后牙复合树脂。

②后牙:𬌗面洞和邻𬌗面洞承受的咬力大,可选用银汞合金,前牙Ⅳ类洞选用复合树脂。牙颈部Ⅴ类洞可选用玻璃离子粘固剂或复合树脂。

③根据病人的要求选用不同的材料。

④患牙在口腔保留时间短的选用暂时修复材料,对𬌗牙有金属嵌体或冠的不用银汞合金,而且复合树脂。

2)恢复牙的形态和功能　选择好修复材料,按要求调制,选用适合的充填器材料充填入预备好的窝洞,使材料与洞壁密合,在规定的时间内雕刻外形、调𬌗、打磨、抛光。

(6)银汞合金修复术

1)适应证

①Ⅰ、Ⅱ类洞。

②后牙Ⅴ类洞,特别是可摘局部义齿的基牙。

③对美观要求不高病人的尖牙适中邻面洞,龋损未累及唇面者。

④大面积龋损配合附加固位钉的修复。

⑤冠修复前的牙体充填。

2)窝洞预备的要求:

①窝洞必须有一定的深度和宽度。

②要求窝洞为典型的盒状洞形,必要时增加辅助固位体。

③洞面角成直角。

3)银汞合金的调制 按一定的比例调制银汞合金;调制的方法有手工研磨法和电动研磨法。

4)充填

①护髓:在充填银汞合金前,应用洞漆或树脂粘接剂作窝洞封闭,中等深度以上的窝洞,要衬洞或(和)垫底。

②放置成形片和楔子:双面洞在充填前要安放成形片,以便于充填材料的加压,邻面生理外形的成形,建立与邻牙接触关系。在成形片颈部外侧的牙间隙中安放木制或塑料楔子。以便成形片与牙颈部贴紧。

③填充材料:用银汞合金输送器将调制好的充填材料小量,分次送入准备好的窝洞内,用小的银汞合金充填器将点、线角、倒凹和固位沟处压紧,再换较大的充填器向洞底和侧壁层层加压,使银汞合金与洞壁密合,随时剔除余汞,充填的银汞合金略高于洞缘,用较大的充填器与洞缘的表面平行加压,以保证洞缘合金的强度。双面洞一般先充填邻面洞部分,再充填𬌗面洞。

④雕刻成形:填充完成后,先用雕刻器除去𬌗面及边缘嵴多余银汞合金,取出楔子,松开成形片夹,取下成形夹,用镊子或手将成形片紧贴邻牙,从一侧邻间隙小心拉出成形片,取下成形片后,即行外形雕刻,雕刻𬌗面时,雕刻器的尖端置于裂沟处,刀刃总值发放在牙布,部分放在充填物上,紧贴牙面,沿牙尖斜度,从牙面向充填体雕刻。邻面洞,则从边缘嵴向𬌗面中份雕刻。邻面牙颈部需用探针检查有无悬突,如有应及时去除。

⑤调整咬𬌗:让病人轻轻咬𬌗,作正中及侧向咬𬌗运动,检查有无高点。如有高点,用雕刻器除去。

⑥打磨抛光:银汞合金充填后24小时完全硬固后方可以打磨抛光。用细石尖或磨光钻从牙面向修复体方向打磨,邻面用磨光条磨光,最后用橡皮尖抛光。

5)银汞合金粘接修复术

是近年来发展起来的一种窝洞充填方法,是粘接技术在银汞合金修复的应用。

①粘接机理:新鲜调制的银汞合金压入尚未固化的粘接剂时,两者可相互掺合,固化后形成相互扣锁的混合层;粘接剂与牙之间粘接机制与复合树脂相同。

②粘接剂:常用的有:Amalgambond、All-Bond2、Panavia Ex、Scotchbond、Multipurpose 及 Super-bond 等。

③粘接剂对银汞合金充填体的影响:粘接剂能增强银汞合金充填体的固位力和抗折力,改善充填体与洞壁的密合性,减少微渗漏。

④临床应用

适应证:牙体大面积缺损,不愿做冠修复者。

龋坏至龈下,不宜做复合树脂修复的牙。

牙冠的𬌗龈距离短,不宜做冠修复的牙。

银汞合金充填体部分脱落病例。

临床操作:去除龋坏组织及薄壁弱尖,牙体缺损大者仍需做机械固位形。

酸蚀、冲洗、干燥。

涂布底胶和粘接剂。

在粘接剂尚未聚合前,充填银汞合金,雕刻外形。

(7)复合树脂修复术

1)复合树脂特点 ①美观、颜色与牙匹配。②与牙体有机械和化学粘结。③洞形预备简单,磨除的牙体组织少。④聚合收缩,耐磨性差。

2)适应证 ①未到达龈下的所用龋损。②形态或色泽异常的牙的美容修复。③冠修复前的牙体充填。④大面积缺损的修复,必要时加附加固位钉或(和)沟槽。

3)窝洞预备特点 ①点、线角圆钝,倒凹呈圆弧形,有利于材料进入。②不直接受力的部位可适当保留无基釉。③龋损范围小者,不必制作固位形,减少牙体组织的磨除。④Ⅰ、Ⅱ类洞应尽量避免置洞缘于咬𬌗接触处。⑤洞缘釉质壁制成斜面。

4)粘接系统

牙釉质与牙本质的结构,成分不同其粘接系统也不同,分为牙釉质粘接系统,牙本质粘接系统。

①牙釉质粘接系统:包括酸蚀剂和粘接剂。

常用的酸蚀剂有 10%~50%的磷酸,2.5%硝酸、10%枸橼酸等。

粘接剂为不含无机填料的低黏度树脂。

②牙本质粘接系统：包括处理剂、底胶和粘接剂。

常用的处理剂：0.5 mol/L EDTA、10%磷酸、20%聚丙烯酸、10%马来酸。

底胶：为粘接促进剂，含有溶于有机溶剂的亲水单体，如甲基丙烯酸酯β羧乙酯（HEMA）。

粘接剂：为不含无机填料的低黏度树脂。

5）粘接修复的操作步骤

①牙体预备。

②色度选择：根据邻牙的颜色，选用合适色度的复合树脂。

③清洗窝洞、隔湿。

④护髓：中等深度以上的窝洞应衬洞（或）和垫底，一般垫一层玻璃离子粘固剂，深窝洞在近髓处衬一薄层氢氧化钙。

⑤牙面处理：用小棉球或小刷子蘸30%～50%磷酸涂布洞缘釉质壁、釉质短斜面及垫底表面，酸蚀1分钟，然后用牙本质处理剂处理牙本质表面，处理完后，用水彻底冲洗。吹干牙面，可见牙面呈白垩色，否则再酸蚀一次。

⑥涂布底胶和粘接剂：用小棉球或小刷子蘸底胶涂布整个洞壁，用气枪轻吹，让其溶剂和水分挥发。而后涂布粘接剂，光固化20秒。

⑦充填复合树脂：放置成形片和楔子前牙一般用聚酸薄膜成形片，放置两牙间，用楔子固定；后牙用不锈钢成形片，用片夹固定。填充材料：化学固化复合树脂，一次取足调好的材料，从窝洞的一侧送入窝洞，用充填器快速送压就位、成形；光固化复合树脂，将材料分次填入窝洞，分层固化，每次光照40～60秒。

⑧修整外形。

⑨调整咬殆。

⑩打磨抛光。

(8) 后牙复合树脂嵌体修复术

直接法的主要步骤：

①预备洞形：与嵌体洞形预备相同；

②垫底：用玻璃离子粘固剂垫底，近髓处先用氢氧化钙盖髓；

③洞壁涂分离剂；

④充填复合树脂，光照固化；

⑤取出嵌体，修整轴壁和洞缘，再放回窝洞，检查洞缘和邻接面；

⑥取出嵌体，用分离剂包埋；

⑦将嵌体置入光热烤箱中行二期光热处理，放7～7.5分钟，100～120℃；

⑧9.5％氢氟酸处理嵌体表现1分钟,冲洗、干燥;

⑨30％～50％磷酸处理洞壁冲洗、干燥;

⑩粘接剂粘接嵌体于窝洞内,调、打磨。

(9)玻璃离子粘固剂修复术

1)适应证

①牙体缺损的修复:主要是Ⅲ、Ⅴ类洞和后牙邻面单面洞及乳牙各类洞的修复;

②根面龋的修复;

③衬洞和垫底材料;

④牙科粘固剂:粘固固定修复体,正畸附件及固位桩、钉等;

⑤窝沟封闭;

⑥其他如外伤牙折后,暴露牙本质的覆盖,松动牙的固定及暂时性充填。

2)窝洞预备特点

①不必作倒凹,鸠尾等固位形,只需去除龋坏牙本质,不作扩展;

②窝洞的点、线角应圆钝;

③洞缘釉质不作斜面。

3)调制方法　临用时,按粉、液以3∶1的比例(重量比),用塑料调刀于涂塑调拌纸或玻板上调拌,应在1分钟内完成。

4)修复操作步骤

①牙体预备;

②牙面处理:用橡皮杯蘸浮石粉清洁窝洞,近髓处用氢氧化钙衬洞,用配套的处理液或乙醇处理牙面;

③涂布底胶和(或)粘接剂;

④充填材料:从一侧道入材料、压紧;

⑤涂隔水剂;

⑥修整外形及打磨。

(10)深龋的治疗

1)治疗原则及注意事项

①停止龋病的发展,促进牙髓的防御性反应:去除龋坏组织,消除感染源。原则上应去净龋坏组织,而不穿透牙髓。对近髓的少量软化牙本质不必去净,可以用氢氧化钙做间接盖髓术。

②术中必须保护牙髓,减少对牙髓的刺激。去软龋时,用挖器从软龋边缘开始

水平于洞底用力,或用较大的球钻间断、慢速磨除,切勿向髓腔加压,用探针检查时,沿洞底轻轻滑动,勿施压力。双层垫底,隔绝外界及充填材料的刺激。

③正确判断牙髓状况:通过详细询问病史,结合临床检查,温度试验,牙髓电活力测验及X线检查,排除早期牙髓炎、慢性闭锁性牙髓炎、牙髓坏死等情况。

2)治疗方法

①垫底充填一次完成:适用于无自发痛、激发痛不严重、无延缓痛、能去净龋坏牙本质的患牙。按窝洞预备的原则制备洞形,因深龋洞底近牙髓,所以此处的软化牙本质必须用挖器或球钻去除;窝洞预备完成后,一般需垫两层底后再充填。如果聚羧酸锌粘固剂或玻璃离子粘固剂可只垫一层底,如需作倒凹固位形,垫底后作。最后选择适宜的充填材料充填,恢复牙的外形和功能。

②安抚治疗:对于无自发痛而有明显激发痛的患牙,先进行安抚治疗。待症状消除后再作充填。

具体的作法是:窝洞干燥后,放丁香油酚棉球或抗生素棉球于窝洞内,用氧化锌丁香油酚粘固剂封闭窝洞口,观察1~2周。复诊时如一切正常,则可垫底充填。如有症状则作牙髓治疗。

对于能去净软化牙本质的窝洞,可直接用氧化锌丁香油酚粘固剂封洞,观察两周到一个月,第二次复诊时,如一切正常,则可去除部分氧化锌丁香油酚粘固剂,再垫底充填。

③间接盖髓术:对于不能一次去净软化牙本质,无明显主观症状的深龋,可以用间接盖髓术进行治疗。常用的盖髓剂有氢氧化钙制剂。

具体方法是:对急性龋,窝洞预备完成后,干燥,在洞底盖一薄层氢氧化钙制剂,然后垫底充填,如一次完成治疗把握不大,可以在盖髓后,垫底封洞,观察1~3个月,复诊如一切正常可去除部分暂时充填材料,垫底充填。对于慢性龋可在洞底盖一层氢氧化钙制后,封洞,观察3~6个月。复诊如一切正常,可去除全部的封物,去净软化牙本质,再盖髓、垫底、充填。如有症状,则作牙髓治疗。

(11)大面积龋损的治疗

1)加固位钉的牙体修复术

①适应证:大面积缺损如前牙的切角缺损,切缘缺损,后牙的一个或几个尖的缺损,龋损的范围大,如后牙邻𬌗、颊或舌面龋损,V类洞的近远中壁超过轴角。全冠修复的银汞合金或树脂核。

②固位钉的类型:粘固钉,摩擦固位钉,自攻螺纹钉。

③固位钉的设计:后牙选用直径大的;前牙选用直径小的。缺一个牙尖用一个

钉。包埋在牙本质内的部分为 2 mm,在修复内的部分少于 2 mm。

④钉道的设计:钉道最好作在轴角处,壁开髓角,钉道的方向与牙表面平行,3个以上的钉道,最好不要在一个平面上。

⑤操作步骤:牙体预备,去净龋坏组织,在保留的牙体上制备抗力形和固位形;在制作钉道的部位磨成平面,并用小球钻磨一小凹。用匹配的麻花钻制作钉道,慢速旋转,一般 300~500 r/min,支点稳、一次完成,不要上下提插和中途停止,清洗、隔湿、干燥牙面和钉道,固位钉就位。垫底、充填。

2)沟槽固位与银汞合金钉技术

①沟槽固位:用倒锥钻或小球钻在牙体本质上制作大小形状不一的水平沟槽。深度 0.5~0.75 mm,宽度 0.6~1.0 mm。长度 4~5 mm。将银汞合金压入沟槽内,与充填修复体连为一体起固位作用。

②银汞合金钉:用细裂钻平行于牙表面在牙本质中作一深 2~3 mm,宽 1~1.5 mm 的纵行钉道,将银汞合金压入钉道内起固位作用。

【并发症及处理】

(一)意外穿髓

1. 以下原因造成意外穿髓

①对牙髓腔的解剖结构不熟悉;对每个牙的髓角的位置不清楚,心中无数,对乳牙、年轻恒牙的髓腔特点没有掌握。

②髓腔解剖结构的变异,如个别牙的髓角特别高,如第一磨牙的近颊髓角。

③操作不当;去软龋时,操作粗糙,使用器械不当。

扩展洞形时,只考虑底平,没有注意到髓角的位置,造成髓角穿通,打固位钉时没有掌握好方向和深度,有可能穿髓腔。

2. 处理 乳牙、年轻恒牙可行直接盖髓术,或活髓切断术;成年人如果穿髓孔小的可行直接盖髓术,穿孔大的就作根管治疗。

(二)充填后疼痛

1. 激发痛 充填后出现冷、热刺激痛,但持续时间短。常见原因有:①备洞过程中对牙髓的物理刺激,如连续钻磨产热或钻牙的负压均激若牙髓,致牙髓充血。②未垫底或垫底材料选择不当。如中、深龋未垫底直接银汞合金充填,或复合树脂直接充填,或深龋用磷酸锌粘固剂单层垫底,使牙髓受材料的刺激,要充血。

处理:症状轻的,可观察 1~2 周,如症状逐渐缓解可不处理,如症状未缓解,甚至加重则应去除充填物,安抚治疗后再充填。

2. 患者对颌牙接触时牙疼痛,分开时疼痛消失,是由于对颌牙为不同种金属,产生微电流作用引起。

处理:去除银汞合金,用引导体类材料充填或作用类材料的嵌体。

3. 自发痛　①充填后出现阵发性、自发性疼痛、不能定位,温度刺激诱发或加重疼痛考虑牙髓炎的可能。

处理:去除充填物,开髓引流,按牙髓炎治疗。

②充填后出现持续性自发痛,可定位,与温度刺激无关,咀嚼时加重,可能是术中器械伤及牙龈、牙周膜引起牙龈炎;可能是充填物在龈缘形成悬突刺激牙龈引起炎症,也可能是接触点不良,食物嵌塞引起龈乳头炎。

处理:牙龈炎可冲洗、上碘甘油,有悬突的要去除悬突,不良接触点的要重新充填,或作嵌体,或固定修复,以恢复正常的接触关系。

(三) 充填物折断、脱落

造成充填的折断、脱落有以下方面的原因:

1. 洞形预备方面　洞的深度不够或垫底太厚,使充填材料过薄。邻𬌗洞的鸠尾峡过宽、洞口大于洞底;或鸠尾峡过窄、轴髓线角锐利、洞底不平,邻面洞龈壁深度不够,或龈壁与轴髓壁之角大于90°,使充填物易折裂。

2. 充填材料性能下降　由于调制比例不当;材料被唾液或血污染及调制时间过长,引起性能降低,造成折裂、脱落。

3. 充填方法不当　没有严格隔湿、充填压力不够,材料未填入倒凹或有气泡。

4. 过早承担咬𬌗力　在材料完全固化前,受到咬𬌗力的作用易折裂。

处理:去除原残存充填物,寻找原因,有针对性的改进。如修改洞形、增加固位装置、按正规操作调制材料和完成窝洞充填,告诉病人不要过早咬𬌗该牙。

(四) 牙折裂

主要由于牙体组织本身的抗力不足所致,常见原因:

1. 制洞时未去除无基釉,脆弱牙尖未降低咬𬌗。
2. 过多磨除牙体组织。
3. 窝洞的点、线角太锐,应力集中。
4. 充填体过高、过陡,引起𬌗创伤。
5. 充填材料过度膨胀。

处理:

1. 部分折裂者可去除部分充填物,修整洞形,重新充填。如抗力和固位不够,可行粘接修复术,附加固位钉修复术,嵌体或冠修复。

2. 完成折裂至髓底者,根据具体情况考虑去、留。

(五)继发龋

充填后,在洞缘、洞底或邻面牙颈部发生龋坏,主要原因:

1. 备洞时未去净龋坏组织。
2. 洞壁有无基釉,破碎后洞缘留下缝隙。
3. 洞的边缘在滞留区内,或在深的窝沟处。
4. 充填材料与洞壁间有微渗漏。
5. 羽毛状边缘和承受咬𬌗力部位洞缘短斜面上的充填体受力破碎,出现缝隙。

处理:去除原充填物及继发龋,修整洞形,重新充填。

可用洞漆和粘接剂降代微渗漏。

【疗效判断及处理】

龋病的治疗对于浅、中龋大多数患者疗效是确切的,对于深龋的患者需要密切观察。如有症状随时复诊。

【随访】

龋病治疗后要求病人每半年到1年复查1次,并进行全面口腔检查,有条件的可以进行菌斑检查,了解病人的菌斑控制情况;检查有无继发龋,对发现新的早期浅龋或继发龋,即进行治疗。

(黄伟安)

第16章 牙体发育异常

第一节 釉质发育不全

【概述】

釉质发育不全指在牙发育期间，由于全身疾病、营养障碍或严重的乳牙根尖周感染所导致的釉质结构异常。

按致病的性质不同分为釉质发育不良和釉质矿化不良两类型，前者是釉质基质形成障碍所致，临床上有实质缺损，后者为基质形成正常而矿化不良所致，临床上可无实质缺损。

【诊断步骤】

(一) 病史采集要点

询问患者或其家人，患者在3岁前的营养情况，有无维生素A、维生素C、维生素D缺乏，有无甲状旁腺功能低下或患过猩红热、水痘；孕妇在妊娠期间有无患风疹、毒血症等；乳牙根有无严重的感染。

(二) 体格检查要点

1. 视诊　观察牙面有无光泽的变化；有无缺损；同时期发育的牙的情况。
2. 探诊　病变区的牙质硬度。
3. 温度刺激试验、电活力试验。

【诊断对策】

(一)诊断要点

1. 病史　详细询问病史,了解患者在小儿时的营养状况,过去全身疾病的病史,乳牙的患病史。母亲在妊娠期间的身体情况,有无毒血症等。

2. 临床表现　仔细观察牙面的色泽变化,牙体组织的缺损情况,探测缺损组织的底部,了解其质地、硬软的情况。观察同一时间发育牙的缺损情况。

3. 温度试验、X线检查,(排除死髓牙、根尖病)。

(二)临床类型

根据釉质发育不全的程度分为轻症和重症。

1. 轻症　釉质的形态基本完整,仅有色泽和透明度的改变,釉质钙化不良呈白垩状,一般无自觉症状。

2. 重症　釉质有实质性缺损,在釉质表现可见带状或窝状的棕色凹陷。同一时间发育的牙都会累及,故受累牙呈对称性。根据受累牙的情况,可以推断致病因素发生的时间。

(三)鉴别诊断

轻症的釉质发育不全与浅龋鉴别(见龋病)。

【治疗对策】

(一)治疗原则

防止龋病的发生,前牙可以进行美容牙修复。

(二)治疗计划

对于轻度釉质发育不全、个别牙的情况,重点在防龋,制定防龋计划并实施。

对于重度多个牙受累的患者,除考虑防龋以外,还要考虑牙齿美容方面。有计划、分步骤地进行牙齿美容。

(三)治疗方案

1. 个别牙轻症的釉质发育不全,可以在牙面上涂再矿化液和氟化物(具体操作见龋病治疗部分)。

2. 前牙美容　对于有釉质缺损的患牙可以根据病损的严重程度和病人的具体要求,以及经济情况以合理的治疗。方法有:前牙复合树脂牙面覆盖修复术,瓷粘面修复术,金属瓷冠修复。

3. 后牙釉质缺损患者可以考虑全冠修复。

【疗效判断及处理】

经治疗釉质发育不全造成的牙齿缺损有一定的改观。前牙的美容修复可以达到满意的效果。

【治疗后随访】

一年复查一次,了解覆盖牙的情况,有无牙龈炎、变色、脱落等。

第二节 氟牙症

【概述】

此病是慢性氟中毒早期最常见的较突出的症状,具有地区性特点,在我国东北、内蒙古、宁夏、陕西、山西、甘肃、河北、山东、贵州、福建等地流行,主要与食物(包括水)中的氟化物的量有关。同时与摄入氟的年龄、气候条件和饮食习惯有关。

【诊断步骤】

(一)病史采集要点

1. 患者在 6~7 岁前是否在高氟地区居住。
2. 是否为群发。
3. 患者饮用水方式是饮用井水不是自来水;水源的含氟情况。
4. 其他情况,包括饮食习惯、气候条件等。

(二)体格检查要点

1. 视诊 观察牙面的色泽变化;有无凹陷,缺损;是否多个牙患病。
2. 患牙表面是否粗糙,有无软化。

(三)辅助检查

X 线检查腰腿关节、骨膜、韧带有无钙化情况。

【诊断对策】

(一)诊断要点

1. 病史 此症与患者 6~7 岁前居住的高氟地区有密切关系。同时与患者的饮水方式、饮食方法、当地气候、饮食习惯有关,详细询问病史是此症诊断的关键。

2. 临床表现 同一时期萌出的釉质上的色泽变化、实质缺损情况,可作出诊断。

3. 严重者可检查腰、关节的骨膜,韧带钙化情况。

(二)临床类型

按病变的轻、中、重分类型。

1. 轻型 牙的釉质上有白垩色,不超过牙面 1/2。

2. 中型 牙的釉质有多孔性、吸附外来色素、产生茶色氟斑。

3. 重型 牙釉质层有缺损,伴广泛着色,骨骼有增殖性变化,骨膜,韧带有钙化,腰腿、全身关节有症状。

(三)鉴别诊断

与釉质发育不全相鉴别。

1. 釉质发育不全白垩色斑的边界比较清晰,其纹线与釉质的生长发育线相平行吻合;氟牙症为长期性的损伤,斑块为散在云雾状,边界不清晰,与生长发育线不吻合。

2. 釉质发育不全可发生在单个或一组牙,而氟牙症发生在多数牙,尤以上颌前牙多见。

3. 氟牙症患者有在高氟区的生活史。

【治疗对策】

(一)治疗原则

去除产生氟牙症的病因,防止新的病例出现,对氟牙症患者,主要是改变牙面的结构和外观,去除着色和防止再着色。

(二)治疗方案

1. 磨除、酸蚀涂层法 适用于无实质性缺损的氟牙症。

具体操作如下:

(1)洁治患牙。

(2)均匀磨除染色层 0.1~0.2 mm。

(3)隔湿、干燥牙面,用35%磷酸涂擦3 min,冲洗、吹干牙面。

(4)涂粘接剂,吹薄,光固化40 s。

(5)用乙醇拭去氧化层。

2. 复合树脂修复　适用于有实质缺损的氟牙症。

具体操作如下:

(1)磨去釉质0.3～0.5 mm。

(2)酸蚀患牙,隔湿,用专用小毛刷蘸35%～55%磷酸均匀擦牙面1 min,冲洗、吹干。

(3)涂粘接剂。用小毛刷蘸粘接剂均匀涂于牙面,轻吹,光固化20 s。

(4)修复。选适当颜色的树脂覆盖在牙面上,成形、光固化40～60 s。

(5)抛光。磨除表面氧化层、抛光、调𬌗。

【疗效判断及处理】

对于改善牙的美观方面有一定的效果,对美牙有更高的要求,可以进行瓷贴面或烤瓷牙冠修复。

【随访】

要求病人保持口腔清洁,防止牙龈炎,少食用易染色的饮料和食品,不能咬硬物,每年定期复查。

第三节　四环素牙

【概述】

在牙的发育矿化期间,服用四环素族药物,被结合到牙体组织内,引起牙着色叫四环素牙。

【诊断步骤】

(一)病史采集要点

患者在6～7岁前是否服用过四环素类药物。母亲在妊娠和哺乳期间有无服用四环素类药物。

（二）体格检查要点

牙体的色泽变化，是否均黄褐色，有无斑点，有无缺损，前牙与后牙着色是否一致。

【诊断对策】

（一）诊断要点

1. **病史** 仔细询问患者，在牙的发育期间（6～7岁前）有服用四环素类药物的情况。母亲在妊娠和哺乳期间有无服用四环素类药物。

2. **临床表现** 牙齿发黄、褐色或深灰色，前牙比后牙明显，着色均匀，无斑点、无牙体的缺损情况，乳牙着色比恒牙明显，阳光可以促进前牙唇侧颜色变深，四环素也可引起釉质发育不全。

【治疗对策】

（一）治疗原则

防止四环素牙的再发生，对妊娠和哺乳的妇女，以及8岁以下儿童禁止使用四环素类药物。对已发生的四环素牙重点使其颜色变白。

（二）治疗方案

1. 复合树脂修复法，可参照氟牙症的处理。

2. 烤瓷牙冠修复。

3. **脱色法** 可试用于不伴釉质缺损患者。

（1）外脱色法

30%过氧化氢脱色法：清洁牙面，用凡士林涂龈缘，将浸过30%过氧化氢液的吸药纸片贴敷于前牙唇面，与龈缘离开少许，用红外线或白炽灯照射10分钟，一个疗程作5～8次。

好自净凝胶漂白法：首先用比色板比色，记录治疗前牙色，全口印模，制作特殊托盘，给患者6～12支注射型漂白凝胶，嘱患者在托盘的唇侧放置半支量的凝胶，然后放入口中，每口咬4～6小时，咬𬌗前后均需用水漱口，2周为一个疗程，2周后复查，再用比色板检查疗效，如效果不明显，可增加1个疗程。

（2）内脱色法 首先行牙髓摘除术，根管充填物降至颈下2～3 mm，将30%过氧化氢液或30%过氧化氢液与硼酸钠调成的糊剂放入髓室中，每3天换药一次，共约4～6次，当色泽满意时，用复合树脂充填窝洞。

【疗效判断和处理】

着色重的四环素牙,遮色效果差,复合树脂修复法的效果难令人满意,烤瓷牙冠的修复效果比较好,但磨的牙齿比较多,不能咬𬌗硬物,有崩瓷的病例。外脱色法对中、浅度着色的病例有一定疗效;内脱色近期疗效比较好,远期治疗尚待观察。

【随访】

要求病人每年复查,观察牙齿漂白效果,必要时再进行治疗。

第四节　畸形中央尖

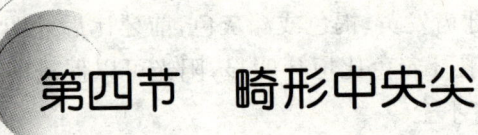

【概述】

在牙𬌗面中央窝处的一圆锥形突起,多见于下颌第二前磨牙,常为对称性。此外,该类突起,也可以出现在牙冠的颊嵴、舌嵴、近中窝和远中窝。形态可为圆锥形、圆柱形或半球形等,高度1~3 mm。50%的中央尖有髓角伸入。

【诊断步骤】

(一)病史采集要点

一般患者无症状,可能是体检时发现。也可能是出现牙髓炎或根尖周炎就诊时发现。

(二)体格检查要点

检查患牙是否有冷热刺激痛,是否有叩痛,中央窝上是否有磨成圆形或随圆形的小平台。

(三)辅助检查要点

温度试验或电活力测试,检查牙的活力;X线照片,了解根是否形成及根尖周的情况。

【诊断对策】

(一)诊断要点

1. 病史　患者多是因牙痛来就诊,表现为牙髓炎或根尖周炎的情况,有自发病,放射痛,牙有浮起的感觉,咬𬌗时首先碰到患牙,故不敢咬𬌗。

2. 临床表现　有明显的牙髓炎,根尖周炎的症状和体征,患牙中央窝可见磨平的小圆平台,中央小黄圆圈。

3. 辅助检查　温度测试无反应,X线牙片见根尖区有阴影,根尖孔呈喇叭口状。

(二)临床类型

根据中央尖内有无髓角伸入分为两型:

1. 有髓角伸入型　中央尖折断或被磨损,临床上表现为圆形或椭圆形黑环,中央有浅黄色或褐色的牙本质轴,轴的中央有时见黑色小点,此点是髓角。此型因中央尖在牙萌出不久就与对颌牙接触,即遭折断,牙髓感染坏死,影响牙根的继续发育,终止发育的根尖呈喇叭型。

2. 无髓角伸入型　因中央尖内没有高尖的髓角,中央尖折断也不会引起牙髓感染,故牙有正常的活力,牙根可继续发育。

【治疗对策】

(一)治疗原则

早发现早治疗,尽量保存活髓。

(二)治疗方案

1. 对圆钝而无妨碍的中央尖可不作处理。

2. 尖而长的中央尖容易折断或被磨损而露髓,在牙刚萌出时若发现这种尖,可在局麻下,去尖盖髓治疗,或调对牙尖同时少量分次调磨此中央尖,可避免中央尖折断穿髓。

3. 中央尖折断、引起牙髓或根尖周病变,为保存患牙,可行根尖形成术或根尖诱导形成术。

【疗效判断处理】

盖髓治疗和调中央尖治疗有一定的疗效,如果失败侧进行根尖孔形成术。

【随访】

每半年到一年复查,测试牙髓活力,了解牙髓状态,照片观察根尖形成情况。

第五节 牙脱位

【概述】

牙受外力作用而脱离牙槽窝称为牙脱位,碰撞是牙脱位最常见原因。

【诊断步骤】

(一)病史采集要点

询问牙受外力作用受伤的情况,重点询问发生的具体时间。

(二)体格检查要点

1. 一般情况　神志、血压、脉搏、呼吸。

2. 局部检查　牙脱位是完全的还是不完全的,脱位的方向,牙的松动度,咬𬌗关系怎样,有无伴牙槽骨骨折。

(三)辅助检查

X线照片,全影X线照片。

【诊断对策】

(一)诊断要点

1. 病史　碰撞是牙脱位的主要原因,详细询问病史,了解牙脱位发生的时间,对治疗效果的评估及预后很重要。

2. 临床表现　根据外力的方向,有牙脱出、内陷或唇(舌)向移位等情况,牙部分脱位时,有疼痛、松动和移位,不能咬𬌗。

牙向深部嵌入者,临床牙冠变短;完全脱位者,牙完全离开或有少许软组织相连;牙脱位常伴有牙龈撕裂和牙槽突骨折。

3. 辅助检查　X线照片,可见牙根尖与牙槽窝的间隙增宽,或见牙冠嵌入牙槽窝内,牙槽突骨折等。

(二)临床类型

1. 部分脱位　外力较轻,患牙有一定的移位,但没有完全离开牙槽窝,常不伴牙龈撕裂和牙槽突骨折。

2. 嵌入性脱位　外力的方向向牙根方,力量较大,可有牙龈撕裂,常不伴牙槽突骨折。

3. 完全脱位　外力较大,牙向唇、舌侧完全脱位,常伴牙龈撕裂和牙槽突骨折。

【治疗对策】

(一)治疗原则

尽可能保存患牙。

(二)治疗方案

1. 部分脱位法　在局麻下复位,再结扎固定4周,术后3、6和12个月复查,若发现牙髓已坏死,应及时进行牙根管治疗。

2. 嵌入性牙脱位　复位后2周作根管治疗术,因此类型有95%牙髓坏死。嵌入的是年轻恒牙,不可强行拉出复位,以免造成更大的伤害。对此病人,继续观察,任期自然萌出,一般在半年内患牙萌出到原位。

3. 完全脱位牙　脱位在半小时内可再植,90%患牙可避免牙根吸收。因此,牙脱位后,应立即将牙放入原位,如牙落地污染,可用生理盐水或自来水冲洗后放入原位,如果不能即刻复位,可将患牙置于患者舌下或口腔前庭处,也可放在牛奶、生理盐水或自来水的杯子内。尽快到医院就诊。

对于完全脱位牙,根据患者年龄、离体时间、选择治疗方案:

(1)根尖发育完成的脱位牙,若就诊迅速或复位及时,应在术后3~4周再作根管治疗术。一般牙再植3~4周牙松动度减少,炎症性吸收开始,此时是作根管治疗的最佳时期。

如果脱位2个小时后再就诊,牙周膜重建无望,只能在体外完成根管治疗术、根面和牙槽窝刮治后,将患牙植入固定。

(2)年轻恒牙完全脱位,若就诊迅速或自行复位者,不要轻易拔髓,固定观察即可。若就诊不及时,或拖延复位时间,只能在体外完成根管治疗术,刮根面和牙槽窝后植入固定。

【疗效判断处理】

牙齿复位,牙髓活力正常,无松动,X线照片牙与牙槽骨之是为牙周膜。这种情况极少,仅限牙不完全脱位,脱位时间短,无感染者。

牙根的牙骨质和牙本质被吸收,由骨质所代替,牙松动度减少,X线照片无牙周间隙。

牙根面与牙槽骨之间有炎症性肉芽组织,根面和牙槽骨有炎症性吸收,如及时根管治疗,炎症性吸收可停止。

【随访】

每3个月复查一次,照牙X线照片,了解牙周膜、根尖周的情况。牙髓活力检查。

第六节 牙 折

【概述】

受外力撞击或咀嚼时咬到砂石、碎骨等硬物,使牙体硬组织发生折裂,称为牙折。

【诊断步骤】

(一)病史采集要点

病者有受外物撞击或有咬硬的病史,而后牙齿出现冷、热刺激痛,自发痛。

(二)体格检查要点

1. 视诊 患牙有无冠折,有无裂纹,或裂隙。
2. 探诊 有无松动、探痛、穿髓。
3. 叩诊 患牙有无叩痛、咬𬥺痛或咬𬥺无力。

(三)辅助检查要点

温度试验,电活力测试,X线照片有助根折的诊断。

【诊断对策】

(一)诊断要点

1. 病史　患牙有受外力撞击史或咬硬物史诊断并不难,如果患牙出现自发痛、咬𬌗痛,或冷、热刺激痛等情况,为诊断提供了有力的证据。

2. 临床表现　牙折可发生在牙冠部、牙根部、冠根同时发生,发生的部位不同,出现的临床表现也不同,通过仔细检查不能找到折断的牙。

3. 辅助检查　X线照片,对根折诊断有较大的帮助。

(二)临床分型

按牙折部位分为冠折、根折和冠根联合折。

1. 冠折　是发生在牙釉质或牙本质浅层,牙齿可能只有冷热刺激酸痛的感觉;如果发生在近牙髓的部位,牙齿更敏感;如果牙折暴露牙髓,患者在进食时,有食物触及牙髓引起疼痛,而不能咬𬌗。

2. 根折　最常发生在根尖1/3处,多为直接打击或面部着地时的撞击所致。折裂线与牙体长轴垂直或有一定的斜度。根折时牙有松动、叩痛,如冠侧断端移位可有龈沟出血、根部黏膜触痛。有的根折早期无明显症状,数日或数周后才逐渐出现。

3. 冠根联合折　牙折线从牙冠一直到牙根,可以是纵裂,也可以是斜折,牙髓常暴露,或裂髓底,患牙不能咬𬌗。

【治疗对策】

(一)治疗原则

尽量保存牙体,根据不同部位的情况采取不同的治疗方案。

(二)治疗方案

1. 冠折　缺损少,牙本质未暴露的冠折,可将锐缘磨光;牙本质已暴露,并有轻度敏感者,可行脱敏治疗;敏感较重者,用临时塑料冠。牙髓暴露的前牙,牙根已发育完成者可用根管治疗术。牙根未发育完成者,可用活髓切断术,以便牙根继续发育;牙冠缺损,可行复合树脂修复术或烤瓷冠修复术。

2. 根折　促进其自然愈合,尽早用夹板固定。根尖1/3折断,只须夹板固定,无需牙髓治疗。对根中1/3根折可用夹板固定,如牙冠端有错位时,先复位后固定。如牙髓有炎症或坏死,则应作根管治疗术,根管充填不用牙胶尖,而用玻璃离子粘固剂将钛合金或钴铬合金桩粘于根管中,将断端固定在一起。颈侧1/3折断并与龈沟相通,不会自行修复,如折断线在龈下 1~4 mm,断根不短于同名牙的冠长,牙周情况良好可选用①切龈术;②正畸牵引术;③牙槽内牙根移位术。

3. 冠根联合折　凡可作根管治疗,又具备桩核冠修复适应证的后牙冠根折,均应尽力保留。

【疗效判断及处理】

冠折经脱敏,调磨即可;牙髓暴露的经牙髓治疗后也可获得良好的效果,根折越靠近根尖预后越好。

【随访】

凡有活力的牙髓,应在治疗后 1、3、6 个月及以后几年中,每半年复查 1 次,以判明牙髓活力状况。

第七节　磨牙症

【概述】

睡眠时习惯性磨牙或白昼也有无意识磨牙习惯者,称为磨牙症。情绪紧张者最多见。

【诊断步骤】

(一)病史采集要点

患者的精神是否紧张,是否易激动,有无影响患牙情绪变化的外因。是否从事精确性要求很高的职业,如钟表工、是否是运动员;小儿夜磨牙与寄生虫有关系;也与血压,缺钙有关。

(二)体格检查要点

1. 视诊　看牙齿磨耗情况,有无变短,是否牙本质暴露,牙尖磨损情况。
2. 探诊　牙本质是否有酸感觉。有无穿髓,食物嵌塞情况。
3. 叩诊　是否有疼痛,牙周是否有创伤。
4. 咬𬌗情况　是否有𬌗干扰。

(三)辅助检查

对严重磨损的牙照 X 线照片,了解牙髓腔、根尖及牙槽骨的情况。

【诊断对策】

(一)诊断要点

1. 病史　根据患者的心理状态、全身疾病情况以及职业,对磨牙症患者作出初步诊断。

2. 临床表现　睡眠时多有磨牙,可伴有嘎嘎响声。一般自己不清楚,是别人听见告知的。牙有怕冷热刺激、咬硬物时疼痛等症状,检查时发现牙面磨耗,牙本质暴露等。

3. 辅助检查　X 线照片有助于了解磨损面与牙髓角的关系,牙根尖的情况。

(二)临床类型

1. 磨牙型　常在夜间入睡之后磨牙,常为别人所听见而告之。
2. 紧咬型　白天注意力集中时不自觉地将牙咬紧,但没有上下磨动。
3. 混合型　兼有夜磨牙和白昼紧咬牙的现象。

【治疗对策】

(一)治疗原则

去除病因,消除𬌗干扰,恢复良好的𬌗关系,治疗并发症。

(二)治疗方案

1. 去除致病因素　消除心理因素和局部因素,减少紧张情绪,可用自我暗示,进行放松肌肉的锻炼。

2. 𬌗板的应用　可降低颌骨肌张力和肌电活动,保护牙免受磨损。

3. 调磨咬𬌗　戴用𬌗板显效后,可以检查咬𬌗,分次调磨。

4. 修复治疗　作修复时,要求达到理想𬌗关系,前伸和侧向𬌗平衡接触。

5. 肌电反馈治疗　第一期通过肌电反馈学会松弛肌肉;第二期用听觉反馈,在一级睡眠期间可查试磨牙症的发生。

6. 治疗过度磨损引起的各种并发症。

【疗效判断及处理】

经上述治疗可达到一定的效果,但有一些病人疗效不明显。

【随访】

应用殆板的病人 2~3 个月复查,有效后,调磨咬殆。

第八节 楔形缺损

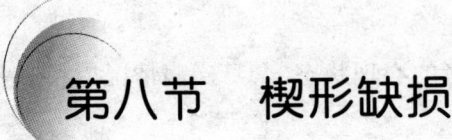

【概述】

牙唇、颊侧颈部硬组织发生缓慢消耗所致的缺损,因缺损常呈楔形而称楔形缺损,最主要的原因是横刷法刷牙。

【诊断步骤】

(一)病史采集要点

有无长期横刷法刷牙,有无冷热刺激痛的情况。

(二)体格检查要点

详细检查牙颈部,看有无楔形缺损,是否到达牙本质层,是否有穿牙髓,有无探痛。

(三)辅助检查要点

对牙髓症状明显的患者,做温度试验,了解其牙髓状态;对穿髓的病人,照 X 线了解根尖的情况。

【诊断对策】

(一)诊断要点

1. 病史 询问病人的刷牙方法,长期横刷者不难诊断。

2. 临床表现 典型的楔形缺损,由 2 个平面相交而成,边比整齐,表面坚硬、光滑;第一前磨牙最多见,根据临床表现可明确诊断。

3. 辅助检查 出现牙髓炎或根尖周炎等并发症时,需进行温度试验和 X 线照片检查。

(二)临床类型

根据缺损的程度分为浅型、深型和穿髓型。

1. 浅型　一般无临床症状,也可发生牙本质过敏。
2. 深型　有冷、热刺激痛的病史,冷水刷牙时特别明显。
3. 穿髓型　有牙髓炎,根尖周炎的症状,也有牙横折的情况。

【治疗对策】

(一)治疗原则

消除病因,充填缺损,防治并发症。

(二)治疗方案

1. 改正刷牙方法,避免大幅度的横刷,选用质地软的牙刷和细料的牙膏。
2. 组织缺损少,无牙本质过敏症者,不需处理。
3. 牙本质过敏者,脱敏治疗。
4. 缺损深型可用充填法,用玻璃离子或复合树脂充填,要先垫底。
5. 出现牙髓或根尖周炎等并发症者,可做相应的治疗。

【疗效判断及处理】

经治疗可达到良好的效果,对牙本质过敏者,脱敏治疗疗效不明显者还可以充填治疗。

【随访】

充填治疗的患者,6个月至1年复查一次,检查充填物的情况。

第九节　牙隐裂

【概述】

牙冠表现的非生理性细小裂纹,常不易发现,称为牙隐裂,牙隐裂的裂纹常渗入到牙本质结构,可引起牙痛。牙隐裂发生于上颌磨牙最多,其次是下颌磨牙和上颌前磨牙。主要是与牙的结构,牙尖斜度,创伤验力有关。

【诊断步骤】

（一）病史采集要点

有牙过敏或牙痛病史，没有发现有龋病或牙周炎等，可考虑是否为牙隐裂引起。

（二）体格检查要点

排除龋病，牙周病等，仔细检查牙的窝沟，双侧边缘嵴，上颌牙的舌侧沟；用冷热刺激患牙，有敏感的情况；用碘酊渗入裂隙，观察其着色情况；或用探针在裂隙处加压或用力撬，有疼痛感。

【诊断对策】

（一）诊断要点

1. 病史　有牙过敏、牙痛病史，咬食物时有某一点咬𬌗痛明显。

2. 临床表现　隐裂的位置与𬌗面某些窝沟的位置重叠并向一侧或两侧边缘嵴延伸，正常窝沟不向边缘嵴延伸，这是诊断隐裂的关键点。上颌磨牙隐裂常与𬌗面近中舌沟重叠，并过舌侧点隙达牙颈部；下颌磨牙隐裂线常与𬌗面近远中沟重叠，并越过边缘嵴达邻面。

3. 辅助检查　温度试验，检查牙髓的活力。必要时照 X 线照片，了解牙根尖情况。

【治疗对策】

（一）治疗原则

排除𬌗干扰，均衡全口牙𬌗力，及早治疗隐裂牙。

（二）治疗方案

1. 调𬌗　降低牙尖斜度以减少其他劈裂力量。

2. 均衡全口𬌗力，及时修复全口牙齿。

3. 隐裂牙的处理　隐裂深度仅在釉牙本质界，着色浅而无继发龋损者，用酸蚀法和釉质粘接剂光固化处理；有继发龋或裂纹着色深，达牙本质浅、中层者，可沿裂纹备洞，氢氧化钙覆盖，玻璃离子粘固剂暂封，2 周后若无症状，复合树脂充填；对于深的裂纹，或有牙髓炎者，可进行牙髓治疗，同时调𬌗，治疗后全冠修复。

【疗效判断及处理】

隐裂的裂隙深浅判断比较困难,对于牙敏感者,脱敏治疗或 Ca(H)$_2$ 安托治疗,观察;症状没有好转,可进行牙髓治疗,并全冠修复。

【随访】

一般病人 3 个月至半年复查。经牙髓治疗,全冠修复的牙每年复查。

第十节 牙根纵裂

【概述】

牙根纵裂是指发生在牙根的纵裂,未波及牙冠者。患者多为中老年。其原因主要是:慢性持续性的创伤𬌗力;牙根发育缺陷;无髓牙等。

【诊断步骤】

(一)病史采集要点

是否有冷热刺激痛,咀嚼痛,是否牙龈反复肿胀。

(二)体格检查要点

是否牙冠完好、牙龈肿胀,是否有深牙周袋,牙是否松动。

(三)辅助检查

X 线照片是诊断牙根从裂的主要手段。

【诊断对策】

(一)诊断要点

1. 病史 反复发作牙龈肿胀病史。
2. 临床表现 长期牙龈红肿,反复出脓,咬𬌗疼痛明显,牙齿松动;绝大多数患牙有牙周袋和牙槽骨破坏,牙周袋深而狭窄;根管充填后引起的根裂,早期无症状,随着病程延长,感染通过根裂损伤牙周组织,使牙周病加重,骨质吸收。
3. 辅助检查 X 线照片对牙根纵裂诊断有重要意义。

【治疗对策】

(一)治疗原则

尽量保牙。

(二)治疗方案

1. 对于松动明显,牙周袋宽而深或单根牙根管治疗后发生的牙根纵裂,保守治疗无效,均应拔除。

2. 对于牙周病损局限在裂缝处且牙稳固的磨牙,在根管治疗后行牙体半切除术或截根术。

【疗效判断及处理】

牙周袋很深,牙松动明显的疗效较差,牙稳固者疗效较好。

【随访】

牙体半切除术或截根术患者半年复查。

第十一节 牙本质过敏症

【概述】

牙本质过敏症是指牙在受到外界的温度、化学物质以及机械作用等引起的酸痛症状,其特点是发作迅速,疼痛尖锐,时间短暂。发病的高峰年龄在40岁左右。

【诊断步骤】

(一)病史采集要点

是否在刷牙、吃硬物时牙酸痛,是否天气变冷时加剧等。

(二)体格检查要点

是否有龋齿,是否有牙本质暴露,如牙磨耗,楔形缺损,牙隐裂等;用探针检查患牙是否有敏感。

(三)辅助检查要点

温度试验,检查牙对冷的敏感性。

【诊断对策】

(一)诊断要点

1. 病史　刷牙遇冷水牙齿酸痛病史,或吃硬物时牙酸病史,持续时间不长,无自发疼痛和夜间痛。

2. 临床表现　从病史可以了解到患牙所处的状态,检查可发现,牙本质有暴露的情况,如牙磨耗、楔状缺损、牙折及牙龈萎缩等,探诊患牙有敏感。

3. 辅助检查　温度试验有助于诊断。

【治疗对策】

(一)治疗原则

封闭牙本质小管,减少外界刺激,减少牙本质的敏感性。

(二)治疗方案

1. 涂氟化物　氟离子能减少牙本质小管的直径,从而减少液压传导。常用氟化物有0.76%单氟磷酸钠凝胶,75%氟化钠甘油、2%氟化钠液离子透入剂。

2. 氟化锶　放入牙膏内使用。局部涂75%氯化锶甘油或25%氯化锶液。

3. 氟化氨银　38%氟化氨银饱和小棉球涂擦患处2分钟。

4. 碘化银　隔湿,涂3%碘酊30秒后,再用10%～30%硝酸银涂擦,见白色沉淀,30秒后再涂1～2次。

5. 激光　Nd:YAG激光,功率15W,照射过敏区每次0.5秒,10～20次/疗程。

【疗效判断及处理】

经脱敏治疗2～4个疗程可达到减轻敏感的效果。对反复脱敏无效者,可考虑充填术和全冠修复术。个别磨严重的牙必要时,考虑牙髓治疗。

【随访】

3个月到半年复查。

(黄伟安)

第17章 牙髓病与根尖周病

第一节 牙髓病学

一、病因学

(一) 微生物感染

微生物尤其是细菌感染是使牙髓病发生发展的主要因素。能够引发牙髓组织感染的细菌毒力因子相当广泛和复杂，目前被研究得较多的包括胞壁成分、可溶性因子、以及毒素等。

1. 脂多糖(LPS)　　LPS 的生物活性相当广泛，它所引起的细胞信号级联反应多样而复杂，有关 LPS 的研究已经持续了数十年，但仍在被广泛研究。目前所知，LPS 的信号转导首先通过与其受体(如 CD14，巨噬细胞清道夫受体，β整合素等)结合，将信号转导至细胞内。LPS 结合蛋白(LPS)参与 LPS 与受体的结合及其在细胞膜的分子锚定，BPI(杀菌性/渗透性增加蛋白)、RSLA(降解脱酰的 R. shpaeroides Lipid A)则调节着 LPS 信号的细胞内转导。在细胞内，LPS 不仅调节着多个细胞因子(ILs, TNFst 等)的生物学活性，也通过激活细胞内重要的转录因子(NF-κB，Cbf-α 等)参与广泛的细胞活动。

2. 细菌胞外膜泡(Extracellular vesicles, ECV)　　ECA 是细菌外膜向外膨出呈芽状，在形成独立成分游离进入周围微环境的一种泡状膜结构，它是许多革兰氏阴性菌的一种适应性或功能生物学特征。ECA 作为毒力成分的载体，有完整的膜结构，在毒理学和免疫学特征上与细菌本身相似，所以在某程度上具有细胞样特性。然而它体积小(30～300 nm)，可透过微小间隙、解剖屏障，故又具有大分子样作用,它在形成过程中包容并浓缩了许多细菌固有的成分,游离出来以后,扩展了细菌毒力作用的范围和强度。如 PgECA 能到达深层组织造成远层破坏作用。

3. 细菌及其毒力因子的感染途径

(1)经牙体缺损处感染

①深龋:近髓或已达牙髓的龋洞是最常见的途径。根据研究,当覆盖牙髓的牙本质厚度小于 0.2 mm 时,髓腔内就可能找到细菌,有时细菌未进入髓腔,但其细菌毒素可通过牙本质小管进入髓腔引起牙髓炎症。正常的牙髓对龋病的反应是在相应的髓腔壁上沉积修复性牙本质,以阻止病变波及牙髓,但当龋病进展快于修复性牙本质沉积速度时,易致露髓,细菌可直接感染牙髓。

②近髓或已达到牙髓的楔状缺损,多发生在尖牙或前磨牙。

③畸形中央尖折断或被磨损露髓,多发生在下颌前磨牙。

④畸形舌侧沟和畸形舌侧窝。

⑤隐裂深达髓腔。

⑥重度磨损已近髓或露髓。

⑦外伤性牙折露髓和钻磨牙体时意外露髓。

(2)通过牙周袋　微生物及其毒素可通过根分叉处和根旁侧的侧根管、根尖孔管处,侵入牙髓,这种感染,临床上常称为逆行性感染,因其牙髓病变一般从根髓开始,继而上升至冠髓及至整个牙髓组织。

(3)血源感染　经过血液而侵入牙髓,但这种途径十分罕见。在其他脏器患急病性感染时,可产生菌血症或败血病,微生物及其毒素有可能经过血液侵入牙髓,引起牙髓炎症、这种感染称为血源性牙髓炎。临床发现健康人血液循环中有菌血症的占 10%。牙体、牙髓手术及其他手术如拔牙等此百分率更高,所以,相当多的人带有短暂的菌血症。

(二)化学刺激

1. 药物刺激　在进行牙体修复时,如果选用的消毒物不当,可以对牙髓组织造成严重损伤。硝酸银、酚类、醛类药物对牙髓组织都有很强的刺激性。

2. 修复性刺激　如深洞直接用磷酸锌水门汀热垫底;残留牙本质较薄的洞形和复合树脂修复;酸蚀剂使用不当等。

(三)物理刺激

1. 温度刺激　制洞时如使用气涡轮机必须喷水降温,否则导致牙髓充血引起炎症。

2. 电流刺激　口腔内如有两种不同金属的修复物接触,通过唾液可产生电位差,对牙髓有一定刺激。

3. 气压变化的影响　在高空飞行或深水潜泳时,气压变化可导致牙髓病变急性发作。

4. 创伤　包括咬𬌗创伤、外伤等。

5. 全身因素　有报道糖尿病等可引起牙髓退变,但血源性感染引起的牙髓病极少见。

二、分类与转归

(一)组织病理学分类

牙髓在组织学上变异很大,所谓"正常牙髓"和各种不同类型的"病变牙髓"常存在着移行阶段和重叠现象。因此,即使采用组织病理学的方法,要将牙髓状况的各阶段准确地进行分类有时也是困难的。临床医师可以根据患者提供的症状及各种临床检查结果来推测患牙牙髓的病理损伤特点。从临床治疗的角度来看,对于那些需做摘除牙髓的病理学表现的诊断实际上只对选择治疗方法起一个参考作用,因而无需准确作出牙髓疾病的组织学诊断。而对那些需要保存活髓的患牙,却需对牙髓的病理状态及恢复能力作出正确的估计。

在组织病理学上,一般将牙髓分为正常牙髓和病变牙髓两种。对于病变牙髓一直沿用如下分类:

1. 牙髓充血　生理性牙髓充血;病理性牙髓充血。

2. 急性牙髓炎

(1)急性浆液性牙髓炎　急性局部性浆液性牙髓炎;急性全部性浆液性牙髓炎。

(2)急性化脓性牙髓炎　急性局部性化脓性牙髓炎;急性全部性化脓性牙髓炎。

3. 慢性牙髓炎　(1)慢性闭锁型牙髓炎;(2)慢性溃疡型牙髓炎;(3)慢性增生型牙髓炎。

4. 牙髓坏死与坏疽。

5. 牙髓退变　空泡性变、纤维变性、网状萎缩、钙化。

6. 牙内吸收　但是,Seltzer从人牙组织学连续切片检查结果中发现,不可能将所见到的牙髓病变按上述分类法划分。他提出如下的分类:①完整无炎症牙髓;②萎缩性牙髓(包括各种退行性变);③完整牙髓,但有散在的慢性炎症细胞(称为移行阶段);④慢性局部性牙髓炎(包括部分液化性坏死或部分凝固性坏死);⑤慢性全部性牙髓炎(包括局部液化性坏死或局部凝固性坏死);⑥全部牙髓坏死。无炎症牙髓出现的萎缩性变化可能与既往的治疗或龋病史有关。对临床医师来说,重要的是需要判断患牙的牙髓是否可通过实施一些临床保护措施而得以保留其生活状态且不出现临床症状。因此,在临床上需要一套更为实用的分类和诊断标准。

(二)临床分类

根据牙髓病的临床表现和治疗预后可分为:

1. 可复性牙髓炎。

2. 不可复性牙髓炎 (1)急性牙髓炎(包括慢性牙髓炎急性发作);(2)慢性牙髓炎(包括残髓炎);(3)逆行性牙髓炎。

3. 牙髓坏死。

4. 牙髓钙化 (1)髓石;(2)弥漫性钙化。

5. 牙内吸收。

(三)转归

牙髓为疏松结缔组织,被包裹在四周皆为坚硬的牙本质壁内,一旦发生炎症,其组织解剖特点决定了髓腔内的炎性渗出物无法得到彻底引流,局部组织压增高,使感染容易很快扩散到全部牙髓,并压迫神经产生剧烈疼痛。因为牙髓与机体的联系主要是借助于狭窄的根尖孔与根尖周围组织相通连,所以,在发生炎症时组织几乎不能建立侧支循环,严重地限制了其恢复能力,使其易于走向坏死。牙髓炎病变过程随着外界刺激物及机体抵抗力的变化,可有3种趋向:①当外界刺激因素被消除后,牙髓的炎症受到控制,机体修复能力得以充分发挥,牙髓组织逐渐恢复正常。此种情况多见于患牙根尖孔较为粗大,牙髓炎症较轻微,全身健康情况良好时。②当外界刺激长期存在,刺激强度并不很强或刺激减弱,或牙髓炎症渗出物得到某种程度的引流时,牙髓病变则呈现慢性炎症表现,或成为局限性化脓灶。③外界刺激较强且持续存在,致使牙髓的炎症进一步发展,局部组织发生严重缺氧、化脓、坏死,以至全部牙髓均失去生活能力。

三、牙髓病的临床表现及诊断

(一)可复性牙髓炎

可复性牙髓炎(reversible pulpitis)是牙髓组织以血管扩张、充血为主要病理变化的初期炎症表现,它相当于牙髓病的组织病理学分类中的"牙髓充血"。由于"充血"是炎症全过程中自始至终的一种病理表现,因而,严格地讲"牙髓充血"既不能构成一种组织学诊断,也更谈不上作为临床诊断用语了。在临床实际工作中,若能彻底去除作用于患牙上的病源刺激因素,同时给予患牙适当的治疗,患牙牙髓是可以恢复到原有的状态。基于这一临床特点,将其称为"可复性牙髓炎"更符合实际。但若外界刺激持续存在,则牙髓的炎症继续发展,患牙转成不可复性牙髓炎。

【临床表现】

1. 症状 当患牙受到冷、热温度刺激或甜、酸化学刺激时,立即出现瞬间的疼痛反应,尤其对冷刺激更敏感,刺激一去除,疼痛随即消失。无自发性疼痛。

2. 检查

(1)患牙常见有接近髓腔的牙体硬组织病损,如:深龋、深楔状缺损,或可查及患牙有深牙周袋,也可受累于咬𬌗创伤。

(2)患牙对温度测验表现为一过性敏感,且反应迅速,尤其对冷测反应较强烈。当去除刺激后,症状仅持续数秒即缓解。进行牙髓活力电测验时,患牙亦呈一过性敏感反应。

(3)叩诊反应同正常对照牙,即为阴性。

【诊断要点】

1. 主诉对温度刺激一过性敏感,但无自发痛的病史。
2. 可找到能引起牙髓病变的牙体病损或牙周组织损害等病因。
3. 对牙髓活力测验的反应阈值降低,相同的刺激,患牙常可出现一过性敏感。

【鉴别诊断】

1. 深龋 患有深龋的患牙对温度刺激也敏感,但往往是当冷、热刺激进入深龋洞内才出现疼痛反应,且其刺激去除后症状并不持续。在实际临床检查时,深龋与可复性牙髓炎有时很难区别,此时可按可复性牙髓炎的治疗进行处理。

2. 不可复性牙髓炎 可复性牙髓炎与不可复性牙髓炎的区别关键在于前者绝无自发痛病史,后者一般有自发痛史,且温度刺激去除后,不可复性牙髓炎的疼痛反应持续时间较长久,有时可出现轻度叩痛。在临床上,若可复性牙髓炎与无典型自发痛症状的慢性牙髓炎一时难以区分时,可先采用诊断性治疗的方法即用氧化锌丁香油酚粘固剂进行安抚治疗,在观察期内视是否出现自发痛症状再明确诊断。

3. 牙本质过敏症 患有牙本质过敏症的患牙往往对探、触等机械刺激和酸、甜等化学刺激更敏感。而可复性牙髓炎主要是对冷、热温度刺激一过性敏感。

(二)不可复性牙髓炎

不可复性牙髓炎(irreversible pulpitis)是一类病变较为严重的牙髓炎症,可发生于牙髓的某一局部,也可能涉及全部牙髓,甚至在炎症中心部位已发生不同程度的坏死。上述发生在牙髓组织中的炎症的范围和性质在临床上很难得以准确区分,而且此类牙髓炎症自然发展的最终结局均为全部牙髓坏死,几乎没有恢复正常的可能,临床治疗上只能选择摘除牙髓以去除病变的方法。所以,将这一类牙髓炎症统称为不可复性牙髓炎。但按其临床发病和病程经过的特点,又可分为急性牙髓炎(包括慢性牙髓炎急性发作)、慢性牙髓炎、残髓炎和逆行性牙髓炎。

1. 急性牙髓炎

急性牙髓炎(acute pulpitis)的临床特点是发病急,疼痛剧烈。临床上绝大多数属于慢性牙髓炎急性发作的表现,龋源性者尤为显著。无慢性过程的急性牙髓炎多出现在牙髓受到急性的物理损伤、化学刺激以及感染等情况下,如手术切割牙体组织等导致的过度产热、充填材料的化学刺激等。

必须加以说明的是应该对临床上表现出来的急性症状与组织病理学上的急性炎症区分开来。真正意义上的急性牙髓炎很少引起疼痛,因为从组织病理学的角度来看,所谓的急性炎症过程是短暂的,很快就会转为慢性炎症或因得到引流而使急性炎症消退。但是,由炎症引起的急性症状却可持续较长时间,给患者造成巨大痛苦。出现疼痛的牙髓炎症多数为慢性炎症,而且炎症常已存在了相当长的时间。例如在深龋的进展过程中,牙髓早已有了慢性炎症,而此时,在临床上可能还未出现典型的急性症状。疼痛症状的出现常与作为渗出物引流通道的冠部开口被堵塞有关。因此,在临床诊断时,可将有急性疼痛症状出现者视为慢性炎症的急性发作。

【临床表现】

(1)症状 急性牙髓炎(包括慢性牙髓炎急性发作)的主要症状是剧烈疼痛,疼痛性质具有下列特点:

①自发性阵发性痛:在未受到任何外界刺激的情况下,突然发生剧烈的自发性尖锐疼痛,疼痛可分为持续过程和缓解过程,即所谓的阵发性发作或阵发性加重。在炎症的早期,疼痛持续的时间较短,而缓解的时间较长,可能在一天之内发作二三次,每次持续数分钟。到炎症晚期,则疼痛的持续时间延长,可持续数小时甚至一整天,而缓解时间缩短或根本就没有疼痛间歇期。炎症牙髓出现化脓时,患者可主诉患牙有搏动性跳痛。

②夜间痛：疼痛往往在夜间发作，或夜间疼痛较白天剧烈。患者常因牙痛而难以入眠，或从睡眠中痛醒。

③温度刺激加剧疼痛：冷、热刺激可激发患牙的剧烈疼痛。若患牙正处于疼痛发作期内，温度刺激可使疼痛更为加剧。如果牙髓已有化脓或部分坏死，则患牙可表现为所谓的"热痛冷缓解"。这可能是因为牙髓的病变产物中有气体，受热后使其膨胀，致使髓腔内压力进一步增高，遂产生剧痛。反之，冷空气或凉水可使气体体积收缩，减小压力而缓解疼痛。临床上常见到患者携带凉水瓶就诊，随时含漱冷水进行暂时止痛。

④疼痛不能自行定位：疼痛发作时，患者大多不能明确指出患牙。疼痛呈放散性或牵涉性，常常是沿三叉神经第二支或第三支分布区域放射至患牙同侧的上、下颌牙或头、颞、面部。但这种放散痛绝不会放散到患牙的对侧区域。

(2) 检查

①患牙可查及极近髓腔的深龋或其他牙体硬组织疾患，有时也可见牙冠有充填体存在，或可查到患牙有深牙周袋。

②探诊常可引起剧烈疼痛，有时可探及微小穿髓孔，并可见有少许脓血自穿髓孔流出。

③温度测验时，患牙的反应极其敏感或表现为激发痛。刺激去除后，疼痛症状要持续一段时间。也可表现为热测激发痛，冷测则缓解。进行牙髓活力电测验时，患牙的牙髓若处于早期炎症阶段，其反应性增强；若处于晚期炎症，则表现为迟钝。

④牙髓的炎症处于早期阶段时，患牙对叩诊无明显不适；处于晚期炎症的患牙，因牙髓炎症的外围区已波及根尖部的牙周膜，因此可出现垂直方向的轻度叩痛。

【诊断要点】

(1) 典型的疼痛症状　自发痛、夜间痛、冷热激发痛、放散痛。

(2) 患牙可被查到有引起牙髓病变的牙体损害或其他病因。

(3) 牙髓活力测验，尤其温度测验结果以及叩诊反应可帮助定位患牙。对患牙的确定是诊断急性牙髓炎的关键。

【鉴别诊断】

急性牙髓炎的主要症状为剧烈的牙痛。因此，在临床上遇到因牙痛主诉就诊的患者，应注意与那些可引起牙痛症状的其他疾病进行鉴别。

(1)三叉神经痛　三叉神经痛的发作一般有疼痛"扳机点",患者每触及该点即诱发疼痛。患者在诉说病史时,往往忽略此点,应特别加以详细询问。再者三叉神经痛很少在夜间发作,且冷、热温度刺激并不引发疼痛。

(2)龈乳头炎　龈乳头炎也可出现剧烈的自发性疼痛,但疼痛性质为持续性胀痛,对温度测验的反应为敏感,一般不会导致激发痛,患者对疼痛多可定位。检查时可发现患者所指示的部位龈乳头有充血、水肿现象,触痛极为明显。患处两邻牙间可见有食物嵌塞的痕迹或可问及食物嵌塞史。一般不能查及可引起牙髓炎的牙体硬组织损害及其他疾患。

(3)急性上颌窦炎　患有急性上颌窦炎时,患侧的上颌后牙可出现类似牙髓炎的疼痛症状。这是因为上颌后牙根尖区的解剖部位恰与上颌窦底相邻接,且分布于该区域牙髓的神经是先经过上颌窦侧壁或窦底后再进入根尖孔内的。因此,上颌窦内的急性炎症可牵涉到相应上颌后牙的牙髓神经而引发"牙痛",此时疼痛也可放散至头面部而易被误诊。但通过仔细检查,可发现在急性上颌窦炎时所出现的疼痛为持续性胀痛,患侧的上颌前磨牙和磨牙可同时受累而致二三颗牙均有叩痛,但无引起牙髓炎的牙体组织疾患。上颌窦前壁可出现压痛,同时,患者还可能伴有头痛、鼻塞、脓涕等上呼吸道感染的症状。

2. **慢性牙髓炎**　慢性牙髓炎(chronic pulpitis)是临床上最为常见的一型牙髓炎,有时临床症状很不典型,容易误诊而延误治疗。

【临床表现】

慢性牙髓炎一般不发生剧烈的自发性疼痛,但有时可出现不甚明显的阵发性隐痛或者每日出现定时钝痛。慢性牙髓炎的病程较长,患者可诉有长期的冷、热刺激痛病史。因此,炎症容易波及全部牙髓及根尖部的牙周膜,致使患牙常表现有咬𬌗不适或轻度的叩痛。患者一般多可定位患牙。

根据组织病理学的检查结果,视髓腔是否已被穿通而将慢性牙髓炎分为慢性闭锁型牙髓炎和慢性开放型牙髓炎。前者患牙的牙髓尚未暴露,而后者髓腔已与外界相通。由于牙髓的血液供应等条件的不同,髓腔呈暴露状的牙髓所表现出来的组织反应也不同,因而又有了溃疡型和增生型之分。在临床上,这3型慢性牙髓炎除了具有慢性牙髓炎共同的表现之外,无论是患者主诉的症状还是临床检查的体征又各自有其特点,现分述如下:

(1)慢性闭锁型牙髓炎

1)症状　无明显的自发痛。但曾有过急性发作的病例或由急性牙髓炎转化而来的病例则可诉及有剧烈自发痛的病史,也有无自发痛症状者。几乎所有患者都有长期的冷、热刺激痛病史。

2)检查

①查及深龋洞、冠部充填体或其他近髓的牙体硬组织疾患。

②洞内探诊患牙感觉较为迟钝,去净腐质后无肉眼可见的露髓孔。

③患牙对温度测验和电测验的反应多为迟缓性反应,或表现为迟钝。

④多有轻度叩痛(+)或叩诊不适感(-)。

(2)慢性溃疡型牙髓炎

1)症状 多无自发痛,但患者常诉有当食物嵌入患牙洞内即出现剧烈的疼痛。另一典型症状是当冷、热刺激激惹患牙时,会产生剧痛。

2)检查

①查及深龋洞或其他近髓的牙体损害。患者由于怕痛而长期废用患牙,以至可见患牙有大量软垢、牙石堆积,洞内食物残渣嵌入较多。

②去除腐质,可见有穿髓孔。用尖锐探针探查穿髓孔时,浅探不痛,深探剧痛且见有少量暗色血液渗出。

③温度测验表现为敏感。

④一般没有叩痛,或仅有极轻微的叩诊不适。

(3)慢性增生性牙髓炎 此型牙髓炎的发生条件是患牙根尖孔粗大,血运丰富以及穿髓孔较大,足以允许炎症牙髓增生呈息肉状并自髓腔突出。因此,慢性增生性牙髓炎多见于青少年患者。

1)症状 一般无自发痛,有时可有患者诉说进食时患牙疼痛或有进食出血现象。因此长期不敢用患侧咀嚼食物。

2)检查 患牙大而深的龋洞中有红色的肉芽组织,即牙髓息肉,它可充满整个洞内并达𬌗面,探之无痛但极易出血。由于长期的废用,常可见患牙及其邻牙有大量牙石堆积。

当查及患牙深洞处有息肉时,临床上要注意与牙龈息肉和牙周膜息肉相鉴别。牙龈息肉多是在患牙邻𬌗面出现龋洞时,由于食物长期嵌塞加之患牙龋损处粗糙边缘的刺激,牙龈乳头向龋洞增生所形成的息肉样物体。牙周膜息肉系于多根牙的龋损发展过程中,不但髓腔被穿通,而且髓室底亦遭到破坏,外界刺激使根分叉处的牙周膜反应性增生,息肉状肉芽组织穿过髓底穿孔处进入髓室,外观极像牙髓息肉。在临床上进行鉴别时,可用探针探查息肉的蒂部以判断息肉的来源。当怀疑为牙龈息肉时,还可自蒂部将其切除,见出血部位位于患牙邻面龋洞龈壁外侧的龈乳头位置即可证实判断。对牙髓息肉和牙周膜息肉进行鉴别时,应仔细探查髓室底的完整性,摄 X 线片可辅助诊断。

【诊断要点】

(1)可以定位患牙,有长期冷、热刺激痛病史和(或)自发痛史。
(2)可查到引起牙髓炎的牙体硬组织疾患或其他病因。
(3)患牙对温度测验的异常表现。
(4)叩诊反应可作为很重要的参考指标。

在临床上诊断慢性牙髓炎可以不再细分为闭锁型、溃疡型及增生型。这是因为临床对洞底是否与髓腔穿通的检查结果与实际的组织学表现常有出入,再者从治疗方法的选择上这 3 种类型也无区别。因此,临床仅对患牙明确诊断出"慢性牙髓炎"即可。还有一点需要注意的是当无典型临床表现的深龋患牙,在去净腐质时发现有露髓孔,甚或在去腐未净时已经露髓,亦即诊断为"慢性牙髓炎"。

【鉴别诊断】

(1)深龋　无典型自发痛症状的慢性牙髓炎有时与深龋不易鉴别。可参考温度测验结果进行判断。深龋患牙往往是当温度刺激进入洞内才出现敏感症状,刺激去除后症状立即消失;而慢性牙髓炎对温度刺激引起的疼痛反应会持续较长时间。另外,慢性牙髓炎可出现轻叩痛,而深龋患者对叩诊的反应与正常对照牙相同,即为阴性。

(2)可复性牙髓炎见本节可复性牙髓炎鉴别诊断。

(3)干槽症患侧近期有拔牙史。检查可见牙槽窝空虚,骨面暴露,出现臭味。拔牙窝邻牙虽也可有冷、热刺激敏感及叩痛,但无明确的牙髓疾患指征。

3. 残髓炎

残髓炎(residual pulpitist)属于慢性牙髓炎,因其发生在经牙髓治疗后由于残留了少量炎症根髓或多根牙遗漏了未作处理的根管,所以命名为残髓炎。由于残髓炎在临床表现及诊断上有一定特点,所以将它单列叙述。

【临床表现】

(1)症状残髓炎的临床症状与慢性牙髓炎的疼痛特点相似,常表现为自发性钝痛、放散性痛、温度刺激痛。因炎症发生于近根尖孔处的根髓组织,所以患牙多有咬𬌗不适感或轻微咬𬌗痛。患牙均有牙髓治疗的病史。

(2)检查

①患牙牙冠有作过牙髓治疗的充填体。

②对患牙施以强冷或强热刺激进行温度测验,其反应可为迟缓性痛或稍有感觉。

③叩诊轻度疼痛(+)或不适感(±)。

④去除患牙充填物,用根管器械探查病患根管深部时有感觉或疼痛。

【诊断要点】

(1)有牙髓治疗史。

(2)有牙髓炎症状表现。

(3)强温度刺激患牙有迟缓性痛以及叩诊疼痛。

(4)探查根管有疼痛感觉即可确诊。

4. 逆行性牙髓炎

逆行性牙髓炎(retrograde pulpitis)的感染来源于患牙牙周病所致的深牙周袋。袋内的细菌及毒素通过根尖孔或侧、副根管逆行进入牙髓,引起根部牙髓的慢性炎症,也可由局限的慢性牙髓炎急性发作。因为此型牙髓炎的感染走向与通常由冠部牙髓开始、逐渐向根部牙髓进展的牙髓炎方向相反,故名逆行性牙髓炎。感染通过近牙颈部和根分叉部侧支根管引起的牙髓发炎多为局限性牙髓炎,疼痛并不非常剧烈。而由根尖方向引起的逆行性牙髓炎对牙髓血运影响极大,临床上可以急性牙髓炎表现出来。逆行性牙髓炎是牙周牙髓联合征的一型。

【临床表现】

(1)症状　患牙可表现为自发痛,阵发痛,冷、热刺激痛,放散痛,夜间痛等典型的急性牙髓炎症状。也可呈现为慢性牙髓炎的表现,即冷、热刺激敏感或激发痛,以及不典型的自发钝痛或胀痛。患牙均有长时间的牙周炎病史,可诉有口臭、牙齿松动、咬𬌗无力或咬𬌗疼痛等不适症状。

(2)检查

①患牙有深达根尖区的牙周袋或较为严重的根分叉病变。牙龈水肿、充血、牙周袋溢脓。牙可有不同程度的松动。

②无引发牙髓炎的深龋或其他牙体硬组织疾病。

③对多根患牙牙冠的不同部位进行温度测验,其反应可为激发痛、迟钝或无反应。这是由于同一牙不同根管内的牙髓病理状态不同所致。

④患牙对叩诊的反应为轻度疼痛(＋)～中度疼痛(＋＋)。
⑤X线片显示患牙有广泛的牙周组织破坏或根分叉病变。

【诊断要点】

(1)患者有长期的牙周炎病史。
(2)近期出现牙髓炎症状。
(3)患牙未查及引发牙髓病变的牙体硬组织疾病。
(4)患牙有严重的牙周炎表现。

(三)牙髓坏死

牙髓坏死(pulp necrosis)常由各型牙髓炎发展而来,也可因外伤打击,正畸矫治所施加的过度创伤力,修复治疗对牙体组织进行预备时的过度手术切割产热,以及使用某些修复材料(如硅酸盐粘固剂、复合树脂)所致的化学刺激或微渗漏而引起。当牙髓组织发生严重的营养不良及退行性变性时,由于血液供应的严重不足,最终可发展为牙髓坏死,又称为渐进性坏死,多见于老年人。坏死的牙髓组织有利于细菌的定植,即所谓的引菌作用,因此,它比健康的牙髓更易于被细菌所感染。牙髓坏死如不及时进行治疗,病变可向根尖周组织发展,导致根尖周炎。

【临床表现】

1. 症状 患牙一般没有自觉症状,也可见有以牙冠变色为主诉前来就诊者。变色的原因是牙髓组织坏死后红细胞破裂致使血红蛋白分解产物进入牙本质小管。常可追问出自发痛史、外伤史、正畸治疗史或充填、修复史等。

2. 检查
(1)牙冠可存在深龋洞或其他牙体硬组织疾患,或是有充填体深牙周袋等。也可见有完整牙冠者。
(2)牙冠变色,呈暗黄色或灰色,失去光泽。
(3)牙髓活力测验无反应。
(4)叩诊阴性(－)或不适感(±)。
(5)牙龈无根尖来源的窦道。
(6)X线片显示患牙根尖周影像无明显异常。

【诊断要点】

1. 无自觉症状。

2. 牙冠变色、牙髓活力测验结果和 X 线片的表现。
3. 牙冠完整情况及病史可作为参考。

【鉴别诊断】

慢性根尖周炎：患有慢性根尖周炎的病牙也可无明显的临床自觉症状。有瘘管的慢性根尖周炎在进行临床检查时，可发现牙龈上有由患牙根尖来源的瘘管口。拍照 X 线片，若发现有根尖周骨质影像密度减低或根周膜影像模糊、增宽，即可以此作出鉴别诊断。

（四）牙髓钙化

当牙髓的血液循环发生障碍时，会造成牙髓组织营养不良，出现细胞变性，钙盐沉积，形成微小或大块的钙化物质。牙髓钙化（pulp calcification）有两种形式，一种是结节性钙化，又称作髓石，髓石或是游离于牙髓组织中、或是附着在髓腔壁上。另一种是弥漫性钙化，甚至可造成整个髓腔闭锁。后者多发生在外伤后的患牙，也可见于经氢氧化钙盖髓治疗或活髓切断术后的病例。

【临床表现】

1. 症状　髓石一般并不引起临床症状。个别情况出现与体位有关的自发痛，也可沿三叉神经分布区域放散，一般与温度刺激无关。
2. 检查
（1）患牙对牙髓活力测验的反应可异常，表现为迟钝或敏感。
（2）X 线片显示髓腔内有阻射的钙化物（髓石）或呈弥漫性阻射影像而致使原髓腔处的透射区消失。

【诊断要点】

1. X 线检查结果作为重要的诊断依据。
2. 需排除由其他原因引起的自发性放散痛的疾病后，且经过牙髓治疗后疼痛症状得以消除，方能确诊。
3. 有外伤或氢氧化钙治疗史者可作为参考。

当临床检查结果表明患牙是以其他可引起较严重临床症状的牙髓疾病（如牙髓炎、根尖周炎等）为主，同时合并牙髓钙化性病变时，则以引起牙髓症状的牙髓疾病作为临床诊断。

【鉴别诊断】

三叉神经痛　髓石引起的疼痛虽然也可沿三叉神经分布区域放射,但无扳机点。

主要与体位有关。用 X 线检查的结果可作为鉴别诊断的参考。而经诊断性治疗(牙髓治疗)后,视疼痛是否消失得以鉴别。

(五)牙内吸收

牙内吸收(internal resorption)是指正常的牙髓组织变为肉芽组织,其中的破牙本质细胞从髓腔内部开始吸收牙体硬组织,使髓腔壁变薄,严重者可造成病理性牙折。

牙内吸收的原因尚不明了,但多发生于受过外伤的牙、再植牙及作过活髓切断术或盖髓术的牙。

【临床表现】

1. 症状　一般无自觉症状,多在 X 线片检查时偶然发现。少数病例可出现自发性阵发痛、放散痛和温度刺激痛等牙髓炎症状。

2. 检查

(1)内吸收发生在髓室时,肉芽组织的颜色可透过已被吸收成很薄的牙体硬组织层而使牙冠呈现为粉红色。有时可见牙冠出现小范围的暗黑色区域。内吸收发生在根管内时,牙冠的颜色没有改变。

(2)患牙对牙髓测验的反应可正常,也可表现为迟钝。

(3)叩诊阴性(—)或出现不适感(±)。

(4)X 线片显示髓腔内有局限性不规则的膨大透影区域,严重者可见内吸收处的髓腔壁被穿通,甚至出现牙根折断线。

【诊断要点】

1. X 线片的表现作为主要依据。
2. 病史和临床表现作为参考。

第二节 根尖周组织疾病

一、概论及病因学

根尖周组织包括根尖部的牙槽骨、牙周膜和牙骨质。根尖周组织疾病（periapical diseases，简称根尖周病）是牙髓病的继发病。牙髓病变所产生的刺激，特别是牙髓中的感染通过根尖孔，作用于根尖周组织，引起根尖周病。病变主要表现为炎症，在机体抵抗力较强时，或经不彻底的治疗时，可转化为慢性炎症；当机体抵抗力低时，又可由慢性炎症转化为急性炎症。急性根尖周炎有剧烈的疼痛、肿胀，甚至伴有全身反应，使患者十分痛苦。慢性炎症的病理变化特点是骨质破坏，在根尖部破坏骨质的区域形成炎症肉芽组织，还可能存在脓灶。骨质破坏区逐渐增大，骨质也受到更多的破坏。这种慢性炎症灶可以成为病灶感染，引起远隔器官的疾病，对患者危害严重。

【根尖周组织解剖生理特点】

根尖周组织是牙齿根尖部的牙周组织。牙周组织与牙髓的联系在此处最为密切，是全身与牙髓联系的通道。营养牙髓的血运、牙髓的神经支配都要从根尖周组织通过根尖孔达牙髓中，同时牙髓的病变也通过根尖孔、蔓延到根尖周组织中。

（一）牙根尖解剖结构

牙齿的根尖部有根尖孔通向根尖周组织，这里不但有较粗大的主根管的根尖孔，并且还有许多侧支根管和通向根尖周组织的侧孔，使根尖部牙髓有来自根尖周丰富的血运，因而根尖部的牙髓对刺激有相对较强的耐受力；但是牙髓腔内的感染和其他刺激也容易通过这些通道扩散到根尖周组织。

（二）根尖周组织的血运供给

根尖周组织是牙周组织的一部分，牙周膜和牙槽骨的血运极为丰富，牙周膜的血管有三个来源：①通过牙槽骨的营养孔到达牙周膜；②齿槽动脉在进入根尖孔之前分支到牙周膜；③牙龈血管有分支到牙周膜。这些血管在牙周膜中吻合交叉成网状，对于增加根尖周组织的抗病能力和病变的修复能力是十分有利的。

（三）根尖周的神经支配

根尖周的神经主要来源于三叉神经的第二支和第三支,有粗纤维和细纤维,神经终末呈结节状、襻状、或游离神经纤维末梢。也有交感神经支配血管。根尖部牙周膜神经的功能主要为触觉,有精细的触觉感受器,从而能调节咀嚼压力,并且对疼痛能定位。

(四)根尖周牙周膜的功能

根尖周牙周膜主要有四种功能:①形成根尖部的牙骨质和牙槽骨,并能吸收和重建牙骨质和牙槽骨;②承受咀嚼力和缓冲外来的力量,以避免牙槽骨直接受力;③维持牙槽骨的代谢活力;④对外来刺激发出相应的组织学反应。

(五)牙槽骨对刺激的反应

牙槽骨是最可变的骨组织,在生理状态下,受咀嚼压力的部位往往有牙槽骨的吸收,而受牵引的一方则有骨质增殖。在处于病态时,牙槽骨因所受刺激的强弱而发生不同的反应。例如受感染的刺激,感染很强则可造成牙槽骨坏死;刺激较强则引起骨吸收;轻微的刺激引起骨质增生。这些反应还和机体的抵抗力有关,抵抗力较强的个体,抗病力较强,骨质的病理反应也较轻。

【病因学】

根尖周病继牙髓病而来,所以凡能引起牙髓病的因素都能直接或间接地引起根尖周病。

(一)感染

根尖周病的主要致病因素是牙髓和根管中的感染,包括细菌和细菌产物。过去认为根管内的组织液及其分解产物也是致病的刺激物,但近年来的研究结果表明,单纯的牙髓坏死在无菌情况下不引起根尖周病。同时还发现在有细菌存在的环境里,暴露的牙髓由于炎症而坏死,引起根尖区感染,而暴露牙髓保持无菌状态时,只发生轻微炎症,并可有牙本质桥形成。

关于根管内细菌的种类,20世纪50年代前由于未采用厌氧菌培养技术,只能从根管中分离出需氧菌和少数兼性厌氧菌,当时发现多数细菌是链球菌。60年代以后,采用严格的厌氧菌培养技术,发现根管内有大量的厌氧菌。有许多研究表明厌氧菌所占比例相当高,占根管内细菌的70%以上。有人从18例感染根管中共分离出88种细菌,其中83种为专性厌氧菌。在密封的根管中,专性厌氧菌占优势,在开放的根管中,则有较多的兼性厌氧菌和一些需氧菌。越靠近根尖取样培养,专性厌氧菌所占比例越大。专性厌氧菌中,产黑色素类杆菌尤其是其中的牙髓类杆菌对导致根尖周病起重要作用。有专性厌氧菌的细菌群比兼性厌氧菌细菌群引起更重的炎症。有研究发现,从急性根尖周炎的根管中分离出牙髓类杆菌,而慢性根尖周炎的根管中则不存在这种细菌。

定量分析的结果显示感染根管含细菌量为 108 个/g。在感染根管中有人认为不存在螺旋体,也有人观察到有螺旋体,但其数量低于 10%。目前尚未发现病毒。感染不但存在于主根管中,还存在于侧支根管和牙本质小管中,其深入牙本质小管的深度约为 0.25 mm。离根管口越近的地方,细菌入侵牙本质小管的深度也越深,而近根尖处则牙本质小管内的感染较表浅。

感染根管中的专性厌氧菌多为革兰阴性菌,其产物内毒素为脂多糖,是致病的主要物质。内毒素为非特异性弱抗原,不易被抗体中和,能激活补体系统,对中性粒细胞产生趋化作用。并能使肥大细胞分解和释放肝素和组织胺,组织胺使血管通透性增高,而且在内毒素和组织胺同时存在时,明显地抑制蛋白质的合成。内毒素能刺激巨噬细胞释放白细胞介素,还能激活 Hageman 因子,形成缓激肽,缓激肽是作用很强的疼痛介质,有疼痛症状时,根尖区内毒素的含量较高。

产黑色素类杆菌是根管中常见的病原菌,为革兰阴性菌,有荚膜和纤毛,有较强的抗吞噬作用和附着能力。骨和结缔组织的细胞间质为基质和胶原两种成分组成,产黑色素类杆菌能产生透明质酸酶和胶原酶,能同时破坏这两种成分,具有较强的破坏力。产黑色素类杆菌能合成磷酸脂酶,参与前列腺素介导骨吸收过程。它不但具有很强的致病力,对机体的防御系统还有很强的抵抗力。但是单独的产黑色素类杆菌不能引起化脓性感染,在其他细菌的协同作用下才引起弥散的化脓性感染。

感染根管中常见的革兰阳性细菌有链球菌、丙酸菌和放线菌,其细胞壁成分包括肽葡聚糖(peplidoglyans)和脂磷壁酸(lipoteichoicacids),能激活补体,并能刺激巨噬细胞和淋巴细胞。淋巴细胞释放淋巴毒素,如破骨细胞激活因子、纤维母细胞激活因子和前列腺素,与炎症和骨质破坏有关。

(二)创伤

创伤常常是引起急性根尖周炎的诱发因素。例如在慢性根尖周炎的基础上,患牙在受到碰撞、猛击的暴力时,常引起急性根尖周炎。创伤造成牙髓坏死或炎症时,如夹杂感染,即引起根尖周炎。此外,在进行牙髓治疗时,若操作不当,如扩大根管时用力过猛,使根尖周组织承担过重的压力;或将器械刺穿根尖孔损伤根尖周组织,根管充填时器械或根充物超出根尖孔,均能引起根尖周炎,预备根管时,器械穿过根尖孔不但造成机械刺激,同时还可能将感染带到根尖周区。

(三)化学刺激

在治疗牙髓病和根尖周病时，若使用药物不当，将造成化学性刺激，引起根尖周炎。在行牙髓失活时，封砷剂时间过长，药物继续作用在根尖周组织，引起炎症和坏死。在行牙髓塑化治疗时，将塑化剂导入根尖周区，或选择适应证不当，对根尖孔粗大的患牙做塑化治疗，使塑化剂由粗大的根尖孔流失到根尖区，塑化剂刺激根尖周组织引起炎症。根管治疗时，使用强刺激的消毒剂封入根管，并使其作用穿过根尖孔，例如用蘸有甲醛甲酚合剂饱和棉捻充满在根管内的封药法，便会有甲醛穿出根尖孔，激发根尖周炎。

操作不当时，往往造成多因素的刺激，如机械预备根管使根尖孔被扩大，器械损伤根尖周组织，并可将感染带出根尖孔，这时若再于根管内封入强烈消毒剂，就使根尖周组织承受了感染和化学刺激与机械刺激，这种复杂的刺激因素造成的炎症较难治愈。

（四）免疫学因素

根尖周组织被牙槽骨所包围，虽然血运丰富，且根尖周有较多的血运循环，但这一道硬组织屏障也可以作为抗原长期停留的区域。由于咀嚼压力的影响，使少量抗原进入到淋巴或血循环中，激发抗体的形成以及局部淋巴结产生淋巴细胞，同时也使根尖周组织致敏，逐渐产生病变。微生物及其成分作为抗原与机体之间的相互作用即构成免疫学反应，根尖周病的组织反应基本体现了免疫学现象。

除微生物及其产生的毒素可以作为抗原外，在牙髓治疗中一些常用的低分子化学药物，如酚类、醛类等可以成为半抗原，这些药物在体内与组织内的蛋白质结合成为全抗原，激发引起变态反应，产生过敏性炎症。此外根管充填用的氧化锌、预备根管用的 EDTA 和过氧化氢，局部麻醉剂以及抗生素（特别是青霉素）都有可能引起变态反应。

二、分类、临床表现及诊断

（一）急性根尖周炎

【病理变化】

急性根尖周炎的初期，表现为浆液性炎症变化，即牙周膜充血，血管扩张，血浆渗出形成水肿。这时根尖部的牙槽骨和牙骨质均无明显变化。炎症继续发展，则发生化脓性变化。有多核白细胞溢出血管，浸润到牙周膜组织中。牙周膜中的白细胞被细菌及其产生的毒素所损害而坏死，坏死的细胞溶解、液化后形成脓液。脓液最初只局限在根尖孔附近的牙周膜中，炎症细胞浸润主要在根尖附近牙槽骨的骨髓腔中。若炎症继续发展,则迅速向牙槽骨内扩散,脓液通过骨松质达牙槽骨的骨外板,并通过骨密质上的营养孔而达到骨膜下;脓液在骨膜下积聚达到相当的压力时,才能使致密结缔组织所构成的骨膜破裂,然后脓液流注于黏膜之下,最后黏膜破溃,脓液排除,急性炎症缓解,转为慢性炎症。当机体抵抗力减低、或脓液引流不畅时,又会发展为急性炎症。

急性根尖周炎的发展过程,大多按上述规律进行,但并非都是如此典型。当脓液积聚在根尖附近时,可能有三种扩散途径。

1. 通过根尖孔经根管从龋洞排脓　这种排脓方式对根尖周组织的损伤最小,但是只有根尖孔粗大且通畅以及龋洞开放的患牙才容易循此通路扩散;或者在脓液尚未扩散到牙槽骨骨松质时,经开髓、拔髓的治疗措施,促使脓液由此通路排出。

2. 通过牙周膜从龈沟或牙周袋排出　这种情况多发生在有牙周病的患牙,因根尖脓灶与牙周袋接近,脓液易突破薄弱的牙周膜从此途径排出;常造成牙周纤维破坏,使牙齿更加松动,最后导致牙齿脱落,预后不佳。儿童时期乳牙和年轻恒牙发生急性根尖周炎时,脓液易沿牙周膜扩散由龈沟排出,但是因处于生长发育阶段,修复再生能力强,且不伴有牙周疾病,当急性炎症消除并经适当的治疗后,牙周组织能愈合并恢复正常。

3. 通过骨髓腔突破骨膜、黏膜向外排出　这种排脓方式是急性根尖周炎最常见的典型发展过程,脓液必然向较薄的骨壁突破,破口的位置与根尖周组织解剖学的关系密切。一般情况上颌前牙多突破唇侧骨板及相应的黏膜排脓。上颌后牙则颊根尖炎症由颊侧排脓,腭根由腭侧突破。下颌牙齿多从唇、颊侧突破。牙根尖弯曲时,排脓途径变异较大。脓液突破骨膜后,也可以不突破口腔黏膜而是皮下突破颌面部皮肤排脓。下面是几种可能发生的排脓途径。

(1)穿通唇、颊侧骨壁　唇、颊侧的骨壁较薄,脓液多由此方向穿破骨的外侧壁在口腔前庭形成骨膜下脓肿、黏膜下脓肿,破溃后排脓于口腔中。破溃于口腔黏膜的排脓孔久之则形成瘘管,叫做龈瘘。有少数病例不在口腔内排脓,而是穿通皮肤,形成皮瘘。下切牙有时可见在相应部位下颌骨的前缘穿通皮肤;上颌尖牙有时在眼的内下方穿透皮肤形成皮瘘。

(2)穿通舌、腭侧骨壁　若患牙根尖偏向舌侧,则脓液可由此方向穿破骨壁及黏膜,在固有口腔内排脓。上颌侧切牙和上颌磨牙的腭根尖常偏向腭侧,这些牙的根尖脓肿多向腭侧方向扩张。但腭黏膜致密、坚韧,脓肿不易自溃。下颌第三磨牙舌侧骨板较薄,因此脓液常从舌侧排出。

(3)向上颌窦内排脓多发生于低位上颌窦的患者,上颌双尖牙和上颌磨牙的根尖可能突出在上颌窦中，尤其是上颌第二双尖牙和上颌第一、二磨牙。不过这种情况较为少见，如果脓液排入上颌窦时，会引起上颌窦炎。

(4)向鼻腔内排脓 这种情况极为少见，只有上中切牙的牙槽突很低而牙根很长时，根尖部的脓液才能穿过鼻底沿骨膜上升，在鼻孔内发生脓肿并突破鼻黏膜排脓。

排脓孔久不愈合，特别是反复肿胀破溃者，在急性根尖周炎转为慢性时，便形成瘘管。瘘管的位置多在患牙根尖的相应部位，但有时也可以出现在远离患牙的其他牙齿的根尖部，有的瘘管还可以出现在近龈缘处，或与患牙相邻缺失牙的牙槽嵴处。

急性根尖周炎的组织学观察在镜下可见根尖部牙周组织中显著充血，有大量渗出物渗出，并伴有大量中性粒细胞浸润。在脓肿的边缘区内可见有巨噬细胞、淋巴细胞集聚，周围有纤维素沉积形成包绕屏障。当脓液到达骨膜下时，局部有较硬的组织浸润块。脓液从骨质穿出后，相应部位的软组织出现肿胀，即疏松结缔组织发生炎症，称为蜂窝组织炎。如上切牙可引起上唇肿胀；上颌双尖牙及磨牙可引起眶下、面部胀肿；下颌牙齿则引起颏部、下颌部胀肿；有时下颌第三磨牙的根尖周化脓性炎症可引起口底蜂窝组织炎。

【临床表现】

急性根尖周炎是从根尖周牙周膜有浆液性炎症反应到根尖周组织的化脓性炎症的一系列反应过程，由轻到重，由小范围到大范围病变的连续过程，实际上在病程发展到高峰时，已是牙槽骨的局限性骨髓炎，严重时还将发展为颌骨骨髓炎。病损的进行虽然为一连续过程，但由于侵犯的范围不同，可以划分为几个阶段。每一不同发展阶段都有基本的临床表现，可以采用不同的治疗措施以求取得良好的效果。

1. 急性浆液期(急性浆液性根尖周炎) 这一阶段常表现为一短暂时期，如果接受适当治疗，则急性炎症消退，症状缓解。否则炎症很快即发展为化脓性炎症。开始，只在咬𬌗时患牙有轻微痛，患者反映咬紧患牙时，能缓解疼痛。这是因为咬𬌗压力暂时将充血血管内的血液挤压出去之故。但很快即发展为持续性的自发性钝痛，咬𬌗时不能缓解而是加重疼痛，因为这时牙周膜内充血和渗出的范围广泛，牙周间隙内的压力升高，咬𬌗时更加大局部压力而疼痛。自觉患牙有伸长感，咬𬌗时即有疼痛。

2. 急性化脓期(急性化脓性根尖周炎或急性牙槽脓肿) 急性牙槽脓肿可根

据脓液集中的区域再划分为三阶段。

(1)急性根尖脓肿　由于根尖部牙周间隙内有脓液聚集,得不到引流,故有剧烈疼痛。患牙的伸长感加重,以至咬𬌗时首先接触患牙,并感到剧痛,患者更加不敢对𬌗。患牙根尖部黏膜潮红,但未肿胀,扪时痛。所属淋巴结可以扪及,有轻微痛。全口牙列除下颌切牙及尖牙影响颏淋巴结外,其他牙齿均影响颌下淋巴结。

(2)骨膜下脓肿　由于脓液已扩散到骨松质,且由骨松质内穿过骨壁的营养孔,在骨膜下聚集,骨膜是致密、坚韧的结缔组织,脓液集于骨膜下便产生很大压力,患者感到极端痛苦,为持续性、搏动性跳痛。病程发展到此时,疼痛达最高峰,患者感到难以忍受。患牙浮起、松动,轻触患牙时,如说话时舌、颊接触患牙亦感到疼痛。牙龈表面在移行沟处明显红肿,移行沟变平,有明显压痛及深部波动感。所属淋巴结肿大,压痛。因颌面部形成蜂窝组织炎而肿胀,引起面容的改变。病情发展到这一阶段,逐日加剧的疼痛,影响到睡眠及进食,患者呈痛苦面容,精神疲惫。此时多伴有全身症状,白细胞增多,计数多在1万~1.2万/mm。体温升高达38℃左右。若白细胞、体温继续升高,则应考虑并发颌骨骨髓炎或败血症。

(3)黏膜下脓肿　如果骨膜下脓肿未经切开,在脓液压力加大时可穿透骨膜流到黏膜下。由于黏膜下组织较松软,脓液达黏膜下时的压力大为减低,疼痛也随之减轻,患牙的松动度和咬𬌗痛也明显减轻。这时所属淋巴结仍可扪及,有压痛。白细胞计数和体温升高也有所缓解。

【诊断】

主要根据症状,患牙多有牙髓炎病史,叩诊患牙时疼痛较剧烈,温度试验或电活力试验患牙无反应或极为迟钝。若为牙髓炎合并急性根尖周炎时,则兼有牙髓炎和根尖周炎的症状,如温度刺激引起疼痛,同时叩诊疼痛较重。

若为急性化脓性根尖周炎诊断则主要根据疼痛的程度;患牙多有松动而不存在牙周袋,有触痛、浮起;根尖部牙龈潮红或有黏膜下脓肿,扪及根尖肿胀处疼痛、并有深部波动感;叩诊时轻叩即引起疼痛;一般牙髓已失去活力等。

【治疗原则】

治疗原则是消除急性炎症以缓解疼痛,然后采用根管治疗或牙髓塑化治疗。这时消除急性炎症的措施为可开髓、拔髓,使渗出液通过根尖孔沿根管引流,开放根管。同时给予抗生素或其他全身消炎药物,以及维生素支持疗法。

若为骨膜下脓肿或黏膜下脓肿,开放根管已不足以使脓液排出,故还应切开脓肿处的骨膜或黏膜以引流。为了减轻咬𬌗痛,可磨低对颌牙尖。一般在1~2日后复诊,最好在切口未愈合前进行根管治疗或牙髓塑化治疗。

急性根尖周炎从浆液期到化脓期的三个阶段是一连续的发展过程,是移行过渡的,不能截然分开,只能相对地识别这些阶段,选用对应的消炎措施。例如骨膜下脓肿的早期,也可能是根尖脓肿的晚期,如未发现明显的深部波动感时,则不应采用切开引流的治疗法,还应尽量采用从根管引流的方法。此外,在急性根尖周炎的各阶段都可采用超短波治疗以辅助消除急性炎症。但是在脓肿切开的当天,不论是切开前还是切开后都不能施行超短波治疗,以免因组织高度充血而发生出血不止的情况。

急性根尖周炎可以由牙髓病继发而来,也可以由慢性根尖周炎转化而来,后者又称为慢性根尖周炎急性发作。二者的鉴别主要依靠X线检查,由慢性根尖周炎转化来的,在X线像上可见根尖部有骨质疏松区;多有反复肿胀的历史;疼痛的剧烈程度略轻。慢性根尖周炎急性发作的治疗原则与急性根尖周炎同。

(二)慢性根尖周炎

慢性根尖周炎多无明显的自觉症状,有的病例可能在咀嚼时轻微痛,有的病例则无任何异常感觉。有的病例在身体抵抗力降低时易转化为急性炎症,因而有反复疼痛、肿胀的病史。

【病理变化】

由于根管内存在感染和其他病源刺激物,根尖孔附近的牙周膜发生慢性炎症反应,主要表现为根尖部牙周膜的炎症,并破坏其正常结构,形成炎症肉芽组织。在肉芽组织的周围分化破骨细胞,并逐渐吸收其邻近的牙槽骨和牙骨质。炎症肉芽组织中有大量淋巴细胞浸润,同时成纤维细胞也增多,这种反应也可以看作是机体对抗疾病的防御反应。慢性炎症细胞浸润可以吞噬侵入根尖周组织内的细菌和毒素;成纤维细胞也可以增殖产生纤维组织,并常形成纤维被膜,防止和限制感染及炎症扩散到机体的深部。但是这种反应不能达到彻底消除根管内的病源刺激物,因根管内的血运早已断绝。慢性炎症反应可以保持相对稳定的状态,并可维持较长时间;当身体抵抗力较强或病源刺激物的毒力较弱时,则肉芽组织中的纤维成分增加,可以在肉芽组织的周围形成被膜;牙槽骨吸收也暂时停止;甚至可以产生成骨细胞,在周围形成新生的骨组织,原破坏的骨组织有所修复,病变区缩小。相反,当身体抵抗力降低,或病源刺激物的毒力增强时,则肉芽组织中的纤维成分减少,炎症成分增多,产生较多的破骨细胞,造成更大范围的骨质破坏,骨质破坏的地方为炎症肉芽组织取代。由于炎症肉芽组织体积增大,从血运来的营养难以达肉芽组织的中心部,在根尖孔附近的肉芽组织可发生坏死、液化,形成脓腔,成为慢性脓肿。发育期间遗留的牙周上皮剩余,经慢性炎症刺激,可以增殖为上皮团块或上皮条索。较大的上皮团的中心由于缺乏营养,上皮细胞发生退行性变、坏死、液化,形成囊肿。

概括以上所述,慢性根尖周炎的主要病理变化是根尖周有炎症组织形成,破坏牙槽骨。这种组织变化过程不是单一的破坏,是破坏与修复双向进行的,但是如果不清除病源刺激物,则虽有骨质修复过程,根尖病变区只能扩大、缩小交替进行,不能完全消除。

另外,在身体抵抗力强的患者,患牙接受的刺激又极微弱时,根尖部牙槽骨不发生吸收,而是增殖在局部形成围绕根尖周的一团致密骨,称为致密性骨炎。

1. 根尖肉芽肿　根尖肉芽肿是根尖周受到来自感染根管的刺激产生的一团肉芽组织。镜下可见有坏死区,肉芽组织中有慢性炎症细胞浸润,主要是淋巴细胞和浆细胞,成纤维细胞也增多。毛细血管在病变活动时增多,接近纤维化时减少。肉芽组织的周围常有纤维被膜,被膜与牙周膜相连。

肉芽肿的形成与从根尖孔、侧枝根尖孔来的感染刺激紧密相关,因而可发生在与这些部位相应的地方,可发生在根尖,也可以发生在根侧,磨牙可以发生在根分叉处。

2. 慢性根尖脓肿(慢性牙槽脓肿)　慢性根尖脓肿可以由根尖肉芽肿转化而来,也可由急性牙槽脓肿转化而来。肉芽肿中央的细胞坏死、液化,形成脓液,脓液中多是坏死的多形核细胞。肉芽组织周围缺乏纤维被膜。

慢性牙槽脓肿有两型,即有瘘型和无瘘型。无瘘型在临床上难以和根尖肉芽肿鉴别,有瘘型则有瘘管与口腔黏膜或颌面部皮肤相通连。

瘘管可能是急性牙槽脓肿自溃或切开后遗留的,也可能是根尖部脓液逐渐穿透骨壁和软组织而形成的。瘘管壁有上皮衬里,上皮可来源于肉芽肿内的上皮团,也可由口腔黏膜上皮由瘘管口长入。上皮下的结缔组织中有大量炎症细胞浸润。

3. 根尖囊肿　根尖囊肿可以由根尖肉芽肿发展而来,也可由慢性根尖脓肿发展而来。在含有上皮的肉芽肿内,由于慢性炎症的刺激,上皮增生形成大团块时,上皮团的中央部得不到来自结缔组织的营养,因而发生变性、坏死、液化,形成小的囊腔。囊腔中的渗透压增高,周围的组织液渗入,成为囊液。囊液逐渐增多,囊腔也逐渐扩大。肉芽组织内的上皮也可以呈网状增殖,网眼内的炎症肉芽组织液化后形成多数小囊肿,小囊肿在增大的过程中互相融合,形成较大的囊肿。

囊肿也可由慢性脓肿形成,即脓肿附近的上皮细胞沿脓腔表面生长,形成腔壁的上皮衬里而成为囊肿。根尖囊肿由囊壁和囊腔构成,囊腔中充满囊液。囊壁内衬以上皮细胞,外层为致密的纤维结缔组织,囊壁中常有慢性炎症细胞浸润。囊液为透明褐色,其中含有含铁血黄素;由于含有胆固醇结晶漂浮其中而有闪烁光泽。囊液在镜下直接观察时,可见其中有很多菱形或长方形的胆固醇结晶,是从上皮细胞变性分解而来。

由于慢性炎症的刺激,引起细胞变性、坏死,囊液中含有这些内容而使渗透压增高,周围的组织液渗透入囊腔中;囊腔内液体增加的同时,囊腔也逐渐增大。囊肿增大的压力压迫周围牙槽骨,使其吸收,同时在颌骨的外表则有新生骨质补充,因此有些较大的囊肿往往在表面膨隆处尚有较薄的一层骨质。囊肿再增大时,最终可使其周围某一处骨壁完全被吸收而长入软组织中,这时囊肿就会发展很快。由于囊肿的发展缓慢,周围骨质受到这种缓慢刺激而形成一种致密骨板。

从慢性根尖脓肿发展而来的囊肿囊液中含有脓液,较为混浊。根尖囊肿可以继发感染,形成瘘管,或表现为急性炎症。

4. 致密性骨炎　致密性骨炎表现为根尖周局部骨质增生,骨小梁的分布比周围的骨组织更致密些。骨髓腔极小,腔内有少许纤维性的骨髓间质,纤维间质中仅有少量的淋巴细胞浸润。有时硬化骨与正常骨组织之间并无明显分界。

【临床表现】

慢性根尖周炎一般无自觉症状,由于是继发于牙髓病,且有些病例可转化为急性炎症,故多有牙髓病史、反复疼痛,或有反复肿胀史。患牙多有深龋洞、无探痛,牙体变为暗灰色、有瘘型慢性根尖脓肿在相应根尖部有瘘管,有时瘘管口呈乳头状,瘘管也可出现在离患牙较远的地方。大的根尖囊肿在患牙根尖部有半球形膨隆,黏膜不红,扪时不痛,有乒乓球感。有的患牙在咀嚼时有不适感。

【诊断】

诊断慢性根尖周炎是根据有反复疼痛、肿胀的病史、牙体变色、牙髓失去活力或反应极其迟钝,或已出现瘘管或局部无痛膨隆等临床表现时,比较容易作出诊断。但是要辨别属于何种类型则较困难,从X线像所显示根尖透射区形貌的特点可以鉴别。

根尖肉芽肿在X线片的特点是:根尖部有较小的、规则的圆形或椭圆形透射区,边界清晰,周围骨质影像正常或略致密,透射区的直径一般不超过0.5 cm。肉芽肿和小囊肿在X线像上不易区别,若透射区周围有致密骨形成的白线,且透射区与非透射区的色度反差大,则应怀疑为小囊肿;若开髓时有囊液从根尖孔引流出来则可证实为囊肿。慢性根尖脓肿除可能发现瘘管外,在X线像片上的影像也有其特点,透射区边界不清,形状不规则,透射区周围的骨质影像模糊,因为周围骨质有进行性破坏的缘故。根尖囊肿在X线片上的影像一般范围较大(其直径超过1 cm),为圆形,边界清楚有白线围绕。除X线上的表现外,大囊肿可见相应部位有半球形隆起,扪时不痛,有乒乓球感。

X线诊断慢性根尖周炎时,必须结合临床症状及其他诊断指标才能和那些非根尖周炎的根尖区病损鉴别,例如非牙源性的颌骨内囊肿和其他肿物,在X线像上呈现与各型慢性根尖周炎极为相似的影像,这些病损与慢性根尖周炎的主要鉴别是牙髓活力正常,缺乏临床症状,并且仔细观察时可见根尖区牙周间隙与其他部位的牙周间隙呈连续的、规则的黑线影像。根旁囊肿时,囊肿的透射影像与侧支根管感染造成的慢性根尖周炎者极为相似,但患牙牙髓活力正常。有些解剖结构,如颏孔、门齿孔等,其影像易与相应部位牙齿的根尖区重叠,但是这些牙齿牙髓活力正常,牙周间隙影像连续、规则。

【治疗】

治愈根尖周病的主要原理是消除病源刺激物,促使根尖周组织愈合、恢复健康。根尖周炎主要的病源刺激物来自感染根管,因此消除根管内的感染,是治愈根尖周病的首要条件。由于牙髓坏死,根管内已失去血液及淋巴循环,为一储存坏死组织、感染物质的死腔,不能为机体的自身免疫能力所消除,故必须依靠相应的治疗措施才能除去病源。根尖周骨质的破坏、肉芽组织的出现可以看作是机体对抗病源的防御性反应,但是这种反应不能消除病源,只能相对地防止感染的扩散。一旦病源被除去后,病变区的炎症肉芽组织即转化为纤维结缔组织,从而修复已破坏的牙槽骨和牙骨质,并使牙周膜重建。消除病源的措施目前有多种方法,概括而言主要是:①清创的原则,以根管治疗为代表,彻底清除感染根管内的有害物质,封闭死腔(防止再感染),达到消除病源的目的;②无害化原则,以牙髓塑化治疗为代表,将根管内的感染物质用塑化剂使其塑料化而固定、包埋在根管中,成为无害物质,同样达到消除病源的目的。

在消除病源的前提下,病变才有可能治愈。病变是否能被修复,还受一些因素的影响,病变的性质、病变范围及部位、患者年龄和全身健康情况等都与病变的愈合有密切关系,因此制订治疗方案时,必须考虑这些因素,采取相应的措施才能治疗成功。破坏范围较小的、局限于根尖部的病变，预后较好，采用根管治疗或牙髓塑化治疗均易取得成功的效果。病变范围较大、发生在根分叉处者，预后较差。较大的根尖囊肿，单纯的根管治疗或牙髓塑化治疗是难以治愈的，一般应加用根尖外科手术除去病变才能成功。全身健康不佳的患者在治疗时容易并发急性炎症，治疗后病变愈合慢或恢复较困难，治疗时应加以注意。如果患有风湿病或神经、眼、心脏等疾病而怀疑患牙病变为病灶时，应当即时拔除患牙，以免造成病灶感染的蔓延。另外，对于病变严重破坏牙槽骨，或牙冠严重破坏而难以修复者，则应拔除患牙。

慢性根尖周炎或急性根尖周炎消除急性炎症后的治疗方法主要为根管治疗和牙髓塑化治疗，病变大的或久治不愈的病例还可以附加根尖手术治疗。

第三节 牙髓病及根尖周病的治疗方法

一、活髓保存治疗

(一) 间接盖髓术

【原理】

间接盖髓术（indirect pulp capping）的原理是用具有保护和治疗作用的药物、材料（盖髓剂），使因深龋或其他牙体疾病所致的牙髓充血或可复性牙髓炎恢复正常。

【适应证】

1. 深龋或其他牙体疾病，伴有牙髓充血或可复性牙髓炎的患牙。
2. 深龋和其他牙体缺损，在备洞时洞底近髓且患牙感觉极敏感者。
3. 牙冠折断在牙本质深层而未露髓的患牙。

【操作步骤】

1. 按常规制备窝洞，温水冲洗。
2. 隔离唾液，棉球擦干窝洞。

3. 放置盖髓剂　深龋伴牙髓充血的窝洞，用氧化锌丁香油糊剂密封即可。如果窝洞或折断面近髓，在最近髓处放置少量氢氧化钙制剂，再以氧化锌丁香油糊剂封闭窝洞，或用聚羧酸锌水门汀涂覆断面。

4. 10天到2周后复诊，如无症状，换永久充填。无牙髓症状的近髓龋洞也可在盖髓剂上方直接用磷酸锌水门汀垫底，做永久充填。

【注意事项】

1. 窝洞近髓或有可疑穿髓点的部位，切勿探入和加压。

2. 2周内如出现自发痛则做进一步的牙髓治疗。2周后症状减轻，但仍有遇冷不适者可继续观察2周。如症状不改善或加重，则改作进一步的牙髓治疗。

3. 深龋与慢性闭锁性牙髓炎鉴别诊断不明确时，也可用氧化锌丁香油糊剂暂封，根据症状改变的动向辅助诊断。

【术后组织变化和疗效判断】

成功的间接盖髓术后，充血状态的牙髓恢复正常，洞底近髓处造牙本质细胞增生并开始形成修复性牙本质（约在术后30天左右），100天后修复性牙本质可形成约0.12 mm。如果牙髓的充血状态不能恢复正常，则会发展为慢性牙髓炎或发生急性牙髓炎，均为失败的病例。

治疗后6个月和1年复查，患牙无自觉症状，功能良好。临床检查无异常所见，牙髓活力正常（与对照牙比较），X线片示根尖周组织正常，则为成功病例。

（二）直接盖髓术

【原理】

直接盖髓术（direct pulp capping）的原理是在严密消毒条件下，用药物覆盖牙髓的意外露髓孔，以防止感染，保存牙髓活力；还可能诱导造牙本质细胞形成修复性牙本质，封闭露髓孔。

【适应证】

1. 治疗牙体疾病制备窝洞时的意外穿髓，单面洞或龈壁有足够宽度的复面洞，穿髓孔直径在1 mm以内者。

2. 年轻恒牙外伤露髓者。

【操作步骤】

1. 去净腐质,隔离唾液。
2. 用75%乙醇或2.5%氯亚明消毒窝洞,棉球擦干。
3. 穿髓孔处放置少量新配制的氢氧化钙糊剂,其上方以氧化锌丁香油糊剂密封。牙冠折断的露髓牙需先作带环,以利盖髓剂固位。
4. 2周后如无症状,牙髓活力正常,则保留紧贴洞底的暂封物,上方以磷酸锌水门汀垫底,然后做永久性充填。

【注意事项】

1. 治疗中注意无菌操作,尽量减少对髓腔的压力和温度刺激。
2. 术后可酌情投用全身消炎药物。
3. 术前、术后和定期复查时均应测试并记录牙髓活力,如发生牙髓炎或牙髓坏死则及时作进一步的牙髓治疗。
4. 重度磨损或老年人的患牙,意外穿髓时不宜作直接盖髓术。

【术后组织变化和疗效判断】

意外露髓的牙髓组织,因治疗前无炎症,修复愈合较好。首先在露髓处有血块形成,以后血块机化,下方造牙本质细胞形成牙本质基质,矿化后形成牙本质桥(dentin bridge)将穿髓孔封闭。这种矿化组织一般在术后100天左右形成,其下方牙髓组织正常。如果盖髓剂为氢氧化钙制剂,则在其下方出现一层凝固坏死层,下方牙髓组织中造牙本质细胞新生。约3~6个月后,可有牙本质桥封闭穿髓孔,其余部分牙髓组织正常这些均为成功病例的修复情况。

但是,牙本质桥的出现并不代表牙髓组织完全正常。部分病例中经过直接盖髓治疗后的牙髓,无论术前是否有炎症,都可以发展为慢性牙髓炎;有的可能变为肉芽组织,并可引起牙内吸收;也有的引起牙髓退行性变,钙变,甚至发生渐进性坏死。这些都是治疗失败的病例。

术后1年复查,如果患牙无自觉症状,功能良好,临床检查无异常表现,牙髓活力正常(与对照牙比较),X线片见根尖周组织正常,穿髓孔处有或无,或有部分牙本质桥形成,均可列为治疗成功的病例。

(三)活髓切断术

【原理】

活髓切断术(vital pulpotomy)的原理是在严密消毒条件下,切除有局限病变的冠髓,断髓创面用盖髓剂覆盖以防止根髓感染;并诱导修复性牙本质形成,封闭根管口,以保存根髓的活力和功能,使患病的年轻恒牙根尖继续发育形成。

【适应证】

1. 外伤露髓而不宜做盖髓治疗的年轻恒牙。
2. 年轻恒牙早期或局部性牙髓炎。
3. 不具备盖髓条件的意外穿髓患牙。

【操作步骤】

1. 局部麻醉,要求效果确实,必要时可辅以髓腔内麻醉。
2. 去净腐质,常规制备窝洞并清洗,用75%乙醇消毒窝洞。
3. 橡皮障或棉卷隔湿,用2.5%碘酊和75%乙醇消毒牙面。
4. 用消毒牙钻扩大穿髓孔,揭除髓室顶。
5. 用锐利挖匙由根管口或低于根管口处切除冠髓,前牙在相当于牙颈部水平切除冠髓。
6. 用温热生理盐水冲洗髓腔,棉球吸干。如出血不止,用0.1%去甲肾上腺素棉球止血。
7. 将新鲜调制的盖髓剂放置根髓断面,氧化锌丁香油糊剂密封。
8. 2~4周后复诊,无自觉症状、无叩痛、牙髓活力正常或略低于对照牙,则可去除大部分暂封剂,磷酸锌水门汀垫底后做永久充填;也可在断髓后当时垫底和做永久充填。
9. 年轻恒前牙,在术后6个月、1年和2年复查时,如根尖部已形成,则改根管充填。

【注意事项】

1. 结合年龄和全身情况,严格选择适应证;年轻恒患牙可适当放宽选择。
2. 严格无菌操作。
3. 去髓室顶和切断冠髓时,切忌压碎和撕裂根髓。

4. 术中避免温度刺激,严防加压。

5. 术后3天仍有明显自发痛和叩痛,应改做根管治疗。

【术后组织变化和疗效判断】

成功的活髓切断术后,牙髓创面可出现暂时的炎症,盖髓剂(氢氧化钙制剂)下方可有程度不同的凝固坏死层。2周后炎症逐渐消退,断面血块机化形成肉芽组织和瘢痕组织;造牙本质细胞向创面聚集,可形成牙本质桥封闭根管口,根髓组织正常。

如果术后牙髓内有持续的轻度感染存在,日后根髓内可发生营养不良性矿化,甚至发生根管闭塞。如果根髓内发生了急性炎症、化脓、坏死或者长期慢性炎症,根髓成为充血性肉芽组织,出现根管侧壁牙本质吸收,均为治疗失败病例。

治疗后6个月和1年,2年复查,患牙无自觉症状,功能良好;临床检查无异常所见,牙髓活力正常或迟钝;X线片可见根管口处有牙本质桥形成,根管正常或闭塞而根尖周组织正常,则为成功病例。

二、感染牙髓的治疗

(一)开髓术与拔髓术

【原理】

开髓术(access openings)是用机械方法钻开髓腔,以解除牙髓疾病时髓腔内压力增高产生的剧烈疼痛,并为牙髓药物失活准备封药的部位;拔髓术(pulp extirpation)是在开髓术之后,用根管器械除去全部牙髓、清除病源刺激物,并为下一步各类牙髓治疗做髓腔准备。

【适应证】

1. 急性牙髓炎和急性根尖周炎的应急处理。
2. 各型牙髓病和根尖周病治疗的第一个步骤。

【开髓部位与髓腔入口洞形】

根据各组牙齿的髓腔解剖形态,选择距髓腔最近处钻入;髓腔入口的洞形既要充分暴露髓腔又不破坏过多的牙体组织。

1. 上前牙组一般只有一个根管,髓腔与根管分界不明显,根管较粗大。除侧切牙根尖部向远中或舌侧弯曲外，其余根管大多无明显弯曲。髓角包含在发育叶内。根管的横断面为钝三角形，髓腔膨大部分在牙颈部近舌隆突处。从舌面窝中央近舌隆突处，垂直于舌面的方面钻入，穿通髓腔后，改成平行于牙长轴方向扩展成底朝切缘、尖朝牙颈部的圆钝三角形。注意及时改变钻针的方向，避免磨去过多的髓腔唇侧壁。应充分暴露近、远中髓角。

2. 上第二双尖牙为一个扁根管。开髓时用细裂钻从𬌗面中央钻入，达牙本质后沿颊舌方向移动，从一侧髓角穿入髓腔，再扩向另一侧，形成颊舌径长，近远中径短的长椭圆形入口。注意钻针方向与牙长轴一致，避免在牙颈部近远中方向侧穿。髓顶应去净，不要将2个髓角处的穿髓孔误认为根管口。

3. 下前牙组冠根形状同上前牙组，但体积小，牙齿直立在齿槽窝内，多为单根管，少数下前牙有两个根管。牙颈部处的根管横断面近远中径非常窄。开髓时用细裂钻，从舌面中央平行于牙长轴方向钻入。进髓腔后形成一个切龈径长、近远中径窄的椭圆形入口。注意钻针方向，切勿近远中偏斜，以免牙颈部侧穿。

4. 下双尖牙组下双尖牙的牙冠向舌侧倾斜，多为1个根管，少部分牙有2个根管。开髓时，从𬌗面中央窝偏颊侧处钻入，以平行于牙长轴的方向扩展成颊舌径略长的椭圆形入口。注意钻针钻入的位置要偏颊侧，避免从舌侧穿刺。

5. 上第一双尖牙分为颊舌二根，牙冠的近、远中径向颈部缩窄，牙根颈部横断面呈椭圆形，颊舌径明显大于近远中径。

6. 上磨牙组上磨牙有3个根，颊侧2根较细小，腭根较粗大。一般在每个牙根中有1个根管，但近中颊根较扁，有时出现2个根管。牙颈部的近、远中径缩窄，尤其是远中面向颈部收缩更为明显。从颈部的横断面可见3个根管口，排列成三角形。开髓时，由中央窝钻入，到牙本质后，钻向颊侧和近中舌尖方向移动，从近中舌髓角进入髓腔，沿三个髓角的方向扩展成底朝颊侧，尖朝舌侧近中的圆角长三角形。注意钻针勿向近、远中方向倾斜，避免牙颈部侧穿。

7. 下磨牙组下磨牙一般有2个根，即近中根与远中根。近中根较扁，往往含有颊、舌2个根管。远中根较粗，多只有一个粗大的根管，少数病例也有2个根管。牙冠向舌侧倾斜，髓腔亦偏向颊侧。下第二磨牙牙根有时在颊侧融合，根管在融合处也彼此通连，在颈部横断面根管呈"U"字形。开髓时，由𬌗面中央偏颊侧钻入，沿近、远中和颊舌方向扩展，从一侧髓角进入髓腔，沿各髓角位置扩展为近远中径长，颊舌径短的圆角长方形，约在牙冠颊侧的中1/3部位。注意钻入的位置不要偏舌侧，避免发生舌侧颈部侧穿。

【无痛术】

1. 麻醉法

(1)局部浸润及传导阻滞麻醉,但不需麻醉腭神经或舌神经。

(2)牙髓内注射用作上述麻醉效果欠佳时的追加麻醉,适于髓腔已有穿孔或外伤露髓的病例。将装有 0.5 ml 麻醉剂的注射器由穿孔处插入,慢慢加压注入牙髓腔内。注射时阻力大,且有部分麻醉剂从穿孔处流出。

2. 失活法(见干髓术)。

【操作步骤】

1. 开髓用高速涡轮钻,根据该患牙的开髓部位、髓腔入口洞形和龋坏的部位进钻。同时注意钻针进入的深度、方向和进入髓腔时的落空感;

2. 确定穿髓后,改用圆钻提拉去除髓室顶。必要时,修整根管口(可改用扩孔钻修整根管口)。

3. 选择与根管粗细相适应的拔髓针,牙髓成形者,可斜插拔髓针至近根尖区,作 90°旋转,完整地一次拔除牙髓。冠髓已坏死者,先将 2.5%氯亚明或 1%次氯酸钠溶液置入髓腔,然后再拔髓,分段渐进地除净牙髓。不要一次到达根尖区。根管较细较弯曲时,拔髓针难以到达根尖 1/3 区,可用根管锉插入根管,轻微旋转搅碎牙髓,然后冲洗,反复数次可去净牙髓。

4. 急性根尖周炎应急处理时,拔髓后应用轻力刺穿或扩通根尖狭窄区以利引流。

【注意事项】

1. 邻面龋坏位于接触区以下者,可由𬌗面单独开髓而不必与龋坏处相连。

2. 充分暴露根管口,使髓室壁与根管口移行,避免形成台阶或穿刺。

3. 使用拔髓针前应检查倒刺是否锐利,针尖部位的弯曲是否正常,使用时如遇阻力,不能强行进入,旋转角度不能超过 90°。

4. 感染根管拔髓时,严防将感染物质推出根尖孔或器械超出根尖孔。

【术中或术后并发症及处理】

1. 开髓后疼痛加剧检查开髓孔的开放引流情况,必要时扩大开髓孔或局麻下拔髓;检查根管的通畅和根尖孔引流情况,扩通各根尖狭窄部,并给抗生素和止痛药。可同时辅以理疗。

2. 急性牙槽脓肿　检查根管引流情况,确保根尖孔充分引流,麻醉下脓肿切开引流,服用消炎止痛药。

3. 髓腔或根管侧穿　前牙穿孔部位于龈下时,应在牙髓治疗完成后作翻瓣术,以银汞合金充填穿刺点。后牙根分歧处穿孔时,尽量由外部作银汞合金充填。如穿孔直径小于1 mm,又不与龈袋相通,可由髓腔内放氢氧化钙制剂后用磷酸锌水门汀封闭穿孔;如穿孔过大,结合牙冠龋坏情况作截根术或半切除术。如在根管中、下部侧穿,则在急性炎症控制后作常规根管充填即可。

4. 根管内残髓存留或出血不止生活牙髓的拔除一般在根尖狭窄部撕断。如果断端在根尖狭窄部以内一段距离,则可能在根尖部剩留少量残髓而妨碍正常的根管预备。此时可在根管内注入表面麻醉剂后拔髓,或用浸有新鲜配制的塑化剂棉捻处理。

如果拔髓针超出根尖孔,组织断裂发生在根尖孔外,拔髓后可有鲜血溢出,患牙出现根尖牙周膜炎,有轻微叩痛。应即刻作根管封药(樟脑酚或碘仿糊剂),消除症状。拔除充血的牙髓或慢性炎症牙髓时,如果残留根髓较多,可表现出血不止,应用锐利拔髓针,尽量拔除残髓后即可止血。

(二)干髓术

【原理】

干髓术(pulp mummification)的原理是用失活剂将牙髓失活后,或在局麻下除去冠髓,保留无菌坏死的根髓,用多聚甲醛制剂(干髓剂)使其干化成为无害物质保留在根管内,以制止牙髓炎症的蔓延和根尖周病的发生,从而保留患牙。

【适应证】

1. 成年人后牙牙髓炎的早期阶段,即炎症主要在冠髓,未出现化脓或坏死。
2. 无对殆牙而过长或下垂的后牙,因修复需要而保留者。
3. 老龄患者意外露髓的后牙。

【操作步骤】

1. 麻醉下开髓(见本章开髓术)和(或)失活牙髓去净洞缘附近的腐质,明显地暴露穿髓孔,止血和吹干窝洞,将失活剂做成小球形,准确地放到穿髓孔处,然后用氧化锌丁香油糊剂严密封闭窝洞。当邻殆面窝洞封药时,先在龈壁及邻面放小块暂封剂,留出穿髓孔部位并压贴暂封剂,然后放置失活剂棉球,最后用暂封剂密封窝洞。

2. 取失活剂　使用三氧化二砷失活剂,需间隔48小时再次就诊;如使用金属砷失活剂,则间隔10~14天再次就诊。第二次就诊时,首先检查有无因失活剂渗漏而损坏牙龈的情况,并确实取出失活剂,勿使其遗留在窝洞或牙间隙内。

3. 揭髓室顶　用锐利的相应大小的挖匙去除冠髓,同时修整窝洞外形。上述步骤也可在局麻下去冠髓,一次完成。

4. 初步固定根髓　隔离唾液,干燥髓腔,将甲醛甲酚棉球放置根管口处1分钟后取出。

5. 将适量干髓剂分别放于各根管口,轻轻压贴。

6. 磷酸锌水门汀垫底,银汞合金充填。

【注意事项】

1. 封失活剂时,穿髓孔的直径应大于1 mm,封药时用的氧化锌丁香油糊剂稠度要适中,压贴暂封物不应用过大的压力。

2. 注意去净髓室顶,避免磨及髓室底。

3. 干髓剂不应放到髓室底处。

4. 第一次就诊封失活剂后,告知患者。

(1)封药后可能出现疼痛症状,一般持续数小时,可服用止痛片或指压合谷穴位止痛;

(2)进食时,避免将该患牙的暂封物咬碎或使其脱落;

(3)按预约日期准时就诊。

【术中和术后并发症及其处理】

1. 急性牙髓炎封失活剂后疼痛不止甚至加剧　可能的原因有:牙髓炎症充血严重而不宜封药;封药压力过大或穿髓孔过小;也可能由于患侧其他患牙未做处理。

仔细检查除外其他患牙急性炎症的可能性;去除暂封物,必要时进一步扩大穿髓孔,重封失活剂或开放数日。如疼痛剧烈,可局麻下作拔髓术等进一步处理。

2. 干髓治疗后,近期轻微咀嚼痛　多为干髓治疗引起的组织反应。仔细检查除外充填物存在的问题,可调𬌗观察。

3. 牙周组织坏死

(1)失活剂漏出而引起　持续地自发胀痛,龈缘或龈乳头呈暗紫色或灰黑色坏死。去除暂封物,彻底刮除变色的和无感觉的龈组织。如果牙槽骨已外露,死骨呈灰白色,用高速涡轮圆钻磨去死骨,大量盐水冲洗,创面填塞碘仿糊剂或纱条。于1日后复诊,若坏死停止扩展则每隔3～6天复诊换药,直至龈组织恢复正常颜色和感觉后再做进一步治疗。坏死广泛者应投服抗生素。

(2)干髓剂外漏所引起　自发地持续性木胀痛,龈缘或龈乳头呈白色凝固性坏死,界限清楚。

刮除变色的龈缘或龈乳头,如果创面较深,可填塞碘仿纱条。除去原充填体,检查干髓剂漏出的部位,重新垫底,银汞合金充填窝洞,近期复诊直至牙龈组织正常。

4. 残髓炎　可出现在治疗后的近期或远期。按残髓炎治疗原则处理。

5. 急性根尖周炎　多由适应症选择不当造成。应急处理后,改作根管治疗或塑化治疗。

【术后组织变化与疗效判断】

干髓术后,根髓组织被固定,成为无菌干性坏死状的无害物质保留在根管内,根尖周组织如果对干髓后的牙髓组织生物相容性良好,则根尖部牙周组织保持正常,根尖孔周围有牙骨质沉积使根尖孔缩小或封闭;如果牙髓组织已有部分坏死或化脓,则干髓剂不能起到固定、干化这种牙髓的作用,可出现急、慢性根尖周炎。如果干髓剂的作用不能固定全部根髓,若干年之后根尖部仍残留炎症牙髓,出现残髓炎或继而发生根尖周炎。

这些都是干髓治疗的失败病例。干髓术后2年复查病例,如果患牙无自觉症状,功能良好;临床检查正常,X线片见根尖周组织正常,则为治疗成功病例。

(三)根管治疗

【原理】

根管治疗(root canal therapy,RCT)的原理是机械和化学方法清除根管内的病源刺激物,通过根管消毒和充填,除去病源存在的条件,以达到防止根尖炎发生和促进根尖周病治愈的目的。

【适应证】

1. 各型牙髓炎、牙髓坏死和各型根尖周炎。

2. 不适于保存活髓的患病前牙。
3. 矫形科修复需要的错位或扭转而无其他病损的前牙(桩冠修复前的治疗)。
4. 移植或再植牙。

【根管治疗器械】

根管治疗的器械按国际标准局(ISO)规定分为三类。第一类为手用器械:包括根管扩大器、根管锉、拔髓针,光滑髓针,根管充填用侧压器和根管充填用扩隙器。第二类为机用器械,工作头与第一类相同,柄可安装在慢速手机上使用。效率高但不易掌握,易发生器械折断。第三类是机用扩孔钻,用于扩大和修整根管口。下面分别介绍临床常用的几种根管治疗器械。

1. 光滑髓针　光滑髓针(smooth probe)由柄和探针两部分组成。柄分长、短两种。短柄者适用于后牙,长柄者用于前部牙齿。探针细长,横断面为三角形或圆形,用于探测根管情况、卷棉捻擦干根管或根管封药,也可用作根管充填器。

2. 拔髓针(barbed broach)　大小和形状与光滑髓针相似,但针侧有许多倒刺,用于拔除牙髓组织及取出根管内封药等。光滑髓针和拔髓针按针直径由粗到细的顺序分型为 0、00 和 000 号。

3. 髓针柄(broach handle)　是用于安放光滑髓针或拔髓针的金属杆,一端有螺旋帽和三瓣簧以夹持髓针,便利操作。

4. 根管扩大器和根管锉　根管扩大器(reamer)和根管锉(file)这两种小器械均由柄和工作刃端构成。工作端为不锈钢制成,其标准长度有 21 mm、25 mm 和 30 mm 三种。工作端的刃部长度均为 16 mm,其刃尖端横断面直径(D_1)与刃末端横断面直径(D_2)的比例是恒定的。主要用于根管的机械预备。小器械工作端的柄端有一小标止片,为测量工作长度(working length)时所用。

根管扩大器刃端为螺旋状,每 1 mm 有 1/2～1 个螺沟,横断面为三角形或四方形。在根管内顺时针方向旋动时,有穿透和侧壁切割能力,弹性较大而带出腐屑的能力差。

根管锉刃端有 3 种:K 型、H 型和鼠尾锉。K 型锉刃端为螺旋状,螺纹密,断面为菱形,且有高、低螺刃,侧壁切割能力强,能使根管壁光滑,且带出碎屑能力强,但穿透能力较差。H 型锉刃端为旋制的,横断面为圆形;在根管壁上提拉时,侧壁切割能力强,但旋转时穿透力不强,且易折断。鼠尾锉刃端如倒钩髓针,每一圆周有 8 个尖刺,用以侧壁切割效率高,带腐屑能力甚强,但根管壁光滑度略差。

根管扩大器和根管锉的国际标准型号按器械刃端横断面直径的大小分型。且柄的颜色亦有标准要求见(表17-1)。

在做根管的机械预备时,应根据不同的根管情况选用合适的器械。

5. 扩孔钻　扩孔钻种类很多,其柄端同钻针类似,分为手用与机用两种。颈部细长,刃部为棱锥形,其尖可进入根管口,刃可切割根管口的外缘与侧壁,随着尖刃的探入,根管可逐渐变大成为漏斗状。

6. 螺旋充填器　螺旋充填器(paste carrier)的柄同钻针类,可安装在慢速弯机头上使用。工作端为富有弹性的螺旋状不锈钢丝制成。顺时针方向旋转时可将充填糊剂推入并填满根管。适用于充填粗大而直的根管。

表17-1　根管扩大器和锉的国际标准型号
国际标准型号刃尖端横断面直径(mm)柄颜色

国际标准型号	刃尖端横断面直径(mm)	柄颜色
8	0.08	灰
10	0.10	紫
15	0.15	白
20	0.20	黄
25	0.25	红
30	0.30	蓝
35	0.35	绿
40	0.40	黑
45	0.45	白
50	0.50	黄
55	0.55	红
60	0.60	蓝
70	0.70	绿
80	0.80	黑

7. 根管充填用扩隙器和侧压器　这两种器械结构和形状与手用充填器械相似,但其工作端细长。根管充填用扩隙器(filling spreader)的工作端长而尖细,形状近似于预备完成后的根管形态。在根管充填时,用于扩展至牙胶尖一侧剩余的缝隙,再填入补充牙胶尖。根管充填用侧压器(filling condenser)的工作端长而细,前端平,用于压紧或热压根管内的牙胶尖。

8. 测量根管充填工作长度的标尺为 3～4 cm 长的一段钢制或塑料制的米突尺,便于消毒。

【操作步骤】

术前拍 X 线片以辅助诊断,了解根管粗细、长短及弯曲情况。

1. 开髓、拔髓。

2. 确定根管工作长度　首先测量术前 X 线片上该牙齿的长度(由切端或牙尖至根尖端);将此值减 1 mm 作为估计工作长度,然后将 10# 或 15# 根管锉或扩大器插入根管内,并向根尖方向推进,凭手的感觉器械已达根尖狭窄区时,固定标止片,测量工作长度。若上述两数值相符,则取该数值为工作长度。如二者差异大(＞1.5 mm),可用根管长度测量仪或根管内插 15# 扩大针拍 X 线片确定根管的工作长度。

3. 根管预备　临床上常用手动器械进行根管预备,根管较细(30# 根管锉不能顺畅地抵达根尖狭窄区)或是感染根管可采用机械预备根管。

(1) 根据根管粗细选择第一支根管锉(初锉),或扩大器的型号(如 10# 或 15#)。

(2) 将初锉插入根管,遇有阻力时,往返小于 90°旋转推进,到器械上的工作长度标记为止,然后将器械贴紧一侧管壁向外拉(此即为扩大的过程),沿管壁四周不断变换位置,重复上述动作。该根管锉或扩大器进出无阻力时,按顺序换大一号根管锉或扩大器,按上述动作要领继续扩大。每次均要求到达工作长度,直至较初锉的型号大 3 个型号为止。例如 20# 为初锉型号,则应扩大到 35# 由比初锉大的第 4 个型号开始,器械进入的深度较前一个型号递减 1 mm,再连续扩大 3～4 个型号,将根管扩大成圆锥形。

(3) 扩大过程中,每换一型号器械,都必须冲洗一次根管。以上步骤也可用超声波仪完成。

4. 根管冲洗　先用 3% 双氧水,后用生理盐水或单用生理盐水及其他专用冲洗液冲洗根管。

5. 擦干根管　用消毒的纸捻或棉捻擦干。

6. 根管封药　感染的或有临床症状的患牙根管,应作根管封药。一般情况可封樟脑酚棉捻;感染严重的根管可封甲醛甲酚棉捻(达 1/2 根管长);根尖孔粗大的根管可用木馏油棉捻;渗出多或需较长期封药者,可用碘仿糊剂;长期慢性感染,叩诊疼痛不消时,可用金霉素加激素(氟氢松霜)封入根管;根管渗出多,有侧穿、折断或根尖孔开扩者,可封氢氧化钙制剂。一般根管封药 5～7 天,糊剂封 10～14 天。

7. 根管充填 再次就诊时，如果患牙无自觉症状，检查无阳性所见，根管内棉捻无味、无渗出物，即可进行根管充填。

(1)按根管预备的情况，选择长短粗细与预备好的根管相适合的主牙胶尖，标记工作长度，75%乙醇消毒备用。

(2)在根管内试主牙胶尖，选择确能达到工作长度的主牙胶尖，而且当再抽出所试的主牙胶尖时，根尖部应有被卡住的感觉。

(3)在做根管充填的器械上（光滑髓针或根管充填器），按记录的数据，标上工作长度。

(4)将根管充填器械蘸氧化锌丁香油糊剂（半流动状态），插入根管，向根尖部顺时针快速旋转推进至工作长度的标记，然后轻贴一侧管壁退出根管，再蘸糊剂按上述动作要领重复3～5次。随后将备用的牙胶尖蘸氧化锌丁香油糊剂，插入根管至预定的深度。如根管的冠1/2～2/3部分较粗大，可以同样方式插入多支牙胶尖，经侧方推压已无间隙，不能再插入为止。用烤热的充填器切断根管口处多余的牙胶尖。窝洞封以暂封剂。

(5)年轻恒牙根尖孔开扩且牙乳头尚存活时，仅用较稠的氧化锌丁香油糊剂充填根管，即将糊剂向根尖方向推压，直至患者诉该牙根尖部有感觉为止。

8. 拍X线片，检查根管充填的情况。

【根管充填的标准判断】

根管充填后，常规照X线片判断根管充填的情况，有以下3种表现：

1. 恰填 根管内充填物恰好严密填满根尖狭窄部以上的空间。X线片见充填物距根尖端0.5～1.5 mm，根尖部根管无任何X线透射影象。这是一切患牙根管充填应该达到的标准。

2. 超填 X线片显示根管内充填物不仅充盈了上述应该填满的根管，而且超出了根尖孔，充填入根尖牙周膜间隙或（和）根尖周病损区。对于有根尖周病损的患牙，允许少量糊剂超填。一般来说，超填可以引起根管充填术后的反应，严重者发生急性牙槽脓肿，而且延缓根尖周病变组织的愈合。超填的充填物不能再取出。

3. 差填 x线片显示根管内充填物距根尖端1.5～2 mm以上，根尖部根管仍遗留有X线透射区。这种根管充填结果不符合要求，应该取出充填物，检查差填原因，重新做根管充填。一般的原因是根管预备不充分，工作长度测量过短，或是主牙胶尖选择过短等。

【注意事项】

1. 急性炎症期患牙不应做根管预备。

2. 根管预备前，应检查根管治疗器械有无易折断的迹象，如刃尖螺纹松弛，90°角的弯痕，锈蚀等，注意器械的消毒。

3. 根管预备时，患者体位应根据牙位调整适宜。操作困难的后牙应使用橡皮障隔湿；初学者使用的根管扩大器械必须拴安全丝。根管扩大器械在根管内时，术者的手指切勿离开器械柄，以防器械脱出而误吞、误吸。

4. 根管内软化的腐败物较多时，根管预备过程中可多次用2‰氯亚明溶液荡洗和3％双氧水冲洗，冲洗时不可用过大压力；根管内如矿化物多，根管狭窄不易通畅时，可用根管锉蘸15％ EDTA液或膏做机械预备，有利于扩通根管，再用氯亚明溶液或生理盐水冲洗残留的药液。

5. 根管封药用棉捻不宜过于粗大，暂封剂也不宜加压过大。根管封药后仍有症状时，应检查原因并注意变换相应的药物，同时可服用消炎药或采用理疗，以增进疗效。

6. 根尖孔开放的根管，可以单用较稠的氧化锌丁香油糊剂作根管充填。操作时应密切注意根管的容量和糊剂的填入量。

7. 根尖周无急性炎症的患牙，包括有瘘型的慢性根尖周炎患牙，拔除完整活髓或有瘘管的感染根管，可在根管预备后免除封药步骤，一次做根管充填，但充填前应用消毒药物消毒根管。

8. 较大的根尖囊肿，拟作根尖手术的患牙，可于术前2~3小时开髓，根管预备及根管充填；如囊液过多难以完善根管充填，可于手术过程中作根管充填。

【术中和术后并发症及处理】

1. 根管锉或扩大器滑脱　每次使用根管内小器械时，术者首先要有提防滑脱误吞的警惕性。在滑脱于口腔内时，术者不要慌张，将手指放入患者口中，务必不要让患者闭嘴，用镊子安全取出即可。如果滑脱在舌体人字缝前后，应立即使患者的头低垂，同时术者的工作手指绝不要离开患者的口腔，用食指轻压患者舌根以利器械自行掉出口外。

2. 根管器械误吸、误吞　器械如掉入呼吸道，患者会感到憋气难忍，应立即送耳鼻喉科急诊，用气管镜取异物。器械误入消化道时，患者无明显不适，应立即送放射科透视，以确定器械是在消化道内，并住院密切观察。记录患者既往消化道疾病史,查大便潜血,同时大量进食多纤维的蔬菜和滑润食物,如韭菜、芹菜、木耳、海带等,禁忌使用泻剂。每日透视一次,追踪器械在消化道的移动去向。如有大便应仔细查找,必须在粪便中找到误吞的器械并请患者看后为止。

3. 根管内器械折断　应拍X线片,确定折断器械停留的部位,并用较细的根管器械探查根管是否通畅。如折断器械超出根尖孔,应做根尖手术,取出器械并做倒充填术;如折断器械在根管内,未超出根尖孔而根管仍通畅,可做根管治疗或塑化治疗,定期复查,如远期疗效不良,可考虑再做根尖手术;如折断器械较长而根管又不通畅,根尖无病变者可做氢氧离子或碘离子导入后塑化治疗,定期观察;根尖有病变者可行倒充填术;磨牙个别根管倒充如有困难,则可作截根术或半根切除术。

4. 髓腔或根管侧穿　见开髓和拔髓术。

5. 根管充填后疼痛　结合病史和X线片所见,仔细分析引起疼痛的可能原因,加以不同处理。

(1)若根管充填后有较轻疼痛和叩痛,可不作处理,待其自行恢复。

(2)外伤冠折患牙、根尖完好而有疼痛者,可作理疗。

(3)感染根管或同时有根尖病变患牙根管充填完善或超填者,如出现疼痛,不必取出根管内充填物,可做理疗,同时服用消炎药和止痛药。

(4)个别的超填患牙有较长时期疼痛,上述各种处理后不见缓解者,可考虑做根尖搔刮术。

(5)如超填后发生急性牙槽脓肿,按脓肿切开指征切开引流,服用消炎药,也可以做理疗。

6. 远期疗效不良者,应追查全身疾病背景,检查牙关系。必要时考虑根尖手术;如预后不佳,手术有困难时则应拔除患牙。

【术后组织反应与疗效判断】

拔除活髓时,根髓多在根尖孔附近狭窄处撕断,组织断面出血并有血凝块形成,开始有炎症反应,白细胞渗出并开始吞噬活动以清除撕裂面上的坏死组织。约3～4日后,创伤的渗出停止,来自周围组织的成纤维细胞和其他细胞移入血块,血块机化变成肉芽组织,再转化为纤维结缔组织,分化出造牙骨质细胞,在根面沉积牙骨质,最终封闭根尖孔。有时纤维组织也可变为瘢痕组织,称为瘢痕愈合。

慢性根尖周炎时,在根尖周形成炎性肉芽组织,但经过完善的根管治疗后,根管内感染已消除,病变区便可以恢复。先是炎症成分被吞噬细胞移去,肉芽组织逐渐纤维化。

纤维成分逐渐增加,细胞和血管逐渐减少,并在近牙骨质面分化出造牙骨质细胞,在根面逐渐沉积牙骨质;而在近骨面则分化出造骨细胞,在接近破坏的骨面形成骨质,逐渐将破坏区的骨质修复并形成硬骨板。此为理想的愈合。有时,增宽的牙周膜间隙中为瘢痕结缔组织,这也是根尖病变愈合的一种形式。

慢性根尖周炎病变区的愈合需要数月至数年之久,因牙骨质及牙槽骨的再生需要很长的时间。年轻人修复能力强,可在数月中见到骨质新生;成年人则需要较长的时间,有时需要 2～5 年才能完全由骨质修复根尖病变的破坏区。

根管治疗后 2 年复查病例,如患牙无自觉症状,功能良好;临床检查正常,原瘘管闭合,X 线片见根尖周组织正常,原病变区消失或是根尖牙周膜间隙增宽,硬骨板白线清楚,均为治疗成功的病例。如果要观察病损愈合的动态变化,可分别于术后 3 个月、6 个月、1 年、1 年半和 2 年复查病例,观察上述各项指标。

(四)塑化治疗

【原理】

牙髓塑化治疗(resinifying therapy)是将处于液态未聚合的塑化剂导入根管内,塑化剂渗入根管壁的牙本质小管,树脂聚合后将根管系统内剩留的感染物质及残髓组织包埋,凝聚变为无害物质并严密封闭根管,以达到消除病源,防止根尖周炎发生或治愈根尖周病损的目的。

【适应证】

1. 成年人后牙不可复性牙髓炎,残髓炎,牙髓坏死。
2. 后牙急性根尖炎消除急性炎症后;有瘘或无瘘型慢性根尖周炎而根尖孔未吸收破坏的患牙。
3. 根管内器械折断,不能取出而又未出根尖孔的患牙。
4. 老年人已变色而根管又过分细窄的上述患病前牙。

【塑化剂的配制与理化性质】

目前采用的塑化剂为甲醛配制的酚醛树脂,处方和配制见附录一(常用药物)。酚醛树脂聚合(凝固)反应的时间受以下因素影响:①酚和醛的体积比例:醛占比例过大,凝固时间延长;②氢氧化钠(催化剂)体积比例大则凝固快;③温度(室温)高则凝固快,故在小而深的、不易散热的容器中凝固较快,浅碟状易散热的容器中则凝固较慢；④还与配制的总体积有关，体积大，凝固较快。与牙髓塑化治疗原理有关的酚醛树脂的性质：

1. 对组织的塑化作用　酚醛树脂可以渗透到生活组织、坏死组织及组织液中，与组织一起聚合，成为酚醛树脂与组织的整体聚合物。镜下见组织和细胞保持原来的形态，但分不出酚醛与组织的界限。组织液与酚醛树脂混合时，也能聚合，但塑化剂的体积必须超过被塑化物质的体积方能塑化。

2. 抑菌作用　酚醛树脂在凝聚前和凝聚后均有较强的抑菌作用，塑化后数月的牙髓也仍有抑菌作用。

3. 渗透作用　酚醛树脂在未聚合时，渗透性较强，可以渗透到残髓组织中，侧支根管和牙本质小管中（达全长的1/3左右）。因此牙髓塑化治疗后，酚醛树脂能起到充填主根管、侧支根管和封闭牙本质小管的作用。

4. 体积改变　酚醛树脂凝固后在密封的环境中不发生体积改变。但若暴露于空气中则可逐渐失水，从树脂中心部出现裂缝，向根管壁方向收缩。

5. 刺激作用　酚醛树脂凝固前对组织有刺激作用，对软组织也有腐蚀性，因此在塑化治疗的操作过程中要防止塑化剂对黏膜的灼伤，避免将塑化剂压出根尖孔。

6. 免疫源性　临床条件下，酚醛树脂的应用不会引起系统性免疫反应。酚醛树脂处理后的狗牙髓，再放入实验狗根管内后，测定体液免疫的凝集试验和琼脂扩散实验均为阴性；测定细胞免疫的皮试法，48小时后未见局部红斑、肿胀和硬结，但有肉眼见不到的轻微细胞免疫反应。

7. 致癌性遗传毒理学　三种短期的致突变筛检试验显示基因突变、DNA损伤和SOS反应均为阴性，初步预测酚醛树脂为非致癌物且无遗传毒性。

【操作步骤】

1. 开髓、去髓室顶、拔髓。若使用失活法，失活剂以金属砷封药2周为宜。

2. 封药如果有临床症状，如叩诊疼痛、根尖部牙龈扪痛、红肿，或根管内渗出物较多，可开放引流或封甲醛甲酚棉球，5～7天后再次就诊。如无上述症状，即可进行下一步骤。

3. 塑化隔湿，吹干髓腔，较粗大的根管应擦干根管。原龋洞位于远中邻面牙颈部，龈壁较低者，为了防止塑化剂流失灼伤软组织，需用较硬的氧化锌丁香油糊剂做出临时性的远中壁（假壁）。

用镊子尖端夹取塑化剂送入髓腔，也可用光滑髓针或较细的根管扩大器沾塑化剂直接送入根管内，深至根尖1/3～1/4处，沿管壁旋转和上下捣动，以利根管内的空气排出及塑化剂导入。然后用干棉球吸出髓腔内的塑化剂,再送塑化剂于髓腔或根管内,再做上述导入动作,如此反复3～4次即可。最后一次不要再吸出塑化剂。

4. 封闭根管口　以氧化锌丁香油糊剂封闭根管口,在糊剂上方擦去髓腔内剩余的塑化剂。

5. 充填窝洞　擦干窝洞壁,用磷酸锌水门汀垫底,做永久充填。如需观察或窝洞充填有困难,可于塑化当日用氧化锌丁香油糊剂暂封,1～2周后就诊无症状,除去大部份暂封剂,做磷酸锌水门汀垫底及永久充填。

【注意事项】

1. 尽量拔除根管内有活力或变性的牙髓,尤其在麻醉无痛下拔髓,由于根管形态不规则,易在一侧根管壁留下部分牙髓。

2. 塑化治疗不须常规的机械预备,以15根管扩大器械通畅达根尖1/3～1/4部分即可,切不可扩通根尖孔。

3. 患牙区要求严格隔湿,随时注意防止塑化剂流溢。往髓腔内送塑化剂时,注意不要触碰口唇、口角或滴落在口内软组织上。

4. 根尖部残留少量活髓时,应将塑化剂导入到该处,以包埋和固定残髓。

5. 塑化后根管口上方的暂封剂不要加压。

【术中和术后并发症及其处理】

1. 塑化剂烧伤若发现有塑化剂流失到口腔软组织上或黏膜颜色已有改变,应即刻用干棉球擦去流失的塑化剂,并用甘油棉球涂敷患处。

2. 根尖周炎　因塑化剂少量出根尖孔引起的化学性根尖周炎常于塑化后近期发生。患者叙述该牙持续性痛,不严重,轻度咀嚼痛。检查有轻度叩痛,但牙龈不红,无扪痛。应检查充填物有无高点,适当地调牙观察而不作其他处理;如疼痛较重,可用小剂量超短波处理,同时口服消炎止痛药。

如因选择治疗时机不当,感染未除净或器械操作超出根尖孔所致的急性根尖周炎,则疼痛较重,牙龈红肿扪痛或已有脓肿形成,应按急性根尖周炎处理。同时应重新打开髓腔,检查各根管的情况,是否有遗漏未做处理或塑化不完善的根等。待急性炎症消退后,分别情况重做治疗。

3. 残髓炎塑化治疗后近期或远期均可出现,多为活髓拔髓不充分或遗漏有残余活髓的根管未做处理或塑化不完善。须打开髓腔,仔细找出有疼觉的根髓,拔髓后再做塑化治疗。

4. 远期出现慢性根尖周炎 X 线片出现根尖周 X 线透射区或原有病损区扩大,出现瘘管或原有瘘管未愈合。除因为遗漏根管未做处理或塑化不完善以外,还可能因原根尖周炎症造成根尖孔有吸收、破坏,致使塑化剂流失,根尖部封闭不严密,感染不能控制。依根尖孔粗细决定治疗方法:根尖孔粗大的病牙,改做根管充填,必要时做根尖手术治疗。

【术后组织反应与疗效判断】

根管内残髓组织被塑化以及塑化剂限制在根尖孔内时,与其邻近处的牙周膜内早期有轻度炎症细胞浸润,并有含酚醛树脂颗粒的吞噬细胞。3 个月后,炎症细胞逐渐消失,原炎症组织被正常的结缔组织代替,根尖孔附近有牙骨质沉积,发生与成功的根管充填后相似的修复过程。但若未被塑化的残髓较多,或塑化剂未达到根尖 1/3 部分,则可出现残髓炎或根尖周炎,导致治疗失败。

如果少量塑化剂超出根尖孔,根尖周部分组织被塑化,其外围组织出现局限性的化学性炎症反应。3~6 个月后炎症逐渐消退,9~12 个月后开始修复。延缓了根尖周组织的修复过程。

牙髓塑化治疗后 2 年复查,如果患牙无自觉症状,功能良好;临床检查正常,原有瘘管消失;X 线片见根尖周组织正常,原根尖周病损消失,或仅有根尖周牙周膜间隙增宽,硬骨板清晰,根周齿槽骨正常,则为治疗成功病例。

如果要观察根尖周组织病损修复的动态过程,可在术后 3 个月、6 个月、1 年、1 年半、2 年分别复查患牙。在术后 3~6 个月时,如果临床无明显症状,但 X 线片却发现根尖周病变较术前似有扩大,这不一定表明病变在发展,可能是根尖周组织对溢出根尖孔的塑化剂的反应。应该继续观察,部分病例的根尖周病损可能以后仍会逐渐缩小,直至消失。

三、其他治疗方法

(一)根尖诱导形成术

【原理】

根尖诱导形成术(apexification)是在治疗年轻恒牙的牙髓、根尖周病时,尽量保存其生活根髓或牙乳头,使患牙的牙根能继续发育完成;或是当牙乳头被破坏后,利用根管内封药,诱导根尖孔部形成新的硬组织——钙化屏障(calcific barrier)后,再行根管治疗以提高年轻恒牙保存的效果。

【适应证】

牙根尚未发育完成的年轻恒牙的牙髓病和根尖周病。

【方法选择和操作步骤】

1. 意外或外伤露髓者,行直接盖髓术或活髓切断术。
2. 局部性牙髓炎者,行活髓切断术。
3. 全部性牙髓炎、牙髓坏死和急性根尖周炎,行根管治疗术。操作步骤与根管治疗基本相同,但应注意以下问题:

(1) 根管预备时,严格按工作长度操作,尽量减少器械损伤根尖周组织。

(2) 根管冲洗与根管封药均以刺激性小的生理盐水与樟脑酚等为宜。

(3) 急性炎症完全消除后,可用氧化锌丁香油糊剂做根管充填。向根管内压入较稠的糊剂直至根尖区有感觉。术后 X 线片根尖部可以有"差填"的表现,因为根尖部多仍有生活的牙乳头存在。

(4) 慢性根尖周炎时,牙乳头多已被破坏,用根管治疗方法除了上述注意问题以外,还应注意:

①根管封药用氢氧化钙糊剂,使糊剂充分覆盖根尖孔附近的组织创面。一般建议 4 次换药间隔时间为 2 周、6 周、3 个月、6 个月,每次复诊换药时,清除原封药,彻底冲洗根管,不要刺伤根尖组织,置入新鲜的氢氧化钙糊剂。窝洞口用磷酸锌水门汀暂封,防止脱落。

②第 3、4 次就诊换药时,拍 X 线片。如有下列 3 种情况之一,而患牙又无不适症状,即可做常规的根管充填。

a. X 线片显示根尖继续发育,髓腔变窄甚至根尖已发育完成。

b. X 线片显示根尖孔处有新的钙化物。

c. X 线片虽无新的钙化物显示,但用器械可感知根尖有钙化物阻挡。

【注意事项】

1. 所有患牙治疗结束后,均应于术后 3 个月,6 个月,1~2 年复查,观察牙髓的存活及根尖形成的情况。发现问题,及时做相应治疗。

2. 慢性根尖炎患牙行根尖诱导形成术后,即使治疗成功,远期牙冠仍有可能低于𬌗平面,必要时可做高嵌体或全冠修复。

(二) 根尖手术

根尖手术是治疗慢性根尖周病的一种辅助治疗方法,一般用于根尖周病变范围大的患牙,只用完善的根管治疗或牙髓塑化治疗方法难以奏效的病例。手术包括根尖刮治术(apical curettage)、根尖切除术(apicectomy)和根管倒充填术(retrograde filiing)。临床上,这三种手术过程常同时用在一个病例中,故一并叙述并称为根尖手术。有关根尖手术的基本操作技术见口腔外科学部分。

(郭 冰)

第18章 牙周病

第一节 牙周病流行病学及病因学

牙周病(periodontal diseases)是指牙齿支持组织(包括牙龈、牙周膜、牙槽骨和牙骨质)所患的疾病,主要分成牙龈病和牙周病两大类。

牙龈病是局限在牙龈组织中的疾病,早期没有明显的症状,最常见和最早发生的症状是牙龈出血。如早期治疗,可以取得最佳效果,还可以预防由牙龈病发展成牙周炎。牙周炎则累及深层的牙周膜、牙槽骨和牙骨质,临床特点是病程长进展缓慢,在疾病发展过程中呈周期性发作,有活动期和静止期,两期交替出现,逐渐破坏牙齿的支持组织。

牙周病早期往往无明显的自觉症状,故一般人多不重视,一旦病变继续发展,可发生牙龈出血、溢脓、肿胀、疼痛、牙齿松动等,使咀嚼功能下降,甚至牙齿丧失。因此牙周病是失牙和破坏咀嚼器官的重要因素之一。

牙周病发病率相当高,据世界卫生组织对35个国家的统计资料,有7个国家的35~44岁年龄组的人群中,牙周炎患病率在75%以上,有13个国家为40%~75%,有15个国家低于40%,这些数据尚不包括早期阶段的牙周炎。

牙周炎也见于儿童和青少年,国内外调查资料显示总的规律是龈炎在儿童和青少年中较为普遍,患病率在70%~90%左右,发病年龄多数从5岁开始,随着年龄的增加其患病率和严重性也逐渐增加,到青春期到达高峰。

成年人牙龈炎患病率远较儿童为低,一方面由于成年人能较好地执行口腔卫生措施,另一方面也由于成年人的龈炎不少已发展成牙周炎,而牙周炎通常被认为是成年人的疾病,患病率和严重性随年龄增高而增加,35岁以后患病率明显增高,到40～50岁时到达高峰。在我国，牙周疾病的患病率明显高于龋病，而且随着年龄增长，患病率和严重程度逐渐增高。随着我国进入老龄化社会，牙周病，尤其是牙周炎更将成为突出的保健问题。

由于牙周病可导致失牙，破坏咀嚼器官，进而影响人的进食、营养，伴发全身疾病，故应大力宣传教育，使人们了解预防牙周病的重要性，同时还必须加强早防早治的预防措施。

第二节 牙周病病因

牙周病的病因很多，有的发病原因单纯，有的是有复杂的因素所致。传统上将牙周病的病因分成局部性和全身性两类。局部因素存在于口腔环境中，引起牙周组织的炎症。全身因素源于宿主全身健康情况，能改变宿主对局部因素的反应性，也即是说，局部因素和微生物的效应，能因全身状况的影响而加重。

一、局部因素

（一）细菌和菌斑

是引起牙周病的始动因素，人类口腔中的细菌种类是很多的，主要有革兰阳性球菌（葡萄球菌、绿色链球菌等）、类白喉杆菌、范永菌、念珠杆菌等，数量多少因人而异。而细菌形成的菌斑，特别是在牙齿龈1/3处不易清洁部位的菌斑与牙周病的发病率有关。据调查报道，口腔卫生较差者，龈炎的发病率为80％，卫生良好者20％。如果停止口腔卫生措施6小时后，就可以形成菌斑，并逐渐增厚，数日内就可以发生缘龈炎，如果采取口腔卫生措施，清洁菌斑，龈炎在1～2天内逐渐痊愈。

在健康牙龈龈沟内菌斑薄，细菌少，主要是绿色链球菌、葡萄球菌等。患龈炎时，不仅菌斑数量逐渐增加，菌斑内细菌的数目、组成和比例亦有变化，其中以革兰阳性放线菌占优势，其次为革兰阴性菌、范永菌、弯曲细菌、梭形杆菌等。牙龈炎症引起牙龈肿胀，龈沟加深，环境缺氧，厌氧菌包括产黑色素杆菌、梭形杆菌、粘性放线菌和螺旋体等大量繁殖，并产生各种有害物质如透明质酸酶、胶原酶、酸性水解酶，以及细菌代谢物如胺类、硫化氢和内毒素，使抵抗力较低的龈沟上皮破坏，引起牙周组织炎症。

关于牙周病致病菌的3种学说：

1. 非特异性菌斑学说 认为牙周病的发生发展是菌斑内总体微生物联合效应的结果。即在环境因素、宿主反应等条件的影响下,牙菌斑内细菌相对组成比发生了微妙变化,有可能某种微生物过度生长,或菌斑大量堆积,从而导致牙周病的发生。

2. 特异性菌斑学说 认为牙周病是一组具有相同临床症状,但有不同致病因子和不同临床过程的疾病,即是说各种不同类型的牙周病由不同的特异性细菌所致,因为研究发现,菌斑不是均质的细菌团块,其微生物的构成随着不同的牙周状态而显示出相当大的差异,主要表现为:牙周健康与牙周病损区菌斑中微生物组成不一样,同一个患者,不同病损部位,其微生物构成也不一样。

3. 菌群失调学说 认为正常微生物群在种类和数量上偏离了正常的生理组合,而对宿主产生了不良影响,当宿主健康情况不佳,或口腔生态环境改变时,均可导致菌群失调,引起口腔疾病。

(二)软垢和牙石

1. 软垢是附着在牙齿表面近龈缘的软性污物,由食物碎屑、微生物、脱落的上皮细胞、白细胞、唾液中的黏液素、涎蛋白、脂类混合组成。软垢中的微生物及其产物可以刺激牙龈引起炎症。

2. 牙石是附着在牙齿表面的沉积或正在沉积的以菌斑为基质的硬质团块。牙石多沉积在不易清洁的牙面,尤其是唾液腺开口附近的牙面上,如下前牙的舌面、上颌磨牙的颊面等。按照牙石附着的部位以龈缘为界分为龈上牙石和龈下牙石。龈上牙石形成较快,质地较松,较易去除,但龈下牙石质地较坚硬,附着紧,且肉眼不能直接观察到,难以彻底清除。

牙石与牙周病的关系非常紧密,其危害主要是它构成了菌斑附着的良好部位。菌斑引起龈炎,导致牙周袋形成,牙周袋又为菌斑和细菌的积聚提供特定的环境,并为牙石沉积提供矿物质形成牙石,进一步促进菌斑的附着。此外,牙石的存在会妨碍口腔卫生,促使菌斑更多形成;牙石本身也容易吸附细菌的毒素,造成对牙龈的刺激,并直接压迫牙龈造成损伤,加重炎症。

(三)食物嵌塞

在咀嚼过程中,食物被咬𬌗压力楔入牙间隙中,这种现象称为食物嵌塞。

食物嵌塞是导致局部牙周组织破坏最常见的原因,由于嵌塞的作用和细菌的定植,除引起牙周组织的炎症外,还可引起牙龈退缩、牙龈脓肿、邻面龋、牙槽骨吸收和口臭等。食物嵌塞的方式有2种:

1. 水平型 常发生于牙龈萎缩,牙间隙暴露,在咀嚼过程中,由于舌和颊的活动,将食物从水平方向压入牙间隙。这种类型的食物嵌塞对牙周组织的损害较轻,容易除嵌塞的食物,但治疗很困难。

2. 垂直型 咀嚼时由于咬𬌗力量或充填式牙尖的楔入作用致使对颌牙间接触点发生瞬间分离,食物得以从垂直方向被嵌入牙间隙内。此型食物嵌入较紧,不易剔除,嵌入后患者的挤压感、肿胀感特别明显,常引发龈炎,龈脓肿及牙周深层组织的破坏。

导致垂直型食物嵌塞的原因主要有:咬𬌗面磨损,导致小平面,陡峻牙尖,溢出沟消失等,增加食物的揳入力;各种原因导致接触点异常,如牙齿扭转、错位,牙体邻面缺损如龋蚀,邻面不良修复体或充填体,牙齿近或远中倾倒、牙齿松动等,都会造成相邻牙接触点不良或无接触,致使食物嵌塞。

(四)咬𬌗创伤

咬𬌗创伤是由于咬𬌗力与牙周支持力之间的不平衡所致。这种不平衡的力量可发生在一个牙上或多个牙上,而且可以引起牙周组织的改变。产生咬𬌗创伤有以下三种因素:

1. 𬌗力因素 𬌗力分布不同同个别牙齿出现早接触点点会产生过大𬌗力,超过了正常牙周支持组织的适应力,产生咬𬌗创伤,称为原发性咬𬌗创伤,常见于牙齿排列不齐、深复𬌗、反𬌗、切𬌗;𬌗面磨损不均匀,有高陡牙尖;失牙久未修复,邻牙倾斜或对𬌗伸长;不良修复体有高点等。

2. 牙周支持力因素 牙周支持组织因病变而破坏,不能承担正常的𬌗力,以至正常的咬𬌗力也会成为过重的负担,使牙周支持组织遭到破坏,这种情况产生的咬𬌗创伤又称为继发性咬𬌗创伤。

3. 双重因素、双重损害、𬌗力过大和牙周支持组织力量不足两个因素均存在,称为复杂性咬𬌗创伤。

其他局部因素:

1. 不良习惯 使用牙签不当,容易造成牙龈损伤和炎症,促进牙龈退缩;咬手指、笔杆造成牙移位,改变触点位置,引起食物嵌塞。

2. 口呼吸习惯 使上前牙唇侧牙龈干燥,容易引起牙龈红肿增生。

3. 单侧咀嚼习惯 由于废用侧牙齿丧失功能,牙槽骨和牙周膜缺乏必要的功能刺激而发生退行性变,牙龈萎缩,同时菌斑、软垢和牙石堆积,容易引起牙龈炎症。

4. 不良的刷牙方法 如使用大头牙刷、刷毛过硬,以及粗暴的横向刷牙,会引起牙龈萎缩,牙根暴露。

5. 不良修复体 充填体的悬突边缘、罩冠或桩冠边缘不贴合,活动义齿卡环的位置不当等,不仅压迫刺激牙龈,造成机械性龈退缩,也使菌斑、软垢易于堆积,常常引起牙龈炎症。

二、全身因素

全身因素对牙周病的发生发展起着一定的作用,可以增进宿主对细菌及其产物致病的易感性,加速牙周病的发生发展。主要包括几个方面:

(一)营养和代谢

根据许多动物实验的观察认为营养缺乏和代谢障碍与牙周病的发生有一定的关系,如蛋白质缺乏,可使牙龈和牙周膜的结缔组织变性,牙槽骨疏松,牙骨质沉积延缓;维生素缺乏或利用障碍,可使牙周膜纤维的形成受到影响,骨的新生减少或停止等,当然营养缺乏和代谢障碍问题错综复杂,与牙周病的关系尚未十分明确。

(二)全身性疾病

如结核、结缔组织疾病、慢性肾病、血液疾病、精神因素(紧张、焦虑、疲劳)等使牙周组织抵抗力下降,诱发或加重牙周病的发生发展。

(三)遗传因素

某些类型牙周病如青少年牙周炎患者,往往有家族史,患者具有某些防御功能的基因缺陷,如多形核白细胞在数目或功能上的缺乏,降低了机体的抵抗能力而易伴发牙周炎。

(四)内分泌失调

许多临床研究表明,内分泌功能紊乱与牙周病有关,如糖尿病患者常患牙周炎,不但病情较严重,而且发展迅速,当糖尿病经过治疗,病情得到控制后,牙周炎也明显减轻或停止发展;妊娠期内分泌的改变可引起龈炎的发生等。

第三节 牙周病的临床表现和治疗原则

一、牙龈病

(一)边缘性龈炎

边缘性龈炎又名慢性龈炎、单纯性龈炎,是牙龈病中最常见的疾病,牙菌斑是最主要的病因。儿童、成人均可发病,我国成人的患病率达70%以上。

1. 临床表现

(1)牙龈颜色鲜红或暗红;龈缘变厚,龈乳头圆钝,光亮,点彩消失;牙龈质地松软脆弱,缺乏弹性。牙龈探诊出血,刺激后出血。

(2)无牙周袋,无附着丧失,无牙槽骨吸收。

(3)龈沟液量增多。

2. 组织病理　炎症浸润局限与游离龈和龈沟壁,龈沟上皮由于局部刺激而发生溃疡,沟内上皮向结缔组织增生,有较多炎性细胞浸润,主要是淋巴细胞和浆细胞、中性粒细胞等,结缔组织内毛细血管增生、扩张、充血。

3. 治疗

(1)口腔卫生宣教。

(2)洁治。

(3)去除一切造成菌斑滞留和刺激牙龈的因素。

(二)增生性龈炎

增生性龈炎又称炎症性牙龈肥大或肥大性龈炎,是引起牙龈肿大的最常见疾病。主要的局部因素为菌斑,口呼吸,牙齿错位拥挤,未充填的龋齿,银汞充填体的悬突以及其他不恰当的牙科治疗。

1. 临床表现

(1)主要发生于青少年。

(2)具有龈炎的临床表现。

(3)龈袋深度在3 mm以上,但无附着丧失。

(4)病理分为炎症型(肉芽型)和纤维型。炎症型临床表现为牙龈深红或暗红,松软,光滑,易出血,龈缘肥厚,龈乳头呈圆球状增大。纤维型临床表现为牙龈实质性肥大,较硬而有弹性,颜色接近正常。临床上炎症型和纤维型常混合存在,病程短者多为炎症型,病程长者多转变为纤维型。

2. 治疗

(1)口腔卫生宣教。

(2)控制菌斑　洁治,刮治。

(3)对错𬌗畸形者进行正畸治疗,纠正开口呼吸,改正不良修复体或不良矫正器。

(4)经上述治疗后仍有牙龈外形不良者,可行龈切除术。

(三)青春期龈炎

青春期龈炎为非特异性的慢性炎症,与牙菌斑和内分泌有关。

1. 临床表现

(1)青春期发病。

(2)有增生性龈炎的临床表现。

(3)牙龈肥大发炎的程度超过局部刺激的程度。

2. 组织病理　为非特异性的炎症反应,有明显的血管增生和组织水肿,与肥大性龈炎不易区别。

3. 治疗

(1)口腔卫生宣教。

(2)控制菌斑　洁治,刮治。

(3)改正不良习惯,纠正不良修复体或不良矫正器。

(4)经上述治疗后仍有牙龈外形不良者,可行龈切除术。

(四)妊娠期龈炎

妊娠期龈炎是非特异性的,多血管的,有大量炎症细胞浸润的炎症。与牙菌斑和黄体酮水平升高有关。

1. 临床表现

(1)妊娠史,且妊娠期间牙龈炎症明显加重。

(2)有龈炎的临床表现。龈缘和龈乳头色鲜红,质地松软,光亮,极易出血。

(3)妊娠瘤发生于单个牙的牙间乳头,生长快,有蒂或无蒂,鲜红,松软,易出血。

2. 组织病理　为非特异性的、多血管的、有大量炎症细胞浸润的炎症表现。

3. 治疗

(1)口腔卫生宣教。

(2)控制菌斑(洁治),除去一切局部刺激因素(如不良修复体等)。

(3)切除妊娠瘤应在分娩以后进行(必要时在妊娠中期进行)。

(五)坏死性龈炎

本病的别名有急性坏死溃疡性龈炎,奋森龈炎等。由于口腔内原已存在的梭形杆菌和螺旋体大量增加和侵入组织,直接或间接地造成牙龈上皮及结缔组织浅层的非特异性急性坏死性炎症。

1. 临床表现

(1)起病较急,病变发展迅速,牙龈坏死在1～2天内即可扩大。龈缘呈虫蚀状,龈乳头呈火山口状,可有伪膜和充血带,特殊口臭。

(2)牙龈自发痛,触痛和自发出血。

(3)其他　唾液黏稠,淋巴结肿大,低热,疲乏等。

(4)本病应与疱疹性龈口炎和急性白血病鉴别。疱疹性龈口炎为病毒感染,多发生于幼儿,牙龈充血一般波及口腔黏膜其他部位或唇周组织。典型病变为多个小疱,破溃并形成小溃疡,但无坏死。急性白血病本身不会引起坏死性龈炎,但可由于抵抗力的降低而伴发本病。两者并存,血象检查有助于诊断。

2. 治疗

(1)急性期　初步洁治,过氧化氢擦洗及含漱,口服灭滴灵,支持疗法。

(2)急性期过后的治疗原则同慢性牙周炎。

(六)龈乳头炎(牙间乳头炎)

指个别龈乳头受到机械或化学刺激(食物嵌塞、银汞悬突,不良修复体,剔牙等)引起的急性或慢性非特异性炎症。

1. 临床表现　龈乳头充血,肿胀,探易出血,疼痛(自发痛,触痛,冷热敏感痛,牙叩痛)。

2. 治疗

(1)除去各种局部刺激物。

(2)局部冲洗(3%过氧化氢、0.12%洗必太或0.1%雷夫诺尔等),局部上药(1%酚磺酊)。

(3)止痛,必要时局部封闭。

(4)急性炎症控制后,消除病因。

(七)急性多发性龈脓肿

本病多发生于青壮年男性,患病前多有慢性炎症,为机体抵抗力减低所致。

1. 临床表现

(1)起病急,有前驱症状,如疲乏、发热、感冒等。

(2)多个牙间乳头红肿,疼痛,脓肿形成(颊舌侧)。

(3)口腔黏膜普遍充血,口臭。

(4)其他　淋巴结肿大,体温升高,白细胞增高。

2. 治疗

(1)全身应用抗生素及支持疗法,止痛。

(2)中西医结合用药　清热,泻火。

(3)局部清洗,洁治,引流为辅,避免局部过多刺激。

(4)急性症状控制后,进一步牙周局部治疗。

(八)白血病引起的龈肿大

白血病是造血系统的恶性疾病,原因不明,可能由病毒引起。

1. 临床表现

(1)儿童及青年患者起病较急,表现为乏力,不同程度发热,热型不定,有贫血及显著出血现象。

(2)口腔表现多为牙龈明显肿大,波及牙间乳头,边缘龈和附着龈,外形不规则呈结节状,颜色暗红或苍白。

(3)牙龈自发出血,且不易止住。

(4)有的牙龈发生坏死,有自发痛,口臭,牙齿松动。

(5)可有淋巴结肿大,血象和骨髓检查可明确诊断。

2. 治疗

(1)与内科医生密切配合治疗。

(2)切忌手术和活检。

(3)牙龈出血以保守治疗为主,压迫止血,局部和全身用止血药,在全身情况允许时进行简单的洁治术,避免组织创伤,给含漱液。

(4)口腔卫生宣教。

(九)牙龈纤维瘤病

本病又名家族性或特发性龈纤维瘤病。原因不明,常有同一家族发病情况,且易复发,一般认为与遗传有关。

1. 临床表现

(1)发生于萌牙以后,波及全口牙龈。

(2)龈颜色正常,坚实,表面光滑或结节状,点彩明显(结缔组织中充满粗大的胶原纤维束和大量的成纤维细胞)。

(3)萌牙困难。

(4)可有家族史。

(5)本病应与药物性龈增生鉴别,药物性龈增生有服药史,主要累及牙间乳头及龈缘,增生程度相对较轻。

2. 组织病理　牙龈上皮增厚,钉突增长深入结缔组织中。牙龈结缔组织体积增大,充满粗大的胶原纤维束以及大量的成纤维细胞,血管相对较少,炎症仅见于龈沟附近。

3. 治疗

(1)控制菌斑。

(2)手术切除肥大的牙龈。

(十)药物性牙龈增生

药物性牙龈增生为长期服用药物(苯妥英钠、环孢素,硝苯吡啶)所致,并与菌斑、牙石有关。

1. 临床表现

(1)患者患有癫痫或心脏病或接受过器官移植,有上述药物服药史。

(2)增生起始于牙间乳头或龈缘,表面呈小球状,分叶状或桑椹状。质地坚实,略有弹性。牙龈颜色多为淡红色。

(3)若合并有炎症则同时有龈炎的临床表现。

2. 组织病理　上皮棘层显著增厚,钉突伸入结缔组织深部。结缔组织内有致密的胶原纤维束,成纤维细胞和新生血管均增多。炎症细胞不多,常局限在龈沟附近,为继发或伴发。

3. 治疗

(1)控制菌斑,洁治,深部刮治。

(2)口腔卫生宣教。

(3)切除增生龈。

(4)必要时改用其他药物。

(十一)牙龈浆细胞增多症

本病又名浆细胞龈炎、浆细胞肉芽肿,病因不明。

1. 临床表现

(1)本病可发生于鼻腔或口腔黏膜,但主要发生于牙龈。可侵犯多个牙齿。

(2)牙龈鲜红,肿大,松软易碎,表面似半透明状或肉芽组织状,极易出血,病变范围常包括附着龈。

(3)多数病例可伴有牙槽骨吸收,可有牙齿移位,松动。

(4)病理检查有助于诊断,显微镜下见结缔组织内有密集浸润的正常形态的浆细胞。

2. 治疗

(1)口腔卫生宣教。

(2)进行彻底的牙周洁治术和刮治术。

(3)实质性肿大部分需手术切除。

二、牙周炎

(一)慢性牙周炎

本型是牙周炎中最常见的一型,大多数从牙龈炎中发展而来。年龄越大,患病率越高,病情也越重。

1. 临床表现

(1)多见于成年人,进程缓慢,可长达十余年。菌斑及牙石的量与牙周组织破坏的严重程度一致。

(2)牙龈充血,肿胀,质地松软,易出血。

(3)附着丧失,牙周袋形成,甚至溢脓。

(4)牙槽骨吸收,以水平吸收为主,当伴有咬𬌗创伤时,可出现垂直吸收。

(5)咀嚼无力,牙齿移位及松动。

(6)口臭,逆行性牙髓炎等。

2. 治疗

(1)口腔卫生指导,教会患者控制菌斑的方法。

(2)龈上洁治术,龈下刮治(根面平整)以彻底清除龈上、龈下牙石并为新附着创造条件。炎症控制后行咬𬌗调整。

(3)经以上基础治疗后,仍有较深牙周袋或根面牙石不易清除者,则行牙周手术。

(4)松牙固定及修复缺失牙。

(5)维护治疗 定期复查及口腔卫生指导。

(6)重症病例,在局部治疗同时辅助口服药物,如甲硝唑 0.2 g,每日 3~4 次,连服 1 周。

(二)局限型侵袭性牙周炎

本病一种发生于全身健康者的进展迅速、有家族聚集性、不同于慢性牙周炎的一类牙周炎,且病变局限于切牙和第一恒磨牙。

1. 临床表现

(1)发病年龄可始于青春期前后,但也可以发生于 35 岁以上的成年人,女性多于男性。

(2)牙周组织破坏程度与局部刺激物的量不成比例。

(3)上下切牙和第一恒磨牙最早出现松动,前牙呈扇形移位。

(4)有明显的家族遗传倾向。

(5)X线片显示第一恒磨牙近远中垂直性骨吸收(呈弧形),切牙为水平骨吸收,且左右对称。

(6)大多数局限性青少年牙周炎患者的龈下菌斑中,可以分离出伴放线杆菌或牙龈卟啉单胞菌。

2. 治疗原则

(1)特别强调早期、彻底的基础治疗(洁治、刮治、根面平整)及口腔卫生指导。

(2)配合全身用药,如口服四环素 0.25 g,每日 4 次,连服 2 周。

(3)当炎症控制,牙周袋变浅后,用正畸方法将移位的前牙复位。

(4)必要时行手术治疗。

(5)加强维护期定期复查。

(三)广泛型侵袭性牙周炎

本型主要发生于 30 岁以下的年轻人,但也可以见于 35 岁以上者。其受累的患牙广泛,侵犯第一磨牙和切牙以外的牙数在三颗以上。

1. 临床表现

(1)发病年龄通常为 30 岁以下的年轻人。

(2)病变广泛,影响多个牙齿。

(3)菌斑牙石的沉积量因人而异。

(4)有重度而迅速的骨破坏,并同时有牙龈组织的急性炎症表现。

(5)可有全身症状,如疲乏无力、体重下降、食欲欠佳等。

(6)部分患者具有中性白细胞和单核细胞功能缺陷。

(7)有的患者对任何治疗方法均无效。

2. 治疗原则

(1)早期治疗,防止复发。

(2)全身用药及支持疗法,如口服甲硝唑或螺旋霉素、维生素 C、中药固齿丸等。

(3)调整机体防御功能。

(四)根分叉病变

它是牙周炎发展的一个阶段,病变波及到多根牙的根分叉区。下颌第一磨牙发病率最高,上颌双尖牙最低。除菌斑这一主要病因外,𬌗创伤是本病的加重因素。解剖特点(如釉突、根分叉距釉牙骨质界较近及髓底的副根管等)又是病变发展的促进因素。

1. 临床表现

(1) 除牙周炎的基本临床表现外，还应探查分叉区病变的程度，并结合X线片将病变进行分度。

(2) 其他表现　牙根暴露、根面龋、牙髓症状，晚期牙齿松动。

2. 治疗原则

1度根分叉病变　基础治疗或基础治疗后行翻瓣术并修整骨外形。

2度根分叉病变　骨成形术和(或)根向复位瓣术(或植骨术)，促使分叉处新骨形成。

3度和4度根分叉病变　酌情行截根术或牙半切除术，以利消除病变及自我保持清洁。

(五) 牙周脓肿

牙周脓肿有急性和慢性之别，发病的部位可为个别牙或多个牙，后者称为多发性牙周脓肿，不论哪型均是发生在牙周袋壁的局限性化脓性炎症。

1. 临床表现

(1) 急性牙周脓肿

1) 突然在牙龈上形成圆形突起，色红、水肿、表面光亮，待脓液形成并局限后，表面形成脓头，挤压时有脓液流出或从牙周袋溢出。

2) 肿胀区局限性搏动性疼痛，相应的牙齿伸长感，叩痛及不同程度的松动。

3) 全身不适，发热，白细胞增多，淋巴结肿大。

(2) 慢性牙周脓肿

1) 无明显的自觉症状，可有咬𬌗钝痛，浮起感，轻度叩痛。

2) 牙龈上形成窦道，反复流脓。

2. 治疗原则

(1) 在脓肿未形成前，清除牙石，牙周袋内置入消炎收敛药物。

(2) 当脓肿出现波动时，可从牙周袋内或牙龈表面切开引流，局部置入复方碘液。洗必太含漱，全身使用抗生素。

(3) 调磨造成𬌗创伤的早接触点。

(4) 慢性牙周脓肿应在基础治疗之后，行翻瓣术或脓肿切开术。

三、牙周-牙髓联合病变

(一) 轻型牙髓-牙周炎

原发于牙髓、根尖周病，有牙周膜间隙排脓。

1. 临床表现

(1)患牙有牙髓炎和根尖周炎的既往史或现病史,或有过不完善的牙髓治疗。

(2)牙髓测试无活力。

(3)患牙一侧有脓肿形成,急性期过后留有的牙周袋较窄而紧,不易探入,根面无龈下牙石。患牙不松动或轻度松动。

(4)X线片显示根尖周根分叉处和(或)牙根的一侧有牙槽骨破坏的X线透影区,而其他部位的牙周骨质正常。

2. 治疗

(1)前牙做根管治疗,后牙视各根管情况做塑化治疗或根管治疗。

(2)有咬𬌗干扰者调𬌗。

(二)重型牙髓-牙周炎

原发牙髓病,继发牙周炎。

1. 临床表现

(1)病史与轻型相同或可能更长,并有反复肿痛、急性发作史。

(2)有局限而深及根尖的牙周袋,探诊根面有龈下石。

(3)X线片显示根尖X透射区与牙根侧方连续的骨质破坏的透影区更宽而广泛。

2. 治疗

(1)前牙做完善的根管治疗,同时做相应的牙周治疗(深部刮治或翻瓣刮治术)。

(2)后牙在牙周病变区的根管治疗,其余根管可酌情做塑化治疗。

(3)除去创伤𬌗力或嵌塞等局部因素。

(三)轻型牙周-牙髓炎

原发于牙周病引起牙髓的病变。

1. 临床表现

(1)患牙有牙周炎,反复发生脓肿,随后出现温度激惹痛、隐约钝痛等症状缓慢加重。

(2)患牙可见到明显的局部致病因素,如不良充填物、接触关系不良或与邻牙无接触、基牙负荷重、咬𬌗创伤明显。

(3)有深牙周袋或龈乳头消失,牙龈明显退缩,有牙石、患牙松动度不等。

(4)温度测验激惹的疼痛往往持续,电活力测验敏感或迟钝。

(5)X线片可见一侧牙槽骨丧失较多,出现骨袋,袋底近根尖区或重度根分叉病变。

2. 治疗

(1)牙周治疗　深刮和各种牙周手术等。

(2)处理局部致病因素　如调𬌗、全冠修复等。

(3)如患牙症状明显,牙周袋深达根尖 1/3 或因调𬌗的需要须做牙髓治疗。

(4)定期复查,如疗效不佳,可考虑做截根术或牙半切除术。

(5)指导患者注意口腔自家护理和半年一次的定期复查。

(四)重型牙周-牙髓炎

原发于牙周炎,继发牙髓炎或根尖周炎,如逆行性牙髓炎。

1. 临床表现

(1)有长期的牙周炎病史,近期出现牙髓炎或根尖周疼痛的症状。

(2)患牙牙周袋深达根尖或接近根尖,患牙松动不等,有龈下牙石和牙周溢脓。

(3)患牙无龋或其他牙体硬组织疾病。

(4)牙髓温度测验不同部位,可出现激发剧痛或无反应等异常反应。

(5)X 线片显示广泛的牙周组织破坏。

2. 治疗

(1)制定全口牙列的治疗设计,并决定患牙的存留。

(2)患牙如保留,可在急性炎症消除后,有深牙周袋的患根必须做根管充填,其余根管可酌情作根管治疗或塑化治疗。

(3)牙周治疗与牙髓治疗同时进行,必要时考虑做牙周手术,截根术或牙半切除术。

第四节　牙周病治疗技术

一、口腔卫生宣教

(一)目的

1. 使患者了解口腔卫生的重要性,调动患者的积极性,以配合牙周疾病的治疗和预防。

2. 教会患者正确保持口腔卫生的方法,使患者能保持口腔卫生,保持疗效。

(二)宣教内容

1. 什么是健康牙周组织表现,什么是牙龈炎、牙周炎。
2. 口腔卫生差的危害性,明确菌斑是牙周疾病的主要致病因素。
3. 控制菌斑在牙周疾病的预防、治疗及疗效保持方面的重要性。
4. 刷牙、使用牙线、牙签及牙间隙牙刷的目的和正确操作方法,以及其他牙齿保健法。

(三)清除菌斑的方法

1. 刷牙

(1)刷牙的时间:每天早晚各一次,以晚上睡前刷牙更重要,每次刷 3～5 分钟。

(2)牙刷的选择:应选择保健牙刷。牙刷头长 2.5～3.1 cm,宽小于 1 cm,毛束 3～4 排,儿童牙刷头长不超过 2.5 cm;刷毛为尼龙丝制作的软毛牙刷,刷毛直径 0.18～0.2 mm,末端磨圆即磨毛牙刷;刷柄有足够的长度才利于握持,若有一定的角度则使用更为方便。

(3)牙膏的选择:可选用含氟牙膏。

(4)正确的刷牙方法:水平颤动法。牙刷毛尖端对着龈缘与牙成 45 度角,略加压,使牙刷毛一部分进入龈沟,一部分伸入邻面牙间隙,原地水平颤动约 20 次,然后移动牙刷至邻牙,每次牙刷覆盖 2～3 个牙。在刷上下前牙舌侧时,可将牙刷竖起,上下颤动。按一定顺序将全口所有牙齿的颊(唇)、舌(腭)、𬌗面及最远中一个牙的远中面都刷到,从而将菌斑清除。

2. 牙线的使用

(1)适用于清除牙齿邻面的菌斑。

(2)使用方法:①双手操作,取约 20 cm 长的牙线,二端分别缠绕于两手的中指上,再用双手拇指和食指绷紧牙线,两手手指之间留出 2～3 cm 长,也可使用牙线叉操作;②在两牙邻间处拉锯状移动牙线,而使牙线轻轻通过接触区;③将牙线紧贴一侧牙面,在邻面形成"C"形,并进入龈沟,然后向切(𬌗)方刮动,反复多次,将邻面菌斑清除。

3. 牙签的使用

(1)适用于牙间乳头退缩明显、牙间隙较大者邻面的菌斑清除,以及根分叉病变者分叉内的菌斑清除。

(2)牙签的选择:应选择光滑无毛刺、木质、圆头或横断面为三角形而尖端略细的牙签。

(3)使用方法:将牙签放入牙间隙或根分叉处,将牙签侧面紧贴牙面(或根面),做颊舌向移动,通过磨擦牙面清除菌斑。

4. 牙间隙牙刷的使用

(1)适用于邻面不规则或根面呈凹面的牙间邻面菌斑清除及根分叉病变处菌斑的清除。

(2)方法:选用直径稍大于牙间隙或根分叉病变区的牙间隙刷,将牙间隙刷插入牙间隙或根分叉处,作颊(唇)舌(腭)向移动,刷除菌斑。

(四)其他牙齿保健方法

1. 叩齿 使上下颌牙齿互相轻轻叩击,可促进根周膜血液循环,增加牙周组织健康。但要注意叩齿应在无𬌗干扰、无𬌗创伤、且具有良好的口腔卫生状况下才能进行。

2. 定期进行口腔健康检查 每6～12个月一次,以便及时发现问题,及时治疗。

3. 要有就诊治疗意识 一旦发现口腔内有问题就应及时治疗。如出现牙龈出血、牙齿遇冷热敏感或疼痛等症状时应及时检查治疗;预防成年后牙齿拥挤。

(五)注意事项

1. 既要群体性宣教,又要对个别人针对性宣教。

2. 宣教时要深入浅出,用通俗易懂的语言,用专业术语时也应解释明白,不要指责病人,要正面宣传。

3. 为加强宣教效果,可将菌斑染色,让患者看到菌斑及其沉积部位。

4. 要反复多次宣教,必要时让患者当场操作,纠正不正确的方法。

二、龈上洁治术

(一)原理

用手工操作洁治器械或通过超声洁治器工作头的高速振动而除去龈上牙石、软垢和菌斑,并除去与龈上牙石相连的龈沟内或浅牙周袋内的龈下牙石,并用磨光器磨光牙面。防止菌斑和牙石再沉积。

(二)适应证

凡需要去除龈上牙石、软垢和菌斑者。

(三)禁忌证

1. 白血病、血友病等血液病患者。

2. 使用心脏起搏器的患者、乙肝表面抗原阳性及其他传染性病患者忌用超声洁治。

(四)方法及注意事项

1. 手工洁治

(1)让患者用3％过氧化氢含漱1分钟,然后用清水漱口。

(2)前牙用直角镰形洁治器或大镰刀形洁治器,后牙用一对牛角镰形洁治器或大镰刀形洁治器。去除后牙颊舌面色素时可用一对锄形洁治器。以改良握笔法持洁治器。

(3)支点:以中指与无名指贴紧一起作支点,或以中指作支点,放在邻近牙齿上。支点位置尽量靠近被洁治的牙齿,并随洁治部位的变动而移动。

(4)器械的放置和角度:将洁治器尖端1~2 mm的工作刃紧贴牙面,放入牙石的根方,避免损伤牙龈。洁治器面与牙面角度应小于90°,大于45°,以80°为宜。

(5)用力时使用腕力,以支点为中心,转动腕部向冠方将牙石和菌斑清除。

(6)洁治顺序:将全口分为上下颌前牙和后牙六个区段,逐区进行洁治,避免遗漏。

(7)洁治时要视野清楚,随时拭去或吸去过多的血液及唾液,去净牙石后,以3％过氧化氢冲洗或擦洗创面,请患者漱口。

(8)复诊时应检查上次洁治部位,若因牙龈红肿减轻而使原龈沟处牙石又显露出来,应再行洁治。

2. 超声洁治术

(1)让患者用3％过氧化氢含漱1分钟,然后用清水漱口,同时术者踩动开关,检查手机是否有喷水,工作头是否振动而使喷水呈雾状。若无喷雾则不能工作。

(2)将工作头前部侧缘对着牙面约成15度角,轻轻接触牙石,利用工作头顶端的超声振动将牙石去除,不要施过大压力。要不断地移动工作头,工作头不能停留在某一点。

(3)按一定次序去除全口的牙石,避免遗漏。超声洁治后,应仔细检查牙石是否除净,尤其是邻面不易清除的部位,若有残留牙石,则应以手用器械去除。术后用3％过氧化氢冲洗或擦洗创面。

(4)工作时术者应戴口罩和防护眼镜,以防止喷雾被吸入或溅入眼内。每个患者用后的工作头要更换或用2％碘酒及乙醇先后擦拭消毒。

3. 磨光

(1)全口牙洁治完毕后应进行磨光,以去除残留的色素并抛光牙面。

(2)将磨光器(橡皮杯轮或杯状刷)安置在手机上,蘸磨光砂或牙膏放在牙面上,略加压力并低速旋转,从而磨光牙面。

三、龈下刮治术

(一)适应证

牙周袋或龈袋内有龈下结石,临床探诊深度≥4 mm,而龈上洁治术不能除去龈下结石者。

(二)禁忌证

血液病患者。

(三)方法及注意事项

1. 深牙周袋刮治前应行局部麻醉。局麻方法及禁忌证同外科拔牙时局麻。
2. 探查龈下牙石所在部位及牙周袋的深度、位置、形状等。
3. 前牙用颈部角度较小的通用刮治器或 5~6 号 Grace 刮治器。后牙用颈部角度较大的通用刮治器或 Grace 刮治器(7~8 号用于颊舌侧,11~12 号用于近中面,13~14 号用于远中面)。使用 Grace 刮治器时,注意用长而大的外侧缘为工作刃。若牙周袋较为宽松,也可用锄形刮治器。
4. 用改良执笔法握持刮治器。以中指为支点,或中指与无名指紧贴在一起为支点,放在邻近牙齿上,指点要稳固。
5. 将刮治器的工作面与根面平行,缓缓放入袋底牙石基部,然后改变刮治器角度,使工作面与牙根面呈 45°~90°,以 80°为最佳。
6. 用力方式 运用腕力或指力刮除牙石,工作端运动范围要小,以免刺伤牙龈。
7. 用力方向 以冠向为主,在牙周袋较宽时,可斜向或水平方向运动。
8. 刮治的连续性 每一动作的刮除范围要有部分重叠,连续不间断,并有一定次序,不要遗漏。刮除牙石后,要继续刮除腐败软化的牙骨质层,直到光滑坚硬的牙根面为止。
9. 刮除龈下石的同时,工作端另一侧刃可将袋内壁炎症肉芽组织及残存的袋内上皮刮掉。
10. 刮治完毕后要用探针检查,以确定龈下石已去净,根面光滑坚硬。然后用3%过氧化氢冲洗牙周袋,以清除袋内牙石残渣,然后压迫牙龈,使之与根面紧贴。
11. 糖尿病等易感染的患者,应在病情控制后再行龈下刮治术,并配合使用抗生素。

四、牙周手术治疗

牙周手术应在牙周基础治疗后 1.5~3 个月时，并且患者已掌握控制菌斑的方法。麻醉用药的方法基本同拔牙术。

(一)术前准备

1. 经过彻底的洁治、刮治等基础治疗。
2. 全面的牙周临床检查及 X 线检查。
3. 检查患者是否掌握控制菌斑方法。
4. 了解患者全身健康状况。
5. 血液常规化验项目检查，出、凝血时间等。

(二)术后处理

1. 手术部位外敷牙周塞治剂，以达止血、止痛、防止感染、固定软组织的目的。
2. 术后 6 小时内在手术相应的面颊部敷冰袋，以减轻术后组织水肿。
3. 0.12%洗必太含漱剂，每日 2 次，每次含漱 1 分钟。根据情况口服抗生素 4~5 日。
4. 1 周复诊，除去牙周塞治剂，拆线，再次进行控制菌斑指导。
5. 6 个月内勿探查牙周袋，以免破坏新附着。

五、牙龈切除术

切除增生肥大的牙龈组织或中等深度的牙周袋，并重建牙龈的生理外形。

(一)适应证

1. 经基础治疗后增生肥大的牙龈仍不消。
2. 后牙区中等度深的骨上袋，袋底不超过膜龈联合，附着龈有足够宽度者。
3. 位置正常、冠周有龈片覆盖的阻萌牙齿。

(二)手术方法及注意事项

1. 定袋底位置　应将印记镊子无钩的一端与牙长轴平行进入袋底，有钩的一端置于龈表面，夹紧镊子后形成出血点，每牙应定点 2~3 个。
2. 切口位置　用斧形牙龈刀(或 15 号刀片)在定点的根方 1~2 mm 处，刀刃斜向冠方与牙长轴成 45°角切入龈直达牙面，用柳叶形或三角形龈乳头刀，或用 11 号尖刀切断龈乳头。
3. 用宽背镰型龈上洁治器刮除切下的龈组织，并平整根面。
4. 用小弯剪刀或刀片修整创面边缘，使牙龈形态恢复生理外形。

5. 生理盐水冲洗创口,纱布压迫止血并外敷牙周塞治剂。

六、翻瓣术

用手术方法翻起黏膜骨膜瓣,在直视下刮净龈下牙石和感染组织,再将牙龈瓣复位,达到消除牙周袋,建立新附着的目的。

(一)适应证

1. 基础治疗后 2 个月,牙周袋深度仍≥5 mm,且探诊出血。
2. 需行牙周骨外科手术或根向复位瓣术或冠向复位瓣术或截根术等。
3. 根分叉病变需直视下平整根面。

(二)手术方法及注意事项

1. 切口设计

(1)内斜切口　距龈缘 1～2 mm 处,刀片斜向根尖,与牙面成 10°角,循牙龈缘外形呈扇贝状切入,直达牙槽脊顶,勿将龈乳头切除。

(2)沟内切口　将刀片进入袋内,从袋底切入直达牙槽脊顶,再用钝剥离器插入内斜切口,将龈瓣从骨面分离。

(3)牙间切口　刀片与牙面垂直,水平地切断已被分离的袋壁组织及牙间龈组织。

(4)纵形切口　从健康邻牙的唇或颊侧轴角处直达龈膜联合。注意:龈瓣的基底部略大于龈缘处,以利龈瓣的血运;切口禁忌位于牙间乳头中央或唇颊面中央。

2. 翻瓣

(1)全厚瓣(黏膜骨膜瓣)　用骨膜分离器从牙槽脊顶开始,紧贴骨面向根尖方向翻起黏膜骨膜瓣。

(2)半厚瓣(龈黏膜瓣)　在骨膜上用刀刃进行锐剥离,翻起牙龈黏膜瓣。

3. 刮除感染的肉芽组织,并行根面平整。

4. 软组织瓣复位

(1)原位复位　龈瓣复位到原龈缘水平。改良 Widman 法就是采用原位复位瓣,翻瓣时仅达牙槽嵴顶,复位时尽量使瓣将邻间骨覆盖,减少骨吸收,增加新附着机会。

(2)根向复位　全厚瓣根向复位,适用于根分叉病变者,目的使根分叉充分暴露,以利自我清除菌斑;半厚瓣根向复位,用来增加附着龈,将龈缘放在牙槽脊根方的 1～2 mm 处,无龈瓣覆盖的牙槽脊由肉芽组织修复。

(3)冠向复位　用于牙龈退缩者。将龈瓣组织向冠方拉至适当位置。注意:手术区的附着龈要有一定的宽度。

5. 缝合　根据需要可选用间断缝合,悬吊缝合、褥式缝合和锚式缝合等。

七、骨成形术

牙槽骨因牙周炎引起骨脊的吸收或异常增生,使牙槽骨失去了正常的生理外形,为了使牙槽骨接近生理外形,需在翻瓣术的同时修整骨脊外形,就叫做骨成形术。

(一)适应证

1. 因牙周炎引起骨脊吸收呈V形缺损,适当修整骨脊缘,扩大V形缺损的宽度。

2. 牙间隙骨破坏形成弹坑状缺损,可修整唇或舌侧骨脊,使坑底部变成骨脊顶。

3. 因牙齿向近中(或远中)无牙区倾斜,形成窄而深的骨下袋,可将骨修整成逐渐向合方倾斜的长斜面,利于消除牙周袋。

4. 治疗根分叉病变,为了暴露根分叉部,将根分叉区的根间骨脊形成圆锥形的有根间纵沟的外形。

5. 因修复需要(如植冠等)行牙冠延长术,有时需要切除部分牙槽脊顶。

(二)手术方法及注意事项

1. 翻开黏膜骨膜瓣,刮净根面牙石及坏死牙骨质。

2. 暴露牙槽骨,选用8号圆钻、骨锉或骨凿等器械,轻而断续地磨除肥厚的骨缘和高低参差不齐的外形,使牙间和根间的骨面形成生理纵沟。注意在接近骨缘处方向应由根向嵴顶移动,以免降低骨的高度。

3. 龈瓣复位并缝合。

八、植骨术

用自体骨或异体同种骨,或人工骨等材料放入骨缺损区,以引导或诱导骨的新生,修复骨缺损。

(一)适应证

二壁及三壁骨袋。

(二)手术方法及注意事项

1. 常规翻瓣,平整骨面,彻底清创。

2. 根面处理　枸橼酸或纤维连接蛋白,或二者合用涂擦根面2~3分钟,以提高根面形成新牙骨质的机会。

3. 用 1/2～2 号小圆钻,钻入骨袋内壁形成几个小孔,直达下面的疏松骨。

4. 将准备好的植入材料置入受骨的骨袋并压实,使填入物与骨袋口平齐。

5. 龈瓣复位并严密覆盖植骨区,褥式缝合。

九、截根术

是指将多根牙中破坏最严重的一或二个根截掉,以消除病变的方法。

(一)适应证

1. 磨牙多根牙,其中 1～2 个根牙周组织破坏严重,常规治疗不能治愈,而其余牙根病情轻,牙松动不明显者。

2. 磨牙的某根出现纵裂或横折断等。

3. 磨牙的 1 个或 2 个牙根有重度根尖病变,根管不通或器械折断在根管内不能取出,影响根尖病变的愈合。

(二)手术方法及注意事项

1. 术前准备　牙髓治疗的同时,将需截根的根管口扩大并加深,从髓腔内填入银汞合金。调𬌗及缩减颊舌径,以减轻该牙的𬌗负担。

2. 常规翻瓣,彻底做根面平整。

3. 截根　用涡轮手机细裂钻,从根分叉斜向釉牙骨质界切断患牙根,使断面形成圆凸的光滑面,以利术后口腔卫生的维护,切忌留下倒凹的根面。

4. 创口清洗,龈瓣复位缝合。

十、牙半切除术

(一)适应证

1. 多根牙之一根牙周组织严重破坏或根尖周病变广泛、根管不通(包括根管内器械折断所致者)或根纵裂,同时伴有患根侧的牙冠大面积破坏并难以修复者。

2. 多根牙牙冠劈裂至根分叉,其中一侧的冠、根及牙周组织无严重病损,尚可保留者。

(二)术前准备

1. 了解患者全身健康情况;检查血常规、出、凝血时间和体温;老年人测量血压;排除手术禁忌的全身疾病,女性患者须避开月经期。

2. 对患者进行完善的牙髓治疗,并拍摄治疗后的 X 线片。检查咬𬌗情况,必要时调𬌗。

3. 进行口腔卫生宣教。治疗牙龈炎或牙周炎。

4. 术前讨论手术方案,并向患者作必要的说明。

(三)方法及注意事项

1. 常规局麻,消毒。

2. 用系列钻或金刚砂片沿根分歧偏患侧将牙冠切为近远中或颊舌两半。注意尽量多保存余留部分的牙冠。切勿伤及牙龈和牙槽骨。

3. 拔除患侧冠根。

4. 初步修整保留的半冠断面。

5. 搔刮患侧牙槽窝,除净感染肉芽组织。

6. 用生理盐水清洁术区,轻刮拔牙创骨面,使之充盈鲜血,酌情可拉拢缝合创口牙龈。咬消毒纱卷止血。

(四)术后处理

1. 术后5~7天拆线。可换服、敷牙周保护剂1周。

2. 术后2周复诊,去除牙周保护剂。修整保留半冠的外形,并作永久充填。注意检查咬𬌗情况,及时调整。治疗全口其余患牙,使𬌗力负担均衡。

3. 术后3个月、6个月、1~2年复查。了解𬌗力分布及牙槽骨愈合情况,并作相应处理。

4. 术后3个月复查效果较好时,可根据全口牙列情况考虑修复问题。

十一、自体游离龈移植术

将自体健康的龈组织游离移植到患区,以加宽附着龈或覆盖裸露的根面,可用于恢复单个牙龈的缺损或多个牙龈萎缩。

(一)适应证

前牙或双尖牙区局限性牙龈缺损或退缩。

(二)手术方法及注意事项

1. 受瓣区的准备

(1)注意勿将麻药注入受瓣区,以免影响血液循环及游离瓣的存活。

(2)在膜龈界作水平切口,切至黏膜下骨膜上,锐剥离分离龈组织,形成受瓣创面,再用消毒的锡箔或纱布按创面大小剪成图样。

(3)创面用生理盐水纱布覆盖。

2. 供瓣区的准备

(1)确定取材外形 在上颌双尖牙至第一磨牙腭侧距龈缘2~3 mm的角化牙

龈处,按剪下的受瓣区图样确定取瓣外形。

(2)取移植瓣　从一侧行切口至黏膜下骨膜上,锐剥离半厚瓣。注意游离瓣的厚度为 1~1.5 mm。

(3)创口处理　碘仿纱布缝合固定或用牙周塞治剂。

3. 游离瓣移植受瓣区

(1)按原来的尖根方向将游离瓣的近远中两端缝于受瓣区的骨膜上。注意:用细线即 4~0 号线。

(2)用湿纱布轻压 1~2 分钟,排除瓣下的气体和积血。

(3)表面置碘仿纱布,再敷牙周塞治剂。

十二、侧向转移瓣术

为覆盖裸露的根面或增加附着龈的宽度,将邻近健康的牙龈组织转移到受瓣区。

(一)适应证

单个牙唇侧龈裂或牙龈退缩,但面积较窄者,邻近牙周组织健康,牙槽骨有足够高度,并可供给足够龈瓣。

(二)手术方法及注意事项受瓣区的准备

1. 沿暴露根面的牙龈缘 0.5~1 cm 处,做一 V 或 U 形切口。切口与骨面垂直或一侧做内斜切口,另一侧做外斜切口,以增加创面宽度。

2. 确定供瓣区的宽度　在患牙的近中或远中确定一相当受瓣区 1.5~2 倍宽,高度与受瓣区相同的黏膜骨膜瓣的位置。

3. 切口　在确定好位置的牙龈上作垂直于骨面的纵行切口。

4. 翻瓣　用骨膜分离器翻起黏膜骨膜,并将此瓣侧向转至受瓣区并缝合。注意:如瓣的张力较大,可在切口上的基底处做松弛切口,便于瓣的转移。

5. 供瓣区及受瓣区同敷牙周塞治剂。

十三、牙冠延长术

牙冠延长术的目的在于不损伤生物学宽度的前提下修复牙,修复固位体,美容。牙冠延长的方法有外科手术法和正畸法,在此介绍常用的三种手术方法:龈切术、翻瓣术、翻瓣加骨成形术。

(一)适应证

龈下龋齿,牙折裂达龈下。因广泛龋齿或折断变短的牙、自然的临床短冠牙、解剖冠未完全暴露的短冠牙,都可考虑采用牙冠延长术。

1. 龈切术　一般仅用于单纯切除软组织就能提供冠长度,同时保持适当的牙龈区的病例。此法常用于牙龈纤维性增大的病例。

2. 翻瓣术　适用于减小上颌软组织隆突、腭部组织增生以及单牙邻面软组织的增大。

3. 翻瓣与骨手术　是临床冠延长术中最常用的方法,适用于需去骨和进行骨修整的病例。

(二)手术方法及注意事项

手术前应进行彻底的临床检查和充分的准备工作,根据各病例的具体情况进行选择。

1. 用牙周探诊法和X线检测牙折或龋齿的根方位置、龈沟深度、牙槽嵴水平,以及牙根的长度和形态,确定手术切除的范围是局限于软组织还是需要切除骨。

2. 去除不良修复体,龋齿备洞,牙体治疗,牙周洁治、根面平整、口腔卫生指导、制备临时修复体。

3. 龈切术　详见牙龈切除术。

4. 翻瓣术　以牙龈内斜切除与翻瓣结合,从内侧去除过多的牙龈。第一切口为扇贝状内斜切口以确定牙龈边缘,用骨膜分离器翻开粘骨膜瓣重新复位。若牙龈不足以切除,则第一切口应做在沟内,翻粘骨膜瓣,根向复位以获所需牙冠长度,牙间间断缝合,上牙周塞治剂以利维持瓣的复位。

5. 翻瓣与骨手术　翻瓣如上所述,然后用钻和骨凿按扇贝状去除骨,暴露所需牙的长度,修整厚骨边缘、骨壁架和多余骨以利瓣的根向复位紧贴牙。牙间区的骨手术应仔细进行,以免损伤生物学宽度。最后应测定牙周围的骨水平,使牙高度至少为 3~5 mm。手术完毕后可上牙周塞治剂,洗必太漱口液含漱 4~6 周以控制菌斑,术后 7 天拆除塞治剂,开始轻刷牙、用牙线。

十四、引导性组织再生术

(一)原理

牙周手术后的修复过程中,牙龈上皮细胞及结缔组织细胞生长快但无形成新附着的能力,而来自牙周膜的细胞具有形成新附着的能力却又生长较慢。引导性组织再生术就是在手术中使用膜性材料(聚四氟乙烯膜等不可降解吸收性膜或不全胶原膜等可降解吸收性膜),以阻挡牙龈上皮细胞及结缔组织细胞向牙根面的生长,使来自牙周膜的细胞有足够的时间沿根面向冠方生长,从而在曾暴露于牙周袋内的牙根面上形成新的牙骨质,并有牙周膜纤维埋入,形成新的牙周附着。

(二)适应证

垂直性骨吸收和 2 度根分叉病变,且牙龈有一定高度者。

(三)方法及注意事项

1. 局部麻醉、消毒、铺巾　同翻瓣术。切口为沟内切口。

2. 翻瓣及根面平整同翻瓣术。

3. 膜的放置　将膜修剪成相应的形状,覆盖欲修复的缺损处,膜在根方要盖过牙槽骨嵴根方 2~5 mm,冠方覆盖根面,达釉牙骨质界处,两侧超过缺损处 2 mm 以上。

4. 软组织瓣复位在膜的外侧面,将膜完全覆盖,缝合。注意不要使膜露出软组织瓣缘。放置牙周保护剂。

5. 术后注意事项同翻瓣术。术后 10 天拆线。若使用的膜为不可降解吸收性膜,则于手术后一二个月行第二次手术,取出膜材料。

十五、调𬌗

(一)原理

创伤性𬌗力可造成咀嚼系统中牙体、牙周、咀嚼肌及颞下颌关节某种或几种组织的损伤,经咬𬌗调整,可纠正创伤性𬌗力,建立起无障碍的功能性𬌗接触,使损伤的组织得到修复。

(二)适应证

当口颌系统中牙体、牙周、肌肉及颞下颌关节中任何一种组织出现损伤时,所查出的咬𬌗干扰才属应做调𬌗的范围。

1. 牙体不均匀的磨耗。𬌗面或牙尖上有磨耗小平面或牙体重度磨耗。

2. 牙冠陷裂、冠裂、牙内吸收、牙根断裂、牙根外吸收。

3. 牙髓充血或坏死、根尖病变、牙震荡、根周膜炎。

4. 牙周炎。

5. 牙齿松动和移位。

6. 磨牙症、紧咬牙。

7. 咀嚼肌群的痉挛疼痛。

8. 颞下颌关节紊乱症等。

(三)禁忌证

对无症状者,即使有𬌗干扰,也不应进行预防性调𬌗。

(四)方法

功能法最为常用。对有磨牙症或可疑有磨牙症的人可选边缘法和功能法结合使用。

1. 向病人解释为什么要调𬌗，并指导病人如何配合调𬌗。
2. 对有磨牙症或可疑有磨牙症的人，诊治 RCP(后退接触位)干扰。
3. 诊治 ICP(牙尖交错位)干扰，即正中𬌗早接触点的确定。

(1)嘱病人先轻咬至肌位，即上下牙刚接触时，再重咬至牙尖交错位。若两者的颌位不一致，则表示有正中𬌗早接触。

(2)结合观察下颌是否有偏斜情况和病人对接触的感觉，判断出高点是在左侧还是右侧。

(3)用脱色纸(薄型)置于高点一侧，先轻咬，再重咬，显示出高点的部位。

(4)用小磨石磨去高点，磨斜面或牙窝，不磨牙尖。

(5)ICP 时前牙应无接触或轻接触，如有过紧接触应磨除。

4. 诊治侧方𬌗干扰。

(1)工作侧𬌗干扰的确定：组牙𬌗工作侧应为多点接触。在 2 mm 侧方运动范围内若出现个别点接触，应作为干扰点加以磨改。磨斜面而不磨牙尖，使工作侧出现多点接触。

(2)非工作侧𬌗干扰的确定

①用探针器或血管钳将牙线作成圈形夹住，将牙线套在一侧下颌磨牙区，让病人闭口咬在 ICP，嘱病人在牙不脱离𬌗接触的情况下向对侧移动下颌至颊尖相对。此时牵拉牙线，如牙线一拉即出，则表示非工作侧无𬌗干扰存在；若牙线不能拉出，则表示非工作侧有咬𬌗点存在，并观察牙线被阻在何处。

②用脱色纸放在非工作侧已观察到的被阻区，同上法移动下颌，得出咬𬌗点印记，适当调改，直至非工作侧无𬌗接触或轻接触为止。

5. 诊治前伸𬌗干扰

(1)前伸𬌗前牙𬌗干扰的确定　当下颌前伸至切嵴相对时，如有个别前牙早接触，则应磨改个别牙，直至前伸时前牙均匀接触。

(2)前伸𬌗后牙𬌗干扰的确定　在前伸𬌗时后牙应无接触。若后牙有接触则为𬌗干扰。同上法用牙线检查前伸时后牙是否有接触，如有，再用脱色纸印记接触点，并调磨掉，直至前伸𬌗时后牙无接触或轻接触为止。

6. 对个别牙牙体组织损伤的调𬌗方法　对个别牙咬𬌗创伤的检查，要注意检查咬𬌗干扰点，用小轮状磨石准确调磨，至病人自行咬𬌗时疼痛消失或明显减轻为止。病人分别于治疗后 2 周、3 个月、6 个月、1 年和 2 年复诊,发现𬌗干扰及时调磨。

(五)注意事项

1. 咬𬌗调整是不可逆性的使𬌗发生改变的方法,要持非常慎重的态度正确进行。

2. 只对在无肌肉症状、肌功能正常时检查出的𬌗干扰进行调𬌗。不然会错调,造成新的𬌗紊乱。

3. 每次调磨的量不能过多,如出现牙齿敏感症状应暂停,2 周后再继续调磨。

4. 调磨后需磨光,最好用含氟涂料涂擦牙面。

十六、松牙固定术

原理　通过结扎或固定夹板,将松动牙连接并固定在邻近的稳固牙齿上,使几个牙齿连成一个整体,形成新的咀嚼单位,重新分配咬𬌗力量。通过固定,充分发挥牙周组织的代偿能力,减轻松动牙负担,促进愈合,并防止个别牙齿的倾斜、移位。

十七、暂时性固定

(一)适应证

1. 牙周常规治疗后仍松动的前牙,有保留价值,但妨碍咀嚼功能,或松动度及移位仍继续增加者。

2. 牙周手术治疗前,为预防手术后牙齿松动、移位,可预先暂时固定。

3. 牙周治疗过程中,先暂时固定松动牙,待综合治疗告一段落,再进行永久性夹板固定。

4. 外伤松动牙,有保留价值者。

(二)方法

1. 牙线结扎法　取一段牙线,长度视固定的牙数而定,先做成双圈,套在一侧稳固基牙上,打一外科结,然后结扎下一个牙,每个牙齿间隙都打一个或数个外科结(外科结数目视牙间隙大小而定)。结扎线要位于牙邻面接触点的根方、舌隆突的切方,以防止滑入牙龈缘以下,依次连续结扎,直至另一侧的一个稳固牙齿为止。

2. 不锈钢丝结扎法

(1)取直径 0.178～0.254 mm 不锈钢丝一段,长度以水平围绕所要栓结的牙齿唇面和舌面再延长 5 mm 为宜。

(2)在一侧稳固的基牙上绕成双圈,在邻面以顺时针方向做扭结,然后将钢丝围绕下一个牙,在牙间隙处再作扭结,这样依次连接其他牙齿,在每个牙邻面牙间隙处均做扭结,扭结数目的多少视牙间隙大小而定,若间隙很小,也可不做扭结,仅做一"8"字交叉,再结扎另一个牙。

(3)结扎钢丝要位于舌隆突的切方、牙邻面接触点的根方,以防止钢丝滑入牙龈缘以下,对牙龈造成刺激和损伤。

(4)必要时可加用釉质粘合剂,加强结扎的稳固性。

(5)结扎后应检查𬌗关系,防止咬在钢丝上,如有早接触,应调𬌗。

(三)注意事项

1. 一定要在松动牙两侧选有稳定的基牙,一般选择尖牙。

2. 注意牙齿位置,尽量固定在原来的正常位置上,不要造成牙齿倾斜、扭转等,以免造成新的创伤。

3. 扣结长度、位置要合适,位于牙间隙内,并防止损害牙间乳头及唇颊黏膜。

4. 结扎丝应不妨碍患者的口腔卫生措施,应对患者加强口腔卫生宣教,教会在结扎的情况下如何控制菌斑,一般可用牙签清洁邻面,注意刷净舌侧牙面等。

十八、永久性固定

1. 夹板式可摘义齿或全牙列可摘性夹板,是依靠铸造连续卡环或多组卡环活动夹板固定松动牙,常同时修复缺失牙,患者可自行取戴,易于清洗。

2. 固定冠桥连体,采用 3/4 冠、连续冠、连续嵌体等,也可同时修复少数缺失牙而制成冠桥,将松动牙与健康牙连接固位。

3. 根管种植术,用金属桩钉,通过根管进入牙槽骨内,以固定个别松动牙。先将根管扩大好,准备粗细合适的钛合金桩钉,根管和桩钉消毒后填塞氢氧化钙糊剂,放置桩钉至根尖孔处,然后用器械将桩钉推进骨组织内约 10 mm,锯或剪去桩钉的末端,锌粘固粉垫底,银汞合金充填。

第五节 牙周病的药物治疗

近代牙周病的药物治疗,归纳为三种类型:作用于病原因子的抗菌疗法;对骨吸收的阻断疗法;中医药治疗。

一、抗菌疗法

(一)全身应用

口服给药是牙周临床常用方法,可缓解牙周病的临床症状,控制急性感染。

1. 四环素　分布较广,在骨和龈沟液中的含量高,对多数革兰阴阳菌均有明显抑制作用,并可抑制胶原酶活性,阻止骨吸收。

2. 螺旋霉素　为大环内酯抗生素,在龈沟液中浓度较血液中高出10倍,抑菌能力强,对牙周急性炎症、牙周溢脓、牙周脓肿、牙龈出血疗效明显。

3. 甲硝唑(灭滴灵)　能有效杀灭厌氧菌,显著改善牙龈出血、牙周溢脓等症状。须注意会出现恶心、肠胃不适、腹泻、皮疹等。

4. 其他药物　青霉素、红霉素、麦迪霉素等。

(二)抗生素使用原则

1. 牙周病的治疗应以基础治疗(洁治、根面平整、口腔卫生宣教)为主,药物仅作为辅助应用。

2. 牙周急性感染时,可考虑首选抗生素,但取得一定效果后应立即停止。治疗剂量的抗生素长期使用是禁忌的。

3. 尽量使用小剂量和窄谱抗生素。

4. 尽量采用局部控释的给药途径。

(三)局部应用

1. 漱口剂　可抑制龈上菌斑的沉积,减少口腔细菌的数量,对控制龈炎有一定效果,还可防止牙周手术后创口感染,促进愈合。常用药剂有:0.12%～0.2%洗必太液;2%盐水;1%过氧化氢;2%碳酸氢钠;1:5000高锰酸钾等。

2. 碘氧治疗　将碘化钾晶体溶于过氧化氢中,析出新生态的氧和碘分子,而发生较强的杀菌作用,同时还产生大量热能,促进局部血运,增进炎症组织痊愈的作用。

3. 消炎收敛药物　常用碘制剂。

(1)碘甘油　刺激性较小,放在牙周袋中,有抑菌作用。

(2)碘酚　腐蚀性较强,其中酚是一种原浆毒物,能腐蚀坏死组织、消除溢脓、减少炎性渗出,减轻疼痛。

二、阻断疗法

通过药物阻断骨吸收的病理过程,特别是一些影响骨吸收的因子如甲状旁腺、前列腺素、白细胞介素1等。这些药物包括：

(一)非激素类抗炎药物制剂(NSAID)

包括布洛芬、芬必得、消炎痛等，可通过灭活环氧化酶而阻断体内前列腺素的生成，而前列腺素具有强烈的致炎活性，除加剧炎症反应直接刺激骨吸收外，还能协助淋巴细胞产生破骨细胞激活因子，使破骨细胞增殖并分泌酸性物质，导致骨吸收。

(二)放线菌酮制剂

放线菌酮可以阻断白细胞介素1引起的骨吸收效应。

(三)制酸剂

任何原因导致的骨吸收过程均会使破骨细胞增殖，并产生酸性分泌物，使骨钙丧失，从而出现骨吸收。制酸剂的作用是阻断酸性分泌物的生成。

三、中医药治疗

在临床辨证施治中，常将牙周病分为三种主要类型：

1. 胃火型　属脾胃积热或胃有实火。表现为牙龈红肿、疼痛、牙周脓肿、牙龈流血，常伴有烦渴饮冷、口臭、便秘、尿黄、苔黄厚，脉洪大或滑数等阳明腑热症状。

治则：清胃泻火。如服用清胃散或牙周消毒饮加减。

2. 肾虚胃热型　属素体阴虚而兼挟胃火炽盛。表现为牙龈红肿、疼痛，或出现脓肿、牙龈出血、牙齿松动等，常伴有头晕、目眩、耳鸣、腰酸、膝软、手足心潮热、盗汗、多梦、失眠等；舌质红，苔薄黄，脉细数，尺脉弱。

治则：滋肾阴兼清胃热。如服用玉女煎加减。

3. 肾虚型　肾虚则齿豁，精固则齿坚。本型因肾虚致牙龈出血、牙齿动摇、牙周萎缩等，伴有耳鸣、目眩、潮热、盗汗、经闭梦遗、咽干口燥等症；舌红苔少或光剥无苔，脉沉细，尺脉弱。

治则：补肾固齿。如服用固齿丸、固齿膏等。

(郭俊兵)

第19章 口腔黏膜病

第一节 总 论

口腔黏膜病是指发生在口腔黏膜及口腔软组织上的疾病,肿瘤除外。其病种繁多,疾病临床变现各异,病因复杂,最常见的是溃疡及糜烂,其他如疱疹、角化异常、坏死、结节、斑等。而且在病程的不同时期病损更迭交替,给诊断带来众多不便。然而,口腔黏膜病多与全身及外界刺激有关,因此在做出黏膜病诊断时,只有从黏膜病的表现寻求疾病的本质,才不会因诊断不明而延误治疗。但目前有些黏膜病病因不明,故而在治疗方面尚无特效药及疗法,只能采用对症治疗。

一、口腔黏膜病的分类

由于一些黏膜病的病因不清楚、黏膜病的病损变化更迭等原因,目前尚无统一的分类标准。但为了便于黏膜病的诊断和指导治疗,现按疾病的发病原因、病损部位及临床部位,将口腔黏膜病加以归纳,如下:

1. 病损单纯或主要发生于口腔黏膜的疾病,如复发性口腔溃疡。
2. 口腔黏膜和皮肤同时或先后发生的疾病,如扁平苔藓。
3. 全身性疾病在口腔黏膜的表征,如维生素缺乏征。

二、口腔黏膜的基本病损

(1)斑 斑为黏膜上较为局限的颜色异常的损伤,其大小不定,不高出黏膜表面,不变厚,亦无硬结改变。斑的颜色较周围正常黏膜为深,可呈红色、红棕色或棕黑色。

(2) 丘疹　丘疹是黏膜上一种小的实体性突起，针头大小至 5 mm 直径不等。基底现状为圆形或椭圆形，表面形状可为尖形、圆形或扁圆形。

(3) 丘斑　丘斑是一种界限清楚，大小不等，稍隆起而坚实的病损，为白色或灰白色，表面比较平滑或粗糙，可看到沟裂将病损分割开来。

(4) 疱　疱黏膜内贮存液体而成疱，圆形，突起。根据内容物不同而分为水疱（浆液）、血疱（血液）、脓疱（脓液）。直径 2～5 mm。而直径在 5 mm 以上者称大疱。

(5) 溃疡　溃疡是黏膜上皮的完整性发生持续性缺损或破坏。浅表溃疡只破坏上皮层，愈合后无瘢痕，如轻型口疮；深层溃疡则波及黏膜下层，愈合后留有瘢痕，如腺周口疮。

(6) 糜烂　糜烂是黏膜的一种表浅缺损，为上皮的部分缺损，不损及基底细胞层，愈合后不留瘢痕。

(7) 结节　结节是一种突起于口腔黏膜的实体病损。是一结缔组织团块，使其表面上皮向外突起，形成表浅病损，大小不等，直径 5 mm～2 cm，形状不定。

(8) 假膜　假膜是由炎性渗出的纤维素、脱落坏死的上皮细胞和炎性细胞聚集一起而形成的贴附于组织创面的结构，易于擦掉。

(9) 痂　痂为纤维性及炎性渗出物与上皮粘连凝固而成的附着于皮肤或黏膜上的结构，呈灰白色或深褐色。

(10) 坏死与坏疽　体内局部组织细胞的病理性死亡，称坏死；较大范围的坏死，又受腐物寄生菌作用而发生腐败，称为坏疽。

(11) 皲裂　皲裂为黏膜表面的线状裂口，由于炎性浸润使组织失去弹性变脆而成。当其仅限于上皮内时，痊愈后不留瘢痕；若达黏膜下层，能引起出血，愈合后留有瘢痕。

(12) 萎缩　萎缩是上皮（可伴有结缔组织）的细胞体积缩小和数目减少，临床可见组织变薄。

三、口腔黏膜病的检查与诊断

（一）病史采集

口腔黏膜病病因复杂，发病往往与全身状况关系密切，故而要通过问诊全面了解疾病的发生和发展全过程。注意除口腔病损外，是否伴有身体其他部位的病损以及治疗经过等。有些口腔黏膜病与多种因素有关，如白斑与吸烟有关，复发性口疮与遗传有关，多形性红斑与过敏有关等等。在收集病史时，应该包括个人生活习惯、家族史及过敏史,还需了解全身性疾病情况。

(二)体格检查

体检是对疾病进行诊断的最重要的一步。通过体检可验证采集病史时所得到的初步印象。体检时首先要注意患者全身情况及精神状态。

1. 口腔检查　除检查主诉部位外,应检查全口黏膜有无色、形、质的变化,有无残冠、残根或不良修复体的刺激等因素。

2. 皮肤检查　某些黏膜病常伴有皮肤的病损,故在体检时亦应检查皮肤有无病损。要注意病损的类型、分布及症状,将有助于诊断。

3. 其他部位的检查　有些黏膜病除伴有皮肤病损外,还可伴有其他部位如眼、外阴、肛周的病损,所以要根据病情做相应部位的检查。必要时请相关科室给于会诊。

(三)实验室检查

除上述检查外,还应结合不同的病情选用辅助检查。

1. 血液学检查　除血常规外,可考虑凝血功能检查,血清铁、叶酸、血细胞沉降率的测定。

2. 免疫学检查　血清免疫球蛋白含量测定、淋巴细胞转化测定、类风湿因子实验等。

3. 脱落细胞学检查　主要用于了解上皮细胞的种类和性质,也可用于病毒性疾患的辅助诊断。

4. 免疫组化学检查　该检查是一种具有敏感、快速且能在组织细胞原位检测目标抗原的优点,是诊断黏膜病的重要辅助手段。

第二节　复发性阿弗他溃疡

复发性阿弗他溃疡(RAU)是最常见的口腔黏膜病,其患病率高达20%左右。本病表现为周期性复发且其有自限性,为孤立的、圆形或椭圆形的浅表性溃疡。分为轻型、重型和疱疹样溃疡三种。

一、临床表现

1. 轻型阿弗他溃疡　本型为最常见型,约占RAU的80%,溃疡直径一般在

2~4 mm,圆形或椭圆形,周界清晰,孤立散在,数目不多,每次1~5个不等。好发于角化较差的部位,如唇内侧、舌尖和颊黏膜。

2. 重型阿弗他溃疡 本型又称腺周口疮,发作时溃疡大而深,直径可达1~3 cm,深及黏膜下层甚至肌层。溃疡四周红肿,边缘略隆起,触诊较硬,愈合需一个月甚至数月,愈合后留有瘢痕。

3. 疱疹样溃疡 溃疡数目多,可十几个至数十个,溃疡面小,一般直径1~2 mm,可分布在口腔黏膜的任何部位,一般不融合,时间长者可见融合的溃疡面。溃疡表浅,愈合后不留瘢痕。

二、组织病理

复发性阿弗他溃疡的病理变化为非特异性炎症。早期表现为上皮细胞内或细胞间水肿,继而上皮破坏脱落形成溃疡。表面有纤维素渗出物与坏死细胞、炎症细胞共同形成的假膜。固有层内胶原纤维水肿变性、均质化或弯曲断裂。黏膜下层有炎细胞浸润,以淋巴细胞为主,其次是浆细胞。深层毛细血管扩张充血,血管内皮细胞肿胀,管腔狭窄、闭塞,局限性坏死。

腺周口疮侵及黏膜下层,腺泡被炎症破坏,腺管上皮增生或扩张。

三、发病因素

病因不清楚,存在明显的个体差异,应该是多因素综合作用的结果。

1. 免疫因素 研究表明机体免疫力过高、过低,均可以引发复发性阿弗他溃疡。

2. 遗传因素 流行病学显示,父母患有复发性阿弗他溃疡者,其子女患病的几率较同地同环境对照者明显高。

3. 精神因素 研究表明,部分患者有明显的精神因素,表现为工作劳累、情绪激动、生活环境改变时易发病,或发病频率明显增高。

4. 内分泌因素 部分女性病人的口腔溃疡与月经周期有一定关系;亦有女性病人口腔溃疡的发生率在绝经期前后变化显著。此于体内雌激素的变化相关。

5. 感染因素 RAU是否属于感染性疾病目前还有争议。但是,微生物因素必然参与溃疡形成后的某些阶段,应作为一个因素考虑。

四、诊断要点

(1)反复发作病史。

(2)溃疡特征:表面覆以黄白色假膜,表面向内凹陷,疼痛明显。
(3)病因不明,可自愈。

五、治疗要点

由于 RAU 病因不清,因而缺乏特效药或特效方法,疗效不够理想。

1. 局部治疗　以消炎、止痛、防止继发感染、促进愈合为原则。
(1)糊剂或药膏　2.5%金霉素甘油或口腔溃疡软膏,其主要成分金霉素、地卡因、肾上腺皮质激素、维生素 A 等。
(2)膜剂　口腔溃疡软膏药膜,利福平药膜或蜂胶药膜。
(3)漱口水　0.02%呋喃西林液、3%复方硼酸液等。
(4)理疗　用激光、微波等仪器或口内紫外线灯照射溃疡,有减轻渗出、促进愈合的功效。

2. 全身治疗　以对因治疗、促进愈合、减少复发为原则。
(1)免疫增强剂　转移生长因子,在上臂或大腿腹股沟皮下注射 1 单位,每周 1~2 次,10 次一疗程;胸腺肽,肌注,5~10 mg/次,2 次/周,10 次为一疗程。
(2)肾上腺皮质激素　泼尼松开始每日 10~30 mg,每日 3 次,溃疡控制后,逐渐减量。
(3)复合维生素片　可给于患者口服复合维生素。
(4)含锌制剂　硫酸锌片 0.1 g/次,3 次/天,7~10 为一疗程。
临床医生应结合每位患者的具体症状,才用以上几种或全部治疗方法,给于患者不同的方案。

六、预后

复发性阿弗他溃疡具有自愈性,绝大多数愈合良好,但有些病人反复发作频繁,严重影响患者的生活质量,甚至引起患者轻生的想法,应引起医生的足够重视。

第三节　口腔扁平苔藓

扁平苔藓(lichen planus,LP)是一种伴有慢性浅表性炎症的皮肤-黏膜角化异常性疾病。皮肤及黏膜可单独或同时发病。口腔病损称口腔扁平苔藓(OLP),是口腔黏膜病的常见病之一，有统计显示是口腔黏膜病的第二大常见病，仅次于复发性阿弗他溃疡，好发于中年人，女性多于男性。本病好发于40~50岁的女性，患病率在0.5%左右，发病部位多见于颊部、舌、唇及牙龈等黏膜，病变多呈对称性。

一、临床表现

1. 口腔黏膜病损　口腔黏膜病损表现为由小丘斑连成的线状白色、灰白色的花纹。病损区黏膜可能正常或发生充血、糜烂、溃疡、萎缩和水疱等表现。口内黏膜可同时出现多样病损，并可相互重叠、转变。

患者多无自觉症状，常偶然发现。有些患者遇辛辣、热刺激时，局部敏感灼痛，有些患者自感黏膜有粗糙、烧灼感。

根据病损形态可分为：

(1) 网状型　灰白色花纹稍高起黏膜表面，交织成网状，多见于颊部、前庭沟。

(2) 丘疹型　黏膜出现灰白色针头大小的丘疹，散在或密集分布。多见于颊黏膜、前庭沟、下唇黏膜。此型多于其他类型同时出现，特别是与网状型病损同时出现。

(3) 斑块型　表现为白色角化丘疹融合在一起，形成斑块，常伴有网状白色角化条纹。多见于舌背黏膜两侧。

(4) 糜烂型　常在充血基础上形成糜烂，糜烂周围有白色花纹或丘疹，疼痛明显。常见于颊、唇、前庭沟、磨牙后区、舌腹部。

(5) 水疱型　黏膜上出现大小不一的水疱，一般在1~5 mm，破溃后形成糜烂面。多见于颊、唇、前庭沟。

(6) 萎缩型　呈略显淡蓝色的白色斑块，微凹下，舌乳头萎缩至病损表面光滑。多见于牙龈、舌背。

2. 皮肤病损　扁平苔藓皮肤病损多发生于四肢、颈部、亦可发生于腰、腹部和生殖器。呈现紫红色或暗红色的多角形扁平丘疹，表面具有蜡样光泽。四周可有色素沉着，小丘疹周围可见白色小斑点或白色条纹，即Wickham纹。

3. 趾(指)甲病损　部分患者可出现甲床萎缩变薄或增厚，可出现纵裂，一般无自觉症状。

二、组织病理

上皮不全角化，基底层液化变性以及固有层有密集的淋巴细胞带浸润为OLP的典型病理表现。上皮过度角化或不全角化，上皮角化层增厚或变薄，粒层明显，棘层肥厚或变薄，上皮钉突呈现锯齿样或变平基底细胞液化变性，基地下方可见大量的淋巴细胞。固有层可见均匀嗜酸性染色的胶样小体。

三、发病因素

1. 精神因素　流行病学显示，近一半的患者有精神创伤史，例如亲属亡故，婚姻纠纷等。
2. 内分泌因素　本病女性患者多见，而且似乎与妊娠、更年期有关。
3. 免疫因素　现在认为扁平苔藓病人存在细胞免疫功能和体液免疫功能紊乱。
4. 感染因素　病毒可能参与到该病的某些过程，但有待进一步证明。
5. 代谢紊乱　有些患病者的一些代谢物质水平发生异常，如过氧化物岐化酶低于正常值，使得体内自由基过多堆积，造成疾病。
6. 局的刺激因素　好多该病患者在病损处能找到局部刺激因素，如锐利的残冠、残根或不良修复体；而去除以后，病损会痊愈或好转。

四、诊断要点

1. 典型的病损特征　口腔黏膜的白色条纹或丘疹样病损，多成对称性发病。
2. 口腔黏膜病损若伴有皮肤病损可作为诊断依据之一。
3. 可靠的诊断要借助于病理学检查。

五、治疗要点

对于本病治疗，当前尚无特效疗法，应根据患者的局部与全身情况予以酌情处理。首先应询问病情，了解其精神、生理状况。

1. 全身治疗

(1) 精神心理因素调治　有学者认为，患者的精神因素不消除，单纯通过药物治疗将无效，甚至将加重病情，所以，精神心理治疗是前提。

(2) 口服肾上腺皮质激素治疗　常用泼尼松 15～30 mg/天，服用 1～3 周，该法对糜烂型效果佳。

(3) 免疫调理治疗　常用药物是雷公藤和昆明山海棠。对于长期糜烂者，亦可给予氯化奎宁治疗。

(4) 维生素和微量元素的补充　对于怀疑有维生素缺乏者，应给与补充。可给予维生素 A 2.5 单位，3 次/天。

2. 局部治疗

(1)去除各种局部刺激,如拆除不良修复体、行牙齿洁治术。

(2)保持口腔卫生清洁,如给予漱口水含漱。

(3)肾上腺皮质激素,如选用醋酸泼尼松龙、曲安奈德等加入2%利多卡因做黏膜下注射,7~10天一疗程。

(4)维A酸糊剂,浓度0.1%~0.3%予以局部涂擦,1次/天。

六、预后

扁平苔藓预后一般良好,但部分病人病程漫长反复,且有癌变的潜在危险,所以对于长期不愈合者应定期追踪观察,必要时进行活检。

第四节 口腔单纯性疱疹

口腔单纯性疱疹(herpes simple)又名疱疹性口炎,是由单纯疱疹病毒Ⅰ型所引起。本病早期表现为痒、刺痛或烧灼感,继之黏膜充血水肿,出现成簇的小水疱,水疱极易破溃形成浅层溃疡,彼此融合,表面有黄白假膜覆盖。

一、临床表现

1. 原发性疱疹性口炎 本病多发生于6岁以下儿童,6个月至2岁为尤。多数临床症状不显著,临床可分为4期:

(1)前驱期 发病前常有患疱疹病损者的接触史。潜伏期4~7天,以后出现发热、头痛、疲乏、肌肉酸痛等急性症状,颌下淋巴结肿大,触疼。患儿口水增多,烦躁啼哭。经过1~2天后,口腔黏膜广泛充血、水肿,牙龈出现急性炎症;

(2)水疱期 口腔黏膜任何部位均可出现成簇的小水疱,针头大小,上腭跟龈缘处更明显。水疱壁薄、透明,不久溃破形成溃疡;

(3)糜烂期 水疱破溃后引起大面积的糜烂,并且易继发感染;

(4)愈合期 糜烂面逐渐缩小,愈合,整个过程历经大约7~10天。

2. 复发性疱疹性口炎 原发性疱疹性口炎约有30%~50%的复发几率。复发部位多位于口唇或接近口唇处,故又名复发性唇疱疹。其特征:1)病损以起疱开始,常为多个成簇的疱。2)复发位置总位于原发部位或附近。

复发影响因素包括局部机械刺激、轻度发热、精神紧张等。复发前，患者可觉有疲乏不适，继而在原发部位有刺激、灼痛、痒等异样感觉，大约于10小时内出现水疱，周围轻度红斑。一般疱于24小时左右溃破形成糜烂，然后结痂、愈合。

二、组织病理

因为单纯疱疹病毒会侵入上皮细胞，所以会有特殊的细胞学改变，包括产生核的包涵体、多核巨细胞及细胞的破坏。由于上皮细胞产生气球变性和网状液化上皮内形成疱，即上皮内疱；而由于疱底的上皮细胞常被破坏，故也可形成上皮下疱。

三、发病因素

单纯疱疹病毒是该病的致病病毒，口腔单纯疱疹病毒感染的病人和病毒携带者为传染源，主要通过飞沫、唾液、疱疹液接触而感染。

四、诊断要点

1. 原发性疱疹性口炎

(1) 婴幼儿多见，以6个月~2岁为尤。
(2) 急性病程，全身反应重。
(3) 口腔及口唇周围皮肤出现典型的小水疱，破后形成溃疡。

2. 复发性疱疹性口炎

(1) 多见于成人。
(2) 急性发作，全身反应轻。
(3) 发病前多有感冒、劳累等诱发因素。
(4) 损伤部位相对固定，多位于唇红、口角；成簇装小水疱。

五、鉴别诊断

1. 疱疹样口疮　损害为散在分布的单个小溃疡，病程反复，不经过发疱期，溃疡数量较多，主要分布于口腔内角化程度较差的黏膜处，不造成龈炎，儿童少见，无皮肤损害。

2. 三叉神经带状疱疹　是由水痘带状疱疹病毒引起的颜面皮肤和口腔黏膜的病损。水疱较大，疱疹聚集成簇，沿三叉神经的分支排列成带状，但不超过中线。疼痛剧烈。本病可发生于任何年龄，愈合不再复发。

3. 手-足-口病　为柯萨奇病毒A16所引起的皮肤黏膜传染性疾病，可散发或小范围内流行,好发于三岁左右的儿童。口腔损害比皮肤损害重。前驱症状有发热、困倦、局部淋巴结肿大;然后在口腔黏膜、手掌、足底出现散在水疱、丘疹与斑疹,数量不等。斑疹周围有红晕,无明显压痛,其中央为小水疱,皮肤的水疱数日后干燥结痂;口腔损害遍布唇、颊、舌、腭等处,为很多小水疱,迅速成为溃疡,经5～10日后愈合。

4. **疱疹性咽峡炎** 由柯萨奇病毒A4所引起的口腔疱疹损害。临床表现较似急性疱疹性龈口炎,但前驱期和全身反应都较轻,病损的分布只限于口腔后份,如软腭、悬雍垂、扁桃体处,为丛集成簇的小水疱,不就溃破成溃疡,损害很少发于口腔前部,牙龈不受损害,病程大约7天。

5. **多形性红斑** 为广泛损及皮肤和黏膜的急性疾病。诱发因素包括感染、药物的使用,但有的亦无诱因。口腔黏膜突发广泛的糜烂,特别涉及唇部,引起糜烂、结痂、出血,而弥散性龈炎非常少见,皮肤损害有靶形红斑或虹膜状红斑。

六、治疗要点

1. **局部治疗** 无环鸟苷软膏,继发感染时抗生素制剂。

2. **全身用药**

(1) 抗病毒治疗 阿昔洛韦(acyclovir,ACV)、利巴韦林、干扰素和聚肌胞、疫苗和免疫球蛋白。

(2) 免疫调节剂及其他 胸腺素、转移因子、左旋咪唑、环氧化酶抑制剂。

(3) 疼痛处理 阿司匹林。

3. 中医中药治疗。

4. 对症支持治疗。

七、预防

单纯疱疹病毒可经口-呼吸道传播,也可通过皮肤、黏膜、眼角膜等接触疱疹病灶传染。故本病患者应避免接触其他儿童和幼婴。复发性单纯疱疹感染的发生是由于体内潜伏的单纯疱疹病毒被激活以后引起的,目前尚无理想的预防复发的方法,主要应消除诱因。

第五节 口腔白斑

口腔白斑(oral leukoplakia)是指口腔黏膜上以白色为主的损害,不具有其他任何可定义的损害特征;一部分口腔白斑可转化为癌。是一种比较常见的非传染性慢性疾病。

一、临床表现

中年以上的男性多见,可发生在口腔黏膜各处,但发生在三个危险区(口底舌腹,口角区颊黏膜,软腭复合体,包括软腭、咽前柱及舌侧磨牙后垫)的应尤为警惕。

患者的主观症状有粗糙感、木涩感、味觉减退,局部发硬、伴有溃烂时可出现自发痛及刺激痛。

口腔白斑可分为均质型和非均质型两大类:前者包括斑块状、皱纹纸状等;而颗粒状、疣状及溃疡状者属于后者。

1. 斑块状　白色或者灰白色角化斑块,质地紧密,斑块表面可有皲裂,平或稍高出黏膜表面,边界清楚,触之柔软,不粗糙或略粗糙,周围黏膜多正常。患者多无症状或有粗糙感。

2. 颗粒状　亦称颗粒-结节状白斑,颊黏膜口角区多见。外形似三角形,损害红、白间杂,即在红色萎缩黏膜的基底上点缀着结节-颗粒状白斑、颗粒状赤斑、非均质型赤斑等,具有白斑和赤斑的双重癌前病变。本型常发现白色念珠菌感染。

3. 皱纹纸状　多发生于口底及舌腹。病损呈灰白色或垩白色、边界清楚,表面粗糙,但触之柔软,周围黏膜正常。患者除粗糙不适感外,亦可有刺激痛等症状。

4. 疣状　损害隆起,表面高低不平,伴有乳头状或毛刺状突起,触诊微硬。除位于牙龈和上腭外,基底无明显硬结,损害区粗糙感明显,多可找到明显的局部刺激因素,如义齿基板、残根冠等。

5. 溃疡状　在增厚的白色斑块上,有糜烂或溃疡,可有或无局部刺激因素,可有反复发作史,疼痛。以上各型在发生溃疡时均可冠以"溃疡型"。溃疡实质上是癌前损害已有了进一步发展的标志。

二、组织病理

白斑的主要病理改变是上皮增生,伴有过度正角化或过度不全角化;上皮粒层明显,棘层增生;上皮钉突伸长变粗,固有层和黏膜下层中有炎细胞浸润。

口腔白斑病的病理学诊断常规应写明是否伴有上皮异常增生,并判断其程度(轻、中、重度)。白斑伴有上皮异常增生时,其恶变潜能随上皮异常增生程度的增加而增大。

三、病因

本病的发生与局部的慢性刺激如长期的烟、酒、辣、烫、咀嚼槟榔、不良修复体、残根、残冠等的刺激有关,也与全身因素如白色念珠菌的慢性感染、缺铁性贫血、维生素、微量元素的失衡、梅毒以及放射线的刺激、口干症等有密切关系。

四、诊断要点

1. 口腔黏膜任何部位的白色斑块,以颊黏膜最常见。
2. 斑块界限清楚,不能擦去。
3. 患者自觉症状轻,未继发感染时多仅有粗糙感。
4. 发病多见于中年以上男性。
5. 组织病理表现为上皮增生,表层过度角化或过度不全角化。

五、鉴别诊断

1. 白色角化症　为长期的机械或化学刺激而造成的口腔黏膜局部白色角化斑或斑片。除去刺激后,病损逐渐变薄,最后可完全消退。组织病理为上皮过度角化,上皮层轻度增厚或不增厚,固有层无炎细胞或轻度炎细胞浸润。

2. 白色水肿　白色边界不清的斑块,颇似白斑,但较白斑为软,有时会出现褶皱。组织病理表现为上皮增厚,上皮细胞内水肿,胞核固缩或消失,出现空泡性变,上皮下结缔组织变化不明显。

3. 白色海绵状斑痣　又称白皱褶病,为一种原因不明的遗传性或家族性疾患。损害部位以颊黏膜和牙龈较为多见,为灰白色或乳白色高起的粗厚软性组织。表面为皱襞状、海绵状、鳞片状或叠瓦状,黏膜的柔性和弹性存在。病损呈珍珠样白色,有褶皱,触诊质软似海绵。

4. 斑块型扁平苔藓　在白斑的周界常伴有不规则白色线状花纹;病损变化较

快,常有充血、糜烂;而白斑变化慢,黏膜不充血。扁平苔藓有时有皮肤病变,而白斑没有。

5. 白色念珠菌病　慢性念珠菌感染时可出现白色斑块,称念珠菌性白斑。病损部位取材涂片检查可见有菌丝。多见于老年有义齿修复患者。

六、治疗要点

1. 去除局部刺激因素　如戒烟、酒,少吃烫、辣食物,去除残根残冠、不良修复体、磨改锐利牙尖及牙边缘嵴等。

2. 药物治疗　尤其对于去除刺激因素后损害仍不消退的患者应该采用药物治疗,如口服维生素 A 及维生素 A 酸,或病损部位维甲酸或鱼肝油涂擦。

3. 手术治疗　经久不愈,治疗后不消退者,白斑区发现皲裂、溃疡或基底变硬、表面增厚显著时,或已证明具有癌前改变的损害,应及早予以手术切除。

4. 中医中药治疗　中医辨证认为白斑发病可因气滞血瘀、痰湿凝聚或正气虚弱而引起,故可分别采用理气、活血化瘀、健脾化湿及补益气血的疗法。

第六节　口腔红斑

口腔红斑(oral erythroplakia)又称为增殖性红斑、红色增殖性病变等,是指口腔黏膜上边界清晰的天鹅绒样鲜红色斑块,在临床和病理上不能诊断为其他疾病者,属于癌前病变。本病病因不明。

一、临床表现

多见于 41~50 岁年龄者,男性略多。好发于口腔黏膜的危险区域,即口底-舌腹(缘)区、口角区颊黏膜与软腭复合体。分为以下三型:

1. 均质型　病变较软,天鹅绒样鲜红色表面,光滑、发亮,似"无皮状",边界清晰,平伏或微隆,无明显疼痛或不适。

2. 间杂型　红斑病损区域内又散在的白色斑点,红白相间。

3. 颗粒型　在红斑病损区内又颗粒样微小的结节,似桑葚状或颗粒肉芽状,稍高于黏膜表面,微小结节为红色或白色。有时其外周可见散在的点状或斑块状白色角化区,此型往往是原位癌或早期鳞癌。

二、组织病理

上皮不全角化或混合角化（即正角化与不全角化共存）。上皮萎缩，角化层极薄甚至缺乏，棘细胞通常只有2～3层。除上皮萎缩外，尚有上皮增生，钉突增大伸长，钉突之间的上皮萎缩变薄，使乳头层非常接近上皮表面，而结缔组织乳头内的毛细血管明显扩张，故使病损表现为鲜红色。上皮异常增生，固有层内炎细胞浸润明显。

三、诊断

据临床表现可作出初步诊断，可辅以甲苯胺蓝染色试验，最后确诊应取决于活体组织检查。

鉴别诊断

1. 扁平苔藓　病损常左右对称，在充血糜烂区周围有白色线条状损害，病理检查为上皮细胞不全角化，基底细胞液化变性，固有层内有淋巴细胞带状浸润。

2. 非均质型白斑　颗粒状病损往往需要与红斑鉴别。病理检查为上皮增生，粒层明显，棘层增厚，上皮钉突增大，有时可见上皮异常增生。

四、治疗要点

一旦确诊后应及早手术切除，并定期随访数年。

第七节　盘状红斑狼疮

盘状红斑狼疮（discoid lupus erythematosus, DLE）又称慢性局限性红斑狼疮是一种反复发作的皮肤-黏膜的慢性结缔组织疾病，病损主要局限于皮肤和口腔黏膜，女性患者约为男性的2倍。

一、临床表现

1. 口腔黏膜损害　病损可发生于口腔黏膜的任何部位，主要在唇，其次为颊、舌、腭部，最常见为唇红部，下唇红尤为常见。病损表现为椭圆形或圆形片状糜烂，边界清楚，病损区凹下似盘状，周围有较短的呈放射状的白色条纹。

(1)下唇唇红部是口腔黏膜中最多发生 DLE 的部位,初起时为暗红色丘疹或斑块,随后形成红斑样病损,片状糜烂,直径 0.5 cm 左右,中心凹下呈盘状,周边有红晕或可见毛细血管扩张,在红晕外围是呈放射状排列的白色短条纹。病损可相互融合形成较大创面。病变区亦可超出唇红缘而累及皮肤,唇红与皮肤界限消失,此为 DLE 病损的特征性表现。慢性病损边缘有黑色素沉着。由于损害易发生糜烂,出现渗出、化脓、出血、水肿、结痂等,从而掩盖了病损的特征。

(2)口腔内损害以颊黏膜为多见,亦可发生与舌背、舌腹(缘)、牙龈及软硬腭,其典型病损四周有白色放射状短条纹。颊部黏膜病损表现为圆形红斑,中央轻度萎缩周围绕以放射状角化条纹,血管扩张;其他部位常表现为网状、条索状或斑块状白色角化病损,也可伴以溃疡糜烂。

2. 皮肤损害 好发于头面部皮肤,常见者为两颧部对称损害,越过鼻梁,连接成"蝶状",损害为丘疹与红斑构成。整个损害中央微凹,角化的边缘微隆,故成盘状。损害面积大小不定,表面粗糙,覆有带有粘着性角质栓的鳞屑,角质栓深入到扩张的皮脂腺导管中。陈旧性损害为苍白色的瘢痕组织。

DLE 患者通常无明显自觉症状,可伴有瘙痒、刺痛、灼热等。部分患者伴有全身症状,如胃肠道症状、不规则发热、关节酸痛或关节炎、淋巴结肿大、心脏病变、肾病变、肝脾肿大等。

二、组织病理

上皮过度角化或不全角化,粒层明显,角化层可有剥脱。上皮棘层萎缩变薄,有时也可见上皮钉突增生、伸长,基底细胞层显著液化变性,上皮与固有层之间可形成裂隙和小水疱,基底膜不清晰。上皮下结缔组织内有淋巴细胞浸润,主要为 T 淋巴细胞;毛细血管扩张,血管内可见玻璃样血栓;结缔组织内胶原纤维玻璃样变、水肿、断裂。

直接免疫荧光检查,在上皮基底膜区有一连续的、粗细不均匀的翠绿色荧光带,呈颗粒状、块状,称为"狼疮带",为免疫球蛋白(IgG、IgM)及补体 C3 沉积。

三、发病因素

多认为是一种自身免疫性疾病,可能与以下因素有关。

1. 遗传因素。

2. 免疫功能紊乱 机体免疫机制失常时可产生一系列自身抗体,对患者自身的某些细胞成分发生抗原抗体反应,造成损害。

3. 外界刺激，如强烈日光、紫外线照射、寒冷刺激等。

四、诊断要点

1. 单发于下唇唇红黏膜的盘形病损。
2. 面部皮肤的盘形红斑，特别是蝶形红斑。
3. 病理示角质栓、基底细胞液化变性、血管周淋巴细胞浸润和胶原纤维变性是本病特点。

五、鉴别诊断

1. 慢性唇炎　有时有白色纹，但不呈放射状排列，无 DLE 特征性的组织病理学改变。
2. 扁平苔藓　皮肤病损为对称性，发生于四肢伸侧或躯干，为浅紫色多角形扁平丘疹，患者自觉瘙痒。口腔内黏膜病损为白色条纹不规则形状，唇红部病损不会超过唇红缘。组织病理学检查可区别两者。
3. 良性淋巴增生性唇炎　好发于下唇部的局限性损害，其典型症状为阵发性剧烈瘙痒。组织病理学表现为黏膜固有层淋巴细胞浸润，并形成淋巴滤泡样结构。

六、治疗要点

1. 去除局部刺激因素　如戒烟，少吃辛辣烫食物；拔出残根残冠，取出不良修复体。
2. 避免强烈日光照射。
3. 局部治疗　0.1％利凡诺液湿敷；肾上腺皮质激素局部封闭或软膏涂擦；0.1％～0.3％的维 A 酸软膏局部涂擦。
4. 全身治疗　磷酸氯喹及羟基氯喹，氨苯砜，反应停，环磷酰胺，肾上腺皮质激素等。
5. 中医中药治疗。

七、预后

盘状红斑狼疮属于良性病变，大多数病人经过治疗可以痊愈。但约有 5％ 的病例可转化为系统性红斑狼疮。值得注意的是，极少数病例反反复复，久治不愈，可转化为鳞癌。

第八节 天疱疮

是一种以大疱性损害为特征的慢性皮肤黏膜病。主要表现为棘细胞层松懈，上皮出现较大面积的剥脱，可导致机体的衰竭或继发感染。根据病理和临床特点，本病可分为寻常型，增殖型，落叶型，红斑型。病程持续，反复进展。

一、临床表现

本病好发年龄段位于 40~60 岁。无明显性别差异。黏膜和皮肤先后或同时受累，病程迁延，反复发作，其中寻常型最为常见且最严重，若不及时治疗，则死亡率很高。

1. 寻常型天疱疮

(1) 口腔　较早出现病损。常先有口干、咽干或吞吐咽时感到刺痛，1~2 个或广泛发生的大小不等的水疱，疱壁薄而透明，水疱易破、呈不规则的糜烂面；留有残留的疱壁，并向四周退缩；若将疱壁撕去，常一并无痛性地撕去邻近外观正常的黏膜，并遗留下一鲜红的创面，这种现象被称为揭皮试验阳性。假若在糜烂面的边缘处轻轻插入探针，可见探针无痛性进入黏膜下方，这是棘层松解的现象，具有诊断意义。病损可出现在软腭、硬腭、咽旁及其他易受摩擦的任何部位，疱可先于皮肤或与皮肤同时发生。继发感染则病情加重，疼痛亦加重，患者咀嚼、吞咽，甚至说话均有困难，有非特异性口臭，淋巴结肿大，唾液增多并带有血迹。

(2) 皮肤　病损多发生于前胸、躯干以及头皮、颈、腋窝、腹股沟等易受摩擦处。早期仅在前胸或躯干处有 1~2 个水疱，常不被注意。在正常皮肤上往往突然出现大小不等的水疱，疱不融合，疱壁薄而松弛、易破，破后露出红湿的糜烂面，感染后可化脓形成脓血痂，有臭味，以后愈合并留下较深的色素。用手指轻推外表正常的皮肤或黏膜，即可迅速形成水疱，或使原有的水疱在皮肤上移动。在口腔内，用舌舐及黏膜，可使外观正常的黏膜表层脱落或撕去，这些现象称 Nikolsky 征，即尼氏征，具有诊断价值。皮肤损害的自觉症状为轻度瘙痒，糜烂时则有疼痛，病程中可出现发热、无力、食欲不振等全身症状；随着病情的发展，体温升高，并可不断地出现新的水疱。由于大量失水、电解质紊乱，患者出现恶病质，可因感染而死亡。

(3) 鼻腔、眼、外生殖器、肛门等处黏膜均可发生与口腔黏膜相同的病损，往往不易恢复正常。

2. 增殖型天疱疮

(1)口腔 与寻常型相同,只是在唇红线常有显著的增殖。

(2)皮肤 大疱常见于腋窝、脐部和肛门周围等皱褶部位,尼氏征阳性,疱破后基部发生乳头状增殖,其上覆以黄色厚痂以及渗出物,有腥臭味,自觉疼痛。周围有狭窄的红晕。疱可融合,范围不定,继发感染则有高热。患者身体逐渐衰弱,常死于继发感染。

(3)鼻腔、阴唇、龟头等处均可发生同样损害。

3. 落叶型天疱疮

(1)口腔 黏膜完全正常或微有红肿,可能有表浅糜烂。

(2)皮肤 表现为松弛的大疱,疱破后有黄褐色鳞屑痂,边缘翘起呈叶状。

(3)眼结膜及外阴黏膜也常受累。

4. 红斑型天疱疮

(1)口腔 黏膜损害较少见。

(2)皮肤 表现在面部有对称的红斑及鳞屑痂,患者一般全身情况良好。

二、组织病理和免疫

天疱疮基本病理变化是棘层松解、表皮内裂隙和水疱,疱腔内有棘层松解细胞(Tzanck cell),这种细胞较正常棘细胞大,圆形,核大而深染,疱浆均匀呈嗜碱性,核周有浅兰色晕。不同型的天疱疮棘层松解的部位不同。寻常型天疱疮的裂隙或水疱位于基底层上方,疱底有一层"墓碑"状的基底细胞。增殖性天疱疮的棘层松解部位与寻常型相同,但晚期病变有明显的棘层肥厚和乳头瘤样或疣状增生。落叶型天疱疮和红斑型天疱疮的裂隙或水疱位于棘层上部或颗粒层。颗粒层内可见角化不良细胞。疱疹样天疱疮的裂隙或水疱位于棘层中部。疱内有嗜酸性粒细胞或中性粒细胞。免疫病理显示 IgG、IgA、IgM 或 C_3 在角质形成细胞间隙内呈网状沉积。寻常型天疱疮主要沉积在棘层中下方,落叶型天疱疮主要沉积在棘层上方甚至颗粒层。间接免疫荧光检查显示 80%~90% 患者的血清中存在天疱疮抗体。

三、发病因素

本病病因尚未阐明,目前多数学者认为可能是一种自身免疫性疾病。其主要依据为①患者血清中可查到抗棘细胞自身抗体(主要是 IgG),而且其效价与疾病的严重程度相一致;②病损部位棘细胞间能发现免疫荧光抗体及补体;③皮质类固醇治疗具有良好效果。

四、诊断

1. **临床损害特征** 临床上往往仅见一红色创面或糜烂面,若能用探针无阻力地伸入到上皮下方或邻近的黏膜表层下方,尼氏征阳性,或揭皮试验阳性则有助于诊断,但不要大范围地采用揭皮试验,以免增加患者的痛苦。

2. **细胞学检查** 局部消毒后将早期新鲜的大疱剪去疱顶,轻刮疱底组织,涂于玻片上,干燥后用吉姆萨或赤苏木精-伊红染色,可见典型的棘层松解的解体细胞。该细胞核大而圆,染色深,胞浆较少,又名天疱疮细胞或棘层松解细胞,这类细胞量的多少与病情轻重相关。

3. **活体组织检查** 在病损附近,用口镜柄按揉起疱,然后切取该部位上皮及其下方组织。

4. **免疫学检查**

(1) 免疫组织化学 免疫荧光法直接法显示棘细胞层间的抗细胞粘接物质的抗体。

(2) 血清抗体物质的检测 免疫荧光间接法是检测患者血清中存在的抗基底细胞的细胞浆内、棘细胞层的细胞间质以及棘细胞内的循环抗体,一般抗体效价为1∶50时即有意义。

五、治疗

1. **支持疗法** 应给予高蛋白、高维生素饮食,或由静脉补充,全身衰竭者须少量多次输血。

2. **肾上腺皮质激素** 泼尼松的起始量为 120～180 mg/d;或 60～100 mg/d,起始用量至无新的损害出现 1～2 周即可递减,每次递减 5 mg,1～2 周减 1 次,低于 30 mg/d 后减量应慎重,直到每天 10～15 mg 为维持量。对于严重天疱疮患者,可以选用冲击疗法和间歇给药法。即大剂量给肾上腺皮质激素至病情稳定(约需10 周),逐渐减量至泼尼松 30 mg/d 后,采用隔天给药或给 3 天药、休息 4 天的治疗。

3. **免疫抑制剂** 如环磷酰胺、硫唑嘌呤或甲氨蝶呤和泼尼松等肾上腺皮质激素联合治疗,以达到减少后者的用量,从而降低副作用的目的。

4. **抗生素** 加用抗生素以防止并发感染。

5. **局部用药** 口内糜烂而疼痛者,在进食前可用 1%～2% 丁卡因液涂搽,用

0.25%四环素或金霉素含漱有助于保持口腔卫生。局部使用皮质激素软膏制剂,可促使口腔创面的愈合。

6. 酶抑制剂　各类蛋白分解酶的相应抑制剂已被证实能抵制棘层松解的产生,但尚无临床实际应用成功的报道。

7. 中医中药　脾虚湿热型可选用补中益气汤、清脾除湿饮、五苓散等方加减;热毒炽热型可选用黄连解毒汤、清瘟毒软、清营汤、甘露消毒丹、玉女煎等方加减。

六、预后

天疱疮的预后与早期能否明确诊断有关,早期诊断及时治疗,一般预后较好。及时治疗可以控制病情的发展,防止进一步蔓延。若诊断和治疗不及时病情可能难以控制,甚至恶化,少数可出现死亡的危险。

第九节　口角炎

又称口角唇炎,是发生于上下唇联合处口角区各种炎症的总称,以皲裂、口角糜烂和结痂为主要症状,又称口角糜烂。因病因不同而分为营养不良性口角炎、感染性口角炎、接触性口角炎和创伤性口角炎等。可单侧或双侧同时发生,病损由口角黏膜皮肤连接处向外扩展。

一、临床表现

本病表现为口角处或潮红出血,或干燥脱屑、皲裂糜烂,口角皮肤被溢出的唾液浸渍呈现出黄白色,其周围皮肤为范围不等的轻度皮炎,皮肤皲裂与黏膜相连,渗出液结痂,张口疼痛出血。临床常见的口角炎有如下几类:

1. 营养不良或维生素缺乏性口角炎　由营养摄入不足或消耗过多引起,或由糖尿病、贫血、免疫功能异常等全身因素引起。以维生素B族缺乏引起的口角炎最常见,有人认为维生素缺乏一年以上会出现口角损害。

2. 感染性口角炎　由细菌、病毒、真菌等病原微生物引起,两侧口角出现红色炎症,上皮发白,局部皮肤变厚。

3. 接触性口角炎　由接触变应或毒性物质引起,故又称变应性或毒物性口角炎。某些唇膏、油膏、香脂等化妆品以及可能引起变态反应的某些食物药品等。患者常有过敏体质。呈急性发作。口角局部充血、水肿、糜烂明显,渗出液增多,皲裂,疼痛剧烈。除口角炎外,可伴有唇红部水肿,口腔黏膜糜烂等其他过敏反应症状。因食物或药品引起者,尚可有皮疹、荨麻疹等皮肤表现。

4. 创伤性口角炎 由急性创伤或严重的物理刺激引起。表现为单侧口角区有长短不一的裂口,新鲜创口常有渗血或血痂。陈旧创口可有痂皮,或有水肿、糜烂。外伤引起者可伴局部组织水肿、皮下淤血。

5. 颌间垂直距离过短性口角炎 老年无牙颌、牙齿严重磨耗,造成颌间垂直距离过短,口角凹陷下垂,唾液溢出浸渍口角,局部组织发生炎症。

二、诊断要点

典型的临床表现:口角潮红、湿润,或皲裂、脱屑,糜烂。

三、治疗要点

1. 针对病因进行治疗。
2. 去除局部刺激,纠正不良习惯,如戒除舔唇习惯,修改不良修复体。
3. 饮食多样化,纠正偏食习惯。
4. 局部涂擦抗生素软膏或抗真菌药物。

第十节 舌疾病

一、地图舌

地图舌,或称地图样舌炎,(geographic glossitis)是一种浅表性非感染性的舌炎症。因其表现类似地图模型上蜿蜒的国界,故名。由于它的病损表现为经常在舌面的不同部位,并可变换大小和形状,具有游走性的特点,所以又称为游走性舌炎。

(一)临床表现

病变主要发生于舌背、舌尖、舌缘部。为丝状乳头剥脱形成的不规则的红色光滑稍凹陷区,周边为增厚的白色或黄色边缘,形似地图。病变可持续多日或数周无变化,或消失或改变形状和部位。消失后可再发。一般无明显症状,少数患者有轻度烧灼及痒感。

(二) 组织病理

非特异性炎症,红斑处丝状乳头消失,上皮表层剥脱,棘层变薄,乳头消失,基底细胞层无变化,固有层血管充血,有淋巴细胞浸润。

(三) 诊断要点

1. 发病多见于儿童,病损主要位于舌背、舌缘。
2. 病损呈地图状,"游走性"。

(四) 治疗要点

无特殊治疗方法,应去除可能诱发因素,保持口腔卫生,防止继发感染。
1. 口服 B 族维生素,戒除偏食习惯。
2. 可用弱碱溶液含漱,如 3% 碳酸氢钠。
3. 局部使用抗生素软膏防止感染。

(五) 预后

有自限性,间隔缓解期黏膜可完全恢复。

二、沟纹舌

沟纹舌(fissured tongue)又称阴囊舌(scrotal tongue)、脑回舌(cerebriform tongue)或皱褶舌(rugae tongue),是舌背黏膜出现不同排列方向的裂沟。

(一) 临床表现

本病多见于中青年人,性别无显著差别。临床上通常将本病分为叶脉舌和脑纹舌二种类型。①叶脉舌沟纹的分布似叶脉形状,中央有一条前后向较深的纵形沟,在其两旁分出很多排列比较规则的对称性付沟,如合并感染可有灼痛感。②脑纹舌沟纹迂回于舌背,状似大脑的沟回,脑纹舌的体积有时较大,舌的边缘常见凹凸的牙印,合并感染时可有灼痛感。

(二) 诊断要点

1. 舌面出现沟纹,沟纹表面黏膜完整。
2. 患者多数无疼痛等异常不适。

(三) 治疗要点

该病诊治关键在于向患者解释病情,消除恐癌等惧怕。
1. 有炎症时可应用抗生素,以防止感染。
2. 可应用漱口水以保持口腔洁净。
3. 酌情给于维生素和微量元素。

第十一节 唇 炎

唇炎是发生于唇部的炎症性疾病的总称。唇部炎症包括糜烂型唇炎(erosive cheilitis)、干燥脱屑型唇炎又名单纯性唇炎或剥脱性唇炎(exfoliative cheilitis)、腺型唇炎(glandular cheilitis)、肉芽肿性唇炎。

一、慢性唇炎

慢性唇炎为唇部的慢性非特异性炎症性疾病,主要表现为唇部反复肿胀、脱屑、皲裂及痂皮,为临床常见病。

1. 临床表现　唇部肿胀、充血、唇红脱屑、皲裂,表面渗出,有结痂,唇部干燥、灼痛。部分患者唇周皮肤亦可受累。由于反复发作,致使唇部长期肿胀,局部淋巴组织慢性增生。因唇部干胀发痒,患者常不自主伸舌舔唇,使病情进一步加重。病情时轻时重,寒冷干燥季节易发。

2. 诊断要点
(1)病情反复,时轻时重。
(2)寒冷干燥季节好发。
(3)唇呈典型症状　脱屑、皲裂,充血、渗出。

3. 治疗要点
(1)关键要消除诱因,避免进一步刺激。
(2)改正不良吮唇习惯。
(3)干燥、脱屑者病损处应用油性软膏。
(4)渗出、糜烂者可用5％生理盐水湿敷。
(5)局部病损严重者可注射泼尼松龙。

二、肉芽肿性唇炎

肉芽肿性唇炎表现为唇部慢性反复发生的均质弥漫性肿胀肥厚,最后形成巨唇或结节。病因不明。

1. 临床表现　多见于青壮年,无明显性别差异,表现为唇部的反复肿胀,病程缓慢持久,上唇多见。肿胀部位柔软,时肿时消,早期时唇可以恢复正常,反复发作后，不能痊愈，可形成巨唇。肿胀多从唇的一侧开始，慢慢蔓及全唇；肿胀多无痛无痒，压之无凹陷性水肿。唇红可以有干燥脱屑改变，一般不会出现糜烂结痂。严重者唇可至正常唇的 2 到 3 倍，并于唇红处出现纵向裂沟，左右对称呈瓦楞状。

2. 组织病理　该病表现为非特异性炎症，上皮下结缔组织内有弥漫性或灶性炎症细胞浸润，主要见于血管周围为上皮样细胞、淋巴细胞及浆细胞呈结节样聚集，有时结节内有多核巨细胞，结节中心无干酪样坏死。

3. 诊断要点
(1)上唇弥漫性反复肿胀，红色、不能完全恢复的肿胀。
(2)唇增厚向外翘起。
(3)根据组织病理学表现。

4. 治疗要点
(1)去除可能诱发因素。
(2)给于适当抗生素。
(3)口服糖皮质激素，如泼尼松 10 mg，3 次/天。
(4)病变较局限者可采用唇整形术。

5. 预后　多数结果为良性。及时出去唇周可能的诱发因素，并注意口腔卫生。

三、腺性唇炎腺性唇炎

腺性唇炎是以唇部黏液腺增生并分泌增多为特征的唇部疾患，下唇多见。

1. 临床表现　该病好发于男性，中年以上多见，临床分三型：单纯型、浅部化脓型、深部化脓型。

(1)单纯型腺型唇炎　腺性唇炎中最常见者，唇部可见针头大小结节，中央凹陷，中心为扩张的腺导管，常有黏液从导管排出；唇红则因干燥而粘结成浅白色薄痂，唇部浸润性肥厚。

(2)化脓型唇炎　唇部有溃疡、结痂，痂皮下有脓性分秘物，挤压唇部时，有脓性液体流出。根据化脓深浅可分浅表型和深部型，后者可使唇部形成严重瘢痕。

2. 组织病理　唇腺明显增生，腺导管肥厚扩张，导管内有嗜酸性物质，腺间质有淋巴细胞、组织细胞、浆细胞浸润。

3. 诊断要点　唇肿胀，唇内腺体增生，导管口有脓性黏液渗出，即可诊断。不典型者可借助病理诊断。

4. 治疗要点

(1) 治疗口腔病灶,去除病因。
(2) 脓肿形成要及时排脓。
(3) 10%的碘化钾口服,10 ml/次,2次/天。
(4) 局部注射激素。

第十二节 艾滋病在口腔的表现

艾滋病是由人类免疫缺陷病毒(HIV)感染所引起的一组以严重细胞免疫功能缺陷为特征,并由此导致各种条件性感染或肿瘤疾病,主要通过性接触、血液和母婴垂直传播。HIV感染者在发展为艾滋病之前的很长一段时间内可无明显的全身症状,但大多数感染患者在早期就可能出现各种口腔病损,这就要求广大的口腔医师应具备诊断该病的足够知识,以期做到早发现、早诊断、早治疗。

在此,只介绍艾滋病在口腔可能出现的临床表现。

(一) 口腔念珠菌病

口腔白色念珠菌病是艾滋病患者常见的一种机会感染,在最早报告的5例艾滋病中,有4例患者患有口腔白色念珠菌病。以红斑型和假膜型为常见。红斑型多为发生于上腭、舌背及颊黏膜的红色斑块;假膜型好发于上腭及颊、唇黏膜,为黄白色的可以除去的伪膜。在无任何诱因的健康年轻人或成人口腔中出现上述症状时,应引起高度重视。

(二) 毛状白斑

是HIV感染患者的一种特殊的口腔病损,发生率仅次于口腔念珠菌病,对艾滋病高度提示。其特点为:(1) 双侧舌缘的白色或灰白色斑块,有时会蔓及舌背与舌腹。(2) 呈垂直褶皱,不能被擦去。(3) 多出现于男性HIV患者,女性很少罹患。

(三) AIDS相关牙周病

艾滋病患者及感染者可出现一系列牙周组织疾病,牙周病可以是艾滋病感染者最早出现的相关症状,其中坏死性口炎可以是致命性疾病。临床表现为:(1) 牙龈线性红斑,游离龈缘呈明显的火红色线状充血,附着龈可有点状红斑。口腔卫生即便很好,也可有自发性出血。(2) 艾滋病相关的牙周炎,临床表现为牙周组织附着严重丧失,进展迅速,牙槽骨破坏迅速,疼痛、牙齿松动。(3) 坏死性牙龈炎表现为刷牙时出血严重,疼痛,口腔恶臭。牙龈火红色,水肿,前牙严重。牙龈边缘及牙乳头有黄灰色坏死组织,极易出血。

(四)口腔卡波西(Kaposis)肉瘤

卡波西肉瘤是艾滋病患者最常见的肿瘤,可能因机体免疫力严重受到破坏所致,上腭是最常见的部位,常发生在两侧;第二位是牙龈,很少发生于舌。呈浅蓝色、浅黑色或浅红色的斑块。早期为扁平状,不高出黏膜表面,以后逐渐发展,颜色变深,高出黏膜,出现分叶甚至溃疡。

当然以上症状都缺乏特异性,口腔医务者应当本着对病人高度负责的态度,一旦有以上症状出现,应引起高度注意,做相关辅助检查,以期早日排除或确诊疾病。

(冯崇锦)

第20章 儿童口腔病学

第一节 儿童龋病

一、儿童龋病的流行病学特点

(一)儿童龋病的患病率

儿童龋病是临床上常见的儿童口腔疾病,随着口腔预防保健工作及各项保健措施的开展,人民生活水平的不断提高,患龋率和龋均得到了一些控制。由于食物结构的精细,糖耗量的增加,人们口腔健康意识和行为的差距,口腔预防保健工作没有得到广泛的开展等因素,在发展中国家,儿童龋病的患病率呈急剧上升的趋势。有关我国乳牙患龋情况的报道,自1岁左右起即直线上升,七八岁时达高峰,此后由于乳、恒牙的替换,新生恒牙的陆续萌出,乳牙患龋率有所下降,但总体来说,儿童的患龋率是很高的,所以无论从修复治疗方面,还是从减少这一疾病的预防实践方面,都应引起广泛的关注。

(二)儿童龋病在不同牙列阶段的患病特点

1. 乳牙列龋

(1)在乳牙列龋的好发牙位顺序为 下乳磨牙、上乳磨牙、上乳前牙。具体好发的牙位,以上颌乳切牙,下颌乳磨牙的好发牙位顺序多见,以上颌乳磨牙,上颌乳尖牙,下颌乳尖牙和下颌乳切牙较少。

(2)各年龄段龋病的发生部位的特点 1~2岁时,主要于上颌乳前牙的舌面和邻面;3~4岁时,多发的是乳磨牙𬌗面的窝沟;4~5岁时,好发于乳磨牙的邻面。

2. 混合牙列龋 随着第一恒磨牙的萌出,窝沟龋及一些形态缺陷牙患龋逐渐

增多。其中 $\frac{6}{6}$ 较 $\frac{6|6}{}$ 易早发和高发龋患；上颌侧切牙常常在舌侧出现发育缺陷，易患龋，加之较隐蔽，进展迅速且很快波及牙髓。

3. 年轻恒牙列龋　随着第二恒磨牙及双尖牙的萌出，龋患持续上升，包括窝沟较深的前磨牙，都不能忽视对龋病的预防，一般提倡窝沟封闭和使用氟化物进行预防或治疗。

（三）与恒牙龋相比，乳牙龋病的临床表现有自己的特点

1. 发病早、患龋高　乳牙萌出不久即可患龋；一般7岁左右达到患龋高峰。
2. 龋齿多发，龋蚀范围广　同一患者可多数乳牙同时患龋，也常在1个牙的多个牙面同时患龋。其部位除𬌗面，邻面外，还常发生于唇面，舌面等光滑面和牙颈部。
3. 进展速度快　可能与乳牙牙髓细胞丰富，胶原纤维较少且细；同时其牙髓中部的血管粗细相混，边缘部血管细等特征有关。牙体的组织结构特点使龋蚀很快崩坏，进而侵犯神经。
4. 自觉症状不明显　因乳牙牙髓的神经纤维未成熟，神经分布比恒牙稀疏，边缘神经丛少。加之龋蚀进展快，故常被家长忽视。
5. 修复性牙本质的形成活跃　能防御细菌感染牙髓，避免露髓。
6. 左右同名牙同时患龋的现象明显　原因：左右同名牙在形成期、萌出期、解剖形态及所位位置等相似，又处于同一口腔环境中，加上乳牙龋病有多发，易发的特点。

二、儿童龋病的病因学及易患龋的因素

（一）儿童龋病的病因学

关于龋病的致病机制的三个学说：蛋白水解学说、蛋白水解—螯合学说和化学寄生学说或产酸学说，其中第三个学说在19世纪晚期由Miller提出，现成为最为广泛接受的学说，该学说是龋病病因学的基础，但仍有不完善之处，进一步完善的是"四联因素"理论。

简言之，龋齿的发生是一个连续的动力学过程，既有微生物产生的弱有机酸导致的脱矿，又有唾液的再矿化过程，相互作用影响着牙齿受侵蚀的程度。

最近，有学者通过对低体重的出生儿和早产儿乳牙龋质发育缺陷与龋齿易感性的研究得出：发育缺陷增加了对龋的易感性；釉质发育不全有量和质两方面的改变。

（二）乳牙易患龋的因素

1. 解剖形态的特点　颈部缩窄,近颈 1/3 处隆起;邻牙是面的接触;点隙裂沟多且深;生理间隙等均易成为不洁区。

2. 组织结构的特点　牙釉质、牙本质薄、矿化度低、抗酸力弱、易脱矿。

3. 食物的影响　饮食多为黏稠性强的软质食物,含糖量高、易发酵产酸。

4. 生活习性上,口腔卫生差　口腔的自洁和清洁作用比较差,因儿童的睡眠时间长,唾液分泌少;加之年龄幼小,刷牙效果不佳。

5. 早发现,早治疗困难　因乳牙自觉症状不明显,有症状后才被就诊,已到后果严重的地步。

6. 家长或监护人的口腔保健意识不强　认为乳牙最终被替换,没有给予重视,或根本没意识到治疗,预防的思想淡薄。

临床及实验证实,还有一系列获得性因素导致了龋病的发生。

牙齿在牙弓的排列:拥挤和不规则排列的牙齿在自然咀嚼过程中不易自洁。

口腔内矫正器的存在:局部义齿、间隙保持器、正畸矫正器易使食物残渣和菌斑附着,增加了口腔内细菌的数量。

遗传因素:虽然目前仍不能证明遗传因素的客观性,但从患多发龋及猖獗龋的孩子父母那里推测这有遗传倾向;实际上,孩子从父母那获得的是饮食习惯,口腔卫生习惯,口腔微生物,这种环境因素是龋发生的原因之一,遗传起到了一个间接的作用。

三、乳牙龋病的类型及分类

龋病的分类方法较多,可根据龋坏的进展情况和病变部位分类(见恒牙龋),儿童龋病的分类也是在此基础上进行的。在临床上可表现为急性龋与慢性龋,湿性龋与干性龋。由于乳牙的牙本质硬组织矿化程度低,易脱矿,常见龋蚀呈急性龋、湿性龋。在牙冠广泛崩坏时,牙髓仍属正常,龋蚀可停止进展,表面硬化,呈暗褐色的静止龋。与恒牙龋相比,乳牙龋坏有其独特的临床表现,分类方法多。

(一)临床分类

1. 婴幼儿龋(early childhood caries,ECC)　又称奶瓶龋或喂养龋。

延长奶瓶喂养,超过正常的孩子从戒掉奶瓶过渡到固体食物的时间,或有的孩子口中经常含着奶嘴成习惯,这种不正确或不良的奶瓶喂养,可导致较早的,多个牙齿快速的龋坏。

喂养幼儿时,由于吸吮时的负压将乳头或橡皮奶嘴紧抵上腭,特别与上颌前牙接触频繁且时间长;加上婴幼儿睡眠较多,唾液分泌量少等原因,导致喂养龋的发生。

临床上 ECC 患牙在孩子 2、3 或 4 岁时具有典型的特征。较早的龋患涉及乳前牙，上下第一乳磨牙，下乳尖牙，而下乳切牙常常不受影响。

2. 猖獗龋（rampant caries） 又叫猛性龋，是指短期内发生在多数牙位，多数牙面的急性进展性的重度龋病，常累及不易患龋的下颌乳前牙和磨牙的牙尖、牙嵴，而且随着乳牙龋蚀的发展很快发生牙髓感染。

临床上常见在同一个体的大多数乳牙，甚至全部乳牙在短时间内同时患龋，且在同一牙面上有多个面受累，牙冠很快被破坏，甚至成为残冠和残根。

据报道，在一些病例中，情绪紊乱可成为猖獗龋的致龋性因素。一方面情绪紊乱激发起一个不同寻常的对甜食的渴望；另一方面，情绪紊乱的人中，常伴有唾液减少的现象发生。

3. 环状龋（ammular caries） 乳前牙唇面、邻面龋较快发展成围绕牙冠的广泛性的环状龋，呈卷脱状，多见于冠中 1/3 至颈 1/3 处，有时切缘残留少许正常的牙质及牙本质。有学者认为乳牙牙颈部的矿化程度低有关，还有局部食物易滞留及自洁作用较差有关。

（二）Massler Schour 分类

1. 单纯性龋（simple caries）
2. 忽视性龋（neglected caries）
3. 少年龋（teenage caries）
4. 猖獗性龋（rampant caries）

（三）ABC 分类

首先把上下颌乳牙分为前牙区（F），磨牙区（M）共 6 个牙区。

A 型：仅上颌 F 或仅磨牙 M 患龋。

B 型：F 与 M 均出现患龋。

C 型：下颌 F 有龋或包含下颌 F 部及其他部同时患龋。

（四）四度分类

按乳牙龋蚀程度划分为 Ⅰ、Ⅱ、Ⅲ、Ⅳ 度。

四、乳牙龋的诊断要点与治序原则

（一）乳牙龋的诊断要点

尽管乳牙龋病的分类多种多样，但临床诊断主要以病变和特定的临床表现为依据，因此儿童乳牙龋病的诊断一般并不困难，但要完全准确地诊断各型龋病亦并非易事,必要时应根据条件选用一些准确性较高的特殊检查。

1. 浅龋　牙釉质龋,一般没有任何症状,窝沟点隙呈墨浸状着色且不易去除,探之粗糙或探针尖能稍稍插入,滑动有阻力;或见光滑面有白垩色斑即可诊断。对难以诊断的邻接面龋,常需要结合牙线、X线片和光透照等方可确诊。

2. 中龋　牙本质浅龋,激发痛因人而异,乳牙不明显,无自发痛,龋洞为中等深度,洞内有食物残渣滞留,探痛和温度刺激痛不如年轻恒牙明显,洞底为黄褐色或棕褐色或棕黑色软龋。

3. 深龋　牙本质深龋,激发痛较中龋明显,但仍因人而异,无自发痛,龋洞较深,近髓,但未穿髓。

另一种分类:

1. 继发龋　充填修复后洞缘或洞底再次发生的龋病。有牙体充填病史,通过常规视诊和探诊可确诊洞缘继发龋,洞壁或洞底继发龋则靠X光片而确诊。

2. 猖獗龋　有嗜甜食或情绪紧张病史,临床表现的特点为:短期内发生多个牙,多个牙面的急性进展性龋病,常累及不易患龋的下颌前牙和牙尖、牙嵴;患儿唾液少而稠。

3. 奶瓶龋　有长期夜间睡觉前喝牛奶或哺乳的不良习惯,临床特点为:上颌乳切牙光滑面和上颌第一乳磨牙咬颌面的广泛性龋损而下切牙无龋。

4. 环状龋　临床上见围绕上颌前牙牙冠颈部1/3处的环状龋损即可确诊。

(二)乳牙龋的治疗

乳牙龋的治疗目的是终止龋病的发展,保护牙髓的正常活动,避免因龋而引起的并发症;恢复牙体的外形和咀嚼功能,维持牙列的完整性,使乳牙能正常地被替换,有利于颌骨和全身的生长发育。近年来,随着口腔医学和材料学的发展,在乳牙龋病的治疗方法及使用材料方面均有一定的发展,针对不同程度的龋损,治疗方法有阻断性治疗,再矿化治疗和修复治疗。

1. 阻断性治疗　指不切割或少切割牙体龋损组织,仅在龋损部位涂抹适当的药物使龋损停止发展或消失。

(1)适用范围　龋损面广泛的浅龋或剥脱状的环状龋,不易制备洞形的乳牙;常见乳前牙邻面和唇面,乳磨牙的咬𬌗面与颊面。

(2)常用药物　2%氟化钠,8%氟化亚锡、酸性氟磷酸盐、硝酸银、38%氟化氨银和10%氟化钼酸铵等溶液。

(3)操作步骤

1)去腐及无基釉或尖锐边缘,修整外形,形成自洁区。

2)清洁牙面、干燥防湿。

3)涂药。反复涂擦2~3分钟,每周为1~2疗程,涂氟剂后3分钟不漱口不刷牙。

2. 再矿化治疗 对已经脱矿而硬度下降的早期釉质龋,用特殊配制的再矿化液处理牙面使其重新沉积钙盐,恢复牙釉质的硬度的一种治疗早期龋的方法:

(1)适用范围 乳牙光滑面的白斑釉质龋;对龋病活跃的龋高危儿童可当预防用。

(2)再矿化液 有单、复组分两种类型,主要成分为氟化物,钙盐和磷酸盐类。

(3)应用方法 用作含漱剂时每日含漱;用作局部涂抹剂时先清洁釉质白斑区,融湿、干燥,用小棉球饱浸药液放置于白斑处,反复涂擦2~3分钟,每周涂抹1~2次,3周一疗程,同时应改善患儿的口腔卫生状况。

3. 修复治疗 乳牙龋损的一可致咀嚼功能降低,多个乳牙牙冠破坏严重时可致乳牙牙弓长度缩短,咬颌高度降低,对颌面的正常生长发育及恒牙牙列的形成均带来不良影响。故去除病变组织,恢复牙体形态,提高咀嚼功能的修复治疗是很重要的。

(1)充填治疗 指去除龋坏组织,制备大小与形态适当的窝洞,在保护牙髓的状况下,用牙科材料充填窝洞,恢复牙体外形的一种治疗方法。

1)窝洞的制备 基本原则同恒牙。

2)牙体组织的修复:

因乳牙的釉质,牙本质都比较薄,凡位于牙本质中层以下的均应先垫底;垫底材料应对牙髓无刺激;同时应考虑乳牙生理间隙的存在,不必勉强恢复接触点;在多个牙的牙冠龋坏时,应注意恢复咬𬌗高度。

(2)嵌体修复 以前以银汞合金嵌体为主,近年来复合树脂的应用在增多。

(3)金属成品冠修复 因乳牙的形态及组织结构特征,若以铸造冠修复的要求制备牙体组织就极易露髓,因此在乳牙基本上不作铸造冠修复,而以成品冠修复乳牙牙冠大面积缺损。

具体步聚:牙体预备;成品冠的选择;修整成品冠;磨光颈缘,试戴;粘固。

4. 非创伤性修复治疗(atraumatic restorative treatment,ART)

(1)ART的适应证 用于手用器械能够进入,无牙髓暴露,无可疑牙髓炎的恒牙和乳牙牙釉质龋,牙本质龋的充填治疗。ART多用于单面洞的充填,成功率与洞的大小、外形以及术者的操作有关。

(2)ART的优越性

1)手用器械简单方便,不需昂贵的电力驱动的口腔设备。
2)要求最少的洞形制备,仅除去脱矿的牙体。
3)ART不用钻机,减轻了疼痛,降低了局麻的风险。
4)控制交叉感染方便。
5)材料是玻璃离子降低了对固位型的要求且能释放氟。

(3)ART的操作步骤

1)调节体位进行口腔预备。(清洁牙面,去腐质,清洁窝洞)
2)处理窝洞及咬颌面。
3)调GIC并充填,检查咬𬌗。

五、年轻恒牙龋病的治疗特点

(一)年轻恒牙的临床特点

恒牙从6岁左右开始萌出,新萌出的恒牙在形态、结构上尚未完全形成和成熟,称年轻恒牙。有以下易患龋的原因:

1. 刚萌出的年轻恒牙表面釉质尚未完全发育成熟。
2. 年轻恒牙有萌出后成熟现象。

一般其釉质在牙齿萌出后2~3年才达到最强的硬度。

3. 刚萌出的年轻恒牙由于尚未处于正常的咬𬌗区,难以自洁。

从萌出到建𬌗需一段时间。

4. 临床上第一磨牙患龋率最高。

(二)治疗原则

1. 年轻恒牙的生活牙髓是牙根发育完成的保证,加之其解剖形态结构特征,在去腐和备洞时应小心操作,用龋蚀液较稳妥。
2. 年轻恒牙的硬度、弹性、抗压力等均较低,用金刚钻针宜减速切削,减少裂纹。
3. 年轻恒牙缺乏继发性牙本质,且牙本质小管粗大,牙髓尤为敏感,不宜用刺激性药物消毒、垫底。
4. 年轻恒牙在混合牙列中的移动度大,邻接点尚未固定,修复时以恢复牙冠的解剖形态为目的,而不强调恢复正常的邻接关系。

(三)年轻恒牙龋病的治疗方法

1. 再矿化治疗 适用于早期脱矿而无牙体缺损的牙釉质龋。
2. 预防性树脂充填 指牙面窝洞有可疑龋或小范围龋坏时,仅去除窝沟处的病变牙釉质或牙本质,采用酸蚀技术和树脂材料充填窝洞,并在此基础上施行窝沟封闭术。

适应证:窝沟点隙能卡住探针针尖,窝沟深在,封闭不易流入窝沟基部者;窝沟有早期龋迹象,牙釉质混蚀或呈白垩色者。

3. 修复治疗　使用银汞合金或复合树脂。

4. 嵌体修复　适用面积较大或邻接面咬𬌗面窝洞。

5. 预成冠修复。

六、儿童龋病的危害及预防控制

(一)儿童龋病的危害

局部影响:

1. 影响咀嚼功能;

2. 对恒牙及恒牙列的影响;

3. 损伤口腔黏膜及软组织。

全身影响:

1. 因咀嚼功能降低,影响儿童的营养摄入;故颌面部和全身的生长发育会受到影响,机体的抵抗力也降低。

2. 病灶牙对全身的长期影响。

3. 影响儿童的发音;前牙的龋齿,会影响美观,给儿童心理产生一定的影响。

(二)儿童龋病的预防控制

既然我们已经知道导致龋齿发生的病因以及龋的危害。所以我们应该阻止龋病的发生、发展,促进其修复。控制龋齿应从以下四方面着手;特别是合理饮食和氟化物的应用最为重要。

1. 营养和饮食　糖的摄入,特别是蔗糖是致龋性最强的糖,寻找替代品,不含糖的甜味剂,进食的频率应减少;给予预防龋齿方面的饮食建议。

2. 氟化物的使用　水、盐和牛奶的氟化;氟化辅食;氟化牙膏;含氟漱口水及临床用氟溶液,主要是氟凝胶和氟保护漆。

(三)窝沟封闭(pit and fissure sealants)

由于氟的广泛使用,龋患主要发生于窝沟点隙,应与氟联合使用。

步骤:清洁牙面——酸蚀——冲洗和干燥——涂布封闭剂——固化——检查。

(四)刷牙及其他去除菌斑的方法

刷牙能够有效地控制龈炎和牙周疾病;用牙膏刷牙是向牙齿提供氟的有效途

径；其他去除菌斑的方法还有用牙线和预防性洁治。

最后，对预防龋齿的方法，主要阐述了四种基本的途径：合理饮食，使用氟化物、窝沟封闭和控制菌斑，应有一个整体的设计，全面综合的考虑，同时要通过种种途径让婴幼儿的父母了解关于形成良好饮食习惯的重要意义。综合预防计划应考虑所施对象的年龄、龋易感性、水氟浓度及合作程度。通过目前的诊断技术，完善的修复治疗，综合的预防步骤及患儿的定期复查与合作，这样是能够成功地控制龋病的。

第二节 乳牙牙髓病与根尖周病

一、儿童牙髓病及根尖周病

（一）牙髓病及根尖周病的病变特点

1. 乳牙的牙釉质和牙本质较薄，牙体组织钙化较低，牙本质小管较大，有机物含量高，细菌很快侵犯到牙髓组织。

2. 乳牙牙髓的神经纤维发育不完善，对疼痛的感知不敏锐，牙髓可能因感染发生部分坏死而无明显的临床症状。

3. 乳牙根尖孔大，根尖的组织疏松，血循环丰富，牙根尚未发育完成，牙髓感染易扩散至根尖周，并形成牙槽脓肿，甚至为多间隙感染。

4. 年轻恒牙牙髓病和根尖周病患儿多以疼痛和肿胀来就诊。

（二）儿童牙髓及根尖周病的治疗目的

1. 去除感染和慢性炎症，清除疼痛。

2. 恢复牙齿功能，保持乳牙列的完整性，以利于颌骨牙弓的发育。

3. 延长患牙的保存时间，以发挥乳牙对继承恒牙的引导作用和避免对继承恒牙胚的不良影响。

4. 维护良好的咀嚼功能，提高消化和吸收能力，以利于儿童的健康成长。

（三）儿童牙髓及根尖周病的诊断

1. 主诉症状

（1）疼痛 是重要症状，多有激发痛和自发痛史。根尖周病常常有咀嚼痛。

（2）肿胀 是根尖周病的主要特征之一，患牙附近的口腔黏膜肿胀或导致面部发生蜂窝织炎。

(3)瘘道　是慢性根尖周炎的典型特征。瘘道开口常见于患牙根尖周或根分叉部位的牙龈黏膜处,可能见小脓包,周围黏膜发红。

(4)牙齿松动　可见于乳牙生理性牙根吸收后期和重度的慢性根尖周病患者。

2. 临床检查

(1)视诊和探诊　观察患儿有无颜面部的肿胀,口内有无龋坏牙,特别是检查牙龈黏膜处有无异常充血肿胀和瘘道的开口,若有龋齿,应检查其数量和严重程度。对龋齿可用探针检查其深度,并探测牙髓对机械刺激的反应和是否有穿髓孔。

(2)叩诊　主要用于检查根尖周病。于金属器械叩击患牙时手法宜轻,先叩正常牙,在患儿不注意时叩击可疑患牙,观察患儿的眼神和反应。

(3)牙髓测试　采用温度变化或直流电测定牙髓的感觉,对判断乳牙和年轻恒牙的牙髓病变状况帮助甚微,临床上使用时对结果判断应慎重,综合其他症状加以判断。

(4)牙片检查　X光片是判断儿童牙髓病和尖周病的重要辅助措施,可显示龋病进展前沿与髓腔的关系;乳牙牙根吸收和恒牙牙根的发育情况;根尖周病变的范围,根尖周及根分叉处牙槽骨的破坏及病变有无累及恒牙胚。X光片还能显示牙髓治疗的效果和根尖周病的愈合情况。

二、乳牙牙髓病

(一)乳牙牙髓病的分类及诊断

1. 急性牙髓炎(acute pulpitis)　多发生在受过意外创伤和最近接受牙体手术的牙齿。

(1)临床表现　疼痛是急性牙髓炎的重要症状,可自发。疼痛持续时间逐渐延长,缓解时间缩短。常伴有夜间痛。患牙通常不能定位。

冷热温度刺激可诱发或加重疼痛。探察窝洞底较敏感。X片示根尖周组织正常,无明显阴影。

(2)诊断要点　疼痛的性质:尖锐或较剧烈的自发痛,冷热刺激可引起或加重疼痛,牙齿有龋洞或有充填物。

2. 慢性牙髓炎(chronic pulpitis)　是最常见的乳牙牙髓病,绝大数来源于龋病,可分为慢性闭锁性和慢性开放性牙髓炎两种,后者又可分为慢性溃疡性和慢性增生性牙髓炎。

(1)临床表现　多数患牙症状轻微,甚至无明显症状。慢性溃疡性牙髓炎较为常见。多有冷热刺激痛史,刺激去除后常持续一段时间。X片示乳磨牙根分歧部位的根周膜腔增宽,硬骨板破损。

常见于龋病穿髓孔较大的乳磨牙,外伤冠折露髓之后的乳前牙。

慢性闭锁性牙髓炎是深龋接近牙髓,龋蚀刺激通过薄层牙本质而产生的。

(2)诊断要点

慢性溃疡性牙髓炎:患牙有深龋,已穿髓,牙髓仍有活力。

慢性增生性牙髓炎:有深龋,已穿髓,穿髓孔较大,龋洞内充满息肉,用探针轻拨息肉,查明其蒂部来源于牙髓者。

无明显症状的慢性闭锁性牙髓炎要与深龋鉴别:深龋无自发痛,仅有激发痛,而且在刺激去除后疼痛即可消失。

3. 牙髓坏死(necrosis of pulp) 常是牙髓炎发展的自然结局,由细菌感染,牙齿外伤或有毒性的药物作用而致。

(1)临床表现 一般无疼痛症状,但牙齿多有变色。龋源性所致的牙髓坏死,开髓时不痛,牙髓已无活力,探察根髓时无反应,但多有恶臭,牙髓坏疽者尤甚。X片显示根尖周硬骨板破损,骨质稀疏现象。

(2)诊断要点 牙髓已无活力,又牙髓炎或牙外伤史,或牙齿变色等。

4. 牙髓变性(pulp degeneration) 种类很多,与乳牙最相关是牙体吸收。

牙体吸收(resorption of teech)有生理性吸收和病理性吸收。

生理性吸收是乳牙牙根的吸收,儿童特有的一种生理现象。

病理性吸收有内吸收和外吸收。

临床和诊断 牙体内吸收的乳牙一般无自觉症状,常常是在X线片才检查出来,如,髓室壁出现边缘不规则的投射区,根管内某部位呈圆形扩大。

乳牙牙髓病和根尖炎症也可引起牙根的病理性吸收,此类吸收可导致牙齿过早脱落。

(二)乳牙牙髓病的治疗方法

1. 间接盖髓术(pulp capping) 龋坏乳牙没有牙髓炎的症状和体征,而是在去净龋蚀牙体组织的过程中,对冷热刺激或钻磨的机械刺激出现一过性疼痛或敏感,提示患牙是活髓或牙髓基本正常。

处理:(1)去腐质,备洞形。(2)盖髓 生理盐水冲洗窝洞,棉球拭干,洞底覆盖氢氧化钙糊剂或丁香油糊剂。(3)垫底,充填。

2. 牙髓切断术(pulpotomy) 分为活髓断髓术和失活后断髓术。前者是在局下将冠髓切除,保留根部生活牙髓的治疗方法,又称冠髓断髓术。后者是指用药物使牙髓失活,切除冠髓,将多聚甲醛干髓剂覆盖于根髓断面,使根髓干燥,硬化,固定,成为无菌的感染组织的治疗方法,又称干髓术。

适应证:深龋,部分冠髓牙髓炎。活髓断髓术还适应于前牙外伤性冠折牙髓外露。

治疗步骤:麻醉;制备洞形;切断冠髓;盖髓;充填。

3. 牙髓摘除术(pulpectomy) 是在局麻下或牙髓失活后,将全部牙髓摘除,摘除后预备根管,用能被吸收的根管充填材料充填根管,保留患牙的治疗方法,适用于牙髓炎涉及根髓,不宜行牙髓切断术的患牙。

术前应摄 X 光片了解乳牙牙根和恒牙牙胚情况。

治疗步骤如下:局麻下去除龋坏组织;制备洞形;摘除牙髓;充填根管。

三、乳牙根尖周病

是指根尖周围或根尖分歧部位的牙骨质,牙周膜和牙槽骨等组织的炎症性疾病。

(一)临床特点

1. 早期症状不明显,就诊时病变多严重,甚至出现急性牙槽脓肿或间隙感染才去就诊。

2. 多是慢性根尖周炎急性发作而来,可出现自发性疼痛,咀嚼痛和咬𬌗痛,若穿通患牙髓腔,常见穿髓孔溢脓。

3. 患牙松动并又叩痛,牙龈红肿,颌面部肿胀。甚至牙龈出现瘘道。

4. X 片检查,根尖部和根尖分歧部牙槽骨破坏的透射影像,还应注意牙囊骨壁和恒牙胚是否受损。

(二)乳牙根尖周病的治疗

1. 应急处理 建立髓腔引流,切开排脓,抗菌药物的全身治疗。

2. 根管治疗术 乳牙根管治疗术(root canal therapy of deciduour teech)是通过根管预备和药物消毒去除感染物质对根尖周组织的不良刺激,并用可以吸收的充填材料充填根管,达到促进根尖周愈合的方法。是乳牙牙髓治疗的重要方法,也是保留牙齿的最后治疗的手段。

适用于急慢性牙髓弥漫性感染和根尖周感染。一般来说,根管治疗术不能保留的牙齿意味着该牙将不得不拔除。

临床操作要点:

1. 术前 X 片,帮助判断牙根的情况。

2. 牙髓失活和摘除，可以局麻的方法或用化学失活的方法，使牙髓失活后达到无痛状态再摘除。

3. 根管预备，预备的目的使彻底去除根管内残留的牙髓碎片和根管壁被污染的表层牙本质等感染物质，通畅和扩大根管，使随后的根管充填更加便利。

乳磨牙根管预备时不强调"根管整形"，不必拉直根管；提倡使用镍钛根管锉，不易折断。

4. 根管充填　由于乳牙根尖孔较大，特别时在有根吸收的情况下，根管处于开放状态，而根管长度不易确定，加之复管的存在，很难做到根管的密闭充填，常用的方法有加压注射充填法，螺旋输送器充填法，加压充填法。

5. 乳牙根管充填药物　氧化锌丁香油糊剂，氢氧化钙制剂，碘仿糊剂等。

6. 牙体修复　乳牙相对恒牙而言髓腔大，牙体组织薄，根管治疗糊容易造成牙体组织劈裂，而且乳牙易发生继发龋，故乳牙根管治疗后，牙体组织修复的首选方法时不锈钢预成冠。

四、年轻恒牙的牙髓治疗

(一)年轻恒牙的生理特点及意义

年轻恒牙是指根尖孔尚未完全形成的正在生长发育中的恒牙。一般在恒牙萌出后2～3年牙根才能发育完成，在此之前，保存活髓，尤其是保存活的牙乳头是使牙根继续发育的关键。

(二)年轻恒牙的牙髓状态判断

1. 疼痛史　激惹痛性疼痛和自发痛史。

2. 叩痛和牙齿动度。

3. 露髓和出血。

4. 牙髓测验　一般的牙髓电测量仪对年轻恒牙不适用，因为年轻恒牙的根尖孔尚未形成，不能形成根尖部的高电阻回路。临床上常用牙髓温度测量法，特别是热牙胶法，对年轻恒牙的牙髓状态进行判断，常能取得较为可靠的结果。

5. X线片检查　应观察龋洞与髓腔的关系，有无修复性牙本质层的形成。

(三)年轻恒牙的治疗

1. 治疗原则　尽力保存活髓组织，如不能保存全部活髓，也应保存根部活髓。如不能保存根部活髓，也应保存牙齿。

2. 治疗成功的因素　治疗前的临床诊断；治疗中的无菌操作和最小的损伤程度；良好的盖髓剂和密封性能好的充填材料。

3. 具体的方法

(1)间接牙髓治疗术；

(2)直接盖髓术；

(3)年轻恒牙牙髓切断术；

(4)牙根形成术；

(5)根尖诱导成形术或根尖封闭术　是指牙根未完全形成之前发生牙髓严重病变或根尖周炎症的年轻恒牙,在控制感染的基础上,用药物及手术方法保存根尖部的牙髓或使根尖周组织沉淀硬组织,促使牙根继续发育和根尖形成的治疗方法。

根尖诱导成形术的适应证:牙髓病已波及根髓,而不能保留或不能全部保留根髓的年轻恒牙;牙髓全部坏死或并发根尖周炎症的年轻恒牙。

治疗特点:在根管预备,根管消毒和根管充填的步骤中,加强了根管消毒和增加了药物诱导。目前常用的诱导药物是氢氧化钙及其制剂。消除残留牙髓和根尖周组织的炎症,并通过药物诱导作用,保护根尖部的活牙髓和牙乳头,恢复上皮根鞘的正常功能是促使牙根继续发育和根尖形成的必要条件。

根尖诱导成形术的治疗阶段:首先,消除感染和尖周病变,诱导牙根继续发育。其次,根管永久充填,使根尖孔封闭,两者之间约为6个月至2年左右。

根尖诱导成形术的治疗步骤:

(1)常规备洞开髓　能使器械直线方向进入根管。

(2)根管预备　去净腐质,并用3％过氧化氢液,生理盐水反复冲洗。对于急性症状的患牙,应先做应急处理,开放根管,建立有效引流,待急性炎症消退后再继续治疗。

(3)根管消毒　吸干根管,封闭毒力强刺激小的药物于根管内。

(4)药物诱导　如氢氧化钙剂。

(5)暂时充填窝洞,随访观察　应在治疗后3~6个月复查一次,至根尖形成或根端闭合为止。

(6)常规根管充填　当X线片显示根尖延长或有钙组织沉积并将根端闭合时,可行常规根管充填。

第三节 儿童牙龈、牙周、黏膜疾病

目前有充分证据表明牙周病可以在儿童时期产生并随年龄增长进入破坏期。儿童青少年牙龈牙周病的研究有利于牙周病的早期诊断和治疗,有利于牙周病的预测和早期控制。

儿童乳牙恒牙正常替换经历三个时期:

乳牙列:6 m～6 y。从6 m下颌乳前牙开始萌出到六岁第一恒磨牙萌出之前。
混合牙列:6 y～12 y 第一恒磨牙萌出至第二恒磨牙完全萌出之前。
恒牙列:12 y以后。

一、牙龈炎

牙龈炎(gingivitis)是仅仅局限在牙龈软组织,不侵犯深部牙周组织的炎症性疾病。

1. 儿童牙龈炎易患因素　牙龈上皮薄角化差,固有层结缔组织乳头短平,牙龈点彩不明显,固有层结缔组织疏松柔软,龈沟相对成人显得较深,易发生退缩,这些解剖结构使牙龈受细菌感染,外伤刺激易引起炎症。乳牙牙骨质薄而欠致密,牙周膜较宽,纤维束不致密。牙槽骨的硬骨板较薄,骨小梁较少,骨髓腔较大骨质钙化程度较低等。乳牙近牙颈部1/3处隆起,而牙颈部明显收窄,龈沟处容易积存食物,儿童牙列存在的生理间隙,以及萌出时暂时出现的牙列不齐等因素都易致软垢,牙石产生;另一方面,儿童口腔卫生难以保持等均是儿童牙龈炎的易患因素。

2. 病因

(1)局部原因　菌斑(dental plaque)刺激——包括细菌的酶和毒素是导致牙龈组织感染产生炎症的主要原因。

其他局部原因:牙龈的机械损伤,食物嵌塞,不良修复体如金属冠边缘过长,伸展不适当,充填体悬突,不合适的正畸矫治器,错颌,牙齿拥挤等,口腔不良习惯如口呼吸;牙石,(儿童随时间年龄增长牙石检出率也随之增加)。这些局部因素可造成牙龈损伤和菌斑的滞留堆积而诱发牙龈炎。

(2)全身因素　营养失调如维生素C缺乏等;

(3)内分泌激素影响如性激素等;

(4)慢性系统性疾病 儿童糖尿病等；

(5)其他全身因素 药物、遗传基因等。

3. 临床表现 牙龈红肿，质脆，探诊出血。牙龈上皮出现糜烂，溃疡，伴有程度不等的增生。儿童牙龈炎症程度与菌斑量不一致，相同菌斑情况下儿童牙龈炎程度较轻，这与成年人牙龈炎不同。病理组织学以淋巴细胞浸润为主。

需要指出的是儿童牙龈炎是可逆的，口腔卫生的改善，适当的治疗措施可以消除症状。

4. 儿童牙龈炎的流行病学特点 国内流行病学研究报道儿童牙龈炎患病率较高，但随年龄增加而下降，而牙石检出率随年龄增加而增加；而软垢指数高即提示儿童有效刷牙差，口腔卫生难以得到良好保持。

国外研究报道儿童牙龈炎可以早在乳牙列时就可以出现，随患病率年龄增长而增加，青春期达到高峰，而后有所下降。

5. 儿童牙龈炎常见病种 萌出性龈炎(eruptive gingivitis)，不洁性龈炎(filth gingivitis)，口呼吸增生性龈炎(hyperplastic gingivitis)，青春发育期牙龈炎(puberty gingivitis)，急性坏死性溃疡性龈炎(acute necrotizing ulcerative gingivitis)，药物增生性牙龈炎(drug-induced gingival hyperplasia)，牙龈纤维瘤病(gingival fibromatosis)，卡他性龈炎(catarrh gingivitis)。

(一)萌出性龈炎

为乳牙，恒牙萌出时发生的暂时性牙龈炎症。

1. 病因 牙齿萌出时产生不适感，儿童喜用手指，玩具等触摸或咬嚼，使牙龈黏膜损伤。患儿不敢刷牙容易致菌斑积聚；而牙龈瓣未完全退缩咬𬌗导致创伤或食物残渣，软垢菌斑导致并加重感染。

2. 临床表现 正在萌出的牙齿冠周牙龈红肿充血，无明显自觉症状。牙齿完全萌出后可自愈。第一，第二恒磨牙冠周牙龈红肿探诊出血，龈袋内可有溢脓，患儿自觉疼痛严重时可引起间隙感染。

3. 诊断 发生于正萌出的牙齿冠周牙龈红肿出血，牙萌出后自愈。

4. 处理 症状轻可不处理，嘱患儿改善口腔卫生。症状较重者局部3%双氧水和生理盐水冲洗，局部涂碘甘油，伴发脓肿，淋巴结肿大可口服抗生素。

萌出性囊肿(eruptive cyst)为正在萌出乳牙或恒牙上方牙龈黏膜肿胀，青紫色，内部为血液和组织液。自觉症状不明显(图20-1～图20-2)。

处理 该囊肿可暂不处理随牙齿萌出消失，必要时可以切除牙龈暴露牙冠。

(二)不洁性龈炎

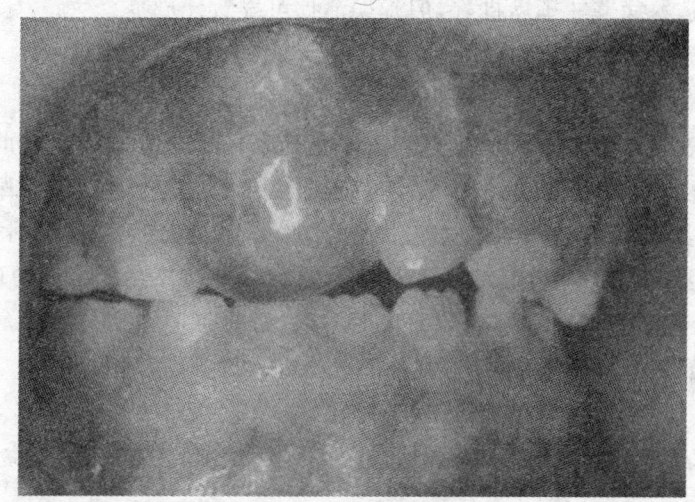

图 20-1　萌出性囊肿

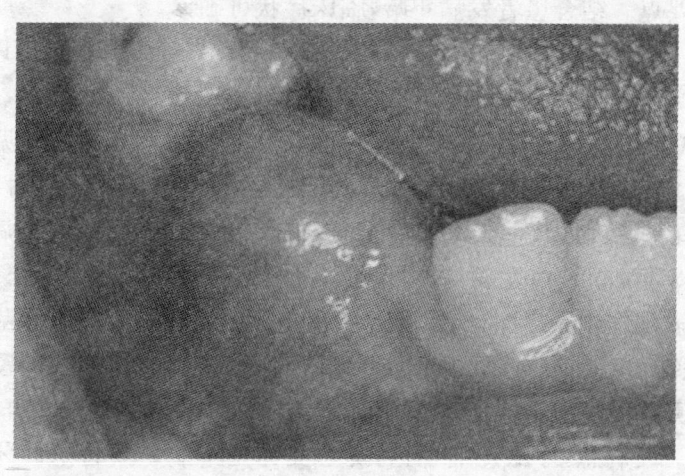

图 20-2　萌出性囊肿

1. 病因　多见于 3~5 岁不能掌握正常刷牙方法,患儿口腔卫生差,或牙列拥挤排列不齐,戴固定矫治器等口腔自洁作用差等。

2. 临床表现　炎症多为慢性,多见于乳前牙和乳磨牙唇颊侧,龈缘龈乳头红肿易出血,可见软垢和食物附着。

3. 处理　局部去除菌斑,控制感染,改善和保持口腔卫生。

4. 预后 本病一般预后良好,但延误治疗可导致牙周炎。

(三)口呼吸增生性龈炎

1. 病因 由于鼻咽部疾患习惯张口呼吸所致。

2. 临床表现 患者常开唇露齿,口唇由于长期张开造成口轮匝肌松弛,冷空气刺激前牙区牙龈,使该区黏膜干燥,唾液黏稠。病情较轻时唇侧牙龈炎症,后增生变厚,黏膜干燥而粗糙,可见小裂纹。病情加重牙龈乳头肥大遮盖牙面。

3. 诊断要点 结合患儿有张口呼吸习惯,以及牙龈增生性病变可确诊。

4. 处理 处理鼻咽部疾患,改善口腔卫生,必要时切除肥大牙龈。

(四)青春发育期牙龈炎(puberty gingivitis)

1. 病因 与内分泌性激素改变有关。

2. 临床表现 小学高年级和中学低年级学生容易发生。常发生于月经初潮的女学生。

好发于前牙牙龈乳头及龈缘,龈乳头球状突起,松软发亮。患儿口腔卫生较好,菌斑量较少。牙龈有出血增生倾向。

3. 诊断要点 结合患者发病年龄,临床症状可确诊。

4. 处理 改善口腔卫生,局部清除菌斑,一般在青春发育期后可以自愈。

(五)急性坏死性溃疡性龈炎

本病多见于不发达国家,患儿全身状况较差,本病国内现今已少见。

1. 病因 患儿营养不良,机体抵抗力下降,正常情况下,革兰阳性梭形杆菌和革兰阴性奋森密螺旋体共存于人体口腔内,如患儿抵抗力下降,两种病菌大量繁殖毒力增强侵袭牙龈组织而发病。

2. 临床表现 剧烈疼痛,口腔腐败性恶臭是本病特点。龈缘和龈乳头出现急性坏死,沿龈缘和龈乳头向深层蔓延,牙龈正常形态消失,坏死表面覆盖有灰黑色和黄褐色假膜,除去假膜可见自动溢血的溃疡面。口腔内腐败性恶臭。

3. 诊断 发病急,牙龈疼痛,有特殊恶臭味是本病重要特点。牙龈乳头和龈缘坏死形态消失,自发出血。病变涂片革兰染色检查见大量梭形杆菌和奋森螺旋体。患儿营养不良,抵抗力下降。

4. 处理治疗

(1)控制感染 青霉素素为首选,每天每公斤体重5万~10万单位,静滴或肌注。另外,甲硝唑每天每公斤体重50 mg,每天2~3次,连用5~7天。

(2)局部处理 去除牙龈坏死组织及牙石等刺激物。1.5%~3%双氧水或0.1%高锰酸钾,0.05%~0.2%氯己定(洗必泰)溶液含漱。

(3)全身支持治疗,增强机体抵抗力。

5. 鉴别诊断

(1)慢性龈缘炎 本病为慢性炎症病程长,龈乳头和龈缘红肿探诊出血,轻度口臭。但无自发性出血,牙龈无坏死,疼痛口臭不严重。

(2)疱疹性龈口炎 病毒引起,6岁以下儿童多见。发病前出现感冒疲劳发热等前驱症状,初期牙龈及口腔黏膜出现成簇针头大小水疱,破溃后形成溃疡融合成片。溃疡上覆盖假膜,不易擦去。但并无组织坏死和特殊恶臭,疼痛不剧烈(图20-3)。

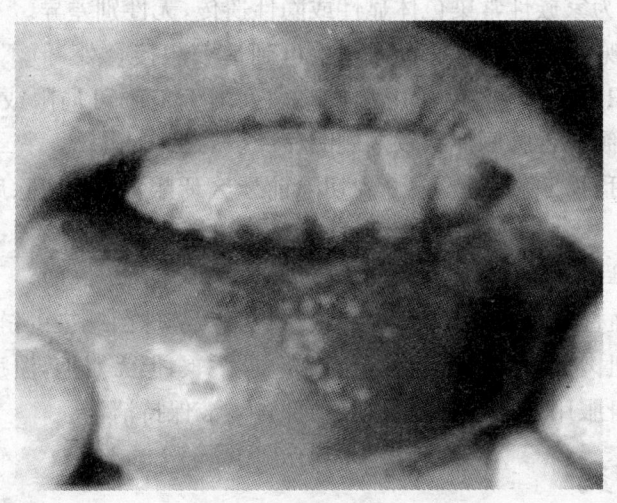

图 20-3 疱疹性龈口炎

(3)急性白血病 牙龈明显肿胀,疼痛伴有坏死,自发出血,口臭。全身贫血和衰竭。血象有助鉴别诊断。

(六)药物增生性牙龈炎

患儿长期服用苯妥英钠(大仑丁),硝苯地平,免疫抑制剂如环孢菌素等引起牙龈不同程度增生。

1. 临床表现 上颌前牙唇面最好发,其次下颌前牙唇面,上颌后牙颊面,下颌后牙颊面。在服用上述药物后1～6个月开始出现,龈缘和龈乳头呈球状突起,增大,互相联结甚至波及附着龈。增生的牙龈质地坚韧,粉红色,无明显症状,表面呈颗粒状或小叶状。近远中增生的龈乳头在牙表面连接成沟裂状。继发感染后颗粒消失,牙龈暗红色探诊出血。牙龈增生的临床表现与服药年龄时期有关。如在恒牙萌出前服用该类药物,组织增生与纤维化牙龈使恒牙萌出受阻。手术切除增生牙龈后恒牙可以萌出。在恒牙萌出后服用药物,增生牙龈覆盖部分牙冠,严重时可使牙齿移位,扭转,牙列不齐,牙龈增生严重可以影响咀嚼,口唇闭合困难,常伴发牙龈炎。

2. 病理变化　主要是纤维结缔组织增生,上皮棘层增厚。上皮钉突延长。结缔组织中有致密的胶原纤维束和新生血管。

3. 处理　立即停药或换药,增生严重可手术切除,术后继续服药可复发。

（七）牙龈纤维瘤病(gingival fibromatosis)

发生率低,为家族性常染色体显性或隐性遗传,无性别差异。

1. 临床表现　游离龈和附着龈增生可到达膜龈接合处,但不影响牙槽黏膜。增生的牙龈组织致密坚硬,色泽正常或略白。增生范围可局限或广泛,常呈对称性,下颌轻于上颌。舌腭侧症状较颊侧明显。

2. 处理　手术切除为主,7~8岁切除前牙区牙龈,14岁切除后牙区牙龈。本病易复发。

（八）卡他性龈炎

本病为溶血性链球菌感染所致,症状与溶血性链球菌感染的链球菌咽炎相似,有发热,头痛,肌肉关节酸痛等症状,牙龈充血,柔软,但无水疱,溃疡。

处理　全身服用青霉素有效,口腔局部含漱液保持清洁。

二、牙周炎

儿童牙龈炎是可逆的,很少发展为牙周炎。但如果牙龈慢性炎症没有及时治疗,炎症侵及牙周膜及深层牙周组织就会进展为牙周炎。

另外,局部刺激因素如软垢,牙石,食物嵌塞等可以加重牙龈炎致牙槽骨破坏。临床上表现为牙龈充血,水肿,组织松软,探及牙周袋并可见溢脓。牙槽骨吸收,牙齿不同程度松动。乳牙列牙槽骨丧失导致牙齿早失往往合并有全身性疾病应加以注意。

儿童牙周炎有:急性创伤性牙周炎(acute traumatic periodontitis),青春期牙周炎(prepubertal periodontitis),青少年牙周炎(juvenile periodontitis)。

（一）急性创伤性牙周炎

1. 病因　恒中切牙萌出时牙冠向远中倾斜,中间出现的间隙随侧切牙和尖牙萌出而关闭。个别家长擅自用橡皮圈套于恒中切牙上矫治,橡皮滑入牙龈内留在根尖区不及时取出引起本病。

2. 临床表现　呈急性炎症并仅局限于两中切牙,牙龈红肿,常伴有凸向根尖方的弧形线条,在黏膜表面呈弧形切迹状为橡皮圈切割牙龈所致。牙周袋深可伴有溢脓,患牙松动甚至伸长。X线检查可见两中切牙根尖靠拢(正常为平行状)两牙冠向远中倾斜,牙槽骨吸收广泛。

3. 诊断　临床检查发现中切牙根方橡皮圈,X线检查患牙牙槽骨出现吸收,患牙松动即可诊断。

4. 处理　去除橡皮圈,控制牙周破坏,术后固定患牙,应用全牙列颌垫,抗菌抗炎控制感染。局部涂 1% 碘酊或 3% 碘甘油。

5. 预后　与病程长短有关,早期及时治疗患牙可得以保存。若牙槽骨破坏严重,牙松动延长,多数情况无法保留患牙而需要拔除。

6. 预防　正确认识恒中切牙萌出时存在中间间隙的现象,初期应与观察。进行矫治可采用黏贴正畸托槽方法。

(二)青春前期牙周炎

是发生在乳牙列的牙周炎,发生率低。分为局限性青春前期牙周炎 L-PP 和弥漫性青春前期牙周炎 G-PP。

1. 病因　相对健康的儿童可能原因为多种致病菌感染致病,其他可能原因为牙本质发育缺陷,宿主防御系统功能缺陷尤其为白细胞趋化功能障碍等。有关的致病菌为伴放线放线杆菌,和牙龈卟啉单胞菌。

2. 临床表现　局限性青春前期牙周炎 L-PP:患牙为个别乳牙时多为乳磨牙受累,牙龈炎症较轻,探诊出血,探及深牙周袋。有中等量菌斑,无系统性疾病,牙槽骨破坏程度较弥漫性轻。不伴有上呼吸道感染和皮肤感染。对治疗反应尚佳,可有中性粒细胞或单核细胞功能缺陷,但两者不同时出现。

弥漫性青春前期牙周炎 G-PP:累及全口乳牙,有时累及恒牙,牙龈急性炎症,但并没有增殖和龈缘退缩或龈裂,牙周破坏迅速,常导致牙齿早失。周缘血中性粒细胞和单核细胞功能缺陷,患儿常有反复上呼吸道和皮肤感染。对抗生素疗效欠佳。

3. 处理治疗　清除菌斑,洁治和龈下刮治,全身抗生素治疗。可口服阿莫西林 250 mg,3 次/天,10 天一个疗程。可用抗生素漱口液含漱或牙周冲洗。预防真菌感染。必要时拔除患牙。一部分病人可转化为青少年牙周炎,本病患儿病情控制困难,预后较差。

(三)青少年牙周炎

为侵袭性牙周病的主要一型,主要好发于青春期到 25 岁青年,可在 11~13 岁时就发病。

1. 病因　有研究认为特异性微生物感染及机体防御能力缺陷是主要原因。放线杆菌为主要致病菌（Aa）。有报道青少年牙周炎与周缘血中性多形核白细胞和单核细胞趋化功能降低缺陷有关。这种缺陷具有家族性，因此本病有一定遗传性。

2. 临床表现　分为局限性青少年牙周炎 L-JP 和广泛性青少年牙周炎 G-JP。L-JP 仅局限于第一恒磨牙和切牙，年龄较小。G-JP 累及全口牙，年龄较大。通常所指的青少年牙周炎是指 L-JP。

3. 好发牙位　第一恒磨牙和上下切牙。尖牙和前磨牙很少累及。

4. X 线表现　第一恒磨牙近远中垂直型骨吸收，形成"弧形吸收"切牙为水平吸收，可早期出现牙齿松动移位，炎症不明显时就可以出现松动，出现牙间隙。

5. 口腔卫生状况　牙周破坏程度与局部刺激物的量不成比例为本病主要特点。患者菌斑，牙石量较少但牙周袋深。

6. 诊断　年轻患者，临床症状（牙周破坏程度与局部刺激物的量不成比例）配合 X 线检查，也可微生物检查 Aa，或检查外周血中性多形核白细胞和单核细胞趋化功能降低缺陷作出诊断。

7. 治疗原则　早期治疗，彻底清除感染组织。行彻底洁治和刮治术。全身应用抗生素，甲硝唑和羟氨苄青霉素（阿莫西林）联用效果较好。

（1）局部治疗

1）针对局部刺激因素，可做（超声）龈上洁治术（如图）或龈下刮治术（图20-4），必要时调整咬𬌗、消除食物嵌塞和纠正不良修复物等。

2）牙周袋的处理　牙周袋溢脓时，可用 1%～3% 过氧化氢液冲洗，袋内置 10% 碘合剂或螺旋霉素、灭滴灵等药膜。在去除局部因素后，浅袋可用碘酚液烧灼。较深的袋需作牙周手术，以消除牙周炎。牙周袋深达根尖、牙齿松动明显时可考虑拔除。

3）松牙固定，经上述治疗后，炎症虽已消除，但牙齿仍松动者，可作暂时性或永久性的牙周夹板以固定松动的牙齿。

4）牙周脓肿的处理　脓肿已局限时，可切开引流。牙周袋也应同时作冲洗、上药膜或碘甘油等。

（2）全身治疗　主要是增强全身抵抗力并积极治疗与牙周炎有关的系统性疾病。发生牙周脓肿时，全身反应较重的患者，应口服有关抗菌药物控制感染，并注意休息。

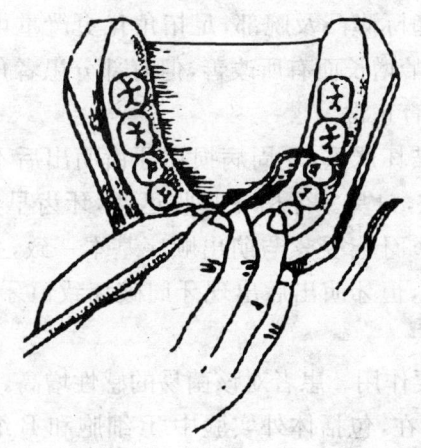
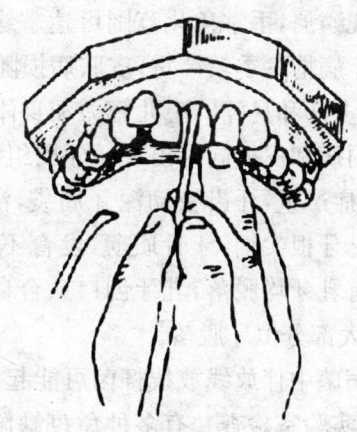

图 20-4　龈下刮治术

(四) 与牙周炎有关的全身疾病 (system disease associate with periodontitis)

1. 低磷酸酯酶血症 (hypophosphatasia)　本病为先天性代谢异常，多为常染色体隐性遗传，部分病例为显性遗传，患者组织和血清中缺乏碱性磷酸酶，尿中磷酸乙醇胺增多。分三型：婴儿型，儿童型，成人型。

(1) 临床表现　婴儿型为常染色体隐性遗传，在 6 个月以前发病，患儿生长迟缓，骨骼为佝偻病表现。患儿经常患肺炎，肾脏也有病变，多数在婴儿期死亡。

儿童型为常染色体隐性或显性遗传，6 个月后发病，症状较婴儿型轻，主要症状为乳牙早失，下颌前牙好发，其次上颌前牙，磨牙少见。可有佝偻病症状和颅缝异常。

成人型为常染色体显性遗传，外显率不同，症状相对最轻。早期可有明显骨痛和病理性骨折，病史可有乳牙早失和佝偻病表现。

(2) X 线表现　牙槽骨水平吸收，主要在前牙区。下颌底部皮质骨厚度减少。牙齿髓腔大，牙本质钙化不良，似"壳牙"

(3) 处理　义齿修复牙齿缺失，改善口腔卫生，控制菌斑。

2. 掌跖角化—牙周破坏综合征 (Papillon-Lefevre syndrome)　本病特点为手掌和脚掌部位的皮肤过度角化，牙周组织破坏严重，乳牙早失。部分病例硬脑膜钙化，患者一般健康，智力正常，为常染色体隐性遗传，较罕见。Hart 等学者认为致病基因为 11q14-q21。

(1) 临床表现　手掌和脚掌部位,膝部和肘部的皮肤过度角化,2~4 岁掌、拓开始出现鳞屑,手掌角化范围可达掌缘,鱼际隆凸及腕部,足拓角化更严重可延伸到跟腱。病情冬季较严重,皮肤病损随年龄增长而有所改善,但有部分患者角化终身存在,多汗和臭汗。患儿智力和身体发育正常。

牙周病和皮损同时出现。牙周组织破坏严重,牙周病损在牙齿萌出后不久即发生,炎症严重,牙齿松动深牙周袋,溢脓,口臭。牙槽骨吸收迅速,牙齿早失。X线检查见牙根尖细,牙骨质薄,发育不良。牙齿受累与萌出顺序基本一致,4 岁时几乎所有乳牙均脱落,乳牙创口愈合良好,恒牙萌出后出现牙周破坏致恒牙早失,14 岁时大部分恒牙脱落。

致病菌中伴放线放线杆菌可能起主要作用。患者对该菌易的感性增高。

(2) 实验室检查　有多种免疫缺陷存在,包括体外实验中 T 细胞和 B 细胞有丝分裂减少,白细胞趋化性降低及细胞内 S. aureus 和 C. albicans 杀伤因子减少。

(3) 诊断　手掌和脚掌部位的皮肤过度角化,牙周组织破坏严重,乳牙早失。

(4) 治疗原则　①口腔卫生教育,保持口腔卫生;②拔除不能保留乳牙;③对能保留患牙进行牙周系统治疗;④配合全身应用抗生素;⑤局部牙周袋药物冲洗;⑥定期复查。

(5) 治疗　本病治疗较为困难。往往需要拔除全部乳牙,口服青霉素以去除致病菌。希望在恒牙萌出前改善局部口腔环境,使新萌出恒牙免除受累。拔除炎症较重乳牙和恒牙,针对性牙周袋内抗生素局部治疗。

(五) 儿童牙周疾病的预防(prevention and treatment of periodontal disease)

包括健康教育(health education)与健康促进(health promotion)。

WHO(1970)指出:口腔健康教育(oral health education)目的是使人们认识到口腔健康的重要性并能终身保持口腔健康。以教育为手段促使人们采取有利于口腔健康的行为。

WHO(1984)指出:口腔健康促进(oral health promotion)是为改善环境使之适合于保护健康或使行为有利于健康所采取的各种行政干预,经济支持和组织保证。

牙周炎的预防:预防牙周炎最有效的方法是控制菌斑(plaque control),必须每天彻底清除菌斑,对患者除了彻底去除菌斑和牙石外,还必须教会患者掌握自我控制菌斑的方法,在治疗后终生保持,确保长期疗效和防止牙周炎的复发。

1. 菌斑显示方法　菌斑显示剂是由中性品红和四碘荧光素钠制成,分为溶液和片剂。使用时牙面染色部位就是附着菌斑的位置。根据显示位置清除菌斑。

2. 菌斑清除方法　机械方法—刷牙,为自我清除菌斑的主要手段。提倡选用保健牙刷,头部较小便于在口内旋转,并能达到各个牙面。刷毛要软,尖端圆钝。

牙齿未萌出婴儿,母亲每天用清水轻擦婴儿口腔,牙萌出后可以用软纱布沾清水或淡盐水擦牙。3岁以前由母亲为儿童刷牙,使用少量牙膏以尽量减少牙膏的吞食。3岁后教会儿童自己刷牙。

化学药物清除菌斑:目前广泛应用氯己定溶液。CH为广谱抗生素,化学结构稳定,毒性和副作用少。但长期使用会使牙面和舌背着色。临床上常使用0.1%～0.2%溶液。

三、儿童口腔常见黏膜疾病

(一)先天发育异常(congenital abnormality)

1. 上皮珠(epstein's pearl)　为乳牙萌出前婴儿颌弓牙龈或腭中缝黏膜上出现的白色,珍珠样,光泽的瘤样物。上皮珠无病理意义,无须治疗更不用针挑刺,一般在出生后3个月内会自然消失。

处理　不用处理可自行脱落。

2. 急性伪膜性念珠菌病(acute pseudomembranous candidiasis)"雪口"(thrush)、"鹅口疮"

(1)病因　为白色念珠菌的真菌感染,新生儿和六个月以内的患儿好发。可经产道或哺乳用具或乳头感染。

(2)临床表现　好发于唇,舌,颊,腭部,伪膜性为主,黏膜充血水肿,表面出现白色乳状斑点逐渐扩大相互融合形成白垩色微凸的片状伪膜,伪膜内由纤维蛋白,脱落的上皮细胞和含菌丝的炎症细胞组成,不易擦去,强行擦去留下出血创面。全身症状不明显。

(3)诊断　根据年龄,病史和临床症状。图片检查见到菌丝即可确诊。

(4)治疗　1%～2%碳酸氢钠溶液2～3次/日漱口碱化口腔环境,制霉菌素混悬液10万单位/ml 2～3次/日。所有用具都要消毒,母亲乳头也应擦洗,消毒。

3. 疱疹性口炎(herpetic stomatitis)　口腔内发生的单纯疱疹病毒所致的原发性急性感染性疾病。多见于6岁以下儿童,6个月到两岁好发。

(1)病因　单纯疱疹病毒(herpes simplex virus,HSV)感染所致。

(2)临床表现　患儿常有与疱疹病人接触史。潜伏期1周。

(3)全身症状　发病急,唾液增多。可有发热,烦躁拒食,颌下淋巴结肿痛等前驱症状,症状7～14天逐渐消失。

(4) 口腔黏膜损害 唇,颊舌,牙龈黏膜和上腭黏膜水肿充血,出现平而界限清楚的红斑,红斑上出现针头大小水疱。水疱疱破溃后形成溃疡,儿童常伴发急性龈炎,有明显舌苔。

(5) 皮肤损害 唇口角鼻颊等区域,先有瘙痒灼热与肿胀等不适,随后出现针头大小或直径 2~3 mm 成簇水疱。水疱开始透明后混浊,干燥后结痂遗留暂时性浅黑色素沉着。

(6) 病理改变 累及上皮细胞产生包涵体,巨细胞形成,细胞气球样变性后形成水疱。可继发感染。

(7) 诊断 儿童出现急性发热,淋巴结肿大等全身反应,口周皮肤出现成簇针头大小水疱,口腔黏膜出现片状溃疡。

(8) 处理

①全身治疗:休息,予充足营养,板蓝根冲剂(抗病毒)口服,口服抗生素预防感染。

②局部治疗:可用 2% 利多卡因溶液含漱止痛,皮肤保持清洁促使干燥结痂。疱破可用复方硼砂液湿敷。

(9) 预防 患儿应隔离,板蓝根冲剂(抗病毒)口服预防。

(10) 鉴别诊断

1) 疱疹性龈口炎(herpangina) 为柯萨奇病毒(Coxackie)A4 感染,全身前驱症状轻,软腭,等口咽部好发,前庭部位少发,簇集小水疱破溃后形成溃疡。

2) 手-足-口病(hand-foot-mouth disease)(图 20-5) 为柯萨奇病毒(Coxackie)A16 感染,秋季好发。出现困倦,低热等前驱症状,手掌,足底及口腔黏膜出现直径 2~10 mm 散在水疱,丘疹或斑疹。四周红晕无明显压痛。小水疱数日后干燥结痂,口腔黏膜出血水疱后变为溃疡,损害较皮肤严重,5~10 天后愈合。

4. 幼儿创伤性溃疡(traumatic ulcer)

(1) 李—弗病(Riga-Feda disease) 下颌乳切牙萌出过早,舌系带磨擦乳切牙切端产生溃疡。或舌系带过短不能充分抬起或伸出与乳切牙切端磨擦成溃疡。

1) 临床表现 舌系带中央两侧充血糜烂后溃疡,溃疡面不平呈灰白色,若形成肉芽肿质硬涩苍白。

2) 处理 局部涂消毒剂,调磨牙齿锐利边缘,行舌系带成形术。

(2) 贝氏口疮(Bednar's aphthae) 好发于上颚,多因患儿手指玩具或橡胶乳头摩擦所致,上颚黏膜有其翼钩处圆形椭圆形浅在溃疡。

处理 去除病因矫正患儿不良习惯,预防感染。

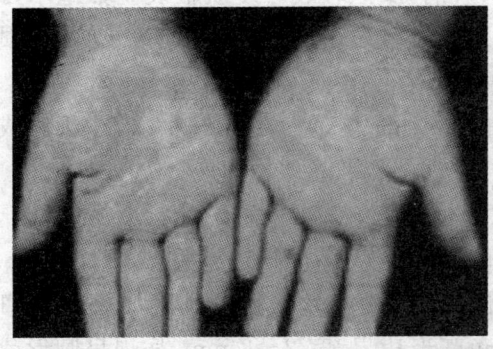
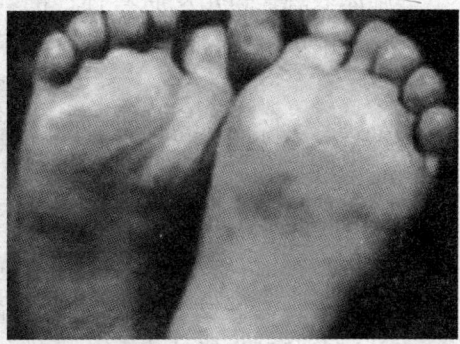
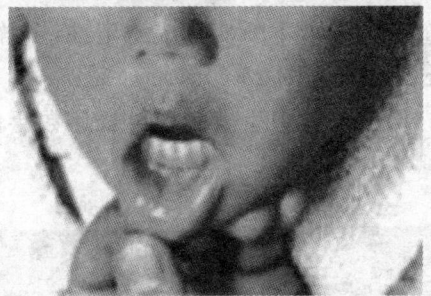

图 20-5　手足口腔病

(3)创伤性溃疡(traumatic ulcer):

1)病因

①乳牙牙根,残冠长期机械刺激,溃疡呈暗红色,边缘隆起中间凹陷,形态与创伤因素有关。

②咬伤　处理:除去刺激因素,预防感染。

③自伤性溃疡　患儿不良习惯如咬舌颊或出现异物感用手指抠损伤黏膜所致。处理:矫治不良习惯。

5.化学药物引起的溃疡　牙髓失活剂如砷剂溢出,或具腐蚀性药物如硝酸银,甲醛甲酚等刺激所致。处理:取出坏死组织,创面涂碘甘油,操作时注意保护黏膜。

(二)唇舌疾患

1.口角炎(angular cheilitis)

(1)病因　儿童不良习惯如舔口角,咬手指铅笔等;唾液分泌过多口角区长期潮湿;儿童抵抗力下降白色念珠菌感染为白色念珠菌口角炎;以及核黄素缺乏。

(2)临床表现 口角皮肤对称性潮红,脱屑,糜烂皲裂。皮肤皲裂场数毫米可与黏膜皲裂连续。渗出液可结成黄痂,张口可致皲裂出血疼痛。口唇活动延缓损害愈合。

(3)处理 去除不良习惯,局部涂消毒液。补充核黄素,5 mg/片,3次/天。或肌注5 mg每天一次。

2. 游走性舌炎(migratory glossitis)

(1)病因 不清,多发生于体质虚弱,可能与疲劳,营养缺乏有关。

(2)临床表现 好发于舌尖,舌背,舌侧缘。主要为丝状乳头剥脱,出现红色斑块,红斑外围丝状乳头增殖成白色或黄白色弧形边界,宽2～3 mm,病损呈圆形或不规则型,红斑和边缘形态和位置可不断变化成游走性,多片红斑融合呈地图样,成为"地图舌"(geographic tongue)(图20-6)。

(3)治疗 无需治疗。保持口腔卫生。病程可长达数年但不少患儿在幼儿期后消失。

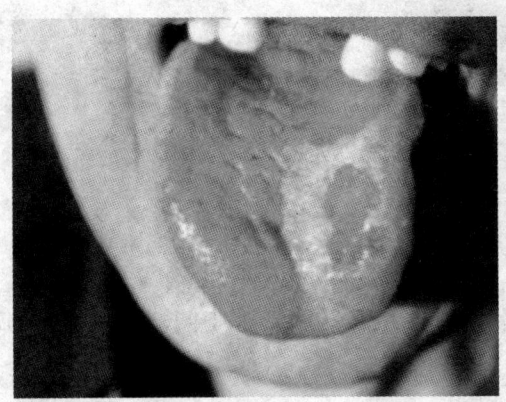
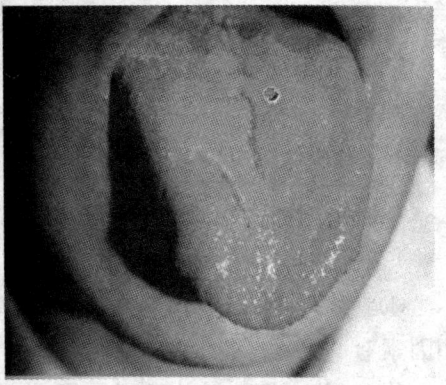

图20-6 地图舌

3. 慢性唇炎(图20-7)

(1)病因 不清,可能与长期慢性刺激有关,如气候干燥,寒冷,舔唇,日光照射等。

(2)临床表现 寒冷干燥季节好发。下唇唇红好发,干燥脱屑,发痒灼痛,渗出结淡黄色痂。患者经常舔唇或咬唇,引起皲裂肿胀明显。

(3)治疗 去除刺激因素,改善咬唇,舔唇不良习惯。干燥脱屑可涂软膏,皲裂渗出可用湿敷。

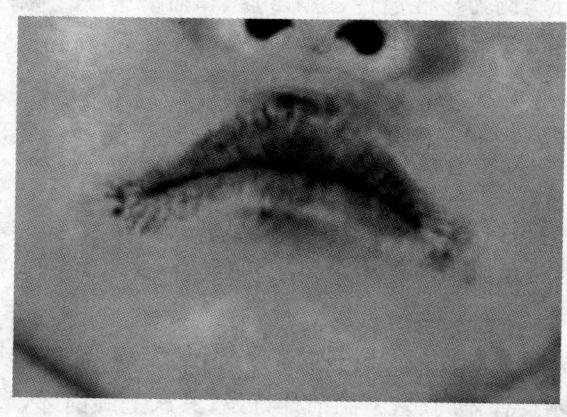

图 20-7 慢性唇炎

(三)口腔异常相关的综合征(syndrome with unusual oral finding)

1. 儿童掌拓角化—牙周破坏综合征(hyperkeratosis palmoplantaris and periodontoclasia in childhood)

(1)本病特点 为手掌和脚掌部位的皮肤过度角化,牙周组织破坏严重,乳牙早失。部分病例硬脑膜钙化,患者一般健康,智力正常,为常染色体隐性遗传,较罕见。Hart等学者认为致病基因为 11q14~q21。

(2)临床表现 手掌和脚掌部位的皮肤过度角化,牙周组织破坏严重。皮损和牙周病场同时出现。皮肤病损包括手掌,足底,膝部和肘部皮肤过度角化,鳞屑,皲裂。多汗和臭汗。患儿智力和身体发育正常。牙周病损在牙齿萌出后不久即发生,炎症严重,牙齿松动,深牙周袋,溢脓,口臭。牙槽突(alveolar process)吸收迅速,牙齿早失。X线检查牙根尖细,牙骨质薄,发育不良。乳牙创口愈合良好,恒牙萌出后出现牙周破坏致恒牙早失。

致病菌中伴放线放线杆菌起主要作用。

(3)治疗原则 ①口腔卫生教育,保持口腔卫生;②拔除不能保留乳牙;③对能保留患牙进行牙周系统治疗;④配合全身应用抗生素;⑤局部牙周袋药物冲洗;⑥定期复查。

(4)治疗 本病治疗较为困难。往往需要拔除全部乳牙口服青霉素以去除致病菌。希望在恒牙萌出前改善局部口腔环境,使新萌出恒牙免除受累。拔除炎症较重乳牙和恒牙,针对性牙周袋内抗生素局部治疗。

2. 低磷酸酯酶血症(hypophosphatasia) 本病为先天性代谢异常,多为常染色体隐性遗传,部分病例为显性遗传,患者组织和血清中缺乏碱性磷酸酶(alkaline phosphates deficiency),尿中磷酸乙醇胺(phosphoethanolamine)或焦磷酸盐(pyrophosphate)增多。分型:新生儿型、婴儿型、儿童型、成人型。

新生儿型:在子宫内即发生骨矿化异常,部分甚至几乎无骨形成,多数在出生后几天内死亡。

婴儿型:为常染色体隐性遗传,在6个月以前发病,患儿生长迟缓,骨骼为佝偻病 rickets 表现。经常患肺炎 pneumonia,肾脏也有病变,高钙血症明显,易发生骨折,多数在婴儿期死亡。

儿童型:为常染色体隐性或显性遗传,6个月后发病,症状较婴儿型轻,主要症状为乳牙早失,患牙没有牙周病,下颌前牙好发,其次上颌前牙,磨牙少见。可有佝偻病症状和颅缝异常。

成人型:为常染色体显性遗传,外显率不同,症状相对最轻。主要是骨质疏松(osteoporosis),早期可有明显骨痛和病理性骨折(pathologic fracture),病史可有乳牙早失和佝偻病表现。

(1)口腔表现　牙齿萌出迟缓,乳、恒牙均易于早失,乳前牙最易受累早失。疼痛不明显。

(2)X线表现　牙槽骨水平吸收,主要在前牙区。下颌底部皮质骨厚度减少。牙釉质正常,牙齿髓腔根管增大,牙本质钙化不良,似"壳牙"。

(3)病理检查　受累牙齿的牙骨质缺如,为该病的一个重要特征。

(4)实验室检查　血清碱性磷酸酶缺乏,尿中磷酸乙醇胺或焦磷酸盐增多,婴儿型患者高钙血症明显。

(5)诊断　实验室检查为重要诊断手段

(6)鉴别诊断　儿童性与成人型应与佝偻病,骨质疏松及干骺端软骨发育不良鉴别。

(7)处理　义齿修复牙齿缺失,改善口腔卫生,控制菌斑。

3. 牙龈纤维瘤病及其相关综合征(gingival fibromatosis and its syndromes)

牙龈纤维瘤病(gingival fibromatosis)致病机理不详,可独立出现,通常是散发的,可能为常染色体显性遗传,偶尔为常染色体隐性遗传。也可以作为综合征的一部分。

(1)临床表现　该病患者牙龈呈现纤维化及明显肥大,严重的甚至看不到牙齿。

(2)病理改变　纤维母细胞具有异常的细胞特性,牙龈偶见钙化或纤维母细胞活跃。

牙龈纤维瘤病伴多毛症（hirsutism）是综合征最为常见的表现，多毛症可由很多原因所致，所表现的部位类型各异。获得性绒毛状的多毛症可能与内分泌和代谢障碍有关，严重的多毛症（先天性全身多毛症）可能反映了一种遗传异质性。

该病的牙龈增生程度远较通常由炎症、怀孕、白血病及药物（如苯妥英钠、硫氮䓬酮、环孢素等）引起的牙龈增生显著。病史和临床表现有助于鉴别。

四、儿童牙外伤

牙外伤是指牙齿受急剧创伤如打击或撞击引起牙体，牙髓和牙周组织的损伤，是儿童常见病之一。儿童乳牙外伤多见于1~2岁，恒牙外伤多见于学龄儿童7~9岁，一般男生多于女生。刚萌出的乳牙，恒牙受伤概率较高，而年轻恒牙外伤发生率高于乳牙，同时常合并周围组织损伤，如口唇黏膜损伤，牙槽骨骨折等。

儿童处于身体，心理，生理发育时期，活动性较强，好动，儿童运动或玩耍容易发生碰撞，跌倒而造成牙齿外伤。儿童牙外伤多为急诊，而前牙位于面部较为突出的部分容易直接受外伤，前磨牙，磨牙位于切牙后方，受面颊部保护，通常损伤较少。儿童牙外伤对儿童的牙列，咬𬌗等生长发育造成不利影响，临床上应该加以重视，预防和及时治疗是非常重要的。

牙外伤受外力的大小程度和方向影响，损伤状况不同。分为牙齿震荡，牙齿折断，牙齿移位，牙齿完全脱出等。除牙体损伤外常同时合并牙髓，牙周组织的损伤。

乳牙外伤移位叫恒牙常见，可表现为嵌入，脱出，唇舌移位等，而牙冠折或根折相对少见，这是由于乳牙牙槽骨薄具有一定弹性。上颌乳牙儿童处于生长发育时期，良好的咬𬌗对于生长发育十分重要，因此对儿童牙外伤必须诊断明确，治疗及时，妥当。应仔细检查，加以解释，争取患儿而家长理解合作尽量争取治疗。

儿童的牙髓，牙周组织在解剖生理上与成年人具有一定差异，因此治疗方法和预后与成人有一定差异。

（一）牙外伤分类

牙外伤进行分类有助于对牙外伤的诊断和治疗和预后。国际上有不同的分类方法，这里仅介绍 Andreasen 分类方法和我国李宏毅分类方法。

Andreasen 分类方法：J. O. Andreasen 和 F. M. Andreasen 根据世界卫生组织（WHO）发布的分类标准对牙外伤进行了分类。

1. 牙齿硬组织和牙髓外伤

牙釉质裂纹（龟裂）（enamel infraction）牙齿无实质性缺损，牙釉质表面有裂纹。

牙釉质折断(单纯牙冠折断)(enamel fracture)局限于牙釉质实质缺损的冠折。

牙釉质-牙本质折断(单纯冠折)(enamel-dentin fracture)冠折造成牙釉质和牙本质实质缺损,未暴露牙髓。

复杂牙冠折断(complicated crown fracture)牙釉质和牙本质折断,牙髓暴露。

单纯牙冠-牙根折断(uncomplicated crown-root fracture)折断包括牙釉质,牙本质和牙骨质,未暴露牙髓。

复杂牙冠-牙根折断(complicated crown-root fracture)折断包括牙釉质,牙本质和牙骨质,暴露牙髓。

牙根折断(rootfracture)牙齿根部牙本质,牙骨质折断和牙髓受损。

2. 牙周组织外伤

牙齿震荡(concussion)单纯牙齿支持组织损伤,牙齿无异常松动或移位,有明显叩诊不适。

牙脱臼(松动)(subluxation)牙周支持组织损伤,牙齿明显松动,没有移位。

挺出性脱臼(extrusive luxation)牙齿从牙槽窝向牙冠方向部分脱出。

侧方脱臼(lateral luxation)牙外伤造成牙长轴侧方移位伴有牙槽骨移位,牙槽骨折断或裂纹。

牙齿嵌入(intrusive luxation)外力造成牙齿相牙槽骨方向移位,同时造成牙槽骨损伤。

牙齿脱出(avulsion)牙齿从牙槽窝完全脱出。

国内李宏毅分类方法:牙齿震荡(concussion),牙周损伤,牙髓损伤,牙体损伤,牙齿折断(tooth fracture),牙冠折断(crown fracture),牙根折断(root fracture),冠根折断(crown-root fracture),牙齿移位(displacement),牙齿挫入(intrusion),牙齿侧方移位(lateral luxation),牙齿部分脱出(part extrusion),牙齿完全脱出(total extrusion)。

(二)牙外伤的病史采集,检查要点,临床诊断

1. 病史采集　对于牙外伤的患儿采集详尽病史有助于了解损伤过程,程度状况和估计预后。向患儿及家长尽量收集患儿受伤的情状,受伤原因,时间,地点,受伤的情况和有没有进行相应的处理等。以及必要的既往史和药物过敏史等等。

2. 检查要点　首先检查患儿全身状况。根据由外到内的顺序逐步检查。

视诊检查患儿颌面部软硬组织是否受伤,损伤范围和程度,对于软组织损伤是否先行清创缝合术,是否合并颌面部骨组织损伤,是否伴有骨折等。牙体外伤的数

目,位置,外伤裂纹,裂纹范围,患牙有无折断,折断部位,波及范围,牙髓是否暴露。牙齿是否移位,移位类型。牙龈,唇,颊,舌等组织是否损伤等。

触诊,探诊,叩诊等 检查牙齿的松动度,移位程度。是否伴有根折或牙槽骨骨折。叩诊有助于检查患牙牙周组织损伤情况。同时检查患儿的咬𬌗状态。

牙髓检查 外伤牙齿的牙髓状态应考虑受伤的时间,损伤状况,以及温度检查和电活力测试结果综合考虑。治疗应倾向保守尽量保留年轻恒牙牙髓或保留根髓行根尖诱导术。对牙髓活力测试结果或温度测试结果应注意:刚受伤的牙髓未暴露的牙齿牙髓检查可能无反应。但大多数可在受伤后3个月恢复反应,另外,根尖未完全形成的年轻恒牙,或就诊前使用止痛药或麻醉药的年轻恒牙都可能出现牙髓检查无反应现象或反应迟钝的现象,综合考虑,保守定期观察。

X-线检查 是重要的常用而且必须的检查手段。检查:(1)牙冠,牙根有无折断,折断部位与牙髓腔的关系;(2)牙槽骨,颌骨有无骨折及骨折情况;(3)牙根发育情况,牙胚情况,乳牙恒牙替换情况;(4)牙周组织:根尖有无阴影,牙周膜有无增宽;(5)软组织内有无牙齿断片或异物。

(三)年轻恒牙外伤的临床表现和治疗

牙齿震荡(concussion) 也称牙挫伤。指牙齿受到碰撞或打击时,只是根尖牙周膜、牙髓组织受到损伤,牙体没有组织缺损。轻症症状不明显或仅有轻微症状,维持时间短而自行恢复,但部分患牙远期可能出现牙髓坏死,钙化,内吸收等。

临床表现:轻症牙震荡症状不明显或仅有轻微症状,牙周组织出现不同程度充血,水肿。牙齿酸痛,咬𬌗不适,甚至有不同程度叩痛。牙齿可有轻微松动,X检查可见根尖牙周间隙无明显异常或稍微增宽。年轻恒牙血运丰富,牙周组织容易恢复,症状经过一段时间可以缓解恢复。但损伤严重时,牙周组织可出现程度不等的炎症反应,叩诊反应更明显;牙髓损伤时充血,出现牙髓过敏现象。牙髓出血时牙冠可呈粉红色(由于血液充盈或红细胞分解透过牙本质,牙釉质所致)。牙髓损较重时部分患牙出现牙髓反应迟钝甚至无反应的现象("牙髓休克")。

需要指出的是:年轻恒牙血运丰富,修复能力强轻度出血牙冠变色,牙髓反应恢复正常的机会依然较大,因此牙冠变色,牙髓反应迟钝,无反应的病例有可能在外伤后一段时间恢复,因此当检查牙冠变色或牙髓反应无反应不是进行牙髓治疗的绝对指征,可暂行观察出现牙髓炎症状后再作牙髓治疗。此时牙髓活力测试只能作为参考和复查时的比较。

此外,牙齿震荡症状严重时出牙髓病变,牙齿吸收,诱发外伤性囊肿或引起牙根发育异常。

牙齿吸收：分为牙内吸收或牙根外吸收。

牙内吸收可发生于牙冠和牙根部位，通常由X线检查发现出来。吸收可在受伤后几周即可出现，又可能在受伤后数年出现。

外吸收病变多不严重。牙髓钙化的牙髓通常还有活力，感觉反应不一。也可能出现慢性炎症，或最后导致根尖周病变。病变同样由X线检查出来。

部分陈旧外伤患牙发展为外伤性囊肿病变，该囊肿并非真正囊肿，骨腔内没有上皮衬里可与一般囊肿区别，又称为"出血性囊肿"，多见于年轻恒牙。病变如无感染可在一段时间内被新生骨质填充而恢复正常。牙根发育异常对见于年轻恒牙，发生牙根弯曲变形等。

当检查发现牙齿出现牙髓病变，牙髓钙化，内吸收时进行根管治疗。外伤性囊肿可暂时观察如出现感染再根据情况处理。

牙齿震荡造成的牙体损伤容易造成釉质裂纹，应仔细检查。

牙震荡（concussion）处理原则：

(1) 消除咬𬌗创伤：调𬌗，去除早接触，必要时松动牙结扎固定。

(2) 减少不良刺激：避免过热过冷刺激，不用患牙咬硬食物。

(3) 处理釉质裂纹：裂纹部位脱敏或树脂修复。

(4) 定期复查，对出现牙髓症状的患牙及时治疗。

(四) 牙齿折断

牙齿折断好发于上颌前牙，位于面部突出位置容易受外力撞击折断，分为牙冠折断，牙根折断，冠-根折断。

(1) 牙冠折断　单纯牙釉质折断，多见于切缘和切角。一般无明显症状。釉质折断暴露牙本质，出现冷热刺激不适，程度与牙本质暴露范围和距离牙髓距离，以及牙齿发育程度有关。年轻恒牙髓腔大，牙本质小管粗大，距离损伤位置近，必须进行护髓处理。折断露出牙髓出现牙髓炎症状，明显冷热刺激疼痛。

处理：单纯牙釉质折断，小面积裂纹可不处理，面积大可用树脂修复。釉质折断暴露牙本质，清洁牙面，行间接盖髓术保护牙髓，调𬌗，定期复查。折断露出牙髓出现牙髓炎症状行根管治疗，若症状不明显可行直接盖髓术定期复查，年轻恒牙可行活髓切断后行根尖诱导术。

(2) 牙根折断　多见于年龄较大，牙根发育完成的牙齿。患牙松动，牙冠伸长，咬𬌗创伤。症状与根折位置有关，越近牙冠的根折症状越明显，越近根尖症状较轻。X线为诊断的主要手段。

治疗原则：断端复位，固定，消除咬𬌗创伤。

根折愈合与断端密合程度有关,应尽可能密合并借以固定,固定需 2~3 个月。调𬌗消除咬𬌗创伤。利用全牙列𬌗垫固定效果较好。

具体处理方法:根据根折部位不同处理有所差异。

根颈 1/3 折断:局麻拔除折断牙冠,切龈和(或)部分牙槽骨暴露根面,行根管治疗。牙根若未完全形成,可行根尖诱导术,牙根形成后行根管治疗,之后行根管内牵引(根管-正畸疗法)至牙槽嵴外桩冠修复。前牙唇侧由于美观考虑,不能过多切龈或切除牙槽骨。该型临床预后较差。

根中 1/3 折断:局麻下正确复位,固定 2~3 个月,定时复查。如果断端已经愈合牙髓坏死,行根管治疗,若断端未愈合,根管治疗后可在根管内放根管固位桩或玻璃纤维桩。

根尖 1/3 折断:由于折断位置深,患牙松动和咬𬌗创伤不明显,可以不用固定,嘱患者避免咬硬物定期观察。如有松动或咬𬌗创伤,可以固定观察。该型症状较轻,预后良好牙髓创伤可恢复。

(3) 冠-根折断

临床表现:牙冠和牙根同时折断,由于致伤外力的方向大小不同,可出现横折或纵折,但以横折多见。牙颈部出现近远中走向的折断线,断裂牙冠可与一侧龈下根面或软组织相连,松动明显,触之出血,疼痛,咬𬌗疼痛明显而不敢咬𬌗。纵折指牙冠切缘伸向根方的折断,常见是斜行劈裂,牙髓暴露,断端松动疼痛,龈缘常有损伤出血。

处理:拔除断端,根据折断面位于龈下的深度做出相应处理。

(1) 折断面位于龈下距离大于 4 mm 者:牙髓暴露,折断面超过上皮附着,牙周组织容易感染,治疗和修复效果欠佳,应予拔除。

(2) 折断面位于龈下距离 2~4 mm 者,先行牙髓切断术,牙根未发育完成可行根尖诱导成形术,牙根发育完成后,如长度足够可进行根管治疗,采用根管-正畸方法牵引牙根,必要时切龈或去除部分牙槽骨后桩冠修复。

(3) 折断面位于龈下距离 2 mm 以内者,可做牙髓切断,牙根未发育完成可行根尖诱导成形术,牙根发育完成后,如长度足够可进行根管治疗,必要时切龈或去除部分牙槽骨后桩冠修复。

切龈术和去除部分牙槽骨术通常适用于患牙的舌、腭侧,前牙唇侧牙龈由于美观问题切龈和去骨术后桩冠𬌗龈距离过大不利于美观,后牙位于根分叉影响牙周组织故不常用进行切龈术和去骨术。

(4) 冠根折而牙髓未暴露者 多见于累及后牙单个牙尖或前牙一端切角的病

例。外伤后尽快取出牙折断片,采用复合树脂修复缺损或断端树脂粘结术把断端粘回原处,或行护髓处理,剩余牙冠利用暂时冠覆盖观察2~3周,定期复查牙髓活力,如出现牙髓症状做相应处理。若牙髓活力正常可采用冠修复。

(五)牙脱位(tooth luxation)

牙脱位多见于年轻恒牙,牙根粗短,牙周组织疏松外伤受力容易造成脱位。脱位牙齿的牙周膜可部分或全部撕裂,血管神经断裂,牙齿部分或全部与牙槽骨脱离。临床上根据外力打击的方向和大小程度不同,分为牙内陷,牙移位,牙脱出三型。

1. 牙内陷(intrusion)　牙嵌入。

临床表现:牙齿受沿牙槽窝方向外力打击,牙齿向牙槽窝根方移位,部分或全部迁入牙槽窝内。牙冠变短,松动不明显。全部嵌入时可探及切缘。X线检查:患牙进入牙槽窝深部,根尖部牙周膜间隙和硬骨板影像消失,可与未完全萌出的牙齿相区别。

处理:

(1)牙根未发育完成的牙齿,内嵌较轻时,牙齿在发育过程中可能自行萌出,故可暂不处理,继续观察。嵌入较深时,为避免复位时根尖周组织再次受损,现不主张把患牙拉出复位,部分牙齿依然可能自行萌出,故先暂行观察。

(2)牙齿如内陷严重或完全内嵌,根尖周组织损伤的范围和程度严重,牙髓坏死的可能性很大,牙根不再发育而自行萌出,此时应将患牙及时拉出复位,固定调殆减少咬殆刺激,长时间观察,若出现牙髓病变,及时作根尖诱导成形术。牙根形成者在复诊时根管治疗。

(3)牙根发育完成的内嵌牙,不可能自行萌出,应及时复位固定,观察,若牙髓出现病变及时进行根管治疗。

2. 牙移位(displacement)

临床表现:出现移位的牙齿可以偏离长轴,出现唇,舌,殆,近远中方向错位。牙齿可伸长,倾斜,松动。与对殆牙咬殆产生咬殆创伤。可伴发牙槽骨骨折,X线检查:可见牙齿如近远中向移位时受压侧牙周膜间隙消失,牵拉侧牙周膜间隙增宽,如果牙齿殆向移位根尖区牙周膜间隙增宽。

处理:局麻下复位固定,定期复查牙髓活力,若牙髓出现病变,牙根未发育完成者及时作根尖诱导成形术,牙根发育完成者及时根管治疗。

3. 牙脱位(tooth luxation)

(1)牙齿部分脱出(part extrusion)　牙齿部分脱出牙槽窝,明显伸长,与对颌牙常有咬殆创伤,牙龈可有撕裂出血。X线检查:牙齿殆向移位根尖区牙周膜间隙增宽。

诊断:受伤史,临床检查:牙冠伸长,松动,牙龈出血,X线检查:牙齿殆向移位根尖区牙周膜间隙增宽。

处理:局麻下复位固定,临床一般采用手指加压复位法,动作应轻柔以免加剧患者疼痛。

方法:医生位于病人后方,在唇侧移行沟内皱褶处可触及移位根尖,用压力先解除唇侧密质骨根尖锁结,后向根方复位。

固定方法:可用全牙列颌垫,酸蚀颊板法,或黏贴正畸托槽等固定2~3周。定期复查。

因牙外伤程度不同如造成破骨细胞活性增强导致边缘骨吸收,X线检查可见牙周膜边缘模糊,应延长固定时间并超过2个月以上。同时嘱患者保持口腔卫生。

定期复查X线检查为常规必要检查:出现牙根炎症性外吸收,应马上去髓。牙根未发育完成的患牙进行牙根尖诱导成形术。牙根发育完成的患牙应控制炎症,后进行根管治疗。

(2)牙齿完全脱出　即牙齿完全脱出牙槽窝。多见于年轻恒牙,牙根未发育完成,牙周膜富于弹性,水平向外力打击导致牙齿完全脱位。

处理:应立即行牙齿再植术,时间越短成功率越高,15至30分钟内再植成功率较高。

牙齿再植术的成功与牙齿离体时间,患牙保存方式,正确有效清洁患牙以及良好的固定,抗感染有关。

牙齿离体时间:0.5~2小时内进行再植术成功率较高,超过2小时再植术预后较差。

患牙保存方式:牙齿完全脱出的患牙保存方式对于再植牙的愈合非常重要。生理盐水是较好而易得的存储液体。患牙脱出后应立即放于生理盐水中。其余液体有:血液,组织培养液,牛奶或唾液也可以作为存储液。这些液体与患牙牙髓和牙周组织相对渗透平衡。唾液中由于存在细菌对再植牙愈合不利,故患牙保存于唾液的时间应不超过2小时。

正确有效清洁患牙:应采用生理盐水冲洗,可用沾有生理盐水的纱布轻轻拭去污染物。切忌刮去牙根表面的牙周膜组织损伤根面影响愈合。保持患牙湿润,拭净的患牙应继续保存于生理盐水中,同时生理盐水清洁牙槽窝,取出异物。

植入患牙:局麻下进行,动作应轻柔。如合并牙槽骨骨折应先行牙槽骨复位后再行植入患牙。

固定患牙：急诊条件下，可用釉质黏结材料暂时固定，如患牙的邻牙尚未萌出或松动甚至脱落，可在局麻下用缝线从腭侧穿牙龈经过换牙切缘，与患牙唇侧牙龈缝合固定。夹板或缝线应在 7 天内拆除。改用弹性材料制作的全牙列颌垫固定，避免咬𬌗创伤，并且由于有一定的生理动度有利于再植牙的愈合，减少牙根吸收或与牙槽骨的粘连。固定时间应维持 2～3 周。

固定患牙也可以粘结正畸托槽，将托槽粘于患牙和邻牙上，至少覆盖患牙两者各 2 个邻牙。使用预先按牙弓形态制作的唇侧弓结扎固定 2～3 周。牙周韧带在外伤固定 2～3 周后可以愈合，此时可以拆除固定装置。但应在伤后 3～4 周避免咬𬌗受力。也可以用钢丝结扎。

抗感染：常规全身使用抗生素 1 周以上预防感染，并且可以减少患牙根的炎症吸收。

定期复查：复查时间一般第 1 个月内每周复查 1 次，半年内每月复查，半年后每 3～6 个月根据情况复查。

X 线检查：观察患牙根尖是否出现炎症吸收，根尖诱导术的进展，是否出现牙槽骨吸收或硬骨板吸收等。

检查患牙松动度，牙髓活力，如牙根未发育完成的患牙进行牙根尖诱导成形术。牙根发育完成的患牙应控制炎症，后进行根管治疗。一般认为：牙根发育完成的患牙包括根尖孔直径小于 1 mm 者，牙髓大部分逐渐坏死，应与再植后 2 周后松动减轻时用氢氧化钙制剂充填根管，氢氧化钙有利于预防牙根吸收。而牙根未发育完成的年轻恒牙或根尖孔直径大于 1 mm 的患牙，牙髓活力可能恢复，应在伤后 1 个月内复查牙髓活力。如有感染应控制炎症进行牙根尖诱导成形术。

（六）牙再植术的愈合方式

(1) 牙周膜愈合　牙与牙槽骨之间形成正常牙周膜愈合。这是最理想的愈合方式，少见。仅限于牙齿脱位时间短，牙周膜存活而无感染者。

(2) 骨性粘连　牙根的牙骨质和牙本质被吸收并被骨质所替代，发生置换性吸收，牙根与牙槽骨紧密相连。患牙松动度减少，X 线检查显示牙周膜间隙消失。这种置换性吸收发生在伤后 6～8 周，可以为暂时性，可以为进行性直至患牙脱落。病程持续数年到数十年。

(3) 炎症性吸收　在患牙根面与牙槽骨之间产生炎症性肉芽组织，肉芽组织当中有淋巴细胞、浆细胞等。出现炎症性吸收与再植牙干燥或患牙牙髓出现坏死有关，在受伤后 1～4 个月通过 X 线检查可见：患牙根面吸收，出现广泛骨质透射区。

复查时如发现牙髓坏死,进行根管治疗有利于使牙根吸收的停止。

(七)年轻恒牙外伤治疗应注意的问题

(1)年轻恒牙近牙颈部冠折,经根管治疗后由于年龄上不符合修复要求,应作间隙保持器或活动弹性义齿保持患牙间隙,成年后桩冠修复。

(2)年轻恒牙受伤后,牙髓电活力测试假阴性率较高,应根据临床症状和X线检查综合考虑,可暂时观察,不必马上行根管治疗。

(3)牙内陷严重时需要复位固定的,动作应轻柔缓慢。以免加剧患者疼痛。

(4)结扎固定不宜过紧,以免根面挤压周围骨壁引起吸收,保持患牙具有一定的生理动度。

(5)应根据实际情况准确把握固定时间,固定时间不足患牙容易再出现松动,时间过长容易造成患牙血流停滞,不利于牙周组织修复。

(6)必须定期复查,外伤对患牙牙髓,牙周组织的损伤和预后受多方面因素影响,常在较长时间之后才出现病变,因此必须定期复查,根据复查情况调整治疗方案,即使做出相应处理。

(八)乳牙外伤特点

乳牙外伤:乳牙牙根短小,牙周和牙槽骨组织疏松,混合牙列期牙根部分吸收,支持力量较恒牙弱,受外力打击后容易受伤,以牙移位或脱位常见,造成牙根或牙冠折断的情况相对较少。

乳牙外伤的诊断:根据受伤史,临床检查,以及X线检查做出诊断。

X线检查应注意观察:(1)受伤乳牙牙髓是否暴露;(2)乳牙牙根吸收情况;(3)乳牙对应的替换恒牙萌出情况,是否累及继承恒牙胚。

恒牙牙胚位于乳牙的舌腭侧,如乳牙发生移位,X线显示牙根变短提示患牙牙根向唇侧移位远离继承恒牙胚。如果X线显示牙根变长,提示患牙向腭侧移位靠近恒牙胚,可能影响恒牙胚。乳牙外伤后定期复查X线如发现受伤恒牙胚与同名未受伤恒牙胚向冠方移动程度不一致,或出现恒牙胚矿化不良现象,提示恒牙胚已受影响,应拔除所患乳牙。

(九)乳牙对恒牙胚的影响

(1)恒牙胚萌出异常　牙胚位置异常,萌出位置异常,迟萌

(2)牙冠形成异常　牙釉质发育不全,白斑,黄褐色斑,牙冠形态异常

(3)牙根部形成异常　牙根弯曲,短根,双重牙根或牙根发育障碍。

(4)恒牙胚坏死,停止发育,埋伏或倒生,牙瘤样形态。

(十)乳牙外伤处理治疗

(1) 牙震荡处理　乳牙震荡多无明显症状,患儿自觉症状不严重。容易被家长忽视。通常因患牙牙冠变色或出现牙髓症状,根尖病变症状而就诊。根据临床检查和乳牙替换情况选择根管治疗或拔牙。

(2) 牙折断的处理　仅限于牙釉质或牙釉质牙本质,牙髓尚未暴露的患牙调磨过锐边缘,作护髓处理。牙髓已经暴露应做根管治疗。

应注意,拔除乳牙时断根可不必完全取出以免损伤恒牙胚,断根可自行吸收。

乳牙部分脱位的处理:牙周和牙槽骨组织疏松,恢复力强,经复位后若不再自行移位,无咬𬺈创伤,愈合较好。但出现严重移位,松动明显即应拔除。

乳牙由于牙冠小宽冠窄根,牙根短小,结扎固定时结扎丝容易滑向牙颈部,刺激牙周组织,患儿难以配合,结扎固定效果欠佳。

对出现乳牙内嵌的病例,若轻度嵌入可观察让患牙自行再萌出。若严重内陷,X线检查牙根唇侧移位与恒牙胚有一定距离,可暂时观察待其自行萌出。若患牙半年后还未萌出提示可能出现牙根与牙槽骨粘连现象,应拔出患牙以免影响继承恒牙胚。若X线检查牙根腭侧移位靠近恒牙胚应拔出患牙。

乳前牙完全脱出不做再植,由于颌骨发育过程中出现牙间隙变小的情况较少一般不需使用减息保持器。

总体来说,乳牙移位的处理与年轻恒牙大体相同。乳牙外伤恢复力较强,一般预后较好。除非出现牙齿完全脱出或牙根大部分吸收,一般不需拔出。但必须定期复查,受伤后初期每2～3天复查1次。以后每周一次,6个月后可延长至3～6个月复查1次。

五、牙齿萌出异常

牙齿萌出异常分类:牙齿萌出过早,萌出过迟,牙齿异位萌出和低位乳牙,乳牙滞留。

1. 牙齿萌出过早(early eruption)　指牙齿萌出时间早于正常萌出时间,萌出牙齿牙根发育不足根长1/3。

乳牙早萌:病因不明。

诞生牙(natal tooth)指婴儿出生时口腔内已经萌出的牙齿(图20-8)。

新生牙(neonatal tooth)指婴儿出生后不久即萌出的牙齿。

诞生牙和新生牙多见于下颌中切牙,其他部位也可以发生。

处理:由于早萌牙齿牙根尚未发育完成,或甚至根本没有牙根,缺少牙槽骨支持而松动明显,有随时脱落吸入婴儿气管的危险,应拔除。松动不明显者可暂行观

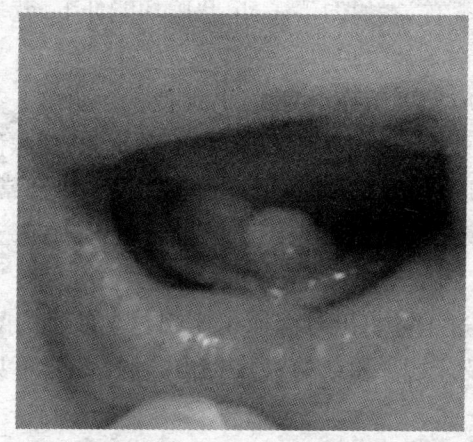

图 20-8　诞生牙　出生 8 天

察。但婴儿哺乳时早萌乳牙切缘容易与舌系带摩擦造成创伤性溃疡影响哺乳。可改变哺乳方式,采用汤匙喂乳,舌系带溃疡处涂龙胆紫,调磨过锐切缘。溃疡可以愈合。

恒牙早萌:造成恒牙早萌多因乳牙出现严重根尖病变,骨质破坏广泛,导致乳牙早失,继承恒牙没有骨质覆盖,肉芽组织将恒牙胚推出牙槽骨而早于正常时间萌出,临床多见于双尖牙,常伴发釉质发育不全。

早萌恒牙牙根尚未发育完成,骨质支持力量较弱。患牙明显松动,容易通过牙周途径引起牙髓急性感染。

处理:防止出现恒牙早萌的关键是控制乳牙根尖周炎症。根据早萌恒牙牙根发育长度和牙齿松动程度,以及对颌牙情况决定是否使用阻萌器。牙根长度不足根长 1/3,松动明显或对颌乳牙缺失为防止早萌牙过度伸长,应作阻萌器,限制患牙过快萌出以让牙根继续发育。研究表明控制乳牙根尖周炎症比阻萌更重要。因此应注重治疗乳牙根尖炎症,拔除残根残冠,避免牙根周围骨质进一步破坏造成恒牙早萌。

2. 牙齿迟萌(retarted eruption)　指牙齿萌出时间超过平均萌出的上限时间。牙齿迟萌比早萌较为多见。

(1)乳牙迟萌　婴儿在出生后 1 年内萌出第一颗乳牙均可视为正常。1 岁后乳牙依然未萌出或 3 周岁时乳牙未全部萌出时为乳牙迟萌。应查找原因确认是否先天缺牙。

病因：多与全身因素有关，如佝偻病,甲状腺功能低下,营养缺乏,克汀病,脑垂体功能低下等。

治疗：因全身疾病应积极治疗全身疾病,促使乳牙萌出。

(2)恒牙迟萌　乳牙迟萌原因同样也是恒牙迟萌的原因,但恒牙迟萌以局部原因多见。如多生牙,囊肿,牙瘤,牙龈纤维瘤病等。另一重要常见原因是乳牙早失,覆盖牙龈受咀嚼刺激成为致密结缔组织阻碍恒牙萌出,临床上这种情况多见于上颌中切牙。

临床表现：恒牙超过正常萌出时间而未萌出。乳牙早失导致局部牙龈坚韧增厚,牙龈色苍白,可触及牙冠。X线检查可见恒牙胚,部分可见迟萌恒牙埋伏或错位阻生等。

治疗：对于因牙龈坚韧阻碍恒牙萌出的病人,应在局麻下切除牙冠牙龈或𬌗面牙龈,开窗助萌。去除多生牙,牙瘤,囊肿等阻碍因素。对开窗助萌的牙齿牙根已经形成而牙位不正或过低的患牙,应仅可能牵引复位到达正常位置。

3. 牙齿萌出数目异常

(1)额外牙(supernumerary tooth)　多于正常牙数目者称为额外牙。也称为多生牙。可发生于颌骨的任何位置。但以上颌中切牙最为多见。数目多为单个,也可以埋伏于颌骨中,位置常有倒置的。额外牙一般较小,牙根较短。牙冠多呈圆锥形。由于额外牙的存在,常影响邻牙位置,常使邻牙移位,扭转,出现牙间隙,阻碍邻牙正常萌出。埋伏颌骨中的额外牙可以压迫邻牙造成牙根吸收。

处理：以萌出的额外牙应及早拔除,以免影响正常牙的萌出和造成牙列拥挤。埋伏的额外牙原则上应拔除。应通过X线明确额外牙的位置,以及与邻牙关系后进行手术。如邻牙牙根未发育完成应待牙根发育完成后再行手术。如埋伏额外牙不影响牙列排列,不影响牙根吸收,可暂行观察。

(2)先天缺牙(Congenital anodontia)　因牙胚未能形成或未能发育的缺陷牙称为先天缺牙。先天性缺少一个或几个牙称部分无牙(partial anodontia)。乳牙或恒牙全部缺失成为完全无牙或无牙畸形(total anodontia)。

临床表现：部分无牙(partial anodontia)乳牙以上颌乳侧切牙多见,其次为下颌乳侧切牙和乳尖牙。恒牙以下颌第二双尖牙,上颌侧切牙,上颌第二双尖牙。

先天性完全无牙少见,常为全身性疾病畸形的一种口腔表现。临床上诊断先天缺牙以X线检查未发现牙胚存在才确诊。

处理：先天性缺牙数目不多,不影响咀嚼功能。可不处理。恒牙先天缺失的相应乳牙,如恒牙列拥挤可将乳牙拔除,若牙列不拥挤可保留乳牙维持牙列完整。恒牙列因先天缺牙出现散在间隙可用正畸矫治器集中牙列间隙,缺隙部位用局部义齿修复。先天性缺牙数目多影响患儿正常咬𬌗功能者,不论乳牙列或恒牙列均应义齿修复,已保持口腔正常功能,和𬌗,颌骨,面部形态功能的正常发育。

4. 牙齿萌出位置异常(ectopic eruption) 是指牙齿在萌出过程中在正常萌出位置以外的部位萌出或未萌至应有的位置。多发生在上颌尖牙,上颌第一恒磨牙,其次为下颌侧切牙,第一恒磨牙。

(1)异位萌出 指牙齿在萌出过程中在正常萌出位置以外的部位萌出,其中以第一恒磨牙的异位萌出对建𬌗关系影响最大。

第一恒磨牙异位萌出:常见第一恒磨牙萌出时近中阻生,伴第二乳磨牙牙根吸收和间隙消失。

原因:多数学者认为:①第一恒磨牙和第二乳磨牙体积过大而颌骨相应发育不足,尤其是上颌骨发育不足,牙量大于骨量而引起异位萌出。②第一恒磨牙牙胚自身错位使萌出的方向偏斜。

临床表现:第一恒磨牙异位萌出的发生率 2%～6%,2/3 位于上颌,单双侧均可发生,而在唇腭裂患儿中高达 30%,而伴随颌骨发育 66% 的异位萌出的第一恒磨牙可自行调整至正常位置正常萌出,称为可逆性异位萌出,而不能正常萌出者称为不可逆性异位萌出。临床可见萌出的第一恒磨牙近中边缘嵴位于第二乳磨牙的远中牙颈部下,而远中边缘嵴已经萌出,牙冠倾斜。X 线检查可见第二乳磨牙远中根近牙颈的根面吸收区,第一恒磨牙的近中边缘嵴进入吸收区,第二乳磨牙间隙缩小。在患儿 8 岁后,第一恒磨牙依然未脱离受阻位置而正常萌出可诊断为不可逆性异位萌出。

处理:第一恒磨牙异位萌出早期发现可暂时观察,若 2/3 的病例可正常萌出。8 岁后如未能正常萌出就需要采用治疗。常用而简便的方法是铜丝分离法。用 0.5～0.7 mm 直径铜丝或不锈钢丝在第一恒磨牙和第二乳磨牙之间结扎分离。当第二乳磨牙根吸收严重时拔除,制作导萌器引导第一恒磨牙正常萌出。

(2)恒尖牙异位萌出 最常见为上颌尖牙唇侧移位萌出。

原因:由于恒尖牙萌出时间晚于侧切牙和第一双尖牙,先萌出的牙齿占据尖牙位置而颌骨骨量不足造成尖牙萌出间隙不足而异位萌出。

处理:临床上保护乳尖牙到正常替换十分重要,为恒尖牙的萌出占据正常的间隙。其次即使处理侧切牙和第一乳磨牙根尖病变,防止尖牙位置可能产生变异,对已经错位的恒尖牙正畸矫治。

(3)低位乳牙 也称为乳牙粘连(ankylosed deciduous teeth)或乳牙下沉(submerged deciduous teeth） 指乳牙牙根一度发生吸收，而后在吸收过程中沉积的牙骨质与牙槽骨粘连形成骨性愈合，使乳牙高度不能达到咬𬌗水平。

临床表现：低位乳牙多见于下颌第二乳磨牙，患儿无自觉症状，松动不明显，患牙𬌗平面低于邻牙 1～4 mm，个别严重的甚至低于邻牙牙颈部，X线检查患牙牙周膜间隙消失，牙根面与牙槽骨相互融合。

处理：因低位乳牙不能正常替换影响继承恒牙的正常萌出，故应及时拔除。

（杨军英　张盛炎）

第三篇　口腔修复学

第21章 牙体缺损

牙体缺损(odonto-defect；coronal defect；tooth defect)是指各种原因引起的牙体硬组织不同程度的质地和生理解剖外形的损坏或异常,从而造成牙体形态、咬颌以及邻接关系的异常。牙体缺损是一种多发病、常见病,根据我国1995年全国第二次流行病学的调查统计,35～44岁年龄组和65～74岁年龄组的牙体缺损率(需要修复)分别为10.47%和35.94%。目前临床上对于牙体缺损的治疗,要根据其缺损的程度来选择合适的治疗方案。若牙体缺损较少,可以采取充填治疗的方法(目前比较常见的是树脂充填);若牙体缺损的程度较大(比如前牙缺损大于1/3),单纯的充填治疗不能满足临床上对于固位形和抗力形的要求,不能达到满意的治疗效果时,多采用修复治疗的方法。所谓的修复治疗是指根据天然牙的外形,采用人工材料制作修复体,并通过粘结固定在患牙上,以恢复缺损牙的形态和功能。目前临床上常用的牙体缺损的修复体主要有:瓷贴面、嵌体、部分冠、全冠和桩冠等。

一、牙体缺损的病因

牙体缺损多由于龋病引起,其次为牙体硬组织的非龋性疾病:严重的磨耗、楔状缺损、酸蚀症、牙釉质发育不全、氟斑牙以及各种畸形等。

龋病 龋病主要引起牙体硬组织脱矿而发生缺损,缺损的程度主要根据龋病的程度以及时间的不同而不同,并且伴随着缺损还会伴发牙髓的病变的症状,根据时间的发展进程表现为:牙髓充血、牙髓炎、牙髓坏死、根尖周炎和根尖脓肿等。龋病引起的牙体缺损轻者表现为脱矿、变色、龋洞形成,重者表现为牙冠部分丧失或完全丧失。

外伤 目前外伤引起的牙体缺损有上升的趋势,交通意外、意外的撞击或不小心碰到硬物等原因常会引起牙折。根据外力作用的大小、方向、部位不同,牙体缺损的程度也会有所不同,轻者表现为切角或牙尖的缺损,重者表现为牙冠部分或完全丧失，甚至根折。另外牙外伤还会引起一种临床上比较难以诊断的牙体硬组织疾病－牙隐裂，其多发生在磨牙区。上述外伤所致的牙体缺损也常伴有牙髓症状，比如牙本质过敏、牙髓炎、根尖周炎等，有时也伴发症状不明显的牙髓根尖周病变，以及牙槽骨的折裂。

磨耗 磨耗分为两种：生理性的磨耗和病理性的磨损，生理性的磨耗是指牙体在正常的咀嚼功能当中所发生的磨耗，而病理性磨损是指由于咬硬物或夜磨牙的不良习惯所造成的磨耗。磨耗一方面造成牙体不同程度的磨损，另一方面还会引发牙髓病变（牙本质过敏、牙髓炎、以及根尖周病变）以及使垂直距离变短而引起颞下颌关节的紊乱。

楔状缺损 楔状缺损主要是由于机械摩擦或应力集中等原因引起的唇、颊侧牙颈部牙体组织的缺损，形成两个斜面。目前对于楔状缺损的病因，很多研究证实应力集中占主要方面。楔状缺损所引起的牙体缺损常伴有牙龈退缩、牙本质过敏、牙髓炎等症状，当缺损比较严重时，可引起牙冠从牙颈部发生牙折。

酸蚀症 酸蚀症主要是由于长期在高浓度酸作业的环境下，所引发的牙体病变，主要表现为牙体硬组织的脱矿、变色，严重的才表现为牙体缺损。

发育畸形以及其导致的牙体颜色异常 发育畸形最常见的是牙体发育不全，主要有氟斑牙、四环素牙以及牙体形态的异常（过小牙、畸形牙等）。牙体的发育畸形，轻者表现为牙体颜色的异常（呈白垩色或黄褐色等），重者表现为牙体硬组织的缺损或畸形。由于牙体颜色异常而来就诊的病例越来越多，尤其是青年女性。

二、牙体缺损的影响

牙体缺损根据其缺损的程度，常常会对口腔内软硬组织、颞下颌关节以及口腔咀嚼功能造成不同程度的影响。牙体缺损对牙髓、牙周和根尖周组织的影响的程度取决于缺损的大小和范围。牙体缺损较少未近牙髓者，牙髓和牙周组织可能不会有明显的变化，仅表现出牙本质过敏的症状。牙体缺损比较严重时，比如近牙髓或穿髓，可引起牙髓充血、炎症、坏死，甚至引起根尖周组织病变，同时由于牙体缺损使牙齿丧失了正常的解剖外形，常常会引起食物嵌塞、牙龈炎、牙周炎等。对颞下颌关节的影响单个牙的重度缺损或多个牙的缺损常常会导致邻牙的倾斜移位、对颌牙的伸长，造成咬𬌗关系的紊乱，从而可以造成颞下颌关节的紊乱。另外由于牙体缺损所造成的牙髓、牙周和根尖周病变，使患者不敢用患侧牙列咀嚼食物，而养成了偏侧咀嚼习惯，促使了颞下颌关节紊乱的发生。

对咀嚼功能、美观以及发音功能的影响

单个或多个牙少量的牙体缺损,对咀嚼功能的影响较小,而单个或多个牙的重度缺损对咀嚼功能的影响较大,可能造成患侧牙列的废用和偏侧咀嚼。前牙的牙体缺损对美观以及发音功能的影响较大,即使是小的缺损,影响也比较大(比如由于牙体缺损和牙体颜色异常,导致患者捂着嘴巴笑或者不敢哈哈大笑,严重会影响其自信心),而后牙的缺损对二者的影响较小。

三、牙体缺损修复前的病史采集

(一)收集病史

根据患者的主诉,着重询问缺损的时间、原因、部位、症状、过去治疗与修复的情况,目前就诊的要求等。

(二)口腔检查

1. 患牙牙髓状况　患牙有无明显的症状,如过敏、探痛等,患牙是否变色,牙髓有无活力,是否已穿髓。过去的治疗是否成功,有无后遗症。牙体、牙髓、根尖周组织有无异常,需要治疗否。缺损的程度、缺损的部位和程度、大小、深浅,剩余的牙体组织有无损伤,如折裂、隐裂等,这对修复体的固位形与抗力形的设计,十分重要。如已作治疗,也应检查治疗效果。

2. 牙周状况　检查患牙松动度,牙龈组织有无炎症,有无牙龈袋及牙周袋,深度多少,是否有牙周溢脓,有无牙结石;牙龈组织有无退缩,牙根是否暴露等。

3. 余留牙的情况　余留牙牙体、牙髓和牙周有无病变,特别是患牙的邻近牙,如果病变的治疗将影响修复患牙的设计时,应先进行治疗,否则会影响邻接、排列等。

4. 𬌗关系的情况　检查上、下牙列的咬𬌗情况,特别是患牙的𬌗关系是否正常,𬌗力的大小,𬌗接触的紧密程度,𬌗面磨损的情况,覆𬌗覆盖的程度等。凡患牙咬𬌗关系不良,特别是有早接触者,必须先进行调𬌗,然后才能制作修复体。

5. X线检查　有些缺损波及深层组织,如存在根折,引起根尖周感染及牙槽骨吸收等,需要进行X线检查,才能明确诊断。

四、牙体缺损修复体的种类

对于牙体的缺损修复治疗,目前多采用以下修复方式:嵌体、部分冠、全冠、瓷贴面和桩冠等,对于采用何种方式,要根据牙体缺损的大小、范围等来决定采用何种修复形式。

1. 嵌体(inlay)是嵌入到牙体内部,用以恢复牙体缺损的形态和功能的修复体,目前临床应用比较少,但是,在国外应用比较多。随着新材料的应用和临床及技工水平的提高,国内会越来越多的应用嵌体修复牙体缺损。

2. 部分冠(partial crown)是覆盖于部分牙冠表面的固定修复体,传统的部分冠由于其边缘线比较长,容易引起龋病,目前临床应用也比较少,包括:3/4冠(three-quarter crown)是指修复体包绕牙面的三个面四个轴面角。开面冠(window crown)是指修复体不包绕牙体的唇颊面。半冠(half crown)是指修复体包绕牙体的四个面,但冠边缘位于龈缘上方外形高点处。瓷贴面不是传统的部分冠,但是,它与半冠相似,修复体包绕牙体的三至四个面(基本是前牙区),冠边缘的位置龈缘上方,如果不是牙间隙的修复,往往不涉及牙齿邻面。

3. 全冠(full crown)是指修复体包绕全部牙冠。

金属全冠(metal full crown) ①铸造金属全冠(casting metal full crown);②锤造金属全冠(swaged crown)。

非金属全冠(nonmetal full crown) ①塑料金属全冠(plastic full crown);②瓷全冠(porcelain full crown)。

烤瓷熔附金属全冠(porcelin fused to metaI crown)。

树脂—金属混合全冠(acrylic-meital crown)。

4. 桩冠(post crown)利用冠桩插入根管固位的全冠。

第一节 前牙切1/3或后牙牙尖缺损的修复治疗

对于牙体缺损的修复,要根据缺损的部位、大小、牙髓牙周的状况、患者的年龄、以及患者的要求等方面,进行综合考虑,制定出一个合理的治疗计划。现根据牙体缺损的部位以及缺损的程度,对不同类型的缺损,进行修复设计。

一、前牙切1/3缺损的修复治疗

这种类型缺损的缺损面积比较小,临床检查表现为牙体缺损,如果患牙为活髓牙,牙髓症状不明显,仅表现为牙本质的过敏症状,前牙可以行树脂修补、瓷贴面或全冠修复;如果患牙为死髓牙或出现了明显的牙髓症状,则需先进行根管治疗,后行全冠修复。

前牙切 1/3 缺损伴牙本质过敏的修复 如果患牙可以提供良好的固位形和抗力形，可以行树脂修补或行牙本质钉固位的树脂修补术。然而大多前牙区的缺损，其修复体的固位及抗力不佳，并且前牙的缺损对美观效果影响太大，患者往往接受修复治疗的效果。目前对于前牙区的修复，嵌体已经不使用，而应用最多的是全冠修复或贴面修复：包括烤瓷熔附金属全冠、全瓷冠、瓷贴面等。在行修复前，先进行牙本质脱敏，并且要在局麻下进行牙体预备。以下是对烤瓷熔附金属全冠修复治疗的参考步骤，做简要介绍：

(一)烤瓷熔附金属全冠修复

1. 牙本质脱敏　在进行修复前，要使用脱敏剂，在缺损的牙面上反复涂擦、吹干，这样反复进行几次，直到患牙的过敏症状减轻。

2. 进行局部麻醉　前牙区一般进行局部浸润麻醉，下前牙区如果浸润麻醉效果不佳，可以进行阻滞麻醉。

3. 取临时冠阴模　因为患牙是活髓牙，在牙体预备以后，牙本质小管暴露，牙髓容易受到外界的刺激，所以在牙体预备以后一直到修复体粘结这段时间，患牙必须有临时冠保护，减少牙髓并发症的发生。另外，戴用临时冠可以保持牙龈的一定张力，对牙体预备至牙龈下的牙齿尤为必要。目前临床上已经引进了专门临时冠材料，应用起来比较方便，常在牙体预备后进行即刻制作，省时省力。也可以在牙体预备后，应用自凝塑料进行直接或间接的临时冠制作(这种材料对牙龈和牙髓有一定的刺激作用)。

4. 牙体预备　牙体预备要遵循牙体预备的基本原则：①在尽量保留剩余牙体组织的前提下，根据固位、支持、抗力、美观和正常外形设计的要求，去除病变组织，阻止病变的继续发展；②保护口腔内的软硬组织，牙体预备时，要选用合适的器械，所有切割器械都配有水雾冷却系统，并采用间歇、短时、轻压磨切手法，以避免或减小牙髓损害。并在预备时注意保护牙周组织以及口周组织的健康；③去除倒凹，消除牙体预备时产生的可能引起应力集中的尖锐棱角(锐利的边缘和棱角也是引起全冠不完全就位的常见原因)；④预备体的 𬌗 向汇聚度不超过 5°，以取得良好的固位；⑤磨改过长或错位的患牙，以建立正常的咬𬌗关系和外观；总之牙体预备应合乎修复学原则和生物机械力学原则。

(1)切缘的预备　先在切缘处形成 1.5～2.0 mm 深的引导沟(如图 21-1)。上前牙切缘预备成与牙体长轴呈 45°的由唇侧斜向舌侧的小斜面，下前牙切缘同上前牙，但切缘斜面为唇斜面，近远中方向与牙弓平行，沿着导沟的深度均匀地磨切切线1.5~2.0 mm(如图21-2)。使用高速涡轮工具进行牙体制备时,先用直径较大的车针进行初磨,基本形成后,再用直径较小的车针慢速打磨抛光(如图21-1)。

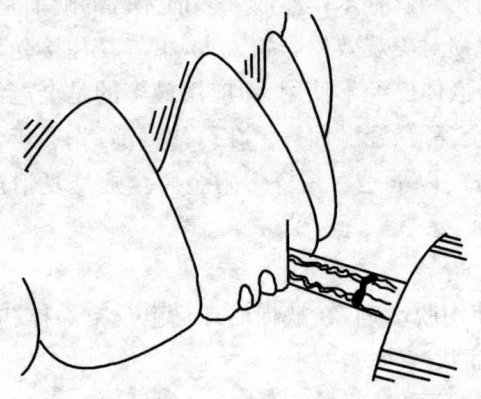 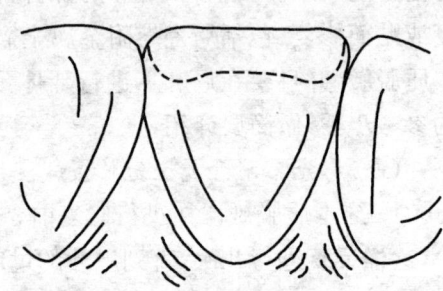

图21-1 在切缘形成1.5~2.0 mm深的引导沟　　图21-2 沿引导沟预备完成的切缘形态

(2)唇面的预备　唇面要预备出1.5 mm的间隙。唇面的预备分两段进行,切1/2基本上与邻牙平行的方向磨切,颈1/2的磨切要注意外形高点以下的方向与牙长轴平行或形成浅坡,消除倒凹。并且在牙冠颈1/3处可预备处和牙体长轴呈2°~5°的颈圈,以提供良好的固位(图21-3~图21-5)。

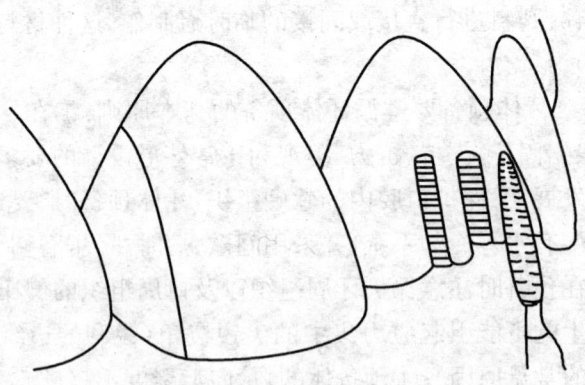

图21-3 切1/2的预备,形成引导沟

(3)邻面的预备　去除邻面的倒凹,并与邻牙完全分离,两个邻面的切向汇聚度为2°~5°。上前牙邻面的牙体切割量通常为1.8~2.0 mm,下前牙为1.6~1.0 mm。在邻面预备时,车针一定要在预备牙邻面以内切削,保证预备牙与邻牙

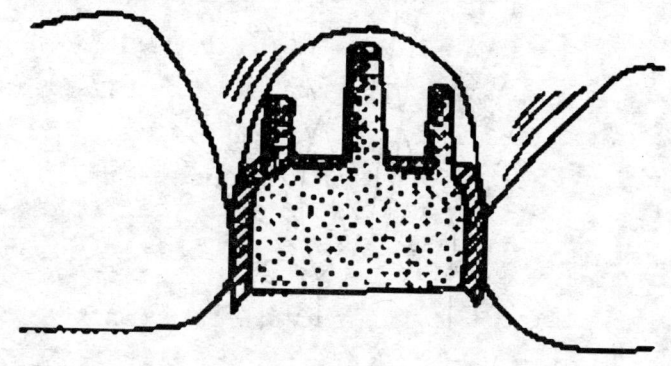

图 21-4　颈 1/2 的预备,形成引导沟

在预备过程中有一层牙体组织,以确保邻牙不受损伤(图 21-6)。由于牙齿邻间隙一般为牙龈乳头所充满,牙冠在邻面并不是直线型的,而是沿龈乳头呈弧形的,在邻面制备时,一定要注意其解剖外形,防止损伤牙龈乳头(图 21-7)。

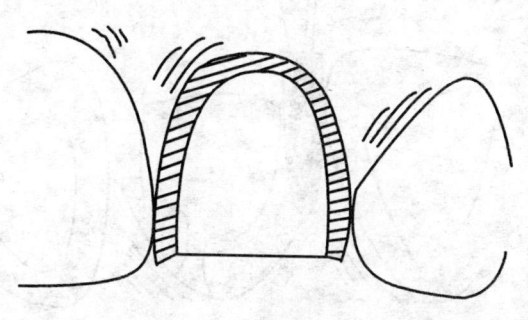

图 21-5　唇面预备完成

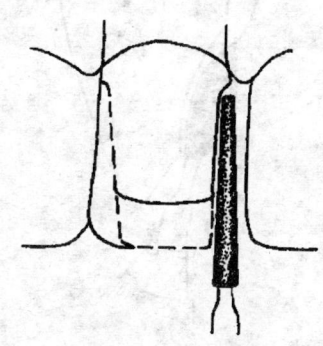

图 21-6　沿邻面以内进行邻面的预备

(4)舌面的预备　舌侧根据其瓷覆盖形式,分为部分瓷覆盖和全瓷覆盖:若为部分瓷覆盖,舌侧只预备出金属修复的间隙即可,一般为 0.35～0.80 mm;若为全瓷覆盖,舌侧预备,在保证金属厚度的基础上增加瓷层的间隙,通常为 0.80～1.5 mm。牙体预备时一般分为两步:第一步预备舌隆突以上的部分,沿舌面均匀磨出修复体的间隙;第二步预备舌隆突以下的部分,舌侧隆突向颈部的形成要与唇面颈 1/2 平行,然后车针向近远中、唇侧移行与唇面肩台相交,去除倒凹。在颈部形成 2°～5°的颈圈,增加全冠的固位力(图 21-8,图 21-9)。

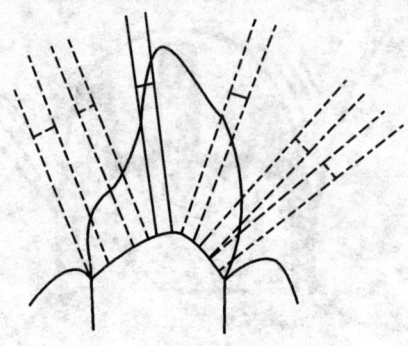

图 21-7 邻面预备时沿着龈乳头呈弧形预备

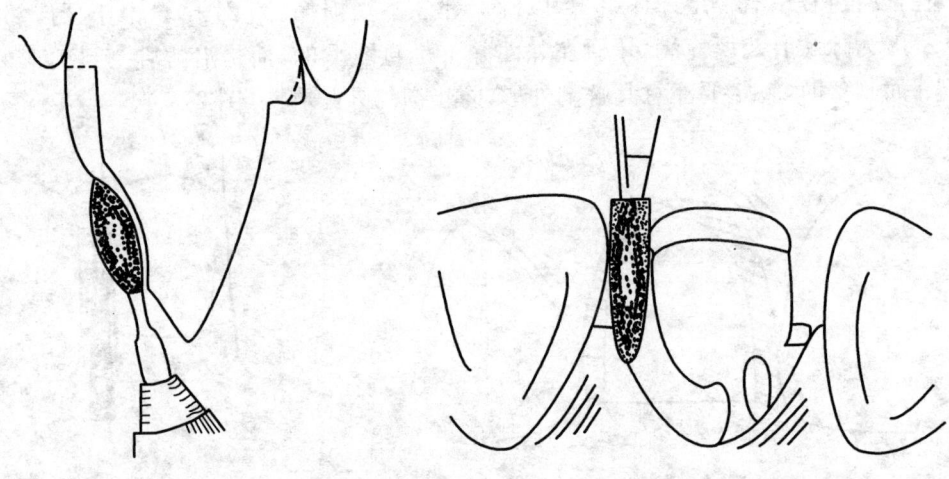

图 21-8 舌隆突以上部分用桃形车针预备　　图 21-9 舌隆突以下部分预备

(5) 肩台的预备　为了美观要求,全冠的唇侧颈缘一般都位于龈下 0.5～0.8 mm 处。为了防止损伤牙龈,需要用排龈线将牙龈向根方挤压,然后肩台车针进行肩台制备,并在牙颈部形成颈圈。对于烤瓷熔附金属全冠的肩台,一般为凹斜面肩台或直角肩台,宽度为 1.0～1.5 mm(图 21-10,图 21-11)。

(6) 精修完成　在各个牙面牙体预备完成后,应用粒度较小的金刚砂车针沿着各个牙面,去除尖锐棱角,使各个牙面表面光滑,线角圆钝,提高全冠修复体的适合性(图 21-12,图 21-13)。

5. 取印模、灌制石膏模型　牙体预备完成后,在龈缘放置排龈线使肩台清晰

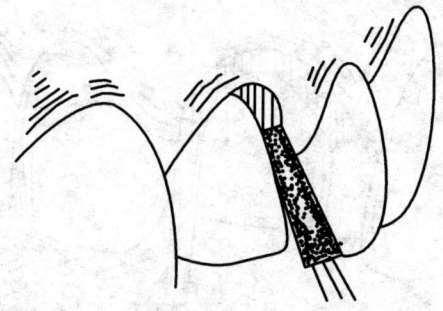

图 21-10 利用肩台车针进行肩台预备

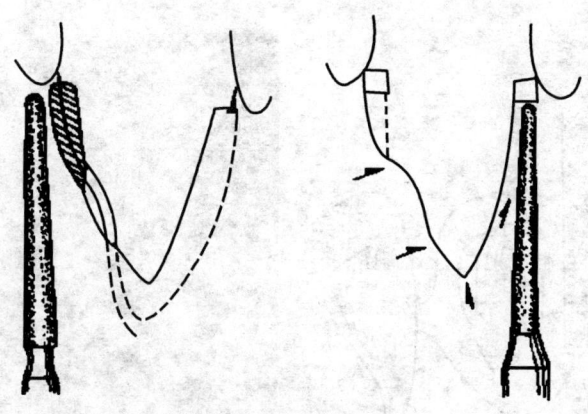

图 21-11 前牙颈圈的制备

暴露出（如果龈沟过浅或过深的话，放置排龈线后排龈效果不好者，可以采用排龈膏），然后制取预备体的印模。目前对于单冠的修复多采用一次印模法，使用的印模材料为海藻酸盐印模材料，有时为了取得比较清晰的肩台，使用硅橡胶印模材料。印模时要注意取上颌印模和取下颌印模时，体位有所不同，选择合适大小的托盘。托盘就位时，要先后部就位，前部后就位这样有利于多余印模材料由前部溢出。在印模固化前，进行适当的肌功能整塑，然后用手把托盘稳定于口内（用食指和中指两只手指分别固定托盘在双尖牙区），直到印模材完全固化。待印模材完全固化后，从口中取出托盘，表面用清水洗去表面的污垢，放置半个小时后让倒凹区以下的部分恢复原形再灌注石膏模型。目前临床上多使用超硬石膏灌注模型，因为这种石膏的特点是纯度高，凝固时模型体积变化比较小，尺寸稳定，并且硬度和

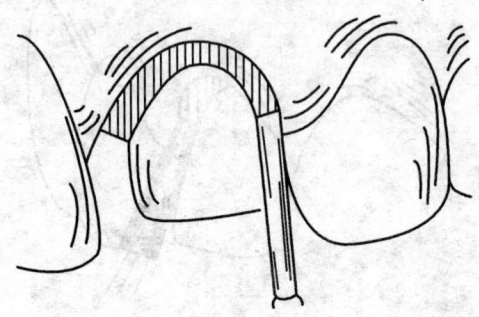

图 21-12　唇侧精修

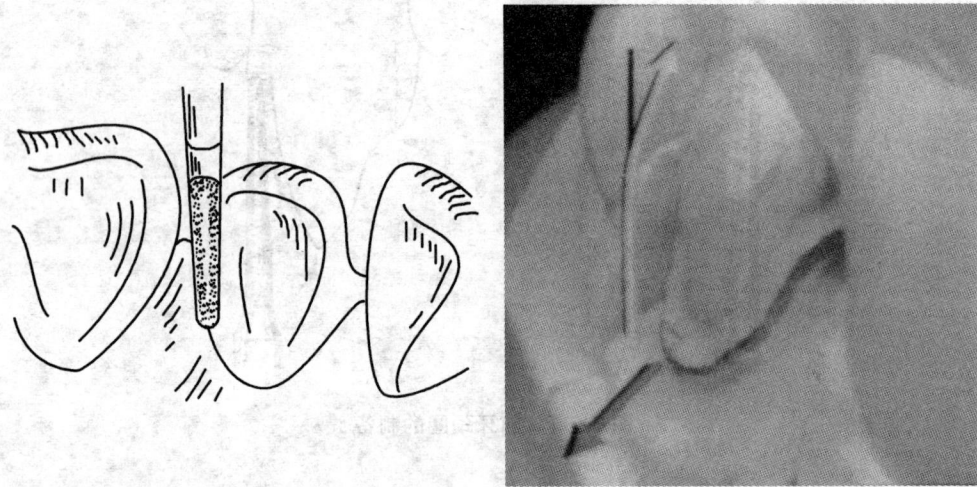

图 21-13　舌侧精修

强度最大。不过在临床使用时,要严格按照说明比例进行调配和操作规程。

6. 制作临时冠　牙体预备完并完成石膏模型灌注后,要进行临时冠的制作以保护牙髓,并保持修复体的间隙。临时冠的制作分为两种:直接法和间接法。对于不同的预备体可根据不同的情况选择合适临时冠修复方法。现简要介绍如下:

(1)直接法　是在口内直接制作临时冠修复体,它的优点时快速、简便,即刻恢复预备体的形态,减少就诊次数。缺点是占用椅旁时间较长。多用于前牙或单个后牙的临时修复。成品塑料牙面加自凝塑料成形法这种方法已沿用以久,在牙体缺损较多且没有完整牙体外形时,比较常用。选用合适的成品牙面,形态、颜色以及大小要和同名牙一致,如果大小形态不同,可以在牙面的舌侧磨去多余塑料,直到大小外形合适为止。然后用自凝塑料单体溶涨牙面的组织面。

在自凝塑料调伴杯里加入合适量的粉和单体,均匀调伴,放置在室温,直到丝状期。在预备体以及周围的软组织上涂石蜡油保护组织,然后当自凝塑料到面团期时,用调伴刀放置部分在牙面的组织面,并按正确的位置压倒预备体上,在舌侧也放部分自凝塑料,用浸有单体的棉签轻压舌侧,形成舌面外形。

在椅旁放置一杯温水,待临时冠硬化时,立即取出,放置于温水中,加速硬化速度。在温水中放置几秒,立刻放到修复体上,防止修复体固化时变形,反复几次,并在硬化过程中可以去除多余的自凝塑料。

待完全硬固后,从预备体上取出,磨去多余部分,调整外形。调试完后,用临时性粘固剂粘固。这种制作方法,因自凝塑料在硬固过程中产热,并对牙髓有化学刺激,应采用一些冷却措施,使热量降低,并在硬化过程中,提升硬化时的外界温度,加快硬化,以尽可那保护牙髓不受刺激。

(2)印模成形法　目前国内引进的比较新的方法,也是目前临床比较常用的制作临时冠的方法。其制作材料时一种新型多功能甲基异丁烯酸酯和玻璃填料的双组分自凝塑料,这种材料不含甲基丙烯酸酯,聚合温度低于38℃,因而在制作过程中不会对口腔内的软硬组织产生刺激,对牙髓不会伤害。其在聚合过程中,没有刺激的异味,并有三种不同的颜色,临时冠修复更快捷、安全、完善。

首先在牙体预备之前制取印模,如果牙体缺损较多可用蜡暂时恢复牙冠外形制取印模,或者先制取印模,后修改印模。在阴模内任何影响其重新就位的悬突、倒凹都必须去除。

选择合适颜色的临时冠材料,将催化剂和基质两组分按比例均匀调和,放入专用的注射针内,把注射针的针头放入阴模的底部,缓慢注射直到注满,避免产生气泡。用三用枪吹干牙面,将阴模完全准确的就位于口腔内,固定托盘。同时把多余的材料,打在调和板上,以便观察硬固时间。

在口内放置2~3分钟后,参考调和板上的材料硬度,从口中缓慢取出阴模。取出临时冠,用眼科剪去边,并用慢机修整边缘。然后带入口中,检查边缘是否适合,并用快速手机去除多余材料并进行调颌。待完全适合后,用临时冠粘结材料粘固,并抛光。阴模成形法是一种简易的制作的方法,省时省力,减少了病人的椅旁时间,及对牙髓及周围组织的刺激。

(3)真空薄膜印模成形法　这种制作方法源于冷光漂白时所用的漂白牙套,需用专门的真空压缩成形机和树脂薄膜,目前临床应用还没有广泛推广。在牙体预备前制取印模,如果牙体缺损较多可用蜡暂时恢复牙冠外形制取印模,或者先制取印模,后修改印模。在印模内任何影响印模重新就位的悬突、倒凹都必须去除。在印模内灌注石膏模型,并进行石膏模型的制备,要求模型底光滑、平整,模型边缘无空泡、无倒凹以及尖锐棱角。将预成树脂薄膜固定在真空压缩成形机上,并通电逐渐加热烤软,然后把石膏模型放在成形机的上,将烤软的薄膜压在模型上,抽真空压缩成形,制成薄膜印模。

用眼科剪修整印模,石印模完全覆盖牙列,边缘超出龈缘2～3 mm。印模进行试戴,看是否完全就位,边缘是不是合适。把调和好的临时冠材料注入印模内,后就位到牙列上,让患者轻咬,待硬固后取出。进行临时冠的修整,调𬌗,粘固,抛光。真空薄膜印模成形法,是在印模成形法的基础上进行的,制作比较繁琐,但能够保持原来牙齿的基本形态,修复体的边缘适合性好。

(4)间接法 临时冠是在口外模型上制作,操作方便,并且不受时间的限制,但费工费时,增加了患者的就诊次数。

在行牙体预备后制取两副印模,灌制石膏模型,一副为工作模型,一副为制作临时冠的模型。

待石膏模型硬固后,把制作临时冠的石膏模型进行修整,并在预备体上涂分离剂。将调拌好的自凝塑料压在石膏模型上,修整边缘,并与对颌进行咬𬌗,然后放在温水中加硬固。

待硬固后,从石膏模型上取出临时冠,进行边缘以及咬𬌗调整。在口内试戴,待完全合适后,进行粘固、调𬌗、抛光。

对于间接法制取临时冠,目前临床上还有多种演化的其他方法,临床上常根据患者的情况进行合理的利用。

7. 比色 在牙体预备以及临时冠制备完成后,要给患者选取合适的颜色,这一点在前牙修复中尤为重要。比色是对患者余留牙色彩色调明度及其分布的感知、判别、记录与传递,使修复体色彩学特性的再现与美化过程。准确比色及信息传递对烤瓷修复有重要意义,是烤瓷熔附金属全冠修复成败的主要原因之一(有条件者应用比色议进行比色)。因此应掌握相关理论、比色要求和调色方法,鉴于其相关理论需要有专业知识的基础,在本书中不予详细介绍。

以下主要通过五个方面阐述一下影响比色的相关因素:

(1)观察者 虽然人对颜色的辨别力很强,但对微细的颜色变化的反映则相对较为迟钝。另外由于每个人对颜色的感觉都存在着不同程度上的差异,而且对这一差异的大小和性质的认识即使是受过专门训练的临床医生之间也存在相当大的区别。所以不同的临床医生对于同一个牙齿的颜色,往往会得出不同的结果,即使是同一个临床医生,在不同的时间地点,所得出的结果也会有一点差别。不过,临床医生可以通过对颜色的辨别、感知以及描述的培训,使临床比色的效果得以改善。

(2)观察环境　观察环境主要是指比色当时的工作环境,在整个比色过程中,工作环境对比色的影响最大。工作环境的主要使指诊室的光源、诊室内墙壁以及天花板的颜色、诊室内装饰的颜色、阳光的照射量、患者的肤色、头发的颜色以及口腔内余留牙的颜色。其中外界光源对比色过程的影响最大。

一般在诊室内有三种光源:自然光、白炽灯和荧光灯。自然光是阳光的光线透过诊室的窗户投射到诊室内的,它要受到阳光照射的变化而变化,所以在阴暗的天气下比色,往往不太准确。而白炽灯和荧光灯是人光光源在颜色分布上的不同,白炽灯红黄光线占优势,缺少蓝光。而荧光灯是蓝绿较强,红光较弱。所以在人光光源下比色往往会有偏差,多主张在自然光下比色。不过有时患者在自然光下比得比较匹配的颜色,而在自身的工作环境或在家里会因为外界的光源不同,可表现出配色效果偏差。

(3)比色板　目前临床医生主要是通过比色板来确定患者的牙齿颜色,传递信息。临床上使用较多的是 Vita 的 32 色系 3D 比色板,它是将各种常用的牙的颜色系统地、有条理地用一种色值比色板形式归纳在一起,并且该颜色系统是按颜色标尺原则建立起来的,每一种颜色的亮度、强度以及色调均为等距离逐次放置。该比色板操作简单,精确度高,比色误差率低。

(4)比色方法　临床上应用较多并且应用已久的比色方法是目视比色法,另外随着物理仪器的不断应用以及计算机技术的快速发展,仪器测量法以及计算机比色法已经开始应用,并取得了较好的比色效果。

目视比色法:是直接反映颜色的色知觉量,即借助于颜色标准,采用目测的方法确定天然牙的颜色。符合人们长期以来判断颜色的习惯,也与颜色的原始定义相温和。目视比色法主要是通过目测来完成颜色的评价,带有过强的主观性,评价结果可能不稳定。它往往受到所观察的物体色、周围的环境、外界的光源等多种因素的影响,并且受到临床医生自身心里生理因素的影响。虽然目视比色法有许多不足之处,但临床应用较多,主要因为它简便、快捷。

仪器测量法:是通过一定的途径求得三刺激值的工具。仪器测色能够排除临床医生的主观因素的影响,具有高度的可重复性,并可以将测量结果通过色空间坐标的形式输出。它主要是通过三刺激测色仪或分光光度计来测色。

计算机比色：主要是应用非接触式探头对牙色进行测量，数据输入计算机，计算机自动计算并打印出与被测牙匹配的牙色编号以及最佳的瓷粉配方，提供给技工最佳的参考数据。这种测色法不受比色光线、临床医生的经验不足的限制，方便快捷，但因需要专门的仪器并且需要技工较高的技术水平，目前在国内还没有广泛推广。

(5) 比色结果的记录和传递　在烤瓷熔附金属全冠修复中，比色结果的记录主要有临床医生来实施，然后把结果传递给技工，技工根据临床医生提供的参考记录，进行色彩的调配，然后再返回给临床医生，由临床医生最后确认，这是一个闭式的循环，任何一个环节出现比色误差，均会导致修体的失败。因此，在临床修复过程中，对修复体的比色记录要准确、全面、细致、比色时选择修复牙的邻牙、对颌牙以及对侧同名牙作为参考。然后临床医生通过设计单，以书面的形式传递给技工，技工根据提供的信息参照比色板调配色彩，最后完成修复体的制作。

8. 修复体的试戴、调颌　技工完成修复体后，由临床医生去掉临时冠并在病人口中试戴，检查修复体的边缘是否到达了应有的位置，各个牙面的瓷层空间是否满足修复体的要求，金瓷结合部的位置是否避开了咬𬌗接触区，金瓷肩台的形态是否清晰，金属基底冠是否过厚，邻接关系是否适当，咬𬌗是否良好，有没有良好的轴面形态，颜色是否和患者的肤色、年龄以及口内余留牙的颜色协调一致等，并让病人最后确认是否接受。待病人最终确认后，进行调𬌗，去除正中𬌗的早接触以及前伸、侧方𬌗时的𬌗干扰。

9. 粘固　待修复体试戴、调𬌗完成以后，牙体表面清洁，75%的酒精消毒（活髓牙除外），吹干，隔湿，然后调和粘固剂，常规粘固，并在确认就位后咬棉卷加压直到完全粘固。待粘固剂结固后，以镰形刮匙的探针刮除修复体周围多余的粘固材料，确认邻面龈外展隙的粘固材料完全去净，必要时用小橡皮锥在口内磨光修复体边缘。在粘固过程中，会出现邻牙的拥挤感以及压迫修复体龈缘出现龈缘发白并出现压痛，应告知病人是正常现象，并要有一段适应时间。粘固完成后，应再一次检查咬𬌗，必要时作相应处理。然后对患者作修复体的使用指导和卫生指导。如果暂时粘固，应规定复诊日期。如果在试冠或粘固过程中刺激牙龈组织，龈沟内应涂布少许2%碘甘油以预防龈缘炎。

(二) 全瓷冠修复

全瓷冠是以陶瓷材料制成的覆盖整个牙冠表面的修复体，相对于烤瓷熔附金属全冠无金属修复体，不透金属色，加工工艺相对简单，是较为理想的修复体。但由于其脆性较大，限制了其在临床的广泛应用，在临床使用的过程中要严格控制适应症。不过随着陶瓷材料的不断发展,尤其是计算机技术的发展,目前出现了一种CAD/CAM 的二氧化锆全瓷冠,它通过铸造获得修复体,强度较大,特别是对于后牙的修复相对普通的全瓷冠具有明显优势,但其需要专门的陶瓷材料以及计算机控制的车床,修复费用较高。对于修复过程简述如下:

1. 牙本质脱敏　同烤瓷熔附金属全冠。
2. 进行局部麻醉　同烤瓷熔附金属全冠。
3. 取临时冠阴模　同烤瓷熔附金属全冠。
4. 牙体预备

(1)牙体预备的原则同烤瓷熔附金属全冠,具体要求如下(图 21-14):

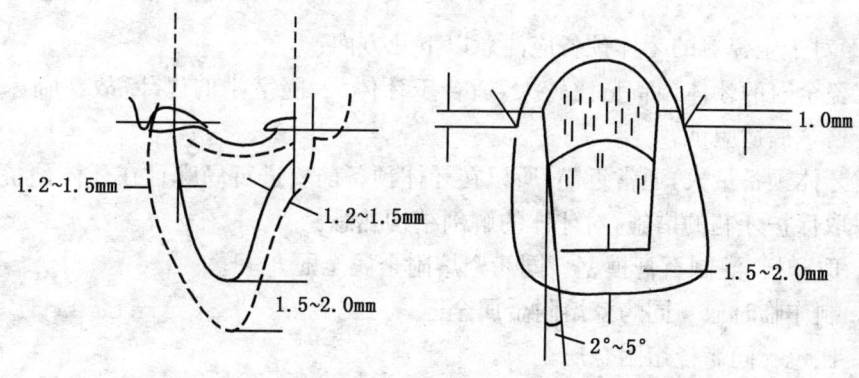

图 21-14　前牙的预备体

①切缘的预备:切端预备应开辟出 1.5～2.0 mm 的间隙以保证切端的强度和美观,具体牙体预备步骤同烤瓷熔附金属全冠。

②唇面的预备:唇面要预备出 1.2～1.5 mm 的间隙,预备步骤同烤瓷熔附金属全冠。

③邻面预备:理论上上前牙邻面预备出 1.9～2.0 mm 的间隙,下前牙为 1.7～1.9 mm 的间隙,预备步骤同烤瓷熔附金属全冠。

④舌面的预备:舌侧应开辟出 1.2～1.5 mm 的间隙,预备步骤同烤瓷熔附金属全冠。

⑤肩台的预备:肩台的宽度为 1.0 mm,多为直角或锐角肩台若肩台角度大于 90 容易发生瓷裂预备步骤同烤瓷熔附金属全冠(图 21-15)。

⑥精修完成:精修完成同烤瓷熔附金属全冠(图 21-15)。

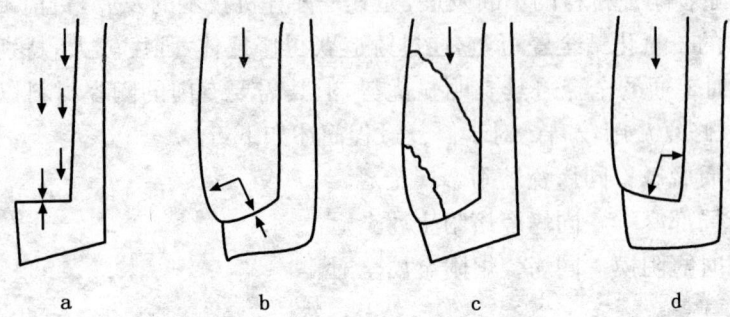

图 21-15　全瓷冠肩台（引自朱希涛，1987）

(2) 对于全瓷冠的牙体预备应注意以下几方面：

①瓷全冠的牙体预备量比较大，适合于牙体大、髓室小的患牙，故在临床使用时要严格掌握适应证；

②牙体预备量大，通常近髓，所以在牙体预备前要进行局麻且在牙体预备过程中要采取保护牙髓的措施，对牙体的解剖结构熟悉。

5．取印模、灌制石膏模型　同烤瓷熔附金属全冠。

6．制作临时冠　同烤瓷熔附金属全冠。

7．比色　同烤瓷熔附金属全冠。

8．修复体的试戴、调𬌗　同烤瓷熔附金属全冠。

9．粘固　同烤瓷熔附金属全冠，但全瓷修复体需要专门的树脂类粘结剂，该粘结剂包括不同颜色的树脂类粘结单体、催化剂、牙本质和牙釉质粘合剂、耦连剂。为确定最后的粘结剂的色彩，可用试粘结材料确定合适的粘结剂的颜色。

(三) 瓷贴面

瓷贴面是将牙科陶瓷制成牙面形薄片，采用黏结技术对牙体表面缺损、着色牙、变色牙、畸形牙等进行覆盖，以恢复牙体形态、改善颜色的一种前牙美容性修复体，起最大的优点是牙体预备量较小，可以在最大限度地保存牙体组织的前提下达到良好的修复效果。

瓷贴面对于较小的牙体缺损修复效果较佳，但对于咬𬌗较紧、严重的深覆𬌗、死髓牙、不良的咬𬌗习惯、临床牙冠较小等，不建议进行瓷贴面修复。

瓷贴面根据切缘包绕的形式不同可分为：切缘非包绕型、切缘包绕型和切缘舌侧覆盖型。在选择过程中要根据牙体缺损的程度以及形式进行设计，原则上要避开咬𬌗接触区。

以下是对瓷贴面对于前牙缺损修复治疗步骤的简要介绍:
1. 牙本质脱敏　同烤瓷熔附金属全冠。
2. 进行局部麻醉　同烤瓷熔附金属全冠。
3. 取临时冠阴模　同烤瓷熔附金属全冠。
4. 牙体预备　牙体预备的原则同烤瓷熔附金属全冠,具体要求如下:

①切缘和舌面的预备:切端预备应开辟出 0.5~1.0 mm 的间隙以保证切端的强度和美观,在设计的时候可根据基牙的颜色而定牙体预备量,边缘要避开咬𬌗接触区,具体牙体预备步骤同烤瓷熔附金属全冠。

②唇面的预备:唇面也要预备出 0.5~1.0 mm 的间隙,具体要根据基牙的颜色而定,预备步骤同烤瓷熔附金属全冠。

③邻面预备:理论上前牙邻面预备出 0.5~1.0 mm 的间隙,预备步骤同烤瓷熔附金属全冠。

④颈缘的预备:颈缘一般平起龈缘,或位于龈上,当牙体变色是可位于龈下。肩台预备的宽度根据临床需要。

⑤精修完成:精修完成同烤瓷熔附金属全冠。

5. 取印模、灌制石膏模型　同烤瓷熔附金属全冠。
6. 制作临时冠　同烤瓷熔附金属全冠。
7. 比色　同烤瓷熔附金属全冠。
8. 修复体的试戴、调𬌗　同烤瓷熔附金属全冠。
9. 粘固　同烤瓷熔附金属全冠,但瓷贴面修复体需要专门的与牙釉质和牙本质均有黏结作用的树脂类粘结剂,该粘结剂包括不同颜色的树脂类粘结单体、催化剂、牙本质和牙釉质黏合剂、耦连剂。为确定最后的粘结剂的色彩,可用试粘结材料确定合适的粘结剂的颜色,粘结材料固化时需要光照。

前牙切 1/3 缺损伴牙髓无活力或牙髓暴露的修复治疗。

牙髓无活力的情况多见于外伤后长时间没有进行处理,切 1/3 缺损对美观的影响不大,直到牙冠变色,患者要求进行处理。而牙髓暴露多见于年轻恒牙髓角比较高,受外伤时很容易出现意外穿髓。对于这两种情况均需要进行牙髓治疗,而对于年轻恒牙根尖孔尚未闭合,需先进行根尖诱导,当牙根发育完全时才进行根管治疗。有学者提出对于外伤后的死髓牙,不管折裂的程度多少,最好在行根管治疗以后行桩冠修复,这样可防止牙折。但目前临床上主要根据缺损量的大小进行评判,对是否一定要进行桩冠修复存在着争议,毕竟要增加患者的费用,最好争取患者的同意。对于死髓牙的桩冠修复,会在残根修复治疗中进行讲述。

以下是对需要进行根管治疗的前牙缺损修复治疗步骤的简要介绍：

1. 对于死髓牙，进行常规的根管预备、消毒、充填以及治疗完成后行树脂充填；对于穿髓的患牙，要在局麻下行牙髓摘除，然后根管预备、消毒、充填，最后树脂充填。

2. 完成治疗后，行常规的牙体预备、取印模、灌制石膏模型、制作临时冠、比色、修复体的试戴、调𬌗、粘固。

二、后牙牙尖缺损的修复治疗

对于后牙牙尖的部分缺损，如果缺损面见比较小、无任何症状且不影响咀嚼功能，可以不考虑进行修复治疗，而通过简单的调磨，调磨去除尖锐棱角。如果缺损面积比较大，缺损到牙本质层或伴有明显的牙本质过敏症状，通过充填治疗又没有理想的固位形和抗力形时，可以考虑进行修复治疗。对于后牙牙尖缺损的修复一般行铸造金属全冠或烤瓷熔附金属全冠修复，如果病人经济以及口腔条件许可，可以考虑行二氧化锆全瓷冠修复。

（一）铸造金属全冠

铸造金属全冠是全冠修复体的一种，是通过铸造工艺完成的覆盖整个牙冠表面的金属修复体。所使用的合金材料通常为牙科专用的金合金、银合金、镍铬合金、钴铬合金、铜合金等，其特点相对于其他全冠修复体来说，自身强度大，可以减少牙体预备量，特别对于咬𬌗紧、牙冠比较短的后牙修复效果较好。以下就铸造金属全冠对于后牙牙体缺损修复做简要叙述：

1. 牙本质脱敏　同烤瓷熔附金属全冠。
2. 进行局部麻醉　同烤瓷熔附金属全冠。
3. 取临时冠阴模　同烤瓷熔附金属全冠。
4. 牙体预备　牙体预备的原则同烤瓷熔附金属全冠，具体要求如下：

①颊舌面的预备：颊舌面预备的目的是消除倒凹，将轴面最大周径线降到全冠的边缘处，并预备出金属全冠需要的厚度，一般颊舌面的牙体预备量为 1.0 mm，如果牙体预备量不足，会使冠外形比天然牙大。

颊舌面的牙体预备分两段进行，即先从颊舌面外形最高点到龈缘处消除倒凹，使轴壁与就位道平行，并保证冠边缘处应有的修复间隙。然后再从外形高点处到𬌗面，顺着这部分牙冠外形预备出修复体足够的间隙，保持牙冠的正常外形，并注意咬𬌗运动所需要的间隙。如上颌后牙舌尖的舌斜面与下颌后牙颊尖的颊斜面、在正中𬌗及侧向运动时，均应使修复体有足够空隙，如预备不足，要么出现𬌗干扰，要么试冠时不得不磨改全冠。颊舌面的𬌗向聚合角为2°～5°。

②邻面预备：邻面预备的目的是消除患牙邻面的倒凹，与邻牙完全分离，形成协调的戴入道，预备出全冠修复体所要求的邻面间隙，一般为1.0 mm。

邻面预备时先用柱形车针在轴面角出预备出足够的间隙，以保证全冠颊舌外展隙的外形。再以金刚砂车针从𬌗面外展隙沿患牙邻面磨切，消除龈缘以上的倒凹，预备出足够的间隙。邻面磨切时应注意两个邻面的就位道一致，𬌗向聚合度为2°～5°。邻面预备时采用间歇磨切法，防止伤及邻牙，减少产热保护牙髓。

③𬌗面预备：𬌗面预备的目的是为铸造金属全冠提供𬌗面间隙，一般为1.0 mm，并为修复体建立正常𬌗关系提供条件。牙体预备之前应仔细检查咬𬌗关系，如牙列中有无伸长牙、𬌗曲线是否异常及𬌗干扰因素等应先作调𬌗处理，再进行𬌗面的牙体预备。

𬌗面预备时，先用金刚砂车针在颊、舌沟先磨出1.0 mm的定位沟，然后依此沟为参照，按𬌗面解剖形态均匀磨切，保持𬌗面正常外形为防止预备过多或不足，必要时用软蜡片或用咬𬌗纸检查。并注意在正中、前伸以及侧方𬌗时，𬌗面应预备出足够的间隙。

𬌗面形态与应力有关，陡坡会增加牙冠的侧向力，而影响冠的固位与稳定。如𬌗面缺损已有间隙，应按照铸造全冠𬌗面厚度检查间隙大小，不足者再做适当预备。

④颈缘的预备：铸造金属全冠的颈部预备关系到冠的固位、美观、牙周和牙体组织的健康及修复的长期效果，因此铸造全冠颈部牙体预备应严格而细致。

患牙颈部预备是以轴壁无倒凹为前提，然后再预备出肩台。铸造全冠颈部肩台通常为0.5～0.8 mm宽，呈圆凹形或带斜面的肩台形。边缘应连续一致、平滑而无粗糙面和锐边。肩台的位置应根据患牙的情况而定。

⑤精修完成：精修完成同烤瓷熔附金属全冠。

5. 取印模、灌制石膏模型　同烤瓷熔附金属全冠。

6. 制作临时冠　同烤瓷熔附金属全冠。

7. 修复体的试戴、调𬌗　同烤瓷熔附金属全冠。

8. 粘固　同烤瓷熔附金属全冠。

(二)烤瓷熔附金属全冠

烤瓷熔附金属全冠因为其良好的美观效果，且其本身的高强度足以满足后牙的咬𬌗力，所以在临床上有逐渐取代铸造金属全冠来修复后牙的牙体缺损的趋势。后牙烤瓷熔附金属全冠的牙体预备程序同后牙铸造金属全冠和前牙烤瓷熔附金属全冠相近,即按照殆面,颊舌面,邻面,颈缘的预备以及最后的精修完成。

1. 牙本质脱敏　同烤瓷熔附金属全冠。
2. 进行局部麻醉　同烤瓷熔附金属全冠。
3. 取临时冠阴模　同烤瓷熔附金属全冠。
4. 牙体预备　牙体预备的原则同铸造金属全冠,只是牙体预备量不同,后牙的烤瓷熔附金属全冠的牙体预备量为 1.5～2.0 mm。
5. 取印模、灌制石膏模型　同烤瓷熔附金属全冠。
6. 制作临时冠　同烤瓷熔附金属全冠。
7. 比色　同烤瓷熔附金属全冠。
8. 修复体的试戴、调殆　同烤瓷熔附金属全冠。
9. 粘固　同烤瓷熔附金属全冠。

(三)二氧化锆全瓷冠

目前临床上引进了一种新的全瓷修复体:二氧化锆全瓷冠,这种全瓷修复体克服了以往全瓷修复体在后牙应用过程中强度不足的缺点,它自身具有硬度大、弹性好的优点,并且由于二氧化锆具有应力诱导相变增韧以及纳米颗粒增强增韧的机制,使得全瓷修复体具有较高的断裂强度和断裂韧性。但其制作费用较高,且需要专门的机器铸造,临床应用有待于推广。

二氧化锆全瓷冠修复后牙牙体缺损的整个过程,同后牙的烤瓷熔附金属全冠的修复相近,这里不多加以说明。

第二节　前牙中 1/3 或后牙中度牙体缺损的修复治疗

前牙中 1/3 或后牙中度牙体缺损一般多由于龋病、外伤引起,患牙多无明显症状或表现为意外穿髓,有的患者因长期慢性龋病而引发牙髓病变,上述几种情况都需要进行牙髓治疗。对于这种形式的牙体缺损,可以表现为多种缺损模式,本文只是以理想的牙体缺损模式进行临床修复说明,临床上要根据缺损的情况,来制订合理的修复治疗计划。

一、前牙中 1/3 缺损的修复治疗

对于成年人的前牙中 1/3 的牙体缺损多伴有牙髓病变,需要进行常规的牙髓治疗,而对于根尖尚未发育完成的年青恒牙,如果伴有意外穿髓,则需先行根尖诱导术促使牙根发育完成后,行常规的牙髓治疗,然后行修复治疗,修复治疗可行烤瓷熔附金属全冠或全瓷冠修复。

以下是前牙中 1/3 缺损的烤瓷熔附金属全冠或全瓷冠修复治疗的步骤:

1. 牙髓治疗　在修复之前,要求病人进行常规的根管治疗,在根管治疗 5~7 天后,临床上无任何明显的不适症状,即可以进行修复治疗。

2. 牙体修补　在牙体预备之前,如果牙体剩余量不足,但剩余牙体组织有良好的固位形和抗力形,先用树脂或银汞合金恢复部分牙体外形。如果剩余牙体组织不能提供良好的固位形和抗力形,可以行牙本质钉或固位沟固位的树脂或银汞修复,前牙牙本质钉一般打在舌侧边缘脊或舌隆突处,在临床修复过程中要根据患牙的具体情况来定牙本质钉的位置,可以有 1~3 个。钉固位力的大小主要取决于钉洞的深度。作为辅助固位钉的钉洞,深度应穿过釉牙本质界到达牙本质内,一般为 2 mm。根据需要,死髓牙的钉洞可适当加深。

3. 取临时冠阴模　同烤瓷熔附金属全冠。

4. 牙体预备　牙体预备的原则同烤瓷熔附金属全冠,只是烤瓷熔附金属全冠和全瓷冠牙体预备量不同,参照上述的烤瓷熔附金属全冠和全瓷冠的牙体预备量。

5. 取印模、灌制石膏模型　同烤瓷熔附金属全冠。

6. 制作临时冠　同烤瓷熔附金属全冠。

7. 比色　同烤瓷熔附金属全冠。

8. 修复体的试戴、调𬌗　同烤瓷熔附金属全冠。

9. 粘固　烤瓷熔附金属全冠和全瓷冠使用的是不同的粘结剂。

二、后牙中 1/3 缺损的修复治疗

后牙中 1/3 缺损的修复治疗的计划同前牙中 1/3 缺损,只是附加牙本质钉固位时,牙本质钉的位置有所不同,后牙牙本质钉一般位于边缘嵴或沟窝处,可以有 2~4 个。

第三节 牙体颈 1/3 缺损的修复治疗

牙体颈 1/3 缺损是牙体的重度缺损,又称残根残冠。残冠残根定义是:很多原因可使牙齿硬组织缺损,牙冠的解剖形态不完整。当牙冠硬组织丧失超过 1/2 时,称为残冠;当冠部的硬组织完全丧失或接近全部丧失时则为残根。目前国内外沿用的残冠残根的保存修复治疗的方法大致上分为两种:活动义齿修复和利用桩核固位的固定义齿修复。对于两种方法的选择,要参照患者牙体本身的条件,牙周的状况,以及患者的要求等各方面因素的影响,现就两种常用的修复方法作一下简要的介绍。

一、牙体颈 1/3 缺损的活动义齿修复

牙体颈 1/3 缺损的活动义齿称覆盖义齿(overdenture)又名上盖义齿(overlay denture),是指义齿基托覆盖并支持在已经治疗的天然牙根,牙冠,或种植体上的一种可摘局部义齿或全口义齿,被覆盖的牙或牙根又称为覆盖基牙。临床上对于单个牙体的重度缺损的活动义齿修复又分为两种类型:通过锻丝或铸造卡环固位的活动义齿,另一种是通过弹性塑料卡环固位的比较美观的活动义齿,两者主要依靠缺损牙齿两边的牙齿获得固位和支持,依靠缺损牙齿自身以及周围的牙槽骨提供支持,临床上可根据患者缺损牙齿的部位以及患者的要求进行合理选择。

(一) 前牙牙体颈 1/3 缺损的活动义齿修复

前牙牙体颈 1/3 缺损,一般影响到美观和发音,因此如果病人要求行活动义齿修复时,要考虑美观问题,前牙区不能有金属修复体,可选择通过弹性塑料卡环固位的活动义齿,又称隐形义齿或弹性义齿。修复体的面积比较小,美观舒适。但这种修复体相对费用较高,患者也可选择通过锻丝或铸造卡环固位的活动义齿,义齿的通过位于双侧前磨牙去的隙卡来获得固位。

1. 隐形义齿 隐形义齿的应用多用于临床上对于前牙拔除后,因为前牙缺失而引起对患者美观和功能的影响,在前牙拔除当时或拔除后带入,待 3 个月后拔牙创愈合,进行固定义齿修复,对于不想行活动义齿修复的患者也可作为永久性修复体,也适应于前牙区的残冠残根的修复。具体修复过程如下:

①牙髓治疗:在修复之前,要求病人进行常规的根管治疗,在根管治疗 5~7 天

后,临床上无任何明显的不适症状,即可以进行修复治疗。

②牙体预备:磨除前牙缺损区表面的尖锐棱角,并用树脂或银汞合金充填根管口防止微渗漏。

③取印模、灌制石膏模型:常规取印模、灌制石膏模型,在制取印模时,唇侧系带区进行肌功能修整。

④比色:利用 Vita 比色板比色,然后交给技工制作。

⑤义齿的试戴、调𬌗:义齿试戴、调𬌗,教会病人如何摘戴义齿,并告知病人义齿如何护理。如有不适,告知病人及时随访。

2. 双侧隙卡固位的活动义齿　如果病人因各种原因不能当时进行固定修复,要求先行活动义齿作为临时修复体,也可以选择双侧隙卡固位的活动义齿,这种义齿制作简单,费用较低。但其需要进行双侧前磨牙区的牙体制备,面积较大,相对于隐形义齿来说对发音功能的影响较大,异物感较强。具体修复过程如下:

①牙髓治疗:同隐形义齿。

②牙体预备:同隐形义齿,在双侧前磨牙区相当于双侧第一前磨牙和第二前磨牙之间预备隙卡沟,如果患者说话或大笑时暴露,隙卡沟的位置可后移,放在第二前磨牙或第一磨牙之间。要求隙卡沟圆钝,不破坏邻接区,尽量利用天然间隙减少牙体制备量。

③取印模、灌制石膏模型:同隐形义齿。

④比色:同隐形义齿。

⑤义齿的试戴、调𬌗:同隐形义齿。

(二)后牙牙体颈 1/3 缺损的活动义齿修复

后牙区牙体颈 1/3 缺损往往会影响患者的咀嚼功能,如果长时间缺乏与对颌牙咬𬌗接触以及和邻牙的邻接关系,则会导致对颌牙的伸长和邻牙向缺隙侧倾斜,从而导致𬌗关系的紊乱。当后牙区牙体缺损没有破坏髓室底,牙周组织正常时,可进行义齿修复。后牙区重度牙体缺损的活动义齿修复同前牙区的修复,一般也有两种修复方式。

1. 隐形义齿　后牙区牙体缺损应用隐形义齿修复,修复过程同前牙区,不过因后牙区主要担负着咀嚼功能,因此义齿设计不同,如果缺损区牙根支持条件不佳,可以在两侧牙的近患侧的边缘嵴上设计𬌗支托,以帮助患牙承受咬𬌗力。如果后牙区前庭沟太浅,义齿固位基托太长会产生组织压痛,可以采用隐形义齿的变异形式:缺损区近中牙放置弹性基托固位,缺损区远中牙放置铸造或锻丝卡环固位。具体修复过程如下:

①牙髓治疗:同前牙区缺损。
②牙体预备:磨除前牙缺损区表面的尖锐棱角,并用树脂或银汞合金充填根管口防止微渗漏。在缺损两侧牙的边缘嵴上制备出𬌗支托的位置,𬌗支托沟的制备会在牙列缺损的修复治疗中进一步阐述。
③取印模、灌制石膏模型:同前牙区缺损。
④比色:同前牙区缺损。
⑤义齿的试戴、调𬌗:同前牙区缺损。

2.卡环固位的活动义齿 这种形式的修复体主要利用缺损两侧的牙作为基牙,在其上放置铸造或锻丝卡环作为固位体,利用𬌗支托放置在缺损牙的边缘嵴上以及基托下面的牙根来获得支持。其具体修复过程同后牙缺损的隐形义齿修复,只不过利用卡环取代了弹性固位胶钩。

二、牙体颈1/3缺损的固定义齿修复

牙体缺损较严重时,进行直接冠修复不能提供良好的固位形和抗力形,此时需要增加辅助固位形式。目前对于严重的牙体缺损,一般采用桩冠修复来增加根管以及修复体的强度。桩冠(post crown or dowel crown)是利用金属冠桩插入根管内以获得固位的一种冠修复体。它的应用已有一个半世纪的历史。由于牙髓治疗广泛而又有效地开展,桩冠修复有了可靠的基础,应用范围也在扩大,大量严重缺损的患牙和残根得以保留和修复。桩冠修复相对于活动义齿来说,美观、异物感小、功能恢复较好。对于残冠残根的桩冠修复,必须经过完善的根管治疗,临床观察一到两周,在没有任何临床症状的情况下,才可进行桩冠修复。并且要求残冠残根的牙周以及根尖周组织健康,或牙周、根尖周病变得到控制,牙槽骨吸收不要超过根长的1/3。对于后牙区多个牙根的残冠残根,目前临床上常用的是预成桩技术,使得就位道方向不一致的2或3个根管可以行桩冠修复。对于残冠残根的保存修复,是在多学科的共同参与下进行的,典型的例子就是:如果牙体缺损过多,经过牙周手术后,虽然牙根断面得以暴露,但仍不利于修复体与牙周组织建立生理的关系时,为解决残根根面位置过低的问题,可采用残根的正畸牵引或外科牵引治疗。

相对于桩冠,目前临床上比较常用的桩核冠技术,它使得残冠残根的修复更加合理、更为方便,先行桩核恢复后行全冠最终修复。

临床上根据桩核材料的不同分为:金属桩和非金属桩。根据形态的不同又可分为:平行螺纹桩、平行光滑桩、平行锯齿桩、锥形螺纹桩、锥形光滑桩、锥形锯齿桩以及阶台型桩等。根据制作方式不同可分为:预制成品桩和个别制作桩(包括铸造桩

和不锈钢丝弯制桩)。不同类型的桩有其自身的特点,临床上要根据患者的情况选择合适桩核进行修复,现以缺损的牙位以及不同桩核材料制作的桩进行简要说明。

(一)前牙牙体颈 1/3 缺损的修复

1. 牙髓治疗　缺损牙必须经过完善的根管治疗,临床观察一到两周,在没有任何临床症状的情况下,才可进行桩冠修复。

2. 根管预备

①铸造金属桩:根管预备前,应根据 X 线牙片,残留牙冠方向,根管内充填材料的情况对根管预备的长度、直径大小、难易程度有一明确概念。预备时,先根据充填材料的直径选用略小于根管口的圆钻,从根管口充填材料的正中沿牙根方向缓慢去除充填材料,采用逐步前进的手法,随时校正钻入方向,当钻进遇到阻力时,可更换直径小一号的圆钻继续沿充填材料的正中徐徐前进,参考 X 线牙片,了解根管预备的深度,观察切割出的粉末性质确定钻头前进方向。

根管预备的要求:要求根尖部保留 3~5 mm 的充填材料,冠桩的长度约为很长的 2/3~3/4,保证根冠比例不小于 1∶1;从力学角度考虑,理想的冠桩直径应为根径的 1/3;理想的冠桩外形应是与牙根外形一致的一个近似圆锥体,从根管口到根尖逐渐缩小呈锥形,各部横径都保持为根径的 1/3,与根部外形一致,而且与根管壁密合。

铸造金属桩目前因为制作工艺比较麻烦,目前临床应用较少,多用于根管较粗,根管壁较薄,根管开口较大的患牙。

②预成金属桩:预成金属桩根管预备前的处理同铸造金属桩,但根管预备要根据根管的直径、患者的咬𬌗力、冠部剩余牙体量等来定。如果根管直径较细、咬𬌗力较小、剩余牙体量较多时,可以选择较小直径的桩,减小根管预备量从而增加根管壁自身的抗力,防止根折发生,反之,采用较粗的桩根管预备较多,增加修复体的抗力。根管预备尽量利用原有根管的条件,利用配套的根管扩大钻从小号到大号,逐步预备,并保证根冠比例至少不小于 1∶1。

③纤维增强树脂桩:纤维增强树脂桩的根管预备同预成金属桩的根管预备,均属成品桩,使用预备配套器械。

3. 根面预备

①铸造金属桩:在正常情况下,将根面预备成唇舌向的两个斜面,两斜面相交成一条近远中向的嵴,并通过根管口中央。这样既可增加冠桩的长度,又能防止桩冠受力后发生扭转移位。如果因牙折或龋坏,根面不可能预备出两个斜面时,可根据缺损情况预备成平面或凹面,并相应采取其他增强固位力和稳定性的措施。

铸造金属桩进行根管预备和根面预备后,用铸造蜡取根管桩的印模,技工铸造根管桩,并试戴调磨直到和根管以及根面完全密和。

②预成金属桩:对于预成金属桩修复牙体缺损,根面预备时尽可能保留剩余的牙体组织,增加修复体的抗力,以去净龋坏组织为原则。

③纤维增强树脂桩:纤维增强树脂桩的根面预备原则同预成金属桩。

4. 根管桩的粘固

①铸造金属桩:铸造金属桩一般用玻璃离子粘固剂或磷酸锌粘固剂粘固,在粘固前行根管消毒,冲洗,隔湿,干燥。粘固过程中固定好桩,防止移动。

②预成金属桩:预成金属桩的粘固同铸造金属桩,在粘固的过程中可以旋转桩直到有阻力为止。在旋转加力时,要防止用力过大造成根折。

③纤维增强树脂桩:纤维增强树脂桩使用专用的树脂粘结剂,包括酸蚀根管、干燥、涂底剂、打入粘结剂、插入根管桩、去除多余粘结剂、光照固化,最后根据要恢复临床牙冠的长度,截取多余的桩。

5. 恢复核形态

①铸造金属桩:铸造金属桩的桩核恢复可以在铸造桩的同时恢复核,桩核一体,要求恢复核形态满足全冠预备的原则,达到预备量的要求。另外也可以桩核分体,当铸造桩粘结后行树脂核恢复。

②预成金属桩:前牙一般用树脂恢复核形态,具体步骤包括:牙面酸蚀,涂布粘结剂,树脂恢复核形态,光照固化。在树脂恢复核形态时尽量恢复原有牙体外形,以便牙体预备时获得良好的预备体形态。

③纤维增强树脂桩:纤维增强树脂桩需用配套的纤维桩核材料,具体步骤同预成金属桩。

6. 牙体预备　除了铸造桩核一体的情况,其他修复形式均需要牙体预备,牙体预备要符合全冠修复牙体预备的原则,按不同全冠修复体的要求预备出足够修复体间隙。

7. 取印模、灌制石膏模型　同全冠修复体。

8. 制作临时冠　同全冠修复体。

9. 比色　同全冠修复体。

10. 修复体的试戴、调拾　同全冠修复体。

11. 粘固　同全冠修复体。

(二)后牙体颈 1/3 缺损的修复

后牙牙体重度缺损的固定修复同前牙区,区别在于后牙区承受咬殆力较大,一般要考虑剩余牙体组织的负重情况,必要时可以增多桩固位。后牙桩冠的一个主要困难是多个桩钉的共同就位道问题。为此,出现了后牙桩冠的一些新的设计,如:①树脂核或银汞核冠;②螺纹桩;③分叉式桩等多种修复形式。后牙核冠既是桩冠,也属全冠修复,是以桩冠形成一个核,再做全冠修复。

1. 牙髓治疗　同前牙的修复治疗。
2. 根管预备

①铸造金属桩:根管预备前的处理以及根管预备的要求同前牙修复,后牙区桩冠修复多选用根管比较粗大的牙根,一般选用上后牙的腭根和下后牙的远中根,如果牙体缺损比较严重可以采用多根管桩核修复。而根管方向往往不平行,则需要铸造桩核和预成金属桩配合使用(如或者利用分叉式桩冠,它可以是利用一套成品的精密附着系统,分别做出两根管冠桩蜡型,两个蜡型各含附着系统的一个部件,两部件可形成精密匹配关系。也可以两支铸造桩核制作成互相制锁式的桩核先完成一个根管的冠桩蜡型后,包埋、铸造,铸件在根管内粘固,再做另一根管蜡型,经包埋、铸造后,将铸件在另一根根管内粘固。并使精密附着系统同时就位粘固。两铸件共同形成一个桩系统。目前对于根管方向不一致的情况,多采用预成金属桩或纤维增强树脂桩,可以克服就位道方向不一致,使多个桩成为一体(图21-16,图21-17)。

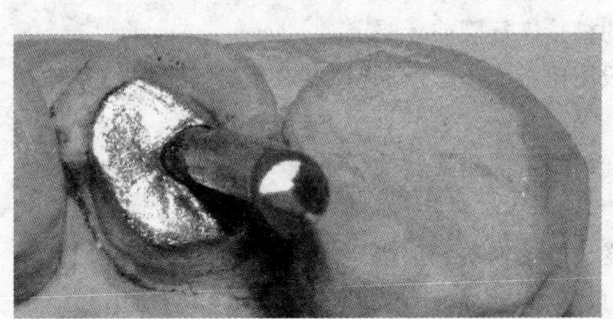
图21-16　多根管铸造桩核一体修复体

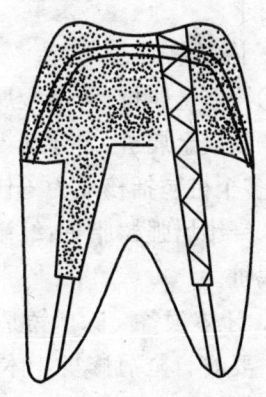
图21-17　铸造桩和成品桩配合使用

②预成金属桩:预成金属桩根管预备前的处理同铸造金属桩,它比较适合于桩的就位道不一致的情况,可根据牙体缺损量选择一个或两到三个牙根行桩核修复。每一个桩道的预备按前牙根管预备的原则,考虑道后牙根管较前牙细,尽量减少根管壁的预备量,使用直径较细的桩,预备时防止侧穿。

③纤维增强树脂桩:纤维增强树脂桩的根管预备同预成金属桩的根管预备,均属成品桩,使用预备配套器械。

3. 根面预备

①铸造金属桩:以轮形或桃形金刚砂车针磨除残冠的薄壁,去除病变组织及无基釉,保存有一定抗力形的健康牙体组织,颈缘做肩台预备。如缺损至龈下,牙髓腔尚完整,可去除病变组织,将髓室预备成一定洞形,尽可能不损伤髓室底。如髓室底已破坏,形成孤立牙根,可去除病变组织,形成外形规则的根面,可分别进行单个桩冠的修复。而后制取桩的印模,技工制作。

②预成金属桩:对于预成金属桩修复牙体缺损,根面预备时尽可能保留剩余的牙体组织,增加修复体的抗力,以去净龋坏组织为原则。

③纤维增强树脂桩:纤维增强树脂桩的根面预备原则同预成金属桩。

4. 根管桩的粘固

①铸造金属桩:同前牙牙体缺损的修复。对于多个平行根管的桩核粘结,要求各个根管同时粘结。

②预成金属桩:同前牙牙体缺损的修复。多个根管桩可以分次粘结,各个桩道最好不平行,这样可以相互制约,提高固位力。

③纤维增强树脂桩:同前牙牙体缺损的修复。多个桩粘结时,同预成金属桩的桩道要求。

5. 恢复核形态

①铸造金属桩:铸造金属桩的桩核恢复同前牙要求。

②预成金属桩:后牙缺损一般用树脂或银汞恢复核形态,充填物要求包绕所有桩,使多个桩包括核成为一体。

③纤维增强树脂桩:纤维增强树脂桩需用配套的纤维桩核材料,具体步骤同预成金属桩。

6. 牙体预备　除了铸造桩核一体的情况,其他修复形式均需要牙体预备,牙体预备要符合全冠修复牙体预备的原则,按不同全冠修复体的要求预备出足够修复体间隙。

7. 取印模、灌制石膏模型　同全冠修复体。

8. 制作临时冠　同全冠修复体。

9. 比色　同全冠修复体。

10. 修复体的试戴、调𬌗　同全冠修复体。

11. 粘固　同全冠修复体。

第22章 牙列缺损的固定修复

第一节 概述

牙列缺损(dentition defect)是指单颌或上下牙列中部分的自然牙的缺失。牙列缺损常规修复设计是固定局部义齿(fixed partial denture)和可摘局部义齿(removable partial denture)。

牙列缺损的病因和影响

（一）牙列缺损的病因

造成牙列缺损的病因是通常是由龋病、牙周病、根尖周病、外伤、炎症、肿瘤或发育障碍等，到目前为止，国内患者引起牙列缺损的常见病仍然是龋病和牙周病。

（二）牙列缺损的影响

牙列缺损后，如不及时修复，会给患者带来很多影响，主要表现为局部的影响，有时会对全身健康造成影响。具体表现如下：

1. 咀嚼功能减退　部分天然牙的缺失，将影响咀嚼功能，而影响程度与缺牙数量、时间和部位有关。若后牙个别牙缺失，则降低了部分咀嚼效能。当上颌或下颌的一侧后牙全部缺失，将丧失一侧食物磨碎功能。若前牙缺失，将影响切割食物功能。同时个别牙缺失，不及时修复，将会造成邻牙向缺牙区倾斜，缺牙间隙变小，对颌牙伸长引起𬌗干扰，从而导致咬𬌗功能紊乱，使牙列的有效功能接触面积相应减少。随着牙缺失时间的推移，咀嚼功能减小日益明显(图22-1)。

2. 牙周组织变化　缺牙后很长时间没有修复，邻牙向缺隙侧倾斜移位可能导致局部咬𬌗关系紊乱，甚至出现邻牙牙间间隙、继发龋、牙周袋以及牙周创伤等症状。

3. 发音功能障碍　前牙缺失对发音功能影响很大，特别是影响齿音、唇齿音、

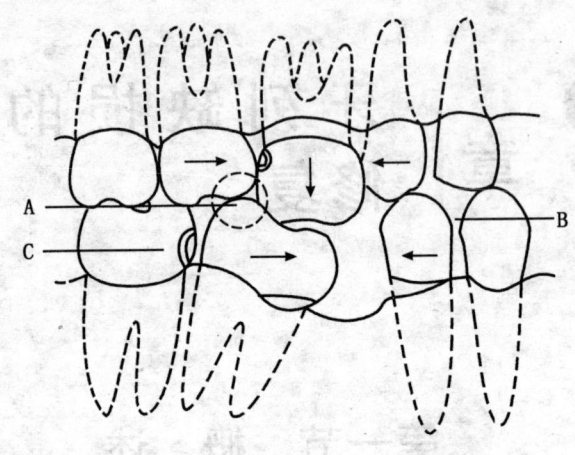

图 22-1 下颌第一磨牙缺失造成的牙列变化
A. 早接触 B. 邻接丧失 C. 龋

舌齿音的发音,从而影响讲话时的清晰度。

4. 美观影响　完整的牙列维持着面部的外貌。如多数前牙缺失,失去对唇部的支持,唇部内陷,影响患者的美观。如上下牙列缺损,余留牙与对颌牙无接触,使面下1/3距离缩短,鼻唇沟加深,面部皱纹增加,面容显老。

牙列缺损除上述主要影响外,因缺失牙还可能引起邻牙间的接触点丧失,食物嵌塞导致牙龈炎或牙周炎;𬌗关系紊乱导致颞下颌关节紊乱病;不能充分嚼碎食物,影响消化系统的吸收等。

第二节　牙列缺损的固定修复

固定义齿(fixed prosthesis)又称固定桥(fixed bridge),是指修复牙列缺损中所缺失的一个或几个天然牙,恢复其解剖形态和生理功能的一种修复体。它主要利用缺牙间隙两端或一端的天然牙作为基牙,在基牙上制作义齿的固位体,并与人工牙连接成为一个整体,通过粘固剂将义齿粘固在基牙上,因而患者不能自行取下。

(一)固定桥的特点

1. 殆力由桥基牙分担承受,使用于牙列中单个牙或少数牙缺失以及数个牙的间隔缺失,邻牙有足够的支持和固位的病例。

2. 固定桥通过粘固在基牙上,患者不能摘取,基牙和人工牙是一个功能整体。

3. 缺失牙的殆力和基牙的殆力主要通过桥基牙传递至牙周支持组织和颌骨,故基牙牙根要有足够的支持力,牙冠固位形有良好的固位力。

4. 基牙的数量由牙周健康,缺牙间隙的大小和咬殆力大小决定。

5. 各基牙间能够取得共同就位道。

6. 固位体有足够的固位力,固定桥行使功能时,固位、支持、稳定良好。

7. 正确恢复缺失牙殆面的解剖形态,颊舌面的突度、颈缘线,邻间隙形态和龈端的形态,与黏膜有良好的接触关系。

8. 固定桥不能摘下清洗,故应有良好的自洁作用和便于口内清洁。

(二)固定桥和可摘局部义齿的比较

1. 固定桥的优点

(1)固位作用好,固定桥通过固位体粘固在基牙上,固位力大,行使咀嚼功能时,义齿稳固而无殆向移位。

(2)支持作用好,固定桥承担的殆力几乎全部由基牙及其下的牙周支持组织承担,支持力大。

(3)稳定作用好,固定桥通过固位体粘固在基牙上,修复体与基牙连成一个新的功能整体,具有较强的对抗侧移位的能力,修复体稳定作用好。

(4)固定桥的体积与天然牙体积近似,边缘密合,患者感觉舒适而无明显异物感,容易适应。

(5)固定桥对舌的功能影响较小,不影响患者的发音功能。

(6)用陶瓷材料制作的全瓷或金属烤瓷固定桥美观,备受患者的欢迎。

(7)固定桥无需患者摘戴,使用方便。

2. 可摘局部义齿的优点

(1)可摘局部义齿对缺牙数、基牙的条件、咬殆关系等都不如固定桥要求那么严格,因而临床上适应症比较广泛。

(2)可摘局部义齿切割的基牙牙体组织比固定桥基牙少,患者容易接受。

(3)可摘局部义齿制作相对简单,容易调整或修改;而粘固后的固定桥修理较难。

(4)可摘局部义齿可以摘出口外清洗,容易保持义齿的清洁和口腔卫生。

(三)固定桥的组成和类型

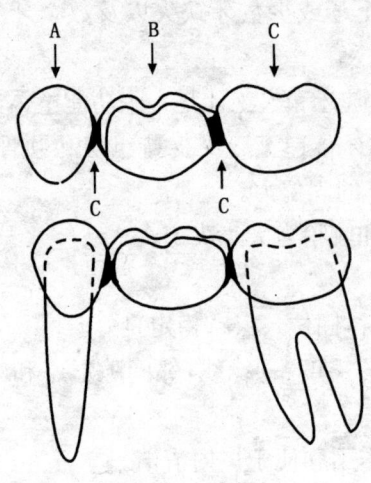

图 22-2　固定桥的组成
A. 固位体　B. 桥体　C. 连接体

1. 固定桥的组成　固定桥是由固位体、桥体和连接体三个部分组成(图 22-2)。它通过固位体与基牙粘固形成整体,以恢复缺失牙的生理形态、咀嚼和发音功能。基牙有称为桥基或基牙,是支持固定桥的天然牙、牙根或种植体,基牙必须承担自身的牙合力,也要承担额外的桥体牙合力,固定桥的牙合力几乎全部经过基牙传导至牙槽骨及支持组织上。曾有学者认为基牙应属于定义齿的组成部分之一,因为基牙与固定桥之间有密切关系,固定桥通过粘固剂将固位体牢固地粘固在基牙上形成一个整体,基牙为固定桥提供支持。但是就基牙本身而言,它是机体口腔咀嚼器官的一部分,不应属于人工修复体——固定桥的组成部分之一。

(1)固位体　固位体(retainer)是指在基牙上制作并粘固的嵌体、部分冠、全冠等。它与桥体相连接,而与基牙稳固地粘结在一起,使固定桥获得固位。桥体所承受的𬌗力通过固位体传递至基牙牙周支持组织,而为基牙所支持,使义齿的功能得以发挥。因此,要求固位体与基牙间有良好固位,能抵抗咀嚼时产生的各向外力,而不至于从基牙上松动、脱落。选择和制作固位体时,应考虑固位体材料的强度,与组织的相容性,才能抵抗最大咀嚼力而不破损,不刺激基牙的周围组织。

(2)桥体　桥体(pontic)即人工牙,是固定桥修复缺失牙的形态和功能的部分。桥体的二端或一端与固位体相连接。制作桥体的材料既要符合美观的要求,近似于邻牙的色泽,不刺激牙周组织,又须具备一定的强度,能承受𬌗力。

(3)连接体　连接体(connector)是固定桥桥体与固位体之间的连接部分。因其连接的方式不同,可分为固定连接体(rigid connector)和活动连接体(non—rigid connector)。前者是用整体铸造法或焊接法将固位体与桥体连接成整体,形成固定连接体;后者通过桥体一端的栓体与固位体一端的栓道相嵌合,形成一可活动的连接体。

2. 固定义齿的类型　固定桥的类型较多,根据桥体与牙槽嵴之间的关系,可分为卫生桥、盖嵴式固定桥。根据所用材料的不同,分为金属桥、金属烤瓷桥、金属树脂桥等。而临床上则常根据固定桥的结构不同分为:双端固定桥(rigid-fixed bridge)(图 22-3)、半固定桥(semi-rigid bridge)(图 22-4)、单端固定桥(cantilever

fixed bridge)(图 22-5)。以上为固定桥的三种基本类型。采用以上两种或二种以上类型联合制成的固定桥称为复合固定桥(compound fixed bridge)(图 22-6)。

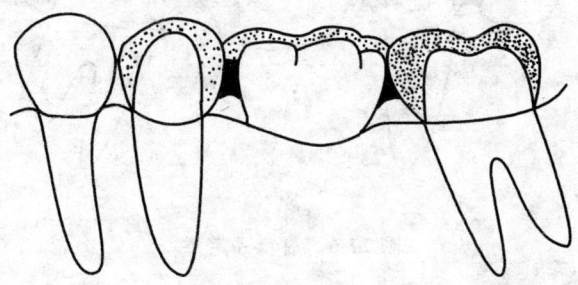

图 22-3 双端固定桥

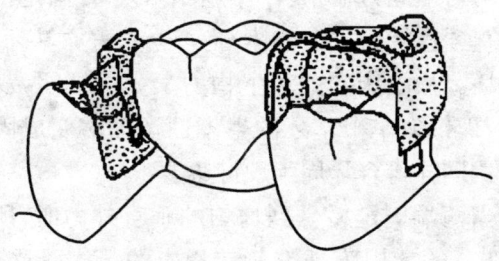

图 22-4 半固定桥

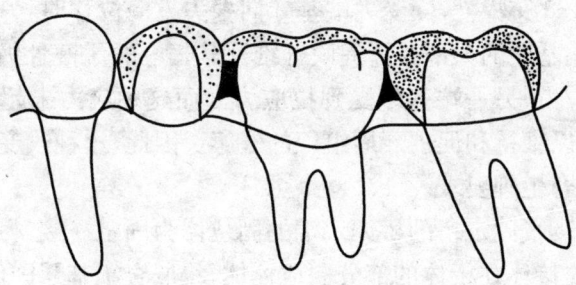

图 22-5 单端固定桥

(1)双端固定桥　双端固定桥又称完全固定桥。固定桥两端固位体与桥体之间的连接形式为固定连接,当固位体粘固于基牙后,基牙、固位体、桥体则连接成一

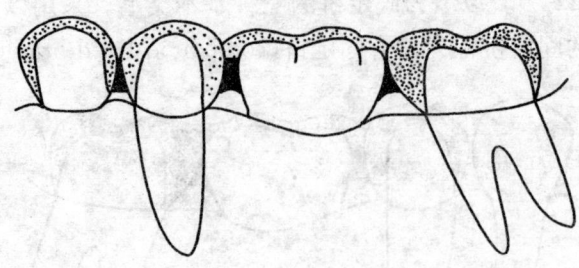

图 22-6 复合固定桥

个不动的整体。从而组成一个新的咀嚼单位。固定桥所承受的𬌗力,通过两端基牙传递至基牙牙周支持组织。双端固定桥的桥基牙能承受较大𬌗力,且两端基牙所分担的𬌗力也比较均匀。此为临床所广泛采用的一种固定桥。

双端固定桥将各基牙连接为一个整体,是否会失去原基牙各自的生理运动,从而使牙周组织遭受破坏。从临床实践和生物力学分析证明,双端固定桥的基牙并未失去其生理性运动,而仅由单个基牙的生理性运动转变成固定桥基牙的整体性生理运动。此运动方式同样符合牙周组织健康要求。

如图 22-7 所示,当两端固定桥受到均匀的垂直外力时,所有桥基牙的牙根均被压向牙槽窝,使大部分的牙周膜纤维及其相应的牙槽骨受到牵引力即压应力。若固定桥的一端基牙受到垂直向外力时,由于固定桥已将两端基牙连成整体,因此固定桥将会产生旋转移动,其旋转中心则位于两基牙间的缺牙区牙槽骨内,相当于根端 1/3 与根中 1/3 交界处,当受力端基牙向根尖方向位移时,另一端基牙向𬌗方向位移,此时,两端基牙的大部分牙周膜纤维及其相应的牙槽骨仍受到牵引力。受力端基牙受到压应力,另一端基牙受到拉应力。而这种应力未超过两端基牙所能承受的限度,仍可以维持和促进牙周组织的健康。因此,这种改变了运动形式的双端固定桥,仍然符合生理要求。

(2)半固定桥 半固定桥的桥体一端的固位体为固定连接,另一端的固位体为活动连接。活动连接体在桥体的部分制成栓体,将嵌合于基牙固位体上的栓道内。

有些学者认为半固定桥两端基牙所承受的应力不均匀。当桥体正中受到垂直向𬌗力时,固定连接端的基牙所受的力大于活动连接端基牙。因为𬌗力通过活动连接端的连接体,使应力得以分散和缓冲,而固定连接端基牙则承担较大𬌗力,容易使固定连接端基牙受到创伤,因此将这种固定桥又称为应力中断式固定桥(broken stress bridge)。近年来,有些学者通过生物力学实验探讨半固定桥与完全固

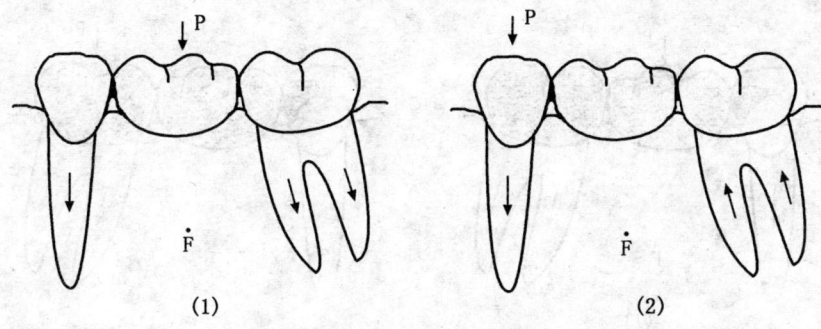

图 22-7 双端固定桥受垂直向的外力
(1)桥体受力 (2)一端基牙受力
P:𝑔力 F:旋转中心(支点)

定桥的受力情况(图 22-8),结果表明,半固定桥与完全固定桥在桥体正中受垂直向载荷时,两端基牙上的𝑔力分配比较接近,因为半固定桥固定连接体的固位体经粘固后,其活动连接体栓体与栓道也紧密嵌合,此时当受到垂直向𝑔力时,半固定桥两端基牙受力基本接近。若当桥体或固定连接端的基牙受到侧向力时,其桥基牙两端所受力有差异,固定连接端基牙牙周组织承受的力大于活动连接端基牙,活动连接端固位体向𝑔向位移时,基牙承受的力减小。

半固定桥一般适用于基牙倾斜度大,若采用双端固定桥修复,难以求得共同就位道的病例。

(3)单端固定桥 单端固定桥又称悬臂固定桥。此种固定桥仅一端有固位体,桥体与固位体之间为固定连接。固定桥粘固在一端基牙上,桥体受力时由该端基牙承受,桥体另一端与邻牙接触或无邻牙接触,形成完全游离端。

单端固定桥受力后,桥体处形成力臂,基牙根部形成旋转中心,产生杠杆作用,使基牙产生倾斜、扭转,从而引起牙周组织的创伤性损害或固位体松脱(图 22-8)。

单端固定桥虽具有上述特点,临床上如严格选择病例,如缺牙间隙小,承受𝑔力不大,而基牙又有足够的支持力和固位力,桥体设计合理,仍可采用。

(4)复合固定桥 此种固定桥是是包含上述三种基本类型中的两种,或者同时具备三种的复合组成形式。如在双端固定桥的一端再连接一个半固定桥或单端固定桥。

复合固定桥一般包括 4 个或 4 个以上的牙单位,常包括前牙和后牙,形成程度不同弧形的固定桥,整个固定桥中含有 2 个以上基牙。当承受外力时,各个基牙的受力反应不一致,可以相互支持或相互制约,使固定桥取得固位和支持。反之,也

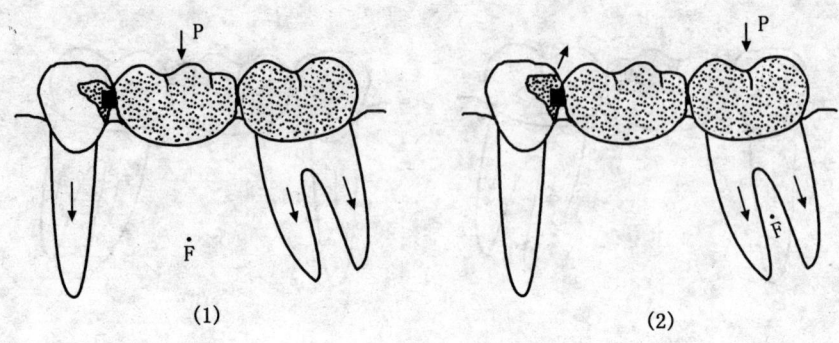

图 22-8 半固定桥受垂直向外力
(1)桥体受力 (2)固定连接端受力
P:𬌗力 F:支点

可能影响到固定桥的固位而引起固位体和基牙之间松动。复合固定桥包括的基牙数目多且分散,要获得共同就位道比较困难(图 22-9)。

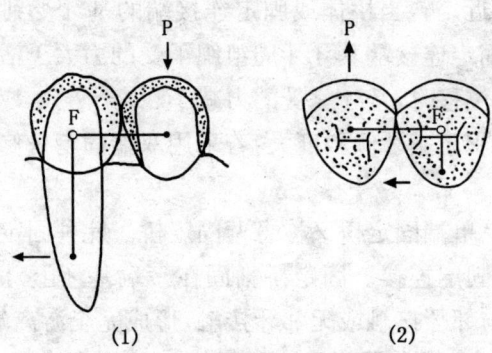

图 22-9 单端固定桥受力的杠杆作用
(1)颊面观 (2)𬌗面观
P:𬌗力 F:旋转中心(支点)

除上述几种结构类型固定桥外,还有其他特殊结构的固定桥,使临床固定桥的选择范围进一步扩大。如种植体固定桥(implant fixed bridge),固定-可摘联合固定桥(fixed-removable combined bridge)和粘结固定桥(bonding fixed bridge)等。现简单介绍如下(图 22-10):

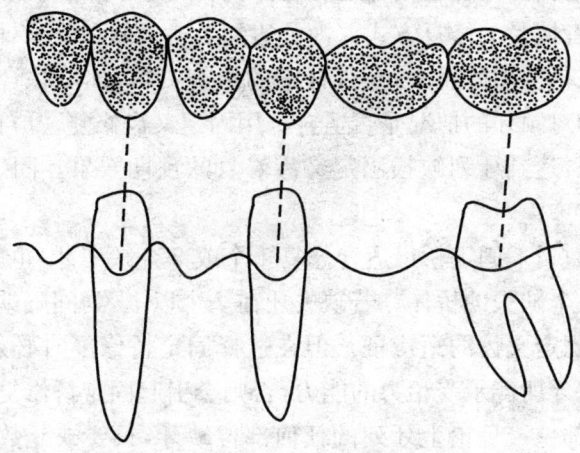

图 22-10　复合固定桥多基牙的就位道

(5) 种植固定桥　种植体固定桥是利用人工材料制成的各种形状的骨内种植体,植入颌骨内或牙槽窝内作为固定桥的支持和固位端,然后制作固定桥,修复牙列缺损。

种植体固定桥适用于牙列末端游离缺损,通常在缺牙区远端颌骨植入骨内种植体,再制作固定桥。此外,对牙槽骨吸收较多的基牙,为增强固定桥基牙的支持,改善冠根比例,可将种植针穿过根管植入颌骨内,然后采用固定桥修复缺失牙。

(6) 固定-可摘联合桥　此种固定桥的支持形式与双端固定桥相同,义齿承受𬌗力由基牙承担。但不同之处是固定桥可自行摘戴。义齿固位依靠固位体的内外冠之间产生的摩擦力。如:套筒冠固位体(telescopic),即制作内冠,粘固于基牙上,在内冠上制作外冠与桥体固定连接形成整体,固定桥就位后基牙上内外冠之间紧密接触,产生固位力。

固定-可摘联合桥的适用范围较广,能取得满意修复效果,但义齿制作的精密度要求高。

(7) 粘结固定桥　粘结固定桥是利用酸蚀、粘结技术将固定桥直接粘固于基牙上,修复牙列缺损,其固位主要依靠黏结材料的粘结力,而牙体预备的固位形为辅助固位作用。

粘结固定桥与传统固定桥相比,牙体预备时磨削牙体组织少,牙髓损伤小。

3. 固定桥修复的适应证　固定桥修复能够最大限度的通过桥体恢复缺失牙

的解剖形态和生理功能,同时达到舒适、美观要求。修复牙列缺损后的外观与邻近牙协调,是易被患者接受的修复方式。为了达到上述目的和要求,固定义齿修复前必须对患者口腔进行全面的检查,获得详细的检查资料,加以综合分析和判断,确定其缺牙区邻牙和对颌牙的情况是否适合选用固定义齿修复。应该严格掌握固定义齿修复的适应证,达到牙列缺损固定义齿修复的预期效果。固定桥的适应证选择有以下几方面。

(1)缺失牙的数目　固定桥最适合修复1个或2个缺失牙,也就是2个桥基牙适宜支持1个或2个缺失的桥体。若缺失牙在2个以上,为间隔缺失,即有中间基牙增加支持,也为固定义齿的适应证。但在选择固定桥修复时必须考虑缺失牙数目与缺牙区两端基牙所能承受𬌗力的能力,否则会引起固定桥修复失败。

(2)缺失牙的部位　理论上牙列的任何部位缺牙,只要缺牙数目不多,基牙条件符合要求,都可以选用固定义齿修复。但对后牙末端游离缺失的患者,若用单端固定桥修复,桥体受力,产生的杠杆作用大,容易造成基牙牙周组织损伤,若第二磨牙游离缺失,对颌为黏膜支持式可摘义齿,因其𬌗力比一般天然牙明显减小,缺牙侧可以选用第二前磨牙和第一磨牙为基牙,其基牙的牙周情况好,也可采用单端固定桥修复。

(3)基牙的条件

1)牙冠　作为固定桥基牙的临床牙冠高度应适宜,形态正常,牙体组织健康。如牙冠已有牙体组织缺损,或牙冠形态不正常,只要不影响固位体的固位形预备,并能达到固位体固位要求,亦可考虑作为基牙。牙冠缺损面积大,如果能通过桩该修复,仍可选为基牙。若基牙的临床牙冠过短,应采取增强固位的措施,如在基牙上预备辅助固位形或增加基个数,否则不宜作固定桥修复。

2)牙根　牙根应粗长、稳固,以多根牙的支持最好,不应存在病理性松动。若基牙牙根周围牙槽骨吸收,最多不超过根长的1/3,必要时,需增加基牙数目以支持固定桥。

3)牙髓　以有活力的牙髓最佳。如果牙髓已有病变,应进行彻底的牙髓治疗,并经过较长时期的观察,并确认不会影响修复后的效果者,方可作为基牙。死髓牙经根管充填后使牙体变脆,在选作基牙时,应考虑牙根的强度。

4)牙周组织　基牙牙周组织健康才能够支持经固位体传递至基牙上的桥体的𬌗力。因此,对基牙牙周组织的要求为:牙龈健康,无进行性炎症;牙周膜无炎症,根尖周无病变;牙槽骨结构正常,牙槽突没有吸收或吸收不超过根长的1/3,并为停滞性水平吸收。如果个别牙缺失,基牙因牙周病引起不同程度松动,可以根据牙周病修复治疗的原则,考虑设计多基牙固定桥。

5) 基牙位置　要求基牙的轴向位置基本正常,无过度的倾斜或扭转错位,不影响固位体的预备及基牙间的共同就位道。

(4) 咬殆关系　缺牙区的咬殆关系基本正常,即缺牙区的牙槽嵴顶黏膜至对颌牙殆面有正常的殆间距离。对颌牙无伸长,邻牙无倾斜。若缺牙时间过久,引起殆关系紊乱,如邻牙倾斜、对颌牙伸长形成牙间锁结,致使下颌运动受限者,一般不宜采用固定桥修复,但若通过咬殆关系调整,使伸长牙和倾斜牙回复至正常位置仍可考虑固定桥修复。

缺牙区的牙槽嵴顶黏膜至对颌牙殆面距离过小,因固位体、桥体、连接体无足够的厚度与强度,无法承受咀嚼殆力,一般不宜采用固定义齿修复。

(5) 缺牙区牙槽嵴

1) 缺牙区伤口愈合　一般在拔牙后3个月,待创口完全愈合,牙槽嵴吸收基本稳定后制作固定义齿。如因特殊原因必须立刻修复者,先进行固定桥基牙牙体预备,采用树脂暂时固定桥修复缺失牙,待伤口完全愈合,再作永久固定桥修复。如拔牙创未愈合,牙槽嵴吸收未稳定,立即作固定桥修复,桥体龈端与黏膜之间容易形成间隙,从而影响自洁作用和美观。

2) 缺牙区牙槽嵴吸收　缺牙区牙槽嵴吸收不宜过多,特别是前牙区。如果牙槽嵴吸收过多,制作固定桥,桥体外形塑形比较困难,会影响美观。牙槽嵴吸收过多的后牙区,可设计卫生桥。总之对缺牙区牙槽嵴吸收过多者,选择固定桥修复时,需慎重考虑。必要时采用特殊外形塑形处理,如桥体殆面或切缘至缺牙区黏膜距离过长,桥体牙颈部可采用牙龈颜色,通过视觉差来缩短桥体长度,与邻牙颈部协调。

(6) 年龄　患者年龄大小,对确定固定桥修复的适应证影响不大。但若年龄过小,临床牙冠短,髓腔较大,髓角高,有时根尖部未完全形成,在基牙预备时,容易损伤牙髓。若年龄过大,牙周组织萎缩明显,牙松动。此时牙周组织的代偿功能降低,也不宜采用固定桥修复。固定桥修复的适宜年龄为20～60岁。但也应视患者的具体情况而定。如老年患者,全身及口腔情况良好,除个别牙缺失外,余留牙健康、稳固,此时也可用固定桥修复。

(7) 口腔卫生情况　患者口腔卫生情况差,牙垢沉积,菌斑聚集,容易引起龋病和牙周病,导致基牙牙周组织破坏。因此,此类患者在选用固定桥修复时,必须进行牙周洁治,嘱患者保持口腔清洁卫生,否则不宜做固定义齿。

(8) 余留牙的情况　在选用固定桥修复时,除视基牙条件外,还需整体考虑余留牙情况。特别在同一牙弓内有无患牙,患牙能否保留,此与牙列缺损能否采用固定修复方法有很大关系。如余留牙有重度牙周病或严重龋坏，根尖周有病变，患牙无法保留，此时需整体考虑修复方案，一般患牙应该拔除，待拔牙伤口愈合后，可采用可摘局部义齿或其他修复方法。

4. 固定桥修复的生理基础　在行使咀嚼功能时，固定桥所承受的𬌗力主要由基牙承担，而基牙能否承受𬌗力，是固定桥修复的基础。

(1)牙周潜力　牙周潜力又被称为牙周储备力，是指在正常咀嚼运动中，咀嚼食物的𬌗力大约只为牙周组织所能支持的力量的一半，而在牙周组织中尚储存了另一半的支持能力。咀嚼功能所发挥作用大小，与咀嚼力大小有着密切的关系。咀嚼力是指当咀嚼肌收缩时所能发挥的最大力量。但在实际咀嚼中，这种力量受牙周组织内痛觉感受器调节，所以咀嚼时仅是部分肌纤维的收缩。在咀嚼运动中，个别牙或部分牙发挥的力量，称咀嚼压力，而临床常称𬌗力。𬌗力为咀嚼力的一部分，其大小因年龄、性别、牙体组织健康情况、牙周支持组织健康情况、全身健康情况的不同而有所差异。通过𬌗力计对正常健康人的垂直方向𬌗力测定结果显示，𬌗力的平均值为 22.4～68.3 kg，而日常生活中，咀嚼食物时所需𬌗力一般在 10～23 kg 仅用了牙所能承受力的一半，牙周组织还贮存了相当大的储备力量。因此牙列缺损固定桥修复时，应用基牙的储备力量来承担桥体通过连接体传递至基牙的𬌗力，为固定桥修复提供了生理基础。

(2)牙周膜面积　牙周膜将基牙牙根固定于牙槽窝内，在牙根与牙槽骨之间起到缓冲作用，并能调节牙所承受的咀嚼压力。固定桥修复中，基牙能否分担桥体传递的𬌗力，取决于基牙牙周组织的健康状况。因此临床上常用牙周膜面积来衡量邻近缺牙区的牙是否可作为基牙和选择基牙数目的依据。国内外一些学者曾对牙周膜面积进行测量(表 22-1)。测量结果表明，上下颌第一磨牙牙周膜面积最大，第二磨牙其次，尖牙次之，上颌侧切牙和下颌中切牙牙周膜面积最小。由此可见第一磨牙是最好的桥基牙，而上颌侧切牙和下颌中切牙是最弱的桥基牙。

牙周膜的面积随着增龄的生理变化或牙周组织的病变会逐渐减少，由于牙周膜面积的减少，牙周储备力也相应降低，当牙周膜面积减少到一定的程度，就不能作为桥基牙。根据国内外一些学者对牙周膜进行分段测量的结果(表 22-2)，牙周膜的附着面积，单根牙以牙颈部处最大。多根牙以牙根分叉处面积最大，颈部次之，然后向根尖逐渐减小。因此牙根颈部牙周膜只要有短距离丧失，牙周膜面积便有较大量的减少。

表 22-1　各牙的牙周膜面积（mm²）

		魏治统等	Tylman	BycbПИИ	Boyd	Jepsen
上颌	8	—	194	—	205.3	—
	7	290	272	375	416.9	431
	6	360	335	409	454.8	433
	5	177	140	223	216.7	220
	4	178	149	255	219.7	234
	3	217	204	270	266.5	273
	2	140	112	170	177.3	179
	1	148	139	191	204.5	204
下颌	1	122	103	161	162.2	154
	2	131	124	151	174.8	168
	3	187	159	224	272.2	268
	4	148	130	206	196.7	180
	5	140	135	194	204.3	207
	6	346	352	407	450.3	431
	7	282	282	340	399.7	426
	8	—	190	—	372.9	—

表 22-2　各牙分段牙周膜面积（mm²）

吸收程度	上颌							下颌						
	7	6	5	4	3	2	1	1	2	3	4	5	6	7
总面积	100	100	100	100	100	100	100	100	100	100	100	100	100	100
吸收 1/4	73.44	74.16	63.84	64.94	61.84	62.21	62.85	64.26	65.24	63.96	63.96	61.91	72.07	69.50
吸收 1/2	33.10	38.88	35.59	36.00	33.44	34.42	35.13	37.54	36.81	33.00	36.91	34.14	39.46	36.84
吸收 3/4	10.34	13.88	14.69	16.26	12.28	13.70	14.67	14.25	11.44	16.22	13.45	15.01	12.76	

（3）牙槽骨结构　牙槽骨的主要作用是支持牙，承受由牙周膜传递而来的殆力。牙槽骨对咬殆力有动态反应，健康的牙槽骨，在X线片上显示骨质致密，骨小梁排列整齐，对咬殆的承受力高，具有较多的牙周储备力。而日久废用牙，其牙槽骨的骨质疏松，骨小梁排列紊乱，或导致牙槽骨废用性吸收，骨组织吸收量多，使这

类牙的牙周储备力下降,承受殆力的能力减弱,若选为基牙,应当慎重考虑。

5. 固定桥的固位、稳定、支持

(1)固定桥的固位 固定桥通过固位体牢固地固定在基牙上,在承受咀嚼运动时的外力作用下,不会松动和脱落,能充分发挥咀嚼效能。如果固定桥的固位不良,不但不能很好发挥其功能,还会导致固定桥的松动或脱落。固定桥的固位体与基牙之间的松动,容易引起基牙发生龋病。因此固定桥的良好固位十分重要。

固定桥的固位原理与牙体缺损修复基本相同,它的固位力主要依靠摩擦力、约束力和粘结力。

摩擦力主要依靠牙体预备时各轴面之间的相互平行,固位体与预备后的牙面紧密接触,产生摩擦力。摩擦力的大小与牙体预备的轴面平行度、接触的紧密程度、接触面积以及接触面的状况等有密切关系。

约束力依靠设计沟、针道、盒形等辅助固位形,使其符合固位和抗力要求,当义齿受外力时,固位体有足够支持而保持稳定。固位体固位作用的大小与牙体预备是否符合抗力与固体形要求有关。

粘结力主要依靠粘结剂封闭于固位体组织面与牙面间产生的机械锁结和化学粘结作用,起到阻止固位体的移位作用。其粘结力的大小与接触的面积、接触的密合度、粘结的操作技术等有关。

因此固定桥的固位主要依靠上述三种固位力的协同作用,使修复体与各基牙之间形成一个牢固的整体。

(2)固定桥的稳定 固定义齿的稳定性对义齿能否获得良好固位有着密切关系。固定桥的稳定性是指在生理咀嚼功能运动中,在承受来自各方向的咬合力时,仍然能保持义齿的平衡,无潜在的翘动现象。因为固定桥一旦出现翘动现象,最易破坏固位体与基牙各预备面之间粘固剂的密封作用,而导致义齿松动脱位。

固定义齿的稳定性与义齿受力时产生的杠杆作用力有关。后牙双端固定桥的桥体,位于两端基牙连成的支点线上,桥体殆面承受垂直向殆力时,不易产生杠杆作用,故其稳固性好(图 22-11)。前牙双端固定桥的桥体位于两基牙连成的支点线前方,如图 22-12 所示,当桥体受力时,易产生杠杆作用,其稳定性差,容易引起义齿固位体松脱。单端固定桥,由于桥体一端无基牙支持,形成游离端,当桥体承受咬殆力时,最易产生杠杆作用力,影响固定桥的稳定性,对固位不利(图 22-13)。连接前牙和后牙的多基牙固定桥,各基牙间连成的支点线形成了三角形或四边形的支持面,有利于保持固定桥的稳定性。当一处桥体承受殆力时,会受到远离桥体端基牙的牵制,而不易产生杠杆作用,义齿的固位效果良好(图 22-14)。

有些类型固定桥的桥体受力时,产生较大的杠杆作用力,此力对义齿的固位造成影响。为减轻杠杆作用力,应增大抗力臂,如增加基牙数。

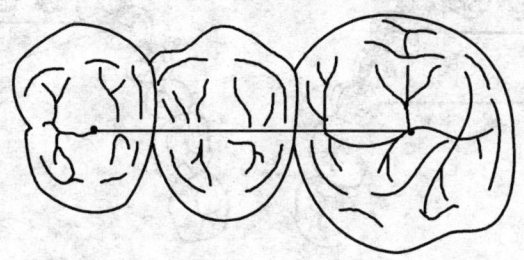

图 22-11　双端固定桥桥体位于支点线上

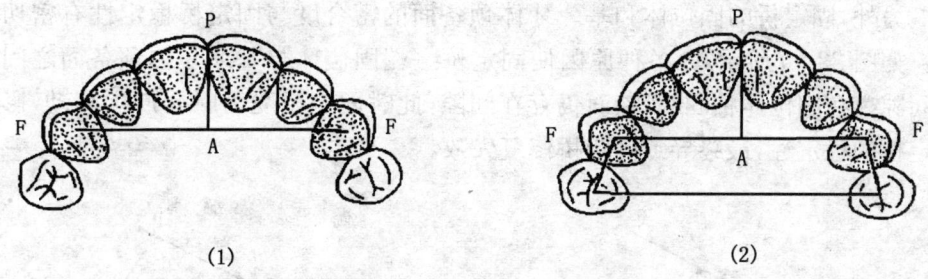

图 22-12　前牙弓不同的固定桥设计
(1)牙弓突度小　(2)牙弓突度大
P:殆力　F:支点　A:殆力点至两侧支点连线垂直距离的汇合点

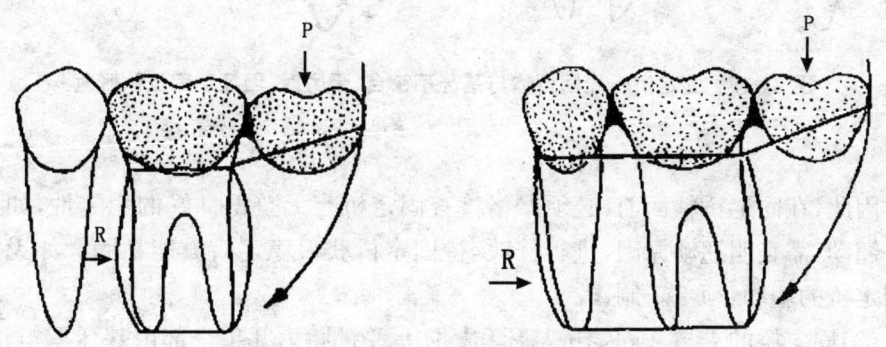

图 22-13　单端固定桥受力时产生杠杆作用
P:殆力　R:反作用力

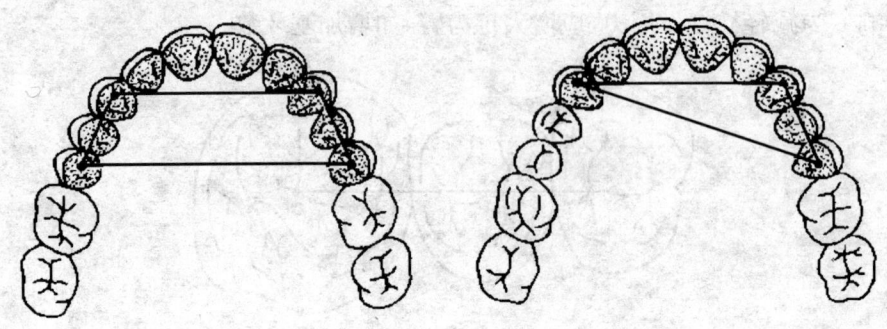

图 22-14　多基牙固定桥的稳定性

另外,固定桥的固位体和基牙牙体预备面的密合度与固定桥稳定性有密切关系。如图 22-15 所示,因各种原因使固定桥一端固位体与基牙牙体预备面之间出现间隙。在固位体粘固时,𬌗面仍存在间隙,此时固定桥受力时会产生翘动,影响固定桥的稳定性,最终导致固定桥修复失败。

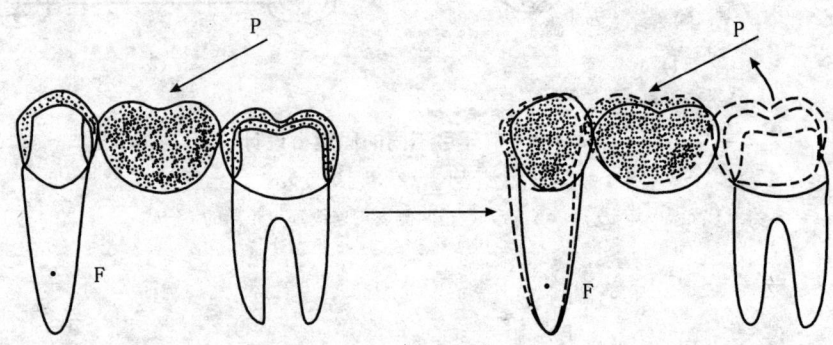

图 22-15　固定桥一端固位体与基牙不密合,受力时,因翘动固位体脱落
P:𬌗力　F:支点

因此,在固定桥粘固前,必须严格检查固定桥有无获得良好的稳定性,如有固定桥翘动,需查明翘动原因,进行修改,待固定桥获得稳定后方能粘固。如无法消除固定桥的翘动,须重新制作。

(3)固定桥的支持　固定桥基牙和桥体承受的𬌗力几乎全部由基牙承担,故基牙的支持条件是关键性因素。基牙要求有良好的负重能力,基牙牙根应该粗壮、足够的长度。多根牙的牙根有一定的分叉度最好,且基牙的牙周组织健康,支持力最强。另外,固定桥的支持力与基牙的数目密切相关,与桥体的跨度,患者的咬𬌗力相关。

6. 固定义齿的设计　固定义齿修复的成功与否,在很大程度上取决于设计是否正确。固定义齿的设计,必须根据患者的年龄、健康以及整个口腔的情况来决定。适当考虑患者的要求,患者年龄一般在 20~60 岁之间,年龄过小者,牙正处在萌出阶段,髓腔较大,髓角较高,龋患率也高,在基牙预备时,容易损伤牙髓;年龄过大者,牙周组织常有生理性萎缩性改变,牙周组织承担𬌗力的能力减退,容易造成牙周组织的创伤。若患者患有严重的全身性疾病,身体衰弱,也不宜作固定义齿。而口腔的具体情况,如缺牙部位、数量,余牙的健康情况,拟选作基牙的固位及支持条件等,更是设计中必须重点于以考虑。

(1) 基牙

1) 基牙的选择　基牙是固定义齿修复的基础,基牙牙周组织负担着基牙本身和桥体外加的𬌗力,故要求基牙有足够的支持能力,并要求基牙有足够的固位形来满足固位体固位的要求,各固位体之间需要在各基牙上较易取得共同的就位道。故选择基牙时,应该注意下列要求:

①基牙的支持作用:整个固定桥所受到的𬌗力,全由基牙的牙周组织来承担。牙多根、根长而粗壮者,支持𬌗力的能力大。而对于扭转外力的支持,则多根而分开者比单根或多根聚拢者好,牙根横截而呈扁圆形者,比圆形的好。按牙根的形态,磨牙的支持能力最强,前磨牙,尖牙次之,下切牙最差。

临床牙冠与牙根的比例应适当,才能使固定义应所承担的𬌗力传导至牙周组织产生生理性的反应。一般临床冠根的比例以 1:2 或 2:3 较为理想,若冠根比为 1:1,则是选择基牙的最低限度,否则需增加基牙。故临床上在选择基牙时,可通过 x 线片了解牙根的大小、形态,临床冠根的比例,以便判断是否可以选作基牙。

咀嚼时,𬌗力通过基牙牙周膜传到牙槽骨上,从而使牙槽骨得到生理刺激而维持其健康状态。所以有的学者认为,牙周膜是固定义齿修复的基础。临床上也常用牙周膜面积的大小,来衡量一个牙是否为良好的基牙。牙周膜的面积与牙根的长短和形状有关,弯曲者,牙周膜面积大,支持力量也大。牙周膜随着咀嚼功能和病理性改变而变化,其正常厚度为 0.18~0.25 mm。有咬𬌗创伤,松动牙的 X 线片显示牙周膜腔变宽,无功能牙的牙周膜变窄,有的仅及正常的一半,在一定的生理功能刺激下,也可逐渐恢复。牙周组织的萎缩和牙周袋的形成,牙周膜的面积也相应缩小,牙周膜的附着面积在根颈处最大,故根颈部牙周膜的消失,表示牙周膜面积有较大的减少,所以在临床上应仔细检查基牙牙周袋的深度以及牙槽骨的萎缩情况。

牙槽骨的健康与否，直接影响着对固定义齿的支持。牙槽骨对𬌗力的反应敏感，X线片显示，正常的骨组织致密，骨小梁排列良好；无功能者，骨质稀疏，骨小梁排列不整齐；咬𬌗创伤者，骨质可吸收而阻射度小。牙槽骨板在正常情况下，X线片显示连续致密的强阻射带，无功能者则薄而阻射度减小。牙𬌗力负担过大或牙周组织的炎症，都可能造成牙槽骨的吸收和破坏，表现为牙槽突的吸收。一般说，牙槽突吸收超过根长的 1/3，牙松动在二度以上者，应按牙周病修复治疗原则处理。

选择基牙时，还必须注意基牙的位置与方向，检查有无倾斜、扭转或移位。如果两侧的基牙过渡的倾斜、扭转或移位，则解决这种情况的最好方法是先作正畸治疗改正牙位，然后再选作基牙。

Robert 曾认为，在正常情况下，牙所能支持𬌗力的大小，按顺序排列加表 22-3 所示：

表 22-3　各牙支持𬌗力的能力

$$\text{承受最大𬌗力} \xleftarrow{\quad} \frac{\text{上颌牙 } 6374512}{\text{下颌牙 } 6375421} \xrightarrow{\quad} \text{承受最小𬌗力}$$

从表 22-3 中得知，后牙以第一磨牙支持𬌗力最强，前牙以尖牙支持𬌗力最大。而上颌侧切牙是上牙列中支持𬌗力最弱的牙，下颌牙列则以中切牙最差。

②基牙的固位：基牙的牙冠必须有足够的牙体组织和适宜的形态，以便装戴固位体。基牙牙冠的形态和结构与固位体的固位形与抗力形有密切关系。牙冠长、体积大，可以增大与固位体的接触面积，并能增加辅助固位，可获得较大的固位力。牙体组织结构正常，则基牙的抗力作用良好，不易因外力大而使基牙牙体组织折损。牙冠畸形，尤其是锥形牙冠，固位效果不好，牙冠钙化不良，以及龋坏较大者，缺乏抗力形，在选择基牙时，应特别注意，常常不能选作桥基牙，除非采用某些保护措施。

基牙最好是活髓牙，这样有正常的代谢与反应能力，能维持牙冠各组织的健康状态。如果牙髓已做完善的根管治疗，髓腔及根尖周没有感染，虽牙髓失去活力后，牙体组织因失活而变脆，容易出现牙折，但尚有相当量的牙体组织可支持固位体与桥体的𬌗力，或经良好的汞合金充填，必要时可设置固位钉以加强固位者，也能设计良好的固位体。但固位体的设计除有足够的固位形外，务必能保护牙尖，以防牙尖折裂。

固位体所能获得的固位力的大小是关系到固定义齿成败的重要因素。在估计基牙所能起到的固位作用时，除了基牙本身具备的固位形与抗力形的条件外，还与𬌗力的大小、方向和桥体的长短、弯曲度等因素有关。桥体愈长、愈弯曲，𬌗力愈大，则对基牙的固位形也要求愈高。

③基牙数目的确定：在考虑固定义齿基牙的支持能力时，必须遵循的原则是：基牙负重的大小应以牙周支持组织能够承担的限度为依据，维持在生理限度以内，即牙周储备力的范围内，这样才有维持牙周组织健康的作用。若其负荷超过了生理限度，将会损害基牙牙周组织，甚至导致固定义齿失败，这是固定义齿设计中的一条重要生理原则。为使固定义齿修复能符合这一生理原则，决定基牙的数量是很重要的。

许多学者设想用计算的方法来决定基牙的数量，Ante 提出用牙周膜面积决定基牙的数量，即基牙牙周膜面积的总和应等于或大于缺牙牙周膜面积的总和。如果缺失牙的牙周膜面积大于基牙牙周膜面积的总和，则将给基牙带来创伤，而导致固定义齿的失败。例如右上颌 2 缺失，用右上颌 3 和 1 作基牙，两个桥基牙牙周膜面积的总和为 343 mm^2，而侧切牙的牙周膜面积仅为 112 mm^2，这样选择基牙是恰当的。设若左上颌 23 缺失，如果以左上颌 14 为基牙做固定桥修复，因缺失牙牙周膜面积的总和为 316 mm^2，而基牙牙周膜面积的总和仅为 288 mm^2，就可能产生创伤。为了不给基牙带来创伤，必须增加基牙的数量。用牙周膜面积决定基牙数量标准，在临床上有一定的参考价值，但并不适用于所有情况，例如左上颌 78 缺失，临床上一般都不修复左上颌 8，只需修复左上颌 7，如按 Ante 的计算，只要选用左上颌 6 作基牙就够了，但是从临床事实证明，这种单端固定桥会受到较大的杠杆力，必然导致修复的失败。又如上颌 2 到 2 缺失，若仅用双侧 3 作为基牙，4 个切牙的牙周膜总面积为 502 mm^2，而两个尖牙牙局膜面积为 408 mm^2。按 Ante 的计算，必须增加基牙，但临床证明，如果牙弓较平，倾斜扭力不太大，而尖牙的形态和发育又都比较正常，双侧 3 作为基牙支持上颌 2 到 2 的两端固定桥设计也是可行的。

Nelson 提出以𬌗力的比值决定基牙的数量，根据各牙的𬌗力、牙冠及牙根形态、牙周组织等，制定出各牙𬌗力的相关比值（表 22-4），规定桥基牙𬌗力比值总和的两倍，应等于或大于固定桥各基牙及缺牙𬌗力比值的总和。如上右上颌 6 缺失，选用右上颌 75 为基牙，作两端固定桥，则基牙𬌗力比值总和的两倍为 $(60+90) \times 2 = 300$，而固定桥各基牙及缺牙𬌗力比值的总和 $60+90+100=250$，即桥基牙𬌗力比值总和的 2 倍大于各基牙及缺牙𬌗力比值的总和，这样设计的固定桥是恰当的。

表 22-4　Nelson 殆力比值表

上牙	殆力比值	下牙	殆力比值
1	60	1	20
2	40	2	30
3	80	3	50
4	70	4	60
5	60	5	70
6	100	6	100
7	90	7	90
8	50	8	50

其他还有一些计算方法，但基本上都是从牙的功能潜力，在一定的条件下，可产生约一倍的代偿功能出发的。这些计算方法只能作为参考，机体对外界环境的反应，不可能单纯地从机械物理学方面去理解，用数学来计算，而应全面地考虑。

如果固定义齿的基牙支持作用不足时，也可增加基牙的数目以分散殆力，减轻某个较弱基牙的负荷。原则上，增加的基牙应当放在比较弱的桥基牙侧，以保护弱基牙。

2）基牙的共同就位道　因固定义齿的各固位体与桥体连接成为一整体，固定义齿在基牙上就位时，只能循一个方向戴入，所以各基牙间必须形成共同就位道。因此，在选择基牙时，应注意牙的排列位置和方向，这与基牙预备时能否获得各基牙间的共同就位道有密切关系。在一般情况下，只要牙排列位置正常，顺着各基牙的长轴方向作牙体预备，即可得到共同就位道。对有轻度倾斜移位的牙，可适当消除倒凹，或稍改变就位道方向，便可取得共同就位道者，亦可选作基牙。对于严重倾斜移位的牙，为求得共同就位道，需磨除较多的牙体组织，这样容易损伤牙髓，而且倾斜的基牙，殆力不易沿长轴传导，牙周组织易受创伤。但近年来，经光弹性实验证明，基牙倾斜在 30°以内者，用固定义齿修复后，尚可改善倾斜基牙的应力状况。可见倾斜度在一定范围内的牙，仍然可以选作基牙。

对于倾斜移位的牙，若患者年轻，在有条件的情况下，最好先经正畸治疗纠正牙位后，再选作基牙；或者改变固位体的设计，使预备基牙时既能取得共同就位道，又不至损伤牙髓,并在另一端增加基牙以分散𬌗力,仍可以选作基牙。对于错位严重的牙,如果已影响到基牙预备,或固位体有可能显露过多金属,有损美观者,则不宜选作基牙。

若缺失牙的情况复杂,如缺牙较多或有间隔缺牙者,需要选用多个基牙时,应先取研究模型,在导线观测仪上设计就位道。在考虑共同就位道的同时,必须注意尽量少磨切牙体组织,又要考虑排牙的美观效果,调整缺隙的大小。

(2)固位体的设计　固位体是固定义齿中连接基牙与桥体的部分,它借粘固剂牢固地固定在基牙上。固位体要能抵御各种外力,并将各种外力传到基牙上,而保持本身在基牙上的固定,不致松动、脱落,它是固定桥成功的一个重要因素。

1)固位体设计的一般原则

①有良好的固位形与抗力形,足以抗衡各种外力而不致松动、脱落或破裂。

②能保护牙体、牙周和牙髓组织的健康,并能预防病变。

③能取得固定义齿所需的共同就位道。

④固位体边缘必须与基牙预备面密合,适合性良好。

⑤能恢复基牙的解剖形态与生理功能。

⑥材料的可加工性能、机械强度、化学性能及生物相容性良好。

2)固位体类型

固位体一般可分为三类,即冠外固位体,包括部分冠与全冠;冠内固位体即嵌体以及根内固位体即桩冠。使用最多的是冠外固位体,其中,全冠固位体是应用最为广泛的固位体类型。

①冠外固位体:冠外固位体包括部分冠和全冠。其固位力强,符合美观要求,是固定桥理想的固位体。

部分冠固位体临床常采用的为3/4冠。部分冠的牙体预备量较少,且固位作用比嵌体好。由于不覆盖基牙牙冠的唇颊面,可保留原牙的唇颊面外形和色泽。临床上常选作为前牙或前磨牙的固位体(图22-16)。

全冠固位体包括金属全冠、金属烤瓷全冠和金属树脂全冠。全冠覆盖了基牙牙冠的各个面,其固位力最强,是临床上最常用的固定桥的固位体。临床上可根据患者对美观的要求选择全冠类型。金属与瓷和金属与树脂结合的全冠适应范围广。可用于前牙和后牙固位体,尤其适宜基牙牙冠变色、釉质发育不全、牙冠部分缺损者。金属全冠固位体,在口腔内暴露金属,不适宜前牙和前磨牙,主要用作后牙固位体(图22-17)。

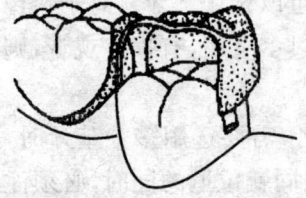 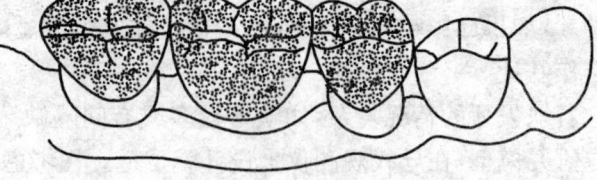

图 22-16　3/4 冠固位体　　　　　图 22-17　全冠固位体

②冠内固位体：冠内固位体包括两面嵌体、三面嵌体、多面嵌体及针型固位高嵌体等（图 22-18）。此类固位体的邻面与桥体相连。冠内固位体的外形线较长，是防龋的薄弱环节。选用嵌体为固定桥固位体，在基牙牙体预备时，对牙体组织切割较深，固位体组织面离牙髓较近，容易使牙髓遭受物理和化学刺激，特别是年轻人，因髓角较高，在基牙预备时，容易损伤或暴露髓角。冠内固位体因受到牙体预备量的限制，固位力较弱。因此，临床上较少选择此类固位体。

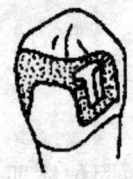 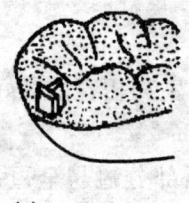 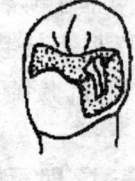 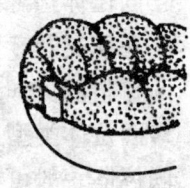

(1)　　　　　　　　　　　　　(2)

图 22-18　冠内固位体
(1)三面嵌体　(2)两面嵌体

冠内固位体一般适用于基牙已有龋坏，去龋后将洞形略加修整，可获得固位体的固位形；缺牙间隙窄，咬𬌗力小的患者。

③根内固位体：根内固位体即桩核冠。其固位作用良好，能够恢复牙冠外形，符合美观要求。根内固位体适用于牙冠已有大面积缺损，根管充填完整，根尖周围无病变的患牙。必须慎重对待为了达到美观和固位要求，将牙髓失活，选用根内固位体者。目前临床常用的根内固位体设计分两部分，即粘固于牙根内的桩核和桩核外的全冠固位体，应属于根内、冠外联合固位体（图 22-19）。

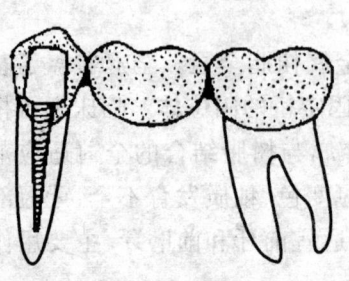

图 22-19　桩核-冠外固位体

3)固位体设计中应注意的问题

①提高固位体的固位力：由于固定桥将各基牙连接为一体，其受力的反应与单个牙修复体不同，它要求固位体的固位力应高于单个牙修复体。固位体固位力的大小决定了基牙的条件、固位体的类型和牙体预备的质量。

全冠固位体的固位力与基牙轴面向𬌗面汇聚的角度有关。若基牙轴面向𬌗方汇聚度过大，固定桥受外力易引起固位体松脱，因此基牙的近远中和颊舌侧轴面向𬌗方汇聚不宜超过5°，保证固位体有足够的固位力。

3/4冠作为固定桥固位体时，为防止3/4冠固位体舌向旋转脱位，应使邻面沟在片切面内尽量延长和有足够深度，沟的舌壁要清晰；切缘应做切沟。如基牙唇舌径较薄，不能预备切沟时，可在舌隆突上预备针道，增强固位力。如尖牙牙冠呈菱形，邻面短，使预备邻面沟的长度受限，可将远中片切面适当向唇面伸展，还可在尖牙舌隆突处加针道，以获得更好的固位效果。

嵌体的固位效果差，若作为固位体，除要求洞型应有足够的深度，点角、线角清晰外，需增加辅助固位形，或按"嵌体冠"的要求预备，以满足固位和抗力的要求。

②双端固定桥两端固位体的固位力要基本相等：若两端固位体的固位力相差悬殊时，固位力较弱的一端固位体与基牙之间易松动，而固位力强的一端固位体又暂时无松动，使固定桥不会发生脱落，但松动端的基牙易产生龋坏，甚至引起牙髓炎。因此若一端固位力不足时，应设法提高固位力，必要时增加基牙数，以便与另一端固位体的固位力相均衡。

③单端固定桥的固位体固位力要求高：单端固定桥由于杠杆力的作用，且固定端承担了全部𬌗力，故对固位体的固位力的要求高，应特别重视。

④固位体固位力大小应与𬌗力的大小、桥体的跨度和桥体的曲度相适应：桥体跨度越长，越弯曲，𬌗力越大者，要求固位体的固位力越大。因此，有时需增加基牙数目来提高固位力。

⑤固位体之间的共同就位道：各固位体之间的就位道不一致，固定桥不可能就位，在设计和预备基牙前，必须根据各个基牙的近远中和颊舌向方向，寻求各固位体的共同就位道。在预备基牙时，要求基牙的每个轴壁彼此平行，而且所有基牙的轴壁相互平行，与固定桥的就位道方向一致，以取得固定桥各固位体之间的共同就位道。基牙倾斜明显，无条件先用正畸治疗复位者，可改变固位体的设计，以少磨牙体组织为原则来寻求共同就位道（图22-20）。

⑥防止基牙牙尖折裂：冠外固位体因基牙𬌗面全部被金属覆盖，不会发生牙尖折裂。而冠内固位体，尤其是邻𬌗邻嵌体，如未被金属覆盖的颊、舌牙尖斜度太大，

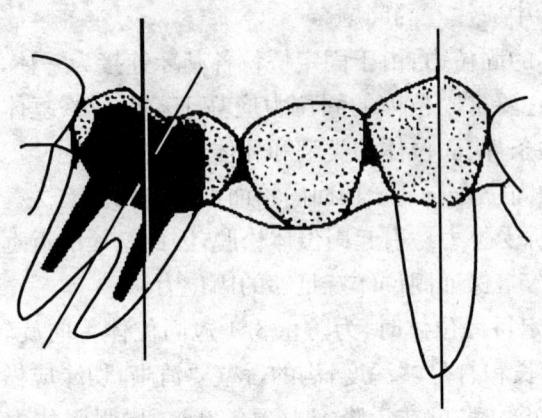

图22-20 利用桩核冠改变基牙的倾斜度取得共同就位道

受力时易造成牙尖折裂,因此,这类固位体应将牙尖磨除一层,盖以金属,防止牙尖折裂。

⑦基牙牙冠缺损的固位体设计:牙冠缺损面积较小,在设计固位体时,应予以一并修复。如基牙牙冠原有充填物,固位体尽可能覆盖充填物,避免充填物边缘发生继发龋。如充填物为金属,牙有活力时,应该考虑拆除充填物,采用树脂修复,以免固位体与充填物之间产生电位差,刺激牙髓组织。牙冠严重缺损的死髓牙,若牙根稳固,经过彻底的牙髓治疗和根管充填后,可设计桩核冠固位体。

(3)桥体的设计 桥体是固定桥修复缺失牙形态和功能的部分。桥体的设计是否恰当,直接影响牙列缺损修复的效果和牙颌系统的健康。

1)桥体应具备的条件
①恢复缺失牙的形态和功能。
②有良好的自洁作用,符合口腔卫生要求,有利于口腔硬软组织健康。
③形态和色泽应符合美观和舒适的要求。
④后牙桥体的宽度和𬌗面解剖形态等的恢复,应尽可能考虑减轻基牙的负荷,有利于基牙牙周组织的健康。
⑤有足够的机械强度,化学性能稳定和有良好的生物相容性。

2)桥体的类型
①按桥体所用材料不同可分为:

Ⅰ金属桥体:此类桥体由金属制作,其机械强度高,但影响美观,因此只适用于后牙缺失的固定桥修复。但在咬𬌗距离小,为保证桥体的机械强度时,采用该桥体能防止桥体折断。金属桥体的适用范围小。

Ⅱ非金属桥体：桥体采用塑料或硬质树脂制作。塑料桥体由于材料差，仅用于制作暂时性固定桥。硬质树脂桥体随着材料性能的改善，制作工艺的改变，其材料强度增强，耐磨性提高，化学性能较稳定，目前逐步在临床上应用。

Ⅲ金属与非金属联合桥体：桥体由金属与塑料、金属与树脂、金属与烤瓷联合制成。金属部分增加桥体的机械强度，并加强桥体与固位体之间的连接。桥体的非金属部分能恢复缺失牙的形态和色泽。由于此类桥体兼有金属与非金属二者的优点，故为临床上普遍采用。

金属与塑料联合桥体，一般为金属锤造固定桥的桥体可用于前牙桥和后牙桥。因塑料硬度低和易磨损，因此，前牙桥的舌面和后牙桥的𬌗面用金属恢复，桥体的金属部分与固位体相连接。两端的固位体一般都为金属部分冠和全冠，从审美角度看，影响修复效果。虽然此类桥体存在上述缺点，但操作简便，价格便宜，不需特殊设备，目前临床上仍有少量应用。

金属与树脂联合桥体适用于前牙和后牙固定桥修复，此类桥体的金属基底与固位体连接，在金属基底表面用树脂恢复缺失牙的外形，桥体的外形和色泽与相邻牙协调，该类树脂耐磨性能较好，颜色稳定，操作简便，临床应用面逐渐增大。

烤瓷熔附金属桥体是临床上应用最为广泛的桥体类型。桥体的金属基底与固位体相连接，在金属基底上熔附烤瓷制成桥体，此类桥体的机械强度和色泽都优于其他类型桥体。

②按桥体龈端与牙槽嵴黏膜接触关系可分为

Ⅰ接触式桥体：桥体的龈端与牙槽嵴黏膜接触，为临床常采用的一种桥体形式。当固定桥行使咀嚼功能时，桥体随基牙的生理性活动度对牙槽嵴黏膜起到按摩作用，有利于黏膜组织健康。部分𬌗力经桥体龈端传递于牙槽嵴，减缓牙槽嵴吸收。桥体龈端与牙槽嵴黏膜接触，便于恢复缺失牙的颈部边缘外形，也有利于恢复发音功能。

Ⅱ悬空式桥体：桥体与黏膜不接触，留有至少3 mm以上的间隙，此间隙便于食物通过而不积聚，有较好的自洁作用，故称为卫生桥（sanitary bridge）（图22-21）。但悬空式桥体与天然牙的形态差异大，仅适用于后牙缺失，缺牙区牙槽嵴吸收明显的修复病例。

3）桥体设计中应注意的问题：桥体的设计可以从桥体的𬌗面、龈端、轴面、色泽、强度和排列位置几方面来考虑。

①桥体的𬌗面：桥体的𬌗面是咬𬌗功能面，即上前牙的切嵴和舌面、下前牙的

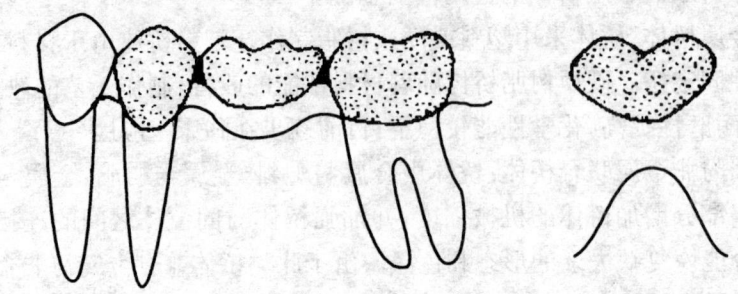

图 22-21 悬空式桥体

切嵴以及后牙的𬌗面。𬌗面形态恢复得是否合理,直接关系到固定桥的咀嚼功能。𬌗面的恢复应从以下方面考虑:

a. 𬌗面的形态:桥体𬌗面的形态应根据缺牙的解剖形态,参照邻牙的磨损程度以及对𬌗牙的咬𬌗关系来恢复。桥体的边缘嵴形态要正确恢复,以利于将食物局限在𬌗面窝内。桥体𬌗面应形成颊沟与舌沟,以及桥体与固位体之间应形成一定的内、外展隙及邻间隙,便于排溢食物。𬌗面功能牙尖与对颌牙的接触应均匀,适当降低非功能尖斜度,减小咀嚼运动时对固定桥产生的侧向力。特别应避免前伸和侧向咬𬌗运动时的早接触。同时𬌗面的舌侧边缘嵴处添加副沟和加深颊舌沟,也可减轻桥体所承受的𬌗力。

b. 𬌗面大小:一般要求桥体的颊舌径略窄于原缺失牙,以减轻基牙的负担。桥体的颊舌径宽度依基牙的情况而定,一般为缺失牙宽度的2/3~1/2。如基牙的情况差,为减轻基牙所承受的𬌗力,桥体的颊舌径可以减少到原缺失牙宽度的1/2。可适当缩短桥体𬌗面舌侧的近远中径,加大桥体与固位体之间舌外展隙,也可以减少桥体𬌗面的接触面积,减轻𬌗力。

②桥体的龈端:桥体的龈端是桥体与缺牙区牙槽嵴黏膜接触的部分。其接触的形式与固定桥的自洁作用有密切关系。在恢复桥体龈端时,应注意以下几点:

a. 固定桥修复的时间:一般拔牙后的1~3个月内,牙槽突吸收较快,以后逐渐趋于稳定。所以固定桥修复最好是在牙槽嵴的吸收比较稳定之后进行,即拔牙后的3个月左右,使桥体龈端与牙槽嵴黏膜有良好的接触。如果牙槽嵴吸收未稳定前修复缺失牙,修复后由于牙槽嵴进一步吸收,会出现龈端和黏膜之间的间隙,此间隙容易引起食物嵌塞,将影响桥体龈端的清洁,导致黏膜炎症。

b. 桥体龈端的形式:桥体龈端的形式,应有利于自洁作用。接触式桥体,在不影响美观的前提下,应尽可能减少龈端与牙槽嵴黏膜的接触面积,使接触面积小于原天然牙颈部的横截面积。桥体的唇颊侧龈端与黏膜接触,颈缘线与邻牙相一致,符合缺失牙外形的要求。而舌侧龈端尽量缩小,减少接触面积,并扩大舌侧邻间隙,有利于保持清洁(图22-22)。悬空式桥体龈端与黏膜之间保持一定的空隙,以便于清洗。

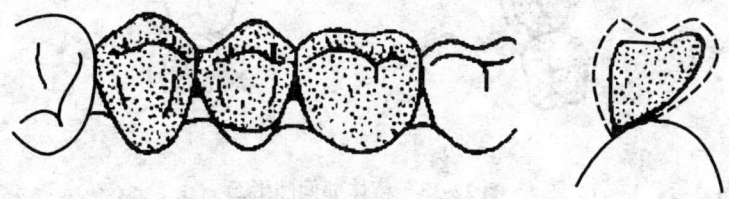

图 22-22　桥体舌侧龈端减少与黏膜接触

c. 桥体龈端与牙槽嵴黏膜接触的密合度:桥体龈端与黏膜之间应保持良好接触,既无间隙存在,又无过紧压迫黏膜,这样食物残屑不会滞留。咀嚼时,对黏膜组织有轻度按摩作用,促进组织健康。如桥体龈端压迫牙槽嵴黏膜过紧,形成病理性刺激,可加速牙槽嵴的吸收,在桥体龈跟端与黏膜之间,逐渐形成间隙而存积食物,引起局部炎症。假若桥体龈端与牙槽嵴黏膜之间的接触恢复不良,存在较小间隙,也会引起炎症。

d. 桥体龈端光滑度:粗糙的龈端使菌斑容易附着,导致黏膜炎症。在各种材料制作的桥体中烤瓷桥体表面上釉后最为光滑,对黏膜无刺激性。为此,的桥体龈端都应仔细抛光,以防止菌斑附着。

③桥体的轴面:桥体的轴面是指桥体的唇颊面和舌腭面。在制作桥体时,应恢复缺失牙轴面的生理凸度,在设计中应注意几个方面:

a. 唇颊和舌腭侧的外形凸度:应按缺失牙的解剖形态特点,正确恢复唇颊侧的外形凸度,在咀嚼食物时,排溢的食物对软组织起到生理性按摩作用,保证组织健康。若轴面凸度恢复过小,或无凸度,软组织会受到食物的撞击;反之轴面凸度过大,不利于自洁作用。桥体舌侧的轴面按桥体舌侧设计要求塑形,但必须有利于清洁。

b. 邻间隙形态:在恢复桥体唇颊面轴面外形的同时,唇颊侧邻间隙形态尽可能与同名牙一致。后牙颊侧可适当扩大(图22-23),舌腭侧邻间隙应扩大,便于食物溢出和清洁。

c. 唇颊面颈缘线:桥体的唇颊侧颈缘线的位置应与邻牙协调。若缺牙区牙槽

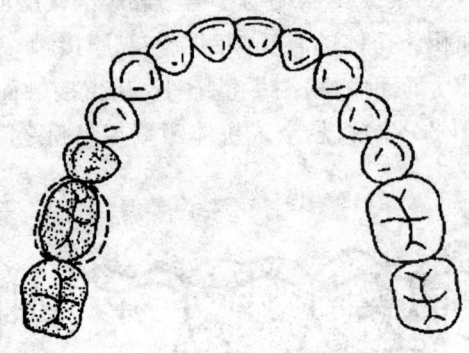

图 22-23 桥体邻间隙形态

骨吸收较明显,按缺失牙的形态恢复,使其颈缘与牙槽嵴接触,桥体牙会显得过长。为达到颈缘线与邻牙协调,可在唇面颈 1/3 至中 1/3 处向舌侧适当内缩,从视觉角度达到其唇面颈缘线的位置与邻牙协调,又不影响桥体牙的形态(图 22-24)。

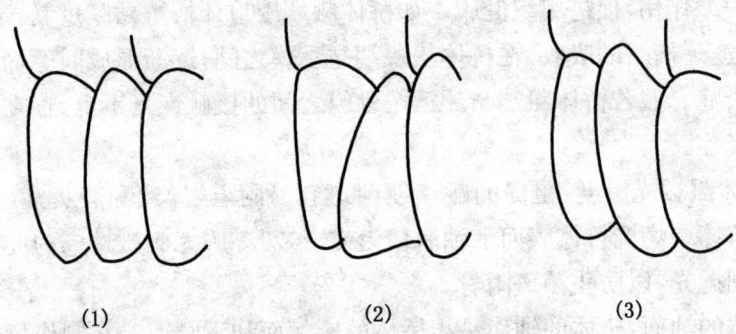

图 22-24 桥体唇侧颈缘及突度设计
(1)正确 (2)(3)错误

④桥体的色泽:桥体的颜色、光泽和透明度应与邻牙接近。金属烤瓷和金属树脂桥体,通过临床配色,结合邻牙特征分层塑形,能达到与邻牙色泽基本相同,符合患者要求。烤瓷桥体的光泽更优于树脂桥体。若用塑料制作桥体,常因塑料厚度不够,透露金属颜色,并且塑料容易老化变色而影响美观。金属桥体与邻牙色泽反差过大,一般只能用于后磨牙缺失。

⑤桥体的强度:桥体的强度主要指桥体的抗挠强度(抗弯强度)。桥体在承受

𬌗力时会产生挠曲，基牙会产生屈矩反应，当屈应力大于固位体固位力时，会使固位体松脱（图22-25）。反之，会损伤基牙或固定桥损坏。

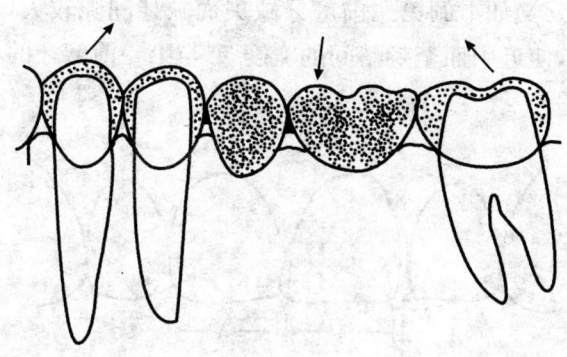

图22-25　固定桥屈矩反应的力大于固位体固位力，固位体松脱

对桥体强度应考虑以下方面：

Ⅰ 材料的机械强度：材料的机械强度以材料本身具有的应力极限值来衡量。若材料的应力极限值高，表明该材料的机械强度大，桥体不容易发生挠曲变形。临床采用的桥体，除非金属桥体外，其余桥体均有金属基底或金属支架，机械强度一般符合固定桥设计要求。

Ⅱ 桥体金属层的厚度与长度：在相同条件下，桥体挠曲变形量与桥体厚度的立方成反比，与桥体长度的立方成正比。缺牙区近远中间隙大时，应加厚桥体金属层，抵抗桥体挠曲。

Ⅲ 桥体的结构形态：桥体的结构形态对挠曲变形的影响较大。若桥体截面形态近似于工形、T形、倒三角形，抗挠曲能力明显大于平面形。烤瓷—金属联合桥体与固位体的连接部分具有一定的厚度，其相连处形成圆弧形，能抵抗桥体受力时形成的挠曲变形。

Ⅳ 𬌗力的大小：𬌗力是导致挠曲的主要原因。过大的𬌗力会损害基牙牙周组织健康，还会引起桥体挠曲变形，甚至损坏固定桥。在缺牙间隙长时，更应注意减轻𬌗力，其减轻𬌗力方法同前所述，即采取减小𬌗面颊舌径宽度，扩大𬌗面舌外展隙和加深𬌗面颊舌沟等措施。

⑥桥体的排列位置：正常情况下，桥体的位置大小与缺失牙间隙一致，排列的桥体形态与同名牙相似，与邻牙协调。若缺牙区间隙异常，将影响修复体的美观。为达到审美要求，可采用以下措施。

Ⅰ缺牙间隙过宽：若前牙缺牙间隙大于同名牙，可通过扩大唇面近远中邻间隙，利用视觉误差以达到改善美观的目的（图22-26）；如缺牙间隙明显大于同名牙，可酌情加添人工牙。又如上颌第二前磨牙缺失而缺牙间隙较大，可将桥体牙颊面和颊嵴向近中移动，使近中面至颊嵴间的宽度 A′ 与第一前磨牙的相应宽度 A 相等（图22-27）。

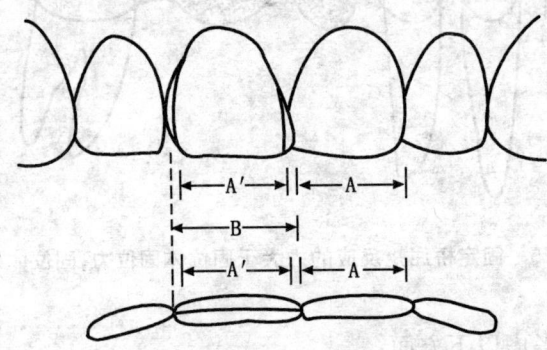

图 22-26　上颌切牙桥体间隙过大的调整

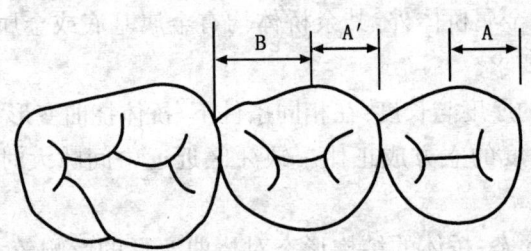

图 22-27　第二前磨牙桥体间隙过大的调整

Ⅱ缺牙间隙过窄：若前牙缺牙间隙小于同名牙，可适当多磨除缺牙区两端近远中面，加宽间隙；有时可将桥体适当扭转或与邻牙重叠，使桥体牙的形态、大小接近同名牙（图22-28）。若前磨牙缺隙小于同名牙，可将𬌗面颊轴嵴向远中移动，使颊嵴近中颊面的宽度与第一前磨牙相等，达到改善美观的目的（图22-29）。

（4）连接体的设计　连接体是连接桥体与固位体的部分。按其连接方式不同而分为固定连接体和活动连接体。

1）固定连接体　固定连接体是将固位体与桥体完全连接成一个不活动的整体。除半固定桥的活动连接端使用活动连接体外，各类型的固定桥连接体都需用

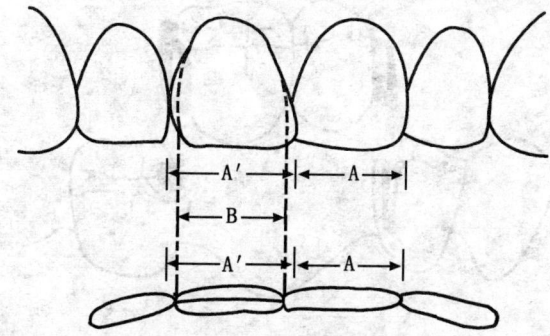

图 22-28　上颌切牙桥体间隙过小的调整

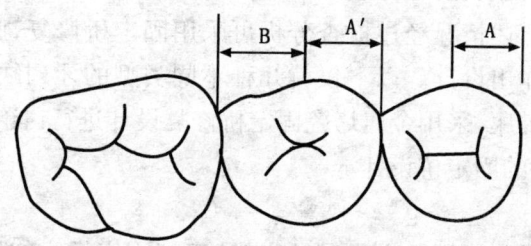

图 22-29　第二前磨牙桥体间隙过小的调整

固定连接体。根据固定桥的制作工艺不同分为整体铸造连接体和焊接连接体。整体铸造连接体在制作固位体和桥体金属蜡型部分时，就将二者的蜡型相连接，进行整体铸造，使固位体与桥体连接成一个整体。焊接连接体将固位体与桥体的金属部分分别制成后，通过焊接方式把固位体与桥体连接成一个整体。

固定连接体应位于基牙的近中或远中面的接触区，其面积不应小于 $4~mm^2$，连接体四周外形应圆钝和高度抛光，不能形成狭缝，它应形成正常的唇颊、舌外展隙以及邻间隙，切忌将连接体占据整个邻间隙或压迫牙龈，妨碍自洁作用。

2）活动连接体　活动连接体是将固位体与桥体通过栓道式连接体相连接。栓道式连接体通常由栓体和栓道组合而成。栓体位于桥体上，栓道位于活动连接端的固位体上，通过栓体嵌合于栓道内形成活动连接体（图 22-30）。活动连接体适用于半固定桥的活动连接端，一般设计于后牙固定桥。

7. 不同类型牙列缺损的固定桥设计　牙列缺损的类型很多，各种牙列缺损是否适宜选用固定桥修复，选用哪类固定桥修复，所涉及的因素较多，如患者的年龄、

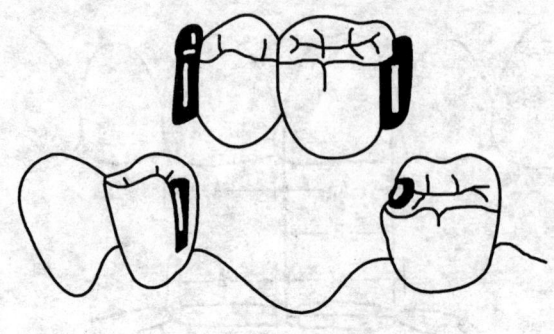

图 22-30 活动连接体

机体的代偿功能、𬌗关系、𬌗力的大小、咀嚼习惯、基牙及其支持组织的状况、基牙的数量等。如果对上述情况经过检查分析可采用固定桥修复,此时应根据患者要求和口腔内的条件作出设计。以下仅就几种不同类型的牙列缺损,视基牙牙体组织和周围支持组织健康,采用金属烤瓷固定桥修复设计进行讨论,供临床参考。

(1)单个牙缺失的固定桥设计

举例如下:

①1̲缺失　1̲缺失常以 2̲|1̲ 做基牙,设计双端固定桥。如果 2̲|支持力量比较脆弱,1̲缺牙间隙较大,固定桥受力时,容易引起 2̲|受创伤导致基牙松动。此时应增加基牙数,以 3̲2̲|1̲ 做基牙。这种设计缺点:需对 3 个基牙做牙体预备,磨除的牙体组织较多。

②2̲缺失　2̲|缺失以 3̲|1̲ 做基牙,设计双端固定桥。此种设计较合理。因 3̲|1̲ 基牙所能承担的𬌗力远大于缺失牙修复桥体受力后传递至两端基牙上的𬌗力。如 2̲|缺牙间隙较小,承受𬌗力较轻,而 3̲|的牙根长大,也可设计 3̲|为基牙的单端固定桥。但在单端固定桥制作时,必须做好咬𬌗调整,以减少单端固定桥受力时,形成的杠杆力作用。

③3̲缺失　3̲|缺失的固定桥设计比较困难,因 2̲|冠根均小而短,支持能力较弱,而 3 位于牙弓转弯处,承受的𬌗力较大。如选用 4̲|2̲ 做基牙,设计双端固定桥,一般修复的远期效果不好。如选用 4̲|2̲1̲ 做基牙,磨除牙体组织过多。但缺牙区两侧邻牙有牙体缺损时,采用 4̲|2̲1̲ 做基牙的双端固定桥修复效果比较理想。如以 5̲|4̲ 做基牙设计单端固定桥,可将 5̲|4̲ 固位体制作成固定连接,增加固定桥的固位和稳固性,还可以保留缺牙区邻近前牙的外形。但设计单端固定桥修复时,必须考虑减轻单端固定桥桥体所承受的𬌗力,并仔细检查前伸和侧向咬𬌗以及正中咬𬌗

时的接触关系,认真作好咬𬌗调整。

④4或5缺失 一般都设计双端固定桥,利用缺牙区邻近牙作基牙。当6|4做基牙修复5缺失时,应考虑6在牙列中的支持力最强,为了使6|4固位体的固位力能接近,4的固位体必须有良好的固位形。

⑤6缺失 6缺失为临床上较常见的一种牙列缺损,一般设计7|5做基牙的双端固定桥,但必须注意5上固位体固位形的设计。如果7近中倾斜,但很坚固,或5比较脆弱,也可设计半固定桥。在5的远中嵌体上设计栓道作为活动连接,桥体采用尽可能减轻𬌗力的设计方法,修复效果也比较好。

⑥7缺失 7缺失如果8存在,8牙冠形态比较正常,可设计8|6做基牙的双端固定桥。如7末端游离缺失,或8的体积小,牙冠短,也可考虑以65做基牙,设计单端固定桥修复7、6和5固位体为固定连接。此设计必须缩小7近远中径和颊舌径,减小固定桥在承受𬌗力时的杠杆力作用,恢复缺失牙的部分咀嚼功能,可防止对颌牙伸长。但在做7缺失的单端固定桥修复时,必须慎重。

(2)两个或多个牙缺失的固定桥设计

两个或多个牙缺失的类型很多,有牙连续缺失,也有间隔缺失,而且缺牙区邻牙的情况也各个不一样。因此,必须结合具体情况进行分析。因为修复的目的不仅要恢复缺失牙的功能,还要有利于保护余留牙的健康。

①1|1和1|1缺失 二者同为2个中切牙缺失,但1|1缺失,根据基牙的选择原则,可以2|2作基牙,设计双端固定桥。而1|1缺失,因2|2牙周膜面积的总和小于1|1,而且上前牙的的牙体体长轴向唇向偏斜,在切割食物时受非轴向的剪力作用,基牙易受创伤。如增加基牙数,将一端尖牙增加为基牙,使基牙的牙周膜面积总和大于缺失牙的牙周膜面积的总和。但桥体两端基牙所承受的𬌗力差别大,单基牙一端承受𬌗力大,容易引起损伤。只有缺失区两端都增加尖牙作基牙,才能使𬌗力分布均匀。可是4个基牙都需牙体预备,此与保护牙体组织原则不符合。若1|1缺失后,缺隙较小,前牙咬𬌗接触不紧或无接触,2|2的牙周和牙体条件较好,可考虑2|2做基牙,设计双端固定桥。

②21或45缺失 二者的缺牙区邻牙3|1或3|6的支持力量都比较强大而稳固,其基牙牙周膜面积的总和大于缺失牙牙周膜面积的总和,因此,可以设计双端固定桥。

③67缺失 8未萌出,由于67是牙列中承受𬌗力最大的牙,如用345做基牙,其基牙的牙周膜面积总和也小于缺失牙牙周膜面积总和,而且单端固定桥易受杠杆作用的影响,引起固定桥失败,因此,67缺大不宜采用固定桥修复。

④$\overline{42}$间隔缺失　可选用$\overline{531}$做基牙,设计多基牙固定桥。$\overline{3}$为中间基牙,能分担两端基牙的负荷。$\overline{64}$缺失,选用$\overline{753}$做基牙,设计多基牙固定桥,$\overline{753}$基牙的牙周膜面积总和大于$\overline{64}$缺失的牙周膜面积总和,而且$\overline{5}$做中间基牙,使桥基牙承受的𬌗力比较均衡,修复效果较好。

⑤$\overline{42}$缺失　可选择$\overline{53}$做基牙,设计复合固定桥,从基牙和桥体的牙周膜面积来衡量,符合设计要求,而且$\overline{2}$承受的𬌗力较小,可用$\overline{53}$作双端固定桥修复$\overline{4}$,$\overline{2}$的桥体形成游离端。

⑥$\overline{25}$缺失　可以设计$\overline{13}$和$\overline{46}$为基牙的两个双端固定桥,也可以设计$\overline{346}$为基牙的复合固定桥。而后者的设计比较理想,从牙周膜面积计算来看,基牙的牙周膜面积总和明显大于缺大牙的牙轴膜面积总和,有足够的支持𬌗力的能力,同时从保护牙体组织角度,减少$\overline{1}$作基牙。

⑦$21|1$缺失　如选用$3|2$做基牙,基牙的牙周膜面积小于缺失牙。而且2的支持力和固位力均远不如3。因此不能以$3|2$做基牙修复$21|1$缺失。应选用$3|23$做基牙,设计双端固定桥。若$21|12$缺失,不能用$3|3$做基牙设计双端固定桥,因不符合选择基牙的原则,此时,应考虑增加基牙数。如$21|12$缺失间隙小,$3|3$牙根长大,或$21|12$与$\overline{21|12}$之间无接触关系,可选用来做基牙,制作双端固定桥,但需慎重。

牙列缺损的类型很多,而且基牙条件、缺牙间隙、咬𬌗关系的状况变化较大,因此,上述部分病例的固定桥设计仅供参考。临床上应根据检查结果,结合固定桥设计原则来综合考虑制订固定修复方案。目前临床应用金属烤瓷桥修复牙列缺损病例较多,但缺失牙数目较多或间隔缺失所设计的固定桥长桥,必须慎重,以免设计不合理或烤瓷折裂引起固定桥修复失败。

8. 固定桥的制作　制作固定桥时,由于选用的材料不同,其制作工艺各不相同,现将临床上比较普遍采用的固定桥的制作方法简述如下。

(1)烤瓷熔附金属固定桥　烤瓷熔附金属固定桥简称金属烤瓷桥。由于烤瓷桥的质地硬,耐磨损,色泽近似于天然牙,化学性能稳定,不易腐蚀变色,生物相容性好,不刺激口腔组织等优点,在牙列缺损固定义齿修复中,能取得良好的修复效果。目前被临床广泛选用。

①基牙牙体预备:按照金属烤瓷全冠牙体预备的原则和要求预备基牙。但作为固定桥的固位体,在基牙预备时还应注意各基牙的固位体需有共同就位道。

预备的各基牙轴面必须相互平行,并与就位道方向一致,才能使固定桥顺利就位(图22-31)。若为多基牙长桥,有时取得共同就位道比较困难,常制取研究模型,置于观测仪上观察分析,确定各基牙应如何磨切和磨除牙体组织的量,然后,按模型上设计进行牙体预备,才能获得共同就位道。

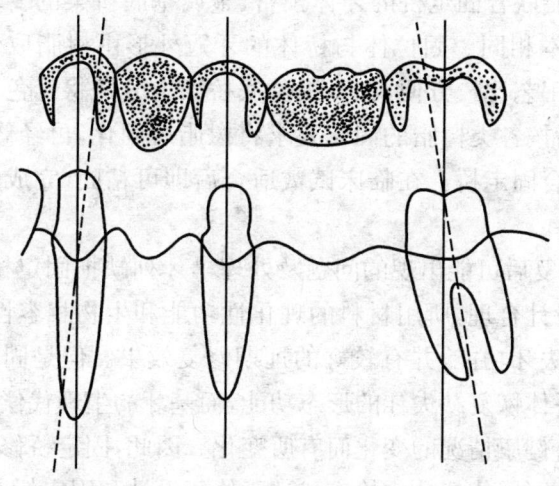

图 22-31 多基牙的固位体共同就位道

基牙牙冠大部分缺损,已经过完善的根管充填,根尖周围组织和牙周组织无病变者,根据牙体缺损桩核冠修复的原则和步骤,完成桩核并粘固于根管内。然后按固定桥共同就位道要求,再进行基牙牙体预备。

②制作金属基底桥架:金属基底桥架包括固位体的基底和桥体基底。其制作方法有两种:整体铸造和分体焊接,整体铸造是目前普遍采用的方法。(具体步骤略)

③金属表面处理和烤瓷塑形:此操作步骤和要求与制作金属烤瓷全冠的方法相同。

④试戴及粘固:金属烤瓷固定桥初步完成后,在上釉前需在口内试戴,进行形态修整和咬𬌗调整,直至适合为止。必要时还需再着色,使其与邻牙协调,最后上釉和粘固。也可直接将上釉后的固定桥在口内试戴、粘固。如 3 个牙单位的固定桥可在技工室完成塑形烤瓷和上釉,临床略作咬𬌗调改后,完成金属烤瓷固定桥粘固。

(2)金属与树脂联合固定桥　金属与树脂联合固定桥,根据制作工艺和材料不同可分为铸造金属与树脂联合固定桥、锤造金属与塑料联合固定桥。近年来,树脂材料的硬度、耐磨度、光泽等性能逐步提高,临床应用也不断扩大。锤造金属与塑料联合固定桥,固位体的金属颜色与邻牙差距过大,影响美观,不易被患者接受,临床应用较少。

铸造金属与树脂联合固定桥的牙体预备、金属基底桥架的要求和制作方法与金属烤瓷固定桥基本相同。固位体与桥体的牙冠外形由树脂取代金属烤瓷的瓷层。树脂层的塑形工艺比较方便,在金属基底桥架上分别将遮色层、体层、釉质层分层堆积塑形,然后按各类树脂的固化要求将树脂层固化,再经修整、抛光后完成铸造金属与树脂联合固定桥。在临床试戴适合后即可粘固,完成牙列缺损固定桥修复。

9. 固定义齿修复后可能出现的问题及处理　牙列缺损固定桥修复,只要基牙选择得当,固定桥设计合理,所用材料的理化性功能和生物相容性都符合要求,修复后能充分恢复缺失牙功能,并有较好的远期修复效果。但是固定桥通过固位体固定于基牙上,以桥体恢复缺失牙的形态功能,而基牙的生理代偿功能将随着患者的增龄、局部或全身健康情况的变化而有所变化。因此,固定桥修复后随时间推延也可能出现问题。此外,修复前的检查、诊断、修复设计和固定桥制作中每个环节,若有不够妥当之处,都是造成固定桥出现问题的原因。

(1)基牙疼痛

①咬𬌗早接触:由于引起基牙疼痛的原因不同而有不同的临床表现。若早期接触,会使基牙受力过大,产生咬𬌗痛,一般经调改去除早接触点,疼痛可消失。

②牙周膜轻度损伤:若固位体与邻牙接触过紧,或基牙的共同就位道略有偏差,固定桥勉强就位都会造成邻牙或基牙的牙周膜损伤,产生轻微疼痛,一般会自行消失。

③牙髓炎:由于牙体预备量大,基牙预备后近髓室的轴面、𬌗面,或者粘固后粘固剂刺激引起牙髓炎症,基牙疼痛逐渐明显。此时需拆除固定桥,待牙髓治疗后再重新修复。

④继发龋:若固定桥使用一段时间后,基牙出现继发性龋引起牙髓炎,基牙出现疼痛,应及时摘除固定桥,经治疗后再考虑重新修复。

⑤电位差刺激:固位体和桥体若与对颌牙上的不同金属修复体接触,在唾液中产生的电位差或基牙牙体修复体与固位体不同金属产生的电位差,也可引起基牙疼痛,此时需消除电位差,疼痛将缓解。

⑥基牙受力过大:固定桥设计不合理,如缺牙数目多或基牙承受𬌗力的能力差,使桥基牙超越能承受的限度,引起牙周组织炎症,基牙疼痛,此时必须摘除固定桥,重做修复设计。

(2)龈炎　固定桥粘固后引起的牙龈充血、水肿,患者刷牙、咀嚼食物时,少量出血。

①粘固剂未去净:固定桥粘固后,位于牙间隙内多余粘固剂没去净,压迫刺激龈组织,引起炎症。

②菌斑附着:固位体边缘不贴合,或全冠固位体、桥体颊舌侧轴面外形恢复不正确,自洁作用差,引起龈缘菌斑附着,造成局部炎症。

③龈组织受压:固位体边缘或桥体龈端边长,直接压迫和刺激牙创伤性炎症。

④接触点不正确:固位体与邻牙接触点位置恢复不正确或接触点食物嵌塞,引起龈炎。

上述除多余粘固剂没去净可通过去除粘固剂,消除龈炎外,其余各种原因引起的龈炎,一般在口内无法修整,应拆除后重新制作固定桥,修复牙列缺损。

(3)固定桥松动　引起固定桥松动或脱落的原因很多,可能是单一原因,也可能是多原因的集中表现。

①基牙负荷过大:桥基牙受力过大,超过所能承受的负荷,引起牙周支持组织的损伤,牙槽骨的吸收,导致基牙松动。

②固位体固位力不够:固位体的固位力不够,咀嚼运动中垂直或侧向𬌗力作用下,引起固定桥的翘动,使粘固剂破裂,导致固定桥松动,甚至脱落。

③基牙固位形差:桥基牙牙体预备不符合要求,如轴面向𬌗方内聚过大,甚至将基牙预备成锥形,失去基牙轴面和固位体组织面之间形成的固位力,使固定桥受力后固位体与基牙分离,固定桥松脱。

④固位体与基牙不密合:固定桥制作时,因固位体与基牙不密合,而降低固位体的固位作用,同时由于固位体边缘不密合,粘固剂溶解,失去粘固力,使固定桥松动。

⑤继发龋:由于各种原因使基牙产生继发龋,导致基牙牙冠的牙体组织软化或缺损,失去固位力。

任何原因引起固定桥松动,一般都需拆除,然后分析原因,制定再修复方案。

(4)固定桥破损　固定桥修复牙列缺损后,也可能会出现破损。

①瓷层或树脂层牙面破损:由于早接触,在咀嚼时局部受力过大,会造成烤瓷牙瓷面折裂。金属烤瓷固定桥由于固定桥金属基底桥架的金属材料与瓷粉不匹配,两种材料的热膨胀系数不一致;金属基底桥架表面污染等原因也会引起瓷面脱落。

②连接体折断:若固定桥的桥体与固位体焊接后的连接体强度不够;焊接的固

定连接体假焊；连接体的面积不够等原因会造成连接体折断。

③𬌗面破损：若金属烤瓷固定桥和金属树脂固定桥，因基牙𬌗面牙体预备量不够或金属固定桥基底桥架𬌗面过厚，造成𬌗面的瓷层或树脂层无足够的厚度，在调整咬𬌗关系时或固定桥粘固后，𬌗面瓷层或树脂层破损，金属基底暴露；若金属全冠固位体，也因基牙𬌗面的牙体预备量不够或制作固位体时基牙𬌗面分离剂层过厚，造成金属全冠固位体𬌗面过薄，在固定桥试戴时咬𬌗调整，造成金属全冠固位体𬌗面破损；或固定桥粘固后，经长期咀嚼，𬌗面过薄的金属层，易磨损，引起牙体组织暴露。

④固位体、桥体牙面变色：若金属与树脂联合固定桥，因树脂材料的理化性能不稳定，随固定桥修复牙列缺损后的时间推移，会造成牙面变色；若树脂材料的分子结构疏松，也会引起食物的色素着色于牙面，造成牙面变色。固定桥固位体或桥体牙面变色，形成与邻牙色泽不协调，明显影响牙列缺损的修复效果。

上述固定桥破损除塑料牙面磨损或变色，可在口内通过更换桥体牙面，或用光固化复合树脂修补外，其他原因引起的固定桥破损，都应拆除后，重新制作或改变修复设计方案。

（聂二民）

第23章 牙列缺损的活动义齿修复

可摘局部义齿(removable partial denture)也是牙列缺损修复常用的方法,该法是利用天然牙和基托覆盖黏膜及骨组织作支持,依靠义齿的固位体和基托的固位作用,人工牙恢复缺失牙的形态和功能,并用基托材料恢复缺损的牙槽嵴及软组织形态,患者能够自行摘戴的一种修复体。

可摘局部义齿需要磨除的基牙牙体组织较少,对基牙的要求也不如固定义齿的基牙那么高,适应范围广,制作方法比较简单,便于患者清洁和洗刷,损坏后容易修补和添加。夜间摘除后可让基牙及支持组织解除压力,得到适当的休息。此外,对于缺失牙伴软组织和牙槽嵴硬组织缺损的病例,可摘局部义齿的基托可以填塞缺损区,恢复适当的外形,修复效果好。可摘局部义齿虽然有上述优点,但也有一些缺点,义齿有一定大小的基托,体积较大,初戴时异物感明显,需要一段的适应时间;其稳定性较差,不如固定义齿。咀嚼时义齿的动度较大,咀嚼效率明显低于固定义齿。可摘局部义齿存在的这些缺点,只要设计合理,精心制作,患者在使用中配合,有一些是可以克服的。可摘局部义齿目前在临床上应用仍较广泛,是一种良好的修复体。

1. 可摘局部义齿的适应证和非适应证　可摘局部义齿的适应证范围较广,适应于各类牙列缺损患者,特别是游离端缺失牙的患者;凡是适合制作固定义齿者均可制作可摘局部义齿;即刻义齿通常选用可摘局部义齿形式。其他适应证为:缺失牙伴有牙槽骨、颌骨和软组织缺损者;需要在修复缺失牙同时升高颌间距离者;可摘式夹板兼作义齿修复和松牙固定者,腭裂患者需要以腭护板基托关闭裂隙;可摘食物嵌塞矫治器;以及患者不能耐受制作固定义齿需要磨除牙体组织而改作可摘局部义齿者。

可摘局部义齿的非适应证较少,精神病患者有吞服义齿的危险;生活不能自理的患者口腔卫生差,义齿容易供菌斑附着生长;另外,对丙烯酸酯过敏者,口内黏膜溃疡经久不愈者,个别患者对基托的异物感无法克服者,均不适宜设计可摘局部义齿。此外,对发音要求较高的患者,基托可能会影响发音质量,也不适宜作可摘局部义齿。

2. 可摘局部义齿的类型及支持方式　随着科学技术的迅速发展,新理论、新材料、新工艺的不断出现和完善,使可摘局部义齿由钢丝与塑料的简单组合发展成支架式可摘局部义齿,即人工牙和基托由甲基丙烯酸类树脂制作,支架及固位体用金属制作。因支架式可摘局部义齿用金属大连接体取代了部分塑料基托,不但使义齿坚固耐用,而且使义齿体积明显减小,增加了患者的美观和舒适感。根据义齿支架制作方法不同,可分为弯制式和整体铸造支架式两种。铸造支架式可摘局部义齿对设备要求较高,制作工艺亦较复杂。相对弯制式支架而言,其适应证较严格。如余留牙健康条件较差,软、硬组织倒凹较大者等不宜选用整铸式可摘局部义齿,以免影响义齿就位及密合度,也不利于义齿戴用后的修理与增补人工牙等。

依据可摘局部义齿对所承受𬌗力的支持方式不同大致可分为三种类型(图 23-1)。

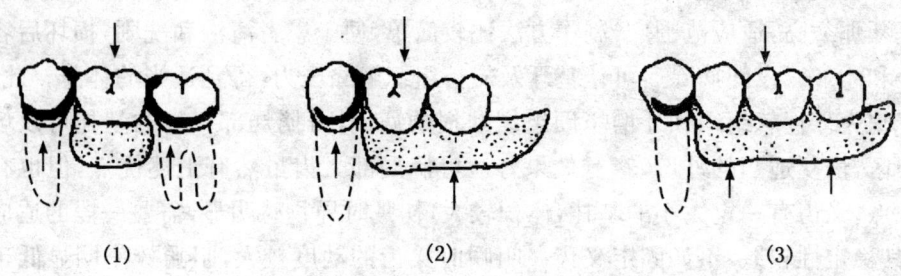

图 23-1　可摘局部义齿的支持方式
(1)牙支持式　(2)混合支持式　(3)黏膜支持式

(1)牙支持式义齿　牙支持式(tooth support)指缺隙两端均有余留天然牙,两端基牙上均设置𬌗支托,力主要由天然牙承担。适用于缺牙少、基牙稳固的病例,其修复效果较好。

(2)黏膜支持式义齿　黏膜支持式(mucosa support)指义齿所承受的𬌗力主要由黏膜及其下的牙槽骨负担。常用于缺牙多、余留牙条件差,或咬𬌗关系差的病例。虽然缺隙的一端或两端有余留天然牙存在,但因余留牙松动或因咬𬌗过紧无法设置𬌗支托所致,此类支持形式的义齿,咀嚼效能差,常可致基托下组织压痛等症状。

(3)混合支持式义齿　混合支持式(tooth and mucosa support)指承受的𬌗力由天然牙和黏膜,牙槽骨共同负担,其修复效果介于前二者之间,适用于各类牙列缺损,尤其是游离端缺牙病例,此为临床正最常用的形式。

一、可摘局部义齿的组成及作用

可摘局部义齿通常由人工牙、基托、固位体和连接体四部分组成(图 23-2)。按各部件所起的作用,可归纳为三部分:即修复缺失部分、固位稳定部分与连接传力部分(图 23-3)。

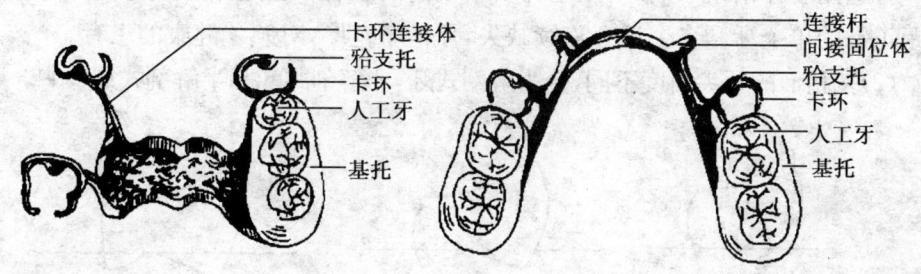

图 23-2 可摘局部义齿的组成

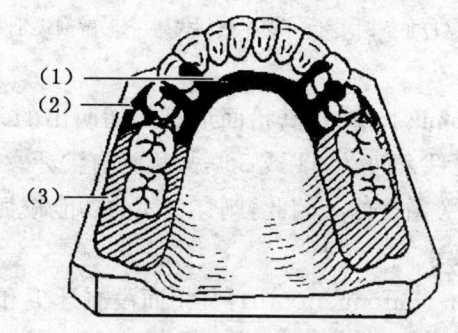

图 23-3 可摘局部义齿的组成
(1)连接传力部分 (2)固位稳定部分 (3)修复缺失部分

(一)人工牙

人工牙是用来代替缺失的天然牙,恢复牙冠的外形和咀嚼、发音等功能,恢复咬𬌗关系。

1. 人工牙的种类

(1)按人工牙的制作材料分为塑料牙和瓷牙两种。

①塑料牙:成品的塑料牙中,多层色硬质塑料牙色泽美观,形态逼真,重量较

轻,韧性好,不易折断,与基托的结合强度高,表面硬度较高。由于分子链结构中含有分子间交联剂,形成相互嵌合,耐磨性明显改善,近年来应用比较广泛。而常规的塑料牙和雕刻成形的塑料牙虽然也具备上述的大部分优点,但突出的问题是硬度差,易磨损,经久易变色等,应酌情选择应用。

②瓷牙:瓷牙借助盖嵴部的钉或孔固定于基托塑料内。瓷牙外形和色泽好,不易染色,硬度高,耐腐蚀,不易磨损。缺点是脆性大,易折断,不便调𬌗磨改,比塑料牙重。适用于牙槽嵴丰满,对咀嚼力要求较高的患者。也适用于缺牙间隙适中,𬌗龈距正常的单个牙和多个后牙连续缺失,牙槽嵴宽厚,对颌牙健康的患者。

(2)按𬌗面的牙尖斜度不同,分为解剖式牙,非解剖式牙和半解剖式牙(图23-4)。

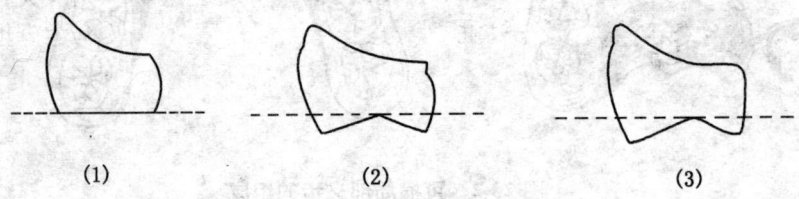

图23-4 人工牙的三种𬌗面形态
(1)非解剖式牙 (2)半解剖式牙 (3)解剖式牙

①解剖式牙(anatomic tooth):其𬌗面形态与初萌出的天然牙的𬌗面相似,有清晰的牙尖和斜面。牙尖斜度为33°或30°,故称为有尖牙。解剖式牙在正中𬌗时,上、下颌牙的尖凹锁结关系良好。因此,刺穿食团的功能较强,但是侧向𬌗力大,对牙槽嵴及支持组织的要求高。

②非解剖式牙(non-anatomic tooth):其𬌗面没有牙尖和斜面,又称为无尖牙。𬌗面有溢出沟,通达颊舌面,以增加咀嚼时食团的磨擦力,并有助于食团的溢出。无尖牙的咀嚼效能较差,但是侧向𬌗力小,对牙槽嵴的损害小,而且有助于义齿的稳定。

③半解剖式牙(semi-anatomic tooth):其𬌗面有牙尖斜面,但牙尖斜度较小,约20°左右,上下颌牙间有一定的锁结关系,咀嚼效能较好,比解剖式牙的侧向𬌗力小。多数硬质塑料牙的𬌗面设计为半解剖式牙。

2.人工牙选择的原则

(1)选择前牙

①前牙的形态应与口腔余留牙相近似,有同名牙时,应该用作参考。在前牙全

部缺失的情况下,可以参考患者拔牙前的记录模型或X线片,根据患者的面型如方形、尖形、卵圆形等基本形态,参考其侧面轮廓型如直线型、凸型、凹型等。再结合上前牙牙槽嵴的形态综合选择。基本原则是人工牙的形态必须和患者额面外形轮廓基本一致,并特别注重唇面形态的选择,以获得和谐、自然、美观的视觉效果。

②人工牙的大小选择也应参考口腔内的余留牙或同名牙,若全部前牙缺失时,可以参考患者拔牙前的照片、X线片、记录模型,也可以借鉴旧义齿的前牙,还应该考虑患者对前牙大小的要求。

③人工牙的颜色应该和患者的肤色、年龄相适应。选色过程中,充分考虑颜色的色调、明度、饱和度、透明度等四维特性,注意中国人面部肤色属于黄色范围的特点。可以作为参考对照因素的是口腔内余留牙、同名牙或者对颌牙的颜色,选色时应该在自然光线下进行。此外,天然牙的增龄变化非常明显,除磨耗外,明度降低、饱和度增加是突出的颜色变化特点,应该在选择人工牙时表达出来,体现年龄的真实外观。

(2)选择后牙

①人工牙的颊舌径应比天然牙颊舌径略为减小,以减轻支持组织的负荷。

②人工牙的𬌗龈径应根据𬌗间隙大小来选择,若上下后牙同时缺失,应该按均分间隙的原则来选择后牙,对于牙槽嵴吸收较多的一侧,可以适当减少人工牙的𬌗龈径,以增加义齿的稳定性。后牙颊面的𬌗龈径对美观有一定的影响,选择时应参考前牙唇面的切龈径。

③人工牙的近远中径应与后牙的实有牙槽嵴宽度相匹配。

④尽量选择硬度较大,耐磨耗,使用方便的硬质塑料牙。

(二)基托

基托是义齿覆盖在无牙牙槽嵴,与承托区黏膜直接接触的部分,位于缺隙部分的基托又称为鞍基。基托的主要作用是供人工牙排列附着,传导和分散𬌗力。基托还将义齿的各个部分连接在一起,形成功能整体。此外,基托用于修复缺损的牙槽嵴硬组织和软组织,恢复外形和美观;基托能够加强义齿的固位和稳定,也有间接固位作用,可抵抗义齿的移位力量。

1. 基托的种类 按材料的不同可以分为金属基托、塑料基托、金属塑料基托三种。弯制支架的可摘局部义齿基托通常用塑料制作,整铸支架可摘局部义齿用金属塑料基托或金属基托。

①金属基托:用铸造法制作,强度高,体积小,较薄,对温度的传导性好,易于清洁,戴用较舒适。缺点是难以做衬垫,调改较困难。制作难度较高,需要铸造设备。

②塑料基托：色泽近似口腔黏膜组织，美观，重量轻，操作简便，便于修补和衬垫，塑料基托适用于扩大覆盖面积，有助于义齿的固位和支持，是弯制法制作可摘局部义齿的常规基托形式。其缺点是基托强度较差，温度传导性差，不易自洁，并因体积较大而异物感明显。

③金属塑料基托：兼有金属、塑料的优点，在基托的应力集中区设计金属板、金属杆或者放置金属网状物；在失牙区牙槽嵴顶的支架上设计固位钉、环、网眼等附着形，供人工牙和基托附着，增加基托的坚固性，又不失塑料基托的优点。

2. 基托的要求

①基托伸展的范围：基托的唇、颊侧边缘应该伸展至黏膜转折处，边缘圆钝，获得良好的封闭作用，又不妨碍唇、颊的正常活动。基托的后缘在上颌应伸展至翼上颌切迹，远中颊侧应盖过上颌结节，后缘中部最大的伸展范围可以到硬、软腭交界处稍后的软腭上。下颌基托后缘应覆盖磨牙后垫的 1/3～1/2，基托的舌侧伸展至黏膜转折处，缓冲舌系带处，不影响舌的运动。上述范围为基托的最大伸展范围，临床上应该根据缺牙区的部位，基牙的健康情况，牙槽嵴的吸收程度，𬌗力的大小，硬、软组织倒凹分布以及义齿对固位力的要求等因素进行调整。原则上在保证义齿固位、支持和稳定的条件下，应该适当缩小基托的范围，让患者感到舒适美观。

②基托的厚度：基托应该有一定的厚度以保证足够的挠屈强度。整铸支架可摘局部义齿基托的厚度约为 0.5 mm，边缘略圆钝，基托表面有皱纹状设计和光面设计两种。塑料基托的厚度约 2 mm，上颌腭侧基托的后缘稍薄些，以减少对发音的影响，对发音要求较高的患者，可以模拟腭皱形状，设计在前腭区中缝两侧。

③基托与天然牙的接触关系：缺牙区基托应与天然牙的非倒凹区接触，若进入邻牙倒凹区有可能影响义齿摘戴。对于整铸支架的可摘局部义齿，建议尽量设计为铸造卡环臂对抗，以暴露天然牙的龈缘区，如果基托或连接体必须覆盖天然牙的唇颊侧龈缘，应该以垂直方向通过，并在通过龈缘处做缓冲。弯制支架的可摘局部义齿的舌腭侧基托边缘应该与天然牙舌腭面非倒凹区接触，前牙基托的边缘应在舌隆突上，要求紧密结合，但无静压力，以起平衡对抗作用。近龈缘区基托做缓冲，避免压迫龈缘，消除倒凹，便于摘戴（图 23-5）。

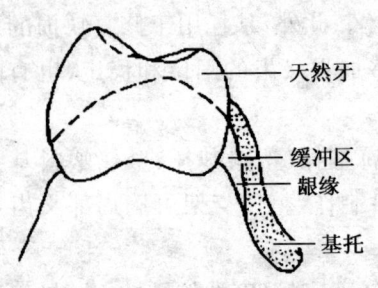

图 23-5　基托与基牙舌面的接触关系

④基托和骨性倒凹：在上颌结节颊侧、上颌硬区、尖牙嵴、下颌隆突、内斜线等处做缓冲处理，以免龈组织受压疼痛，为保证基托边缘

的封闭,基托边缘应该避开这些骨性结构区。

⑤基托磨光面的设计:根据美观的要求和患者缺牙区牙槽嵴的条件,可以设计根形及适当的突度。基托的舌腭面及颊面的基本形态为凹斜面,有助于义齿的固位和稳定作用。

⑥修复前基托区的预备:修复前调磨伸长的对颌牙,采用牙槽外科手术,去除骨性突起,缓冲部分骨性倒凹,切除牙龈过厚的纤维组织等,对基托设计均有益处,并可以获得更美观的效果,应该给予重视。

(三)固位体

固位体是可摘局部义齿安放在基牙上的部分,通常由金属制成,义齿借固位体固位于基牙上。固位体的主要功能是固位,其次是稳定和支持作用,许多固位体同时具有这三种作用。

固位体应该具备的条件是必须提供足够的固位力,保证义齿行使功能时不发生脱位;摘戴义齿时,固位体的固位臂相对抗臂有良好的交互对抗作用,对基牙无侧向压力;戴入后,固位体处于被动状态,对基牙不产生持续的静压,不引起矫治性移位。此外,用于制作固位体的材料应具有良好的生物学性能,不对口内组织造成损伤;减少暴露的金属,减小对美观的影响;并能维护余留牙及牙周组织的健康。

1. 固位体的种类　按固位体的作用不同分为直接固位体和间接固位体。

(1)直接固位体(direct retainer)其作用是防止义齿向𬌗方脱位,起主要的固位作用,一般位于邻近缺隙的基牙或毗邻的基牙。直接固位体按固位作用发生的部位分为冠外固位体和冠内固位体。

①冠外固位体(extra-coronal retainer):最常见和应用最广泛的冠外固位体是卡环(clasp)型,利用有一定弹性的卡环尖进入基牙倒凹区起固位作用,以卡臂肩和对抗臂起稳定作用,以𬌗支托和卡臂肩起支持作用。套筒冠固位体(telescopic crown retainer)和冠外附着体(extra-coronal attachment)属于较特殊的两类冠外固位体。套筒冠固位体是在基牙上制作桩核冠或者金属内层冠,内层冠的轴面为就位道,在内层冠外制作外层金属冠或者金属烤瓷冠,并连接在可摘局部义齿的支架上。戴入过程中,义齿上的外层冠和基牙上的内层冠相套叠,利用内、外两层冠之间的摩擦力固位。冠外附着体的嵌锁型固位装置部分或者全部位于基牙牙冠外,并以金属全冠或部分冠的形式固定于基牙上。冠外附着体的应用几乎不受基牙大小的影响,主要由牙槽嵴的高度和宽度来决定附着体的应用类别。

②冠内固位体(intra-coronal retainer):最常见的是冠内附着体,冠内附着体多属于精密附着体,其嵌锁型固位装置通过嵌体和冠的形式固定于基牙内,另一部分

与义齿基托相连接,附着体有固位、支持和稳定的作用。可摘局部义齿就位时,栓体插入栓道内,利用义齿上的栓体和基牙上的栓道间的摩擦力固位。精密附着型义齿通常被认为是较为理想的修复体,其突出的优点是:a. 精密附着体位于冠内,对美观影响小;b. 固位作用好,且不依赖牙冠外形就能获得良好的固位力;c. 基牙牙冠由全冠或嵌体保护,栓道处不与牙体接触;d. 义齿摘戴过程中对基牙不产生侧向力的作用,但是栓体、栓道间就位时必须相互平行并且密合;e. 冠内固位体的支点近牙体长轴中心及龈方,有利于𬌗力沿基牙长轴垂直向传导。冠内固位体也有缺点,其基牙预备时磨除的牙体组织较多,因而髓腔大、牙冠短者不适用;制作技术复杂,精度要求高,费时多,价格昂贵,栓体、栓道多是成品的,或者是铸模烧熔铸造的,损坏后难以修理。

(2)间接固位体(indirect retainer) 间接固应体可以辅助直接固位体起固应作用,是为防止义齿翘起、摆动、旋转、下沉而设计的一些固位装置,主要是加强义齿的稳定性。

义齿的翘起是指受食物粘着力、重力的作用,游离端基托向𬌗向旋转移位,但因卡环的固位作用,义齿尚未发生脱落;摆动是指义齿游离端受侧向𬌗力的作用产生颊、舌向的水平移动;旋转是指沿支点线发生的,其中纵线式支点线形成颊、舌向转动,横线式和斜线式支点线则形成前后向转动,游离端义齿的旋转比较明显;而义齿的下沉则是指承受𬌗力时,基托向支持组织方向的移动,黏膜支持式义齿最容易出现下沉,混合支持式游离端义齿也有下沉现象(图23-6)。

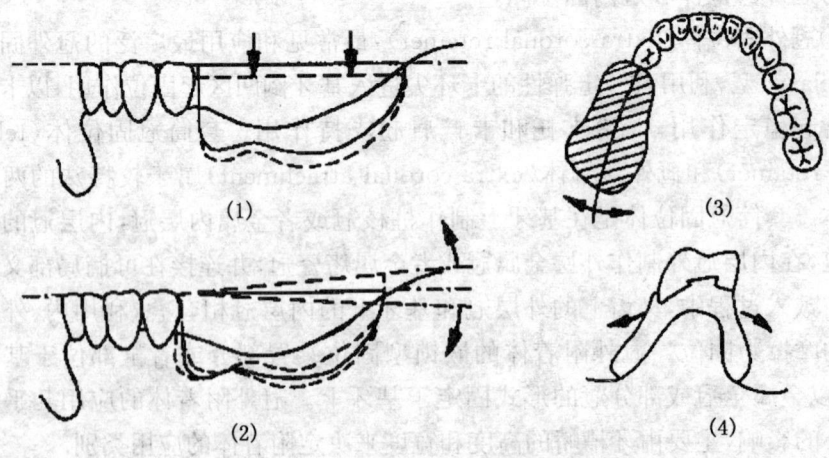

图23-6 游离端义齿的不稳定现象
(1)下沉 (2)翘动 (3)摆动 (4)旋转

间接固位体是针对义齿的这些不稳定现象设计的,尖牙支托、切支托、连续卡环或前牙邻间钩、金属舌板、金属腭板、扩大的基托等皆是间接固位体和具有间接固位作用。设计间接固位体后,可以减少游离端义齿的𬌗向脱位,对抗侧向力,防止义齿摆动,分散𬌗力,减小下沉量,最突出的作用是起平衡作用,防止义齿的旋转。

充分发挥间接固位体的平衡作用,必须考虑间接固应体的位置和支点线的关系。原则上支点线到游离端基托远端的垂直距离最好等于支点线到间接固位体的垂直距离。间接固位体距支点线的垂直距离愈远,对抗转动的力愈强,平衡作用也越好(图23-7)。根据这一原则来选择设计间接固位体位置、数量和种类。

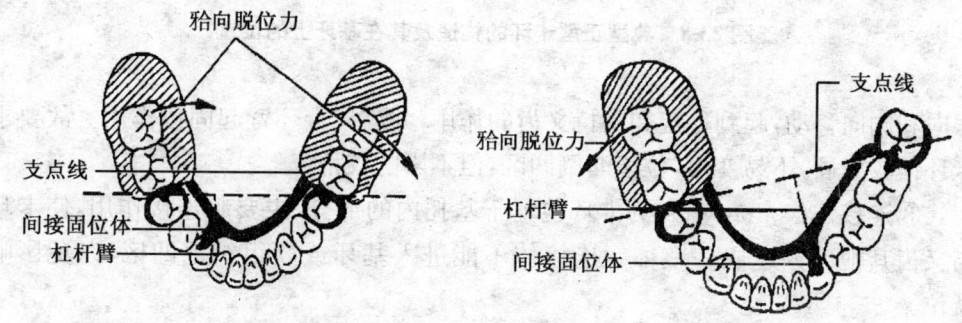

图 23-7　间接固位体与支点线的关系

2. 各类直接固位体的组成、类型及主要作用

(1)卡环　直接固位体主要是卡环,是直接卡抱在基牙上的金属部分。其主要作用为防止义齿基托下沉及𬌗向脱位,亦能防止义齿下沉、转位和移位,起一定支承和稳定的作用。卡环的连接体还有加强基托的作用。

1)卡环的结构、作用和要求　以典型铸造三臂卡环(正型卡环即Ⅰ型卡环)为例,由卡环臂卡环体、𬌗支托和连接体组成(图23-8)。

①卡环臂(clasp arm):为卡环的游离部,富有弹性。卡环臂尖端位于倒凹区,是卡环产生固位作用的主要部分,当义齿戴人时,籍卡环臂端的弹性通过基牙牙冠的外形高点进入倒凹区。当脱位力起作用时,则起阻止义齿向𬌗向脱位的作用。长环臂起始部分应较坚硬,放置在非倒凹区,起稳定作用,防止义齿侧向移位。卡环臂的形态依所用材料和制作方法不同,常用的有圆形、半圆形和扁平形三种。

②卡环体(clasp shoulder):为连接卡环臂、𬌗支托和小连接体的坚硬部分,环抱于基牙的非倒凹区,从邻面包过颊舌轴面角,主要对基牙起卡抱作用,阻止义齿

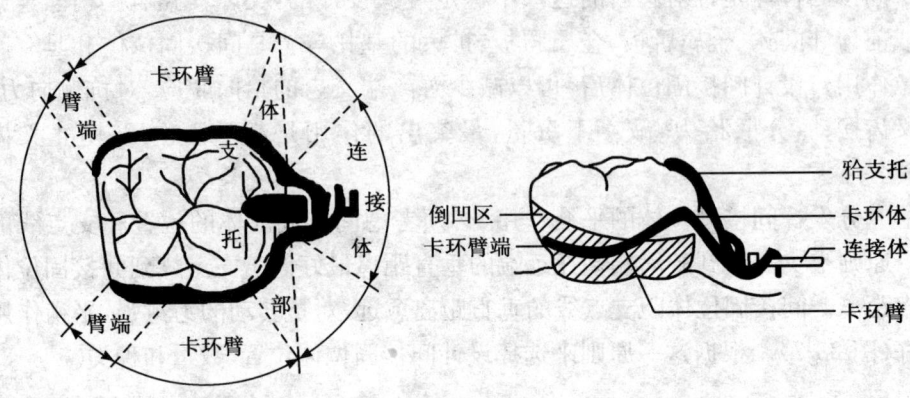

图 23-8 典型正型卡环的构造及其在基牙上的位置

龈向和侧向移动,起到稳定和支持义齿的作用,并支持卡环臂起固位作用。故要求卡环体较坚硬,不易变形,位于非倒凹区,但不影响咬殆。

③连接体(connecter):为卡环包埋于基托内的部分,主要起连接作用,使卡环与义齿其他部分连成一整体。连接体不能进入基牙或软组织倒凹区,以免影响就位。

④殆支托(occlusal rest):常与铸造卡环制作在一起,所谓三臂卡环,是把殆支托亦当作一个臂的笼统称呼。殆支托是卡环体向基牙殆面方向延伸的部分,具有较高的强度,主要作用是防止义齿龈向移位,起支持作用,并使殆力沿基牙的长轴方向传导。殆支托还有一定的稳定作用。此外,殆支托还用于防止食物嵌塞,加大的殆支托用于恢复咬殆接触不良患者的咬殆关系等。殆支托是最常用的设计,而位于基牙切线的切支托相位于基牙舌隆突的舌支托,则是较特殊的设计,其作用与殆支托相似。殆支托的设计要求:

a. 殆支托的位置:殆支托应该设置在基牙邻接缺隙侧的边缘嵴上,即缺隙两旁基牙殆面的近、远中边缘嵴上。近中殆支托则设计在基牙的非缺隙侧,如果咬殆过紧不易获得殆支托位置,可以设置在下颌磨牙的舌沟处。此外,尖牙的舌隆突、切牙的唇外展隙,甚至上颌磨牙的颊沟,均可设计殆支托,应根据患者牙体、牙列的具体情况设计。

b. 殆支托与基牙长轴的关系:一般认为基牙上殆支托凹底应该与基牙长轴垂直。关于殆支托凹底部的设计形式,生物力学研究证明殆支托凹底与基牙长轴轴线呈正20°夹角时,基牙牙周应力分布最均匀,即殆支托所承受的作用力顺基牙长轴方向传导，不致使基牙倾斜移位（图23-9）。这一论点已经获得国内许多学者的支持。而临床实践中，将殆支托凹底预备至与基牙长轴垂直有较大难度，此外，每个基牙的长轴与殆平面所成的角度不同，会对殆支托凹底的预备造成影响，故不宜强求殆支托凹底与基牙长轴垂直。

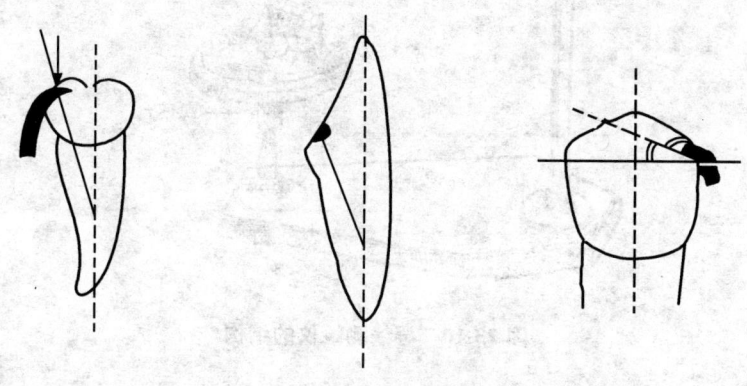

图23-9 支托的角度

c. 殆支托大小和形态：从力学角度分析牙支持式可摘局部义齿殆支托的受载情况，类似于悬臂梁受均布载荷。按此要求，将殆支托按匙形设计，前窄后宽，殆面中心窄，近他会缘变宽；前薄后厚，殆面中心薄，近边缘嵴处厚，且圆钝。铸造殆支托的颊舌径宽度约为磨牙颊舌径的1/3或者前磨牙颊舌径的1/2。虽然支托较长者，其基牙牙周膜受力均匀，但临床一般是将殆支托长度设计为磨牙近远中径的1/4或者前磨牙近远中径的1/3。

d. 殆支托的强度和咬殆的关系：殆支托的支托凹应该预备出足够的空间，以保证殆支托的强度，而选择强度高的材料可以减小殆支托的厚度，减少对咬殆的影响。殆支托除支持义齿、防止下沉外，还可以防止食物嵌塞。更重要的是恢复咬殆关系和良好的牙间接触关系，铸造殆支托的优势较锤造殆支托突出，故应该尽量设计铸造殆支托。

2) 卡环与观测线（surveying line）的关系

①模型观测器（surveyor）是用于确定义齿就位道（path of insertion）的一种仪器。由分析杆、支架和观测台三部分组成（图23-10）。分析杆能垂直升降，通过横臂与支柱相连，且能向各方向转动。用以测量模型上基牙、余留牙的轴面和牙槽嵴组织的倒凹。观测台用以固定模型，并能作不同方向的倾斜。

②观测线（surveying line）又称导线。导线（glide line）指按共同就位道描画

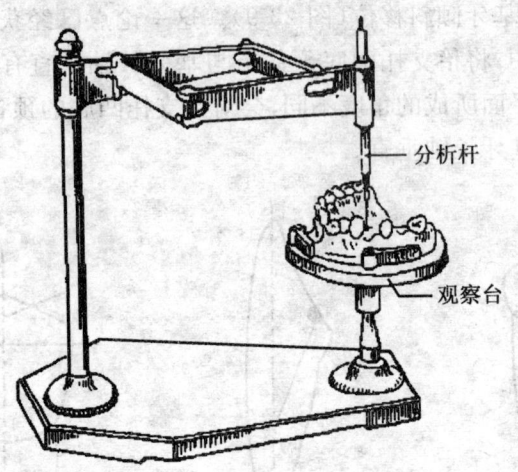

图 23-10　导线测绘仪的结构

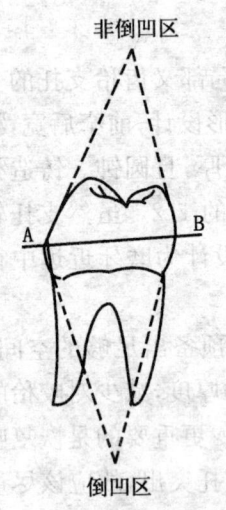

图 23-11　基牙的倒凹与非倒凹 AB 为外形高点点线

的、用以区分硬、软组织的倒凹和非倒凹区的分界线。在基牙则当将模型确定方向后下基牙轴面最突点的连线,亦可称为基牙导线。当基牙牙冠有不同程度倾斜时,导线的位置亦随之改变。导线以下,龈向部分为基牙的倒凹区(undercut area),导线以上𬌗向部分为基牙的非倒凹区(non-undercut area)(图 23-11)。这样测得的导线,并非基牙的解剖外形高点线,而是随模型观测方位改变而改变的连线。模型观测器的分析仪代表义齿就位的方向。描绘导线用以指导卡环的设计及指明基托边缘可以伸展的范围。根据导线合理制作的义齿在共同就位道上能顺利摘戴。在口腔预备时就应考虑导线,适当磨改基牙或余留牙,以调整倒凹,确保能合理利用倒凹。

③导线的类型:由于各个基牙倾斜的方向和程度不同,所画出的导线也不同,一般可有三种类型(图 23-12)。

Ⅰ型导线:为基牙向缺隙相反方向倾斜时所画出的导线,基牙上主要倒凹区在远离缺隙侧。

Ⅱ型导线:为基牙向缺隙方向倾斜时所画出的导线,基牙上主要倒凹区在靠近缺隙侧。

Ⅲ型导线:基牙的近、远缺隙侧均有明显倒凹或基牙向颊舌侧倾斜时所形成的导线,导线位置靠近𬌗面。倒凹普遍且显著。

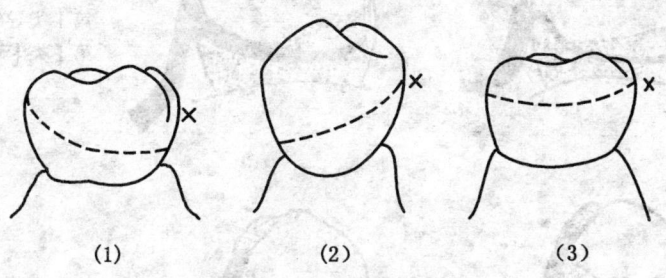

图 23-12　基牙导线类型
(1) Ⅰ型导线　(2) Ⅱ型导线　(3) Ⅲ型导线

④卡环与导线的关系:导线是设计卡环的依据,在描绘导线时需考虑怎样才能合理地利用倒凹,以便合理选择卡环类型,使卡环更好地发挥固位和稳定的作用,故两者的关系十分密切。每类导线,可设计相应类型卡环(图 23-13)。a. Ⅰ型导线卡环:铸造、锻造卡环均为正型卡环,卡环臂在倒凹区,卡环体在非倒凹区,此类卡环的固位作用及卡抱力稳定作用良好;b. Ⅱ型导线卡环:铸造卡环为分臂卡环,锻造卡环为上返卡环。分臂卡环的近缺牙区臂端及上返卡环的游离臂端在倒凹区,其另一端在非倒凹区,起对抗平衡作用。此类卡环有一定的固位作用,但因无长环体,故稳定作用较差;c. Ⅲ型导线卡环:铸造卡环臂较细,因导线较高,需靠近𬌗缘。锻造卡环亦为靠近𬌗缘的高卡环,或用下返卡环,卡环臂端在倒凹区。此类卡环有一定的固位及卡抱作用,但不如Ⅰ型导线卡环理想。要求卡环臂富有弹性,能通过基牙较高的突区进入倒凹。但必须注意卡环体既不能太低进入倒凹区影响就位,亦不能太高影响咬𬌗。卡环臂端不能进入倒凹区过深,否则在摘戴义齿通过突点时,超过金属丝的弹性限度,卡环臂则产生永久性变形,一旦发生永久性变形,则就位后臂端不密合,使义齿可上下松动。

3)卡环的种类　卡环的种类繁多,通常根据制作方法、卡环臂数目以及卡环与导线的关系进行分类。按制作方法不同可分为铸造卡环(casting clasp)和锻丝卡环(wrought clasp)。铸造卡环又可分为圆环形卡环(circumferential clasp)和杆形卡环(bar clasp)。

①铸造卡环:常用 18;8 镍铬不锈钢或钴铬合金,目前亦用钛合金等铸造而成。其优点是可根据基牙条件及基牙的观测线的位置,充分利用基牙上的有利倒凹,设

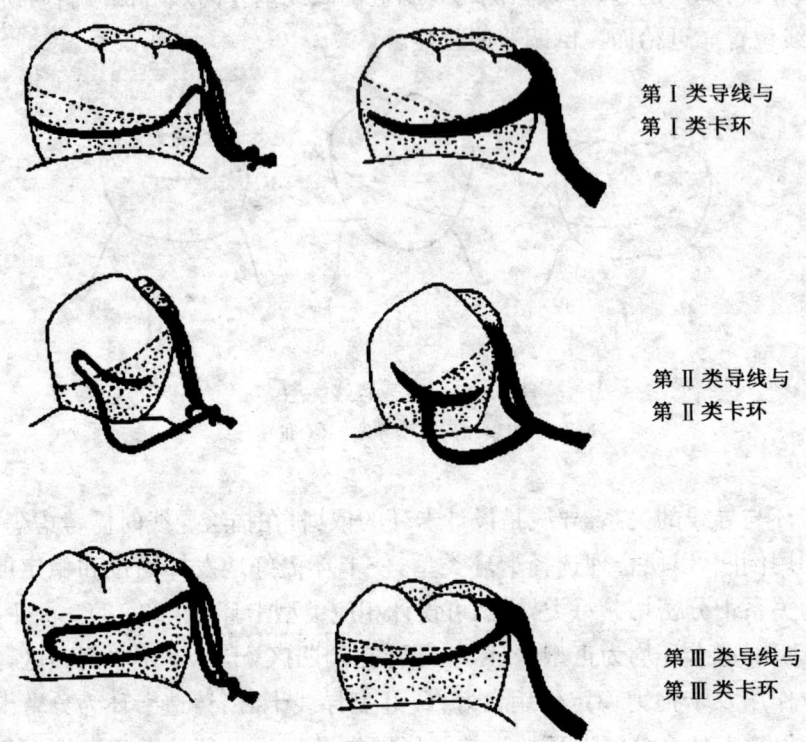

第Ⅰ类导线与第Ⅰ类卡环

第Ⅱ类导线与第Ⅱ类卡环

第Ⅲ类导线与第Ⅲ类卡环

图23-13 三类导线与相应的三类卡环(𬌗支托侧为近缺牙区)

计制造完成任何形式的卡环臂(包括卡环臂的宽窄等均可根据需要,略加调节)。因此铸造卡环的固位、支持、卡抱作用都较好。但需要高温铸造设备,操作较复杂,且卡环与基牙呈面的接触,卡环臂必须高度磨光,否则易成为基牙龋坏的诱因。铸造卡可分为:a. 圆环形卡环,因圆形卡环带包绕基牙的3个面和4个轴面角,即包绕基牙牙冠的3/4以上,好似圆圈,故名圆环形卡环。这种卡环为Aker(1936)首先应用,故又称Aker卡环(图23-14)。此卡环适用于牙冠外形正常、健康的基牙上,其固位、稳定作用好,常用于牙支持式可摘局部义齿。b. 杆形卡环,杆形卡环是Roach(1934)提出的,故又名Roach卡环。此类卡环是从义齿基托中伸出,经龈组织到达牙冠唇颊面的突点以下,其固位作用是由下向上呈推形固位,故又称推形固位卡环。杆形卡环有相对独立的颊侧臂和舌侧臂,包绕基牙约1/4。卡环臂从金属支架、基托内网状支架或大、小连接体伸出,经牙龈至牙冠倒凹区。适用于后牙游离端缺失的邻缺隙区的基牙。

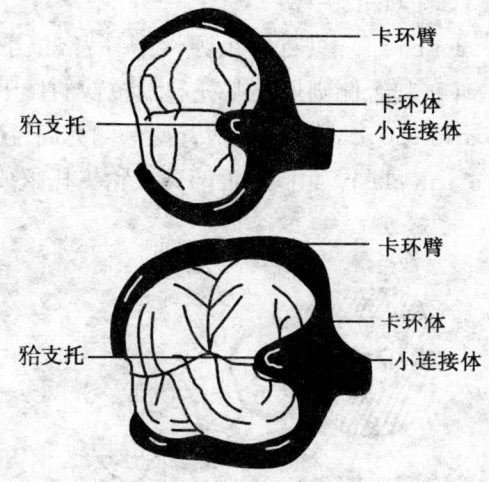

图 23-14　圆环形卡环

②锻丝卡环:目前临床较广泛采用,是用圆形不锈钢丝弯制成。磨牙卡环用 0.9~1.0 mm(20~19 号)钢丝,前磨牙及前牙卡环用直径 0.8~0.9 mm(21~20 号)钢丝弯制。其优点是弹性较大,与基牙接触面小,光滑易清洁,致龋率低,对基牙损伤小,制作设备简单,操作简便,经济耐用(图 23-15)。

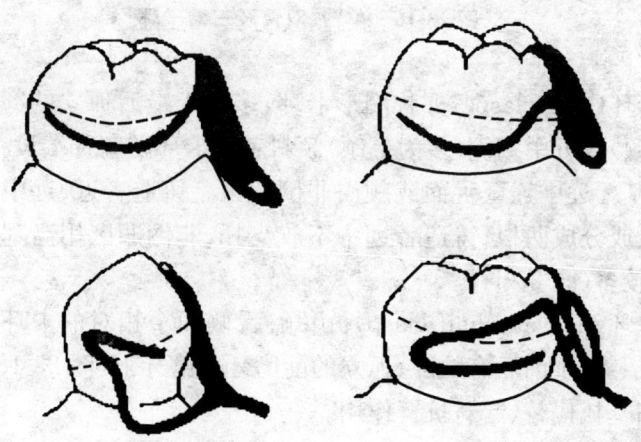

图 23-15　锻丝卡环

4)常用的卡环介绍如下(图23-16)

①单臂卡环(one arm clasp):只有一个弹性卡环臂,位于基牙唇、颊侧。常用钢丝弯制,可作间隙卡环。其舌侧则用高基托起对抗臂的作用。

②双臂卡环(two arm clasp):有颊、舌两臂。颊侧为固位臂,舌侧为对抗臂。

③三臂卡环(three arm clasp):由颊、舌两臂及𬌗支托组成。

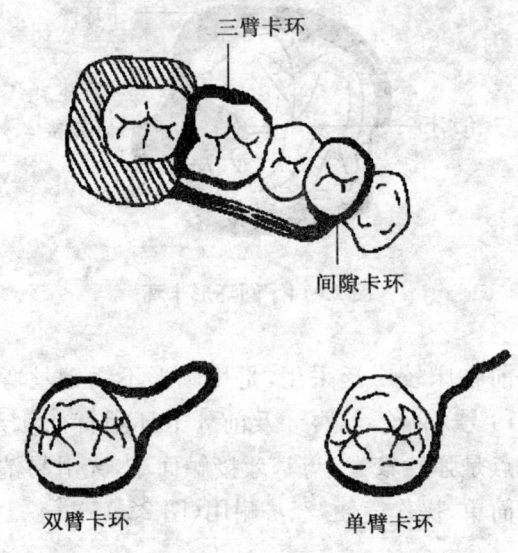

图23-16 单臂、双臂及三臂卡环

④环形卡环(ring clasp):亦称圈形卡环,多用于最后孤立的磨牙上,牙向近中舌侧(多为下颌)或近中颊侧(多为上颌)倾斜者。卡环游离臂端设在颊或舌面主要倒凹区,通过基牙远中连至舌面或颊面非倒凹区。铸造者近、远中放支托,加宽非倒凹区对抗臂或分成两根;铸造者远中不放支托,非倒凹区用高基托,起对抗臂作用,临床应用较多(图23-17)。

⑤对半卡环(half and half clasp):由颊、舌侧两个相对的卡环臂和近、远中两个支托所组成。用于前后有缺隙、孤立的前磨牙或磨牙上(图23-18)。临床上舌侧卡环臂多用高基托代替,起对抗臂作用。

⑥长臂卡环(long arm clasp):又称延伸卡环(extension clasp)。延长卡环的唇、颊臂至基牙相邻牙的唇、颊面。临床上常用于前磨牙或前牙,卡臂所包括的两牙之一有松动者,兼起牙周夹板的作用(图23-19)。

⑦连续卡环(continuous clasp)多用于牙周夹板、放置在两个以上牙上。锻造

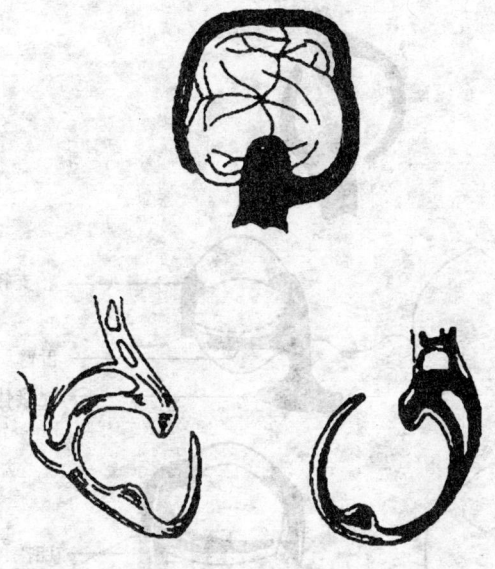

图 23-17 环形卡环

连续卡环常可包括整个前牙区或后牙区。此卡环无游离臂端。仅卡臂的中间部分弹性较大处进入基牙倒凹区,其余部分与导线平齐。连接体通过牙间隙至舌侧,埋入基托内(图 23-20)。

⑧联合卡环(combined clasp):由两个卡环通过共同的卡环体相连而成。卡环体位于相邻两基牙的𬌗外展隙,并与伸向𬌗面的𬌗支托相连接。此卡环需用铸造法制作,适用于单侧缺牙,基牙牙冠短而稳固,相邻两牙之间有间隙或有食物嵌塞等情况者(图 23-21)。

⑨回力卡环(back-action clasp):常用于后牙游离端缺失,基牙为前磨牙或尖牙牙冠较短或为锥形。卡环臂尖端的部分位于基牙唇(颊)面的倒凹区,绕过基牙的远中面与𬌗支托相连接,再转向基牙舌面的非倒凹区,在基牙近中舌侧通过连接体与基托或连接杆相连(图 23-22)。卡环臂尖端位于基牙舌面倒凹时,与远中支托相连,转向近中颊侧通过连接体与基托相连者称反回力卡(图 23-23)。两者均为铸造卡环。由于远中𬌗支托不与基托直接相连,𬌗力则通过人工牙和基托首先传至基托下组织上,可减低基牙承受的𬌗力,起到应力中断的作用。

⑩倒钩卡环(reverse hook clasp):常用于倒凹区在𬌗支托的同侧下方的基牙,又称下返卡环。当有组织倒凹区无法使用杆形卡环时更为常用(图 23-24)。

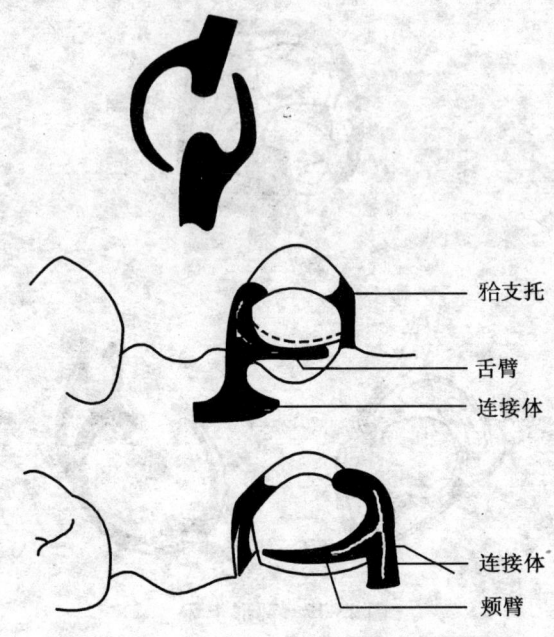

图23-18 对半卡环

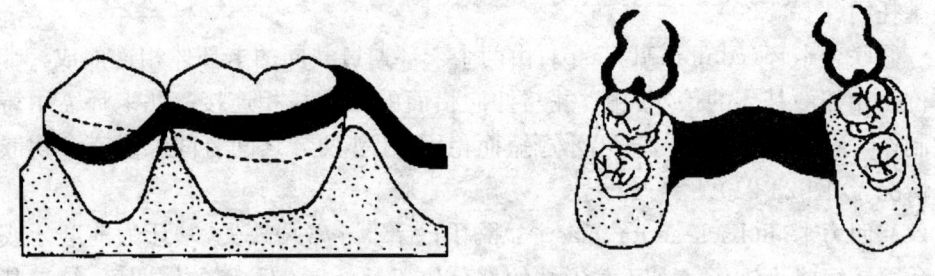

图23-19 长臂卡环

⑪尖牙卡环:常用于尖牙上,卡环由近中的切支托顺尖牙舌面近中切缘嵴向下,到尖牙的舌隆突,再向上经尖牙舌面远中边缘嵴到尖牙的远中切角,继续下降到唇面,卡环臂在唇面进入近中倒凹区。此卡环的支持、固位作用较好(图23-25)。

⑫杆式卡环:各型杆式卡环均为铸造卡环。根据基牙的外形、倒凹位置和大小,选择不同形状的杆式卡环(图23-26)。例如"T"型、"L"型、"U"型、"I"型及C"

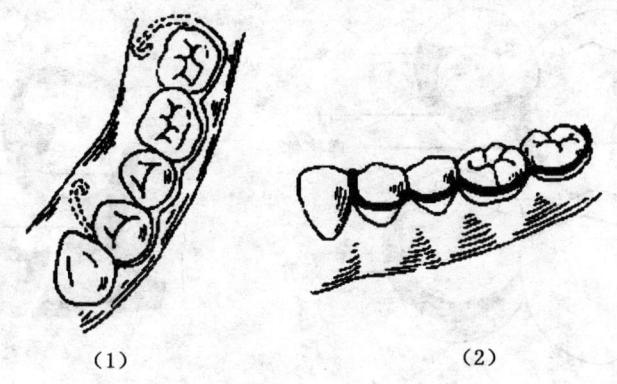

图 23-20 连续卡环
(1)𬌗面观 (2)颊面观

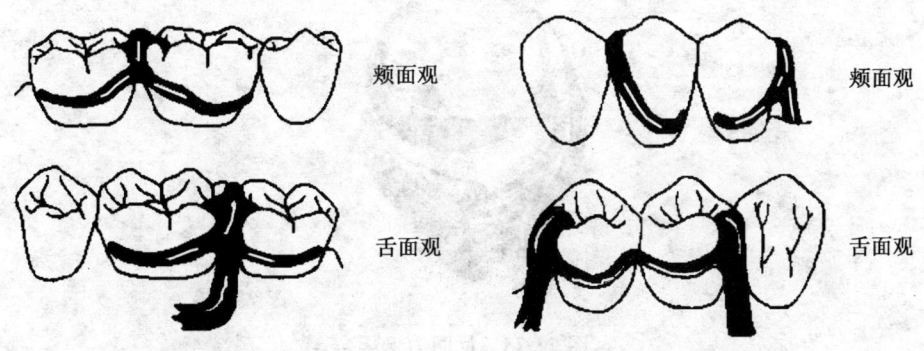

图 23-21 联合卡环

型等。

5)卡环的组合应用 为了满足临床上各类基牙的设计要求,各种卡环可以灵活组合应用。

①混合型卡环:主要指Ⅰ、Ⅱ、Ⅲ型卡环的组合应用。铸造卡环臂与锻丝卡环臂合用(图 23-27)。

②RPI(rest guiding plate I-bar)卡环组:由近中𬌗支托、远中邻面板、颊侧Ⅰ型杆式卡环三部分组成(图 23-28)。常用于远中游离端义齿(distal extension denture)。Kratochvil(1963)根据远中游离端义齿存在问题,提出了邻缺隙侧基牙上放置近中𬌗支托,远中邻面导板、及颊侧Ⅰ型卡环,Krol(1973)进一步作了说明,并

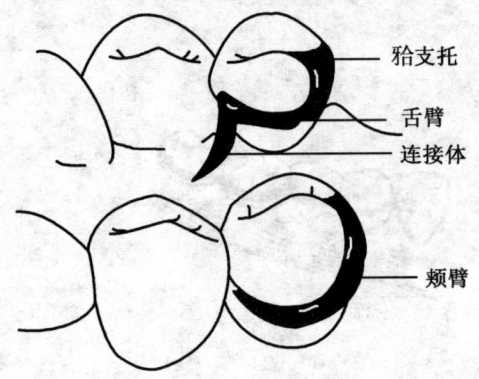 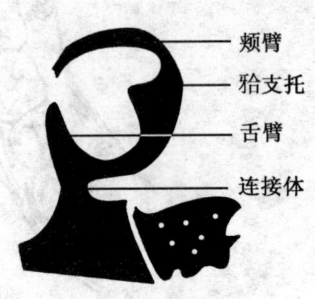

图 23-22　回力卡环

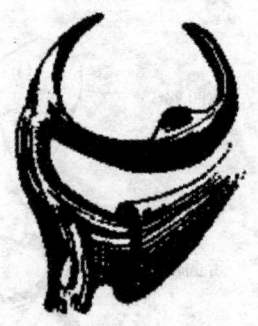

图 23-23　反回力卡环

将此卡环组称为 RPI 卡环,指出了其优缺点、适应证。在临床应用中,合理选择近中𬌗支托,以利于基牙和基托下组织健康。

　　a. 近中𬌗支托:指远中游离端义齿在近缺隙基牙的𬌗面近中放置的𬌗支托。支托的小连接体位于两邻牙的舌外展隙中,但不能邻牙接触。在相同𬌗力作用下,设计近中𬌗支托时基牙受力比远中𬌗支托小,且所受作用力方向与基牙长轴基本一致,根尖区应力分布较均匀。

　　无论设计远中还是近中𬌗支托,因支托位置都偏于基牙长轴一侧,通过𬌗支托传递给基牙的作用力均不直接通过基牙长轴,均存在一定偏心距,因而产生偏心压缩力和存在一个转动力矩。采用远中𬌗支托,且无远中邻牙支持,则基牙向远中倾斜。而采用近中𬌗支托基牙向近中倾斜,但由于近中有邻牙支持,此支持力可产生

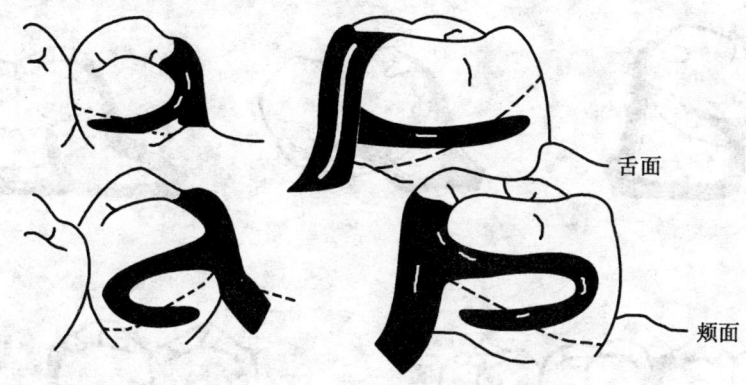

图 23-24 倒钩卡环

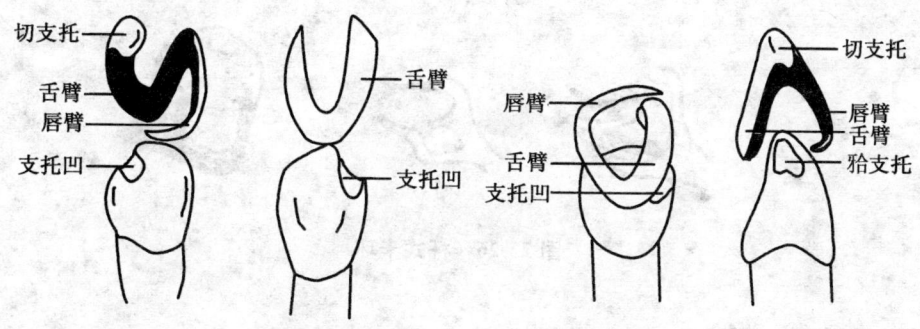

图 23-25 尖牙卡环

一个相反方向转动力矩,这样使基牙受力减少,且作用力较均匀地分布根尖周两侧。由于𬌗支托从远中移至近中,则支点位置前移,使基牙上的卡环臂与游离端位于同侧,𬌗力作用下,卡环臂与基托同时下沉,卡环和基牙脱离接触,基牙不受扭力作用(图 23-29(1))。同时,由于支点前移,加大了转动半径,因而使基托下组织的受力方向接近垂直,且较均匀(图 23-29(2))。支点前移,游离距延长,以及在相同𬌗力下基牙受力减少,基托下受力则增加。近中𬌗支托的小连接体有对抗游离端义齿向远中移位的作用。

b. 邻面板:指在与邻缺损侧基牙的远中面制备导平面相接触的垂直型导板,且向舌侧伸展至远舌角,起对抗颊侧卡环臂作用,故基牙上常省去舌侧对抗臂(平

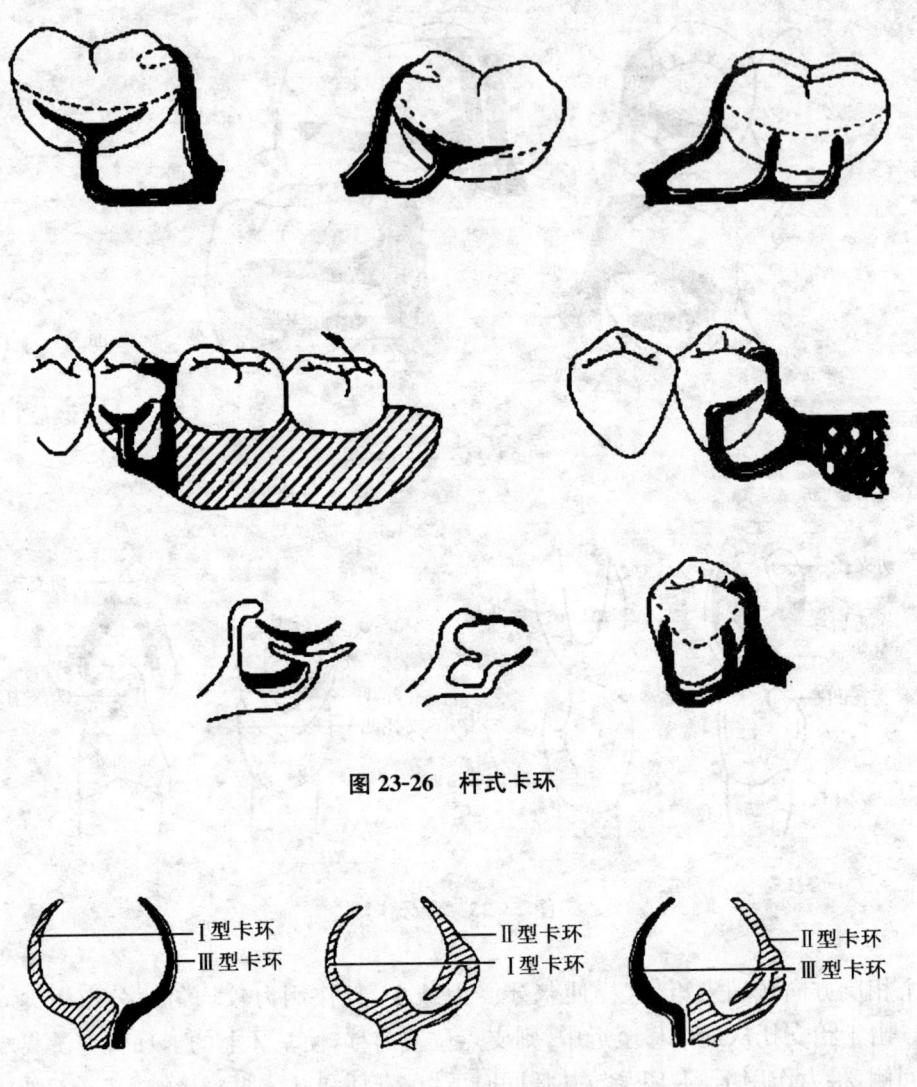

图 23-26 杆式卡环

图 23-27 混合型卡环

衡臂)。当义齿下沉时,邻面板亦随之向下,但仍与基牙接触。邻面板的作用是防止义齿脱位,增强义齿的固位力。制备的导平面面积越大,义齿脱位的可能性就越小。用邻面板固位比卡环固位对支持组织的损害小。邻面板在水平方向的支持力很强,可使倒凹区减到最小,并可防止食物积存,有利于美观。邻面板常用于下颌牙的邻面和舌面,上颌牙因向颊侧倾斜,不宜作导平面及邻面板。

牙列缺损的活动义齿修复 第23章

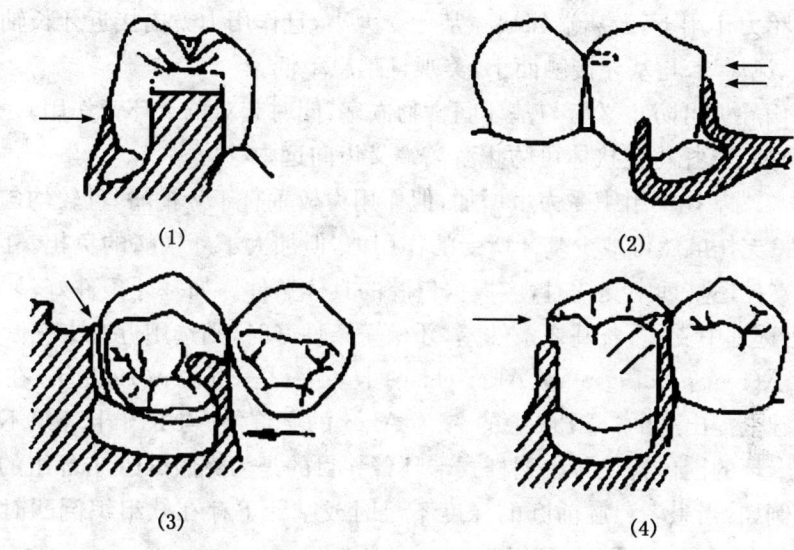

图 23-28　RPI 卡环组在基牙上的各面观
(1)远中面　(2)颊面　(3)胎面　(4)舌侧

c. I 型杆：I 杆放置于基牙颊面倒凹区，与基牙接触面积小，对基牙的损伤小，固位作用好，美观。

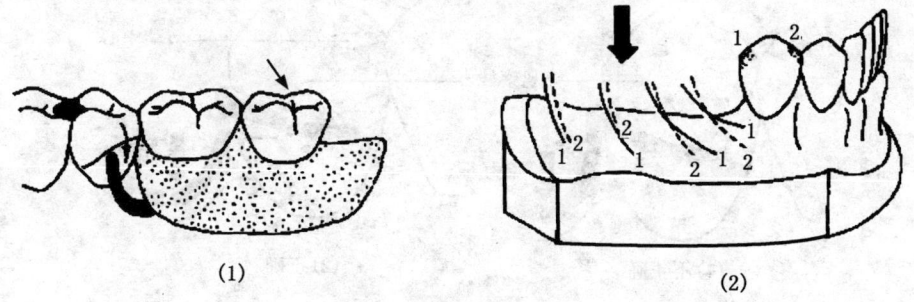

图 23-29　游离端义齿应用近中𬌗支托的优点
(1)𬌗支托前移，基牙上不形成杠杆式扭力
(2)𬌗支托由远中移到近中，由于加大转动半径，使基托下组织受力均匀

RPI卡环组的优点是：
a. 在𬌗力作用下，游离端邻缺隙基牙受力小，且作用力方向接近牙长轴。
b. "Ⅰ"型杆卡与基牙接触面小，美观且龋患率低。
c. 邻面导板可防止义齿与基牙间食物嵌塞，同时起对抗卡环臂作用。
d. 近中𬌗支托小连接体可防止游离端义齿向远中移位。
e. 游离端基托下组织受力虽增加，但作用力较垂直于牙槽嵴，且较均匀。

近中𬌗支托虽然可减少基牙所受的作用力，但加大了牙槽嵴的负担。因此，在选择近中支托还是远中支托时，应根据口腔的具体条件。如基牙条件好，牙槽嵴条件差时，宜选远中支托；若基牙条件差，牙槽嵴条件好时，则选用近中支托。

③RPA(rest guiding plate Aker clasp)卡环组：是Eliason(1983年)在RPI卡环组的基础上提出来的。RPA中的A为Aker的字首，它与RPI卡环组不同点是以圆环形卡环的固位臂代替Ⅰ型杆式卡环臂。目的是为克服RPI卡环组的某些不足之处。例如：当患者口腔前庭的深度不足时或基牙下存在软组织倒凹时不宜使用RPI卡环组，可应用RPA环组。

RPA卡环组包括近中𬌗支托、远中邻面板和圆环形卡环固位臂。要求基牙排列正常，观测线位于牙冠的中部，以便获得颊面近、远中两个倒凹区。设计时，如果固位臂高出观测线且横过牙冠中部，最后进入倒凹区，则支点后移，当基托受力时，𬌗支托抬高，基牙向远中旋转。因此，卡环臂的坚硬部分应仅在牙颊面的观测线上缘（图23-30）。

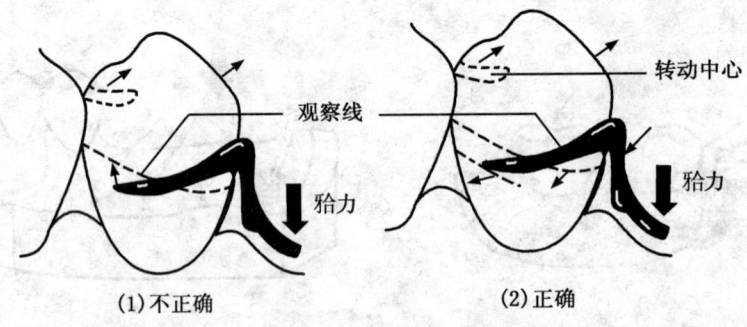

(1)不正确　　　　　(2)正确

图23-30　RPA卡环组

④其他类型的组合卡环：在RPI卡环组基础上，由于基牙颊侧所设置的固位卡类型不同、则命名亦不同。如设置"T"型杆式卡，则为RPT卡环，如设计"L"型杆式卡，则称RPL卡环。则根据基牙颊侧固位形选择不同杆式卡。

6)悬锁卡环(swing lock clasp)为Simmon(1960)提出,首先在欧洲应用,逐渐受到重视。其组成部分包括(图23-31)。

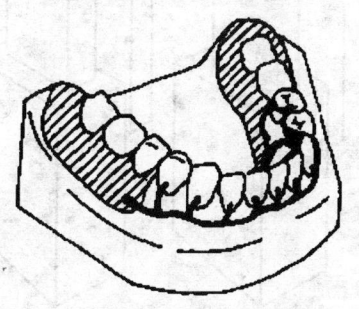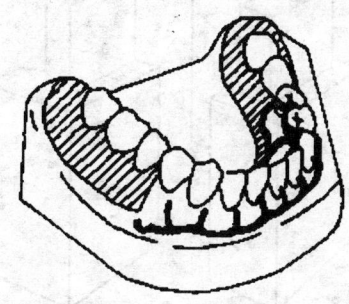

图23-31 悬锁卡环

①铸造唇杆:铸造唇杆(casting labial bar)的一端以铰链形式与义齿的支架相连,另一端以锁与义齿相连。

②固位指:在唇杆上伸出有若干个固位指(retention finger),一般是Ⅰ型卡环的形状,位于余留牙唇面的倒凹区。

③卡环的其他部分:根据牙列缺损的具体情况和设计需要而定。

悬锁卡环义齿在临床上应用不多,故不多做说明。

(2)套筒冠 套筒冠(telescope crown)固位体由内冠及外冠二部分组成。先在基牙上制作金属全冠或在残根上制作桩核冠作为内冠,在此冠外面再制作全冠为外冠。要求内冠轴面呈龅向6°左右,内外冠边缘处要求密合,无悬突。外冠连接于可摘局部义齿相应部位,要求二者连接处坚固,以防折断。义齿就位时,使义齿上的外冠与基牙上内冠相套,利用两套冠间磨擦力,使义齿固位。

(3)附着体 用于可摘局部义齿的附着体有冠内和冠外两种。按其精密度分为精密附着体与半精密附着体。精密附着体各壁平行,半精密附着体各壁间有一定倾斜度,因而固位效果不如精密附着体。精密附着体主要指栓体、栓道式附着体。附着体的横断面有T型、鸠尾型、卵圆型及H型(图23-32)。其制作特点为:先在基牙上制备有栓道或悬臂梁桥体的冠或嵌体,栓道可在冠内,也可在冠外。然后在可摘局部义齿的相应部位做栓体。义齿就位时,将栓体插入栓道内,利用义齿上的栓体与基牙上的栓道间的摩擦力,增强义齿的固位。其优点是固位作用好,不影响美观,但对基牙所施的力量大,磨切牙体的量很多。操作技术复杂,且精度要求高。栓体栓道间必须与就位道彼此平行,而且密合才能就位,以达到义齿稳定。

(四)连接体

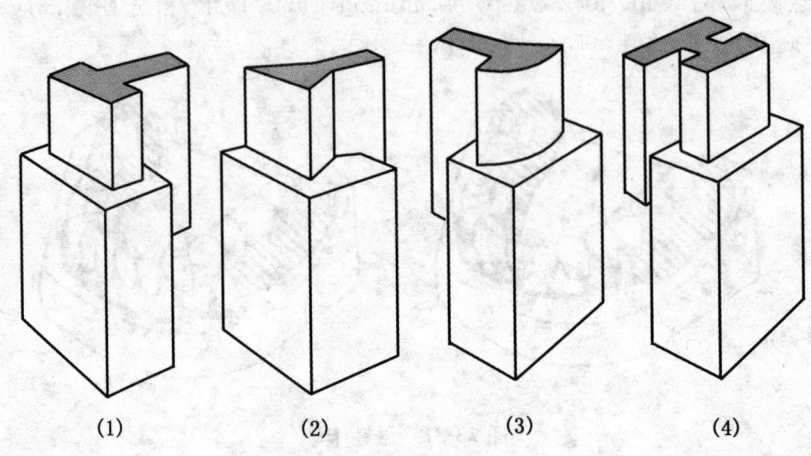

图 23-32 精密附着体(横断面)
(1)T 型 (2)鸠尾型 (3)卵圆型 (4)H 型

连接体(connecter)是可摘局部义齿的组成部分之一。它可将义齿各部分连接在一起,同时还有传递和分散𬌗力的作用。有大连接体(major connecter)和小连接体(minor connecter)之分(图 23-33)。

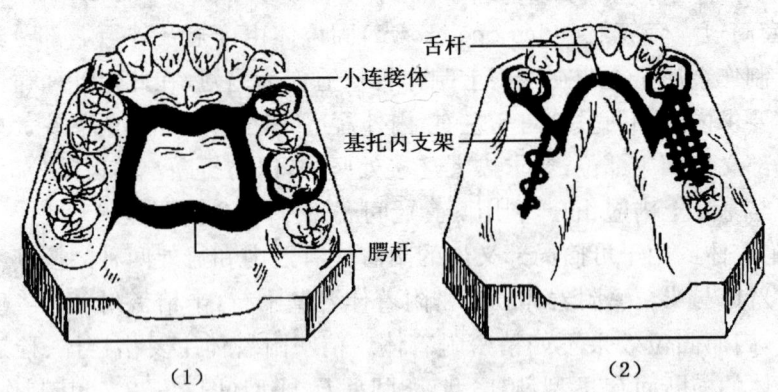

图 23-33 大连接体和小连接体的接触关系
(1)腭部大、小连接体的关系 (2)舌杆和基托内支架的关系

1. 大连接体 大连接体亦称连接杆,主要由腭杆、舌杆、腭板、舌板及唇杆等。
(1)大连接体的作用
①连接义齿各部件成一整体,以便修复缺牙和行使功能。

②传递和分散𬌗力至其他基牙及邻近的支持组织。
③与基托连接相比,可缩小义齿的体积并增加义齿的强度。
(2)大连接体的类型与要求

①腭杆:腭杆(palatal bar)位于上颌腭部,因所在位置不同又分为:前腭杆、后腭杆和侧腭杆三种(图23-34)。

Ⅰ.前腭杆(anterior palatal bar)位于上腭硬区之前部,腭皱襞之后部。薄而宽,厚约 1 mm,宽约 8 mm,与黏膜组织密合但无静压力,注意缓冲龈缘以及切牙乳突区,离开龈缘至少 4~6 mm。最好用铸造方法制成,有时也可用成品腭杆弯制而成。

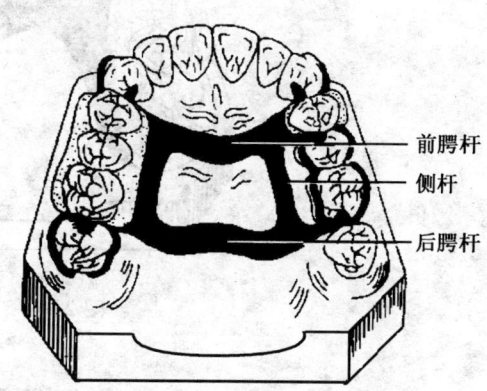

图 23-34 腭杆

Ⅱ.后腭杆

a. 位置 后腭杆(posterior palatal bar)位于上腭硬区后部,颤动线之前,两端微弯向第一、第二磨牙之间,过后易引起恶心,可适当调整其位置。

b. 厚、宽度 因舌体不接触,可比前腭杆厚而窄。厚度约 1.5~2.0 mm,中间较两端稍厚,宽度约 3.5 mm。游离端义齿可适当加厚、加宽。

c. 与黏膜的关系 腭中缝区不接触,两端密合,牙槽黏膜松软义齿容易下沉者,可适当缓冲。

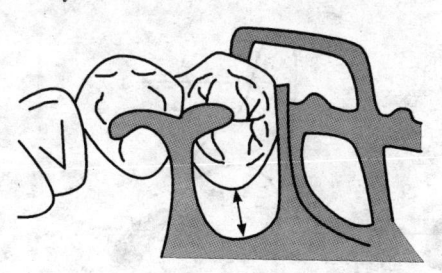

图 23-35 侧腭杆与龈缘的关系

d. 制作方法 铸造或成品弯制均可,最好用铸造法。

Ⅲ.侧腭杆(lateral palatal bar)位于上腭硬区的两侧,离开龈缘 4~6 mm(图23-35),并与牙弓平行。用于连接前、后腭杆,一侧或两侧(双杆)均可。

②腭板 腭板(palatal plate)由前腭杆向前延伸至前牙舌隆突上而形成腭板。再向左右两侧延伸形成马蹄形状腭扳。如再与后腭杆连接,则得封闭型马蹄形状腭板。如覆盖全腭区,则成全腭板(图23-36)。

③舌杆

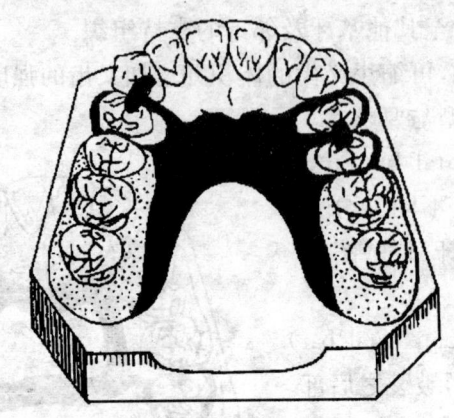

图 23-36 腭板

Ⅰ.位置:舌杆(lingual bar)位于下颌舌侧龈缘与舌系带、黏膜皱襞之间,距牙龈缘约3~4 mm。

Ⅱ厚、宽度:一般厚2~3 mm、宽3~4 mm,边缘较薄而圆钝,前端应较厚,后部较薄而宽,以利于舒适,并有足够强度。

Ⅲ与黏膜关系:根据下颌舌侧牙槽骨形态而定,一般有三种形态(图23-37),垂直形者舌杆与黏膜平行接触;倒凹形者舌杆在倒凹之上或在倒凹区留出空隙;斜坡形者舌杆与黏膜轻轻接触。若缺牙区牙槽嵴吸收,支持面积不大或𬌗力较重,为防止义齿受力下沉后舌杆压迫软组织,舌杆应预留0.5 mm的缓冲间隙,必要时增加尖牙舌隆突支托,或连续支托,亦称舌连续杆(图23-38),或改用基托连接。

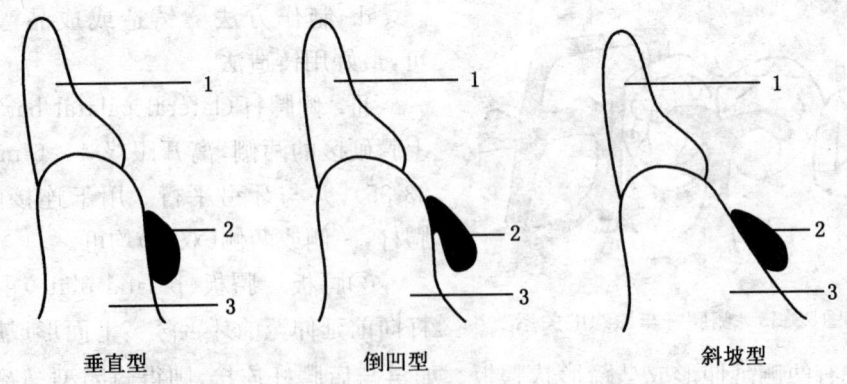

垂直型　　　　　倒凹型　　　　　斜坡型

图 23-37 下前牙舌侧牙槽骨的形态与舌杆的关系
1. 下前牙　2. 舌杆　3. 牙槽骨

④舌板:舌板是金属铸造成的舌基托,覆盖在下前牙的舌隆突区。上缘呈扇形、波浪状,进入两牙间的邻接区。舌板常用于口底浅、舌侧软组织附着高、舌隆突明显者。尤其适用于:a. 前牙松动需夹板固定者;b. 舌系带附着过高不能容纳舌杆者;c. 舌侧倒凹过大不宜用舌杆者(图 23-39)。

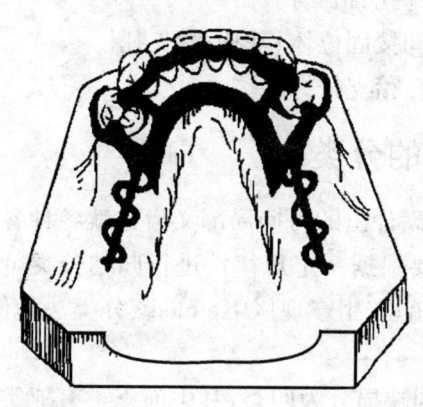

图 23-38 舌杆及连续杆

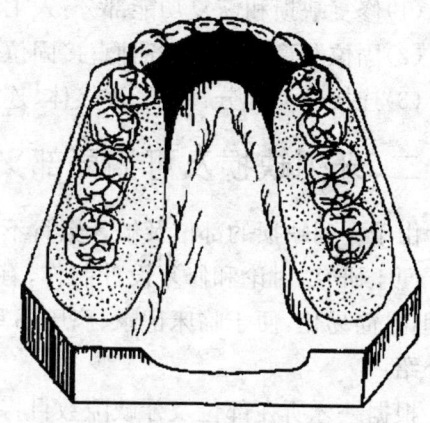

图 23-39 舌板

⑤唇、颊杆:前牙或前磨牙区过于舌向或腭向位,组织倒凹大,影响义齿就位或因舌系带附着接近龈缘,无法放舌基托或舌杆的位置者,可选用唇、颊连接杆。其宽、厚度与舌杆相似,位于唇、颊侧龈缘与唇颊系带、黏膜皱襞之间,应不妨碍唇颊软组织的活动。颊杆的上缘最低处应在龈缘下 3～4 mm(图 23-40)。牙槽嵴过于丰满或唇颊肌张力过大者,不宜选用,也不美观,故临床上极少应用。

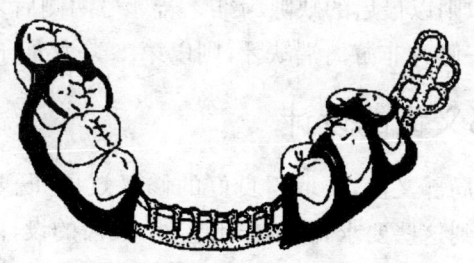

图 23-40 用颊杆的下颌可摘局部义齿支架

2. 小连接体　小连接体的作用是把金属支架上的各部件,如卡环、支托等与大连接体相连接。它与大连接体呈垂直相连,需离开牙龈少许,应放在非倒凹区,以免影响义齿就位。需放在牙邻间隙内的小连接体，表面光滑，应较细，但要有足够的强度和硬度，以便分散殆力。

综上所述，可摘局部义齿各部分各有其主要作用和次要作用，各部分间又可起协同作用。其作用归纳为如下三部分：

(1)修复缺损和恢复功能部分：人工牙、基托、𬌗支托。
(2)固位及稳定部分：各种直接固位体、间接固位体、基托、𬌗支托。
(3)连接传力部分：基托、连接体、连接杆、𬌗支托。

二、牙列缺损及可摘局部义齿的分类

由于牙列缺损的部位及缺牙数目不同，设计出的可摘局部义齿也就各种各样。为了便于研究、讨论和修复设计制作，有必要根据一定规律性进行归纳分类，使之条理化、简易化，便于临床记录、病历书写等的应用。现以 Kennedy 分类法为例进行介绍：

根据缺牙所在部位及牙缺隙数目将牙列缺损分为四类，其中前三类有亚类，第四类无亚类(图23-41)。

第一类　牙弓两侧后部牙缺失，远中为游离端无天然牙存在。
第二类　牙弓一侧后部牙缺失，远中为游离端无天然牙存在。
第三类　牙弓一侧后牙缺失，缺隙两端均有天然牙存在。
第四类　牙弓前部牙缺失，天然牙在缺隙的远中。

除第四类外，其余三类均有亚类。亚类则为除主要缺隙外，另外还有缺隙，即除主要缺隙外，尚有一个缺隙，则为第一亚类，有两个缺隙，则为第二亚类，依次类推。若前后都有缺牙，则以最后的缺隙为准。若牙弓两侧后牙都有缺失，且一侧为远中游离端缺牙，另一侧为非游离端缺牙，则以第二类为准，再加亚类。

三、可摘局部义齿的设计

一副理想的可摘局部义齿，要取得良好的修复效果，既要有美观的外形，又要有良好的功能。要达到这些要求，除制作工艺外，义齿的设计是关键。合理的义齿设计必须遵循一定的设计原理、原则，才能获得符合要求的可摘局部义齿。

(一)可摘局部义齿应达到的基本要求

(1)适当的恢复功能　恢复缺牙功能是义齿修复的根本目的。义齿所受𬌗力由基牙、基托下组织共同来承担。其负荷在组织的承受力以内，是一种功能性刺激，有利于减缓牙槽嵴的吸收，如压力超过组织的承受力，则会加速牙槽嵴的吸收。

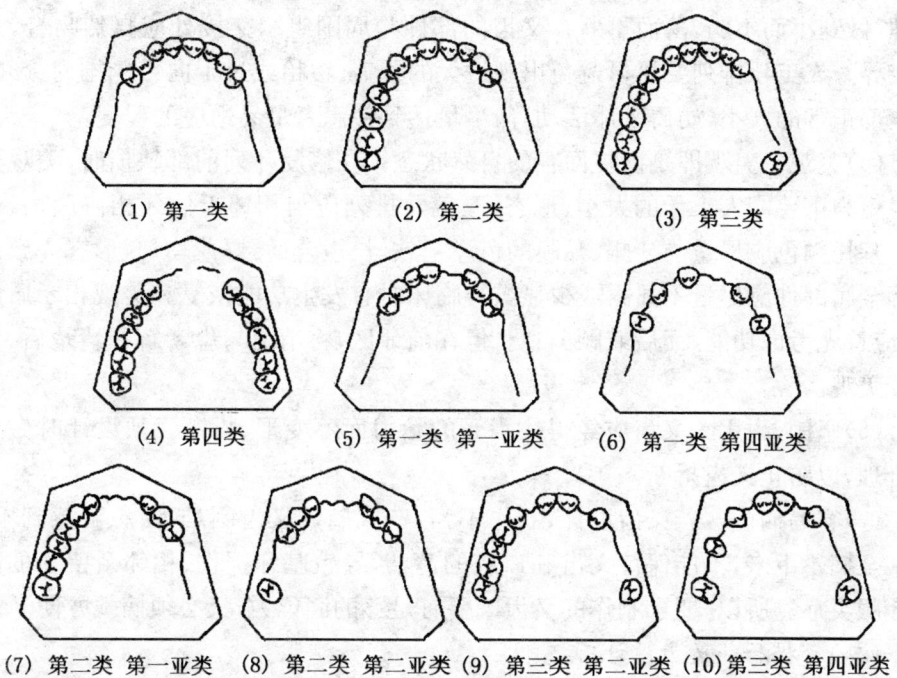

(1) 第一类　(2) 第二类　(3) 第三类
(4) 第四类　(5) 第一类 第一亚类　(6) 第一类 第四亚类
(7) 第二类 第一亚类　(8) 第二类 第二亚类　(9) 第三类 第二亚类　(10) 第三类 第四亚类

图 23-41　Kennedy 分类法

义齿修复以保持口腔组织健康为前提，义齿的功能恢复应根据基牙的情况、咬𬌗关系、缺牙区牙槽嵴的状况，把义齿的功能恢复到一个合适的程度。

(2) 保护口腔组织的健康　设计或制作不当的义齿，由于义齿卡环、基托对口腔组织的影响而引起牙龈炎症、基牙松动、牙体病变、黏膜的压痛和损伤，甚至𬌗创伤及颞下颌关节病变。为了避免义齿对口腔组织的损害，应少磨牙，尽量利用天然间隙放置𬌗支托、间隙卡环。义齿基托、卡环的设置，不应妨碍口腔自洁作用，防止食物滞留和菌斑的形成。并应正确恢复上、下颌关系和外形，使义齿的修复既能适当恢复缺牙功能，又能做到防病治病。

(3) 义齿应有良好的固位和稳定作用　义齿的固位和稳定状况，是能否发挥良好口腔功能的前提。如果义齿的固位和稳定性能差，不但影响咀嚼功能，还可引起对基牙及基托下支持组织的损伤。

(4) 舒适　可摘局部义齿修复范围广，其组成部件多，尤其在多间隙、多缺牙时，基托面积大，常引起初戴义齿者感觉不适，发音不清，甚至恶心，对敏感者更为明显。在可能的情况下,义齿尽可能做得小巧,材料应具有较高的强度,结构设计合理,做到小而不弱,薄而不断。义齿的部件与周围组织交接处应自然吻合,无明显交界。人工牙排列要尽量避免出现过大的覆盖、覆𬌗或过于向舌侧排列,影响口腔本部正常的大小,妨碍舌体活动等,尽量达到使患者最易适应的程度。

(5)美观 美观即是恢复面容的自然状态。在修复牙列前部缺损时,美观要求显得更为重要。人工牙的大小、形态、颜色及排列应与相邻天然牙相协调,表现自然。基托颜色应尽量与牙龈、黏膜的色泽一致,长短合适,厚薄均匀,形态一致。卡环等金属部件应尽量不显露或少显露。临床时有发生功能恢复和美观相矛盾的情况,应首先考虑功能,而后兼顾美观。但在前牙区,将情况与患者解释清楚后,可偏重于美观。

(6)坚固、耐用 义齿应经得住承受的𬌗力而不变形、折断。须设计时做到结构合理,以防止义齿折断。

(7)容易摘戴 若义齿设计、制作不当,造成摘戴义齿困难,使患者感到不便,或甚至摘不下来,不能保持义齿和口腔的清洁,导致基牙损伤、相邻余留牙的龋坏及牙龈炎症。所以,要求制作的义齿既要有足够的固位力,又必须摘戴方便。

(二)可摘局部义齿设计

1. 可摘局部义齿的固位与稳定 可摘局部义齿能发挥最大的咀嚼功能,必须有良好的固位和稳定。

(1)固位与固位力 可摘局部义齿的固位是指义齿在口内就位后,不因口腔生理运动的外力作用向𬌗向或与就位道(path of insertion)相反方向脱位。抵抗脱位的力称固位力。

1)固位力的组成

①摩擦力:义齿部件(主要指卡环及部分基托)与天然牙间形成的力。

②吸附力:基托与黏膜间产生的两个物体分子间的吸引力。

③大气压力:在大气压力作用下,基托与黏膜间形成功能性负压腔得以使义齿获得位。

④重力:对修复缺牙多的下颌可摘局部义齿尚存在义齿本身的重力以辅助固位。

在四种固位力中,对可摘局部义齿来说,通常最主要的是摩擦力。

2)固位力及其影响因素

①摩擦力:义齿的部件和天然牙摩擦而产生的力称为摩擦力。义齿的摩擦力有卡抱状态下产生的力、制锁状态产生的力,以及相互制约状态产生的力。

Ⅰ.弹性卡抱力及其影响因素:进入基牙倒凹区的卡环臂,受脱位力作用而向脱位力方向移动或有移动趋势时,首先给基牙以一种正压力,其反作用力使弹性卡臂撑开(图 23-42)。根据摩擦力＝正压力×摩擦系数的公式可知,当卡环臂给基牙产生正压力时,沿牙面切线方向的脱位力即会受到摩擦力的阻挡,直至脱位力超过卡臂与牙面间产生的最大静摩擦力时,义齿就会向脱位力方向移动。此种摩擦力的大小与下列因素有关:

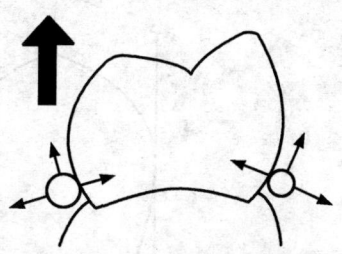

图 23-42 受脱位力作用时卡环臂对基牙的作用力示意图

a. 脱位力的大小和方向:义齿各部件与余留牙间所以发生摩擦,都是由于脱位力作用于义齿的结果。义齿脱位力(displacement force)指在外力作用下使义齿从就位道相反方向脱出的力。义齿就位后,正常情况下所有部件对余留牙均无任何压力,只有在侧向力或食物的粘脱力作用下,才使卡环臂对天然牙形成不同方向的作用力。在脱位力相等的条件下,脱位力的方向与牙面间构成的角度 A(图 23-43)越大,对牙面的正压力越大。

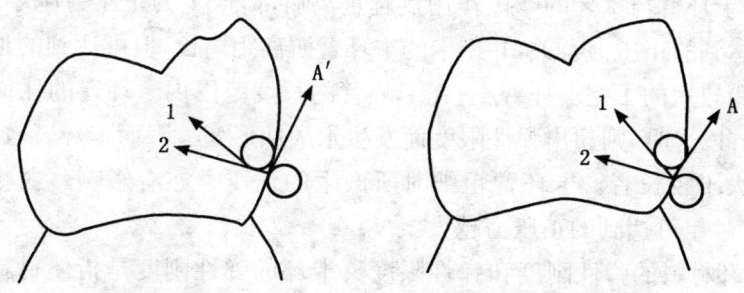

图 23-43 脱位力相等时,脱位力方向不同,对牙面正压力也不同
1. 表示卡环脱位力的方向和大小
2. 表示卡环对基牙牙面的正压力

b. 基牙倒凹的深度与坡度:基牙指放置直接固位体的天然牙。基牙倒凹的深度是指导线观测器的分析杆至基牙倒凹区牙面间的直线距离[图 23-44(1)]。在卡环臂的弹性限度内,倒凹深度越大,则产生的正压力越大。但对义齿的固位来说,同样深度的倒凹,由于其坡度不同,固位力亦有所不同。倒凹坡度指倒凹区牙面与基牙长轴间构成的角度[图 23-44(2)]。该角度越大,坡度则越大。在倒凹深度相同情况,坡度越大,固位力越大。

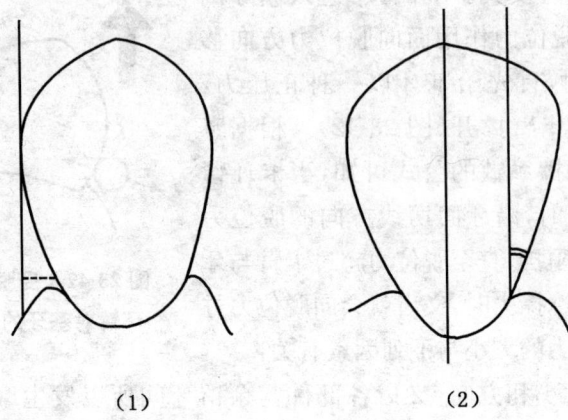

图 23-44　基牙倒凹的深度与坡度
(1)倒凹深度　(2)倒凹坡度

c. 卡环的形态、长短和粗细　实验证明，卡环的形态、长短、粗细与固位力间的关系为：卡环臂与基牙的摩擦作用点越远离肩部，产生的正压力越小；卡环的类型与可能达到的正压力有关，Ⅱ型卡的卡环臂游离距离长，但可达到的最高压力反而比游离距较短的Ⅰ型卡环臂小；在卡环臂的长度范围内卡环臂的任何方向位移超过 1 mm 以上时，则超出弹性限度而发生永久性形变。因而卡环臂较短者，固位力相对要大于较长者。卡环臂粗细对所产生的正压力亦有影响。在相同的位移下，卡环臂越粗可达到的正压力越大。

d. 卡环材料的弹性刚度和弹性限度　卡环的弹性刚度是指使材料位移的力与位移程度之比。卡环材料的刚度越大，在相同位移下所产生的正压力越大。弹性限度是指材料的弹性与范围之间的临界点。材料受到超过其弹性限度的作用后，则发生永久性形变。因此，相同刚度的卡环材料，弹性限度大者可达到的正压力也较大，则固位力亦较大。

e. 摩擦系数与固位力(摩擦力)关系　理论上摩擦力的大小与摩擦系数大小有关。但对卡环而言，因其所用材料的摩擦系数相对为固定的，可视为固有的无变化因素。由于牙釉面的摩擦系数较小，因而在𬌗向脱位力作用下，通过卡环获得的摩擦力是较小的，可以忽略不计。

Ⅱ. 制锁状态所产生的摩擦力及其影响因素：制锁状态是指义齿由于设计的就位道与功能状态中义齿实际的脱位方向不一致而造成的约束状态。利用义齿就位方向和脱位方向不一致而获得制锁作用,义齿受相邻牙约束的部分称制锁区。就位道与脱位道的方向之间所形成的角度,称之为制锁角。进入制锁角内的义齿部件及阻止其脱位的牙体之间产生摩擦力称制锁力(图23-45)。制锁力的大小,取决于脱位力的大小及牙体或进入制锁角内的义齿部件的强度。若脱位力极大,则此摩擦力的最大值等于牙体或义齿部件任何一方显著变形或被折断所需的力。要利用义齿的部件进入制锁区,必须要维持好制锁状态,即必须有良好的卡环固位相配合。同时,若制锁角越大,越能维持制锁状态,则固位力越大。如果弹性卡抱力较小时,可采用多制锁区,以取得更多的制锁力,使义齿获得更好的固位作用。

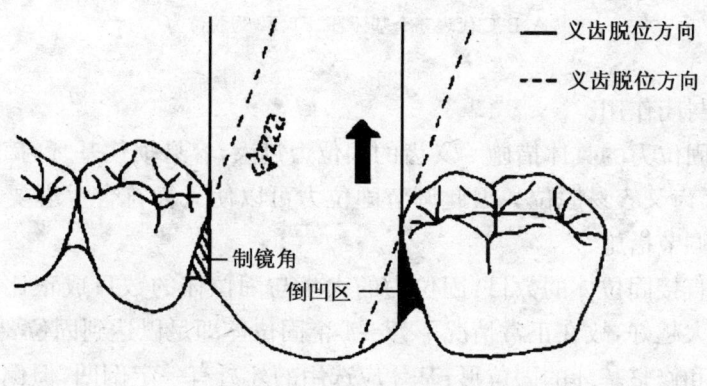

图 23-45 制锁状态

Ⅲ. 相互制约状态所产生的摩擦力及其影响因素:当义齿有多个固位体或多个缺牙间隙时,在行使功能中的脱位力不同,表现出相互牵制的作用,因而产生摩擦力(图23-46)。

由图23-46所示,虽然脱位力F、F1、F2可能与就位道反方向一致,但由于A、B、C三个基牙不在同一个位置,脱位力使各基牙上的固位体各自受的力,由脱位方向的力改变成主要为侧向力。此侧向力均不能使A、B、C任何一个固位体顺利脱出。当基牙越分散,形成的角越大,则侧向力超大,脱位方向的力则越小。同理,若缺牙间隙越多,形成侧向力越大,脱位力越小。此外,在同一基牙上的两个卡环臂之间也存在相互制约作用。

②吸附力与大气压力:可摘局部义齿修复较多缺牙、尤其是游离端缺牙时,往往可利用的基牙较少、甚至只有个别牙。此时,必须充分利用基托的吸附力和形成大气压力来增强固位作用。这就要求基托有足够的伸展范围,与黏膜组织密合,周

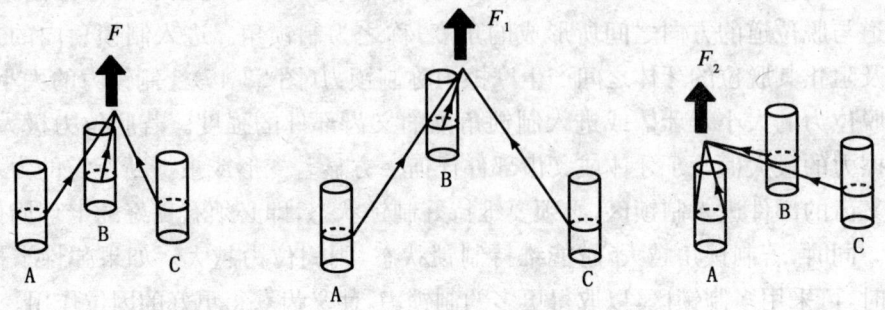

图 23-46　相互制约作用的模式图
A、B、C 代表三个基牙，F、F1、F2 为脱位力

缘有良好的封闭作用。

3）调节固位力的具体措施　义齿的固位力过大，容易损伤基牙，摘戴困难。固位力过小，义齿又容易脱位。因此调节固位力可以使义齿符合生理要求和功能需要。有以下调节措施：

①增减直接固位体的数目：固位力的大小与固位体的数目成正比。但由于因位力不是越大越好，故在正常情况下，2～4 个固位体即足以达到固位要求。

②选择和修整基牙的固位形：基牙应选用的牙冠有一定倒凹，但倒凹的深度应在卡环臂的弹性限度之内，而且坡度较大。若基牙的倒凹深度过小、过大，倒凹的坡度过小，都不利于义齿的固位。遇此情况可以磨改基牙和调节就位道使之达到要求。一般倒凹的深度应小于 1 mm，倒凹的坡度大于 20°。

③调整基牙间的分散程度：基牙越分散，各固位体间的相互制约作用越强，所以各固位体合理的分散，也可达到增大固位作用的目的。

④调整就位道：改变义齿就位道的方向，使基牙倒凹的深度、坡度与制锁角的大小改变，即可达到增减固位作用的目的。

⑤调节卡环臂进入倒凹区的深度和部位：当基牙倒凹深度太大而又不能通过磨改等方法减小时，可将卡环臂设置在倒凹深度适宜的位置上，不一定进入最深部位。

⑥选用刚度及弹性限度较大的卡环材料：刚度和弹性限度越大的卡环材料，卡环的固位作用越强。但是也不宜过大，否则将损伤基牙。

⑦选用不同制作方法的卡环：需纵向固位力强者，可用铸造卡环；需横向固位力强者，可用锻卡环。

⑧利用不同类型的连接体：有弹性的连接体进入部分基牙倒凹区，既可减少连接部分与口腔组织间的空隙，减少食物嵌塞，又可利用多个基牙来较好地增强固位作用。

⑨尽量利用制锁作用来增强固位效果：通过制锁作用可以达到很大的固位力。利用制锁作用固位，当按就位道方向取戴义齿时，对基牙无很大的侧向力，因而对基牙损伤小，而且对义齿的稳定有利，尤其对缺牙少，基牙颊侧倒凹小的病例更有益。

⑩充分利用吸附力、大气压力来协同固位：当缺牙多、基托面积较大时的可摘局部义齿应重视利用这些固位力以增强固位。

(2) 可摘局部义齿的稳定　可摘局部义齿的固位与稳定是使义齿发挥最好功能的两个重要因素。二者既有区别，又有密切的联系。固位是针对义齿在行使功能过程中是否向殆向或就位道反方向脱位而言，稳定是针对义齿在行使功能过程中有无翘起、下沉、摆动及旋转而言。良好的稳定作用有利于义齿的固位，而固位良好的可摘局部义齿不一定稳定也良好。但是义齿的稳定有利于咀嚼功能的发挥，而义齿的不稳定现象不但影响义齿的功能，而且还会造成基牙和基托下组织的损伤。

稳定指义齿在行使功能中，始终保持平衡而无局部脱位，不存在义齿明显地围绕某个转动轴而发生转动等不稳定现象。

1) 义齿不稳定的原因　可摘局部义齿是建立在基牙、牙周膜和牙槽黏膜的基础上，它们具有可让性而又存在着差异。再加上义齿本身的某些部件在基牙或基托下组织形成支点或转动轴，使义齿出现不稳定现象。义齿的不稳定有两种情况：一是义齿无支持而均匀下沉，另一种是义齿在牙弓上有支点或转动轴而产生的转动。其原因可归为以下几个方面：

①支持组织的可让性：如游离端可摘局部义齿，由于黏膜的可让性使义齿末端发生向黏膜方向的移位，此种不稳定现象称为下沉。

②支持组织之间可让性的差异：如腭部硬区黏膜与缺牙区牙槽嵴黏膜在厚薄、弹性上的不同而产生黏膜组织在可让性上的差异，造成义齿以硬区为支点的翘动。

③可摘局部义齿结构上形成转动中心或转动轴：如 120 号义齿，其𬌗支托形成纵向转动轴，在𬌗力不均匀的情况下易使义齿形成颊舌方向的转动。

④作用力与平衡力之间的不协调：游离端可摘局部义齿在后牙缺失多、余留牙少的情况下，作用力与平衡力之间力矩不平衡，致使义齿发生下沉或翘起等现象。

作用在可摘局部义齿上的力主要有两种，一种是作用于支点线的力，另一种是作用于回转线的力。前者可将义齿压向牙槽嵴或使之离开牙槽嵴，后者可使义齿产生扭转或倾斜（图23-47）。

2）义齿不稳定的临床表现　义齿不稳定在临床上有下沉、翘起、摆动、旋转等现象（图23-48）。

①下沉：指义齿受殆力作用时向基托下组织下压。混合支持式义齿及黏膜支持式义齿易出现此现象。

②翘起：游离端义齿受食物粘着力、上颌义齿重力等作用，游离端基托向殆向转动脱位，但不脱落。

③摆动：指义齿游离端受侧向殆力作用而

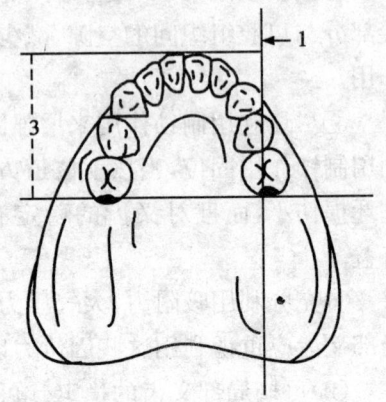

图23-47　作用于可摘局部义齿上的力
1. 回转线　2. 支点线　3. 力臂

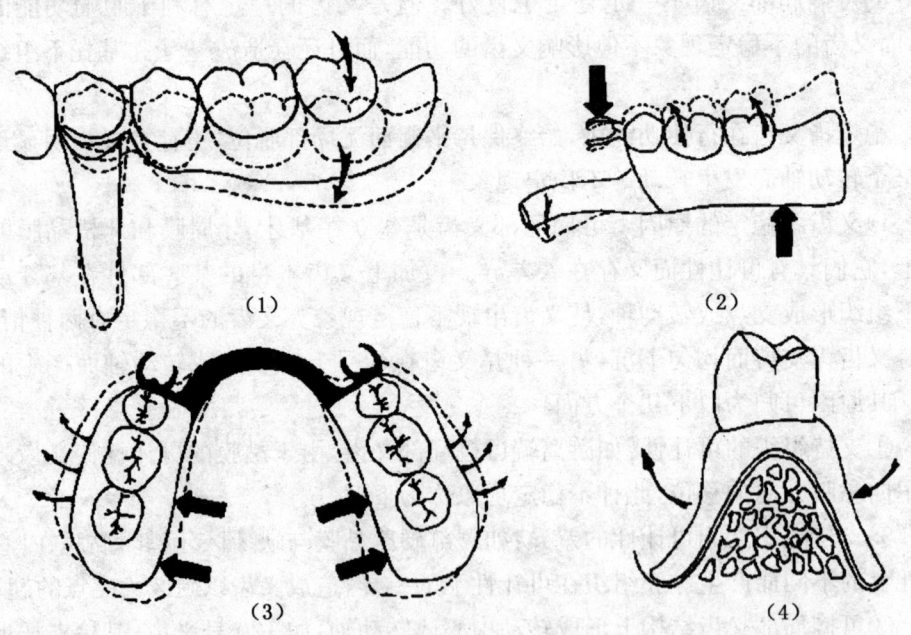

图23-48　游离端义齿的不稳定表现
(1)下沉　(2)摆动　(3)转动　(4)旋转

造成的向颊、舌向的水平转动。

④旋转：指游离端义齿绕纵支承线转动。单侧线支承义齿也易出现此现象。

3）义齿转动性不稳定的消除方法　义齿的翘起、摆动及旋转属转动性不稳定现象。消除转动性不稳定的方法主要采取抗衡法及消除支点法，抗衡法又分平衡法及对抗法两种。

①平衡法：通常平衡力是加在义齿支点或支点线的对侧，使义齿保持平衡，克服或减轻义齿的不稳定（图23-49）。若义齿的刚性较强，则其平衡公式是：𬌗力×游离距（作用于义齿游离端的𬌗力至支点间的距离）=平衡力×平衡距。如平衡矩大于𬌗力矩时，义齿便不会发生不稳定现象。

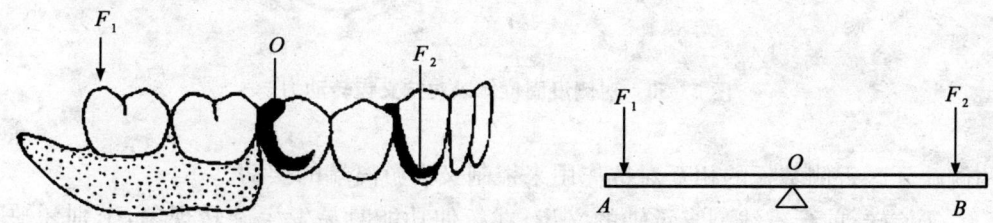

图23-49　消除义齿转动性不稳定的平衡法示意图
F1 𬌗力　F2 平衡力　O 支点

②对抗法：增加或使用对抗、平衡固位体，如游离端基托下组织、覆盖基牙或牙弓对侧基牙来对抗使义齿产生转动的𬌗力（图23-50）。

③消除支点法：义齿的转动性不稳定是由于义齿的某些部件与口腔组织间形成支点造成的。消除支点以后，即可得到稳定。可摘局部义齿可能存在的支点有两种：一种是𬌗支托、卡环等在余留牙上形成的支点，另一种是基托与基托下组织形成的支点，通常为人工牙排列在牙槽嵴上的位置和咬𬌗关系不当、黏膜厚薄不均、牙槽嵴呈凹凸不平状造成。

4）义齿不稳定现象的临床处理

①翘起：支点的另一端增加平衡基牙或间接固位体，同时还可利用靠近缺牙区基牙的远中倒凹固位或远中邻面的制锁作用来制止义齿末端的翘起。

②摆动：在支点的对侧（即平衡端）加设直接固位体或间接固位体增加平衡力量。单侧游离端义齿可在游离端相对的对侧牙弓的牙上设置直接固位体，控制义齿游离端的颊舌向移位。选择牙尖斜度小的人工牙，以减小侧向力。还可通过调整咬𬌗，减小在咀嚼过程中的侧向𬌗力，减少义齿的摆动。双侧游离端义齿可利用

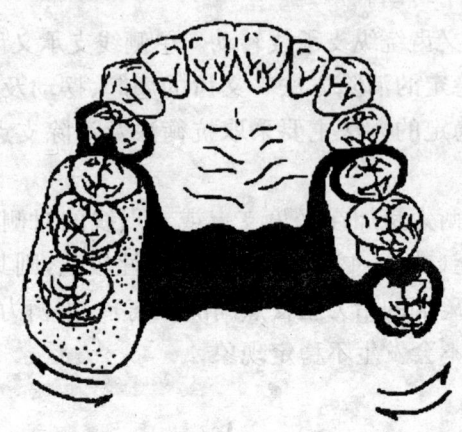

图 23-50 对侧设固位体以对抗义齿转动力

两侧缺牙区舌侧基托的相互对抗作用来控制义齿游离端的摆动。

③旋转：前牙直线型支承轴的义齿，在行使功能时易发生旋转现象，个别牙缺失的肯氏三类牙列缺损120号义齿修复后多见。其防止发生旋转的措施有以下几种：减小人工牙𬌗面的颊舌径，加宽𬌗支托，使𬌗面功能尖到𬌗支托连线的距离缩短，即缩小了𬌗力力矩（图 23-51）。利用卡环体部环抱稳定作用或义齿一端邻面基托的制锁作用等减少义齿的旋转。此外采用回臂或分臂卡环可增加义齿的抗旋转能力。

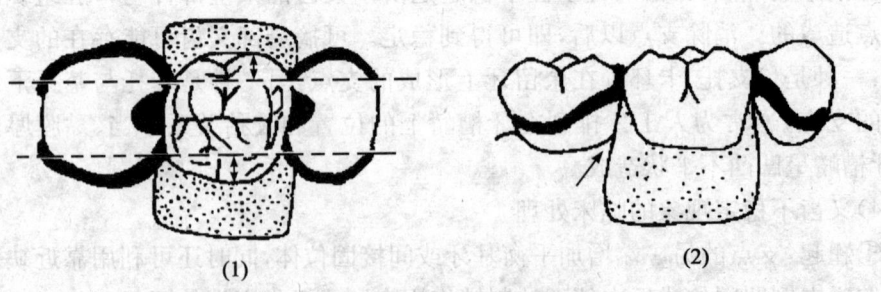

(1)   (2)

图 23-51 Kenney 三类（120号）义齿抗旋转措施

(1)加宽𬌗支托增大𬌗力距   (2)利用义齿端邻面基托的制锁作用

④下沉:义齿发生下沉是游离端义齿修复中的突出问题,常由此造成牙槽黏膜的压痛和基牙的损伤,应重点加以防止。其措施有:增加平衡基牙,加大义齿平衡距或缩短游离距,可加大抗下沉的力量;利用游离端同一咀嚼侧相间隔的缺牙区人工牙所受𬌗力的平衡作用,对抗游离端的下沉;尽量伸展义齿游离端区的基托面积,充分利用牙槽嵴区的对抗作用;利用前牙区设置的邻间钩、切钩、切垫等间接固位体来抗衡游离端的下沉;游离端缺牙区如留有牙根,可选作覆盖基牙以增加对义齿的支持力。在咬𬌗设计时,要合理安排𬌗力的作用点,尽可能靠近邻缺隙侧基牙,减小游离端的𬌗力、可减轻义齿的下沉。

5) 义齿设计稳定的原则(图23-52)

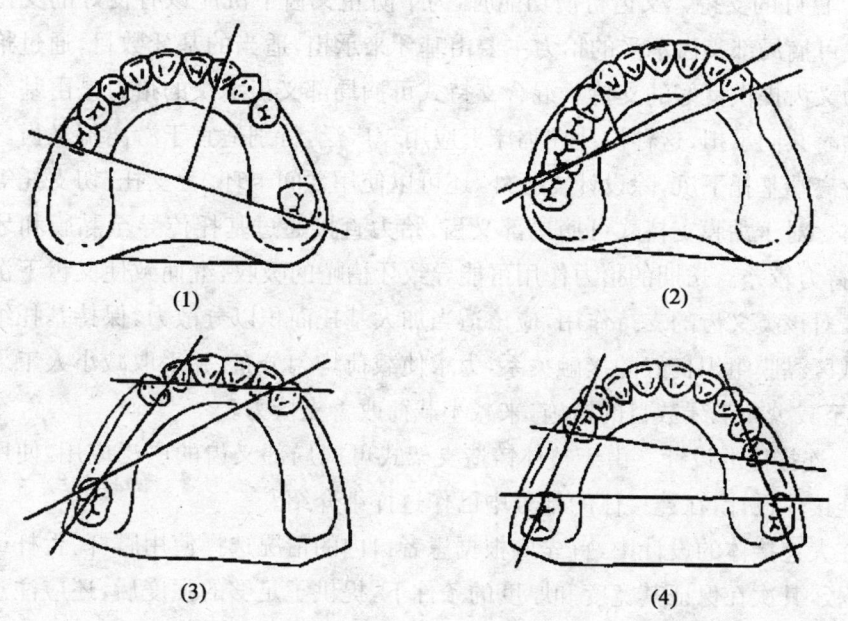

图 23-52 义齿稳定的设计原则

(1)(2)对角线二等分原理的应用 (3)三角形原理的应用 (4)四边形原理的应用

①应用对角线二等分原理在支点线的二等分处,作垂直于支点线的垂线,在该垂直线所通过的牙上增加放置间接固位体。

②应用三角形原理,按三角形放置固位体。

③应用四边形原理,按四边形放置固位体。

④尽量使义齿固位体连线形成的平面的中心与整个义齿的中心一致或接近(图23-53),当支点线呈纵线式时,支点线的中心应与义齿中心基本一致。

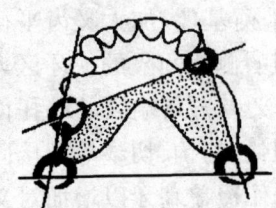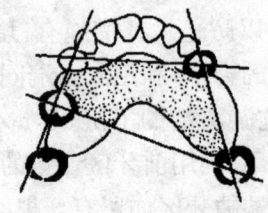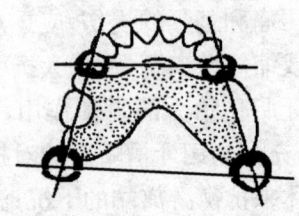

图 23-53　固位体连线的中心和整个义齿的中心吻合或接近

2. 良好的支持　义齿行使功能时，为了防止义齿下沉应该有良好的支持。牙支持式可摘局部义齿承受的𬌗力主要由基牙来承担，适当的基牙数目，通过𬌗支托结构为义齿提供良好的支持。混合支持式可摘局部义齿承受的𬌗力是由基牙黏膜和牙槽嵴共同承担，这种设计在临床上应用较广泛，特别适宜于游离端义齿。为了对抗游离端基托下沉，除设计支托外，还可以使用牙间卡环、舌支托、切支托等间接固位体。对于黏膜支持式可摘局部义齿，𬌗力直接通过基托传导至黏膜和牙槽骨上，支持力较差。长期的𬌗力作用可能导致牙槽嵴的吸收，继而致使义齿下沉。为了保证对该类义齿的支持作用，应该适当加大基托面积以分散力，保持基托组织面与承载区黏膜组织良好的接触关系，力求使载荷均匀分布，并采取减小人工牙颊舌径，甚至减少人工牙数目的措施，来减小载荷改善支持力。

3. 连接体的设计　由于整体铸造支架式可摘局部义齿的广泛应用，使用大量的大连接体设计，在连接体的部分中已作过详细介绍。

在大连接体的设计中，首先应根据患者口内的情况选择使用腭杆、舌杆或是腭板、舌板，其次在保证其宽度和厚度的条件下，提供了足够的强度后，还应注意其弯曲形态与口内条件相适应；杆、板的边缘圆钝匀整，并与黏膜均匀接触，断面呈均匀一致的厚度；磨光面应高度抛光。此外，还应该避开骨性倒凹，或者做适当缓冲。设计小连接体时，除足够的强度外，最重要的是不应影响义齿的就位。

4. 基托的设计　基托供人工牙附着，有传导和分散𬌗力的支持作用及将义齿各部分结合在一起的连接作用，也有固位、稳定及修复缺牙区牙槽嵴外形等作用。

整铸支架式可摘局部义齿的大连接体替代了起连接作用的基托部分，仅留下位于缺隙处的鞍基部分，体积相对减小。设计中应注意：颊舌侧边缘不应影响软组织活动，边缘圆钝，封闭良好；鞍基处的金属支架被基托塑料包绕，故塑料与缺隙处黏膜直接接触；缓冲硬、软组织倒凹。

采用塑料基托设计时，值得注意之处是：义齿的支持形式确定基托的大小，即牙支持式义齿基托较小，混合支持式义齿基托稍大，黏膜支持式义齿基托最大；义齿的固位形式确定基托面积，使用多个直接固位体时，基托可以小些，而利用基托固位时，基托应充分伸展。牙槽嵴的形态确定基托的厚度，对于前牙牙槽嵴丰满者，可以减薄、减小基托，甚至不设计唇侧基托，牙槽嵴吸收多或有缺损时，则应加厚基托。此外，基托的边缘应圆滑，伸展应适度，在倒凹区及龈缘区做缓冲，维护口腔组织的健康。

5. 就位道的设计　　就位道是指可摘局部义齿戴入口内的方向和角度。由于可摘局部义齿至少有一个基牙，义齿固位体必须由同一方向戴入，才能不受阻挡顺利就位。由于缺牙部位和数目的不同，缺牙间隙的情况各异。各个基牙的位置、形态、倾斜度、倒凹及健康状况的差异，确定义齿就位道的方式也不同，下列三种方式中的前两种，是常用的方式。

(1) 平均倒凹(垂直戴入)　　将模型固定在观测器的观测台上，根据缺牙的部位、基牙的倾斜度、牙槽嵴的丰满度和唇(颊)侧倒凹的大小等，来确定模型前后、左右方向的倾斜程度。将模型方向调节在各基牙的近远中向和颊舌向倒凹较平均的位置，使缺隙两端和牙弓两侧的基牙都有一定程度的倒凹，然后画出基牙的观测线，并根据基牙的观测线设计和制作卡环。这样制作的义齿，其共同就位道方向即是两端基牙长轴交角的角平分线方向(图 23-54)。假如基牙长轴方向是平行的，就位道的方向与基牙长轴方向便是一致的，此时是典型的垂直向就位道。对于缺牙间隙多，各基牙倒凹均大者，常采用平均倒凹垂直向就位道。

(2) 调节倒凹(斜向戴入)　　调节倒凹就是对缺失两侧基牙的倒凹作不平均分配，有意识地将倒凹集中于一端基牙，义齿的就位道是斜向就位道(图 23-55)。此种就位道适用于基牙牙冠短，基牙长轴彼此平行时，斜向就位的义齿可以防止吃粘性食物时从𬌗向脱位。前牙缺失，一侧后牙为非游离缺失者，或者前、后牙同时缺失者，常采用由前向后倾斜的就位道。单纯是后牙游离缺失者，应尽量采用由后向前倾斜的就位道。

(3) 调节倒凹(旋转戴入)　　该设计以义齿的某一部位为旋转中心，义齿通过旋转戴入牙列。义齿的固位力由进入基牙邻面倒凹区的硬固位体(支托、小连接体)提供。常见的设计为硬固位体通过由后向前旋转，或者由前向后旋转，或者侧向旋转进入基牙邻面倒凹区，此时义齿的旋转中心位于支托凹的尖端。此外还可让硬固位体先进入基牙的倒凹区，义齿沿硬固位体龈端的旋转中心戴入。硬固位体先进入的倒凹侧，基牙倒凹一般较大。

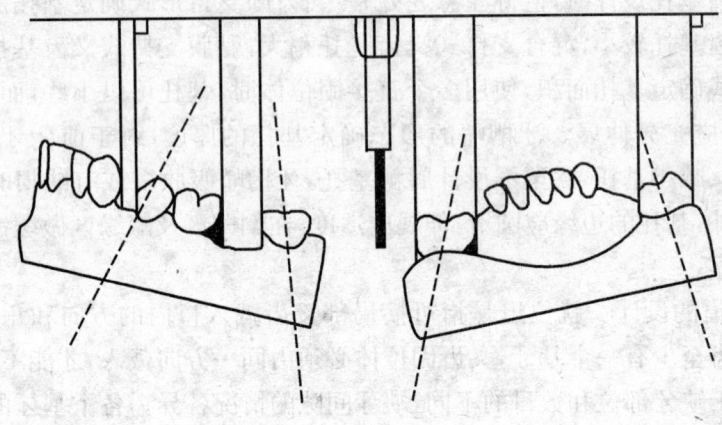

图 23-54　平均倒凹法

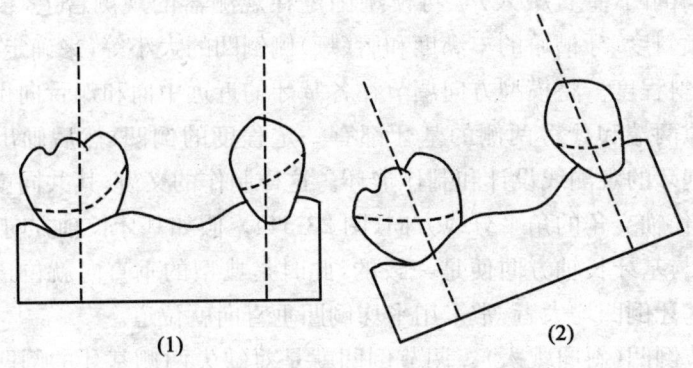

图 23-55　调节倒凹法

一侧后牙非游离缺失或者前牙缺失,仅缺隙一侧的基牙有可利用的倒凹时,可以采用旋转戴入的设计,双侧后牙非游离缺失应该分别设计。

旋转戴入式可摘局部义齿比常规可摘局部义齿少用卡环,美观、固位效果好,义齿的脱位方向与就位道方向不一致,维持了义齿较好的制锁状态。其缺点是硬固位体缺乏弹性,调改困难,若与基牙不密合,还会对固位和稳定产生极大的不利影响。

6. 牙列缺损的可摘局部义齿分类设计

由于许多学者提出了各种不同的牙列缺损及可摘局部义齿分类方法,相应地出现了不同的设计方法。结合 Kennedy 对牙列缺损的分类法,按患者缺牙部位、缺牙多少、类型用六类义齿分类法进行可摘局部义齿的具体设计。

义齿设计着重考虑四个方面：牙列缺损特点、义齿支持方式、连接方式及固位、稳定采取的措施。

(1) Kennedy 第一类牙列缺损的义齿设计

1) 特点　双侧后牙游离端缺失，设计义齿主要为天然牙与黏膜共同支持形式。多数义齿为面支承型，个别为线支承型。

2) 连接形式　双侧多个后牙游离缺失者，一般用腭杆（上颌）、舌杆（下颌）或基托将两侧相连。双侧个别后游离缺失，则分别作可摘局部义齿修复设计而双侧不相连。

3) 设计要点

① 1 到 2 个双侧后牙游离端缺失

a. 基牙选择：常规选择两个基牙，单侧设计 220 号义齿（图 23-56）。

b. 𬌗支托设计：邻缺隙侧基牙（A 基牙）上设计远中𬌗支托。基牙条件差者，可设计为近中𬌗支托。

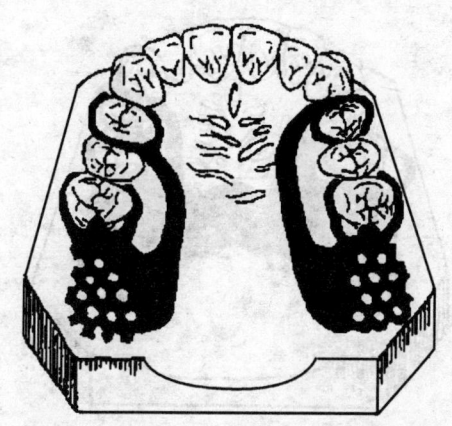

图 23-56　87|78 缺失分别作 220 号义齿修复

c. 间隙卡环位置：一般放在第一前磨牙上以增加平衡距，加大平衡力，防止义齿产生转动性不稳定。卡环臂端位于第一前磨牙远颊侧（利用 43|34 自然间隙可以少磨牙），利用 4|4 远颊倒凹固位。若因美观要求则卡环臂端置于 4|4 近中颊侧、越𬌗部位于 54|45 间，可利用 4|4 的近颊倒凹。

d. 缺牙区牙槽嵴黏膜支持力弱者可适当减小人工牙的颊舌径。

② 双侧多个后牙游离缺失，或一侧游离缺牙多，另一侧单个后牙游离缺失。

a. 基牙选择：一般为 3~4 个基牙，双侧相连，常规设计 530 号或 540 号义齿（图 23-57，图 23-58）。

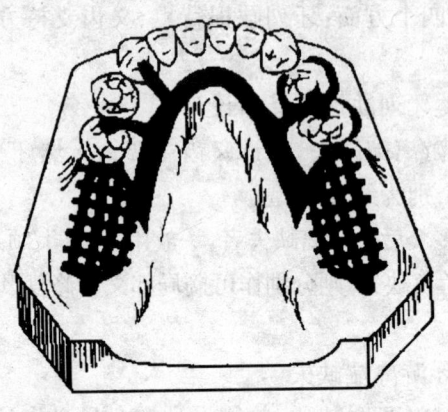

图 23-57　876|678 缺失,以舌杆相连

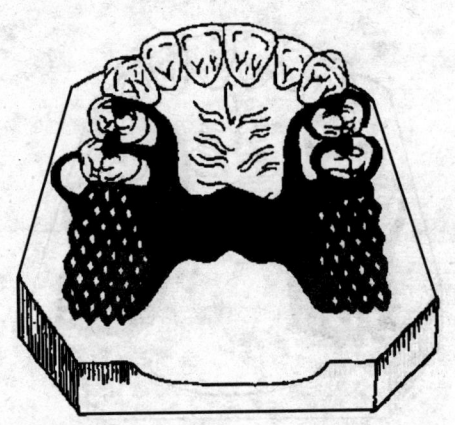

图 23-58　876|678 缺失,以腭杆相连

b. 𬌗支托、间隙卡环设计同上,A 基牙上可设计 RPI、RPA 卡环。

c. 加设间接固位体:若后牙缺失较多,在前牙区应设置间接固位体(舌隆突支托、切钩等),防止游离端义齿翘起等不稳定现象发生。

d. 人工牙排列:远中游离端义齿可将人工牙减数,即少排 1 个人工牙或减小颊舌径以减小𬌗力,减轻基托下组织负担。尽量伸展游离基托范围,增加与基托下组织密合度。

③双侧后牙全部缺失、余留前牙条件差:上颌不设𬌗支托,尖牙放置低位卡环固位,用黏膜支持式;下颌尖牙上设舌隆突支托及唇侧低位卡。

Kennedy 第一类及各亚类牙列缺损的可摘局部义齿设计举例(图 23-59 至图 23-64)。

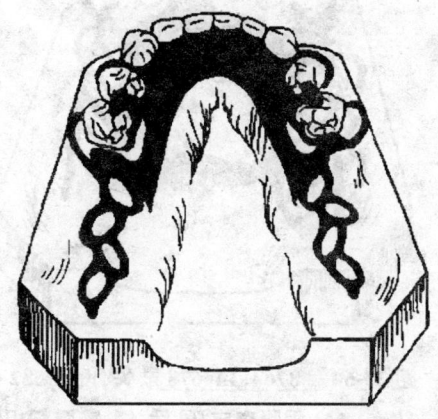

图 23-59　876|678 缺失,设计 540 号义齿舌板相连

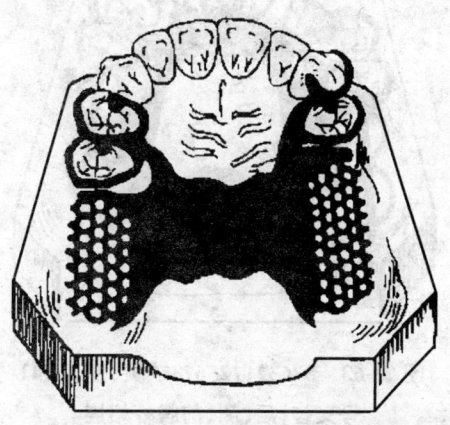

图 23-60　876|5678 缺失,设计 540 号义齿宽腭杆相连

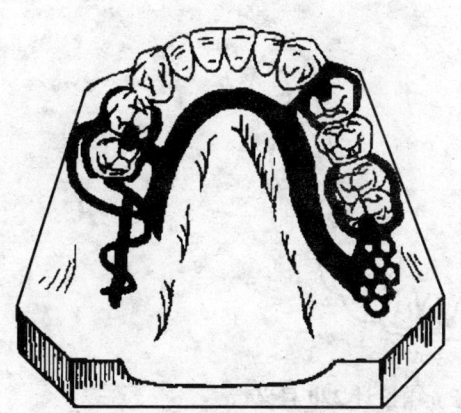

图 23-61　87|678 缺失,设计 540 号义齿舌杆相连

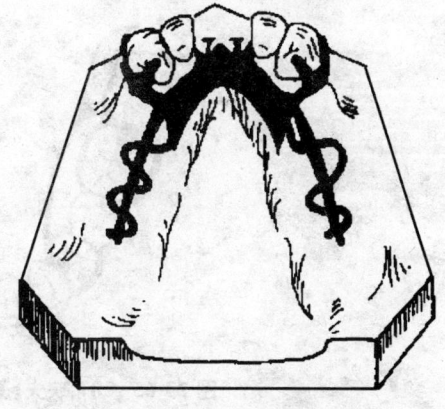

图 23-62　876541|145678 缺失,设计 521 号义齿,3|3 舌隆突支托,舌杆相连

(2)Kennedy 第二类牙列缺失的义齿设计

1)特点　单侧后牙游离端缺失,设计义齿为天然牙与黏膜共同支持形式,为面支承型义齿。

2)连接形式　个别后牙游离缺失为单侧义齿设计,多个后牙游离缺失则义齿设计与牙弓对侧相连。

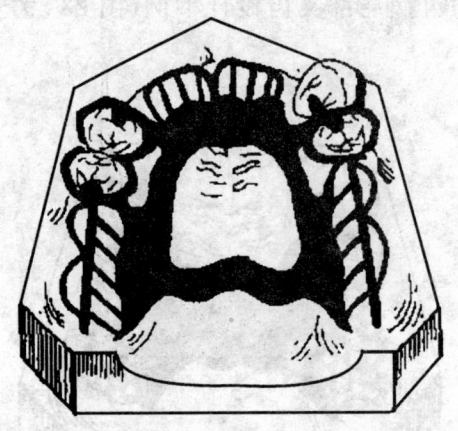 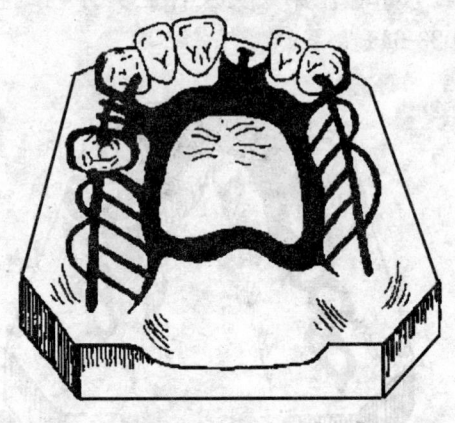

图23-63　876321|125678缺失，设计541号义齿，后、侧、前腭杆相连

图23-64　8764|145678缺失，设计532号义齿，3|3舌隆突支托，后、侧、前腭杆相连

3）设计要点　具体原则同第一类牙列缺损。

①单侧一个后牙游离缺失，设计220号义齿（图23-65）。

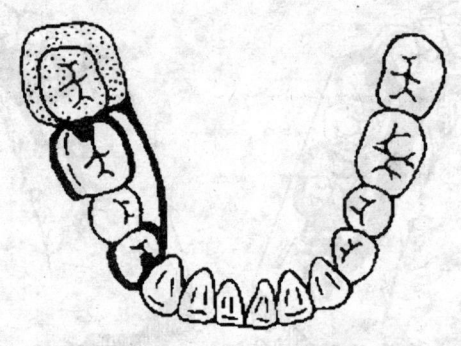

图23-65　87|缺失，基牙64|，设计220号义齿

②二个以上后牙游离缺失，设计330号或340号义齿，牙弓对侧设置直接固位体，两侧用腭杆（上颌）、舌杆或舌板（下颌）或基托相连。按固位、稳定设计原则加设间接固位体和选择基牙位置。

③牙弓一侧全部牙缺失：按第六类义齿设计，尽量利用牙弓对侧基牙（图23-66）。若余留牙条件差，则用塑料基托相连，提高义齿固位、稳定功能。苦口内仅存个别后牙，尤其存在一定程度松动时，可不设𬌗支托，设计无卡环义齿。

④Kennedy第二类及各亚类的各型设计（图23-67～图23-74）。

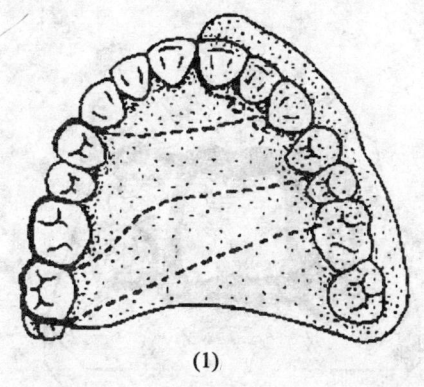
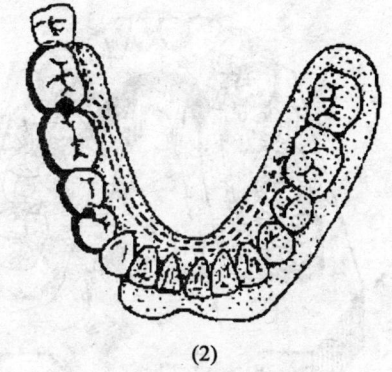

图 23-66
(1) 12345678 缺失,设计 630 号义齿　(2) 21|12345678 缺失,设计 640 号义齿

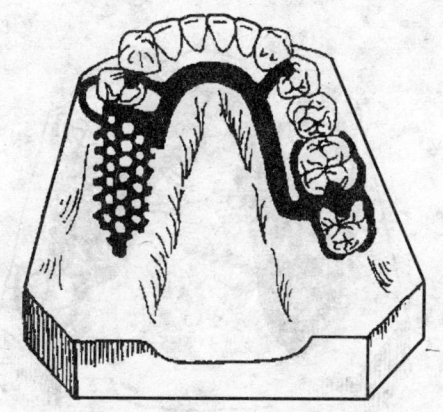
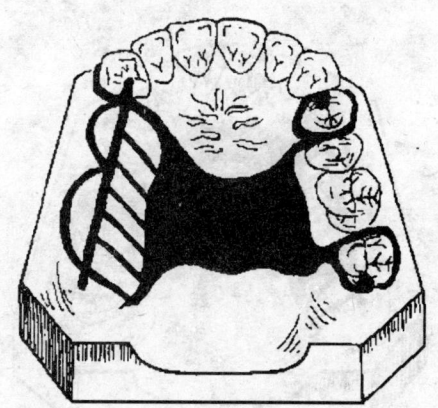

图 23-67　|5678 缺失,设计 330 号义齿,舌杆相连

图 23-68　87654| 缺失,设计 330 号义齿,宽腭杆相连

(3) Kennedy 第三类牙列缺损的义齿设计

1) 特点　牙弓一侧后牙缺失,缺牙间隙两端都有天然牙。主要为牙支持式义齿,缺牙少者采用线支承型义齿,缺牙多者用面支承型义齿。

2) 连接形式　个别后牙缺失作单侧义齿修复,缺牙多者可在牙弓对侧选择直接固位体,义齿与缺牙对侧相连。

3) 设计要点

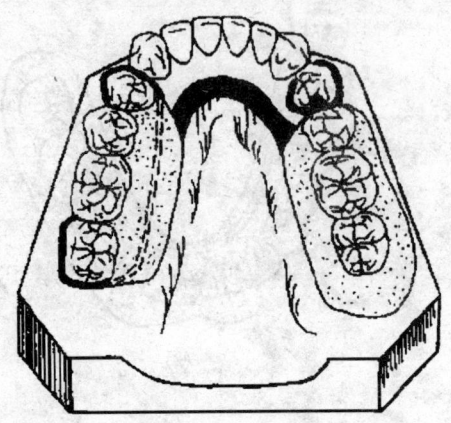

图 23-69　8765|8 缺失,设计 330 号义齿,舌杆相连对侧锻丝卡环

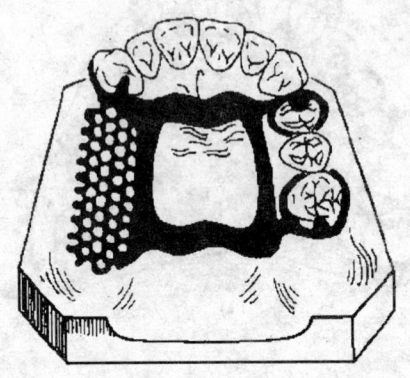

图 23-70　87654|缺失,设计 330 号义齿,两侧前、后腭杆相连

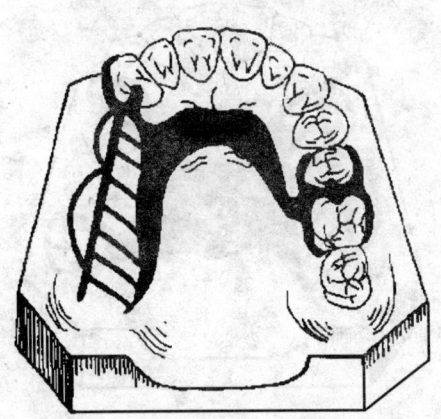

图 23-71　87654|缺失,设计 330 号义齿

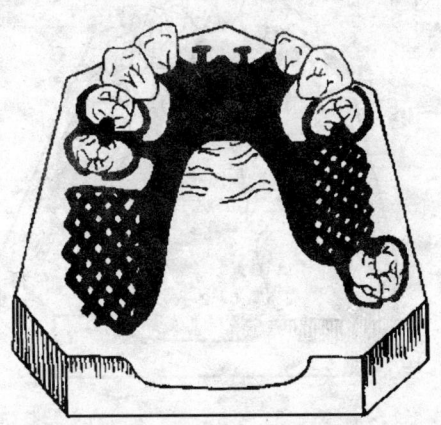

图 23-72　8761|1568 缺失,设计 541 号义齿(腭板相连)

①个别后牙缺失

a. 常规选择二个基牙,设计 120 号义齿(图 23-75)。

b. 若邻缺隙基牙条件差时,可增加一个基牙,设计为 130 号义齿(图 23-76(1))。

c. 缺牙间隙小,应尽量减少缺隙区支架,如将正型卡环改为间隙卡环或颊舌侧为铸造卡环以减小卡环连接体进入缺牙间隙,防止义齿人工牙区因过多支架、少塑料而发生纵折。

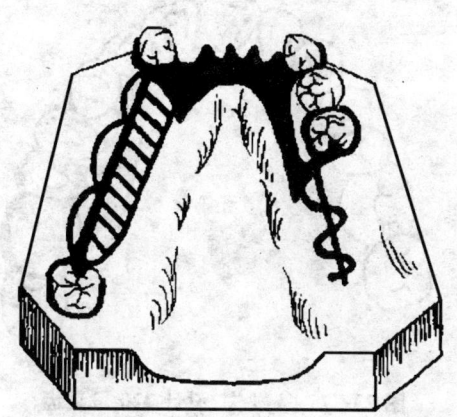
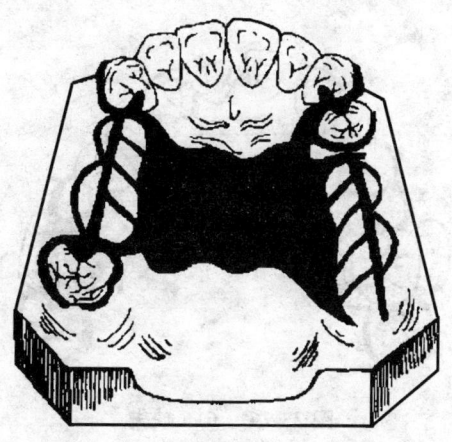

图 23-73　87621|124567 缺失，设计 541 号义齿，舌板相连

图 23-74　654|5678 缺失，设计 540 号义齿，腭杆相连

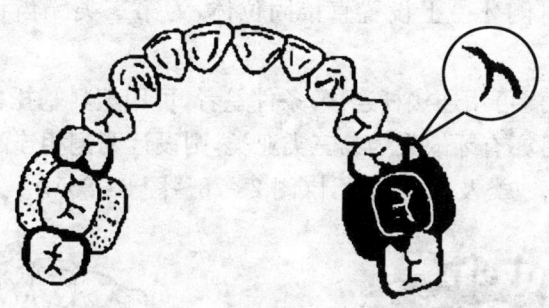

图 23-75　86|68 缺失，分别设计 120 号义齿

　　d. 由于对颌牙伸长造成缺牙区𬌗龈距过低，应设计金属网状加强或金属𬌗面或人工牙、𬌗支托、卡环整体铸造，防止义齿纵折（图 23-76(2)）。

　　e. 对于 120 号义齿主要防止发生旋转不稳定现象发生，可采用铸造宽𬌗支托、利用邻缺隙基牙邻面倒凹区的制锁作用、采用斜向就位道及颊舌基托与组织面密合等。

　　f. 第二磨牙缺失，虽然存在第三磨牙，但因其位置不正常或固位形差不宜选作基牙时，可设计 220 号义齿，而在第三磨牙上设置𬌗支托，以防止义齿发生下沉，有利于义齿稳定作用。

　　g. 第一前磨牙缺失，间隙较小、𬌗力较小的情况下，为美观起见，尖牙上不设置卡环，可设计 220 号义齿，卡环位于缺隙的远中（图 23-77）。

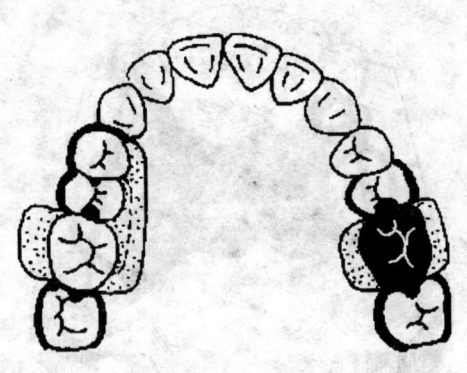

图 23-76　6|6 缺失
(1) 设计 130 号义齿
(2) 设计铸造金属𬌗面 120 义齿

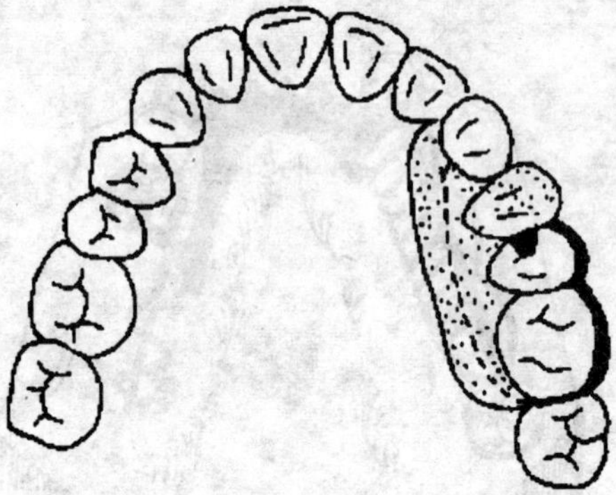

图 23-77　|4 缺失,设计 220 号义齿,卡环位于远中

② 多个后牙缺失

a. 在缺牙区对侧牙弓上设置直接固位体,为第三类义齿设计。义齿呈面支承式。

b. 基牙条件好,可用连接杆连接;条件差者,可用塑料基托相连。

c. 若对侧牙弓亦有牙缺失为第三类亚类,则设计两侧相连的第五类义齿。

d. Kennedy 第三类及各亚类设计(图 23-78～图 23-83)。

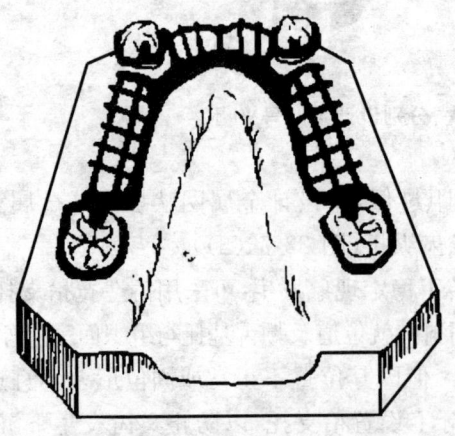

图 23-78　765421|124567 缺失,设计 541 号义齿,8|8 环形卡

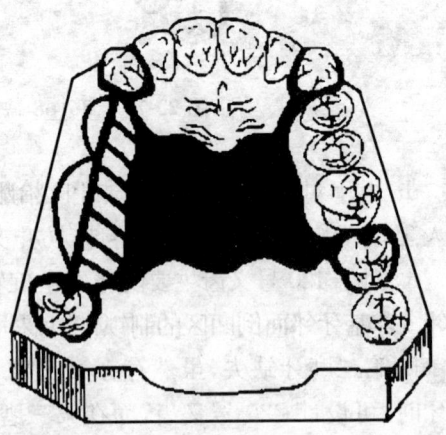

图 23-79　7654|缺失,设计 340 号义齿

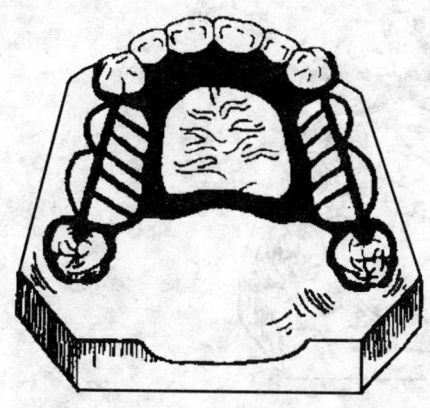

图 23-80　8654|4568 缺失,设计 540 号义齿,后腭杆、前腭扳相连

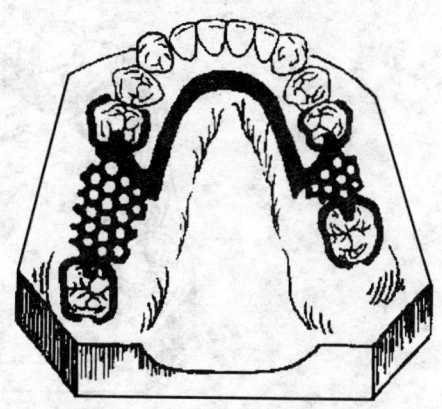

图 23-81　86|67 缺失,设计 540 号义齿舌杆相连

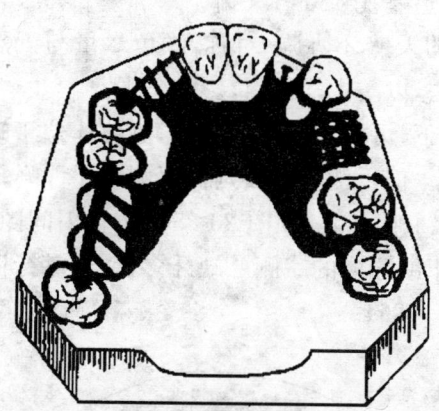

图 23-82　7632|245 缺失,设计 552 号义齿,金属基托相连

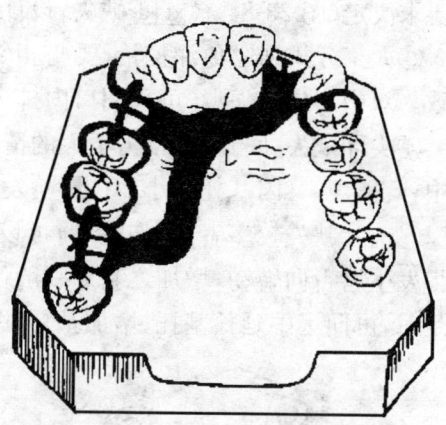

图 23-83　74|2 失,设计 342 号义齿,前腭秆相连

(4) Kennedy 第四类牙列缺损的义齿设计

1) 特点　前牙缺失,牙与黏膜共同支持形式。缺牙少设计为线支承型义齿,缺牙多则可设计面支承义齿。

2) 连接形式　一般用基托将前部人工牙连在一起。

3) 设计要点

①1～2 个前牙缺失,常规选择二个基牙,基牙常为第一前磨牙,设计 420 号义齿(图 23-84)。

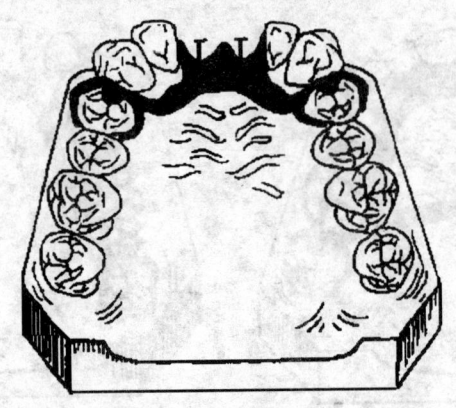

图 23-84 缺失，设计铸造基托 420 号义齿

②第一前磨牙上的间隙卡环臂端位置可根据牙倒凹区位置、少磨牙原则及美观要求决定(图 23-84)。1|1 缺失，设计铸造基托 420 号义齿。

③人工牙排列避免深覆𬌗，要与相邻的天然牙协调、对称，颜色尽量与天然牙一致。双中切牙缺失者，可采用口内排牙法，以防中线偏斜，影响美观。

④尖牙缺失，间隙小、𬌗力不大的情况下，可设计 220 号义齿，固位体位于缺牙远中，既美观，又因基托减小而少影响发音。但舌侧基托要延伸至侧切牙舌侧。

⑤前牙缺失较多者，增加基牙，可设计 430 号义齿(图 23-85)，防止因间隙大，义齿发生唇舌向转动，增加之基牙一般位于缺牙多的一侧。缺牙多、邻近基牙固位不足时，可向远中延长基托，增加基牙(图 23-86)。

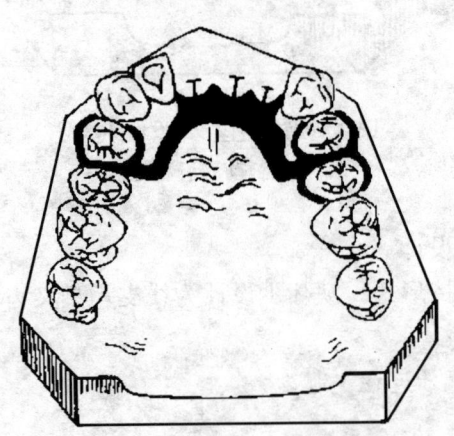

图 23-85 1|12 缺失，设计铸造基托 430 号义齿

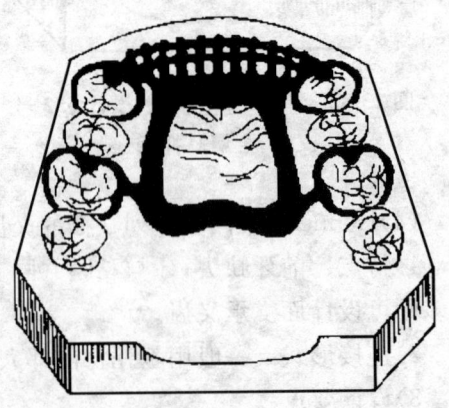

图 23-86 321|123 缺失，设计 440 号义齿后腭杆、前腭板相连

⑥唇侧牙槽嵴丰满者可考虑不放基托,以利美观。

⑦前牙缺失采用前斜方就位,使人工牙与天然牙间龈乳突部位的空隙减小,利于人工牙排列与美观。

⑧深覆𬌗的设计

a. 轻度深覆𬌗,可采用调磨下前牙增加切龈距离。

b. 中度深覆𬌗,腭侧基托采用金属网状加强处理。

c. 重度深覆𬌗,腭侧采用铸造金属基托。

d. 下前牙咬及腭黏膜、不愿采用下前牙去髓作大量磨改者,可作矫治性修复,即正中𬌗时下前牙均匀地与腭部基托接触,后牙不接触。矫治性可摘局部义齿修复,进食时取下义齿,定期复查以免个别下前牙早接触发生疼痛、松动。至后牙完全接触后,进食时可不取下义齿。

⑨因美观需要,个别前牙缺失可不设卡环,作 400 号义齿修复,利用基托与天然牙龈、舌侧外展隙斜面间制锁作用固位。亦可用弹性基托材料制作隐性义齿,义齿体积小、美观。

(三)固定—可摘修复体的设计要点

固定—可摘修复体(fixed-removable prostheses)是指利用附着体(attachment)或套筒冠(telescope crown)等装置将固定、可摘义齿两部分有机地结合起来的一种修复体。其修复体的一部分固定在铸造冠或固定桥内,另一部分结合在可摘义齿的金属支架上或塑料基托的组织面内,利用附着体的阴阳两部分相互嵌合或套筒冠的内外冠之间高度密合的摩擦力而就位。

利用套筒冠固位体固位的可摘局部义齿或口腔修复体称作套筒冠义齿(telescope crown denture)或套筒冠修复体。利用附着体作固位体固位的义齿称为附着体义齿。其设计要点详见套筒冠义齿修复。

(四)可摘局部义齿修复前的检查与准备

用可摘局部义齿修复牙列缺损之前,必须进行系统的临床检查和必要的修复前准备。检查时,应了解患者的主诉、缺牙的原因和时间、修复的历史和效果,一般健康情况和内、外科疾病史,社会环境和经济状况。必要时先取研究模,在模型上观察分析,结合口腔具体情况,充分考虑,反复对比,作出修复治疗计划。影响义齿修复的口腔某些硬、软组织疾患需先行治疗处理,为义齿修复创造良好的口腔条件,以提高义齿修复效果。

1. 口腔检查　牙列缺损进行可摘局部义齿修复前,首先要根据患者主诉与要求,进行口腔检查,主要包括以下与义齿修复密切相关的几项。

(1) 缺牙区的检查

1) 缺牙的数目和部位　查明是个别缺牙还是多数牙缺失；是前牙缺失、后牙缺失还是前后牙同时缺失；是分散缺失还是连续缺失；是非游离端缺失还是游离端缺失；是单颌缺失还是双颌缺失。

2) 缺牙的时间和最后拔牙的时间，伤口愈合情况，有无疤痕组织。

3) 缺牙区有无残留物或病变，如残根、阻生牙、瘘管、黏膜病变、增生物、肿块、残余感染等。

4) 缺牙间隙的近、远中距和𬌗间距离的大小。

5) 缺牙间隙处牙槽嵴的形状（方圆形、椭圆形、尖圆形、刃状、双嵴形）和丰满度。

6) 余留牙邻缺隙有无严重倒凹存在。

7) 缺隙处的唇、颊、舌系带附着情况，有无形状异常和附着过高、疤痕组织等不利于义齿固位、稳定的情况。

8) 牙槽嵴区有无压痛的骨尖、骨嵴，有无可妨碍义齿就位的软组织倒凹。

(2) 余留牙检查

1) 余留牙的数目和部位，牙形、牙色、牙质有无异常，有无滞留乳牙、畸形牙、多生牙、阻生牙。即使是这些非正常牙齿，凡对修复有利者，亦应尽量保留。

2) 余留牙的牙冠、牙根、牙髓、牙龈、牙周膜、牙槽骨有无病变存在。对此常需作进一步检查，如牙髓活力试验、X线拍片检查，以查明病损情况。根据尽量保留天然牙的原则，有利于义齿固位与稳定的天然牙，虽有病变而不能保留全牙者亦应部分保留，采取截冠术、截根术或半切术之后，加以利用。

3) 余留牙𬌗及咬𬌗是否正常，有无开𬌗、深覆𬌗、深覆盖、反𬌗、对刃𬌗、跨、锁𬌗存在。在咀嚼运动过程中，各个不同𬌗位上有无早接触点和𬌗障碍存在。

4) 余留牙排列是否正常，或存在低𬌗、伸长、倾斜、转位、错位、换位、拥挤、稀疏等现象。

5) 余留牙临床牙冠和牙根的比例有无改变，是何原因（牙龈萎缩、严重磨耗、牙伸长、牙龈过长等），有无病理性松动。

6) 𬌗位关系是否正常，是否存在偏𬌗、跳𬌗及肌位、牙位不一致的现象，或𬌗关系不能维持正常垂直距离的现象。

(3) 修复体检查　口内已有修复体者，应检查其形态、功能如何，固位、稳定是否良好，结构是否合理，有无破损和变质现象，对邻近硬、软组织有无不良刺激或存在相关的病理性改变（龋齿、龈炎、牙周病、口腔炎、增生物等）。

(4)软组织检查

1)唇颊部　唇、颊肌肉的张力如何,唇与牙槽嵴的关系怎样,口裂大小如何,有无小口畸形、口角溃疡或糜烂等存在。这些对取印模、排列人工牙有影响。

2)舌体　舌体的大小、活动是否正常,有无舌体过大和不良习惯(吐舌)。对大量缺牙的患者,这与义齿的固位、稳定有密切关系。

3)系带　系带的形状和附着情况,有无异常附着,对唇、舌的活动有无限制。

4)黏膜　口腔黏膜的厚薄和移动性,黏膜皱襞的位置。牙槽黏膜的厚薄和变形性,不同部位的差异情况,厚薄正常而坚韧者,有利于义齿的支持,纤薄或过于松软者不利于义齿的支持和稳定。

(5)颌骨检查

1)牙列缺损还应检查牙槽骨骨组织的情况,可以预测对殆力的支持能力。

2)上下颌骨、牙弓、牙槽嵴的关系,外观上是否对称、协调,或有前突、后缩、上大下小、上小下大反殆关系存在。有无骨性隆起区、过分外突或过于下坠,不利于义齿就位和排牙。严重者需要手术整形,一般者可作基托缓冲,以免妨碍排牙、义齿就位和引起压痛。

(6)颌面部检查　颌面部发育是否正常,有无先天或后天获得的缺损和畸形。畸形、缺损的部位和状态。

(7)颞下颌关节检查　无论缺牙多少,患者无自觉症状者无需作颞下颌关节的检查。一旦有关节症状,如弹响、张口受限、疼痛、头痛、头晕、耳痛等,需进一步作专科检查,根据需要也可在修复治疗的同时兼用殆板治疗。

2. 修复前准备　经过临床检查,了解患者的具体口腔情况之后,为了便于义齿修复,提高修复的效果,必须根据检查诊断和治疗计划,进行修复前的口腔处理,为可摘局部义齿修复创造必要和有利的条件。

(1)余留牙的准备

1)余留牙中的乳牙、多生牙、畸形牙、错位牙,对义齿修复不利者,可以拔除;有利者可以保留,或改造牙冠或修复形态,以改善美观和功能;或按基牙要求调整其形态,或截去牙冠保留牙根,用作覆盖基牙以利于义齿的固位、稳定和支持。

2)残冠、残根、无保留价值或无助于义齿修复者可以拔除;有利者可采取措施,进行牙髓治疗、截冠术、截根术、半切术、分根术等去处病变组织,保留健康部分。采用人造冠修复,或用作固定义齿的基牙。

3)松动牙应视患者的全身和口腔情况,分析松动的原因、牙周破坏的程度、松牙的咬殆、排列及邻接关系。有保留价值者应设计不同的夹板,固定松牙,调整咬牙,加以保护和利用。

4)孤立牙但牙体、牙周、牙位正常者,原则上都应保留。处于关键位置上的孤立牙,即使牙体、牙周条件较差,为了避免形成游离端缺损,或使基托下组织条件差者能稍为获得一点有利于义齿固位、稳定和支持的作用,即使是作为有牙颌到无牙颌的过渡性保留,也会给患者在适应全口义齿上减少困难,应采取适当措施加以利用。至于是否用作基牙或用作覆盖基牙,应视口腔具体情况而定。

5)弱基牙是指那些牙周支持条件较差的牙,如棒形牙、锥形牙、融合牙,牙槽骨吸收后冠根比不佳的牙,截根、半切术后的牙。用作基牙时,应该予以加强,最好先用联冠将其与邻近的健康牙连接起来形成多根基牙,或用固定桥、连接杆与缺隙另一端的牙齿连接在一起,以加强其支持能力。

6)余留牙应进行咬牙合调整以消除早接触和牙合干扰。例如:用选磨法消除高尖、陡坡、高低不平的边缘嵴。磨损小平面的锐边,伸长牙等,以改善牙合平面;修改牙形态以改善前牙的美观和后牙的固位形;减小颊、舌径或近、远中径,增加溢食沟以协调牙合力与牙周支持力。用充填或人造冠以修复改善牙体形态、咬牙合、排列和邻接关系。采用正畸方法关闭牙间隙,异位牙复位、竖直倾斜牙,为修复创造有利的条件。

7)余留牙被选作基牙者,牙体、牙髓病及牙周病应先作治疗,如去除牙结石、控制炎症。盲袋,牙体、牙髓病治愈后,再进行牙列缺损的修复。

8)拆除不良修复物,根据基牙和邻近组织的情况,给予恰当的处理或重新设计,制作修复体。

(2)缺牙间隙准备

1)缺牙间隙处牙槽嵴的残根、残余感染、骨尖、游离骨片应手术去除。

2)对颌伸长牙应磨短,必要时可将牙髓失活后大量磨改;过度伸长且无保留价值者应拔除。低牙合牙应恢复咬牙合,从而改善牙合平面,协调咬牙合关系。

3)缺隙两端余牙倾斜,邻面倒凹过大,应按共同就位道修改形态,形成导面,以利义齿修复。

4)邻近缺隙的系带附着近牙槽嵴顶,不利于基托伸展和排牙者,应作手术修正。

(3)颌骨的准备 颌骨上存在有妨碍义齿就位的、有压痛的骨尖、刃状嵴和骨性隆起;上颌结节下坠,前部牙槽嵴过于丰满不利于排牙等,可采用牙槽嵴修整术。分散而严重的牙槽嵴倒凹区,为了保留牙槽骨,也可采用组织移植、植骨将倒凹填除,再作义齿修复。缺牙多,余留牙少,牙槽嵴严重吸收,游离端缺牙,为了加强义齿的支持、固位和稳定,有条件者,可采用牙槽嵴加高术或种植体作基牙。

(4)软组织处理 口腔如有炎症、溃疡、增生物、肿瘤或其他的黏膜病应先进行口腔内、外科治疗,再作义齿修复。

(五)可摘局部义齿的制作

要制作可摘局部义齿,需要经过较复杂的操作步骤,每一步骤均应根据义齿修复的原理、原则与要求,精心、细致的操作,才能确保高质量的义齿修复效果。各步骤环环相扣,任何一步骤工作中的微小误差,都会影响义齿的最终效果。整个制作工序可分为口腔检查与预备,口腔状态的复制,模型上设计及填补不需要的倒凹以及义齿的技工制作四个主要步骤。

1. 口腔预备 可摘局部义齿修复前完成准备工作后,再进行检查、防止遗漏。根据口腔检查作出义齿初步设计,订出治疗计划,进行义齿修复。在制作义齿前,必须进行口腔预备。其具体内容包括以下几项:去除牙结石和软垢;牙体形态和咬𬌗的修整;𬌗支托间隙和卡环间隙的制备等。

(1)清除牙结石和软垢 由于口腔卫生不良,有大量牙结石和软垢存在时,不但易引起牙龈炎症,而且影响印模的准确性。因此取印模前,应进行洁治。

(2)修整牙体形态和调整咬𬌗关系 部分牙列缺损的患者如未及时修复,会造成缺牙区两侧的邻牙倾斜、移位、对颌牙伸长等,致使余留牙倒凹过大,𬌗关系错乱,影响义齿的修复。所以,在口腔预备时,对基牙与余留牙形态和咬𬌗应作下列调整:

1)调整缺牙间隙两侧邻牙的过大倒凹及义齿范围内余留牙倒凹,消除影响义齿就位的障碍区。

2)调整基牙倒凹的深度和坡度,使设置的卡环能获得良好的固位和稳定。

3)磨改缺牙间隙对颌的伸长牙,以获得正常的人工牙𬌗龈距离和𬌗支托间隙。对余留牙因磨损所造成的较陡牙尖和锐利边缘嵴,也需进行磨改,以便义齿修复后能有良好的咬𬌗关系。

4)个别前牙缺失,修复时应修改两侧邻牙的形态,多数前牙缺失,下前牙略前伸者,需磨改下前牙切牙缘斜面,便于选牙、排牙,以改善美观。

5)前牙缺失伴重度深覆𬌗者,调磨下前牙切缘,以利放置基托位置。

(3)𬌗支托间隙的制备 为了使𬌗支托不妨碍上下颌牙的咬𬌗,一般需要在基牙𬌗面(后牙)或舌隆突、甚至切缘(前牙),相应部位做必要的磨切,形成安放支托的支托凹(rest seat)。

1)制备原则

①𬌗支托凹一般制备在邻缺隙侧基牙的𬌗面近、远中边缘嵴处,尖牙可在舌隆

突区，切牙可在切缘。

②若上下颌牙咬𬌗过紧，或对颌牙伸长，或牙磨耗面致牙本质过敏者，则不应勉强磨出𬌗支托凹，可改变𬌗支托常规位置，放于不妨碍咬𬌗接触处，如上颌𬌗面的颊沟区、下颌舌沟区。

③支托凹的位置尽量利用上下咬𬌗状态的天然间隙，达到少磨牙目的。

④𬌗边缘有银汞补料存在时，尽量不放于补料处，苦无法完全避开补料，应设在和补料交界处的牙质上。

⑤按要求制备支托凹大小及形态（见𬌗支托预备的原则）。

⑥必要时可磨改对颌牙，以保证𬌗支托有足够间隙。

2）支托凹的制备

①后牙𬌗支托凹的制备

Ⅰ.位置：一般置于邻缺牙间隙的基牙𬌗边缘嵴中点处，如咬𬌗磨损重、牙本质过敏者，咬𬌗过紧、对颌牙伸长者，为了少磨牙，减少对牙体组织的损伤，𬌗支托凹的位置也可置于其他适当位置。

Ⅱ.形状：𬌗支托能发挥支持和传递𬌗力的作用，除其材料性能要有一定的强度外，还应要有一定的形状。铸造𬌗支托与基牙𬌗支托凹呈球与窝的关系，𬌗支托凹底面呈匙形。义齿在行使功能时，即使稍有转动，而𬌗支托与𬌗支托凹仍然保持接触关系。𬌗支托长度一般为磨牙𬌗面近远中径的1/4，前磨牙𬌗面近、远中径的1/3；宽约为𬌗面颊舌径的1/3～1/2，𬌗支托凹在基牙𬌗面边缘嵴处最宽，向𬌗中央逐渐变窄小。为了使𬌗支托有一定厚度，要求𬌗支托凹有一定的深度，一般约为1～1.5 mm，其底部与基牙长轴垂线成约20°斜面，使传递的𬌗力尽量与基牙长轴一致，以减少对基牙的侧向作用力，有利维护基牙牙周组织的健康。如𬌗支托采用20号钢丝或压扁的18号钢丝弯制，则支托窝的宽度可减窄，深度与所用的材料厚度相适应。

Ⅲ.制备方法：用刃状砂石在基牙釉质上按要求磨出𬌗支托凹的外形、深度。在支托凹制备中，除用目测外，还可用探针探测或咬蜡𬌗记录的方法来观察支托凹的外形和深度是否符合要求。如咬𬌗过紧，必要时可适当磨改对颌牙尖。支托凹的𬌗边缘应磨圆钝，以防止𬌗支托在此处折断。所磨牙面、𬌗边缘嵴，应用橡皮轮或砂纸片磨光，以防龋蚀。

②前牙支托凹的制备：尖牙的支托一般放置在尖牙的舌隆突上。支托凹做在颈1/3和中1/3交界处，呈"V"字形，近远中长约2.5～3.0 mm，唇舌径宽约2 mm，切龈径深约1.5 mm。用刃状或倒锥砂石完成，最后磨光。下颌前牙的支托可置于

切角或切缘上,称为切支托;放在两相邻牙切角上,亦称切钩。用刃状砂石可降低切缘并做成切迹状,宽约 2.5 mm,深约 1~1.5 mm,周边圆钝,不应留有锐利线角。

(4)卡环间隙的制备

1)要求 隙卡间隙是指通过基牙与其相邻牙殆面间的殆外展隙区。隙卡通过牙殆外展隙时应不妨碍殆接触。沟的深度与宽度因依据牙的大小和选用卡环钢丝的粗细(弯制隙卡)及铸造隙卡要求面异。要注意侧方殆时,隙卡间隙是否足够,一般为 0.5~1.0 mm 为宜,沟底要与卡环丝圆形一致而不是呈楔形状,以免使相邻两牙遭受侧向挤压力而移位(图 23-87)。颊舌外展隙的转角处应圆钝,以利卡环的弯制。尽量利用天然牙间隙以少磨牙体组织,必要时可磨对颌牙牙尖以便获得足够的间隙。铸造隙卡间隙略深于弯制者,以加强其强度。

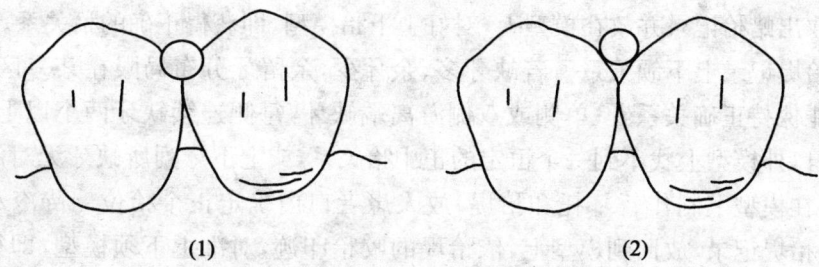

图 23-87 制备隙卡沟的示意图
(1)正确 (2)不正确

2)制备方法 用较锐的刃状砂石或细锥形车针沿相邻两牙颊、舌龈方向和近远中方向滑动磨切两牙的牙釉质,但注意不要破坏两个相邻牙的接触点,以免形成楔力使牙移动。如与对殆牙之间有自然间隙,必须修整沟底,使与弯制卡环丝外形一致。最后用刃状橡皮轮或砂纸轮磨光隙卡间隙和对颌牙。

2. 制取印模和灌注模型 可摘局部义齿必须在口外模型上制作,因此模型是制作义齿的基础。没有一个准确的印模,就不能制得一个准确的模型,也就不可能制作出一副准确的、高质量义齿。因此,对取印模和翻制模型应予以重视。

(1)制取印模 为了能取得一个准确的印模(impression),首先要选译适合患者个体的托盘,根据不同的义齿设计要求(弯制法还是整铸支架法的可摘局部义齿)而选取不同的印模材料,然后按照正确的取模方法获得符合要求的印模。

制取印模详见牙列缺失部分。

(2)灌制模型 详见牙列缺失部分。

3. 确定、转移颌位关系 因缺牙的数量和位置不同,确定颌位关系(registering jaw relationship)的难易程度和操作方法也不一样,但必须在模型和𬌗架上准确地反映出上下颌牙之间的𬌗关系。

(1)确定正中咬𬌗关系的方法有以下几种类型

1)在模型上利用余留牙确定上下颌牙的𬌗关系 适用于缺牙不多,余留牙作𬌗关系正常参考。只要将上下颌模型根据𬌗面形态相互对合,即能看清楚上下𬌗牙的正确位置关系,用有色铅笔在模型的颊侧画对位线,便于制作过程中反复核对。

2)用蜡𬌗记录确定上下颌关系 口内仍有可以保持上下颌垂直关系的后牙,但在模型上却难以确定准确的𬌗关系时,可采用蜡𬌗记录确定。将蜡片烤软,叠成两层宽约1 cm的蜡条,置于下颌牙列的𬌗面上,让患者咬𬌗在正中𬌗位。变硬后由口内取出蜡𬌗记录并放在模型上,对好上下𬌗模型,即获得正确的𬌗关系。

3)𬌗堤记录上下颌关系 若缺牙多、余牙少,余留牙分布局限在某一区,其他区域不能保持正确关系者;单侧或双侧游离端缺牙,每侧连续缺牙两个以上;咬𬌗紊乱,在口外模型上找不到一个恒定的正中𬌗关系,或上下牙列所缺牙无对颌牙相对者,可在模型上制作暂基托和𬌗堤,放入患者口内确定正个𬌗位。待冷却变硬后,取出𬌗堤记录,放回到模型上,依𬌗堤的咬𬌗印迹,对准上下颌模型,即得到正确的𬌗位关系。

因咬𬌗磨损和其他原因垂直距离太低,需要加高咬𬌗时;上下颌交叉缺牙,对颌牙伸长使缺牙区𬌗间距离太紧,修复困难,需要加高咬𬌗者;若一颌为无牙颌,另一颌为牙列缺损;或后牙缺失,前牙咬𬌗不稳定形成深覆𬌗,垂直距离变低等,在口内要重新确定垂直距离和正中𬌗关系。具体方法可参阅全口义齿。

(2)转移颌位关系(上𬌗架) 将上下颌模型与颌记录固定在一起,用水浸泡模型。用抗膨胀液调拌石膏将模型固定在𬌗架上,先固定下颌,后固定上颌。中线对准切导针,𬌗平面对准下刻线,前后正对𬌗架的架环。

(3)口内选排前牙 个别前牙缺失,其间隙大小、牙形、牙色正常,邻牙排列正常者,选牙后可直接在模型上:排列、制作义齿。

上前牙缺失较多,连续缺失两个以上,尤其上颌双中切牙缺失,中线消失;缺牙间隙大小异常,余留邻牙和对颌牙的咬𬌗、排列特殊;唇形态及牙槽嵴的关系异常者,均需选择大小、形态、颜色合适的前牙,在口内试排前牙,确定正中线,使 1|1 近中接触点居中,不偏左右,并征求患者的意见。

4. 模型设计、可摘局部义齿支架的制作以及可摘局部义齿的排牙、完成 模型设计、可摘局部义齿支架的制作以及可摘局部义齿的排牙、完成在临床上主要由技工制作，暂不进行细述。

5. 戴义齿 可摘局部义齿制作完成后，要求在口内顺利戴入和取出，且固位良好，基托伸展合适，𬌗关系正常。有些复杂的义齿，需作必要的修改才能就位。义齿戴入口内后检查各部件是否达到要求，且要进行调整，义齿才能发挥良好的咀嚼功能。

(1) 戴义齿前的准备工作 戴义齿之前应先进行检查。首先核对义齿设计是否与医嘱相符，与口腔缺牙区牙槽嵴等口腔组织的形状是否相符，避免发生错戴义齿。检查义齿支托、卡环、基托等有无过长、过厚、过于尖锐和短缺，基托组织面有无多余塑料突起和残留石膏；卡环臂尖端是否已磨圆钝，卡环有无拉伸变形和折断；基托、连接杆的磨光如何，有无粗糙面。向患者说明戴牙过程和戴牙后可能出现异物感、恶心、发音不清等现象，以求得患者的合作。

(2) 戴义齿方法和注意事项

1) 就位 戴牙时应按义齿设计的就位道方向试戴，轻轻施以压力，观察其能否顺利就位。分析原因予以修改，不能强行戴入。在试戴过程中，应注意观察患者的表情与反应，如有疼痛，应立即停止就位，以免损伤口腔组织。义齿就位标志为：a. 卡环𬌗支托落实到位；b. 基托组织面与黏膜贴合；c. 义齿无翘动现象。

义齿就位困难的原因及处理的方法有以下几种：

①卡环过紧：卡环体区域有多余突出的塑料阻挡，可将多余的塑料磨除。倒凹填除不够，制作支架时磨损模型，以致卡环体部进入倒凹区；间隙卡越𬌗部分与基牙不吻合而形成支点，轻者可以磨改基牙体部与卡环间隙处牙体组织，重者需要重作卡环。

②𬌗支托移位：𬌗支托因磨损模型或装盒、充填时移位，可使义齿不能就位。若轻微以为，可以修改𬌗支托或磨改基牙支托窝；移位严重者，则需去除支托修理。

③基托、人工牙进入硬、软组织倒凹区：明显的突起可以目测，发现后直接磨去。若阻挡点不明显，可用脱色笔涂色于基牙邻面、余牙舌侧或衬以咬𬌗纸检查，将义齿试戴取下后，检查着色点，磨除阻挡部分。如此反复，直至完全就位为止。

④义齿变形：常见原因为印模、模型不准；装盒充填时支架移位或出盒、磨光时支架、基托变形等。轻度变形可以通过修改支架、基托垫底来纠正，明显变形者应取模重作。

⑤铸造支架式义齿就位困难原因

Ⅰ. 支架变形：a. 琼脂印模料质量差，在翻制模型过程中造成阴模收缩变形；

b. 高温包埋料质量差，热膨胀系数不够，不能补偿铸造后金属的收缩，而使支架变形；c. 模型有缺损或在铸造过程中𬌗支托、卡环体部有粘砂、瘤块都会影响义齿就位，或形成支点使义齿翘动；d. 开盒去除包埋石膏时，用力过大或用力方向不当，造成支架变形；e. 打磨过程中对支架磨损或被布轮甩出也可造成变形。

Ⅱ. 设计不当：模型设计时，共同就位道选择不当；不利倒凹填补不足等致使支架进入倒凹区而造成义齿就位困难。

2) 就位后检查、处理

①检查基托：基托边缘不能妨碍唇、颊、舌的功能性活动，过长者应予以磨除，过短者可以加添；基托是否平稳，如有翘动现象，查出支点，予以消除；基托组织面有压痛者应进行缓冲磨改，尤其是上颌结节、上颌隆突、下颌舌隆突和内外斜嵴区，应以缓冲。

②检查支架：𬌗支托是否密合、位置是否正确；卡环与基牙是否密合，臂部是否过长，有无压迫牙龈缘，有无推拉基牙或过紧、过松的情况；连接杆是否密合，有否压迫黏膜的情况。可通过磨改、工作钳弯改进行调整，不能修改者应予以修理或重作。

③检查颌位关系：缺牙过多、上下颌牙无正常𬌗接触、需要确定颌位关系的可摘局部义齿，检查有无咬𬌗垂直距离过高、过低及不良的正中𬌗关系。若轻度下颌后退、咬𬌗垂直距离增高者可通过调𬌗达到广泛接触，严重者需重作义齿。

④检查咬𬌗关系：颌位虽然正常，亦应检查人工牙有无高𬌗、低𬌗，对早接触者需调𬌗，低𬌗者加高咬𬌗，以达到全牙列呈广泛均匀的接触状态。

(3) 戴义齿须知（医嘱）

1) 初戴义齿会有异物感，语言不清晰、唾液分泌增加和恶心等现象，嘱患者耐心使用，逐渐习惯。

2) 义齿应按一定方位摘戴，禁止猛力或用力咬戴，以免义齿变形、折裂。

3) 初戴义齿，应先练习吃软食，适应后再吃正常食物。

4) 义齿应保持清洁，饭后与睡前应取下洗干净，以免食物残渣沉积。

5) 一般睡觉时不戴义齿，将其浸于冷水中，禁用沸水烫洗或酒精等药物浸泡。

6) 就义齿后如有疼痛，可将义齿摘下泡于清水中，复诊前1～2小时戴上，以便查明原因，予以正确修改。

7) 义齿不合适时应随时复诊，如长期不戴，因口腔组织改变而难以戴入时，就必须重作义齿。

6. 复诊与修理　戴用中的义齿，由于制作原因或口腔组织发生变化，患者在感到不舒适甚至疼痛而不能戴用时,则前来复诊,诉说义齿戴用后的情况和出现问题。医生应根据患者的主诉,认真检查分析,作出正确的判断后,予以修改或修理。此外,由于制作、材料和使用等方面的原因,可造成义齿的损坏而需要及时修理。

(1) 戴义齿后可能出现的问题及处理方法

1) 基牙痛 咬𬌗早接触,卡环过紧或人工牙与基牙接触过紧,产生对基牙的推拉力量所致;义齿设计不当,基牙负担过重;牙体制备造成牙本质过敏;义齿长期戴用而使基牙发生牙体、牙髓、牙周病变等。应查明原因进行恰当处理,可通过调𬌗,调整卡环、人工牙与基牙的关系,减轻基牙负担;牙本质脱敏治疗及牙体、牙周病治疗等消除患者基牙的疼痛。

2) 软组织痛

①基托边缘过长、过锐,基托组织面有多余的塑料突起;基托进入牙槽嵴倒凹区或牙槽嵴上有骨尖和骨性隆起,对软组织的刺激、压迫和擦伤,黏膜发生炎症和溃疡。应磨改基托边缘、缓冲基托组织面,同时用药物治疗患处。

②硬区缓冲不够:因义齿下沉,基托挤压硬区黏膜而出现疼痛,应对疼痛区域的基托组织面进行缓冲。𬌗支托折断而引起义齿下沉所致的疼痛,应修理义齿重新放置𬌗支托。

③咬𬌗压力过大或过于集中,尤其是游离端义齿,因黏膜负担过重而引起疼痛,应调整咬𬌗,减小𬌗力,加大基托以分散𬌗力来解除疼痛。

④义齿不稳定:咬𬌗时义齿发生移动,致使基托磨擦软组织而发生疼痛,应找出义齿不稳定的原因进行修改,改进义齿的稳定性。

⑤卡环臂过低刺激牙龈、舌侧卡环臂过高或过于突出而刺激舌缘引起疼痛,应调整卡环臂的位置或改变卡环设计。

3) 固位、稳定不良 义齿在咀嚼食物过程中有松脱、转动等现象,其常见原因有:

①卡环不密合或未合理利用倒凹区,因而未能充分发挥卡环的环抱作用,可以调整卡环改善固位;基牙固位形差,应增加基牙或另行设计固位性能强的固位体。

②基托不密合,边缘密封差或基托面积过小。对于修复大量缺牙的义齿及游离端义齿,未能充分利用基托的吸附力和大气压力的作用而影响义齿固位、稳定。

③义齿某个区域或部件与基牙、牙槽基之间存在支点,使义齿发生翘动等不稳定,如𬌗支托、间隙卡体部与基牙有早接触点;硬区基托缓冲不够;人工牙排列过于偏向唇(颊)、舌侧,远离牙槽嵴顶等,都可使义齿出现翘动。应分析原因,通过消除支点、缓冲硬区,调整人工牙排列等方法,对义齿加以修改和修理,改善其稳定性。

④卡环数量和分布不当,抵抗义齿转动移位的间接固位措施不力,应改善义齿的设计形式和加强抗转动、移位的措施。

⑤义齿弹跳,卡环臂尖未进入基牙倒凹区,而是抵住了邻牙,咬𬌗时基托与黏膜贴合,开口时卡环的弹力使基托又离开黏膜,只要修改卡环臂即可纠正。

⑥基牙牙冠小、固位形差影响义齿固位,应增加基牙或改变卡环类型。

⑦个别后牙缺失作第一类义齿修复,进食时易𬌗向脱落影响固位,应改变就位道方向,利用制锁作用,使脱位方向与就位方向不一致,增加固位。

4)义齿咀嚼功能差

①人工牙低𬌗,𬌗面过小或𬌗面锐度不够,即无足够的沟槽和牙尖高度。应加高咬𬌗,加大𬌗面和增加沟槽等方法来提高咀嚼功能。

②义齿咬𬌗恢复不良,人工牙与对颌牙接触面积小;人工牙咬𬌗高,造成真牙接触不良。需调整人工牙排列,调整咬𬌗。

③恢复的垂直距离过低,因肌张力不足而影响咀嚼功能,需重新建立𬌗关系,加高垂直距离。

④基牙少或牙周情况差、牙槽基低平、牙槽基黏膜薄,承荷能力差,使义齿的咀嚼功能受限。应增加基牙,加大基托的覆盖面积,以增加义齿的支持力,提高咀嚼功能。

5)义齿摘戴困难　卡环过紧,义齿非弹性部分进入硬组织倒凹区,使义齿摘戴困难,可调整卡环,磨改进入倒凹区域的基托和人工牙。

6)义齿人工牙咬颊、咬舌　人工牙过于偏向颊侧或舌侧,𬌗平面过低,上下颌牙𬌗关系不够或因长期缺牙,颊部组织变肥厚、舌体肥大所致。应调整人工牙排列,加大超𬌗关系,升高𬌗平面,加厚颊、舌基托以撑开颊、舌组织,避免咬伤。

7)食物嵌塞　戴义齿后出现食物嵌塞和滞留,主要原因是由于基托、卡环及金属连接杆与基牙、黏膜组织的不密合而引起,或因义齿的松脱、翘动而造成。可用局部衬垫或修理的方法来改善。

8)发音障碍　戴义齿后由于口腔空间变小,舌运动受限,暂时不习惯而造成,使用一段时间后即可改善。若由于基托过厚,过大或人工牙排列偏于舌侧,应以修改或重新排列人工牙。

9)咀嚼肌和颞下颌关节不适　由于咬𬌗垂直距离恢复过高,改变了咀嚼肌肌张力和颞颌关节正常状态,患者常常感到肌疲劳和酸痛、张口受限等颞颌关节症状,可通过降低垂直距离来解决。

10)恶心和唾液增多　戴上颌可摘局部义齿后,由于基托后缘伸展过多、过厚,或基托后缘与黏膜不贴合,常可引起恶心,应适当磨改基托后缘及磨薄基托,或进行重衬,使基托密合。如唾液分泌过多,口内味觉降低,只要坚持戴用义齿,可逐渐习惯,这些现象可消失。

11)戴义齿后的美观问题 有的患者戴义齿后提出唇部过突或过凹,牙颜色或牙大小不满意,影响美观。对合理的要求,可尽量修改,必要时重做。但对过分、不切实际的要求,则应向患者耐心地进行解释。

(2)可摘局部义齿的修理 可摘局部义齿戴用一段时间后,患者可因基托、卡环、𬌗支托折断,人工牙折断或脱落,义齿基托与黏膜组织不密合等前来复诊。如果义齿没有变形,可修理继续使用。若多次折断、塑料老化、义齿基托翘动以及余留牙拔除过多等无法再修理,则需重作义齿。

1)卡环、𬌗支托折断 卡环、𬌗支托折断通常由于卡环弯制时损伤卡环丝;卡环间隙预备不够,戴牙时将其磨改过薄而导致容易折断。修理时,应先检查支托间隙或卡环间隙,若间隙不够,应重新进行制备,再将义齿残留的𬌗支托或卡环及连接体磨除,并适当扩大,使义齿上形成一沟槽,用蜡暂封后将义齿戴入口中取模,把印模连同义齿一并取出,将义齿翻至模型上,重新制作卡环或𬌗支托,把连接体按放在沟槽内,用自凝或热凝塑料修补平。

2)基托折裂、折断 基托过薄、有气泡或加强丝位置放置不当,咀嚼过硬食物、咬𬌗力量过大及不慎摔跌等原因引起。修理时应首先查出原因,加以改正,才能取得好的修理效果。基托折断如无残缺,对接位置准确,可在折裂线处用烧红蜡刀与裂缝正交烫接,再用火柴梗数根,横跨裂缝用蜡固定,使折断义齿成一整体。然后在基托组织面灌石膏,待其结固后,在裂缝两侧基托磨光面磨去一层,注意保护石膏模型组织面,并放置加强丝,最后用自凝塑料或热凝塑料加以修接。若基托折断伴有较大的缺损而不能对接复位者,应把折断的义齿戴入口中,对固位不良者可用自凝塑料在口内暂时粘接固定,取模后口外修理。若义齿仅为裂缝而未折断则不需对接,可直接在义齿组织面灌注石膏后进行修理。

3)人工牙折裂或脱落 将残存的塑料牙磨去;在其原位磨出新塑料面,尽量不破坏唇、颊侧龈缘,选择合适塑料人工牙进行修改排列,再用自凝塑料将人工牙粘接在义齿上。

4)余牙拔除后增添人工牙、卡环 义齿修复后,又拔除余留牙,如只是个别人工牙需添补,可直接用自凝塑料在口内修理;如除添补人工牙外,还需增加卡环、基托,则需将义齿戴入口中,取印模翻制模型后在口外修理。

5)基托不密合 戴义齿后牙槽嵴的不断吸收或由于义齿制作过程中的原因,

使义齿基托与黏膜之间出现间隙,造成食物嵌塞,义齿翘动。此种情况可采用直接法与间接法重衬术。直接法重衬指对义齿基托不密合区域在口内用自凝塑料重衬。重衬之前可用弹性印模材料试衬,观察基托不密合的程度和范围;清洁口腔,用液状石蜡涂于患者口腔需作重衬区的黏膜上。将义齿基托组织面需重衬的区域均匀磨去一层,使其粗糙而清洁,并滴单体溶胀,将丝状期自凝塑料均匀涂布于基托组织面需重衬的部位,将义齿放入口内,让患者自然咬𬌗,检查义齿在口内的位置是否正确。在塑料固化前将义齿从口内取出,置于温水中浸泡或聚合器压力锅中完成聚合,最后修改磨光。如重衬范围广,可用间接法重衬术即在义齿组织面放印模材料,放口内取咬𬌗印模,将义齿从口内取出,修去多余的印模材料后,常规装盒,用热凝塑料填塞完成。

6)义齿低𬌗的处理　由于义齿在使用过程中,人工牙磨耗或义齿下沉,使上下颌牙无咬𬌗接触或接触得不紧,致使咀嚼效率降低。如果个别后牙低𬌗,可用自凝塑料在口内直接加高。若人工牙较多,且磨耗严重,则应在人工牙咬蜡𬌗记录,再在模型的人工牙上雕刻外形,按常规装盒,用热凝塑料加高咬𬌗。

第24章　全口义齿修复

我国已进入人口老龄化社会,老年人口已超过10%。据有关资料显示,中国有3.5亿牙缺失患者,其中30%为全口牙缺失,而且牙缺失人数正以每年5%的速度增长。为这些牙列缺失患者制作的义齿称为全口义齿。它要建立在没有一个余留牙可以利用的上下颌口腔黏膜上,给修复工作带来不少的困难。随着口腔修复材料不断更新,修复理论不断发展,全口义齿固位效果逐渐提高。但普遍看来,受设备、材料、技术、患者口腔条件的限制,全口义齿固位效果还不尽人意。据我国某大学的调查,全口义齿固位差的竟超过32%。因此,固位仍是全口义齿修复要研究的主要课题。

第一节　无牙颌修复的解剖基础

一、全牙列缺失后口腔颌面部及全身组织变化

(一)骨组织的改变

牙缺失后,上下颌骨的改变主要是牙槽嵴的萎缩,维持天然牙生存的牙槽骨是随着牙的生长和行使功能而发育和保存的。牙缺失后,牙槽骨逐渐吸收成牙槽嵴,随着牙槽嵴的吸收,上下颌骨逐渐失去原有的形状和大小。

1. 牙周病与牙槽骨吸收　由牙周病引起的牙列缺失在初期牙槽骨就明显吸收,因为牙周病是以根周骨组织持续破坏而导致牙齿松动脱落的。由龋病、根尖病引起的牙缺失,往往由于病变持续时间长短、拔牙难易程度不同造成缺牙区牙槽嵴萎缩程度不同。牙槽嵴的吸收速度在牙缺失前3个月最大,大约6个月吸收速度显著下降,拔牙后两年吸收速率趋于稳定。然而,剩余牙槽嵴的吸收将终身持续,

每年约 0.5 mm 的水平。

2. 骨密度与牙槽嵴吸收　上颌骨的外侧骨板较内侧骨板疏松,而下颌的内侧骨板较外侧骨板疏松。因此,上颌牙槽嵴的吸收方向呈向上向内,外侧骨板较内侧骨板吸收多,结果上颌骨的外形逐渐缩小。由于牙槽嵴的高度与大小不断萎缩削减,以致切牙乳突、颧弓根与牙槽嵴顶的距离逐渐接近甚至与之平齐,腭穹隆的高度也相应变浅。下颌牙槽嵴的吸收方向是向下和向外,与上牙弓相反,上下颌间距离减少,面下 1/3 距离也随之变短,上下颌骨关系失去协调甚至表现下颌前突、下颌角变大、髁突变位,以及下颌关节骨质吸收和功能紊乱。在吸收过多处,颏孔、外斜嵴及下颌隆突与牙槽嵴顶的距离变小,有时甚至与嵴顶平齐,嵴顶呈现窄小而尖锐的骨嵴。从总趋势看,上下颌前牙区吸收最快,而后牙区、腭穹隆、上颌结节、下颌磨牙后垫改变最少。

3. 全身健康和骨质代谢状况与牙槽嵴吸收　全身健康状况差、营养不良、骨质疏松患者牙槽嵴吸收快。而牙槽嵴的持续吸收情况与义齿修复效果好坏有关。未作全口义齿者,由于颌骨得不到足够的功能刺激,使破骨细胞和成骨细胞的活力失去平衡,其牙槽嵴吸收程度较义齿修复者严重。但局部受力过大者牙槽嵴吸收也快,下颌牙弓承托面积小于上颌,下颌单位面积受力大,下颌牙槽嵴的平均吸收速率比上颌高 3~4 倍。一般情况下,一幅普通的全口义齿,使用 3~4 年后应进行必要的调牙颌和重衬处理,使用 7~8 年应重新修复。

(二)软组织的改变及不良影响

全牙列缺失后,口内失去了牙列的支撑,下颌的位置上移,致使面下 1/3 的距离变短,面部的长度比例失调,唇颊也因失去了牙列的支撑而内陷,口周的皱纹增多,面相明显的苍老。牙列是发音的重要辅助器官,牙列缺失后说话时咬字不清,影响人的工作和社会交往。牙列在咀嚼运动中起着切割、研磨食物的作用,有助于食物的消化和吸收。全牙列缺失后,食物不能被嚼碎而直接进入消化道,增加了胃肠道的负荷,进而影响到全身的健康和导致胃肠疾病的发生。而且,由于缺乏咀嚼运动,面部肌肉出现废用性萎缩,颅骨骨缝变浅,变得模糊,骨密度减少,骨重量减轻。全口牙缺失通常是陆续缺失的,患者常常是在较长时间里只能是单侧咀嚼食物,致使两侧的骀力不一致,颌骨、颅骨、肌肉所受的刺激不一致,可能引起颞部、颈部、背部、腰部的疼痛。

上述各种变化必然对患者的心理、精神、情绪等方面带来不同程度的消极影响。因此,凡有条件的无牙颌患者均应镶配合适的全口义齿,不仅恢复咀嚼功能,恢复面容和发音,还会恢复自信,提高生存质量。

二、无牙颌的解剖标志

(一)牙槽嵴

牙槽嵴是自然牙列赖以存在的基础,牙列缺失后牙槽突逐渐吸收形成牙槽嵴。其上覆盖的黏膜表层为高度角化的鳞状上皮,深层的黏膜下层与骨膜紧密相连,故能承担较大的咀嚼压力。上下颌牙槽嵴将整个口腔分为内外两部分:口腔前庭与口腔本部。

(二)口腔前庭

口腔前庭位于牙槽嵴与唇颊黏膜之间,为一潜在的间隙。黏膜下为疏松的结缔组织,全口义齿的唇颊侧基托在此区内可适当伸展,以保证基托边缘的封闭。但伸展不可过多,否则黏膜受压将会引起炎症,或唇颊运动时易推动基托边缘而影响义齿固位。此区内从前向后有下列解剖标志:

1. 唇系带　唇系带位于口腔前庭内相当于原中切牙近中交接线的延长线上,为一扇形或线形黏膜皱襞,是口轮匝肌在颌骨上的附着部。上唇系带与下唇系带遥遥相对,但下唇系带不如上唇系带明显。唇系带随唇肌的运动有较大的活动范围,因此全口义齿的唇侧基托在此区应形成相应的切迹,以免影响系带的运动。

2. 颊系带　颊系带位于口腔前庭内相当于双尖牙牙根部的位置,是类似唇系带的黏膜皱襞。上、下颌左右两侧均有颊系带。其动度比唇系带小,但全口义齿的唇颊基托与此相应的部位也应制成相应的切迹。颊系带将口腔前庭分为前弓区和后弓区唇颊系带之间为前弓区,颊系带以后为后弓区。

3. 颧突　颧突位于后弓区内相当于左右两侧上颌第一磨牙的根部。此区黏膜较薄,与之相应的基托边缘应做缓冲,否则会出现压痛或使义齿产生不稳定。

4. 上颌结节　上颌结节是上颌牙槽嵴两侧远端的圆形骨突,表面有黏膜覆盖。颊侧多有明显的倒凹,与颊黏膜之间形成颊间隙。此区对上颌全口义齿的固位有重要意义,基托应覆盖结节的颊面。

5. 颊侧翼缘区　位于下颌后弓区,前界为下颌颊系带,后界为嚼肌下段前缘。此区面积较大,义齿基托在此区内可有较大范围的伸展,可承受较大的𬌗力。

6. 远中颊角区　远中颊角区也在下颌后弓区内,位于颊侧翼缘区之后方。嚼肌前缘活动的限制,与此区相应的义齿基托边缘不能伸展,否则会引起疼痛或义齿松动。

(三)口腔本部

口腔本部在上下牙槽嵴之舌侧,上为腭顶,下为口底。口腔本部是食物进入食道的必经之路,也是舌运动的主要空间。本区内的解剖标志有：

1. 切牙乳突　切牙乳突位于上颌腭中缝的前端,上中切牙之腭侧,为一梨形、卵圆形或不规则的软组织突起。乳突下方为切牙孔,有鼻腭神经和血管通过,因此覆盖该区的义齿基托组织面须适当缓冲,以免压迫牙乳突产生疼痛。

由于切牙乳突与上颌中切牙之间有较稳定的关系,因此切牙乳突是排上颌中切牙的参考标志:两个上颌中切牙的交界线应以切牙乳突为准;上颌中切牙唇面应置于切牙乳突中点前 8~10 mm;上颌两侧尖牙尖顶的连线应通过切牙乳突。

2. 腭皱　腭皱位于上颌腭侧前部腭中线的两侧,为不规则的波浪形成软组织横嵴。有辅助发音的作用。

3. 上颌硬区　上颌硬区位于上颌中部的前份,骨组织呈嵴状隆起,表面覆盖的黏膜很薄,故受压后易产生疼痛。覆盖该区的基托组织面应适当缓冲,以防产生压痛,并可防止由此而产生的义齿翘动或折裂。

4. 腭小凹　腭小凹是口内黏液腺导管的开口,位于上腭中缝后部的两侧,软硬腭连接处的稍后方。数目多为并列的 2 个,左右各一。上颌全口义齿的后缘应在腭小凹后 2 mm 处。

5. 颤动线　颤动线位于软腭与硬腭交界的部位。当患者发"啊"音时此区出现轻微的颤动现象,故也称啊线。颤动线可分为前颤动线和后颤动线。前颤动线在硬腭和软腭的连接区,后颤动线在软腭腱膜和软腭肌的连接区。前后颤动线之间称为后堤区。此区宽约 2~12 mm,平均 8.2 mm,有一定的弹性,上颌全口义齿组织面与此区相应的部位可形成后堤,能起到边缘封闭作用。后堤区可分为三种类型:第一类,腭穹隆较高,软腭向下弯曲明显,后堤区较窄,不利于固位。第三类,腭穹隆较平坦,后堤区较宽,有利于义齿的固位。第二类,腭部形态介于第一和第三类之间,亦有利于义齿的固位。

6. 翼上颌切迹　翼上颌切迹在上颌结节之后,为蝶骨翼突与上颌结节后缘之间的骨间隙。表面有黏膜覆盖,形成软组织凹陷,为上颌全口义齿两侧后缘的界限。翼上颌切迹也是上颌后部口腔前庭与口腔本部的交界处。

7. 舌系带　舌系带位于口底的中线部,是连接口底与舌腹的黏膜皱襞,动度较大。全口义齿舌侧基托与舌系带相应的部位应形成切迹,以免影响舌系带的活动。

8. 舌下腺　舌下腺位于舌系带的两侧,左右各一。舌下腺可随下颌舌骨肌的运动上升或下降。此与此区相应的义齿舌侧基托边缘不应过长,否则舌运动时易将下颌全口义齿推起。

9. 下颌隆突　下颌隆突位于下颌双侧双尖牙根部的舌侧，向舌侧隆起。下颌隆突个体差异显著，隆起程度不同，形状、大小也不等。表面覆盖的黏膜较薄，与之相应的基托组织应适当缓冲。过分突出的下颌隆突，其下方形成显著的倒凹，须施行手术铲除后再制作全口义齿。

10. "p"切迹　"p"切迹位于下颌骨内缘，下颌舌骨嵴前方，是口底上升时的最高点。基托边缘应有相应的切迹。

11. 下颌舌前嵴　下颌舌前嵴位于下颌中骨后部的后面，从第三磨牙斜向前磨牙区，由宽变窄。下颌舌骨嵴表面覆盖的黏膜较薄，其下方有不同程度的倒凹。覆盖此区的基托组织应适当缓冲，以免产生压痛。

12. 舌侧翼缘区　舌侧翼缘区是与下颌全口义齿舌侧基托接触的部位，解剖标志从前向后包括舌系带、舌下腺、下颌舌骨肌、舌腭肌、翼内肌、咽上缩肌。舌侧翼缘区后部是下颌全口义齿固位的重要部位，此区基托应有足够的伸展。

13. 磨牙后垫　磨牙后垫是位于下颌最后磨牙牙槽嵴远端的黏膜软垫，呈圆形或卵圆形，覆盖在磨牙后三角上，由疏松的结缔组织构成，其中含有黏液腺。磨牙后垫的前 1/3 或 1/2 处为下颌全口义齿后缘的边界。

三、无牙颌的分区

无牙颌被全口义齿基托覆盖的部分均由黏膜、黏膜下组织及骨组织构成。由于各部分的组织有差异，承受殆力的能力不同，故全口义齿与各部位的接触关系也有所区别。牙颌依据其生理特点可分为主承托区、副承托区、边缘封闭区和缓冲区。

1. 主承托区　主承托区是指上下颌牙槽嵴顶区以及除上颌硬区之外的硬腭水平部分。表面有高度角化的复层鳞状上皮，其下有致密的黏膜下层，能承受咀嚼压力，因此人造牙应排列在基托的牙槽嵴顶区。义齿基托因与主承托区黏膜紧密贴合。

2. 副承托区　指上下颌牙槽嵴的唇颊侧和舌腭侧。副承托区与主承托区无明显界限。副承托区与唇颊的界限在口腔前庭黏膜反折线，与舌的界限在口底黏膜反折线。此区骨面有黏膜、黏膜下层、脂肪和腺体组织，下颌还有肌附丽点和疏松的黏膜下组织。副承托区支持力较差，不能承受较大压力，只能协助主承托区承担咀嚼压力。义齿基托与副承托区黏膜也应紧密贴合。

3. 边缘封闭区　指牙槽嵴黏膜与唇颊舌黏膜的反折线区和上颌后堤区、下颌磨牙后垫区。此区除后堤区外，黏膜下有大量的疏松结缔组织，不能承受义齿基托边缘的压力。但基托边缘必须与该区紧密贴合,才能产生良好的边缘封闭作用,阻止空气进入基托与其所覆盖的组织之间,从而形成负压和二者之间的吸附力,以保证义齿的固位。

第二节 全口义齿修复的基本要求

一、良好的固位

牙列缺失患者口内失去了赖以使义齿固位的天然牙,给义齿的固位带来了困难。但固位是全口义齿发挥功能的基础,没有良好的固位,就谈不上咀嚼食物、改善面容和发音。常规全口义齿的固位力来自下述几方面。

1. 大气压力、吸附力　人类生活在大气之中,人体各部都受到 0.1 MPa 的大气压力。由于已经适应,故无任何不适感。全口义齿戴在口中,义齿的磨光面同样受到大气压力的作用。基托与其覆盖的黏膜紧密贴合,基托边缘又有良好的封闭,在大气的作用下,两者之间形成负压,使义齿获得良好的固位。

基托受到的大气压力数值与基托面积的大小有关。据 Watt 报告,上下颌全口义齿的面积约为 23 cm^2 和 12 cm^2,故上颌全口义齿可受到大气的压力约为 23 kg,下颌为 12 kg,可以使义齿获得足够的固位力。全口义齿的基托、黏膜和其间的唾液,三者之间存在着分子吸引力,称为吸附力。唾液的质与量会影响吸附力的大小。唾液黏稠流动性小,有利于义齿的固位;唾液稀薄流动性大,不利于义齿的固位;唾液分泌过少也不利于义齿的固位。

2. 唇颊舌的挟持力　戴在口中的全口义齿,外侧受唇颊肌肉运动向内的作用力,内侧受舌体运动向外的作用力,如果全口义齿的人造牙,处于唇颊肌肉运动向内的力与舌肌运动向外的力大体相等的位置,则有利于义齿的固位。基托的磨光面外形应呈凹面,唇颊舌肌作用在基托上时,能对义齿形成挟持力,使义齿更稳定。

3. 良好的咬𬌗关系　正常人在作正常咬𬌗时,由于有上下自然牙的扣锁作用,下颌对上颌的位置关系是恒定的。全口义齿戴在患者口内时,上下颌人造牙列的扣锁关系也应该符合该患者上下颌的位置关系。如果义齿的咬𬌗关系与患者上下颌的颌位关系不一致,或上下人造牙列间的咬𬌗有早接触,会出现义齿的翘动,以致造成脱位。

人造牙应按一定的规律排列，形成合适的补偿曲线、横殆曲线。上下颌作正中咬殆时，殆面应均匀广泛地接触，前伸、侧殆运动时应达到平衡殆，才能有利于义齿的固位。

二、人造牙的颜色、大小和形态

人造牙的颜色、大小和形态应该与患者的年龄、肤色、性别及面型甚至体形相协调。皮肤黄年纪大的应配较暗的人造牙。根据人造牙的长宽比例不同，大致可分为方圆、椭圆和尖圆形供临床选择。此外，男性的上前牙切角应该接近直角，体现男性的阳刚之美，女性的上前牙切角则应该圆润，体现女性的温柔之美。

三、上前牙的位置与唇的关系

自然状态时，上前牙切缘应在上唇下 2～3 mm 为宜，露的太多看起来不文雅，少则如无牙一样。还要注意上中切牙在上唇下两侧显露的多少要一致。六个上前牙切缘的大致连线应呈一凸向下的弧线，与微笑时的下唇曲线一致。

四、人造牙排列的对称性

两个上中切牙的交界线要与面部中线一致，从咬殆方向看，上前牙的弧形应与前牙区颌弓一致。传统的典型排牙法是按"理想殆"的形态总结出来的，对每个牙齿的近远中向、唇舌向、上下位置和转度都有严格的要求。如此排列的人造牙十分对称、规范，但显得呆板、无个性。参照患者的性别、个性、年龄等因素，在典型排牙法的基础上对前牙的排列做适当的调整。具体排法有模拟上中切牙内翻、外翻、部分重叠、舌向移位、"虎牙"、颈缘线上模拟龈萎缩、模拟切缘的增龄性磨耗，都可以使义齿看起来有明显的立体感，并富有个性。

五、衬托唇面部的丰满度

唇面部的丰满度与人的面下 1/3 高度、上前牙的排列位置、唇托厚度和肌肉的锻炼都有关系。

鼻底到颏底的距离叫面下 1/3 高度或垂直距离，是义齿衬托唇面部丰满度最重要的条件，应等于发际到眉间的距离，也等于眉间到鼻底的距离。

人造牙上前牙排列的唇舌向位置合适，唇基托有相应的厚度便可衬托上唇的丰满，否则上唇就会塌陷或过突。

一副好的全口义齿，通过咀嚼运动的锻炼，肌肉自身增强，可使面部充满活力。

第三节 无牙颌的口腔检查和修复前准备

一、口腔检查

全口义齿的修复效果取决于口腔本身的条件,所以修复前必须检查、了解患者的口腔状况,根据检查结果制定修复计划和设计方案。

(一)颌面部

检查患者面部有无畸形、缺损,左右是否对称,面下1/3高度与面长是否协调。侧面观面型属于直面型、凹面型还是凸面型。特别要注意上唇部的丰满度,上唇的长短是否左右相等,上唇运动时左右长短有无明显差别,因为上唇与排列上前牙有密切关系。同时也要检查下颌张闭口运动有无习惯性前伸和偏斜,颞下颌关节区有无疼痛、弹响、张口困难。

(二)牙槽嵴

检查拔牙伤口是否愈合。还要检查有无残根、骨尖、瘘管,下颌隆突或上颌结节是否过分突出。若有上述情况,需做外科处理。牙槽嵴的宽窄、高低也很重要,高而宽者修复效果比低而窄者的效果要好。

检查牙槽嵴形成的颌弓的形态,颌弓较大、较小还是适中。特别要检查上下颌弓的形状和大小是否协调,上下颌弓形状、大小的不协调会给排牙带来困难。

(三)上下颌弓的位置关系

下颌弓对上颌弓的位置关系分为前后左右的水平关系和上下的垂直关系。

水平位置关系 重点要观察下颌弓对上颌弓在前后方向上的位置关系。上颌前突或下颌前突的颌位关系都会给排牙带来困难。

垂直位置关系 上下牙槽嵴之间的距离称为颌间距离。颌间距离大者,容易排牙,但人造牙𬌗面离牙槽嵴顶较远,义齿稳定性差;颌间距离小者排牙较困难,常须磨改人造牙的盖嵴部,但义齿的稳定性较好。

(四)肌、系带附着的高低

牙槽嵴低平者,肌、系带附着点离牙槽嵴顶近,甚至与之平齐。当肌、系带运动时,易造成义齿脱位。

(五)舌的大小与位置

由于失去了牙列的限制,无牙𬌗患者舌体常常变大,舌运动时易影响义齿的稳定。待适应一段时间后才能恢复正常。在自然状态下,舌前部应在下前牙切缘之下。如果舌的位置不正常,处于后缩位,容易推动义齿脱位。

(六)旧义齿的使用情况

对于戴过全口义齿的患者,要询问其重做的原因和要求,特别要了解患者对原义齿有哪些不满意之处,以便做新义齿时克服原义齿的缺陷。当然还要检查原义齿是否将患者的口腔黏膜压伤,有无溃疡。如有,应先停戴旧义齿,并等待黏膜恢复正常后再制取印模。

(七)全身健康状况

了解全身健康状况对制作全口义齿也很重要。年老、体弱或有全身性疾病者,疼痛耐受性对义齿的适应能力都较差,义齿的制作应有更高的精确性。对有严重心脏病的患者,应注意操作的技巧,并尽量缩短就诊时间。对有肝炎等传染病的患者,医师应作好自身的防护工作。

二、修复前的准备

通过上述口腔检查发现患者有残根、骨尖、瘘管、过突的下颌隆突、过突的上颌结节时,需要施以外科手术治疗。

(一)残根

牙槽嵴上有残根者,应检查其松动度,牙根明显松动者应拔除;牙根稳固,经摄X线照片,骨吸收不超过2/3者,可做根管治疗保留牙根,其上做覆盖义齿。

(二)尖锐的骨尖、骨嵴和骨突

尖锐的骨尖、骨嵴,或形成了明显倒凹的骨突应先施以骨尖、骨突修整术。范围很小或不很显著的骨尖可不必修整,待义齿完成后,于相应的基托组织面适当缓冲即可。

(三)过分突向颊侧的上颌结节

上颌结节区对上颌全口义齿的固位很重要。但是上颌结节过分突向颊侧,形成了明显的倒凹,就会影响义齿的就位。尤其是两侧上颌结节都很突出,同时上颌前牙区牙槽嵴向唇侧突出时,义齿就无法就位,常须先修整过突的部分。两侧上颌结节都很突出者,可只修整较突的一侧,戴义齿时可采取旋转就位法,即先戴未修整上颌结节的一侧,再戴另一侧。有的上颌结节过分下垂,很接近下颌磨牙后垫,影响义齿后部基托的伸展,亦需先施以骨突修整术。

(四)过大的下颌隆突

下颌隆突过大,其下方形成明显的倒凹时,也须先做外科修整。

(五)附着过高的唇颊系带

唇或颊系带附着点过高,有的接近牙槽嵴顶甚至与之平齐,其相应的基托切迹处易影响基托边缘的封闭,不利于义齿的固位。

(六)过浅的唇颊沟

唇颊沟过浅者义齿固位差,常需施以唇颊沟加深术,但效果不很明显。近年来开展羟基磷石灰颗粒牙槽嵴加高术,已取得良好效果。

(七)增生的黏膜组织

曾戴过全口义齿的患者,如果原义齿不合适,基托边缘过长,以至形成游离状的增生性黏膜组织。制作新义齿前应先手术切除增生的黏膜组织,伤口愈合后再取印模。

第四节　全口义齿的制作

制作全口义齿需要十多个步骤,包括无牙颌的印模、灌制石膏模型、记录和转移颌位关系、选牙排牙、试排牙、蜡型完成、装盒、冲胶、填塑、打磨、抛光等,需要患者、临床医师及技术员通力合作,认真完成好每一步骤,才能完成一副满意的义齿。这十多个步骤中有4个步骤对全口义齿的影响最大,操作难度也大,因而成为关键性的步骤。它们就是印模和灌制模型、颌位关系的记录、排牙和基托外形。

一、印模和模型

准确的印模是制作出合适的修复体的基础,对全口义齿来说尤为重要,印模不准确,不仅影响全口义齿的固位,还会出现牙槽嵴多处压痛,甚至导致义齿失败。

(一)全口义齿印模要求

1. 印模应完整,尤其注意上颌结节区和下颌舌翼区是否完整。表面应光滑无气泡。

2. 印模要准确反映功能状态的无牙颌形态,系带和腭皱的纹路要清晰。

3. 印模应有适当的弹性,从口内取出后不产生形变。

(二)全口义齿印模的方法及注意事项

1. 选用合适的托盘　首先必须了解基托应覆盖的范围。唇(颊)、舌侧应达到黏膜转折处；上颌基托应盖过上颌结节，后缘盖过腭小凹；下颌基托后缘盖过磨牙后垫的 1/2～2/3，舌侧后缘应伸展至舌翼区后部。经常容易忽略的是上颌结节颊侧、下颌舌翼区后缘和下颌磨牙后垫，此区在防止义齿水平移位和保证边缘封闭中起着重要作用。因此取印模时一定要将其范围覆盖。选择托盘时，托盘距牙槽嵴应有 3～5 mm 的距离。托盘边缘不够长，可用蜡片加长，并在口内调整边缘形态，形成系带切迹。也可用旧义齿作托盘取印模，不够之处用蜡进行修整。在没有合适的无牙颌托盘及旧义齿时，应制作个别托盘。

2. 印模方法　根据印模的次数分为一次印模和二次印模，根据印模的精确度可分为初印模和终印模。临床常用的二次印模法是先制取初印模，灌制石膏模型，划出边缘线，再在其上用自凝塑料形成基托，加柄形成个别托盘，然后制取终印模。

3. 印模时的注意事项

（1）去除黏稠的唾液，黏稠的唾液可使材料与口腔黏膜不能很好的贴合，影响印模的精确度，致使义齿组织面不密合，吸附力降低，导致固位不良。取模前应用清水漱口。（2）取模过程中保持稳定，患者上身接近直立，头及后背靠稳，医生的手要有稳定的支点，压力均匀。取上颌时，将盛好印模材料的托盘放入口中，对准牙槽嵴半就位。然后嘱病人减小张口度，随即完全就位并做肌功能修整，尤其注意唇系带的修整。取下颌时将盛好印模材料的托盘放入口内，对准牙槽嵴半就位，嘱患者抬舌后，半张口放松下颌，医生顺势将托盘就位，随即嘱患者伸舌，左右活动后退回，同时做唇颊肌功能修整。

4. 检查印模和及时灌注　印模取出后应仔细检查是否覆盖的基托所需区域，颊舌边缘是否过长，有无气孔缺陷及边缘与托盘是否分离。工作区印模必须有托盘支持，尤其是磨牙后垫及舌翼区，不够长者应重取。取模后应及时灌注石膏模型，以免放置过久而变形。不能及时灌注者应将印模放入等渗液中，但不宜过久，只有硅橡胶二次取模的印模可延期灌注。

5. 模型的修整　石膏模型表面应完整、清晰，底面修整后要平，底座高度应为工作部分的 1/2。（1）在模型的唇颊舌侧黏膜反折线画出基托边缘线，上颌后界在腭小凹后 2 mm，下颌在磨牙后垫的前 1/3 处。（2）在两侧上颌切迹间画一连线，通过腭小凹后 2 mm。用刻刀沿此线形成后堤区刻沟，深约 2 mm，向前宽约 5 mm，向两侧和向前扩展并逐渐变浅。

二、颌位关系的记录与转移

天然牙列存在时，上下颌的关系依赖上下牙列尖窝交错的接触而得到保存。

一旦上下牙列或单颌牙列缺失,常出现习惯性下颌前伸,下唇移至上唇的前面,上唇明显塌陷,唇部皮肤显露出放射状皱纹,有的口角下垂,面部下 1/3 变短,鼻唇沟加深,颏唇沟变浅,患者呈现苍老面容。装配义齿应尽量恢复拔牙前面容,最重要的就是要求恢复髁突在关节凹中的生理后位和合适的面下 1/3 高度。前者即水平颌位关系,后者即垂直颌位关系。

(一)颌位关系的确定

1. 确定下颌的上下位置(垂直距离)　下颌的上下位置体现在上下牙槽嵴之间的距离,此距离在口内不易测量,可通过面下 1/3 的长度间接测量。正常人在牙尖交错位时鼻底至颏底的距离叫咬𬌗位垂直距离,下颌在休息位时叫休息位垂直距离。二者之差即为牙𬌗间空隙的数值,全牙列缺失后无法测量咬𬌗的垂直距离,但可先测量休息位的垂直距离,减去𬌗间空隙即为咬𬌗位垂直距离。确定了咬𬌗位的垂直距离也就是确定了上下牙槽嵴之间的距离,确定了将要制作的全口义齿的高度。准确确定垂直距离,戴入全口义齿后面下 1/3 的高度与面形成协调、自然,符合该患者的生理特点。测量垂直距离时患者应正坐,平视前方,颌面部放松;Willis 尺要与头的长轴一致,避免前后、左右倾斜;每次测量时与鼻底与颏底皮肤接触的松紧程度要一致。

2. 确定下颌的水平位置　确定下颌的水平位置关系是指下颌的前后、左右的位置,此位置就是指失牙前的牙尖交错位,也有人认为是指正中关系位。不过一般认为在牙尖交错位建𬌗是最适位,在正中关系位或在正中关系与牙尖交错位之间建𬌗是可适位。

3. 下颌的上下位置与水平位置之间的关系　为无牙𬌗确定的牙尖错位(正中𬌗位)既包括了下颌的上下位置,也包含了下颌的水平位置,二者相互关联,互为依存。可以同时确定,也可以先确定垂直距离,后确定水平位置。正确的𬌗位关系是全口义齿成功的关键。

(二)颌位关系的记录

记录颌位关系主要借助𬌗托在口内完成。

1. 制作上颌蜡基托　𬌗托包括基托和𬌗堤两部分。

(1)制作上颌蜡基托　用烤软的蜡片铺在模型上,沿基托边缘线切去多余的部分。腭侧埋入一烧热的金属丝(可用曲别针改形)以增加其强度。蜡基托放在口内检查,要求其与黏膜密贴,边缘与黏膜反折线一致,系带区让开。用左右手的食指放在后牙区蜡基托上检查其平稳度,若有翘动,表明模型欠准确(应先排除蜡基托与模型不密贴的原因),应重新取模。达到要求的蜡基托在口内应有一定的固位力,上颌蜡基托不脱落。牙槽嵴低平者可用自凝塑料基托以增加其在口内稳定性。

(2)制作上颌蜡𬌗堤 取一段烧软的蜡条,弯成马蹄形粘于蜡基托的牙槽嵴顶部,引入口中,趁蜡堤还软时以𬌗平面规按压其表面形成𬌗平面。也可事先预制上𬌗堤,将其戴在口内检查调改,要求从正面看𬌗堤平面应位于上唇下 2 mm,并与口角联线平行;从侧面看𬌗堤平面应与鼻翼耳屏联线平行。

蜡𬌗堤是暂时替代未来的人工牙列的,故其高度、长度应根据患者的模型而定。如牙槽嵴丰满者,𬌗堤不宜高,牙槽嵴低平者𬌗堤要高;模型大者𬌗堤长,模型小者𬌗堤要短。无论模型大小,𬌗堤两端应距两侧上颌切迹有约 1 cm 的距离。𬌗堤过宽、过窄、过长均会影响颌位关系的确定。

2. 下颌𬌗托的制作及正中关系记录 下颌暂基托及𬌗堤的基本制作方法同上颌。确定下𬌗堤的高度和位置也就是确定垂直距离和正中关系的过程。有两种方法:

(1)确定下𬌗托高度的同时取得正中关系位记录 上𬌗托就位于口中,嘱患者将口张小引起,练习用舌尖卷向上舔抵蜡球并咬𬌗至合适垂直距离,冲入冷水,取出上下𬌗托浸泡于凉水中数分钟,消除𬌗堤多余的蜡后,将上下𬌗托分别引入口中就位,反复做舔蜡球和咬𬌗动作无误为止。

(2)先修改预制的下𬌗托的高度,然后取得正中关系位记录 修整后的上𬌗托就位于口中,下𬌗托就位后以手指扶住,嘱轻轻咬𬌗,修去过高处,一直修减到比合适的下𬌗托高度略低些,将烤软的蜡片贴附于下𬌗托上引入口中就位,利用卷舌舔蜡球或做吞咽咬𬌗结合轻推下颌法,嘱咬𬌗达到合适的垂直距离为止。

3. 检查垂直距离 依靠面形观察的方法确定垂直距离:天然牙列存在时,面下 1/3 的高度与面部长度比例协调,看起来自然、和谐。为无牙颌患者确定垂直距离时,若观察到患者的面下 1/3 高度与面部长度比例协调,就说明此时的垂直距离正确;如果面下 1/3 高度与面部长度比例不协调则说明垂直距离过低或过高了。这种观察能力要靠平时的训练,经常注意观察不同面形的人应具有的面下 1/3 高度,就可以积累丰富的经验。观察时有一个重要的参考指标,可有助于判断,即咬𬌗位时上下唇应轻轻接触,休息位时上下唇微微地分开。此外还可以参考鼻唇沟的深浅,帮助判断垂直距离是否合适。

4. 检查正中颌位关系 记录垂直距离的同时实际上也记录了水平颌位关系,只是在记录垂直距离时,有的患者常常不自主地作了下颌前伸或侧向咬𬌗动作,这就造成了错误的水平颌位关系记录。因此,在记录了垂直距离之后,要认真地检查水平颌位关系正确与否。检查的方法较多,如肌监控仪的检查较科学,但需要有设

备,临床操作也较麻烦。比较实用而可靠的方法如下:

(1)扪测颞肌法 术者双手放在患者的两侧颞部,让患者作咬𬌗动作。如果两侧颞肌收缩有力,且左右肌力一致,说明下颌没有前伸,也没有偏向一侧。如果收缩无力,表明下颌有前伸。若左右肌力不一致,说明下颌有偏斜(偏向有力的一侧)。

(2)扪测髁突动度法 术者站在患者的前方,双手小指放在患者两侧外耳道中,指腹紧贴外耳道前壁,让患者作咬𬌗动作。如果指腹能感觉到髁突向后的冲击力,且左右两侧冲击力大小一致,说明下颌没有前伸,亦无偏斜。若冲击力不明显,说明下颌有前伸。若冲击力不一致,说明下颌有偏斜(偏向冲击力强的一侧)。

(3)面形观察法 在上述检查的基础上,医师应观察患者的侧貌以帮助判断下颌有无前伸。医师为患者诊治的过程中应注意患者在自然状态下的侧貌轮廓,特别要注意下颌与面中部的前后位置关系。记录垂直距离后,如果从患者的侧面看,下颌的前后位置无变化,说明下颌无前伸。若发现下颌较自然状态时偏前了,表明下颌有前伸。观察侧貌轮廓的能力也要在平时的训练中获得。

(4)引导下颌回到正确位置的方法 通过上述方法如果发现患者有下颌前伸现象,而患者自己又无法纠正时,可用下述方法纠正:如边发"Z"音边作咬𬌗动作;边咽唾液边作咬𬌗动作。如果各种办法均无效时,可让患者反复作咬𬌗动作,约5~10 min,可使前伸肌疲劳,下颌即可回到正确的咬𬌗位置上。

通过检查若发现颌位记录不正确,则应修改原来的咬𬌗记录。即将下颌蜡𬌗堤:取一段烧软的蜡条用热蜡匙烫软,放口内让患者再次咬𬌗,使之与上颌蜡𬌗堤:取一段烧软的蜡条重新对合并达到正确位置。

(5)歌德弓描绘法 利用颌位测定器描绘歌德弓(gothic arch)形图案,是传统的确定颌位关系的有效方法。具体方法如下:

在上下𬌗托前部各固定一个伸出口外的水平杆,上颌水平杆前端固定一个垂直的描绘针,下颌水平杆固定一个与针相对的水平描绘板,上下𬌗托戴在口内作咬𬌗动作时,描绘针的下端恰好与描绘板的上表面接触。描绘板上面熏一层黑烟或涂一层蜡,下颌随意反复作前伸和左右侧向运动时,针即在板上描绘出若干条交汇于一点的斜线、弧线。当针处于斜线、弧线的交汇点(歌德弓顶点)时,下颌位即位于正中关系位(髁状突在关节凹内的后退位)。此方法效果十分肯定,但操作较复杂,且伸出口外的描绘针和描绘板稳定性差,因此临床工作中一般不用,只是在实验室使用。不过近年来此方法不断改进,由口外法改为口内法,即描绘针固定于上𬌗托的腭侧,描绘板固定于盖过舌体的下𬌗堤上,提高了针和板的稳定性,已在一些国家的临床上推广使用,保证了颌位关系的准确记录。

5. 检查蜡𬌗堤的咬𬌗平衡　为无牙颌患者记录颌位关系时,上下颌牙槽嵴之间的距离与上下𬌗托的高度是一致的。由于牙槽各部位的拔牙创口愈合情况和吸收程度不同,各牙位处上下牙槽嵴之间的距离也不相同,因此记录颌位关系时还应检查各部位上下𬌗托的高度是否与该部位上下牙槽嵴间的距离一致。如果两者不一致,也属于颌位关系记录的误差,这样完成的全口义齿便会出现咬𬌗翘动,需要花大力气调𬌗,误差严重者还可导致义齿修复的失败。下列三种方法是检查蜡𬌗堤咬𬌗平衡行之有效的方法。

(1)检查上𬌗手托的平稳度　上下𬌗托戴在口内,医师用拇指和示指放在上𬌗托两侧前磨牙区的颊侧,让患者作咬𬌗动作。医师若感到上𬌗托很平稳,无翘动,表明各部位上下𬌗堤的接触很均匀。如果感到上𬌗托有前后或左右翘动,表明有的部位上下𬌗堤高度大于该区上下牙槽嵴之间的距离,而有的部位上下𬌗堤高度又小于该区上下牙槽嵴之间的距离。需要重新调整下𬌗堤各部位的高度,直至咬𬌗时上𬌗托无翘动为止。

(2)检查两侧的𬌗力　用两段咬𬌗纸分别放在两侧后牙区上下𬌗堤之间,让患者咬紧,医师向口外方向拉咬𬌗纸。若两侧的咬𬌗纸都拉不动,说明两侧𬌗力相等;若一侧咬𬌗纸可被拉出,说明该侧上下𬌗堤的高度小于该区上下牙槽嵴之间的距离,要重新调整下𬌗堤各部位的高度。

(3)检查蜡基托的密合度　患者戴上下𬌗托作正中咬𬌗时,不仅要求上下𬌗堤表面应紧密接触,还要求蜡基托与相应部位的黏膜也是紧密接触。检查方法是:医师用镊子分别先后插入上下𬌗堤颊侧上下摇动,无动度时表明两者紧密接触,有动度时说明蜡基托与其所覆盖的黏膜之间有缝隙。其原因仍是因上下蜡𬌗堤的高度与下下牙槽嵴之间的距离不一致,也需要调整下颌蜡𬌗堤的高度,使蜡基托与所覆盖的黏膜完全接触。

上述三项检查都是检查蜡𬌗堤咬𬌗平衡,即各部位上下蜡𬌗托的高度应与该区的上下牙槽嵴之间的距离完全一致。三项检查中任何一项不合要求,另两项检查也一定不合要求,都要认真重新调整。调整的原则是上颌蜡𬌗堤不变,只将下颌蜡𬌗堤过低处加高,过高处降低。具体操作时则不必去寻找过高处或过低处,只要将整个下𬌗堤烫软后放入口内让患者重新咬𬌗,即可调整到合适的高度。相差较大者需要重复上述操作2或3次才能达到目的。只要垂直距离合适,下颌没有前伸和偏斜,上述三项检查合格,制成全口义齿后即可达到良好的正中咬𬌗平衡。

(三)颌位关系的转移

1. 𝘴架

(1)𝘴架 又称咬𝘴器,是模拟人体的上下颌和颞颌关节,用来制作全口义齿和局部义齿的必备器械,它能固定患者的口腔模型并保持该患者的颌位关系,以便在口外进行排牙、调𝘴等工序。铰链式𝘴架只能模拟人的开闭口运动,半可调及可调式𝘴架还可以模拟下颌的前伸和侧方运动,而且可通过面弓将上颌与颞颌关节的位置关系准确地转移到𝘴架上。

(2)𝘴架使用前的检查 上颌体应开闭自如,前后、侧向滑动灵活而无轴向摆动。前伸髁导斜度在25°或30°,髁球紧靠髁槽前端,锁好正中锁。侧向髁导斜度调在15°,切针上刻线与上颌体上缘平齐,下端与切导盘中央接触。切导斜度调在10°或15°。上下架环分别与上下颌体密贴而不松动。

2. 转移颌位关系的方法 先借助面弓将上颌与颞颌关节的关系转移到𝘴架上,固定上颌模型与髁球间的位置关系;然后借助𝘴托转移下颌对上颌的关系,在𝘴架上固定下颌模型对上颌模型的位置关系。

颌位关系转移完毕,应将上下𝘴托重新放在口内复查颌位关系,若发现颌位关系有误差应及时调整。最后在蜡堤的唇面刻出中线、唇高线、唇低线和口角线,便于排牙参考。

三、排牙

全口义齿的排牙首先与义齿的固位有关,其次才是与功能、美观、发音有关。从固位的角度看,排牙既要遵循机械力学原则又要注意生物力学原则。从美观考虑,排牙要遵循个性排牙原则。

(一)机械力学原则

1. 𝘴平面应平分颌间距离 基底面积相同的物体,高的比低的稳定性差。同理,人工牙𝘴面离牙槽嵴远者稳定性也差。因此𝘴平面应平分颌间距离,使人工牙𝘴面离上下牙槽嵴大致相等,既有利于上颌固位也有利于下颌固位。对下颌牙槽嵴低平的病例𝘴平面有意下降少许以利于下颌义齿的固位。

2. 人工牙尽量排在牙槽嵴顶 全口义齿受咀嚼压力后,𝘴面与食物接触为力点,牙槽嵴顶为支点。如果人工牙排在牙槽嵴顶,力点与支点在一条垂直线上,义齿受到挤压力不会出现撬动。但人工牙如果排在牙槽嵴顶的颊侧,力点偏离了支点的垂线,就会出现力矩,义齿就会出现翘动的趋势。而且人工牙愈偏向唇颊愈不利于义齿的固位。

3. 前牙应避免深覆𝘴 前牙深覆𝘴即切道斜度大,需要牙尖斜度也大的人工牙配合才能达到平衡。但牙尖斜度大,产生的侧向力也大,不利于义齿的固位。若排成浅覆𬌗,切道斜度小,需要的牙尖斜度也小,产生的侧向力不大有利于义齿固位。

4. 后牙排好两个𬌗曲线　只有排好曲度适当的纵𬌗曲线和横𬌗曲线,获得良好的正中、前伸和侧方𬌗平衡才能有利于义齿的固位。

(二)生物力学原则

1. 人工牙排在"中性区"　全口牙缺失后,口内有一个潜在的间隙叫"中性区",如果人工牙排在中性区,行使咀嚼功能时舌作用在义齿上向外的力与唇颊作用在义齿上向内的力相互抵消,有利于义齿的固位稳定,也有利于唇颊的丰满度。如果人工牙偏颊或偏舌,则唇颊舌的肌力不平衡,可导致义齿脱位。由于拔牙后上颌骨向内上吸收,原天然牙位于无牙颌牙槽嵴的唇侧。因此上颌人工牙可排在牙槽嵴之唇颊侧。下颌拔牙后,下颌骨向外下方向吸收,故下颌人工牙则可排在牙槽嵴之舌侧,但其程度要掌握适当。

2. 按解剖标志排牙　天然牙的位置与口内有关解剖标志都有一定的关系,而且有的二者之间距离有一常数,若能参考这些解剖标志排牙,就可以使人工牙的位置接近原来的天然牙位置,有利于义齿固位。如:上颌切牙切缘距切牙乳突前缘的水平距离为 8～10 mm;上颌结节应位于上颌第二磨牙之后;上颌中切牙切缘至上颌前庭沟底约 22 mm;下前牙切缘至下颌前庭沟约 18 mm;下切牙切缘与下唇上缘平齐;𬌗平面低于舌的侧缘 1～2 mm;磨牙后垫的上下 1/2 与𬌗平面平齐,下颌后牙舌尖位于由磨牙后垫颊舌缘与下尖牙近中面所构成的三角内。

(三)个性排牙法

1. 个性排牙法的含意　前述的典型排牙法最大特点是左右侧同名牙按照严格的标准对称排列,完成的上下牙列很接近"理想𬌗"。结果不管患者的年龄、性别、职业、面部特征,都有一口洁白整齐的牙齿,使人一眼就看出此人戴的是假牙,因此就谈不上美了。戴在口中的牙齿除了比较整齐外,还要自然、协调、逼真,这就要参考患者的性别、个性、年龄等因素,在典型排牙法的基础上对前牙排列做适当的调整,模拟天然牙列中前牙某些不整齐的状态。如果制成的牙齿戴在患者口内,别人很难看出他是戴着假牙。这种排牙法就叫个性排牙法。

2. 个别牙位的调整　天然牙的前牙并不都是整整齐齐的排列着。常可见上中切牙内翻、外翻,两个中切牙或中切牙与侧切牙间部分重叠,尖牙颈部过突或牙尖唇向;下中切牙外翻、唇移位,相互重叠,侧切牙舌移位等。

3. 颈缘线和切缘的调整　随着年龄的增长,牙周组织渐渐萎缩、牙龈位置降低,牙颈部暴露部分增多。因此,全口牙齿老年人的牙龈位置应该降低。中年以后自然牙的牙面、切缘磨损日趋明显。全口义齿前牙切缘亦有相应的磨耗才能与患者的年龄相符。

4. 唇面、切角、牙弓形的调整　女性切牙应有一定突度的唇面、圆顿的切角、圆润柔和的牙列弓形及明显的笑线,而男性患者上前牙唇面较平坦,切角应接近直角,牙列弓形近似方形。

(四)全口义齿平衡𬌗

是指全口义齿的患者在做正中、前伸和侧方𬌗运动时,上下颌相关的人工牙都能同时接触的𬌗关系。全口义齿是靠大气压力和吸附力固位的,全口义齿达到平衡𬌗可以对抗破坏义齿基托边缘封闭的力,有利于义齿的固位并使之获得良好的咀嚼效能。未达到平衡𬌗者,不仅影响义齿的固位,降低咀嚼效能,还会因基托下黏膜承受的压力不均匀而产生压痛、压伤,甚至加速牙槽嵴的吸收。因此,平衡𬌗对全口义齿的修复有重要意义。

1. 平衡𬌗的分类

(1)正中平衡𬌗　下颌在正中颌位时,上下颌人工牙间具有最大面积的均匀接触而无𬌗干扰。

(2)前伸平衡𬌗　下颌在前伸运动过程中,相关的人工牙同时都有咬𬌗接触而无𬌗障碍。

(3)侧方平衡𬌗　下颌做侧方𬌗运动中,工作侧上下后牙呈同名尖接触,平衡侧后牙呈异名尖接触,下颌回到正中𬌗的接触过程中一直保持后牙间的均匀接触,这是单侧咀嚼的侧方平衡。

2. 前伸平衡𬌗理论　Gysi 提出的同心圆关系学说:认为髁道、切道和牙尖工作斜面均为同心圆上的一段截弧就称为平衡𬌗,并依此设计了𬌗架。有关前伸平衡𬌗的学说如今仍在指导排牙和选磨。主要内容有五因素十定律。

(1)髁导斜度　为髁槽与水平面的交角,前伸𬌗关系记录将髁道斜度转移到𬌗架上。

(2)切导斜度　为切导盘与水平面的交角。下颌做前伸运动时,下前牙切缘沿着上前牙舌面向前下方滑动的轨迹叫切道,切道与眶耳平面的交角叫切道斜度。切道斜度与切导斜度两者并不相等,而是成正比关系。切导斜度一般为0°～30°。

(3)补偿曲线曲度　全口义齿上颌后牙颊尖的连线叫补偿曲线,该曲线半径的倒数叫补偿曲线曲度。

(4)牙尖斜度　人工牙牙尖斜面与尖底的交角叫牙尖斜度,它是人工牙的固有斜度,与牙长轴方向无关。

(5)定位平面斜度　通过上颌中切牙近切角与两侧上颌第二磨牙远颊尖的假想平面叫定位平面。定位平面与水平面的交角叫定位平面斜度。它是在排牙时与补偿曲线同时形成的。

上述五因素中,髁导斜度是由人体测得的髁道斜度转移到𬌗架上的,一般不能随意改变。其余四因素可人为调整,使之与髁道斜度相适应以达到前伸平衡。

根据同心圆原理,可知五因素之间的关系:髁导斜度和切导斜度间为反变关系,补偿曲线曲度、牙尖斜度和定位平面斜度为反变关系,而髁导斜度或切导斜度与其余任一因素都是正变关系。

3. 侧𬌗平衡

(1)侧𬌗运动的特点　下颌做侧𬌗运动时,工作侧髁状突基本上是转动,很少滑动,故其侧向髁导斜度可看作0°;而平衡侧的髁状突则向前下内滑动,其侧向髁导斜度大小与该侧的前伸髁导斜度有关。

若平衡侧的侧向髁导斜面、后牙的侧向牙尖工作斜面和切导斜面三者均恰为同心圆上的一段截弧时,即可获得侧𬌗平衡,此同心圆的圆心在工作侧的上后方。要达到侧𬌗平衡,通常是通过调整横𬌗曲线(实质是侧向牙尖工作斜面斜度)来获得。

(2)与侧𬌗平衡相关的因素

与前伸平衡𬌗有关的因素:如髁导斜度、切导斜度、牙尖斜度、补偿曲线曲度、定位平面斜度均与侧𬌗平衡有关。

切导侧斜度:是指𬌗架的上颌体做侧𬌗运动时,切针尖端沿切导盘滑动的轨迹与水平面间的夹角。

侧向牙尖工作斜面斜度:后牙牙尖的颊舌斜面与水平面的交角叫侧向牙尖工作斜面斜度。工作侧指上后牙颊舌尖的舌斜面和下后牙颊舌尖的颊斜面;平衡侧指上后牙舌尖的颊斜面和下后牙颊尖的舌斜面。

横𬌗曲线曲度:上颌同名磨牙颊舌尖联成的弧线。横𬌗曲线的弯曲程度叫横𬌗曲线曲度。

4. 平衡𬌗理论的应用　全口义齿排牙达到正中平衡后,要通过调整牙的倾斜度和高度来达到前伸和侧𬌗平衡。调整前伸和侧𬌗平衡可按下列原则进行。

(1)髁导斜度　大者应有较大的补偿曲线曲度和横𬌗曲线曲度与之配合;反之,髁导斜度小者应有较小的补偿曲线曲度和横𬌗曲线曲度与之配合。

(2)前伸𬌗时上下前牙接触,后牙不接触　说明牙尖工作斜面斜度过小或切道斜度相对过大。这时可加大补偿曲线曲度,即加大牙长轴的近远中倾斜度和高度。也可减小切导斜度,即减小前牙覆𬌗或加大前牙覆盖。

(3)前伸𬌗时,上下前牙无接触,后牙有接触 说明牙尖工作斜面过大或切道斜度相对过小。这时可减小补偿曲线曲度即减小牙长轴的近远中向倾斜度和高度。也可加大前牙覆𬌗或减小前牙覆盖。

(4)侧𬌗时,工作侧早接触,平衡侧无接触 说明横𬌗曲线曲度过小。调整时应加大横𬌗曲线曲度,即加大后牙长轴颊舌向的倾斜度。

(5)侧𬌗时,工作侧无接触,平衡侧早接触 说明横𬌗曲线曲度过大。调整时应减小横𬌗曲线曲度,即减小后牙长轴颊舌向的倾斜度。

(6)调整前伸、侧𬌗平衡 主要是改变牙长轴的倾斜度和牙位的高低,也不排除对个别牙尖斜面的磨改。

平衡𬌗原理是制作全口义齿的理论指导,还需反复实践,总结经验,才能做到应用自如。

四、基托外形

1. 基托大小 设计基托大小的原则是不影响周围软组织正常活动的情况下基托边缘应充分伸展。基托面积大可以增加基托与黏膜间的空气负压和吸附力,有利于固位。但临床常见基托边缘过长而影响固位,当然过短也会影响固位,特别是上颌结节颊侧和舌侧翼缘区常被忽略。具体范围是:唇颊侧止于齿槽嵴黏膜与唇颊黏膜的反折线,上颌后缘止于双侧翼上颌切迹通过腭小凹后 2 mm 的连线,下颌舌侧止于口底黏膜与齿槽黏膜反折线,下颌后缘止于磨牙后垫的前 1/3 或 1/2,唇颊舌系带处要让开。

2. 基托形态 基托边缘应比基托略厚且呈圆钝状,才能获得良好的边缘封闭,即使肌运动状态空气也不易进入封闭区。如果边缘薄而锐,肌运动时空气便会进入封闭区,破坏固位。

基托磨光面应呈凹形,有利于发挥唇颊舌肌对义齿的固位作用。若过分凹下,虽有利于固位,但影响自洁作用,尤其是下颌两侧颊翼缘区,黏着的食物不易清除。

3. 基托的厚度 一般是 1.5~2 mm,既有一定的强度又要舒适。若患者的前庭沟、颊间隙较宽,可适当加厚该区的基托,使其与黏膜接触。但下颌唇侧及前磨牙区颊侧切忌基托过厚,以免唇颊肌运动时影响义齿的固位。

使用钛或钛合金制作全口义齿的基托,可使厚度降至 0.5 mm,更加舒适,重量轻,而且避免了基托的折断。

第五节 全口义齿的初戴

一、义齿的查对和检查

首先要核对病历和义齿制作卡上的患者姓名,再核对全口义齿组织面的形态和患者颌弓的大小和形状,核对无误后检查义齿表面有无石膏残渣,组织面有无塑料小瘤,基托边缘有无锐利之处等。若有上述情况应先清除或修改,还要检查有无因牙槽嵴过突造成的唇颊基托倒凹过大之处,若有,应磨改该处基托的组织面,否则会影响义齿的就位,或就位时会擦伤黏膜。

二、义齿就位

无牙颌口腔因口内无余留牙,故全口义齿一般都能顺利就位。少数不能就位者多因基托局部有明显的倒凹,其边缘受过突的唇颊侧牙槽嵴阻挡所致,需磨改后才能就位。磨改的程度要细心观察而定,以免磨除过多,影响义齿的固位。常见的部位是上颌结节和上下前牙区唇侧。如遇双侧上颌结节都很丰满者,可磨除义齿一侧相应部位的基托边缘,戴义齿时先戴倒凹大的一侧,稍作旋转即可将另一侧顺利就位。

临床还可见到取模时因下颌磨牙后垫或颊侧翼区受压过重致使该区基托组织面过份压迫相应的软组织,造成下颌义齿不能就位的病例。检查清楚后,只要适当缓冲该区组织面便可完全就位。

三、义齿就位后的检查

(一)检查义齿是否平稳

义齿就位后要检查义齿是否平稳。检查时双手的食指分别放在两侧的前磨牙𬌗面,左右交替向下压,如上颌义齿左右翘动,常由于硬区相应的基托组织面未作缓冲引起;如出现下颌义齿左右翘动,多因外斜嵴区、下颌舌隆突区基托组织面未作缓冲之帮。经过适当组织翘动仍不消失,要考虑基托制作过程中发生变形或印模、模型不准。

(二)检查基托边缘和磨光面形态

基托边缘过长、过短都会影响义齿的固位。过长的部分压迫软组织易引起疼痛,还会受唇颊舌肌运动的影响而破坏固位,应该磨去过长的部分。基托边缘过短,减少了基托与黏膜的接触面积,也影响了边缘封闭,不利于义齿的固位,常见于上颌义齿的颊侧翼缘区后部和下颌义齿舌侧翼缘区的后部。基托边缘过长或过短都与印模不够精确有关。过长的部分可以磨改,过短的部分可以用自凝基托塑料延长。

基托的磨光面应呈凹形,有利于唇颊舌肌对义齿的挟持作用,加强义齿的固位。如果呈凸形,唇颊舌肌运动时义齿将受到破坏义齿固位的力,需磨改其过凸的部位。但磨光面的凹度不可过分,否则容易积存粘性食物,不易自洁,尤其是下颌的颊侧翼缘区。

(三)检查颌位关系

上下颌全口义齿在口内分别就位,检查了平稳度、基托边缘和磨光面之后,重点要检查颌位关系。患者戴上下颌全口义齿作咬𬌗动作时,如果上下牙列咬𬌗良好,如同在𬌗架上完成排牙时的状态一样,而且反复咬𬌗位置恒定,表明颌位关系正确。如果出现下列现象,则表明颌位关系不正确。

1. 下颌义齿后退 上下前牙间呈水平开𬌗状,上下后牙间呈尖对尖接触,垂直距离增高,表明下颌全口义齿与上颌全口义齿相比呈后退状。原因是确定颌位关系时患者下颌在前伸位置做了咬𬌗动作,且又未被医师发现和纠正。依靠这种前伸状态的蜡𬌗堤咬𬌗记录转移颌位关系于𬌗架下,完成的义齿让患者戴用时,下颌又回到了正确的位置,于是就会出现下颌(与上颌义齿相比)后退的现象。

如果后退的范围小,适当磨改后牙牙尖,义齿还可以使用。若后退范围较大,则必须重做。可以上下颌义齿全部重做,也可以只重做上颌义齿或重做下颌义齿,要根据具体情况而定,主要是依据牙列与牙槽嵴的关系,确定重做下颌还是下颌义齿。

2. 下颌义齿偏斜 上下牙列中线不一致,一侧后牙呈对刃𬌗或反𬌗,另一侧呈深覆盖𬌗,表明下颌偏斜。原因是确定颌位关系时,患者的下颌在偏向一侧的位置做了咬𬌗动作。戴义齿时,下颌回到正中的位置,与上颌义齿牙列相比呈现出偏向另一侧的现象。出现下颌偏斜现象应重做义齿,或全部重做或只做上颌义齿或下颌义齿。

下颌义齿偏斜也有假象,可因某牙位咬𬌗时有疼痛所致。待消除疼痛原因后,偏斜也随之消失。此外,下颌义齿后退者常伴有下颌义齿偏斜。

3. 义齿前牙开𬌗 戴义齿咬𬌗时上下后牙接触而前牙不接触。原因是蜡咬殆记录有误，或上架过程中移动了咬殆记录，致使殆架上后牙区的颌间距离大于口内后牙区的颌间距离。处理方法只有重做。

义齿前牙开殆也应鉴别有无假性开殆，外斜嵴区或磨牙后垫区基托组织面与黏膜间接触过紧也可形成开殆。有时上下磨牙远中基托过厚，上下之间形成早接触，也是造成假性开殆的原因。只要找准位置，经适当缓冲或磨改即可纠正假性开殆现象。

（四）检查咬殆关系

颌位关系与咬殆关系似乎是一回事，但又有所区别。颌位关系正确只表明记录颌位关系时下颌没有前伸或偏向一侧的咬殆动作，咬殆关系良好是指上、下蜡殆记录各部位的高度与口内相应各部份颌间距离协调一致，义齿在口内咬殆时上下牙列殆面达到广泛密切的接触。只有在颌位关系正确的基础上才能获得良好的咬殆关系，但颌位关系正确也可能出现咬殆关系不良，而颌位关系不正确就不可能获得良好的咬殆关系。

检查的方法是用两段咬殆纸分别放在两侧上下牙列之间，让患者做正中咬殆，上下接触紧密的部位殆面便出现着色点，颜色的深浅也表示接触的紧密程度。依据牙列殆面蓝色的深浅和分布便可判断咬殆的接触状况。若各牙的殆面均有蓝点，表明已达到广泛的接触。

咬殆关系不良可能有几种现象：个别牙早接触。前部牙接触紧密，后部牙接触不紧密或无接触。前部牙不接触或接触不紧密，后牙接触紧密。一侧牙接触紧密而另一侧牙接触不紧密或无接触。

义齿咬殆关系不良者可通过磨改早接触点，或磨改高尖和加高低殆的方法纠正。

正中咬殆关系检查调磨完成后，再检查左右侧殆和前伸殆的殆关系。最好能有红、蓝两种颜色的咬殆纸，红色印迹表示下颌向一侧运动（工作侧）时的上下牙接触状况，蓝色印迹表示下颌向另一侧运动（平衡侧）时的上下牙接触状况。

第25章 颌面缺损的修复治疗原则

第一节 颌面缺损的修复治疗总论

颌面缺损无论从解剖生理方面还是从心理精神方面都给患者带来了巨大的伤害,因此应从身心两方面了解患者,对患者进行治疗,才能使患者对颌面修复体比较满意。由于颌面部组织缺损多,而临近缺损区的组织又容易受损伤,修复体较大,承力固位条件差,所以与一般修复体不同。在如此困难的条件下,要想使修复体获得成功,应遵守一定的修复原则。

一、修复原则

(一)颌骨缺损的修复原则

1. 早期修复 颌骨缺损不仅使口腔功能受到不同程度的影响,面部产生不同程度的畸形,而且给患者带来痛苦。因此,尽早进行修复治疗是非常必要的。虽然永久性的义颌需在创口愈合后制作,但在手术后即戴上即刻外科阻塞器(腭护板)、颌导板这类预成修复体,可保护手术区创面免受污染、减少瘢痕挛缩、减轻面部畸形程度和及早恢复部分生理功能,而且对患者在心理上还起到一定的安慰作用。

2. 以恢复生理功能为主 颌骨缺损应以尽量恢复咀嚼、语音、吞咽、吮吸以及呼吸等生理功能为主。在恢复生理功能的基础上,再根据颌面部具体情况,尽量考虑面部外形的恢复。

3. 保护余留组织 除不能治愈的残根或过度松动的牙只得拔除,骨尖、骨突的修整,不能利用反而妨碍修复的瘢痕组织需切除等外,应尽量保留剩余组织。

4. 要有足够的支持和固位 颌骨缺损的义颌往往大而重,原支持组织多已丧失,在修复设计时要争取创造骨组织支持条件。颌骨缺损修复的效果,在很大程度上取决于骨组织支持和固位的设计。因此,获取骨组织支持和固位措施得在颌骨缺损修复中是最关键的。

5. 轻巧、使用方便、舒适耐用　重量对固位是不利的。因此义颌要尽可能设计制作得轻巧,不能过厚,阻塞部分应做成中空形式以减轻重量或开顶式更能减轻重量。义颌还要容易摘带、使用方便、舒适耐用。

(二)面部缺损的修复原则

1. 早期修复　面部缺损的修复,主要是为了恢复缺损区的外形。如能及早恢复,对患者心理上会起到一定的安慰作用。而对面颊部及鼻缺损的患者,还能起到保护创面、防止周围组织挛缩的作用。对恢复患者的语言、吞咽和呼吸功能也是有利的。因此面部缺损也以早期修复为原则。

2. 尽可能恢复面部外形　虽然有时面部缺损修复也能起到一些恢复功能的作用,但主要目的在于恢复外形,因此,除形态应逼真外,修复体表面颜色及透明度应力求自然。

3. 要有足够的固位　面部修复体因暴露在外面,容易受到碰撞或挤压,所以要有足够的固位力。

4. 要轻巧、使用方便、舒适耐用　应尽量减轻修复体的重量。要使用者使用方便、易于清洁、对组织无刺激和不产生过大压力、舒适耐用。

二、颌面患者修复治疗的心理考虑

获得性面部毁容的患者在受创伤或手术切除之前面部容貌是正常的,而且恶性肿瘤患者也可能面临不测的将来,这些痛苦会影响患者的心情。如果发现心理障碍严重的思考,应劝他们去接受心理医生的治疗。

医生和患者对制作颌面部修复体的目标是一致的,成为一种特殊的合作关系。患者必须清楚地表达要求和期望,而颌面修复医生必须提供一个明确的可以做到的修复计划。如果表达是含糊的,或者期望和可能性表达得不清楚,那么一方或双方将会失望,因此,医生在与患者的交流中,要注意他们的心理状态,改善交流的方法,增进相互理解和适应,最终能使修复体获得成功,使患者满意。

第二节 获得性上颌骨缺损的修复

当由于肿瘤外科的切除或外伤等原因使上颌骨获得性缺损后，常使口腔和鼻腔相通，患者进食和吞咽困难，言语不清，以及心理创伤等。对肿瘤患者有一种重要的考虑是不要把肿瘤可能复发的区域隐蔽起来，所以常认为选择用可摘义颌修复比用生物组织重建永久关闭缺损要好。当然目前也有用外科植骨与颞肌瓣转移将缺损的上颌骨重建后，再植入种植体，然后做种植体固位的修复体的先进方法。但通常，主要还是用义颌修复的方法。

如果打算用义颌修复的方法恢复缺损，颌面修复医生初次就诊的时间应在外科切除手术之前，需对患者的口颌情况作彻底检查，取印模作为诊断和治疗模型，取颌关系记录，并把模型按颌关系记录到适当的颌架上，并获得需要的X线片。如果时间允许，应完成常规的预防性治疗，对能抢救的龋坏牙要尽量治好，对已不能治愈的牙才拔除。并要与患者讨论修复计划，要向患者解释修复治疗的费用、限度和程序。当修复医生已获得有助于修复治疗的资料后，要与颌面外科医生会诊，讨论有关修复缺损的许多因素。

获得性上颌骨缺损患者的修复治疗可分为三个阶段，每一阶段有其不同的目的。最初的阶段称为即刻外科阻塞器，也就是腭护板，是需要在手术前预制，在外科切除术后即刻戴上的修复体。这种修复体需要经常地、间隔地对其作修改，以适应缺损区组织愈合时的快速变化。腭护板主要作用是在手术后初期，恢复和保持口腔功能在适当的水平。第二阶段称暂时义颌。这阶段的目的是给患者提供一个较舒适的和有一定功能的修复体，直到组织完全愈合时。暂时义颌的阶段是可变的，如果患者的缺损腔小，面腭护板又比较合适，也可不需要有戴暂时义颌的阶段。不过，当手术切除范围与手术前决定的有变化，手术后组织快速改变程度大和缺损广泛时，就迫切需要做一个新的暂时义颌或对腭护板作较大的修改。因此，是否需要做与何时做暂时义颌，取决于腭护板的功能水平，通常在手术后2~6周时开始进行。手术后3~6个月，缺损腔组织愈合良好，大小稳定后。这时可做正式义颌，也就是第三阶段的修复治疗。

一、腭护板

腭护板应该在手术前取印模并预制完成,在手术后能立即戴上。如果患者未能在手术前预制腭护板,还可在外科手术切除后6~10天再做,称为延迟外科阻塞器。

(一)戴腭护板的必要性

1. 可提供一个基托,使口腔和鼻腔分隔开,在其上面放置外科敷料,并保持敷料在适当的位置不脱落,以盖住伤口,防止伤口受口腔污染和损伤,降低局部感染的发生率,并保证移植皮片能与创面紧密贴合,有利于移植皮片的存活。

2. 覆盖住了缺损腔,并重新形成正常的腭轮廓,使语音得到明显的改善。

3. 有利于进食和吞咽。

4. 支撑软组织,以减轻瘢痕挛缩。

5. 使患者在手术后的时期容易忍受,并感到恢复已经开始,从而减轻手术对患者的的心理冲击。

(二)设计和制作腭护板的原则

1. 腭护板是在手术前制取的上颌模型上预制的,在手术前颌面外科医生与颌面修复医生应一起研究,并把手术切除的范围画在模型上、腭护板要覆盖住并稍超过于术后的整个缺损腔。

2. 腭护板不应进入缺损腔,当不需要用外科敷料后,可用软衬材料增添进入缺损腔的部分。

3. 腭护板应该制作简单,轻巧。对有牙颌患者,用不锈钢丝制作隙卡固位。

4. 对无牙颌患者,只需做腭托,在腭托的适当部位钻孔,在手术完成时把阻塞器用细不锈钢丝结扎到颧骨、鼻棘、剩余牙槽嵴上,或固定到剩余硬腭上。7~10天后,摘下腭护板,将患者原有的上颌全口义齿修改成暂时义颌。

5. 腭护板应形成正常的腭轮廓,便于改善语音和吞咽。

6. 伤口愈合前缺损侧后牙不建立咬𬌗关系。如果计划切除上颌中线一侧的整个上颌骨,修复体可恢复缺损侧3个上颌前牙,以改善美观。

7. 上颌模型按外科切除范围修改,将切除范围内的牙刮除,并降低高度,减小宽度,特别是前面的区域,以减轻对皮肤和唇的张力。

8. 为了使手术完成时能顺利戴入,可改变常规的制作程序。即在第一个工作模型上先制作完成腭护板的健侧部分,基托不要达到手术区。在口内戴这一部分,调整合适后戴入口内,再取第二次印模,连同腭护板的健侧部分一起从口内取出,灌成第二个工作模型,腭护板的健侧部分也在此模型上,对要切除范围内的牙及牙槽嵴作修改,再完成整个腭护板的制作。

(三)戴腭护板后的护理与复诊

1. 手术后 6～8 天摘下腭护板和填塞的敷料,清洗伤口及腭护板,并对腭护板不合适的地方作修改。

2. 告诉患者及其家属如何护理阻塞器及保持缺损腔的清洁卫生。

3. 夜间也需戴腭护板,因为在愈合早期,伤口收缩变化很快,如夜间不带第二天早上戴时会感到疼痛和困难。

4. 通常 2 周复诊一次。由于组织收缩,常需要重衬。

二、暂时义颌

腭护板的目的是为患者在刚作完上颌骨手术后用的,有些患者可以戴到正式义颌完成。正式义颌需等手术处伤口组织稳定才能制作。在这段很长的时期内,对有些患者,特别是缺损腔较大者,不制作一个新的修复体即暂时义颌就不能维持适当的功能和舒适。也可利用腭护板修改成一个暂时义颌,这个新的暂时义颌也需要定期复诊修整。

要制作一个暂时义颌还有几方面的原因:①腭护板周期性地添加暂衬材料增加了其体积和重量,而且这些暂衬材料随着时间的延长会变得粗糙和不卫生;②如果牙和上颌骨一起被手术切除了,牙的修复对患者会有很大的心理益处;③如果固位和稳定不好,在缺损侧重新建立𬌗接触可使固位和稳定得到改善;④以后当正式义颌需要修理、重衬或重换基托时,一个制作良好的暂时阻塞器修复体能作为后备修复体使用。

(一)正式义颌

当上颌骨单侧、前部或后部缺损时,因为缺损处没有骨支持,是一个悬空的缺损腔。当义颌的缺损侧受力时,该侧就会进入缺损腔,缺损侧的杠杆臂越长,健侧越短,义颌缺损侧就越容易翘动。当义颌缺损侧向上进入缺损腔的同时,健侧会向下翘动,使健侧戴有固位卡环的基牙受到创伤力而损伤、松动,同时翘动还会使颌骨吸收加快。所以对于这类上颌骨缺损的患者,根本的问题是要防止义颌的翘动。多年来在许多颌面修复医生的努力下,积累了各种防止义颌翘动的方法:

1. 对上颌骨切除的无牙颌患者,种植体能够提供义颌固位,加强支持,并改善义颌的稳定性。

2. 为了增加义颌的固位、稳定和支持,义颌的阻塞器部分延伸进入缺损腔,尽量利用缺损腔的条件,因为缺损腔的轮廓是相对静止的,只有利用缺损腔才能使义颌的翘动减小,由此也能减小作用在基牙上的创伤力。

3. 要尽可能地保存牙,甚至是牙根,这将有助于义颌的固位、稳定和支持。

4. 在大多数患者中,义颌的固位、稳定和支持可以从剩余腭组织结构获得。剩余腭棚面积、腭弓的形式影响着义颌的稳定和支持。腭弓呈方形或卵圆形比尖形在单侧上颌骨切除后会表现出较多的剩余腭棚区,有利于支持和稳定。

5. 对无牙颌患者,义颌用解剖式后牙,按中性区或功能尖排列在牙槽嵴顶上排牙。并无侧方颌干扰,都可最大程度地减小侧方力和偏斜的颌接触,改善义颌的稳定性。

6. 尽量减轻义颌的重量,使基牙和支持组织避免过大的负担。

(二)上颌骨缺损的印模方法

由于颌骨缺损范围大,口腔各部分高低差度大及唇部弹性差和张口受限等情况,使印模的难度增大,需采取特殊的印模方法。现介绍下列几种常用方法。

1. 个别托盘印模法

(1)将成品托盘修改后取印模。

(2)制作个别托盘。可用热软蜡片放入口腔压合适,冷后取出,灌制石膏模型,制作个别托盘,用以取印模。

2. 分层印模法

(1)对一侧上颌骨缺损,张口不受限的印模方法:用局部义齿托盘,加热软印膏,先取缺损侧的初印模,将其修整并做好固位准备后,用弹性印模材料取缺损侧与健侧的终印模。

(2)对上颌骨缺损,张口受限的印模方法:将大小合适的热软红膏团块压入缺损腔,趁其尚柔软时插入"U"形粗钢丝作柄以便其取出后可与下部印模相对合。当印模膏闭块尚软时取出。修整,再试合。然后用成品托盘取下部印模。上下两部分别取出,对合后灌模型。

3. 分区印模法　在唇部弹性差时只能分区印模。

(1)选择左右半侧托盘各一只,其腭侧边缘应超过路中缝约 5 mm。先取一侧印模,待印模材料凝固后保留在口腔中,再取另一侧印模(两侧印模在腭部有重叠)。分别从口内取出,拼对成整体后灌模型。

(2)取半侧印模,灌模型,先制成半侧修复体后带入口内,再取另一侧印模,连同半侧修复体一起取出,灌模型,完成整个修复体。

(3)取半侧印模后灌注石膏模型。再取另半侧印模,印模取出口腔后将先有的半侧石膏模型放在其上,使两者的中部相吻合。然后再灌注后取印模部分的石膏模型,使其与先灌注好的半侧石膏模型连结,成为完整的上颌模型。

4. 印模注意事项

(1)取印模前嘱患者用力漱口,以去除口腔内黏稠唾液和食物残渣。

(2)用凡士林润滑患者唇部。

(3)用带尾线蝶形纱布堵塞口鼻穿孔处,以队止 EP 模材料流入。

(三)上颌骨单侧缺损,健侧较多余留牙患者的修复

1. 中空式义颌 上颌骨切除后,义颌比一般局部义齿大得多,重得多。所以减轻重量特别重要,方法有:①义颌的阻塞器部分作成中空式的;②义颌的阻塞器部分只需有限延伸,做成低位的,而不占据够个缺损腔,使义颌的高度降低,便于义颌摘戴,且戴用有限延伸的阻塞器义颌能较明显地改善语音。

设计制作要点:①利用余留牙安放多个固位体和颌支托。②利用缺损腔的软组织倒凹。③取印膜,做恒基托同常法。④试戴恒基托,制作蜡颌堤,确定颌位关系,取上颌托在口腔中就位的印模。连同上颌托一起脱出印模,灌注有上颌托在位的石膏模型。⑤模型按颌位关系上颌架后排牙,在口中试排牙调整合适,形成蜡型后可装盒,开盒、除蜡同常法。⑥形成中空:先在上半盒的人工牙盖嵴部和蜡基托形成的石膏面上铺一层蜡片,趁蜡还未变硬前,将型盒的上下半盒压合在一起,开盒并修去蜡片边缘处多余的部分,调拌石英砂和石膏(3∶1),堆于恒基托阻塞器部分的凹陷中。将型盒的上下半台合在一起,形成"砂心"。当砂心硬固后置型盒于热水中,开盒并冲去蜡。修整砂心周围的基托使之暴露,以便此周围基托能与新填塞于上半盒的塑料连结在一起。⑦开盒,取出义颌。⑧在义颌磨牙的腭侧基托处磨出一个约 10 mm 长的椭圆形开口,将砂心材料掏干净,形成中空,再把开口磨成阶台式、开口处用蜡片形成盖子,并转换成塑料盖,用自凝塑料将基托开口与塑料盖粘合封口。

2. 颊翼开顶式义颌 这种义颌是对中空式义颌的改进,义颌的中空阻塞器没有顶盖,阻塞器的近中面只沿着缺损腔近中壁有限延伸,颊侧面沿缺损腔的颊侧壁向上延伸到颊侧瘢痕组织带上方的倒凹区成为颊翼。这种义颌重量更轻,制作简单,容易调整。而且语音质量也较中空式好一些。如有部分患者鼻分泌液聚集,可在开顶式阻塞器颊侧相当于牙龈乳头处做个小的斜行开口道,用于引流。用一根细的清洁管维持这个专门的引流选径。

设计制作要点:①义颌阻塞器沿着缺损度的颊侧面和后侧面向上延伸,占据缺损腔的倒凹区域,成为颊翼;而阻塞器沿缺损腔的近中面只做有限延伸;②制作时

在石膏模型缺损区的中央磨3个小孔,插入3根火柴棒,填入石膏。高度可与健侧牙槽嵴相似,周围留有作为基托厚度的间隙,这样不仅可形成中空,而且没有了顶盖;③常规做恒基托等步骤,完成义颌。

3. 颧颊翼义颌

(1)支承义颌的颧区骨组织范围 从头颅骨标本观察,颧区位于上颌第一恒磨牙的颊侧,人类头颅骨结构和咀嚼肌附着结构使第一恒磨牙成为最能承受咀嚼压力的区域。对无牙颌,该区也是主承力区的中心。而颧区则正好紧靠着主承力区中心的颊侧,对上颌骨缺损的患者,正好紧靠着缺损度的颊侧适中的位置上。由此义颌利用颧区骨组织支持,是最佳的骨支持区。其可被利用的而积也较大。从解剖上看,完整的颧突及颧骨底部前端,即后牙槽向颊侧延伸的部分为最合适的可利用范围。其向颊侧的长度约为2 cm,前后方向在靠近上颌部较宽,约为2.5 cm,至颧骨前端较窄,约1 cm。

(2)利用颧区的方法 因颧区有颊肌及咬肌附着,使口腔内义颌基托无法做足够的伸展以覆盖在颧区上面。需先作颧颊沟成型术,使颧能位于口腔内,才能使义颌基托扩展到颧区上面,形成颧颊翼,利用颧区骨组织支持义颌,承担咀嚼压力。

(3)义颌修复预后 对用颧颊翼义颌修复病例长期的随访观察,发现颧区承力作用良好,植在骨面上的皮片无收缩,其组织面光滑、坚实。义颌稳定,基牙与组织健康,义颌不易损坏。健侧有才的咀嚼效率能达80%以上。

(四)上颌骨单侧或单侧部分抉损的天牙颌患者的修复

为上颌骨单侧部分缺损的无牙颌患者制作正式义颌是与上颌骨单侧缺损的无牙颌患者制作正式义颌相似的。但是对于单侧部分缺损,会有更多的硬腭剩余,因此义颌会多一些支持和稳定。但不能充分利用缺损腔,固位受到影响。对这类患者在缺损侧剩余上颌前部可利用种植体固位。

1. 种植体固位的义颌 种植体的数目和位置是由缺损腔和供骨区的条件所决定的。对大多数上颌骨缺损的无牙颌患者,最理想的种植位置是剩余前上颌区。因为前上颌部分正好与大多数缺损腔后侧壁的固位相对应。另外对大多数患者,在前上颌部分可发现有满意的骨的体积和密度。只有在剩余前上颌处骨量不足时,才考虑在上颌结节处种值。因为上颌结节处的骨不是非常致密,不能保证骨种植体界面结合能有理想的结果,已证实在二期手术时有很高的失败率。如果无牙颌后面的牙槽突距离上颌窦下至少有10 mm可利用的骨组织,可作为种植体的供骨区。如果这个区域现有的骨虽不足,可以通过抬高上颌窦隔膜并在其下插入一自体骨移植块来增加骨量。这种技术对治疗未有上颌骨缺损的患者已成为很流行的好方法,但预后怎样,还需进一步观察。

种植修复的过程是与那些未有上颌骨缺损的普通患者类似的。种植体植入后,埋在黏膜下6～8个月。在这段时间里,患者将继续使用腭护板或暂时义颌。二期手术将种植体暴露,当种植体周围组织愈合好之后。可开始制作正式义颌。对种植体最有损害的力是颌负担。在大的侧方转矩力的情况下,种值体会遭受骨丧失。应劝患者不要用缺损侧后牙咀嚼。避免该处产生颌力。因为与颌力相对抗只有很少的支持。颌力加在缺损侧将会使附着体很快磨损。接着是骨丧失,特别是靠近缺损例种植体周围的骨丧失。

如果上颌缺损患者的前上颌是完整的,种植体的数量、分布和固位杆的设计都可按常规的原则进行。

上颌缺损,仅剩一侧或者两侧的上颌结节时。义颌修复就特别困难。种植体对保持这类义颌固位是有用的,但不能为义颌提供足够的支持和稳定。

2. 全口义齿设计修复的义颌 对具有腭穿孔的无牙颌患者,全口义齿固位从理论上说是不可能的,因为漏气和支持组织太少,大大减少了承力面积,使吸附力和边缘封闭受影响。为了使义颌能尽可能多地获得固位、稳定和支持,主要是要利用缺损腔,使义颌阻塞器部分占用缺损腔内的关键区域而获得固位,但义颌在行使功能时易翘动。

(五)上颌骨双侧缺损的修复

全上颌骨缺失,使患者的上颌区从鼻道到口腔前庭形成一个顶小口大的锥形缺损腔,口腔与鼻腔甚至咽腔完全贯通。在此缺损区中无明显的软、硬组织例凹和可利用的支持骨组织,最邻近缺损区周边的硬组织即上颌骨颧突,骨质较为致密、坚实,是上颌骨缺失后唯一可利用为上颌修复体提供支持和固位的组织结构。

上颌骨缺损修复,曾采用中空式全上颌修复体修复,但由于缺损区无可利用固位的结构,故修复体难以获得固位。曾有人尝试在修复体上用硅橡胶作软衬垫,以提高修复体与缺损组织间密合性,利用大气压力使修复体获得固位,但未能成功。后周继林、洪民采用颧颊翼咽鼻突义颌修复上颌骨大型缺损,使修复体固位得到改善,但仍未能获得足够的固位力。

1991年赵铱民首先开展了应用种植体—环形支架—磁性附着体固位的全上颌骨修复体的修复方法。在患者双侧颧突上各植入2个钛合金螺旋形种植体、在种植体上设计椭圆形金属支架,支架上分散设置4个磁性固位体衔铁。椭圆形支架固定于种植体顶端,在支架的基础上制作全上颌修复体。在修复体基托与磁性固位体衔铁相对应的部位设置4个闭路磁体。利用椭圆形支架上的衔铁与修复体上的磁体间的磁力,使修复体获得固位。利用支架将修复体所受颌力传递到种植体,再由种植体传递至颧突上。使修复体由颧突支持,可以获得满意的修复效果。是目前较理想的全上颌骨缺失的修复方法。

(六)上颌骨硬软腭连接处缺损的修复

一些肿瘤可能只需在硬软腭连接处作有限的外科切除,造成仅硬软腭连接处口鼻穿通的缺损。对这种类型的缺损,义颌的支持、固位稳定不会成问题,语音通常能恢复正常,不过常常会出现另一种困难。即戴上义颌后,患者在吞咽时会出现从鼻腔漏液的现象。为了减轻这个问题,在软腭抬高时,要使阻塞器的后面和侧面必须保持与软腭的接触,所以要用热塑蜡取该部分的功能性印模。记录缺损腔边缘组织的功能运动。在制作时,一方面要使义颌延伸盖过软腭缺损缘 5~10 mm,在功能时,软腭抬高时,延伸的部分将使液体和食物直接进入咽腔。另一方面可将义颌的阻塞器部分延伸进入缺损腔,当软腭抬高时能与阻塞延伸进缺损腔的部分的侧面仍保持接触。使漏液问题减少到最小程度。对前面几种上颌骨缺损类型,凡切除范围涉及硬软腭连接处或软腭前部时,都会存在这种问题,也都需要用这类方法来解决。

第三节 获得性下颌骨缺损的修复

获得性下颌骨缺损,多由位于舌、口底、下颌骨和周围组织的恶性肿瘤的切除、创伤、火器伤、放射性骨坏死去除死骨,偶尔也由治疗颌骨骨髓炎而造成。

缺损可发生在下颌的任何部位。缺损的范围大小不同,可致下颌骨为连续或不连续缺损,局部牙槽突缺损、下颌体或下颌支等处的边缘缺损,这类缺损仍使下颌保持连续。而下颌不连续缺损大致分为前部下颌骨缺损、一侧或两侧下颌骨缺损,以及全部下颌骨缺失。在一些病例里,只将有限的邻近的软组织与下颌骨组织一起切除,而在另一些病例里,则将广泛的口底、舌、面部和颈部的软组织、淋巴组织与下颌骨组织一起切除,因此对功能和形态破坏的程度各不相同。残疾的程度基本与手术切除或创伤的范围和是否接收过放射治疗以及接受剂量有关。不连续缺损比连续缺损的病情复杂,残疾程度严重。软组织伴随骨广泛切除者比少量切除者病情复杂,残疾程度严重。

下颌骨缺损修复与上颌骨缺损修复相比难度大,但如果应用先进的技术,如:

移植骨组织、软组织、皮肤黏膜组织修补下颌缺损处；种植牙、游离的具有骨和软组织及血管分布的联合皮瓣、骨坚固固定技术等相结合，最大改善下颌缺损患者的功能和外貌。而直接对缺损的下颌，尤其是不连续缺损的下颌只作简单的修复治疗，其预后较差。

一、下颌骨不连续缺损的修复

（一）治疗目的

下颌骨切除或外伤等原因使下颌骨连续丧失后，由于肌牵引的作用。造成断骨移位、咬殆错乱或者呈无咬殆关系等。如不及时进行下颌导治疗使下颌剩余骨段复位，一方面伤处的软组织因失去支持而挛缩，另一方面牙和颌骨日久会形成继发畸形，可表现为剩余的下颌骨段向舌侧偏斜移位，上颌后牙咬在下颌后牙的颊面，使下颌后牙逐渐舌向倾斜等，致使将来下颌植骨后也无法恢复正常的咬殆关系。因此，在植骨前准备阶段及植骨后骨质愈合阶段部必须进行下颌导治疗。

（二）下颌导板治疗的方法

有几种可减轻或消除下颌偏斜的治疗方法。包括颌间结扎、颊翼颌导板、弹性翼腭托颌导板，颌间结扎即结扎固定上下颌关系只能短期应用，而且在缺损范围大、剩余牙数目少时较难达到目的，甚至还会损伤剩余牙。而颌导板是目前常使用的方法。

1. 颊翼颌导板　当下颌骨缺损量不多，并有较多稳固的下颌后牙存在，剩余下颌骨段偏斜移位程度较轻，未有继发畸形时。在下颌可戴用这种颌导板。当下颌骨一侧缺损时，戴在健侧后牙上；当下颌骨前部缺损时，需做两个，分别戴在两侧后牙上。依靠上颌后牙挡住颊翼颌导板的颊翼部分，而不使下颌偏斜。因此，同时还要在上颌戴牙弓固位器，防止上颌后牙因遭受颊翼的侧向力而受损并腭向移位，使上颌牙弓成为稳定的整体，并避免损伤颊侧牙龈组织。

2. 弹性翼腭托颌导板　当下颌骨缺损量大，下颌后牙剩余的少，剩余下颌骨段偏斜移位程度较重，或已有继发畸形存在时、都可以在上颌戴用弹性翼腭托颌导板。轻度下颌偏斜移位者也可以使用，因此适用于大多数下颌骨切除后剩余下颌骨段偏斜移位的患者。当下颌骨一侧缺损时，腭托的健侧做一向下延伸的弹性翼，挡住剩余下颌骨向缺损侧偏斜移位；当下颌骨前部缺损时，腭托的两侧可各做一向下延伸的弹性翼，挡住两侧剩余下颌骨段向内偏斜移位。弹性翼腭托颌导板的弹性翼调整范围大，容易操作。可抵抗下颌骨向舌侧牵引的力量，又不会使上颌牙移位。因此可长期戴用而不损伤牙齿。还可以对移位的剩余下颌骨段定期加力，作渐进复位治疗。

3. 下颌运动练习　一般在手术后的即刻反应消失后,约在手术后两周就可以让患者开始作下颌运动练习。

(三)颌导板的设计制作要点

1. 颊翼颌导板和上颌牙弓固位器

(1)在下颌健侧后牙上预备隙卡沟(有自然间隙存在则不必预备),多卡环固位。这种卡环是横过隙卡沟,颊侧向上连接塑料的颊翼部分,舌侧向下连接舌侧基托。

(2)颊翼位于前磨牙及磨牙区的口腔前庭。在正中咬𬌗时,颊翼紧靠戴在上颌牙上的牙弓固位器的颊板颊侧面,使剩余下颌骨段不能向缺损侧偏斜移位。颊翼的高度要在适度张口度时仍能起作用,而在闭口时离开上颊沟约 2 mm,不可过高,以免损伤颊沟顶端的黏膜。

(3)上颌牙弓固位器包括整个硬腭托和颊侧挡板。多设计为铸造支架式。

(4)制取印模、模型,确定颌位关系后上颌架制作,常规法完成。

2. 弹性翼腭托颌导板

(1)覆盖整个硬腭部及牙舌面的上腭托,在游离牙龈缘处做缓冲。

(2)用 4 个卡环固位,或作成连续卡环固位。

(3)上腭托上附有向下伸出抵达下颌后牙舌侧面及牙槽舌侧黏膜上的翼状塑料板。如果翼状塑料板直接与上腭托相连,就是固定的翼;如翼状塑料板与上腭托之间用 2 根 18 导不锈钢丝相连接,就成为有弹性、可进行调节的翼。翼的近远中向长度应能与 2 个以上的下颌后牙接触。

(4)制取印模、模型,确定颌位关系后上颌架,在颌架上制作。也可先做成上腭托,用印模胶或热塑蜡添成翼部,在口内试戴,装盒,完成。固定翼直接由塑料连接,弹性翼则在上腭托与翼之间用 2 根 18 号不锈钢丝连接,其两端埋于塑料内。

(四)下颌骨保持连续的缺损或重建连续后的修复

对下颌骨保持连续的缺损应先行增添植骨;对下颌骨不连续缺损,应重建下颌骨恢复连续后,再修复缺失牙,才能恢复功能与形态。在植骨术中除必须注意面部外形的恢复外,还要考虑为恢复功能建立良好条件,对有牙颌需注意恢复正常的颌关系、对无牙颌则需注意颌间关系,否则移植骨虽然愈合良好,仍难以恢复良好的咀嚼功能,也合影响对面形的恢复。

一般来说,植骨后约经过半年才能做正式修复体。年轻人经检查骨质愈合较快较好者,可提早到 3~4 个月进行,但要特别注意修复体的结构,减轻对植骨区的负担。

(一)下颌骨前部缺损的修复

包括下颌前部牙槽缺损的患者和下颌前部整个缺损后又经过外科重建使下颌建立连续的患者。这两种类型的患者都仍有后牙,而前部有广泛的缺牙,需要做Kennedy四类局部可摘义齿。

这两种类型患者的前部无牙区常常会表现为异常的软组织外形和骨支持差。对大的缺损,需要皮肤移植,作唇颊沟加深术重建口腔前庭。

这类患者做常规的可摘局部义齿是为了增进美观,提供对下唇和颊的支持,并起到改善语音和增强对唾液的控制能力。缺损小可用余留牙固位,恢复咀嚼功能。对大的缺损,应考虑在这个联合的区域放置种植体、可提供必要的支持。

1. 常规的可摘局部义卤 其设计必须考虑修复体前部在受力时会产生移动的情况。图 25-1 中的设计方法是值得提倡的。这种设计是远中颌支托,当受力时固位体会脱离基牙,解除固位功能。在第二磨牙上放置的近中颌支托起间接固位的作用。并要特别对邻面板和远中小连接体进行缓冲。这样可防止因义齿受力活动对基牙产生扭力,而造成基牙的损伤。

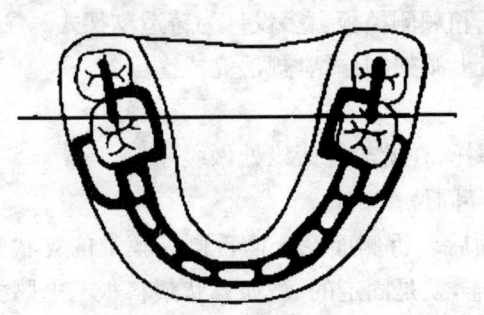

图 25-1 下颌前部缺损修复的一种设计方案

2. 种植体固位的修复体 修复体的固位和支持由放置在下颌前部区域的种植体和后部的剩余牙一起承担,使下颌骨前部缺损患者能最大限度地恢复咀嚼功能。下颌边缘切除的患者,至少要剩余 10 mm 高度的骨,才能考虑种植。对骨移植的下颌骨也需要有相似高度的骨块。

当在下颌骨前部区域植入种植体时,需要用邻近的腭黏膜或皮肤移植,以形成薄的、角化的软组织附着到剩余下颌骨的骨膜上,种植体穿过附着的角化组织,使患者容易维持口腔卫生,并减少种植体周围炎症的发生。而用游离移植骨恢复缺损区,通常也会有过多的软组织覆盖在移植骨上。种植体周围软组织的理想厚度应不超过 3~4 mm。为了修复缺损,可做可摘覆盖义齿,由前面的种植体和后面的剩余牙列提供支持。义齿的唇侧翼缘轮廓要能支持下唇,而且也使患者容易保持口腔卫生。当骨量足够种植长的种植体时(13 mm 或更长的),在大多数缺损处植入 2 个种植体就可以提供固位力。如果只能植入短的种植体(10 mm 或更短的),

需要种植4个或更多的种植体时,应术前制作模板,以保证种植体能植入到适当的位置。种植体排列弧度的曲率,前后至少1 cm,使修复体能有效地抵抗咀嚼力。如果缺少这种前后伸展的距离,种植体的失败率较高,而且修复体也容易损坏。

如果计划作固定修复,种植体应种植在人工牙占据的位置处,而不要在邻间区。颊舌向的位置和角度也很重要。种值体应种植在使以后的螺丝孔可在人工前牙的舌隆突区和后牙的中央窝处。

若是可摘覆盖义齿修复体,主要应注意颊舌或唇舌向的位置和角度。种植体应位于使基牙和固位装置都能在修复体范围内的合适位置上,并不妨碍排列人工牙。

(二)下颌骨单侧缺损修复

1. 常规的可摘局部义齿　下颌骨单侧缺损。只剩另一侧后牙牙列。设计这类可摘局部义齿是很困难的,特别长的杠杆臂和无牙区处承力面的不足。使修复体在功能时动度很大。可以像图25-2那样设计,支点线通过最前面的颌支托,前面和后面的邻面板在功能时允许能自由活动,尖牙上唇侧的固位体放在外形高点之下,当切咬食物块时脱离尖牙,以防止对尖牙产生扭力。后牙的固位体和舌侧板有助于固位和水平面的支撑。基托尽量覆盖无牙颌承力区。要精心调整咬𬌗关系,缺损侧仅在正中颌时有接触。嘱患者用健侧的剩余下颌牙列咀嚼。

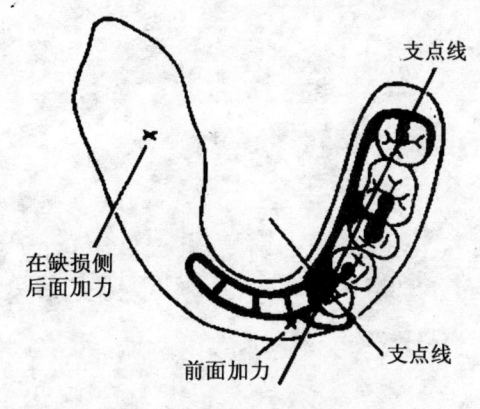

图25-2　下颌骨保持连续的单侧缺损的可摘局部义齿设计

2. 种植体固位的修复体　下颌骨不连续缺损可以重建恢复连续。此类外科手术可使面部恢复到可接受的程度。外科重建正好与骨种植同时进行,把种植体植入移植骨内,有很高的成功率。原则上种植体基台需要比周围软组织高出3～4 mm,而且不能有深的种植骨袋。因此要作唇颊沟成形术,将剖开的游离皮肤移植片植在种植体颊侧的周边,直接对着假性骨膜封住移植骨。这块皮肤移植片提供了组织附着带,使口腔卫生容易维持,可避免种植体周围炎症,大大改善了原来的状况。在此基础上作修复治疗可以恢复咬台关系、咀嚼功能,改善外观。

种植体是否应植入移植骨内,取决于缺损侧的运动状态和感觉神经的分布。

如果缺损侧的运动和感觉神经分布未受损伤,缺失牙就可用种植体来修复,种植牙可有效地咀嚼。

(三)双侧下颌骨缺损的修复

由于下颌骨全部缺损,无基牙可利用,修复体可以通过义颌植入后,利用种植体、磁性固位体等获得支持与固位。

用钛合金根据下颌骨形状于手术前制作好网状义颌,待义颌植入成功后,利用义颌作下半口义齿修复。也可采用磁性固位体的方式获得固位。此类修复体虽不能完全恢复下颌功能,但对维持舌体位置和颌间关系,使用者能进软质流食,辅助发音和保持面部外形有重要作用。

对于无义颌植入条件者,修复体可利用组织倒凹如磨牙后垫的下凹,颊侧、唇侧倒凹获得固位。

第26章 牙周疾病的修复治疗

牙周疾病(periodontal disease)是发生在牙周组织的一类常见多发疾病,是造成牙列缺损的主要原因。牙周病是多因素疾病,分局部因素和全身因素。局部因素又称外源性因素、局部促进因子,如口腔卫生不良,牙石,食物嵌塞,创伤性𬌗,医源性因素等,他们能促进菌斑的积聚,增加细菌的毒力,造成组织损伤。全身因素又称内源性因素、全身性促进因子,如内分泌功能不全,代谢紊乱,免疫缺陷等,它们使宿主的抵抗力减弱,导致牙周组织对细菌易感,从而易发生牙周病。

牙周疾病的修复治疗是牙周疾病综合治疗方法之一,是通过修复学方法改善患牙松动、移位、咀嚼无力等症状,促进牙周疾病治愈或终止、延缓其发展。与重症牙周疾病的综合治疗以及远期效果都有密切的关系。

牙周疾病的修复治疗方法有调𬌗、畸形矫治、夹板固定等。其目的是:调整咬𬌗,消除因咬𬌗引起的牙周组织创伤,减轻牙周支持组织的负担;固定因牙周炎引起的松动牙,将𬌗力重新分配,控制病理性松动和移位,使牙周组织获得生理性休息,为牙周组织愈合创造条件,提高咀嚼效能,以利于食物的消化和吸收,从而改善全身健康状况。

牙周疾病的治疗效果与病程发展密切相关,晚期牙周病治疗效果差,因此应注意牙周病的早期治疗。牙周病修复治疗应做为综合治疗的一个环节予以重视,其疗效与综合治疗情况密切相关,不能忽视牙周炎的基础治疗、手术治疗和全身治疗。在修复治疗前必须进行基础治疗并根据病情做牙周手术,消除致病因素,控制牙周炎症。在修复治疗后应给予牙周支持治疗以了解病情,并根据复查中发现的问题及时处理,以维持牙周综合治疗的远期效果。

第一节 牙周病修复治疗的生理基础

牙周病是慢性进行性疾病,能给患者造成较大的痛苦。但临床证明牙周病患者经过及时、有效的治疗以后,有些患者可以长期保留或可延长患牙的使用时间,这对于保存牙槽骨和保持牙列的完整起到了积极的作用。

在牙周病修复治疗中,要取得预期效果,避免在治疗中对其他牙产生损伤,必须了解、掌握夹板固定治疗的生物力学原理,以便正确设计和选择夹板类型。

一、夹板固定的生物力学原理

一个健康的牙,能够承受较大的轴向力,这种力是由牙的牙合面施向牙根方向,与牙的长轴方向一致,而又垂直于牙的牙合面,故又称垂直向力。此时,牙的大部分牙周纤维受到牵引,共同来分担该牙承受的力量,牙周膜内部产生的应力,分布均匀,因而可承受较大的外力。在咀嚼过程中,牙受到的力量是间隙性、垂直向力,有助于牙周组织的血液循环,因此,在生理范围内,牙对长轴方向外力的耐受力较高,尤间隙性轴向牙合力,有促进牙周组织健康的作用。当牙受到侧向(水平向)力时,对牙周膜最为有害,此时牙周膜不仅产生较大的压应力,还会产生较大的拉应力,应力分布不均匀,应力集中在牙颈部。长期反复受此种外力,若外力超过其生理耐受力范围,可导致牙周组织出现病理性损害。一个健康牙可以承受较大的轴向力,而只能承受很小的侧向力。

单根牙受到侧向外力时,以根端1/3与中1/3相交处为支点,向受力方向倾斜移位,使一部分牙周纤维受到张力,另一部分受到压力,久而久之,张力侧的骨组织发生骨质增生,而压力侧的骨质发生吸收,使牙向受力方向倾斜移动。牙倾斜后,再承受正常的牙合龈方向牙合力,也相当于承受了倾斜的与牙长轴成交角的外力,可以造成牙合创伤,使牙松动,甚至脱落。

当多根牙受到侧向外力时,其旋转中心(支点)位于牙体中轴的根部、牙根之间的骨中隔内。如当下颌磨牙受到由远中向近中方向的外力时,其近中根被压向牙槽窝,远中根向牙合升起,此时的牙周纤维,大部分受到牵引的力量。因此多根牙对侧向外力的耐受性,要大于单根牙,多根牙不易倾斜移位。夹板固定的基本原理是将多个的单根或多根的患牙和健牙,连结成一个"多根巨牙",组成一个新的咀嚼单位,当受到外力作用时,通过夹板,被分散到更多的牙上,共同分担此外力,从而减轻了个别牙的负荷。当受到倾斜外力时,由于支点位置的改变,牙运动方向的改变,再不像单根牙那样倾斜移动,在夹板整体运动下,像一个多根磨牙,以更多的垂直方向的力量,作用于牙周支持组织,使牙根的大部分牙周纤维受到牵引力,从而更符合牙周组织能耐受较大垂直方向外力的生理特性。利用夹板的稳定性,抵御近远中向的倾斜外力,牙松动被控制在生理范围之内。

为了加强夹板的固定效果,减少牙颊舌方向的倾斜移位,顺着牙弓外形制作弧形夹板,可以达到较好的固定效果。例如用夹板固定上颌前牙,夹板呈弧形,当中切牙区受到唇向殆力时,其共同旋转轴心穿过两侧尖牙根端 1/3 区内,其他牙环绕旋转轴心而运动。由于夹板呈弧形,中切牙与侧切牙位于此旋转轴之前,夹板的弧度越大,则旋转中心距前牙的距离越远,因而使牙的受力方向发生改变,即运动方向也发生改变,使夹板内的牙更趋于整体地向根尖方向运动。直线型夹板在受到唇向殆力时,整个夹板顺作用力方向发生倾斜移动。

后牙弧形夹板,其共同旋转轴心是穿过两侧最末基牙的根端 1/3 处,并位于各牙的舌侧,当殆力作用于后牙殆面,颊侧方向的分力为 RF。因旋转中心位于各牙的舌侧,整个夹板循共同旋转轴心运动,力的作用方向,多朝向根尖,因而也符合牙周支持组织的生理特性。

根据上述分析,在临床上固定松动牙时,应尽量将夹板设计成弧形,有利于殆力分力,改变力的方向,使颊舌向水平力,大部分变为轴向力,减少创伤,符合牙周支持组织的生理特性,获得良好的固定松动牙的效果。

二、牙周组织的潜力和代偿功能

牙颌器官和牙周组织在正常生理状态下是有一定的潜力的,根据殆力测定,切牙轴向耐受力值为 8~12 kg,前磨牙为 24~32 kg,磨牙为 40~70 kg,而我们日常食物所需要的切割力或磨碎力为 10~23 kg 左右。因此,每个牙均有相当大的潜在力量,在一定条件下,可以发挥代偿作用。牙储备力(即牙周潜力)的大小,决定于全身和牙周组织的健康情况。

当牙的牙周组织支持力差,如牙周炎症,牙槽骨吸收时,则该牙的牙周耐受力降低,所能承受的殆力必然会减小。当牙槽骨吸收达根长的 1/2 时,该牙就无牙周储备力,牙槽骨吸收 3/4 时,该牙周组织就无负荷的耐受力。因此,随着牙槽骨吸收的不断发展,牙周组织的耐受力下降,其储备力也相应减小。当患牙因松动而丧失功能时,可以动用邻牙及其他牙,发挥其潜力以代偿松动牙的咀嚼功能不足。

牙周病的修复治疗，也是通过夹板将患者、健牙连结在一起，充分发挥健康基牙的牙周组织潜力和代偿功能，以代偿功能不全的牙。

三、创造有利条件，促进牙周组织的愈合

牙周病患牙，因牙周组织破坏而出现病理松动时，尽管去除了病因，在咀嚼过程中，因牙松动而不能得到生理性休息，牙周组织的愈合和再生就比较困难。如果能消除𬌗创伤，并将松动牙固定，限制其动度在生理动度范围之内，分散𬌗力于相邻牙的牙周膜和牙槽骨上，有利于减小每单位牙周膜面积上的咬𬌗压力，减轻患牙的负担，使松动牙的牙周组织能够得到生理性休息。松动的牙周病患牙与相邻的健康牙，通过夹板固定，形成了一种新的咀嚼单位，当夹板承受咀嚼压力时，可防止侧向力对松动牙牙周组织的损害，使夹板中每个牙的牙周膜受到一定量的垂直压力，接受充分的生理性刺激，促进牙周组织的健康。牙周病修复治疗的各种措施，就能为损害的牙周组织创造良好条件，促进牙周组织的修复。

四、建立协调的𬌗关系

𬌗创伤是牙周病发生发展重要的局部因素之一。消除创伤𬌗，建立颌间的功能性协调𬌗关系，以利于牙周健康是牙周病修复治疗重要环节之一。建立协调的𬌗关系，主要方法为调𬌗及夹板固定。通过调𬌗可以消除一些早接触点和𬌗干扰，在夹板固定同时，还需修整牙冠形态，修复咬𬌗关系、邻接关系和缺牙，矫正倾斜移位的松动牙。对于那些因严重磨损而致面部垂直距离变短，以及患有深覆𬌗，锁𬌗、磨牙症的患者，也应予以修复和矫治。

牙槽骨吸收，使临床牙冠加长，冠根比例改变，牙的旋转中心移向根尖，因力矩的变化，该牙牙周支持组织的应力值较正常者明显增加，正常的𬌗力也会加重牙周组织的负担。截短牙冠可以改善冠根比例，改变了牙承受𬌗力时的支点，使支点向牙颈部移动，消除因杠杆作用而形成的不利的𬌗力分布，减轻患牙负担。

总之，按上述方法，可以消除𬌗创伤，建立协调的𬌗关系，患牙牙周组织的损伤、破坏可停止或减慢，咀嚼功能得以改善。

牙周病修复治疗后，由于咀嚼效能的提高，患者对食物的消化吸收得到相应的改善，促进了患者的健康状况，也增强了患者对牙周病治疗的信心和主观能动性。

第二节 口腔检查

牙周病修复治疗之前,应对患者作全身和口腔颌面的全面了解和必要的检查,而对牙、𬌗关系和牙周组织,应作详细检查,以便制订出切实可行的治疗计划。

一、牙的检查

首先应了解患者的牙有无缺损,畸形和错位,牙列是否完整,邻接关系和𬌗关系是否正常。还应注意临床牙冠的长度变化,临床牙冠长度的增加,是牙周组织破坏程度反映。对临床牙冠变长的患者,还应注意检查有无纵型和横型的食物嵌塞。此外,夹板固定的牙,是否牙冠过短,倾斜移位,则关系着牙周夹板的选择和设计。

𬌗关系检查,主要是检查𬌗关系是否良好,超覆𬌗、错𬌗和𬌗平面的变化。进行功能状态的咬𬌗检查,了解下颌运动过程中的早接触,𬌗干扰情况,必要时可将研究模在𬌗架上进行𬌗检查,可以得到更为精确的𬌗关系分析情况。

二、牙周组织的检查

牙周组织的检查应包括牙龈情况、牙齿松动度,牙周袋的部位、深度和有无溢脓等。

1. 牙龈 应注意牙龈出血情况、色泽的变化、牙龈外形和牙龈质地的改变。牙周炎从轻度发展到重度时牙龈组织的变化有所不同;牙周炎基础治疗后牙龈组织也会发生变化,如牙龈出血减少,龈乳头从暗红变为粉红色,肿胀消退等。

2. 牙松动度 检查时要注意牙的颊舌向、近远中向及垂直向的松动程度。牙出现病理性松动,其松动度与牙周组织的破坏程度基本一致,同时也与牙根的数目、大小和形态有关。同样高度的牙槽骨水平吸收,多根牙较单根牙稳固,根分叉角度大较聚拢者松动小。多根牙的牙槽骨吸收中,有时某个牙根的牙周组织破坏明显,但其他牙根牙周组织吸收程度尚可,此时松动度可能不明显。

如发生垂直向的松动,表明牙周组织破坏程度较为严重,夹板治疗前是否保留患牙要慎重考虑。

3. 牙周袋进行检查时应注意其深度、形状和分布范围。牙周袋越深,表示牙周膜和牙槽骨破坏越严重,牙的支点位置越近根端,受力时因杠杆力臂加长将对患牙造成不良影响。当临床检查出牙周袋为复合袋或复杂袋时，修复治疗前要做好基础治疗，提高修复后疗效。牙周袋溢脓表示炎症未获得控制，病理性破坏仍在发展，溢脓量与其病情的严重程度一致。

4. 牙列功能分区　因创伤聆、不良习惯、牙周炎等各种原因引起患牙的牙周组织以及牙列完整性破坏后，咀嚼时牙列形成不同的功能性区域，也反映出牙周组织破坏的情况和程度。牙列可分为三个不同区域，检查时要注意这三个区域在牙列中的位置，这与牙周夹板类型选择和设计有关。

(1)功能中心区　牙列中该区域的牙负担着主要咀嚼功能，牙一般较健康，牙周组织无特殊病理改变。

(2)创伤区　该区域的牙由于牙周组织破坏，牙周膜面积缩小，承受聆力的能力下降，在正常情况下也会造成负荷过重，导致聆创伤，而且会加速造成牙松动，牙周组织萎缩，牙周袋加深且溢脓，咀嚼功能显著减退等。

(3)无功能区　由于对颌牙长时间缺失，该区牙出现伸长，牙周组织呈废用性萎缩。

三、医学影像

牙周疾病医学影像检查中常用根尖片、曲面体层片和聆翼片。在牙周疾病修复治疗前及修复治疗后的临床检查中一般选用根尖片、曲面体层片。通过曲面体层片观察整个上、下颌牙列中牙体和牙周组织情况，了解牙槽骨吸收的类型和程度；通过根尖片更精确的了解每个牙的牙体牙周组织情况。两者为牙周炎修复治疗方案的确定提供依据，如采用何种类型牙周夹板，牙周夹板中放置固位体的位置，分散聆力的措施等。

X线检查应观察以下几个方面：

1. 牙槽骨和牙周膜　正常情况下，牙槽骨骨质致密而均匀，骨硬板清晰完整，骨小梁分布均匀，大小一致，其排列方向与聆力线一致。牙周炎引起的牙槽骨吸收，在X线片上常见三种类型：牙槽骨水平型吸收在牙列中可见多数牙或全口牙的牙槽骨从嵴顶向根尖方向比较均匀的呈水平高度减低；牙槽骨垂直型吸收为局部牙槽骨或牙槽间隔的一侧，沿牙体长轴方向向根尖端吸收，根据病情可显示为牙周膜增宽或呈楔形吸收；牙槽骨混合型吸收在水平吸收的基础上又同时伴有个别牙或多数牙牙槽骨的垂直吸收。X线片显示的三种类型骨吸收对牙周炎的修复治疗方案的确定与预后有密切关系，如牙槽骨混合型吸收一般为牙周疾病晚期的表现，而牙槽骨垂直吸收可能为咬聆创伤所致，在修复治疗过程中前者根据病情需采用牙周夹板而后者可通过调殆或局部治疗。

2. 牙根　牙根的形态、长短、数目、和根尖周有无变化,是患牙保留治疗和选择基牙所需考虑的条件。在夹板固定中,多根牙越多,则患牙固定的效果越好,根的长度大,预后较好。常用X线片确定冠根比例和后牙根分叉牙槽骨吸收的程度,作为调整冠根比例和后牙分根术、半切术的依据。

3. 牙体和牙髓腔　X线片上可观察到临床检查时难以发现的邻面牙根龋坏、髓腔的大小和髓角的位置、根管的粗细和弯曲情况,对于夹板的设计和牙体预备有密切关系。

第三节　牙周病修复治疗适应证、治疗原则

一、适应证

1. 个别牙或一组牙松动Ⅰ°～Ⅱ°,牙槽骨吸收达根长的1/2～2/3,经过牙周治疗,炎症消失,余留牙牙周组织尚正常者。

2. 个别或一组牙有明显的殆创伤,有创伤殆症状和咀嚼功能降低或丧失。

3. 牙列缺损,多数余留牙松动者。

4. 个别后牙缺失未及时修复,余牙松动、移位,后牙咬殆关系紊乱,前牙因负担过重存在明显的殆创伤。有的患者还伴有颞下颌关节紊乱病。

5. 上前牙因牙周病而呈扇形移位,或后牙颊舌向、近远中向移位,患牙牙槽骨吸收未超过根长的1/2,患者年轻,经牙周治疗后炎症消失,可考虑先行正畸治疗,使患牙复位后再做夹板固定。

6. 重度牙周疾病个别牙松动度超过Ⅱ°,牙槽骨吸收超过根长2/3,经牙周疾病基础治疗和手术治疗后,牙周炎症能得到控制者可采用套筒冠牙周夹板治疗。

二、治疗原则

牙周病治疗必须贯彻综合治疗的原则,治疗之前应制定全面治疗计划,其中包括去除牙结石和菌斑,控制炎症,消除盲袋,加强口腔卫生保健以及治疗慢性疾病等。牙周病修复治疗一般按以下原则进行。

1. 尽量保留、治疗患牙　牙周疾病经过治疗后牙龈组织的质地可变得正常而

坚韧，盲袋深度可减小或消失；牙槽骨质可以沉积而致密度增加，牙周膜宽度趋于正常，牙的松动度减小。因此尽可能保存患牙是治疗牙周炎的基本原则。只有下列情况才考虑拔牙。

(1)松动牙牙周袋深达单根牙的根尖区，多根牙涉及根分叉以下，治疗后炎症仍无法控制者才考虑拔除。对老年性退变时虽根分叉暴露并不形成盲袋，牙周组织相对健康，牙稳固应予保留。

(2)牙冠严重破坏，牙槽骨吸收达到根长2/3者。

(3)错𬌗畸形，影响下颌运动和咀嚼功能，又不利于修复；牙明显移位、倾斜或伸长，难以消除𬌗干扰或创伤𬌗；前牙松动、移位，影响发音和美观，又不利于夹板就位者；余留牙松动，且少而孤立，难以减轻其牙周负荷控制病理性移位者应拔除。

2. 固定动牙　固定松动牙的数量和范围，取决于牙松动度及其在牙弓上的位置，临床可从以下几方面考虑。

(1)最好有一定数量的健康牙包含在固定范围内，无健康牙存在时，固定范围应适当扩大。从固定效果看，直型夹板不如弧形夹板和两侧相连、互相支持抗衡的夹板效果好。松动牙数量多，分布在牙弓上的位置不同，可利用套筒冠、固定连接等连接方式，设计成固定、可摘或混合夹板，以达到固定松动牙的目的。重度牙周疾病可采用圆锥形套筒冠牙周夹板固定松动牙。

(2)松动牙数越多，夹板固定的牙数和范围应相应增加。缺牙数量多，并呈弧形或游离缺失时，更应合理利用余留牙，扩大固定范围，并应充分利用牙槽黏膜的支持作用和夹板稳定设计，减少侧向力和扭力，以免损伤基牙和余留牙。

(3)对颌为可摘义齿松动牙固定范围可适当缩小。对颌牙强壮、𬌗力大时，适当扩大松动牙的固定范围。上下颌牙周组织支持力量不要过于悬殊，以免产生创伤。

(4)松动牙固定时间长短，根据松动的病因和性质而定。病因去除后，牙周炎症能控制、松动能消失者可作暂时性固定；长期不可恢复的病理性松动牙，需要修复性调𬌗、重建咬𬌗关系者，应采用长期恒久性固定；为观察疗效或为恒久性夹板作准备，可采用过渡性暂时夹板固定。

3. 修复缺牙、恢复咀嚼功能、维持牙周组织健康

(1)恢复牙弓完整性和稳定性的同时应注意咀嚼功能的恢复，但要视牙周组织破坏情况而定，必要时减小𬌗力、分散𬌗力、避免侧向力的措施。

(2)采用调磨、正畸或修复的方法调整咬𬌗，恢复牙之间的邻接关系，消除食物嵌塞和创伤性𬌗，创立协调的𬌗关系。

4. 适当控制𬌗力　牙周疾病患牙的牙周组织存在病理性改变,𬌗力耐受的能力降低,正常𬌗力也会造成牙周负荷过重。为了适应牙周组织支持力量削弱的情况,应适当控制𬌗力,以保护基牙和余留牙。

(1)分散𬌗力　调磨咬𬌗,消除咀嚼运动中个别牙的早接触和𬌗干扰,形成组牙接触𬌗型,使𬌗力分散至更多的牙上,减轻个别牙的负担;修复缺失牙恢复牙弓的完整和稳定,改善咬𬌗和邻接关系,减小缺牙区邻近牙的受力;利用𬌗支托、𬌗垫、切沟、邻间沟等夹板部件装置,将𬌗力分散到支持牙上;利用联冠、连续卡环等,将患牙、健牙连结固定,形成"多根巨牙"型基牙,加强支持力,分散𬌗力,减轻个别牙的负担。缺失牙较多时应扩大基托面积,使基托下支持组织承担的𬌗力比重增加,而减轻余留牙和患牙承担的𬌗力。

(2)减小𬌗力　破除不良习惯,治疗磨牙症和紧咬牙,消除功能错乱性𬌗力磨改宽平的𬌗面,加深沟槽,形成尖窝𬌗面形态,提高咀嚼效能,减小𬌗力。

(3)避免不利的𬌗力　用正畸方法改变牙长轴方向,使斜轴竖直,𬌗力作用方向与牙长轴方向取得一致;磨改外形高点,消除倒凹,使轴面与共同就位道方向一致;采用套筒冠,消除戴夹板时施与基牙的扭力;截短牙冠,消除不利杠杆增加牙周组织负荷的作用;降低牙尖高度和陡坡的斜度,减少侧向力和扭力。

第四节　牙周病修复治疗

牙周病修复治疗是牙周炎综合治疗方法之一,在牙周炎基础治疗和手术治疗的基础上进行,包括调𬌗,正畸,固定松动牙,修复牙体、牙列缺损,重建咬𬌗等等。根据检查、诊断,制定出治疗计划和实施方案。

一、调𬌗

(一)调𬌗目的和要求

1. 调𬌗目的　调磨引起牙周组织创伤的患牙牙尖高度或边缘嵴,改善牙体外形,从而减轻个别牙或少数牙的负担,消除创伤性𬌗,使𬌗力均衡分布,𬌗关系协调,恢复对牙周组织的生理性刺激,以维持牙周组织的健康。

2. 调𬌗要求

(1)在调𬌗之前,应先控制牙周炎症。如在炎症未消除之前调𬌗,日后当炎症消退后,牙的位置会有改变,还必须再次调𬌗。

(2)诊断明确因创伤𬌗引起的牙周炎,应先行调𬌗。

(3)炎症与创伤𬌗都很明显,则消除炎症与调𬌗应同时进行。

(4)先作正中𬌗检查,然后作前伸和侧向𬌗运动检查,查明患牙早接触与𬌗干扰的部位,明确问题所在再进行磨改。

(5)调𬌗时应注意保持正中𬌗的咬𬌗支持点,防止破坏咬𬌗的稳定性和降低𬌗高度。

(二)适应证

1. 调磨创伤性𬌗患牙的过高牙尖,消除早接触点。

2. 磨改因磨耗不均而造成的高尖陡坡和高边缘嵴,以减小侧向𬌗力。

3. 磨改楔状牙尖,防止食物嵌塞。

4. 倾斜、移位牙在正畸治疗过程中及治疗后需要调颌,稳定牙移动后的位置,促进建立协调的𬌗关系。

5. 伸长牙、不均匀边缘嵴、重度磨耗所致的过宽𬌗面等形态异常,均应予以调𬌗。

(三)调𬌗方法

调𬌗之前需要确定调整的范围、具体位置和调整的量。必要时取记存模型,并将模型转移到𬌗架,做进一步检查和确定调𬌗方案。调𬌗需要患者配合,患者要能理解并准确无误地完成各种颌位关系的下颌运动动作,要对患者说明、示教和训练,直至能自然地完成为止。通过视诊、扪诊、用咬𬌗纸、蜡片以及研究模型等检查,找出早接触点和𬌗干扰点,并确定需磨除的部位。

1. 消除不协调的𬌗障碍点

(1)磨短伸长牙 将超出𬌗平面的伸长牙或牙尖磨低,使其与𬌗平面相一致,可分次调磨,配合脱敏治疗,必要时需对患牙做根管治疗后进行磨改,再做全冠修复。

(2)磨改高低不平、磨耗不均匀的边缘嵴 两个相邻牙边缘嵴高度不一致,可以发生食物嵌塞和异常力量,造成牙周组织损伤,应酌情调磨较高的边缘嵴或用修复方法恢复两相邻牙边缘嵴高度。

(3)磨改过高牙尖、陡斜面和楔状牙尖 牙因磨耗而形成过高尖或陡坡,楔状牙尖力量可形成食物嵌塞,并使𬌗力分解成明显的侧向分力,有损于牙周组织。通过磨改过高牙尖,改变斜坡陡度,以控制𬌗力的分解,使侧向分力减小,垂直向分力加大。

(4)磨改磨耗小平面　因磨耗而出现在牙凸面上的刀削状光滑小平面,会干扰下颌边缘运动造成功能障碍,并产生较大的侧向分力,损伤牙周组织。

(5)磨改宽平的𬌗面　由于重度磨损而形成宽平𬌗面,当其受𬌗力作用时,易产生倾斜外力,对牙周组织有破坏作用。调𬌗时应磨改牙冠轴面外形和𬌗面横径,改善牙尖、沟窝和边缘嵴的形态,增加沟、槽和溢出道。

除上述处理外,对倾斜、扭转、移位、畸形牙和多生牙以及发生食物嵌塞、滞留区、形成功能运动功能障碍点等应予以处理。可根据不同情况,采用磨改、修复、正畸、拔除等方法。

2. 消除早接触点和𬌗干扰

(1)消除正中𬌗的早接触点　首先应了解正中𬌗位𬌗障碍与非正中滑动的概念。当髁突处于关节凹的生理后位,下颌对头部呈正中关系,在下颌向上作正中𬌗接触时,所发现的早接触点即正中𬌗位障碍。此种障碍足以导致下颌的非正中滑动,以致使下颌与上颌形成非正中𬌗接触,即正中𬌗时,髁突已从关节凹的生理后位发生了移位,正中𬌗关系成为非正中关系下的𬌗关系。由于存在正中关系早接触点,使下颌向前或偏向一侧滑动后,上、下颌才能完全闭合者,即为非正中滑动。

正中𬌗的咬𬌗检查是将咬𬌗蜡片置于患者上下牙之间,让患者反复进行正中正中𬌗位的咬𬌗,要求力量适当,然后将咬𬌗蜡片取出。蜡片上均匀咬𬌗印迹以外的印迹最薄或穿破之处,即为早接触点,再用咬𬌗纸进行相同正中关系位置的咬𬌗,在早接触的牙上准确地印上早接触点针孔痕,然后进行调磨。如果咬𬌗蜡片普遍变薄或穿破,说明正中𬌗的接触均匀一致。如尖对斜面有早接触,应将斜面磨成凹面形成尖对窝的支持正中𬌗的稳定点。如为斜面与斜面的早接触,应磨改成协调的斜面接触关系,以便建立众多的适合𬌗高度的正中支持部位。调磨直至非正中滑动消失,使下颌能无障碍地由正中关系闭合至正中颌位,且大多数牙接触受力均匀。

(2)前伸𬌗的调𬌗　下颌由正中𬌗开始,沿着前伸轨迹达到上下切缘相对的动作,称为前伸运动,此时切缘相对的位置称为前伸位。调磨前伸𬌗时,应争取上下切缘有最大的接触面积,应尽量调磨上前牙,个别下牙过长或唇向移位时,才调磨下前牙。首先应磨除在前伸𬌗运循环中的障碍点,使下前牙能自由滑行。争取天然牙列前牙有最大面积的接触。调磨上前牙舌面,只限于调磨前伸咬𬌗的接触区,而不能调磨正中𬌗的接触点,或前后牙都能接触的共同区域。循此原理,后牙也只可以调磨上颌牙的远中斜面及下颌牙的近中斜面,而不能调磨功能牙尖顶。

(3)侧向𬌗的调𬌗　天然牙的侧向𬌗,只要求工作侧的牙有接触,非工作侧的牙尖可接触或不接触,工作侧为上下同名牙尖相对,故干扰点发生在上下牙的颊尖或舌尖。调磨侧向𬌗时,应先调磨工作侧的干扰点,其目的是使牙尖工作斜面关系协调,均匀分散𬌗力,达到组牙接触,然后再调磨非工作侧干扰点,其目的是消除由于工作侧的干扰点引起的肌张力异常。

调磨工作侧干扰点的方法是依次先调磨一侧的工作侧和其平衡侧,再调磨另一侧的工作侧和其平衡侧。如调磨左侧工作侧和其平衡侧时,可将咬𬌗纸放于患者双侧后牙上,嘱先咬𬌗于正中𬌗位,然后由正中𬌗位移下颌向左侧,当左侧上下磨牙、双尖牙以及尖牙的同名牙尖对𬌗时,将咬𬌗纸取下,检查工作侧和平衡侧牙上的印迹,一般以突出的斜面上的较为显著。发现工作侧牙尖有干扰时,可将此侧再做为非工作侧,检查此牙尖是否也有𬌗干扰,如有可调磨此尖。如在工作侧的上下颊尖有干扰,一般调磨上颌牙颊尖的舌斜面,即由该牙尖正中颌位的接触点向颊侧调磨。如工作侧上下舌尖有干扰,则应调磨下颌牙舌尖的颊斜面,因为下颌牙舌尖在正中颌位时是无接触的非干作尖。

总之,维持正中𬌗位的上颌牙舌尖和下颌牙颊尖不应轻易调磨,以免破坏正中𬌗位的接触关系。所以应调磨上牙颊尖的舌斜面或下牙舌尖的颊斜面,既可以解除工作侧的早接触,又不影响正中𬌗位的接触关系。

二、夹板固定

牙周夹板(periodental splint)是一种治疗松动牙的矫治器,通过夹板将松动牙与健康牙固定在一起,形成一个新的咀嚼电位,改善松牙受力情况,达到治疗的目的。

牙周夹板可分为暂时性和恒久性两种。暂时性夹板使用时间较短,视牙周炎治疗过程而定,一般几周到数月不等。在某些疾病中暂时性夹板戴入后,牙周组织显示有初步的修复或再生现象时,考虑换用恒久性夹板。恒久性夹板为长期戴用的牙周夹板,它与牙周炎的病理性松动度的控制和牙周组织的修复密切相关。

(一)暂时性夹板

1. 适应证

(1)固定急性牙周炎的松动患牙。

(2)固定牙周组织可以修复愈合的因外伤或𬌗创伤造成的松动患牙。

(3)牙周炎经内科治疗后作为过渡性措施,可先做暂时性夹板固定,观察其疗效,如疗效良好可换用恒久性夹板。

(二)恒久性夹板

1. 适应证

(1)牙周组织破坏严重的牙周疾病,经过暂时性夹板固定疗效良好,可以用恒久性夹板进行修复治疗。

(2)牙周病患者经过治疗,症状基本消失或控制,但需长期固定其松动牙。

(3)牙周病伴牙列缺损,经牙周病基础治疗后采用恒久性夹板方式修复缺失牙同时固定松动牙。

2. 恒久性夹板种类与制作方法

(1)可摘式恒久夹板 凡患者可自行摘戴的夹板,均称可摘式夹板。此类夹板易于保持口腔卫生,并便于进行其他牙周治疗;磨削牙体组织少,制作简便;在美观方面,由于暴露金属卡环而有一定影响。可摘式夹板在有无缺牙的情况下均可采用。

可摘式恒久夹板支架的组成和整体制作方法与可摘局部义齿基本相同,在固定松动牙的设计中常用各类卡环、切端钩、唇弓等装置。在夹板设计中主要起固位作用的卡环应放置在健康与相对健康的基牙上或某一组牙上,卡环臂可进入倒凹区。牙周组织已破坏的患牙上的夹板固定装置应在倒凹区以上。夹板中联合卡环、长臂卡环、连续卡环、间隙钩、切端钩都能起到固定松动牙,防止食物嵌塞、恢复咬𬌗和分散𬌗力的作用。

牙周疾病伴牙列缺损的可摘式恒久夹板基托伸展范围也和可摘局部义齿基本相同,基托与牙接触区应位于牙的外形高点线处并接触密合,在龈乳突处的基托组织面则要有足够缓冲。

𬌗垫是可摘式夹板的一种。由于牙列的𬌗面均为𬌗垫所覆盖,可以达到分散𬌗力、消除创伤的目的。适用于伴有𬌗高度降低的深覆𬌗或夜磨牙症以及颞下颌关节功能紊乱综合征患者,既可以用𬌗垫恢复患者的𬌗高度,又可以达到矫治患牙的目的。

可摘式恒久夹板金属支架和基托应该高度抛光,在夹板使用中还必须每天或每餐后对牙及夹板进行清洗,以免长期使用中菌斑附着。

(2)固定式恒久夹板 是指经过粘固,患者不能自行取下且长期戴用的夹板。其制作方法基本与固定桥相同。固定式恒久夹板设计通常采用联冠方式,在夹板固定范围之内,根据不同的口腔情况,在基牙和患牙上选择全冠、部分冠等作为固位体,如有缺牙间隙则做成桥体。固定式夹板经制作、试合、粘固,达到固定松动牙的目的。

固定式恒久夹板对松动牙的固定效果好,但对牙体组织磨削量同全冠相似。一般临床适用范围:①个别牙或一组牙松动,经口腔内科治疗牙周炎症被控制,或者其中存在个别缺牙,在牙弓上有健康或较健康的牙可选择基牙者。②行半切术、牙根分开术和截根术的病例,用固定夹板固定松动牙和修复牙体缺损。

固定式恒久夹板修复治疗要求:①牙周疾病经基础治疗或手术治疗后,牙周症状得到控制者才能采用固定式恒久夹板。②个别重度牙周疾病患牙需作根管手术治疗后再作夹板修复。③作为夹板固位体,除了要求与基牙密合、与牙冠外形一致、高度抛光之外,一般冠龈边缘都置于龈缘之上,在牙冠的颈1/3区中部。采用半冠时,冠边缘在牙冠中1/3区域。④夹板𬌗面牙尖高度应降低,增加溢出沟,加大外展隙,以减小𬌗力,消除扭力。⑤去除轴面过突外形,过大倒凹,加大颊(舌)外展隙,敞开楔状隙,以免菌斑聚集和食物滞留。⑥若固定松动牙同时需修复缺牙,其桥体龈端接面要小或做卫生桥体,前牙桥体为了美观和发音,可采用改良接触式桥体。

(3)圆锥型套筒冠夹板 圆锥型套筒冠夹板结合可摘式恒久夹板和固定恒久夹板特点,将牙弓上连续的、分散的、孤立的牙周病患牙和较健康牙连接固定在一起,形成多基牙,为夹板提供支持和固位的基础,同时固定牙列上松动的牙周病患牙,夹板能自行摘戴。圆锥型套筒冠内冠金属表面高度抛光,相邻内冠之间有较大的间隙,患者容易清洗,能有效控制菌斑形成。夹板的固定效果同固定式恒久夹板相似。此类夹板固位体的某些类型针对牙周组织吸收破坏较重患牙可起到缓冲作用,有利于牙周组织的修复(详见圆锥型套筒冠义齿篇章)。

3. 注意事项 恒久性夹板的制作与可摘局部义齿、固定义齿、圆锥型套筒冠义齿的制作方法基本相同,但因口腔情况和夹板要求不同,在制作过程中应注意以下几点:

(1)需取研究模型,作为进一步检查、夹板修复设计和选择托盘等使用,研究模型还可用于观察和对比疗效。

(2)牙周病松动牙的取模,特别要注意防止因托盘选择不当将患牙推压而移位;要正确调拌、使用印模材料,保持良好的弹性。

(3)可摘式恒久夹板的支架制作,要求按共同就位道正确描画导线,倒凹区和非倒凹区界限分明,设计明确具体。

(4)固定式恒久夹板和圆锥型套筒冠牙周夹板的制作,要有共同就位道,可摘式代模制作中不能有代模移位,防止夹板对患牙产生不应有的推拉力量,损伤牙周组织。固位体和桥体外形应符合减小𬌗力、避免扭力、有利于保护牙龈组织和自洁作用的要求。

(5) 夹板初戴后应定期复查,每3个月、6个月随访,了解患者适应和使用以及夹板修复体的状况、牙周组织疾病控制和修复体、牙列是否清洁等情况,发现问题应及时处理。

第四篇　口腔正畸学

第 27 章 绪 论

口腔正畸学是口腔医学的一个重要分支学科。它的的学科内容是研究错𬌗畸形(malocclusion)的病因机制、诊断分析和及预防和治疗错𬌗畸形,但在通常意义上讲正畸治疗的目的,就是通过增进牙列颌骨的功能,改善合面部的美观。

与某些医学科学的其他分支学科相似。如矫形学及成形外科学,口腔正畸学的研究对象并非是一般意义上的疾病,而是发育异常所导致的合、颌、面畸形,即错𬌗畸形,这各错𬌗畸形是指儿童在生长发育过程中,由先天的遗传因素或后天的环境因素,如疾病、口腔不良习惯、牙齿替换不正常等各种原因导致的牙齿、颌骨、颅面的畸形。错𬌗畸形包含了牙量与骨量、牙齿与颌骨、上下牙弓、上下颌骨、颅骨与颅面之间的不协调。

第一节 错𬌗畸形的患病率

世界上各国关于错𬌗畸形发病率的报告相差很大,这与各国间的种族、地理环境、经济、文化、饮食习惯等不同有很大关系。另外,各国学者在调查时所依据的标准不同也会影响调查结果。在我国的几个城市调查虽均选用正常𬌗为标准,但因对正常合规范内容不同,调查结果为 29.33%~48.87% 不等。1955 年毛燮均教授以理想正常𬌗为标准,对北京地区错𬌗 B 畸形发病率进行了调查。结果为 91.20% 儿。

(一)国外错𬌗畸形发生率

不同国家之间,不同种族之间其错𬌗畸形的发生率不相同,即使同一个国家同一种族,不同地区之间,颌面特征也不相同。因此不同国家存在不同的错𬌗畸形发生率(表 27-1)。

表 27-1　国外错𬌗畸形发病率

国别	发生率	国别	发病率
美国	65.3%	希腊	42.0%
美国	73.0%	埃及	65.7%
英国	32.7%	印度6	5.5%
德国	59.0%	土耳其	30.0%
瑞典	90.0%	南斯拉夫	28.0%

(二)国内错𬌗发生率

自50年代以来,我国学者分别以理想正常𬌗或个别正常𬌗为标准,进行了大范围的流行病学调查,发现我国错𬌗畸形的发生率,以个别正常𬌗为标准为29.33%,以理想𬌗正常𬌗为标准91.20%(表27-2)。

表 27-2　国内错𬌗畸形患病率(N:理想正常𬌗 IN:个别正常𬌗)

地区	调查者	时间	标准	样本数	患病率
成都	罗宗赉	1956	N	10154	29.79%
西安	四医大	1959	N		48.00%
上海	上二医	1960	N	10178	29.33%
北京	北医	1960	N	3669	48.87%
北京	北医	1955	I. N	4410	91.20%

近年(2001)傅民魁等组织全国许多专家学者,以个别正常𬌗为标准,第一次采用统一的调查表格,在全国(华东、东北、西北、华中、华南等地区)进行了大样本的流行病学调查,结果如下表27-3。

表 27-3　调查对象错𬌗发生率

调查总人数	正常𬌗		错𬌗		Ⅰ类		Ⅱ类		Ⅲ类	
	人数	百分比	人数	百分比	人数	百分比	人数	百分比	人数	百分比
25932	8172	32.18%	17220	67.82%	8877	34.96%	5090	20.05%	3253	12.81%

调查结果显示出平均错𬌗发生率为67.82%。在乳牙期错𬌗发生率为51.84%,在混合牙列期为71.21%,而在恒牙列时期72.92%(详细内容可参考相

关报道）。表明我国错殆发生率在40年来有上升趋势，从乳牙列时期以后，错殆发生率也明显增加。

第二节 错殆畸形的病因

错殆畸形的形成原因及其机理错综复杂，是多种因素共同作用的结果。一般认为，错殆畸形的病因可分为先天因素和后天因素两大类，而这些因素是通过对骨骼、肌肉及牙齿发生的作用，并使其产生变化而形成错殆畸形的。

一、错殆畸形的形成因素

(一) 错殆形成的骨骼因素

上下殆骨的大小和形态，上下颌骨的相互关系在很大程度上取决于遗传因素，不同人种之间骨骼类型有明显的差异，甚至同一人种的不同人群以至个体之间也存在广泛的差异，可以认为，上下颌骨的发育蓝图，早在胚胎时期即已由遗传基因所确定，但颅骨的生长发育过程，仍然受环境因素的影响；功能因素，尤其是肌肉功能作用，长期对骨骼的生长发育发生不可估量的影响。

骨骼关系限定了牙弓关系，所谓骨骼关系是指颌骨的基骨关系。牙弓受牙槽骨的支持，在多数情况，牙弓及牙槽骨的关系应与基骨关系相匹配，但有时可出现牙槽骨关系与基骨关系不同的情况。其原因是牙弓可不完全受基骨大小相位置的支配，这种颌弓与牙弓这间相匹配的情况，实际上正是骨量与牙量不协调的结果。因此，牙齿是否能排列整齐。上下牙弓是否能形成正常的殆关系。很大程度上取决于基骨的发育情况，一切影响骨骼发育的因素都直接或间接地对殆的特征起决定性作用。

(二) 错殆形成的肌肉因素

咀嚼肌、舌肌和面肌对引导牙齿进入最后位置，并稳定在这一位置起着重要的作用，这些肌肉的形态和功能变异将影响牙齿的化置和合关系；因此肌肉因素在错殆形成中起着重要作用。

唇在垂直高度的变异，以及在近远中方向的位胃异常。不但可以影响切牙位置及其倾斜度，而且可以对牙弓的近远中关系发生影响。舌肌与唇肌一起协同发挥作用。与吞咽、咀嚼和语言功能密切相关。其大小、位置及功能状态对牙弓形状及合关系的影响也是显著的,牙弓处于舌肌与唇颊肌之间,牙弓是否保持原有排列和形状,很大程度上取决于牙弓内外压力的平衡。当然牙弓所受到的力不仅仅是内外两侧的肌肉压力。而且与下颌位置以及由于功能运动所引起的口内压力变化有关。

（三）错𬌗形成的牙齿因素

由于牙量与骨量不协调是现代人类咀嚼器官的重要特征。而且主要表现为牙量大于骨量。所以牙列拥挤是常见的错𬌗表现这一,由于牙量相对大于骨量。故可发生牙齿的重叠和错位、牙齿阻生及牙齿的异位萌出。因为牙齿位置和萌出方向由于拥挤而发生各种变异,必然进一步导致合关系的紊乱。

乳牙早失及其他替牙期的异常,同样使牙位及𬌗关系受到影响。另外,牙齿数目的异常,牙齿大小、形态及结构的变异,对错𬌗的形成也起着一定的影响。

总之,任何可能引起骨骼、肌肉及牙齿产生变异的原因,只要有足够的作用强度和作用时间,最终都可能改变牙颌的正常生长发育而形成错𬌗畸形。原始的病因可能只作用于一种组织。也可能同时作用两种以上的组织;即便开始只是一种组织受到影响而发生变化,也可能进而引起其他组织的继发性改变,例如肌肉附丽于骨骼之上。肌肉功能力的异常将改变颌骨的形态及位置,颌位变异反过来影响肌肉活动;肌肉活动的变异影响牙弓的长度和宽度,而牙弓的这些变化同时还取决于颌骨的大小和形态。可见,错𬌗的形成机理是错综复杂,相互关连的。它是原始病因与各种口腔合面部基本组织结构长期作用起一系列变异的结果。

二、错𬌗畸形的先天因素

（一）遗传因素

在漫长的人类进化史上,错𬌗畸形从无到有,从轻到重,这是因为环境的改变,使人类咀嚼器官发生相应的变异,由于这些变异逐渐地积累和巩固,久而就形成固定的性状,终于表现为遗传。造成这一结果的条件有以下几项。

1. 人类基本行动姿势的改变　由于环境发生变化,原始人类由森林地带迁住平原地带。其基本行动姿势由爬行逐渐过渡到直立行走,身体和头部的重心发生相应的变化。支持头部的颈背肌肉逐渐退缩,颈部变细,为了达到头部前后平衡,颌骨退化缩小。而颅骨则因脑量的增大而扩大,逐渐由原始人那种大颌小颅演变成现代人的小颌大颅的颅面外形。

2. 火的使用　由于人类对火的认识和利用,饮食由生食变为熟食,食物由粗硬逐渐变为细软,咀嚼器官的功能刺激也日渐减弱,其发育潜力必然受到削弱。因而形成咀嚼器官日趋退化的遗传倾向。

3. 咀嚼器官退化不平衡　不同的组织具有不同的可塑性,咀嚼器官各部分退缩的速率并不一致,一般肌肉退缩最明显,骨骼次之,再其次为牙齿;Bergter曾就现代人与古人类的下颌骨不同部位及牙齿体积进行过比较,结果发现现代人下切牙区下颌骨宽度比古代人减少50%,下颌升支宽度减少40%,下颌体长减少30%,而牙齿体积仅减少5%~10%。由此可见,由于牙量退化程度明显小于骨量的退化程度,必然造成现代人类牙列普遍存在拥挤错位的情况,以上是从进化的角度就错𬌗畸形的形成讨论其遗传背景。而从个体发育的角度看,错𬌗畸形虽有各种展现形式,但从一般意义上讲,错𬌗尚不属于具有特异传递规律的遗传性疾病,即不属于单基因遗传性疾病,而属于多基因遗传或多因子遗传,而多基因遗传往往表现为一种遗传倾向,表现为亲代与子代之间𬌗及颅面性状的相似性,这种遗传倾向还受环境因素的触发或制约。

与遗传因素有关的错𬌗畸形有牙列拥挤、颌骨大小和形态的异常及牙齿数目相结构的异常等。

(二)其他先天因素

先天因素包括症传因素和出生前的环境因素,这里要讨论的是后者,即胎儿时期母体,胚胎或两者同时受到某种影响而导致胎儿牙颌器官发育的异常,可能影响牙颌器官正常的胎发育。从而导致错𬌗的先天性因素如下:

1. 母体因素　母亲怀孕期间营养、代谢的失调,将会影响胎儿的正常发育。

妊娠期间母亲患传染病如风疹、梅毒等,可造成牙颌发育异常。如母亲在妊娠初期患风疹,胎儿出现畸形的可能性明显增加,胎儿如感染梅毒,可出现颌骨发育异常。且日后可见桑椹状磨牙及霍金森门齿。另外,母亲在妊娠期间发生内分泌失调也可影响胎儿发育,实验研究证明,肾上腺皮质激素的增多,可导致腭裂的出现。

妊娠初期母体如受到过量的射线辐照。也可能引起胎儿发育异常而造成畸形。

2. 胎儿因素　胎儿在发育早期,其本身的内分泌腺已参与本身新陈代谢的调节。若胎儿本身的内分泌失常,也可能造成先天发育异常而出现畸形。另外,胎儿在子宫内的环境异常。如胎位不正、羊水压力异常、脐带缠绕等,可使口面部受到异常外力的作用,而出现发育受阻或两侧发育不对称。

3. 孕期外伤及产伤　怀孕期间母体遭受外伤或分娩时造成的产伤,可能引起胎儿颌面部发育异常而导致畸形。

4. 临床上常见的先天性牙颌畸形

(1) 唇裂和腭裂 颜面部畸形中最常见的是唇裂和腭裂，以往认为系遗传因素所致，但不少学者的研究证明，它还与出生前的环境因素有密切关系，动物实验证实，母体缺乏核黄素时，可发生下颌短小或腭裂。某些传染病及子宫内损伤，也可引起唇裂或腭裂。腭裂常合并上前牙区的严重错𬌗，如侧切牙先天性缺失，中切牙或尖牙的易位、埋伏等，由于腭裂的存在，可使上颌骨发育不足，上牙弓狭窄或后缩，出现前牙或后牙反𬌗。

(2) 牙齿数目异常 可表现为先天缺失牙和多生牙。先天缺失牙可能系遗传因素引起，也可能在胚胎发育阶段因牙胚发育障碍而造成。先天缺失牙的后果取决于缺失牙的数目。如多数牙缺失，将使牙槽突生长不足，不但影响口面部美观，同时影响发音及咀嚼功能。多生牙常引起牙列拥挤和牙齿错位，多生牙的存在常合并严重的𬌗干扰，可造成下颌运动障碍及𬌗关系紊乱。

(3) 舌形态异常 舌形态及舌肌功能压力与牙弓大小及形态密切相关。巨舌症可使牙弓、尤其是下牙弓异常宽大，出现大量散在间隙。下前牙被推向前造成反𬌗，舌体常伸出于上下前牙之间可造成开𬌗畸形。小舌症因舌体过小，不能构成对牙弓的正常功能压力，致使颌骨宽度发育不足，牙弓狭窄。

其他非遗传先天因素引起的错𬌗畸形有先天性梅毒引起的特异性牙颌异常，以及因营养代谢及内分泌紊乱造成的𬌗及颌骨的发育障碍。

三、错𬌗畸形的后天因素

(一) 全身性疾病

某些急性或慢性疾病，如发生在儿童时期正值牙颌器官处在生长发育阶段，可能造成发育障碍而产生错𬌗畸形。

1. 急性或慢性传染病 某些急性传染同如麻疹、猩红热等。因出现体温异常增高，可影响正常的牙齿钙化过程，造成牙釉质发育不全，甚至影响颌骨的正常发育。慢性消化不良和结核病等为长期消耗性疾病，机体的营养状况不良，也影响颌骨的正常发育和牙齿的萌出替换，从而造成错𬌗畸形。

2. 内分泌紊乱

(1) 脑垂体功能异常 脑垂体功能不足时可产生侏儒症。患儿全身发育均受影响：身材矮小，骨骼发育迟缓，下颌骨发育不足，牙弓狭窄，替牙过程延迟，恒牙发育不良，牙体小而牙根短。而脑垂体功能亢进如发生在骨骺融合之前，可出现巨人症；如发生在骨骺融合后，则出现肢端肥大症。下颌异常增长呈粗大而前突，可成开合和下颌前突,因舌体增大而造成下牙弓宽大有散在牙间隙。

(2)甲状腺功能异常　甲状腺功能不全时,患者呈伸舌样滞呆,发育迟缓,肌张力低下,可能出现各种牙颌异常,如牙弓挟窄、牙列拥挤、替牙迟缓、恒牙及颌骨发育不良等;甲状腺功能亢进,如发生在儿童期,可使骨骼发育加速、牙齿早萌。

3. 营养不良性疾病　营养不良常导至维生素缺乏,维生素 D 缺乏可引起佝偻病,造成骨骼新陈代谢紊乱。颌骨发育亦受影响,可见上颌骨狭窄,腭盖高供,上前牙前突拥挤及开𬌗等畸形。由于骨质松软而缺乏支持力,在咀嚼肌的作用下,造成下颌骨变形,下颌角大,下颌体长,而升支高度不足,形成特有的口腔形态异常。严重的维生素 C 缺乏可引起坏血病,牙龈易出血并水肿。影响造牙本质能力,牙槽骨萎缩,造成严重的牙体及牙周病变,成为牙齿畸形和错位的原因之一。另外,维生素 A 缺乏可引起釉质发育不良及牙齿萌出迟缓。维生素 B_2 缺乏除可引起牙槽嵴萎缩外,可能与后代发生腭裂有关。

(二)乳牙期及替牙期障碍

乳牙期及替牙期障碍,是导致错𬌗畸形的常见局部因素,而这些障碍的发生,常与龋病的存在与发展密切相关。

1. 乳牙早失　乳牙在正常替换前因龋病、外伤或其他原因而丧失,称为乳牙早失。乳牙早失常引起继替恒牙的错位,且会使局部的牙槽骨缺乏足够的功能刺激而发育不足。乳牙过早丧失,继替恒牙尚未萌出,缺隙可被邻牙部分甚至全部占据,以致日后恒牙错位萌出或埋伏阻生。如下乳尖牙早失,可致下切牙舌侧移位,造成前牙深覆盖;乳磨牙早失可使恒尖牙及双尖牙萌出时间隙不足,尤其当第二乳磨牙早失时,可使第一恒磨牙向近中倾斜移动,造成牙弓长度不足。乳牙多数早失时,患者咀嚼功能低下,为获得较多的功能性合接触,患者常向近中或侧方移动下颌,日久可成习惯并最终导致反合或下颌偏斜。

2. 牙齿萌出次序异常　在正常情况下,上牙弓的萌出顺序为:第一恒磨牙,中切牙,侧切牙,第一双尖牙,第二双尖牙,尖牙,第二恒磨牙及第三恒磨牙;下牙弓的萌出顺序为第一恒磨牙,中切牙,侧切牙,尖牙,第一双尖牙,第二双尖牙,第二恒磨牙及第三恒磨牙;在通常情况下,下颌牙齿要比上颌同名牙齿萌出早些,如果萌出顺序发生变化,也可以造成错𬌗畸形,如上第一恒磨牙在下第一恒磨牙之前萌出,有可能构成远中错𬌗。

3. 乳牙滞留　乳牙在正常替换期过后仍残留在口腔内不脱落,称为乳牙滞留。乳牙滞留的原因大多因龋病而牙髓失活,牙根的正常吸收因破骨细胞的作用减弱而迟缓,甚至与齿槽骨之间发生粘连。由于乳牙滞留未脱落,继替恒牙可能错位萌出，也可能埋伏阻生。从而造成牙齿排列及咎关系的紊乱。

4. 恒牙早失　恒牙因某种原因过早拔除或丧失。而又未能及时得到修复时，很易发生邻牙向缺隙倾斜。对咎牙伸长以及牙弓出现散在间隙等现象，尤其当第一恒磨牙早失时常可出现很多不良后果。

5. 乳尖牙磨耗不足　由于功能性磨耗不足，可使乳尖牙明显高出咎平面，当上下牙弓咬咎时，上下乳尖牙可能发生早接触而引起创伤咎，为下避免疼痛刺激，患儿常使下合向前或向侧方移动，日久即可形成的牙反咎或功能性下颌前突。

(三) 口腔不良习惯

口腔下良习惯种类很多，在错咎畸形的病因学上占有重要地位，其中若干不良习惯导致骨骼、肌肉及牙齿各方面的改变，在错咎畸形的形成上起着重要的作用。

1. 吮拇和吮指　吮拇和吮指与口腔肌肉活动有密切关系。这种习惯动作在幼儿中很常见，以至有人认为属正常现象。Foster 对 2～5 岁儿童的研究中发现 33％的儿童吮拇或吮指；Buttner 研究中发现 55.4％的 6 岁儿童和 16.6％的 11 岁儿童仍有吮指活动。一般认为 2 岁以前的吮拇指和吮指不属口腔不良习惯，如此动作持续至 3 岁以后就有可能造成不良后果。

首先，拇指如长期经常置于上下切牙之间，上下前牙受压可能形成前牙开咎。长期经常的吸吮动作势必增加颊肌对牙弓的压力，造成牙弓狭窄和腭盖高供，上前牙拥挤前突，前牙深覆盖，开唇露齿等。吮指动作时手指有压下颌间后的作用力，日后可形成远中错咎(图 27-1)。

2. 咬物习惯　咬物习惯最常见者为咬铅笔及啃指甲，另外尚有咬衣角，被角及枕角等。因咬物常固定于某一部位，因而常可造成该部位的小开咎。有些患儿咬衣物时习惯于用前牙咬住而手抓紧衣物向前用力撕咬，可使上前牙唇向倾斜而造成前牙深覆盖。

3. 唇习惯　在理想的上下唇关系中，其垂直距离应随着唇肌放松时，上下唇自然地合拢在一起，唇线水平大约在上切牙牙冠的中间，上下唇的前后关系是上唇略前于下唇，且下唇通常在上切牙的唇侧。下唇在功能运动和控制切牙位置上所起的作用比上唇要大，在

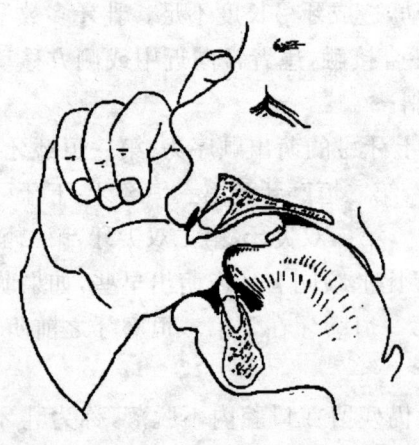

图 27-1　吮指习惯对上下颌骨及舌的影响

行使正常功能如吞咽、说话时，下唇对下切牙可产生明显的压力，因此切牙的最终位置在很大程度上取决于唇的姿势和功能状态。

(1)咬下唇习惯　长期经常咬下唇可打破上下唇正常的垂直关系和前后关系。也改变了上下唇与上下切牙的位置关系，其所产生的异常肌力将导致严重的错𬌗畸形。上前牙舌侧受下唇的推力而发生唇向倾斜或产生散在间隙。同时下切牙唇侧受下唇的异常压力而舌向倾斜，并造成拥挤，上下前牙距离增大，形成前牙深覆盖，上唇短缩，开唇露齿和下颌后缩。

(2)咬上唇习惯　不如咬下唇习惯者常见，其习惯动作是以下前牙咬于上唇的前部，产生的异常肌力及引起错𬌗的机理与咬下唇者正好相反，可造成上前牙舌倾，下前牙唇倾，前牙反𬌗，下颌前突及近中错𬌗。

4. 舌习惯　儿童如患有慢性咽喉疾病如慢性扁桃体炎、慢性喉炎等。为减少咽喉部不适感并保持呼吸道通畅，常把舌前伸置于上下前牙之间。替牙期儿童常用舌舔已松动的乳牙或初萌恒牙，日久均可形成舌习惯。如儿童原来即因吮拇等造成开𬌗畸形，由于开𬌗隙的存在，舌体亦习惯于伸向开𬌗隙，形成所谓继发性吐舌习惯。舌习惯的危害大多是引起开合畸形，有时因舌肌对切牙舌面的压力增大，可造成前牙唇倾并出现散在间隙；伸舌习惯常伴有下颌前伸动作，故除因舌肌的垂直压力造成前牙开𬌗外，也可能形成下颌前突。

5. 异常吞咽习惯　在正常吞咽动作中，上下牙闭合，舌体位于牙弓之内与牙齿舌面和上腭接触，同时唇颊肌收缩与舌肌协同动作，使牙弓处于动力平衡中，当有异常吞咽习惯时，患者常因咽喉部疾患而在吞咽时将舌伸向上下前牙之间，以减少咽部的压力，致使上下牙弓在吞咽时不能闭合，唇和颊的肌力对牙弓的压力明显小于舌体对牙弓内侧的压力，使牙弓内外失去动力平衡(图 27-2)。这样除造成前牙开𬌗畸形外，下颌因降颌肌群的收缩力被牵向后，可发生下颌后缩畸形。

6. 口呼吸习惯　当儿童患有鼻中隔偏曲、鼻甲肥大、腺样体或扁桃体肥大等疾患时，均可引起呼吸道不通畅。正常的鼻呼吸发生困难，自然而然地改为口呼吸，口呼吸时下颌下垂，舌体同时被牵引向下，则上牙弓内侧失去舌的正常压力，在颊肌的长期压力下，造成腭盖高拱，上牙弓狭窄，上前牙前突，而下颌通常因张口而处于后退位，日久可造成下颌后缩，前牙深覆盖。长期口呼吸使上下唇不能闭口，造成上唇短缩外翻，开唇露齿等畸形。

7. 夜间磨牙习惯　一般发生于夜间睡眠时，偶尔在清醒时亦有磨牙动作，是一种非功能性的下颌运动。磨牙时咬𬌗力很大，可使牙齿过早地出现严重的磨耗，并可诱发牙周病，从而对牙齿形态和位置产生不利影响。

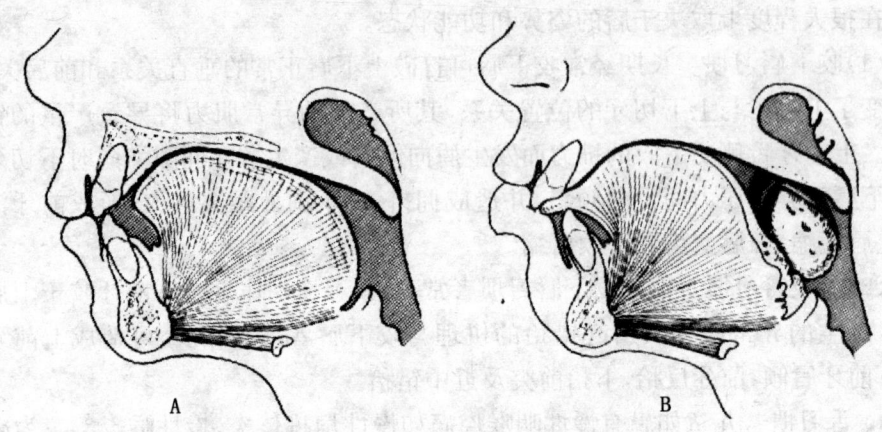

图 27-2　A. 正常吞咽时舌体的位置
B. 因扁桃体肥大引起异常吞咽动作时舌体的位置

8. 偏侧咀嚼习惯　偏侧咀嚼大多是由于一侧后牙有龋病性疼痛或因龋病造成牙体大部损,甚至使乳磨牙或第一恒磨牙早失,因而使患儿仅用健侧行使咀嚼功能,日久即成固定习惯,即使原始病因消除后,亦难以自行克服。偏侧咀嚼时下颌向健侧偏移,造成健侧后牙对𬌗或反𬌗。下中线亦偏向健侧,同时因下身向健侧旋转,使健侧形成远中错𬌗。而废用侧形成近中错𬌗。咀嚼侧牙齿磨耗较多,而废用侧缺乏磨耗,且因废用而使口腔卫生状况恶化,常可见废用侧有大量牙垢和牙石存在。是为偏侧咀嚼的证据;另外,因下颌偏斜和两侧肌肉活动的不平衡,可出现颜面形态发育的不对称。

(四) 其他局部因素

1. 外伤　颌面部的外伤常可导致错𬌗畸形的形成,乳牙外伤除了对乳牙本身造成损伤或早失外,常可使恒牙胚受到撞击而造成发育异常,日后可表现为形态变异或埋伏、易位及错位萌出。恒牙外伤可致恒牙移位,牙冠缺损或恒牙早失,造成牙间隙及邻牙的倾斜移位,严重的口腔颌面部损伤可造成上下颌骨骨折,下颌移位,颞下颌关节疾病,软组织损伤及牙齿的缺损丧失,产生严重的颜面畸形和𬌗关系紊乱。

2. 龋齿　龋病作为错𬌗畸形的病因之一,它主要造成牙齿的早失所引起的不良后果。乳牙和恒牙早失对𬌗的影响已如上述。另外,龋病也是造成某些不良习惯如偏侧咀嚼的原始病因。

3. 牙周病　牙周病时因牙齿支持组织的持续损害和破坏,致使牙齿失去正常的支撑。因而在口腔功能压力,尤其是肌肉力量作用下发生渐进性移位,常见上下前牙唇向倾斜,并出现大量散在间隙,严重的牙周病常是恒牙丧失和齿槽骨吸收的重要原因。

4. 肿瘤　口腔颌面部肿瘤也可引起错殆畸形,颌骨的良性肿瘤可引起颌骨形态变异和牙齿移位。恶性肿瘤的危害更大,常因手术疗法而将颌骨部分,甚至大部切除。造成严重的颌面缺损,给面容和功能带来极大的损坏。在这种情况下,只能以保存患者生命为主要目的。

5. 不良修复体　不良修复体可构成错殆。

6. 上唇系带附丽异常　幼儿的上唇系带比较宽,且可能与切牙乳头相连接,故上中切牙初萌时可能有间隙。但随着儿童的生长发育,上唇系带逐渐萎缩,其中的纤维束可消失,上中切牙即可靠拢。成年后上唇系带通常上于龈缘上方 3 mm 处,如儿童上唇系带不萎缩纤维束仍存在,检查时牵动上唇可见切牙乳头被牵动而发白,此时上中切牙如已完全萌出,则很难自行消失。但必须指出,替牙期上中缝的存在可能有其他原因,如侧切牙牙胚压迫中切牙牙根。使中切牙牙冠向远中倾斜造成上中缝的存在;上切牙唇倾时亦可出现中缝;有时上中切牙间有多生牙存在,则上中缝的出现更为明显。所以上唇系带的附丽异常下是上中缝存在的唯一因素,当不能对病因作出明确判断寸。不要急于进行而唇系带的修整手术,可以等待上尖牙萌出后再作决定,以便在生长期为上中缝的自然关闭提供最大的机会。

引起错殆畸形的因素可错综复杂,一种因素可以同时影响骨骼、肌肉及牙齿,不但引起形态变异,且可造成功能异常。多种因素也可能同时作用或先后作用,引起一系列牙颌面的改变。原始的动因固然重要,但对错殆畸形的产生所起的影响,常是由于这些原因引起对牙齿、肌肉、骨骼各方面造成的一连串作用的综合结果。

第三节　错殆畸形的临床表现

牙齿相对"理想殆"的偏离或变异,并且导致功能和美观上的障碍,虽然严格的讲应该为上下颌骨关系的偏离,但临床上通常我们仍称为"错殆"。它常分为牙弓内或牙弓间的变异。大多数个体具有牙弓内或牙弓间的变异,甚至两者的结合。

(一)牙弓内的变异

1. 牙齿萌出位置的变异　牙齿萌出位置变异的直接结果是导致拥挤、间隙、阻生、牙齿缺失等特征。

2. 易位　两个牙齿交换位置萌出,例如上颌尖牙与第一前磨牙。

3. 异位　牙齿萌出偏离正常的途径。多见于上颌尖牙和第一磨牙。

4. 阻生　牙齿萌出时受到邻牙或多余牙等机械外力的影响而不能萌出。

5. 拥挤　描述牙弓内个别牙齿位置的偏离或不同因素结合所造成参差不齐、重叠的现象(图27-3)。即牙量超过可用间隙。

6. 间隙　用来说明与拥挤相反的概念术语,牙齿之间存在空隙(图27-9)。间隙可能是广泛性或局部性的。

7. 中切牙间间隙　位于上颌中切牙之间。偶尔位于下颌中切牙间。随生长发育,间隙可能会闭合。这种间隙也可以称为"生理性间隙"。

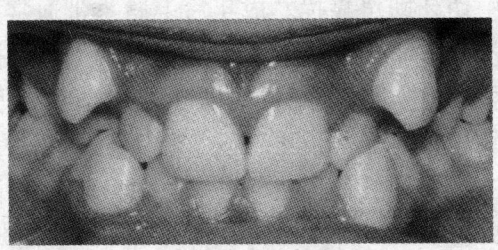

图 27-3　牙列拥挤

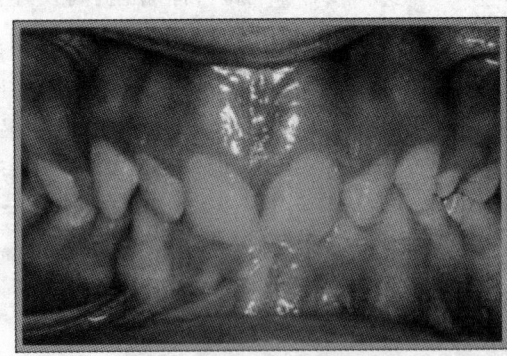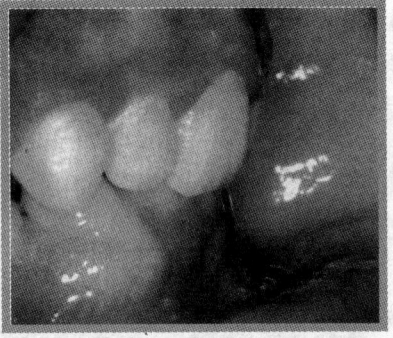

图 27-4　深覆𬌗

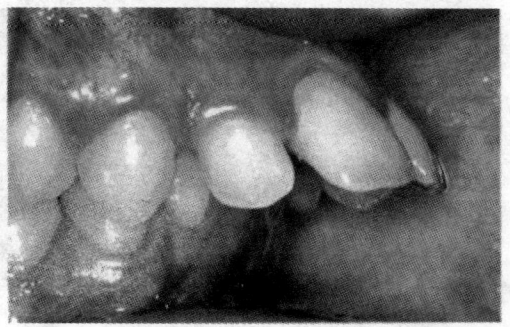

图 27-5　上颌前突"暴牙、哨牙"

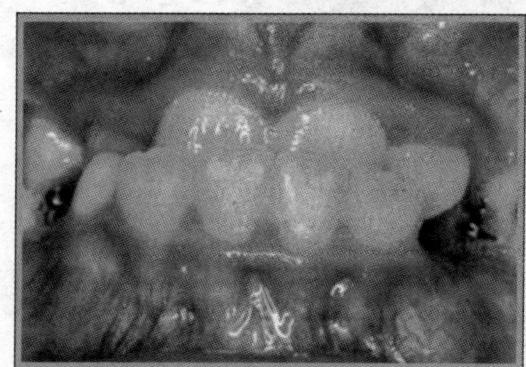 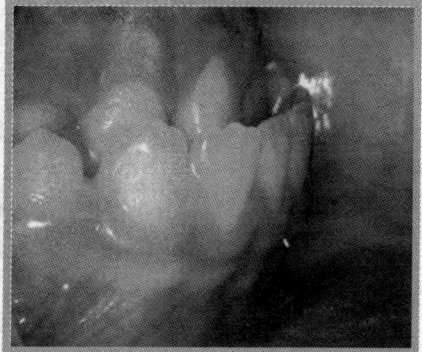

图 27-6　反𬌗(地包天)

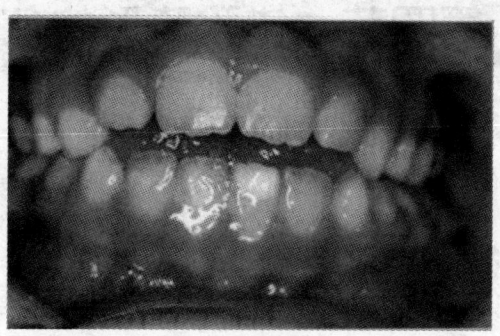

图 27-7　开𬌗

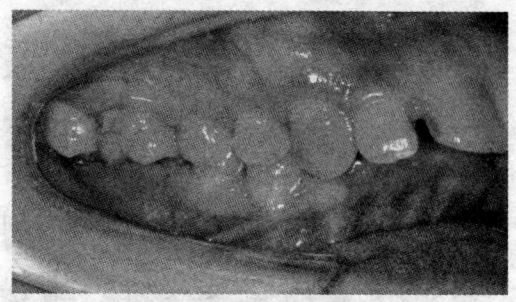

图 27-8　锁𬌗

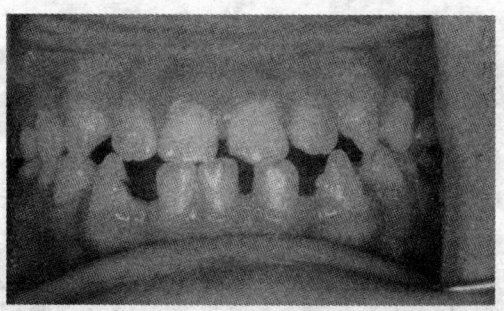

图 27-9　牙间隙

第四节　错𬌗畸形的危害

错𬌗畸形对口腔及全身健康有以下影响：

(1)对口腔健康有害　牙齿拥挤错位，刷牙时不易清洁，使食物残渣长期滞留在牙间隙、牙龈边缘等处，容易发生龋病(虫牙)、牙结石(牙垢)、牙龈炎(牙龈出血)等，严重的可发展为牙周病，造成牙齿松动。错位的牙齿常常咬𬌗不正常，容易引异常，使面部肌肉容易疲劳，还可引起颞下颌关节疾病，使张闭口时关节发出弹响声，时间久了还会引起疼痛等症状。

(2)影响口腔正常功能　开𬌗、反𬌗、锁𬌗等，能降低咀嚼功能。前牙稀疏、前牙开合、深覆盖等影响发音功能，使有些音发不准确。严重下颌后缩能影响正常呼吸，严重下颌前突可造成吞咽异常(图27-4～图27-8)。

(3)影响容貌美观 如牙齿不整齐，开唇露齿以及由于上颌前突、下颌前突、下颌后缩、长面型、短面型等引起的面部不协调等，均能影响面容的美观。使选择职业:社会交际等受到影响。有的儿童思想负担沉重、有自卑感。可见，错𬌗畸形对儿童青少年的心理健康也有不利影响。

(4)影响口腔及面部发育 错𬌗畸形发生在儿童生长发育过程中，如不及时治疗，就会影响儿童口腔及面部软硬组织的正常发育。例如前牙反𬌗，妨碍了上牙列和上颌骨向前正常发育。同时，上牙列又推动下牙列过分向前伸，面中部就凹陷下去，下颌明显前突，从侧面看，面形呈月牙形，俗称"地包天"。

(5)影响全身健康 由于错𬌗畸形使咀嚼功能降低，食物咀嚼不充分，会增加胃肠的负担，时间长了会引起消化不良或胃肠疾病，影响营养的吸收，有损身体健康。

(6)影响心理健康 在追求正畸技术进步和水平提高的目的时，一般倾向是容易忽略患者的需求和期望。牙齿引人注目的缺陷可能使患者在社会交往中处于不利地位。正如我们希望得到周围的人喜欢、尊重和有修养一样，注视一个人的身体外观是人普遍的特性。大多数个体非常注重个体的外貌，特别是面部形象，而牙齿在面部外观中占着重要地位。而衣物或化妆品仅仅起到一种修饰或掩盖作用。不可能使用衣物或化妆品来掩盖住个体面部外貌形态。如果对牙齿外观形态不满意，个别患者可能通过对社会消极反应，或通过损害自己的自尊心来安慰自己。

所以，对于错𬌗畸形要引起足够的重视，做到早预防，早治疗，这不仅有利于儿童的正常发育，而且有利于防治龋齿、牙周病，有益于口腔健康。可见错𬌗畸形不仅是指牙齿的错位和排列不整齐，还包括了由牙颌、颅面之间关系不协调而引起的各种畸形，它既影响面貌的美观，又影响口腔的功能，甚至还会影响身心健康。

(吉　利)

第28章 颅面系统的生长发育

了解儿童青少年颅面系统的生长发育特征,是口腔正畸学科最基础的内容,掌握好颅面系统的生长发育特征不但可以帮助错殆畸形的诊断,重要是在确定错殆畸形的矫治时机,制定出最佳治疗计划和方案,指导临床正畸口外牵引力使用,功能矫治器及固定矫治器的选择。

第一节 颅骨的生长与发育

正畸研究或治疗中需要注意的颅面部生长,主要是指面部骨骼和肌肉的生长。面部由于生长而增加,使其向下、向前逐步远离颅基底,因此面部生长具有非常复杂的机制,包括下颌、面中部、颅基底等。这些生长是同时发生的,整个生长型导致它们之间相互作用。如果希望能具有正常面部型,它们之间必须相互协调,任何与协调的、正常面部形态的微小偏离均会导致明显的不调。不同的系统在生长时间和速率上具有不同的生长型,总共有四种生长型曲线,即神经型、淋巴型、性器官型和一般型。它是由 Scammon(1930)最早进行研究。它提出了神经组织、淋巴组织和全身脏器系统的生长曲线。与正畸密切相关的类型是神经型和一般型。

颅骨生长重叠图中每一条曲线,代表1~18岁期间颅骨每年的生长量,而每一条曲线所表达的是500名个体在同一年时间内的平均生长量。运用这个重叠图可以分析计算面部尺寸的年生长量,预测面部在某一年期间的形态和体积。重叠图显示了面部生长向下、向前方向的趋势,但这是错误的诱导,因为资料是来源于许多个体的平均值,而单一个体的生长类型需要长期、每年的生长资料来证实。尽管许多个体的生长与重叠图中平滑生长类型曲线相近,但对于某个个体而言,可能存在一定程度偏离。种植体研究表明:两个个体间髁突的生长轮廓和生长方向不同,患者间生长变异范围较大。

生长期间颌骨将发生旋转,旋转方向可能向前或向后大约15°以上,颌骨表面发生重建,下颌角发生改变,骨骼轮廓在相反方向发生重建。

颅基底的原发性软骨生长和长度对颌骨关系非常重要,面上部骨骼通过关节与颅窝前部相关连,而下颌骨通过颞下颌关节,与颅窝中部相关连,因此颅基底在确定上下颌颌骨关系中起重要作用,例如,Ⅱ类骨型常常与长颅基底相关,导致下颌相对上颌而言处于后退位,过短的颅基底常常与Ⅲ类骨型相关。同样的道理,颅基底形态也影响到颌骨关系,例如较小的颅基底角常具有Ⅲ类骨面型,较大的颅基底角常具有Ⅱ类骨型。

在软骨生长中,特别是蝶-枕软骨联合的生长,对儿童时期颅基底的生长影响较大,它一直持续到15岁,大约在20岁左右融合。蝶-枕软骨联合的前后向生长和重建,使颅中窝增大;并伴随着颅骨内壁的吸收和外壁的沉淀,这种重建也使颅前窝增大和增加,它使上颌相对于下颌向上、前生长,面部的深度和高度增加。蝶-枕软骨联合位于颞下颌关节的前面,颅前窝的后面,因此蝶-枕软骨联合的生长将影响到整个面部骨型的生长,在正畸临床中有非常重要的意义。蝶-枕软骨联合的生长使颅基底的长度增加,蝶-枕软骨联合的融合时间大约是在青春快速期间,而蝶-筛软骨联合的融合时间大约在6~7岁之间。

第二节 颌骨生长与发育

一、上颌骨的生长发育

上颌骨由第一鳃弓和额突发育,膜内骨化而来。正畸需要特别注意上颌骨和前颌骨的牙列和齿槽骨。然而面中1/3骨骼结构复杂,包括腭骨、鼻骨、犁骨、颧骨和筛骨。上颌复合体(上颌骨和周围骨骼生长发育的影响)的生长,一部分是由于骨缝生长所导致的移位,一部分是因为游移和骨膜重建,它的生长型同时受到三种生长机制的影响。

(一)长度增加

1. 上颌骨骨缝骨化形成骨骼过程使上颌向前、下移位,上颌前、后向的增长是由于上颌结节的骨骼表面沉淀,牙弓长度也相应增加。上颌骨后面骨骼的向前、下生长、上颌向前生长、导致上颌骨前、下方移位。骨缝生长迫使颧骨下降,包括体积增长和改建。在面上部,筛骨和鼻骨通过前部骨骼的表面沉淀而向前生长,后部包括骨内空腔内面的相应重建,以维持它们的解剖形态不变。鼻中隔软骨的生长移位推动上颌向前。

2. 上颌骨的改建包括上颌结节后壁骨沉淀,使上颌骨骼后区长度增加。上颌结节后区表面的沉淀和内面的吸收,导致皮质骨板向后方的游移、翼腭窝和翼腭缝向后移位,以及空腔间隙的增大。上颌颌骨后区的延长,以及上颌"原发性移位",使上颌向前移位,上颌向前移位的量与后区增加量相等,上颌长度延长增加了张力,它与骨缝的生长张力相适应。

3. 由于颅中窝的生长,上颌、前颅基底、前额、颧骨向前移动。这个过程导致上颌的"继发性移位",它是一种被动性移位,是由于颅中窝扩张的结果,而不包括上颌本身的生长过程在内,继发性移位的程度与颅中窝向前扩张的程度相一致。尽管骨骼整体向前移位,但上颌前面的吸收将维持犁状窝和颧弓的凹面形态。

(二)高度增加

1. 齿槽骨和牙齿垂直向生长使上颌骨向下生长。

2. 硬腭向下的游移。通过骨骼下面(腭穹隆表面)的骨质沉淀和硬腭上面骨骼(鼻骨和上颌窦的底壁)的骨质吸收而使腭向下改建,这种改变也与骨骼体积增加所导致的向下移位有关,随之骨缝被完全充填。

3. 前颅基底、鼻中隔的向下、前生长,也可以使颌骨高度增加。

(三)宽度增加

1. 面中部的侧向生长主要通过上颌骨两腭突部分的分离移位而进行,腭中缝之间有骨质沉淀。当面部中份体积增加时,内面骨质的改建使窦腔和鼻腔增大。

2. 上颌骨侧面和前面表面沉积改建,它在体积增加的同时,使颌骨宽度增加,且仍能维持整个骨骼的形态。

女性约在15岁,男性在17岁左右,上颌骨将停止生长。

二、下颌生长与发育

下颌骨是膜内骨化,它与Mickel'软骨相关,但并不是由其发育而来。

(一)髁突生长

下颌最重要的继发性软骨是髁突软骨,继发性软骨不是生长中心,髁突的生长受到遗传的控制,推动下颌离开颅骨向下、前生长,但髁突软骨的生长发育需要下颌的正常生长。而另一部分学者认为与原发性软骨相比,髁突软骨更类似骨膜生长,这种生长本身继发性的使下颌向下、向前。另外的争论是髁突生长控制是受周围肌肉的影响,特别是翼外肌作用,而不是髁突本身。如果下颌长度和与上颌以及面部骨骼关系正常,则髁突软骨需要正常生长。但髁突对下颌的真正作用目前并不十分明了。下颌的大部分生长是骨膜的活动,是对附着在下颌的肌肉功能的需求反应。当下颌前部随髁突软骨生长而向前移位,骨膜重建将维持下颌的形态,喙突和下颌角是肌肉活动结果,是对颞肌、翼内肌、咬肌发育和存在的反应。齿槽骨的发育取决于牙齿发育和位置,婴儿不存在齿槽骨、拔牙患者齿槽骨被吸收,齿槽骨生长与牙齿发育保持一致,牙齿因正畸而移动,齿槽骨将随之发生改建。

髁突生长的程度受到外界因素的影响,例如正畸治疗的影响。髁突软骨受炎症或疾病的影响而受到破坏,将导致面部畸形,或下颌长度生长的失败。

与前面所述向相反,髁突并非完全受到下颌骨生长的支配,也不受"生长场"内"控制中心"的直接控制,仅仅是局部控制作用。髁突软骨层的意义在于:由于它与颅底是以关节形式相连接,并产生应力,而软骨又是一种典型的具有适应应力的组织。

下颌向下、向前的移位是生长过程中一个重要方面,以前理论认为:由于髁突的生长,对关节窝的压力导致下颌移位,使关节离开关节窝而避免接触。即使两侧关节移位,下颌仍然能保证处于正确的位置。目前生长理论认为:它是周围软组织增大的结果,而髁突的生长是一种继发性适应行为,是为了重建下颌移位后与颞下颌关节的关系。

(二)升支改建

升支的前缘主动吸收,后缘骨质沉淀增生,使升支向后游移。牙弓后部长度增加,下颌向前移位。伴随齿槽骨的生长,升支高度也增高。

(三)下颌生长

下颌生长停止的时间比上颌迟,平均时间女性约在17岁,男性大约在19岁。

1. 下颌长度生长　上颌牙弓是一个与下颌相适应的特殊结构,在下颌水平部分改建时,上颌也向后相应增长同样的量。同样下颌向前移位与上颌原发性移位的量相等,升支通过前缘吸收而改建,使下颌体延长。

2. 下颌高度生长　升支向后的生长或改建;髁突向后、上生长使高度增加。并且与下颌移位保持同步,这意味着下颌不仅仅向前方,也向下方移位(原发性移位)。

3. 下颌宽度生长　下颌宽度生长主要依赖下颌体部和升支的表面改建,即骨骼表面骨质沉淀,而骨骼内侧的吸收;并维持下颌骨形态。同时"V"型生长原则在下颌颌骨的生长中起作用,使下颌颌骨宽度增加。

第三节　牙与𬌗的发育

出生前牙齿的大小、位置、发育次序不同、性别差异都很明显,婴儿𬌗垫关系并不能确定恒牙列的𬌗关系。乳牙𬌗比恒牙𬌗相对稳定,其萌出时受到肌肉的功能性调控,使乳牙𬌗不断发生改变,适应颌骨生长与𬌗磨耗。牙齿在牙冠未形成前无法进行萌出移动,牙齿形态大小在很大程度上是由基因所决定,牙齿发育不全,迟萌及过小牙之间存在一定关系;多生牙比先天性缺失牙发生率要低,且多见于男性。

牙弓随年龄的变化而改变,以便适应牙齿的发育,而非颌骨生长。牙弓弧形长度在替牙晚期和恒牙早期降低。第二乳磨牙远中面关系是恒磨牙初始建𬌗的决定性因素,但以后𬌗关系的改变,却是颅面骨生长发育、龋齿、乳牙脱落、肌肉习惯和其他因素共同作用的结果。

一、乳牙列与𬌗的发育

完整的乳𬌗,大约在2.5岁时建立,直到6岁时乳牙开始脱落,后继恒牙开始萌出结束,这段时间称为乳牙𬌗时期。乳牙萌出和替换时间见表28-1,乳牙发育时间见表28-2。

表28-1　乳牙萌出和替换时间

牙齿部位	萌出时间(月)	替换时间(年)	牙齿部位	萌出时间(月)	替换时间(年)
上颌			下颌		
Ⅰ	7.5	7.5	Ⅰ	6	7
Ⅱ	9	8	Ⅱ	7	8
Ⅲ	18	12	Ⅲ	16	12
Ⅳ	14	10.5	Ⅳ	12	10
Ⅴ	24	11.5	Ⅴ	20	11

表 28-2 乳牙发育时间表

乳牙牙位	开始钙化（出生后：周）	牙冠完成（出生后：月）		牙根完成（出生后：年）	
		下颌	上颌	下颌	上颌
A	14	2.5	1.5	1.5	1.5
B	16	3	2.5	1.5	2
C	17	9	9	3.25	3.25
D	15.5	5.5	6	2.25	2.5
E	18.5	10	11	3	3

（一）乳牙大小与形态

乳牙大小与形态很大一部分由遗传因素决定。男孩的乳牙宽度一般比女孩稍大，但在恒牙列阶段不存在性别差异。乳牙与恒牙牙冠近远中宽度的相关性较低，乳牙牙冠的大小并不能作为恒牙近远中直径的预测标准。如果需要，也仅仅只能作为一种参考。

（二）牙弓形态

大部分乳牙弓都呈卵圆形，相对于恒牙弓而言，其变异性要小。而且整个乳牙弓的牙间间隙随着年龄的增长而逐渐减少，出生时乳牙弓的宽度已足够容纳乳牙。发育早期，舌对牙弓形成起着某种重要作用，但这种作用随着年龄的增大而逐渐消失，取而代之的是𬌗关系的建立。在此过程中随着切牙的萌出以及哺乳的停止，唇肌活动越来越活跃。从出生至12个月，牙弓前段有轻度增加，此后几乎没有改变。而后牙区直径的增长速度比前牙区明显要快。牙弓三维空间的增加与乳牙的萌出有关。

（三）间隙

大多数乳牙列发育正常的儿童，在乳牙列后期，乳牙牙弓前部常常出现广泛性间隙，但并非所有儿童的乳牙牙弓均出现间隙。这种间隙尤其是在上颌乳尖牙的近中和下颌乳尖牙的远中特别显著，间隙平均宽度在上颌大约是2.6 mm左右，下颌是1.1 mm左右。由于它常出现于低等灵长类动物的口腔内，因此又称此间隙为"类人猿间隙"或"灵长类间隙"（primate space）。这种间隙不随生长发育而增加，但对于恒牙列期牙齿萌出后的排列或𬌗关系的建立起着重要作用（图28-1）。

乳牙列间隙的出现，是由于颌骨增长和恒牙胚发育的结果，间隙出现有利于恒牙萌出和排列，但并非牙弓不出现间隙，牙齿就一定出现拥挤；如果颌骨增加的量和恒牙萌出时间相协调，恒牙也一样可以排列整齐。

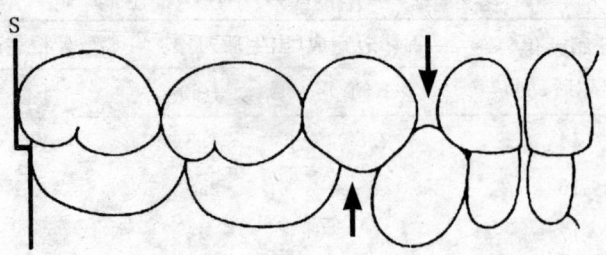

图 28-1　↑↓所示为灵长类间隙　S：磨牙终末平面

(四)殆关系变化

儿童出生后,当龈垫接触时,下颌龈垫处在上颌龈垫的后方,颌骨运动时,龈垫前部没有接触。当乳牙萌出,齿槽骨随之生长发育而形成,不仅在垂直方向,而且在前后和水平方向明显增加。随着第一乳磨牙的萌出,三维殆关系开始得以建立。在 6 岁左右及随着第一乳磨牙的萌出,颌骨体积增加很快,以后生长速度随之下降。乳牙全部萌出及三维殆关系的建立大约在 2～2.5 岁。

在 3～6 岁乳牙功能性期间,乳牙牙弓比较恒定,牙弓呈现半圆周状,牙弓在垂直方向上持续生长。垂直状态下第二乳磨牙远中邻面(终末平面)平齐,直至第一恒磨牙萌出,后者通常被诱导至"尖-对-尖"的关系。这种关系对于食粗糙食物的人群而言是正常的。因为他们存在着正常生理性乳牙磨耗。这种生理性乳牙磨耗可去除牙尖干扰,从而使生长速度较快的下颌能更自如的处于前伸位置。

随着年龄的增长,由于颌骨生长的结果,一般情况下在乳牙初期深覆殆可得到纠正。但是伴随颌骨的成熟,乳牙列的垂直向覆殆关系却在逐步降低。

(五)正常乳牙列的合特征

乳牙列时期,由于儿童生长发育,殆关系将发生一系列改变。

(1)2.5 岁到 4 岁殆特征　①牙弓呈卵圆形态;②前牙轴倾度几乎接近垂直;③牙齿排列紧密无间隙;④上下颌第二乳磨牙远中呈齐平终末平面;⑤上下颌第一乳磨牙呈 I 类磨牙和尖窝关系。

(2)4 岁到 6 岁殆特征　①前牙出现生理性散在间隙;②尖牙区存在灵长类间隙;③前牙浅覆殆,浅覆盖;④由于下颌第二乳磨牙前移,上下颌第二乳磨牙远中终末平面呈近中梯级;⑤切牙切缘与磨牙面出现磨耗;⑥前牙轴倾度微前倾,切牙可能呈对刃关系。

(3)正常殆磨耗的儿童,由于颌骨生长发育迅速,颌骨基骨宽度能容纳所有牙齿,因此乳牙列时期通常不会出现拥挤。

(4)常常将第二乳磨牙远中面的垂直向关系称为乳磨牙终末平面。由于下颌第二乳磨牙牙冠宽度大于上颌同名牙,所以在当乳牙列完成时,上下颌第二乳磨牙远中垂直向均处于同一垂直平面,下颌磨牙相对处于偏远中状态,这种状态下乳磨牙远中面的垂直向关系称为"齐平终末平面"。如果在后期下颌因生长不足,可能使磨牙维持于远中尖对尖关系。6岁以后,由于乳牙切缘或磨牙𬌗面的磨耗,下颌牙尖干扰去除,下颌生长加快,使下颌易于前移,此时下颌第二乳磨牙远中面位于上颌第二乳磨牙远中面的近中,此时的乳磨牙远中面垂直向终末平面关系称为"近中梯级"。恒磨牙在替牙后即可能成为中性关系,而如果下颌生长过多,则可能形成近中磨牙关系。如果儿童因牙齿邻面龋坏、吮指、造成上颌生长加快,上颌第二乳磨牙近中移动,使乳磨牙远中面垂直向终末平面关系成为"远中梯级"乳磨牙替换后形成轻度远中关系,如果下颌生长过少,则导致恒磨牙的完全远中关系,"远中梯级"几乎不可能形成中性磨牙关系。

乳磨牙远中面齐平终末平面关系,有利于恒磨牙中性𬌗关系的建立,而乳磨牙"远中梯级"或"近中梯级"关系,则有可能形成Ⅱ类或Ⅲ类磨牙关系,少数情况下也可以建立Ⅰ类磨牙关系。

二、混合牙列期

从乳牙列到恒牙列,中间经过混合牙列阶段。自第一恒磨牙萌出到最后一个乳牙被替换,是为混合牙列时期。时间大约在6岁至13岁之间,随个体差异而有所不同。此时期由于乳牙和恒牙同时存在于口腔,并且个体处于生长发育的快速时期,颌骨关系、牙齿和咬𬌗关系变化较大,可能会对正畸诊断产生错误诱导。必须慎重处理、密切观察咬𬌗变化,认真鉴别真性错𬌗与替牙期𬌗关系的暂时性改变,便于及时阻断错𬌗的发生与发展。

(一)牙弓间隙

1. 牙弓内间隙 当恒切牙萌出时,牙弓前段可出现间隙,这是因为①牙弓宽度轻度增加;②乳牙列中存在散在间隙;③恒切牙轻微唇向移动;④乳尖牙远中移动。这些间隙的出现对于尖牙、前磨牙正常萌出具有十分重要的意义,此后如仍有少量的间隙可提供给第一恒磨牙作近中移动,从而使𬌗关系得以调整。

2. 牙弓内间隙的作用

(1)用于排齐恒切牙 当恒切牙萌出时,可出现间隙,间隙存在可以为恒牙排齐提供空间。

(2) 提供尖牙与前磨牙萌出间隙　间隙的出现对于尖牙、前磨牙的正常萌出具有十分重要的意义。

(3) 磨牙𬌗关系的调整　当第一恒磨牙萌出时(可能出现典型的尖对尖关系)将逐渐调整改变为正常Ⅰ类磨牙𬌗关系。少量的间隙可提供给第一恒磨牙作近中移动,从而使𬌗关系得以调整。

3. Leeway's 间隙　尖牙萌出与乳磨牙的交替期间,由于第一、二乳磨牙牙冠宽度总和比恒第一、第二双尖牙宽度的总和大,在牙齿替换后牙弓内将出现间隙,在上颌每侧大约 0.8 mm,下颌大约为 1.7 mm,通常将此间隙称为"Leeway 间隙"(也译为离位间隙)。

目前对于牙弓周长何时、如何发生减小的问题还存在争议。有理论认为第一恒磨牙的萌出及近中游移,可能关闭 Leeway 间隙,使牙弓周长减小;而"转换"理论却认为乳牙间隙的关闭是由于恒切牙的萌出,牙弓周长实际上并未丧失。总之,Leeway 间隙的正确利用对于替牙期的矫治而言是关键性因素。另外值得注意的是,在后牙 Leeway 间隙的运用上,也需要考虑性别因素的差异。由于下颌牙弓周长丧失比上颌更为重要,因此下颌牙弓成为重点观察对象。

上颌在替牙期也会出现类似的现象,但情况不似下颌那样严重,因为上颌切牙的轴倾度比下颌切牙要大,且上颌周长没有缩短的趋势,所以在治疗中上颌牙弓的三维状态更易改变。

(二)混合牙列期暂时性错𬌗

1. 上颌恒中切牙萌出初期,由于上颌侧切牙牙胚压迫恒中切牙牙根,使恒中切牙牙更近中倾斜,而牙冠远中倾斜,在中切牙间形成间隙。当侧切牙萌出以后,间隙将逐渐消失。

2. 上颌侧切牙萌出初期,由于上颌尖牙牙胚压迫恒侧切牙牙根,使恒侧切牙牙根近中倾斜,而牙冠远中倾斜。当尖牙萌出以后,侧切牙牙冠将恢复正常。

3. 上颌恒中切牙、侧切牙萌出初期,可能出现轻度拥挤,这是由于恒牙牙冠比乳切牙牙冠宽,在乳磨牙替换期间,由于颌骨前部生长,拥挤牙齿会自行调整而排列整齐。

4. 上下颌第一恒磨牙建𬌗初期,磨牙为轻度偏远中关系。由于乳磨牙牙冠宽度总和比恒双尖牙牙冠宽度大,下颌第一恒磨牙将利用这个间隙向前调整,建立中性磨牙关系。

5. 由于恒前牙牙冠较长,同时后牙萌出不足,导致前牙出现暂时性深覆𬌗。以后由于磨牙区高度增加,双尖牙萌出,深覆𬌗将自行得到纠正。

(三)混合牙列的殆关系变化

恒磨牙关系调整:在混合牙列中,第一恒磨牙常能通过以下两种方式调整为Ⅰ类磨牙关系,①第二乳磨牙丧失后,第一恒磨牙近中移动;②下颌骨有向前生长发育的趋势。目前通过头影测量研究发现在替牙期殆的变化比过去认识更为复杂。如乳牙列磨牙的远中状态就有可能导致恒牙列的Ⅱ类关系。而如果此时伴有Ⅱ类骨型,那么就有可能加重此类殆关系。

如果仅有轻度的颌骨不协调,但牙弓中存在较多的 Leeway 间隙,那么牙列可自动调整至正常状态,有时效果甚至超过阻断性矫治。但是伴有严重Ⅱ类骨型的儿童,往往没有足够的 Leeway 间隙用来调整磨牙关系至Ⅰ类。所以在很大程度上,殆关系取决于骨型。但是我们却无法预测儿童的殆关系发展。

建立正常殆关系存在两个途径:从齐平终末平面、或从近中梯级到Ⅰ类磨牙关系,必须注意齐平终末平面也可以变化为其他咬殆关系,例如一个乳牙列期具有齐平终末平面儿童,如果存在中等程度的Ⅱ类骨型,且下颌牙弓周长不足,下颌牙弓内没有足够间隙允许磨牙前移去调整咬殆关系,在混合牙列后期,磨牙关系将变成Ⅱ类关系;或者由于双尖牙萌出而形成尖对尖磨牙关系,取决于Ⅱ类骨型的严重程度。第二乳磨牙的丧失,有利于牙齿调整,磨牙可能调整成Ⅰ类磨牙关系。

三、恒牙列的发育

恒牙发育与乳牙发育基本相类似。也是从牙板开始发育而来,恒牙牙胚位于乳牙牙胚的舌侧。当恒牙牙根开始形成时,牙齿在颌骨内开始殆向移动,这个过程包括穿破黏膜、牙龈裂隙和牙周膜的建立。牙齿临床萌出时间,大约是牙根发育完成最终牙根长度的 3/4 时候,一直到牙齿萌出建立咬殆,将这个阶段称为"功能前萌出阶段"。当牙齿到达咬殆面建立咬殆,牙齿"功能萌出阶段"即开始,它缓慢萌出以补偿牙齿的磨耗。这种功能性萌出在 18 岁开始逐步下降,但一生持续而不停止。

(一)牙齿萌出时间和次序

1. **牙齿萌出时间** 牙齿萌出时间和萌出次序与性别相关。牙齿萌出时间和它的正常变化见表 28-3,上颌牙齿萌出时间迟于下颌牙齿,女孩牙齿萌出时间早于男孩,左右同名牙齿萌出时间和次序牙齿基本相同,少数个别牙存在着变异。

表 28-3　恒牙萌出时间

牙齿部位		男孩		女孩	
		均值	SD	均值	SD
上颌	1	7.2	0.75	6.8	0.57
	2	8.3	0.86	7.9	0.37
	3	11.6	1.17	10.8	1.30
	4	10.8	1.20	10.3	1.25
	5	11.5	1.20	11.0	1.61
	6	6.5	0.67	6.3	0.60
	7	12.4	1.07	12.0	1.15
下颌	1	6.3	0.59	6.0	0.59
	2	7.5	0.81	7.0	0.74
	3	10.7	1.03	9.5	1.04
	4	11.1	1.22	10.3	1.34
	5	11.8	1.28	11.2	1.43
	6	6.4	0.72	6.1	0.66
	7	12.0	1.11	11.6	1.24

2. 恒牙萌出次序　牙齿萌出时间早晚，不如牙齿萌迟次序重要。只要萌出次序正常，牙齿萌出时间的早晚对咬𬌗的形成影响不大。Moyer 曾对萌出次序进行调查，发现恒牙萌出次序有一定规律。通常的萌出次序是：

上颌恒牙萌出次序是：6,1,2,4,5,3,7 或 6,1,2,4,3,5,7。

下颌恒牙萌出次序是：6,1,2,3,4,5,7 或 6,1,2,3,4,7,5。

从恒牙萌出次序，可以发现若干临床问题，它对于临床诊断有益处，例如，上颌第二恒磨牙比下颌第二恒磨牙萌出早，可能是远中𬌗的早期症状之一。

恒牙牙冠钙化和牙根完成的时间见表 28-4。

(二)恒牙列牙弓大小和形成的变化

1. 生长　在恒牙列时期，垂直向生长较快，面部高度得到增加，通过齿槽骨的沉积生长而使恒牙萌出。例如腭穹隆，高度增加明显。

前后向生长增加，特别是恒磨牙间隙，上颌主要是上颌结节区的沉积，以及下颌升支前缘吸收、后缘增生，下颌升支得到改建，也为下颌恒磨牙萌出提供间隙。

表 28-4　恒牙牙根形成与钙化时间

牙齿部位		开始钙化时间	牙冠发育完成(年)	牙根发育完成(年)
上颌	1	3月	3.5	9
	2	11月	4.5	10
	3	4月	4.5	14
	4	1.5年	6.5	12
	5	2年	7.0	13
	6	出生时	3.5	9
	7	3年	7.0	15
	8	8年	13.0	20
下颌	1	3月	3.0	8
	2	3月	3.5	9
	3	4月	4.5	13
	4	1.5年	5.5	12
	5	2.3年	7.0	13
	6	出生时	3.5	9
	7	3年	7.0	14
	8	9年	13	20

2. 间隙　混合牙列时期,牙弓内间隙特别重要。当恒牙萌出时,需要间隙以便牙齿萌出,而恒牙的萌出与颌骨生长并不始终处于同一时期,这种牙齿萌出与颌骨生长不同步的现象常可能导致间隙异常、或使萌出受到干扰。

(1) 切牙部位　当恒中切牙取代乳切牙时,乳切牙与恒切牙之间相差 7.4 mm (男孩)和 6.6 mm(女)。6~8岁期间,需要利用下面机制来缓解恒牙间隙不足:①齿槽骨水平向生长,使尖牙间距离增加;②利用生理性间隙和"类人猿"间隙;③切牙前倾,但可能导致牙弓过宽。

(2) 后牙部位　乳磨牙近远中宽度常常宽于恒磨牙,虽然乳尖牙比恒尖牙宽度小,但在后牙区总的剩余间隙始终存在,这个间隙又称为"离位"间隙(Leeway space)。(在上颌"离位"间隙大约为 1.2(男)~1.5(女)mm,在下颌约为 2.1(男)~2.6(女)mm。由于牙齿自然向前漂移,它使第一恒磨牙可以前移。

3. 正常磨牙𬌗关系的建立　显示上下颌第二乳磨牙远中邻面处于远中阶梯

状,第一恒磨牙将会被诱导进入远中尖对尖咬殆关系。当下颌磨牙利用"离位间隙"前移一个牙尖,上下颌第一磨牙将可以建立中性殆关系。影响磨牙中性殆关系建立的因素是骨骼类型,其他还有乳磨牙龋坏,它可能使牙冠近远中宽度减少、乳磨牙早失。

四、青少年的牙列及殆发育

临床上如果发现第三磨牙缺失者,常常伴有发育异常的上颌侧切牙。据研究,青少年中第三磨牙导致下颌切牙拥挤的作用还存在争议。有很多现象混杂在这个问题中:如牙弓周长的缩短,切牙拥挤度的增加,第三磨牙的发育以及下颌发育过度。但另外的研究发现,切牙的拥挤与下颌的增长量有很大关联,而与第三磨牙的萌出关联并不大,且这种关联在男性中更为多见。

(一)三维改变

1. 在青少年晚期或成年之前,牙弓周长减少很多。在这些阶段,上下颌牙弓宽度增加,但是女孩在12岁时双颌的增加就已经停止。

2. 殆改变 在20~30岁时,覆殆与覆盖都在减小,这可能归功于下颌相对向前生长较快。所以牙列的矢状关系与颌骨的生长有关,而不是牙列本身。另外后牙区殆改变主要是由于近中漂移倾向,邻牙间轻微的磨耗,更最重要的是下颌的持续生长。

3. 恒牙根吸收 在20岁左右时,大部分人都会有一颗或多颗牙出现牙根吸收。几乎90%的人所有的牙在19岁时都有牙根吸收的表现或征象。虽然大部分病例都只是轻度吸收,局限在根尖变钝的状态,但是仍然有10%的病人表现出2~4 mm的牙根吸收。而且这种根吸收随年龄的增加而加重,发生吸收的牙数也相应增加,这些个体在正畸治疗时会增加牙根的吸收。通过影像学研究我们很容易发现正畸治疗时牙根吸收加快。很明显正畸治疗可引起牙根的吸收,但牙根吸收的情况有个体差异,也因牙位的不同而异。当牙根吸收发生时,可见到牙齿有轻微的松动。

(钟小龙 吉 利)

第29章 错𬌗畸形的临床检查

正畸治疗前需要对患者的口腔情况（牙颌异常），进行全面系统的检查，包括对𬌗关系状况进行评价，然后对牙颌异常进行评价和分析，包括牙颌异常的性质、是否需要正畸治疗、治疗的时间、是否需要特殊矫治装置等，制定出最适合患者的治疗计划。

第一节 病 史

正畸检查的第一步是对病史进行评价，它的目的是了解错𬌗畸形的发展，以便于能早期找到病因，排除病理因素，使正确的治疗能够顺利进行。这种针对性治疗比起单纯正畸或牙面矫形的症状治疗更有利于预后治疗效果的稳定。

病史就是对患者的特殊问题调查和评价，它包含系统医学史和牙科史。按照一般医学常规，它分为两个部分：家族史和个人病史。

（一）家族史

从家族史可以明确患者某种疾病或错𬌗畸形，或身体其他部位的发育异常，家族的其他成员是否也存在类似的症状。因为相当数量的牙颌异常是由遗传或显性基因所表达；例如唇腭裂、上、下颌前突等就是最普遍的例子。

（二）个人疾病史

个人疾病史可以分为三个部分：

1. 出生前必须注意母亲的营养状况、怀孕期间的疾病、外伤，婴儿分娩过程等。新生儿与错𬌗相关的是感染和面裂的形成；与此相关的还有出生时间、胎位。

2. 患者出生以后的发音、喂养、营养障碍、第一颗乳牙的萌出、全身发育、走路和说话时间、不良习惯的形成和持续时间等。

3. 学龄期儿童,乳牙的早失、全身疾病中特别是对颌骨发育有影响的疾病;例如佝偻病、骨发育不足等。其他还有呼吸系统疾病(感冒、肺炎、变态反应等)、呼吸类型、睡眠时呼吸状况。腺样体和扁桃体目前的状况,或者它们被切除后体内环境的适应情况等,需要特别加以注意。

正畸治疗的心理方面是在询问病史时需要注意患者、患者父母的行为情况。在考虑治疗结果时尤其如此,这些资料可以帮助估计患者在治疗中的合作状况。

在许多病例,病史可以作为考虑错𬌗病因的线索,以帮助指定治疗计划。但必须注意许多错𬌗畸形中并不是由于单一的病理因素所造成,许多错𬌗是对不同内、外环境在特定时间的一种反应。获得性错𬌗中可能存在遗传倾向,而呼吸习惯可能对垂直向生长型比对水平向生长型患者的影响更不利。认识错𬌗的病因,在正畸治疗的过程中,可以使治疗效果更稳定。

第二节　系统评估

临床检查是诊断过程的重要步骤。评价目的在于认识病人的畸形异常问题,确定是否需要进行治疗;临床发现是正确评价和调查、分析的前提,全身和特殊临床检查是决定正畸诊断、治疗的基础。

(一)全身状况

主要检查患者的体格、生理、身高、体重和年龄,它们与骨骼发育的关系。全身X线检查提供全身生长趋势的评价。

(二)牙龄

牙齿发育状况对评价牙齿发育的预后有极大的价值。在正常个体,年龄和牙齿发育基本上是同步的。如果牙齿发育与年龄存在±2年的差异,则此儿童认为过早发育或发育迟缓。如果年龄比牙龄小,则可以考虑个体生长增加较快,相对年龄来说牙齿发育迅速。

牙龄可以应用两种方法来确定:萌出时间阶段性和牙齿在X线上矿化阶段表现。

1. 观察牙齿萌出,确定牙龄是长期使用的一种方法。大多数病例使用这种方法所确定的牙龄结果是可以值得参考的,但在部分病例来说,此种方法的精确度仍然有限。例如在乳磨牙过早拔除或早失后,前磨牙可能过早萌出;而早萌牙的牙根可能没有完全发育形成，牙根可能只有正常发育程度的 1/3。佝偻病个体，牙齿萌出被推迟；维生素 D 缺乏患者，牙齿萌出间隙不足，萌出受到抑制。乳牙早失和齿槽骨的炎症是加速牙齿发育和使萌出时间提前的因素。抑制牙齿发育或者使牙齿萌出推迟的因素还有器官疾病、长期营养缺乏、内分泌紊乱、骨疾病和环境因素；另外还有外伤、齿槽骨增生及纤维性牙龈增生等。乳牙萌出的时间，下颌乳牙比上颌要早，详细的萌出和替换时间见相关章节。

2. 当从 X 线片上依据牙胚确定牙龄时，个体牙齿发育的程度可与特定牙齿矿化指征作比较，即可了解牙齿发育的牙龄。牙齿矿化发育指征可分为下面九个阶段：

O. 牙胚无钙化痕迹。
A. 𬌗面出现单个钙化点，但无融合。
B. 矿化点开始融合，可见𬌗面轮廓。
C. 牙冠完全钙化，牙本质开始发育。
D. 牙冠发育到釉-牙骨质联合处。
E. 牙根长度短于牙冠高度。
F. 牙根长度大于牙冠高度。
G. 牙根完全形成，但根尖孔仍张开。
H. 根尖孔闭合。

第三节 生物龄与手腕骨 X 线影像

年龄并不足以说明个体的发育阶段、患者身体成熟的状况。而只有生物龄评价才能作到这点。生物龄是从骨骼、牙齿、年龄和青春迸发期来确定。而骨龄评价则从患者手腕骨 X 线片来确定；它常常被认为是机体发育的生物钟。为了分析学龄儿童的骨骼发育成熟情况，必须确定手腕骨的矿化阶段，掌骨和指骨也包括在内。在对手腕骨进行评价前，必须建立骨骼发育和成熟的不同指征。Greulich 和 Pyle(1959)的图谱和 Bjork(1972)的分析将手腕骨的发育与成熟过程分为九个阶段。这对于确定下一步的矫治计划非常有用。手腕骨 X 线片一般使用左手后前位，要求摄片范围包括中指末端前 1 cm，腕部、桡尺骨远端上方 2～3 cm，球管到手之间距离一般 90 cm 左右。

(一)手腕骨 X 线解剖标志

1. 拇指骨骺
2. 拇指近趾骨骺
3. 籽骨
4. 食指远趾骨骺
5. 食指中趾骨骺
6. 食指近趾骨骺
7. 中指远趾骨骺
8. 中指中趾骨骺
9. 中指近趾骨骺
10. 无名指远趾骨骺
11. 无名指中趾骨骺
12. 无名指近趾骨骺
13. 小指远趾骨骺
14. 小指中趾骨骺
15. 小指近趾骨骺
16. 第一掌骨骨骺
17. 第二掌骨骨骺
18. 第三掌骨骨骺
19. 第四掌骨骨骺
20. 第五掌骨骨骺
21. 大多骨
22. 小多骨
23. 头状骨
24. 钩骨
25. 钩骨钩头
26. 三角骨
27. 豌豆骨
28. 月骨
29. 舟骨
30. 桡骨远中骨骺
31. 尺骨远中骨骺

(二)Blown 和 Grave 手腕骨发育与成熟 X 线分析

1. 青春前期　第一阶段：PP2＝食指近趾骨骺与骨干等宽。

　　　　　　第二阶段：PP3＝中指中趾骨骺与骨干等宽。

　　　　　　第三阶段：Pisi　豌豆骨骨化　H1 钩骨钩骨化。

　　　　　　R＝桡骨远中骨骺与骨干等宽。

2. 青春迸发期　第四阶段：S 籽骨开始骨化　H2 钩骨钩继续骨化

　　　　　　第五阶段：MP3cap 中指中趾骨骺呈帽状，PP1cap 拇指近趾
　　　　　　　　骨骺呈帽状。

　　　　　　Rcap　桡骨远中骨骺呈帽状。

3. 青春后期　第六阶段：DP3u 中指远趾骨骺与骨干融合。

　　　　　　第七阶段：PP3u 小指近趾骨骺与骨干融合。

　　　　　　第八阶段：MP3u 中指中趾骨骺与骨干融合。

　　　　　　第九阶段：Ru 桡骨远中骨骺与骨干融合。

全部手腕骨融合，骨骼生长结束。

(三)生长节律

青春迸发期的时间取决于性别与年龄关系的变化。这种变化决定了生长过程中的生长速度；女孩青春生长迸发期常常在10～12岁，而在男孩是12～14岁；变异的范围大约是3～6岁。

如果生物龄与年龄之间相差±2岁左右，必须考虑是否存在生长节律的紊乱。对于骨骼发育必须注意两点：生长是在一定时间范围内；成熟是相对于发育而言。使用手腕骨X线评价的适应证是：

1. 确定快速扩弓的最佳时期。
2. 期望对骨性Ⅱ和Ⅲ类、骨性开𬌗病例进行治疗，使上下颌骨产生变化。
3. 牙龄与骨龄明显出现差异。
4. 正畸患者在15～20岁期间。

第四节　头颅与面部检查

一、头的形态和面部的结构的检查

可以应用头颅指数和形态面部指数。

头颅指数Ⅰ=头颅最大宽度/头颅最大长度

面部形态指数Ⅰ=面部形态高度/双侧颧骨宽度

面部轮廓的形态与牙弓形式有间接的联系，但没有直接关系。作为一般原则，宽的面型可能存在于边缘型拥挤病例，可以进行扩弓治疗；而拔牙病例应在长面型病例中考虑。

二、面部软组织检查

正畸检查中涉及到的软组织主要是颊、唇、舌等。它们的形态和功能，在牙弓形态形成中起着有重要作用。很大程度上牙齿处于唇、颊肌力和舌肌力之间的平衡位置中，舌肌和口周肌肉对牙齿的作用力，部分取决与软组织的形式和位置，部分取决于它们的作用。在大多数病例中，唇肌的形式和位置比其他肌肉活动产生的间歇力，在确定牙齿位置方面起更大的作用。下颌牙齿似乎对软组织的平衡特别敏感，应该认识到下颌牙列扩弓和牙齿在唇颊方面位置的过度改变对咬𬌗关系不利。

假如个体存在正常的牙齿基骨关系和软组织形式,下颌处于软组织平衡中,上颌牙齿和下颌有正确的咬殆关系,则它们处于平衡之中。如果牙齿基骨关系存在不一致,如上颌牙齿基骨关系相对狭窄,因而牙弓两侧可能为反殆,靠扩大上颌牙弓以配合下颌牙弓的宽度,上颌扩大部分会因肌肉的因素不稳定,随着矫治器的拆除而复发趋势。

个体侧面轮廓受到前额和鼻形态的影响,因而间接的影响到正畸治疗后预后美观。一个协调的面部形态,可以将其前全面高分为三部分,每一部分均占全面高1/3。

前额的构形受遗传和种族的影响,且随年龄和性别而有所不同。前额与颧骨间的距离的宽和窄存在一定的关系;前额的侧面轮廓可能是平坦、突出、倾斜或陡的。在倾斜(或陡)型的前额个体,牙弓形态比平坦型前额个体更前突。

(一) 鼻

鼻形态、大小、位置也可能决定面部的美观。因此鼻检查对正畸治疗后的美观也特别重要。在治疗前应强调,鼻的形态通过正畸治疗是无法改变的。鼻的形态只能通过整形手术才能。鼻形态受遗传和种族的因素影响,外伤也会改变鼻的外形。鼻的长度从鼻根到鼻底约占全面高的1/3。在正常个体的侧面轮廓上,鼻的垂直向长度与水平向宽度大约是2:1。鼻的外形轮廓可以分为直型、突出型、和畸型(外伤所致)。鼻孔的宽度大约是长度的70%,两侧常常对称,鼻孔极少导致呼吸阻塞,鼻孔的通畅对改善鼻呼吸极其重要。

(二) 唇

唇的构形是通过唇的长度、宽度和曲线来检查。在平衡状况下,上唇长度占下面高的1/3,下唇和颏部占下面高的2/3。上唇与上切牙的关系是:在正常或微笑时,上切牙切嵴应在上唇缘下显露大约2 mm左右。侧面轮廓上观察上唇形态,黏膜部分比较窄,而在短的上唇和下唇,唇不足可能会通过显露黏膜来补偿。鼻唇角和颏唇沟的形态可以间接表明唇的张力程度。除了遗传特性以外,唇的凸度受软组织的厚度、口轮匝肌的弹性、前牙的位置、鼻下层骨组织结构构形的影响。

下唇功能紊乱的患者,上唇常外翻、灰白、干燥,但下唇因有好的血液循环而湿润。在个别患者,下唇常存有上切牙切嵴的痕迹;这是导致下唇功能失调的原因之一。

(三) 唇侧面轮廓

按照唇的侧面轮廓,将唇分为三种梯度:即正梯度、稍负梯度和明显负梯度。在正常侧面轮廓中,上唇比下唇稍显前凸。而下唇的明显后缩(负的梯度)是Ⅱ类错𬌗的症状。

(四) 颏部检查

软组织颏的构形不仅受骨组织影响,也受颏肌弹性和厚度的影响,更进一步则包括下颌的形态、与颅面的关系。从正畸的观点,颏的高度是从颏唇沟到颏下点的水平距离;颏的高度发育过度,会改变下唇的位置,颏肌活动过度也会影响唇的闭合。

颏轮廓评价必须与下唇的位置和颏唇沟相联系,这两种结构轮廓取决于软组织颏的位置,颏构形的程度会影响到整个轮廓。后缩性的唇轮廓常可以发现颏唇沟显著、颏明显前突;前突性的唇轮廓缺乏颏唇沟、使唇侧面轮廓显得更突出。

三、口内软组织检查

(一) 舌检查

首先要检查舌的形态、颜色、和构形。舌可能是较大、较小、较长或较宽,但这些检查发现不能得出舌体积大小的结论,一个长的(伸出时可以达鼻尖)、宽的舌并不意味着巨舌。舌的位置和活动度常与异常的舌系带相关。Ⅲ类错𬌗病例常伴有舌体较宽、舌位置低位,并伸展到整个牙列面上。舌的侧缘有牙齿的痕迹表明牙弓和舌宽度之间的存在着不调,这种病例在正畸治疗中,注意不能也不应该减少口腔内空间。巨舌的诊断需要对病例进行更详细检查、仔细的分析研究,例如活动 X 线摄影。只有更详细分析舌的位置、活动度、生理功能(例如语音、吞咽)后才能确诊是否存在巨舌现象。

(二) 唇、颊系带检查

在所有的系带中,对正畸特别有意义的是混合牙列期上唇系带。当上唇系带的纤维延伸到牙间乳头时,较粗的系带可能导致中切牙间隙,作为骨间纤维组织的一种症候,X 线片上会显示中切牙牙根间存在骨裂隙。经过鉴别诊断后,才是上唇系带的修整术的适应证,但手术时间最好在侧切牙萌出后才能进行。

下唇系带极少造成牙间间隙,但如果下唇系带较分散、对附着龈牵拉力大,在混合牙列期会导致下前牙牙龈组织损伤。

(三) 牙龈检查

检查牙龈应包括牙龈的类型(厚的纤维性、薄的易碎性)、牙龈炎症、牙龈黏膜损伤。牙龈炎常由细菌菌斑积累堆积而引起,解决办法是改善口腔卫生。另一些牙龈炎的病例,特别在成人,在正畸治疗之前必须进行龈上洁治、或龈下刮治、甚至粘-牙龈手术。牙龈局部的损伤可能是口呼吸、𬌗异常、功能负载、内科疾患(如癫痫)所引起。牙龈炎和口腔卫生不好是正畸治疗的禁忌证,必须经口腔治疗以后,牙龈和牙齿状况得到改善后,才能进行正畸治疗。

另外腭部扁桃体的炎症口咽部空间大小及通畅程度、舌位置和鼻呼吸对口咽部影响也必须加以注意,发现可疑病理性改变应该进行耳鼻喉科检查。腭黏膜溃疡和牙齿咬殆痕迹是创伤性深覆殆的特征。另外外科手术后产生的瘢痕可能会影响上颌的发育。腭黏膜的变化有时需要考虑与系统疾病的关系。

四、牙齿检查

临床检查牙列需按下列次序进行:

(一)评价牙齿的情况

1. 检查牙齿牙冠颜色　四环素牙、氟斑牙使牙冠颜色呈灰黑或灰黄色,死髓牙颜色呈黑灰色。牙齿的形态可能有过小牙,变异牙,牙冠过于宽大巨形牙等,牙冠形态变异最常见的是上颌侧切牙。

2. 牙齿数目　是否有先天缺失牙,缺失牙通常多见于下颌侧切牙;多余牙最多见于上颌中切牙之间。当乳牙早失时,会导致恒牙早萌,进一步可能会使恒牙早失。而乳牙滞留使恒牙萌出受阻或异位萌出而位置异常。

3. 牙齿萌出顺序和时间　通常左右同名牙同时萌出,女性比男性的牙齿萌出早,下颌牙齿比上颌牙齿萌出也早。恒牙胚或牙根发育,乳牙牙根的吸收,与正畸治疗适应证和矫治设计关系密切。

4. 牙弓完整性　牙弓的大小、形态,正常时牙弓形态左右呈对称性,似数学上抛物线弧形。牙弓形态通常分为三种:尖形、方形、椭圆形。在个别错殆个体有时可见马鞍形或其他变异形态。深覆殆个体常见纵殆曲线改变,呈反向补偿曲线和 Spee's 曲线过陡的现象。横殆曲线改变见于一侧或双侧后牙反殆。正常咬殆时前牙遮盖下切牙牙冠唇面 1/3,上切牙切缘在下切牙牙冠唇面前 2～4 mm。

5. 牙齿根尖　牙齿根尖应无叩痛、牙槽骨无吸收、牙齿应无松动,此类牙齿是不能承担支抗负载。当牙齿存在龋坏时,必须及时进行治疗,尽可能的排除牙齿龋坏,个别病例可以将其作为拔牙矫治所考虑的对象。

(二)详细记录牙齿和咬殆异常

1. 牙齿错位　按 Lischer 的分类,他将个别牙齿错位分为唇、颊向错位、高、低位、旋转、易位、近、远中错位、斜轴等九类。

2. 磨牙关系　记录上下第一磨牙的关系,鉴别磨牙是中性合关系抑或是远中或近中殆关系,它对于判断错殆的类型有很大的帮助。

3. 确定病例口腔内的牙齿早接触点　嘱患者张口后,非常缓慢而又自然的退回到正中𬌗时,而此时无其他任何牙齿接触,最早接触的部位就是早接触点。

4. 鉴别上、下牙弓之间的关系,正常时上颌牙弓约大于和长于下颌牙弓。小下颌畸形的牙弓长度和宽度相对过小,而下颌前突的牙弓长度和宽度相对上颌过大。

(三)确定牙齿结构与面部中线关系

1. 上下牙弓的中线应在一条线上,且与面部矢状面(或中线)是一致的。

2. 当上下牙弓的中线与面部矢状面(或中线)不一致时,可能有两种情况:一个可能是由于牙齿的错位导致中线不一致,通过正畸治疗可以纠正这种不一致,另一个情况是由于骨骼的发育产生异常,例如一侧髁状突或颌骨的增生;或外伤导致颌骨变形等。

(四)咬𬌗检查

咬𬌗检查主要是在息止𬌗位上检查上下颌牙弓的颌间关系进行三维平面的评价。

1. 水平向错𬌗　后牙单侧、或双侧反𬌗、后牙颊舌向无𬌗接触(正、反锁𬌗)。骨性下颌中线与矢向中线不一致(下颌相对矢状中线整体偏向一侧移位)。

2. 前后向错𬌗　前牙深覆盖、反覆盖;后牙远中错𬌗、近中错𬌗。

3. 垂直向错𬌗　水平性开𬌗、牙源性或骨源性性深覆𬌗、前牙垂直向开𬌗、或后牙垂直向开𬌗、或复杂性垂直向开𬌗。

在检查咬𬌗时,必须对牙齿𬌗关系与颌间关系加以鉴别。这种鉴别对矢向分析颌间关系,区别𬌗与颌骨的错误关系特别重要。

五、牙齿-基骨关系

牙齿基骨是支持牙齿和齿槽骨的部分颌骨骨骼。正常时是上颌骨和下颌骨,在基骨和齿槽骨之间没有明显的解剖分界限,但在功能上,可以认为它们是骨骼的一部分,它依牙齿的存在而发育和存在,并受到牙齿位置的影响;当牙齿被拔除后,齿槽骨也将被去除,但是基骨则不受牙齿是否存在、牙齿的体积大小和位置的影响,通过正畸的办法是不能改变基骨的。基骨的宽度和长度应约大于牙弓宽度和长度。

虽然颅面肌肉在影响牙弓形态方面充当重要的作用,但基骨的类型和体积大小对牙弓的形态和大小的影响更大。如果基骨狭小,牙齿将是拥挤的;如果基骨狭窄,牙齿可能会倾斜以产生部分补偿,但是牙弓仍然比正常要窄。

在评价牙齿基骨关系的时候,如果患者头仰起,患者的颏部明显突出,而头低下时,颏部显后缩,因此需要使患者的眼耳平面与FH平面平行,牙齿处于最大咬𬌗接触位(避免潜在的姿势位)。在评价基骨关系时,需要在三维方向进行检查。

(一)矢状基骨关系

牙齿-基骨的前后关系可以分为三组:①Ⅰ类骨型:上颌和下颌关系正常;②Ⅱ类骨型:下颌相对上颌后位;③Ⅲ类骨型:下颌相对上颌向前。

1. Ⅰ类骨型　理想的Ⅰ类骨型是下颌比上颌要稍后一些,大约2~3 mm,牙齿和基骨呈正常关系。颅面肌肉使上、下牙齿产生正常的倾斜度;上切牙盖在下切牙的唇面,产生一个正常的覆盖关系。Ⅰ类骨型通常伴有Ⅰ类牙弓关系,但应该认清牙齿在牙弓-基骨上位置的变化或牙齿的倾斜度的变化可以产生Ⅱ类、或Ⅲ类牙弓或切牙关系,但是这种牙弓和基骨不一致关系的程度较轻,除非有其他因素存在,正畸治疗的预后较好。

2. Ⅱ类骨型　下颌对于上颌的关系是后缩的。它常与Ⅱ类牙弓关系相一致。虽然在轻度的骨型和牙弓不一致可以用牙齿倾斜来补偿,但如果骨性错位关系在所有方面都严重的话,它不可能通过运用活动矫治器使前牙倾斜来获得Ⅰ类切牙关系。Ⅱ类1分类切牙关系如果转换成Ⅱ类2分类,有时可能使面部美观产生一定的改变,但对于患者口腔功能没有一点好处。在轻度病例中,固定矫治器治疗可以获得满意的结果;但在较严重的骨型病例,正畸治疗则不可能获得合理美观和功能,即使使用固定矫治器也是如此。治疗骨性的错位关系常需求助于正颌外科。

3. Ⅲ类骨型　下颌相对于上颌显前突,Ⅲ类骨型常与Ⅲ类错𬌗相关。许多Ⅲ类病例中,切牙也是Ⅲ类。在颅面肌肉的影响下,上切牙常前倾,而下切牙舌倾。切牙反覆盖的严重程度要比骨骼关系不调的表现要轻一些。这意味着在许多Ⅲ类病例中,切牙试图尽可能多向前倾斜来补偿骨骼关系的不一致,简单方法的正畸治疗不可能纠正切牙关系。

骨型差异也表现在头颅X线侧面测量上,不同的骨型,ANB角大小不同。Ⅰ类骨型的ANB角在$2°\sim 4°$范围内,AB-FOP角为$90°$,Ⅱ类骨型的ANB角$>4°$,AB-FOP角$>90°$,骨型的ANB角在$<0°\sim 2°$范围,AB-FOP角为$<90°$。

(二)垂直向基骨关系

上下颌之间的垂直向牙齿-基骨关系,主要取决于下颌的姿势和咬肌休息位的程度。上下颌牙列间的空间称之为"𬌗间间隙"。在儿童牙齿和齿槽骨发育建立咬𬌗时,𬌗间高度随生长而增加。

如果𬌗间间隙高度过度,牙齿-齿槽骨关系可以达到它的最大生长潜力,但仍然无法建立咬𬌗，这样的病例则存在骨性开𬌗。试图依靠前牙的过度伸长来纠正骨性开𬌗，治疗结果不能令人满意；也不可企图使后牙压低或采取拔牙方法，它虽不影响息止𬌗位时面部的高度，但患者必须过度闭𬌗才能获得最大咬𬌗。对骨性开𬌗采用这种治疗方法既不能改善患者的外貌，同时长期的过度闭𬌗还会引起肌肉的疼痛。

(三) 水平向基骨关系

在水平向牙齿-基骨关系上，基骨宽度常影响到牙弓的宽度。婴儿的上颌龈垫宽于下颌龈垫，当乳牙萌出后，上颌牙齿覆盖下颌牙齿，类似的水平向牙齿-基骨也存在恒牙列中。牙弓的水平向宽度也受颊肌和舌的影响。

(吉 利)

第30章 错𬌗畸形的术前面像及模型分析

在对错𬌗畸形进行治疗之前,必需要对患者的面像和模型进行完善的分析,在标准条件下对患者在不同治疗时间的面像、患者和患者之间的侧面和正面像,通过测量进行分析得出相应的结果。模型对于口腔正畸而言是非常重要的。它可以提供临床直接检查中所无法获取的资料和信息,不仅仅在正畸诊断分析中必须具备,即使是正颌外科、牙周疾病的诊断与治疗,也常常需要从模型分析中明确病因,为诊断提供依据,便于下一步制定治疗计划。

第一节 面像分析

一、面部照像目的和要求

(一)面部照像目的

1. 治疗前评估颅面和牙齿的关系和比例。
2. 评估软组织侧貌。
3. 面部比例关系。
4. 检查记录口周肌肉的平衡状况。
5. 检查和记录面部的对称性。
6. 记录治疗前、中和治疗后数年颌面部软硬组织的变化,以便研究改善治疗方法。

(二)面部照像要求

1. 黑白或彩色高质量、标准化的面部照相。
2. 患者头部在空间三维平面及 FH 平面都能准确定位,保持患者的适当姿势。

3. 侧面像 侧面像运用 FH 平面进行定位，面向右侧；表情严肃，唇部轻轻闭合，以便显示出肌肉的不平衡和不协调。为暴露耳部以便定向，女性患者的头发必须向后卷起（图 30-1）。

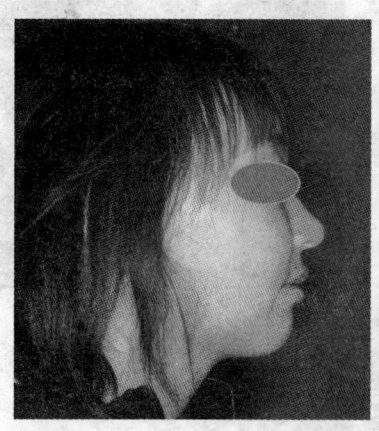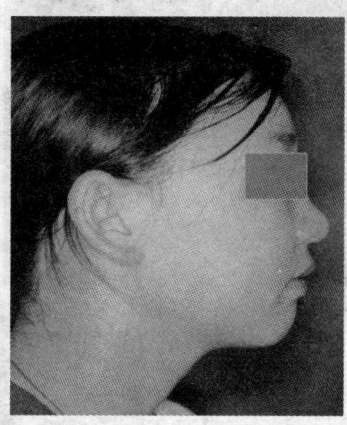

图 30-1 拍照时应女性按右图卷起头发露出耳廓

4. 正面像 患者双眼睁开，平视前方，表情严肃（图 30-2），或面带微笑。
5. 背景不分散注意力，患者离背景最少 50 cm 以上，避免头后部产生阴影。
6. 高质量的灯光，可显示面部轮廓，最好同时使用泛光光源，并保持两侧泛光平衡，也可避免面部产生阴影。照相房间窄小，泛光光源可以使用壁挂式（图 30-2），房间宽可以使用三脚架。相机和直流泛光光源之间使用同步线，其他设备也与闪光灯同步。

面部照像至少需要三张，正面像、左右侧面像。还可以增加 45°侧面像和微笑正面像。并保证患者在目镜内的适当位置和聚焦（表 30-1）。

二、口内照相的目的和要求

（一）口内照像目的
1. 记录和评估牙齿、齿槽骨的轮廓或形态。
2. 记录和评估口腔内软组织健康和疾病。
3. 记录和评估牙釉质的颜色和结构。
4. 记录和评估治疗前、中、后牙齿、颌骨位置改变。
5. 记录和评估口内软组织的变化。

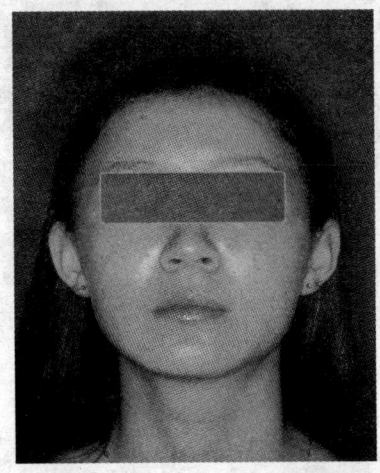
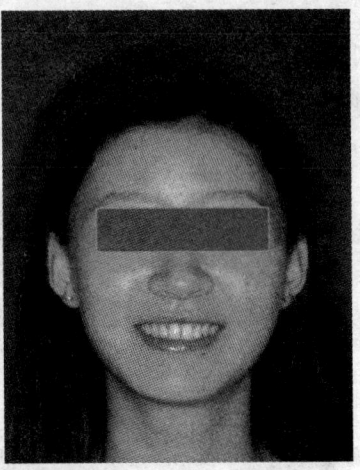
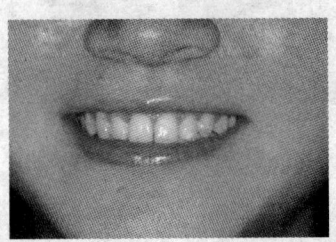
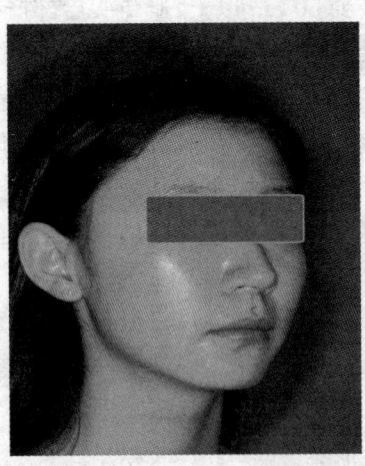
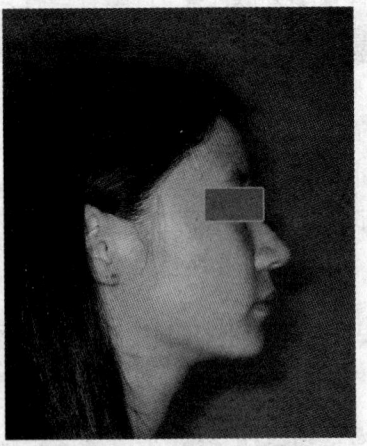

图 30-2　常规的面部像

6. 为治疗前、中和治疗后数年提供记录，研究治疗方法。

(二)口内照像要求

口内照像一般应该使用彩色照片。它不仅可以提供牙釉质的颜色（如牙釉质脱钙、缺损等），还有助于记录和检查牙齿和软组织的健康和疾病。高质量、标准化的口内像片的要求是：

1. 患者牙列在空间三维平面上准确定位。
2. 口内像片照片上没有出现分散注意力的物品（如开口器、手指、口镜等）。
3. 照片上无唾液、水泡。
4. 照相前对患者常规进行全口洁治，保持患者口腔内牙齿表面清洁。
5. 拍摄灯光能较强的显示口腔内解剖外形，而不会产生阴影。

通常口内像片至少要求拍摄 6 张：左右侧侧面像各一张，位于牙尖交错位的正面像一张，上下颌𬌗面像以及前牙的覆盖各一张。如图 30-3 所示。

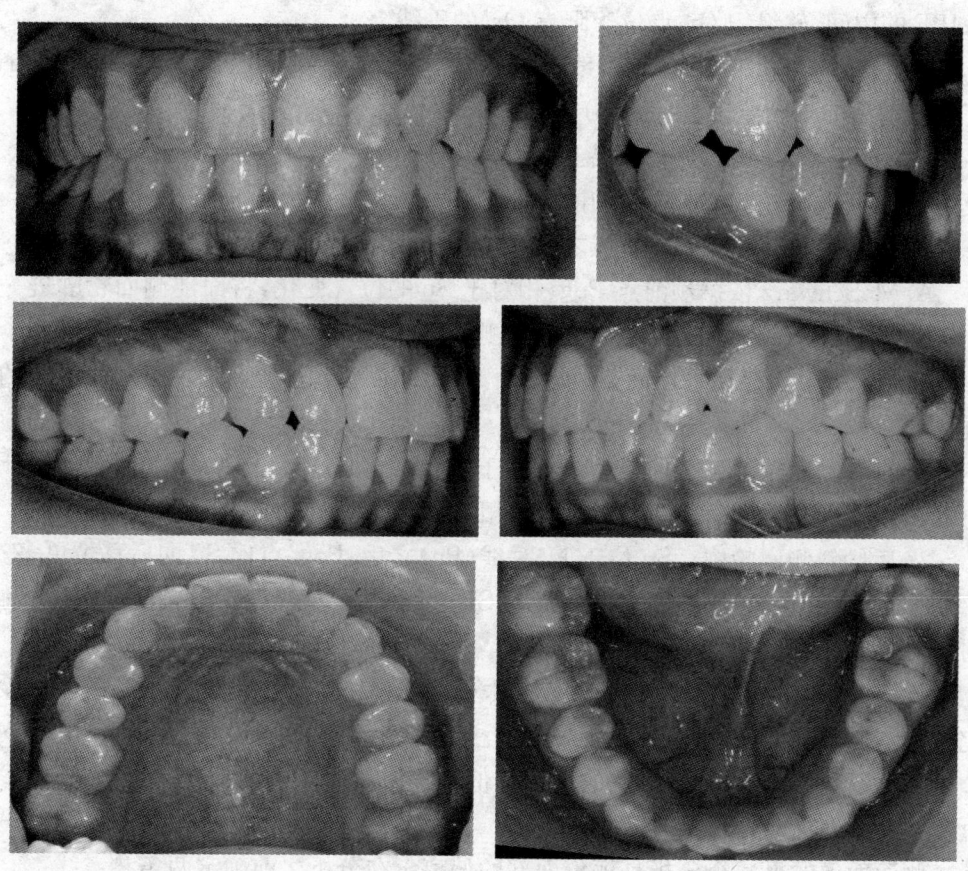

图 30-3　口内常规像

三、面部侧面轮廓分析

(一)面部侧面轮廓分析

A. M. Schwarz 将面部侧面轮廓的不同变化进行详细的分类。在分析评价前先确定下面几条参考平面：

1. 眼耳平面；
2. 经过软组织 N' 垂直于 FH 的平面；
3. 经过软组织 Or' 垂直于 FH 的平面；

在这两个垂线间的范围称为"颌骨轮廓范围"，简称 JPF(Jaw Profile Field)。

儿童的轮廓范围宽 13～14 mm，成人轮廓范围为 15～17 mm。理想的平均值面型个体的鼻底点 Sn 刚好和软组织 N' 的垂线接触；而软组织最前点 Pog' 刚好位于 JPF 的中间，软组织 Gn 点位于眶点 Or' 的垂线上。

鼻底点 Sn 与软组织 N' 的垂线之间因位置不同而存在几种状况，按照 Sn 在 N' 垂线前后的不同位置，将面型分为三种：

平均面型：Sn 位于 N' 的垂线上；

前突面型：Sn 位于 N' 垂线的前方；

后缩面型：Sn 位于 N' 的垂线之后。

A. M. Schwarz 依据颏前点 Pog' 相对于 Sn 的位置变化，将面部侧面轮廓进一步分为三种：①直颌侧面轮廓；②前倾斜侧面轮廓；③后倾斜侧面轮廓。在每一个类型侧面轮廓中均存在平均面型、前突面型、后缩面型，这意味着共有九种不同的面型。

1. 直颌侧面轮廓　平均面型，Sn 位于 N' 垂线(Pn)上，软组织 Pog' 位于 JPF 的后 1/3 处。在倾斜面型中，鼻底点 Sn 相对于 Pog' 点，其前后位置存在不一致。

2. 后倾斜侧面轮廓　Sn 位于 N' 垂线(Pn)之后，Pog' 点比 Sn 向后移位更多。

3. 前倾斜侧面轮廓　所有前倾面型 Sn 点位于 N' 垂线(Pn)之前，Pog' 不对称的向前移位。

软组织面像的临床价值在于可以给医师或患者一个治疗前后软组织的轮廓变化，这是它的最大优点。但在分析时必须注意到患者软组织是否完全松弛，它将对分析产生不利的影响，而减少它的临床价值。

(二)面部侧面轮廓偏离分析

侧面面像的另一个分析是评价面部的偏离。在分析之前确定两条参考线：

1. 前额和上颌唇缘连线。

2. 上颌唇缘和 Pog' 的连线。
按照这两条连线将侧面轮廓分为三种：
1. 直面型　两条参考线几乎成一条直线；
2. 凸面型　两条参考线形成一个向前凸的角度，颏部相对后移（后偏离）；
3. 凹面型　两条参考线形成一个向后凹地角度，颏部相对前移（前偏离）。

凸面型软组织轮廓常见与Ⅱ类错𬌗个体；凹面型常见于Ⅲ类错𬌗个体。软组织轮廓会影响到容貌；但它不一定完全显示出其下面骨骼结构前、后关系的影象。

四、正面像分析

正面像分析是对病例的面部比例，面部在水平与垂直向的非对称性进行评价。患者头部对于相机的任何轻微旋转，都会造成左右侧面部轮廓相当程度的不一致。因此相机镜头中线要求绝对与患者的面部中线一致。

临床分析时同样也要以一条垂线、二条水平线作为测量分析参照线。

1. 垂直参考线　软组织鼻根点 N' 与鼻底点 Sn 的连线，与矢状面一致，与地平面垂直。
2. 面上部参考线　两侧瞳孔连线，与地平面平行，与鼻根点直线垂直。
3. 面下部参考线　通过口裂缝与瞳孔连线平行。

临床上分析应用时，在患者面部两侧准确定出相应两个点，根据这两个点与垂直参考线、水平参考线的距离关系，可以确定面部在垂直向或水平向是否存在非对称性。正常个体面部两侧基本相一致，如两点到垂直参考线或水平参考线距离不一致，表明面部两侧在垂直向或水平向存在非对称性。分析时应记住任何正常个体面部的左右两侧，均存在着轻度生理性不对称。

目前得到广泛应用的是 Bishara 提出的面部测量方法。具体方法如下。

(一) 标志点

1. 标志点的选择标准
(1) 在所有相片上均可以见到。
(2) 易于辨认。
(3) 受到的影像最小（例如发型，眉毛等）。
(4) 能提供可用信息。

2. 正面像标志点

眼 1,2(EX)：外眦，眼裂缝最外点。3,4(EN)：内眦，眼裂缝最内点。
鼻 5(Sn)：鼻底点，鼻中隔与唇结合点。6,7(al)：鼻翼，鼻翼之最外点。

唇 8(Ls)：上唇红点，为上唇红缘之上点。11(Sto)：口点，口裂之中点。

12(Li)：下唇红点，为下唇红缘之下点。

13,14：颧骨点，为颧弓外侧最突点。15,16(go)：下颌角点。

17(Me)颏下点。

3. 侧面像标志点

18(Po)：耳点，外耳道上点；19(Ex)外眦点。

20(Or)：眶点，眶下缘最低点。21(G)：眉间点，两侧眉毛中点。

22(N)：鼻根点，23(Prn)鼻尖点：鼻之最前、最突点。

24(SN)：鼻底点；25(ac)：鼻翼曲线点。

26(A)：前鼻嵴点；27(Ls)：上唇点。

28(Sto)：口裂点；29(Li)：下唇点。

30(B)：颏下点；31(Pog)：颏前点。

32(gn)：颏顶点。

(二) 参考平面

1. 正面像　连接 EX^{rt}-EX^{lt} 点作为水平轴；所有水平向测量都与水平轴平行或垂直。

2. 侧面像　连接耳点和眶点，构成 FH 平面，使用 FH 平面作为参考线作为水平轴（相片上的 FH 平面应与相片底部线平行，所有的水平向测量线段均与 FH 平面平行）。通过 EX 画出与 FH 垂直的垂线，作为垂直轴；所有垂直向测量与垂直轴线平行，所有水平向测量都与垂直轴线垂直。

(三) 测量项目

1. 正面像垂直向测量项目

1. 鼻长度：EX-SN	2. 上唇长度：SN-Sto	3. 下唇-颏下点长度：Sto-Me
4. 上唇红长度 Ls-Sto	5. 下唇红长度 Sto-Li	

2. 正面像水平向测量项目

6. 上面宽度：Zy^{rt}-Zy^{lt}	7. 下面宽度：Go^{rt}-Go^{lt}	8. 右眼宽度：Ex^{rt}-En^{rt}	9. 眦间宽度：En^{rt}-En^{lt}
10. 左眼宽度：En^{lt}-Ex^{lt}	11. 鼻宽度：al^{rt}-al^{lt}	12. 口宽度：Ch^{rt}-Ch^{lt}	

3. 侧面像垂直向测量项目

13. 鼻高度：N-Ex	14. 鼻长度：Ex-Sn	15. 上唇长度：Sn-Sto	16. 下唇长度：Sto-Gn
17. 鼻尖高度：Prn-Sn	18. 上唇红长度：Ls-Sto	19. 下唇红长度：Sto-Li	

4. 侧面像水平向测量项目

20. 面深度:Ex-Po	21. 额突度:Ex-G	22. 鼻位置:Ex-N	23. 鼻深度:Ac-Prn
24. 鼻尖突度:Ex-Prn	25. 上鼻嵴位置:Ex-A	26. 上唇红突度:Ex-Ls	27. 下唇红突度:Ex-Li
28. 颏下位置:Ex-B	29. 颏突度:Ex-Pg		

第二节 模型分析

正畸研究模型分析,就是对上、下颌牙弓和𬌗关系,在三维方向上进行评价。以往常强调这种评价对正畸诊断和治疗计划重要性,尽管现代诊断技术不断发展,模型的诊断作用逐步减少,但它在正畸实践中它仍然得到广泛运用。模型分析与其他的重要诊断方法,例如 X 线头影测量、全颌曲面断层片等,它们之间并不存在相关性,但可以相互间弥补不足。模型分析也存在不足,在牙体测量上,它完全依靠测量牙齿体积、位置,对牙弓的长度、宽度进行评价。由于牙齿的近远中径与牙弓长度、宽度之间存在一定程度相关性,因而许多学者用"指数"(Indices)形式来表达这种相关性。如 Pont、Lischer、Harth、Korkhous 等指数。在模型测量分析中,模型的个体测量实际值可以与正常牙弓的标准均值进行比较。按照模型的用途,一般可以将模型分为两类:

1. 研究模型　用于研究分析错𬌗畸形的病因、机制,以及患者口腔内治疗前、中、后𬌗关系改变。对于口腔其他学科,例如修复和牙周的𬌗创伤(早接触)确定、正颌外科(模型外科)确定治疗计划等。

2. 工作模型　用于制作各种修复体和矫治装置。例如修复学制作各种义齿、正畸治疗需要制作各种矫治装置,正颌外科的固位和牵引装置等都需要工作模型。

模型分析的最大优点是可以从三维平面上对错𬌗畸形的严重程度进行定性定量分析。研究用石膏模型按下列所述平面进行定位:①面中矢状平面　通过腭中缝所确定的平面,它主要是用来评价水平向关系不调的参考平面;②上颌结节平面　通过双侧上颌结节后面最远中所确定平面,它主要评价牙弓前后关系不调的参考平面;③𬌗平面　通过两前磨牙的颊尖或第一磨牙和前磨牙的颊尖所确定的平面,它主要评价垂直向关系不调参考平面。这三个平面之间相互垂直成 90°角(图 30-4)。

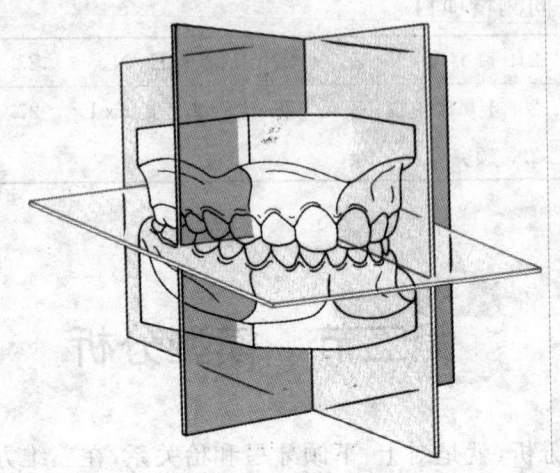

图 30-4　研究模型三维平面分析

一、研究模型的目的和类型

(一)研究模型目的

研究模型提供了牙列的三维平面记录，按美国正畸学会标准要求，它主要用于：

1. 间隙总量的计算。
2. 评估和记录牙体解剖形态。
3. 评估和记录尖窝交错关系、在𬌗架的辅助下评估咬𬌗。
4. 评估和记录牙弓形态、𬌗曲线(𬌗曲线分析)。
5. 研究诊断时使用。
6. 确定治疗计划。
7. 明确治疗的进展，作为对照观察。
8. 检查异常情况。
9. 为治疗前、中与治疗后数年提供记录，便于以后对治疗过程进行研究分析。

(二)研究模型的类型

按照上述研究模型的要求，从正畸临床的需要出发，常常将正畸研究模型也可以大致分为三类：

(1)治疗前研究模型　主要目的是为分析患者的错𬌗畸形的病因机制提供资料，确定患者的治疗计划。例如咬𬌗关系、间隙分析，正颌外科手术部位和截骨的程度等。

（2）治疗中研究模型　它属于治疗阶段研究模型，治疗的进展，作为对照观察。通过一段时间治疗后，检查治疗中牙弓形态的改变，牙齿倾斜程度的变化，覆𬌗覆盖的改变，支抗丧失程度和维持方法等，与治疗前所确定矫治计划是否相符，检验术前治疗计划的正确性，便于及时修改，甚至更改治疗计划。与患者和家长的沟通，增强他们治疗信心。通常在每一个治疗阶段结束、进入下一个治疗阶段前，均需要制取阶段研究模型。

（3）治疗后研究模型　总结分析治疗后患者咬𬌗关系，牙齿位置与倾斜程度，与治疗前的诊断比较，为最终诊断提供依据。也可以为治疗后数年提供记录，便于以后对治疗过程进行研究分析。

（三）模型的修整要求与方法

正畸研究模型的一般要求是能够准确的反映牙齿的形态、数目、位置，基骨的丰满程度，唇舌系带的附丽状况。

石膏切磨机修整法

（1）将下颌模型的底部磨成一个与下牙弓𬌗平面平行的底座，模型底座的厚度约为模型尖牙到前庭沟高度的 1/2；即厚度约为 13 mm。

（2）把下颌模型的后壁磨平，并且与模型底座及牙弓正中线垂直。

（3）按口腔正中𬌗关系对好上下颌模型，（必要时可用蜡固定）并且用铅笔在模型后牙区作两个垂直向的记号。

（4）把上颌模型的后壁磨平，且与下颌模型的后壁处在同一平面。

（5）使上颌模型的底面与下颌模型的底面平行。

（6）把上、下颌模型的侧壁磨成与双尖牙及磨牙的颊尖平行的平面，长约为 13 mm，使模型侧壁与后壁交角在上颌大约为 75°，在下颌约 65°。

（7）将上、下模型的后壁与颊壁间夹角磨去成一平面，该平面与原来的夹角的平分线成垂直关系。

（8）从下颌尖牙远中开始，把下颌模型前面（尖牙之间）磨成与牙弓形态相一致的弧形。

（9）把上颌模型前部磨成两个平面，前部相交于中切牙之间，以指出中线；平面的后部止于两侧尖牙远中，与上颌两侧平面相交成一钝角。

二、牙弓形态测量分析

牙弓测量分析包括了上下切牙总数测量，前牙弓宽度，后牙弓宽度，前牙弓程度和腭部高度。

(一)牙弓宽度

双尖牙区和磨牙区水平向牙弓宽度的标准值或正常值,取决于上颌四个切牙的近远中宽度(SI_U)总合。在正常解剖关系中,上颌和下颌前后牙齿的参照点相互间对应;因此上颌和下颌的理想值也应相对应。但理想值和实际值之间总有偏差,因而就有可能产生狭窄的、或宽大的牙弓形态。

1. 切牙宽度总数(SI_U)

(1)上颌切牙宽度总数　按照Pont切牙宽度与牙弓宽度指数确定上颌切牙宽度总数。测量上颌每个切牙近远中宽度,将测量值加在一起就是SI_U值。测量在模型上进行,也可以直接在口腔内测量。

(2)下颌切牙宽度总数　测量上颌每个切牙近远中宽度,将测量值加在一起就是SI_L。

(3)如果SI_U值非常大或特别小,以及上颌切牙因受形态变异影响,相关分析结果可能不精确时,对这样SI_U值病例,可以借助Tonn公式,运用下颌切牙SI_L值来计算SI_U值。Tonn的公式是:

$$SI_U = SI_L \times 4/3 + 0.5$$

2. 前、后牙弓宽度

(1)第一磨牙萌出后牙弓宽度测量　上颌前段牙弓宽度测量参照点是第一双尖牙水平裂隙的最低点,上颌后段牙弓宽度测量参照点是第一磨牙颊侧中央窝。下颌前段牙弓宽度测量参照点是第一与第二双尖牙的邻接点,下颌后段牙弓宽度测量参照点是第一磨牙近中颊尖的顶尖。牙弓前段宽度就是第一双尖牙之间的距离,牙弓后段宽度就是第一磨牙区之间的距离(图30-5)。

(2)混合牙列期牙弓宽度测量　混合牙列期牙弓宽度测量上颌参照点是第一乳磨牙𬌗面远中沟的最远点,和第一恒磨牙中央窝;下颌参照点是第一乳磨牙和第一恒磨牙远中颊尖的尖。牙弓前段宽度测量在第一乳磨牙间进行,牙弓后段宽度测量在第一恒磨牙间进行(图30-6)。

3. 上颌切牙总数和牙弓宽度相关性　理想的上颌切牙总数和牙弓宽度之间的关系是:

$$牙弓前段宽度 = SI_U \times 100\%/85$$

$$牙弓后段宽度 = SI_U \times 100\%/65$$

由于牙弓宽度的发育往往有一定偏差,理想值和实际值之间有一定差距。

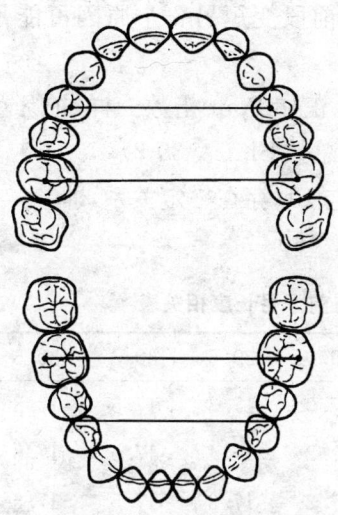
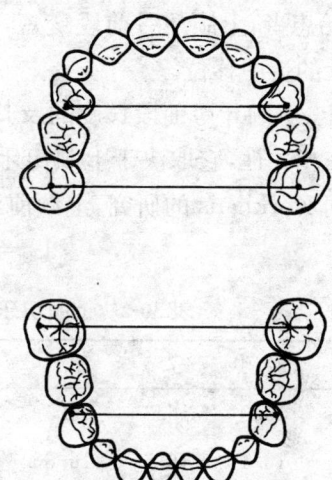

图 30-5 恒牙列牙弓宽度测量　　图 30-6 混合牙列牙弓宽度测量

表 30-1　Pont 理想牙弓宽度计算

SI_U	27	28	29	30	31	32	33	34	35	36
ATW	33.5	35.0	36.0	37.5	39.0	40.0	41.0	43.0	44.0	45.0
PTW	42.5	44.0	45.3	46.5	48.2	50.0	51.0	53.0	54.0	56.3

ATW:前牙弓宽度　　PTW:后牙弓宽度

4. 切牙牙冠宽度与牙弓形态相关性　　Pont 指数是以正常牙弓几何图形检查为基础,按照这个几何图解,上颌牙弓近似椭圆形,它与上颌切牙近远中宽度相关。椭圆形的大小取决于上颌切牙宽度总数,但形态仍然相似。

5. 牙弓宽度和牙弓长度相关性　　正常的牙弓形态取决于牙弓宽度和长度的发育。牙弓宽度和长度的比值是 2∶1,如果牙弓宽度增加 2 mm,牙弓长度减少 1 mm。

(二)牙弓前段长度

牙弓前段长度是按照 Korkhaus 的方法,确定上颌前段牙弓长度(L_U)和下颌前段牙弓长度(L_L)。

1. 弓前段长度　　从牙弓前段宽度的连线向切牙间唇面最凸点作垂线,这两者之间的距离为前牙弓长度。它可以揭示出切牙的错位情况。牙弓前段长度不仅会因前牙的错位而改变,而且第一双尖牙的移位也可以改变牙弓前段长度。例如在Ⅱ/2错𬌗患者,上颌牙弓前段变短,上颌牙弓前段变短另一个原因可能是乳牙早失前磨牙的近中移位。

2. 上、下颌牙弓前段长度的及其相关性 正如 Pont 指数一样,前牙弓长度均值间存在相关性,它取决于上颌切牙牙冠宽度总数 SI_U(表 30-2)。

根据 Korkhaus 的研究,上颌前牙弓长度与 SI_U 存在一定关系,即
$$L_U = SI_U \times 100/160$$

表 30-2 上颌切牙宽度总数与前牙弓长度相关表

SI_U	27.0	27.5	28.0	28.5	29.0	29.5	30.0	30.5	31.0
Korkhaus	16.0	16.3	16.5	16.8	17.0	17.3	17.5	17.8	18.0
Weise	16.4	16.6	16.8	17.0	17.2	17.4	17.6	17.8	18.0
Brune	16.6	16.8	16.9	17.1	17.2	17.3	17.5	17.6	17.8
SI_U	31.5	32.0	32.5	33.0	33.5	34.0	34.5	35.0	35.5	36.0
Korkhaus	18.3	18.5	18.8	19.0	19.3	19.5	19.8	20.0	20.5	21.0
Weise	18.2	18.4	18.6	18.8	19.0	19.2	19.4	19.6	19.8	20.2
Brune	17.9	18.0	18.2	18.4	18.6	18.7	18.8	18.9	19.0	19.2

下颌前牙弓长度正常情况下比上颌短 2 mm(正常覆盖 2~3 mm)。
$$L_L = L_U - 2 (mm)$$

牙齿的错位或移位均会使牙弓长度发生改变。双侧后牙近中移位、前牙舌向错位、前颌骨发育不足使 L_U 和 L_L 变短;前牙唇向错位、前磨牙的远中移位双颌牙弓前突均使 L_U 和 L_L 增加;下颌前突使 L_L 增加。

(三)牙弓对称性

牙弓对称性是对牙弓的水平向和前后向对称程度进行评价。在评价对称性之前,必须确定确定参照平面,腭中缝将在确定参照平面中起重要作用。

前点:(X)第二腭皱襞与腭中缝的交点;

后点:(△)上颌腭小凹之间的中点。

通过上颌腭中缝,连接前后点,形成水平向对称分析的参考平面。上颌结节平面应与此平面平行。因为解剖结构的原因,确定下颌的参考中线较困难。较精细的定点是:下颌中线的前点可使用颏嵴,或使用舌系带;后点使用的方法是对好上下模型,从上颌腭中缝的后嵴△向下作垂线,进而确定了下颌后点(图 30-7 右)。

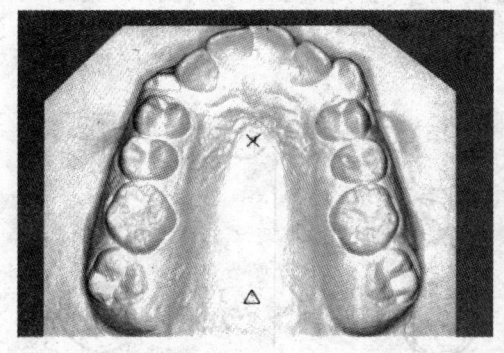
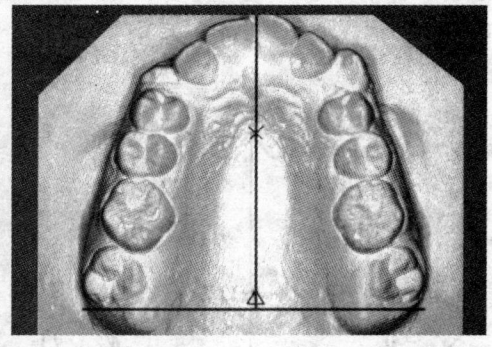

图 30-7　牙弓对称性测量的参照平面

上颌结节平面是比较前后向对称性的参照平面,它是上颌结节最远点之间连线;与腭中缝垂直。

1. 水平向对称性　按照 Pont 参照点测量分别测量牙弓两侧到腭中缝的宽度,两侧进行比较分析,以评价牙弓水平向对称性。Schmuth 认为测量应使用牙齿舌侧龈缘作为参照点,这是因为当牙齿旋转时上述测量会产生误差。

从诊断学观点,牙弓水平向对称性与临床密切相关,特别是在一侧牙弓存在后牙反𬌗、对刃𬌗、正反锁𬌗。

2. 前后向对称性分析　牙弓前后向对称性分析是要检查牙弓上左右侧对应牙齿,在前后方向上是否对称。它是分析任何牙齿近中移位的基础(图 30-8)。首先在第一恒磨牙远中画一条与上颌结节相平行的直线,然后在需要确定位置的牙齿𬌗面的对应点(例如第一前磨牙中央嵴、尖牙的尖)向平行线作垂线。正常情况下,如两侧相应点到平行线的距离相等,表示牙齿位置正确,或两侧牙齿同时等量

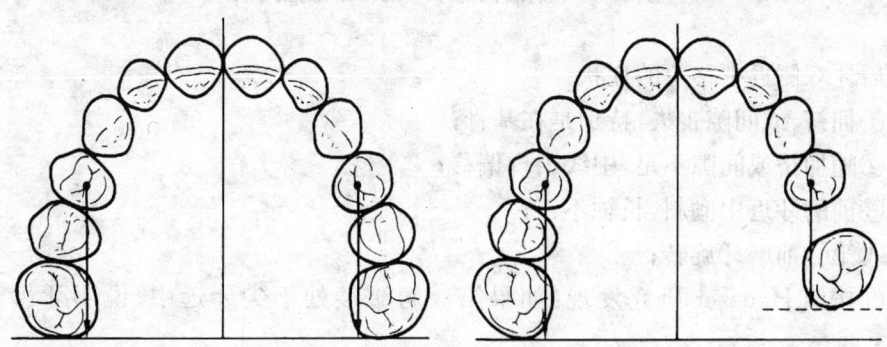

图 30-8　牙弓前后向对称性分析

移动。水平向牙弓不对称,表明是牙弓两侧牙齿不对称移位的结果(图 30-9,图 30-10)。

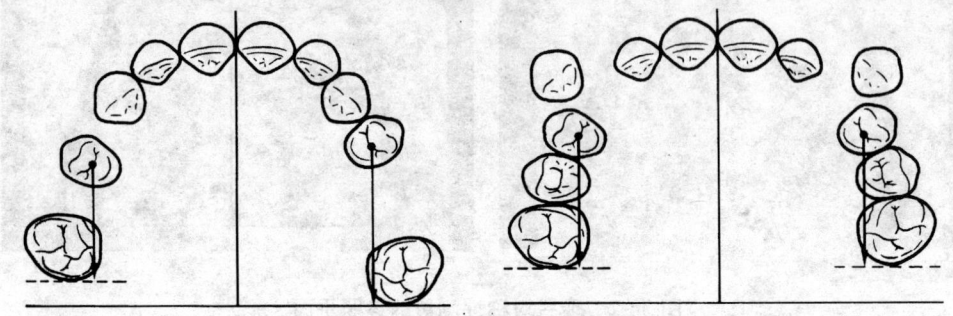

图 30-9　后牙单侧与双侧偏离的区别

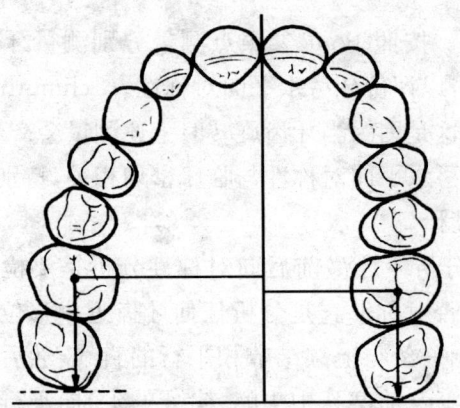

图 30-10　前后向与水平向牙齿位置关系

后牙双侧近中移位的症状:
①拥挤、或间隙丧失,特别是在基骨;
②随拥挤或间隙不足,中线出现偏移;
③前磨牙近中倾斜,长轴不正;
④第一前磨牙旋转;
⑤按照 Hausser 研究发现:如果第一腭皱襞处于尖牙远中,说明牙齿近中移位;
⑥按照 Schmuth 研究,切牙乳头与尖牙关系,通过切牙乳头最后点画一条垂

线到尖牙远中,表明牙齿近中移位。

(四)腭部高度

按照 Korkhaus 的定义,腭穹隆高度应是腭黏膜表面到𬌗平面的垂直距离。腭高度指数是:

$$PHI = PH/PAW \times 100\%$$

(PHI 腭高度指数　PH 腭高度　PAW 牙弓后段宽度)

正常平均值为 42%。指数增加说明腭穹隆相对较高,腭部高拱说明上颌根尖区齿槽突狭窄,常见于口呼吸、吮吸习惯、佝偻病等病例。指数减少说明腭穹隆较浅(图 30-11)。

三、未萌尖牙、双尖牙牙冠宽度预测

未萌尖牙、第一双尖牙、第二双尖牙牙冠宽度预测的目的是评价和分析未萌尖牙、第一双尖牙、第二双尖牙所需间隙与可用间隙的差值。目前主要有四种评价方法:①基骨均值预测法;②前牙宽度比例表;③X线测量法;④X线与基骨均值预测结合法。

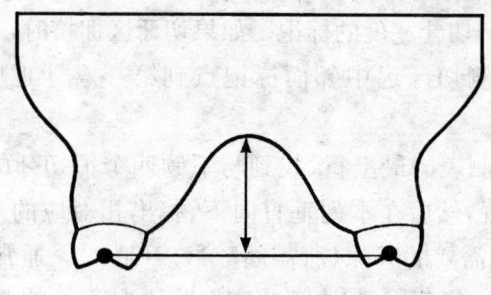

图 30-11　腭部高度的测量

(一)基骨均值预测法

(1)测量恒侧切牙远中到第一恒磨牙近中之间的距离,作为混合牙列期未萌尖牙、双尖牙可利用间隙,即基骨骨量。测量的均值见表 30-3。

(2)将测量的基骨骨量均值与正常对应恒牙牙冠宽度均值相比较,由于乳牙总宽度通常大于相应恒牙总宽度,差值即为"剩余间隙",下颌剩余间隙比上颌多。因此当恒牙牙冠宽度均值比测量均值大时,可能意味着间隙不足,牙弓存在拥挤的可能性。

(二)前牙宽度比例表预测法

比例表预测法最广泛应用的是 Moyer(1967)预测表。Moyer 认为未萌尖牙、双尖牙与下颌切牙之间存在相当大的相关性,提出了利用下颌恒切牙宽度总和来预测未萌尖牙、第一双尖牙、第二双尖牙牙冠宽度的方法。是一种简单、可靠的预测方法。临床使用方法(图 30-12):

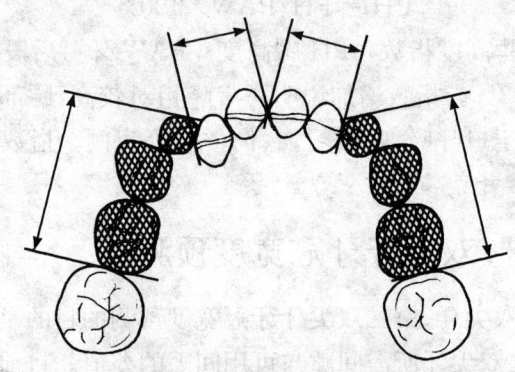

图 30-12 测量标志点及测量方

(1)首先确定下颌四个恒切牙的近远中牙冠宽度总和(SI_L)。每个象限的下颌中切牙开始,画出每个切牙宽度的标记。如果切牙区拥挤时,可以分别进行测量。

(2)测量下颌恒侧切牙远中邻面标记点到第一磨牙近中面的距离(即可用间隙)。

(3)在 Moyer 预测表的最上行,找到与下颌四个恒切牙的近远中牙冠宽度总和(SI_L)相应值的位置,然后在本列垂直向下,找出相对应的未萌尖牙、第一、第二双尖牙牙冠宽度可能需要的间隙(所需间隙)(表 30-3)。通常 Moyer 预测表的预测值有 5%～95%概率值范围,但由于临床经验认为 75%的概率值最有参考价值,因此仅仅 75%的概率值。

(4)将"可用间隙"减去"所需间隙"的差值,用 mm 来计算;间隙不足用"－",间隙剩余用"＋"表示。

(5)将测量的恒侧下切牙远中邻面标记点到第一磨牙近中面的数值与预测值进行比较,便可以估计提牙过程中是否会发生拥挤或稀疏。

(三)X 线与预测图综合法

从 X 线片测得的数值与石膏模型上测量的数值相结合,可以提高个体病例预测精度。这类分析方法主要代表是 Hixon 和 Oldfather(1965),Staley 和 Kerbers(1980)对此方法进行了改进。分析法的程序如下:

表 30-3 Moyer 未萌尖牙、双尖牙预测表

75%概率										
Σ2112	19.5	20.0	20.5	21.0	21.5	22.0	22.5	23.0	23.5	24.0
75%	20.6	20.9	21.2	21.5	21.8	22.0	22.3	22.6	22.9	23.1
	24.5	25.0	25.5	26.0	26.5	27.0	27.5	28.0	28.5	29.0
75%	23.4	23.7	24.0	24.2	24.5	24.8	25.0	25.3	25.6	25.9
75%概率										
Σ2112	19.5	20.0	20.5	21.0	21.5	22.0	22.5	23.0	23.5	24.0
75%	20.1	20.4	20.7	21.0	21.3	21.6	21.9	22.2	22.5	22.8
	24.5	25.0	25.5	26.0	26.5	27.0	27.5	28.0	28.5	29.0
75%	23.1	23.4	23.7	24.0	24.3	24.6	24.8	25.1	25.4	25.7

(1)从根尖片上测量出下颌一侧未萌第一、第二双尖牙的牙冠宽度；

(2)在石膏模型的相应区域测量出下颌中切牙、侧切牙的近远中宽度；

(3)将上述两个数值加在一起，在 X 轴上找到相应位置，然后再到预测图的 Y 轴上可以找到相应象限的未萌尖牙、第一、第二双尖牙牙冠宽度。

左右侧未萌尖牙、第一、第二双尖牙牙冠宽度预测需要分别进行。每次只能预测一侧的数值。

具体计算方法是：(回归方程)

$$\Sigma 3+4+5 = [(\Sigma 1+2+X4+X5) \times 0.7158] + 2.1267$$

Σ3+4+5 预测数值　Σ1+2 石膏模型测量值　X4+X5　X 线片测量值

四、恒牙列间隙分析

因为牙齿错位所造成的间隙不足，可以从模型上确定间隙不足的量。目的在于确定为了排齐牙齿，基骨上可利用间隙与牙齿所需要间隙之间的差值。因而对于每一个牙弓的所需间隙需要进行两次测量：所需间隙和可用间隙的计算。

恒牙列间隙分析有两种方法：

(一)Nance 分析法

①在石膏模型上测出第一磨牙前每个牙齿的近远中宽度，此值即为排齐磨牙前所有牙齿而需要的间隙量；即所需间隙。

②用一根金属软丝按个体牙弓的正常形态，将金属丝沿一侧双尖牙的接触点、前牙切嵴、直到另一侧第一磨牙前形成弧形；位于双侧第一磨牙近中邻接点处，在

金属软丝上作上标记,轻轻拉直金属软丝,使用卡尺测量两标记点之间的距离,即为基骨牙弓所能提供的可用间隙。

③可用间隙与所需间隙之间的差值即是排齐前牙、双尖牙所剩余或差的间隙。正值表示间隙过多,负值表示间隙不足的量。

(二)Lundstrom分段分析法

分段分析法是一种间接评价法(图30-13)。

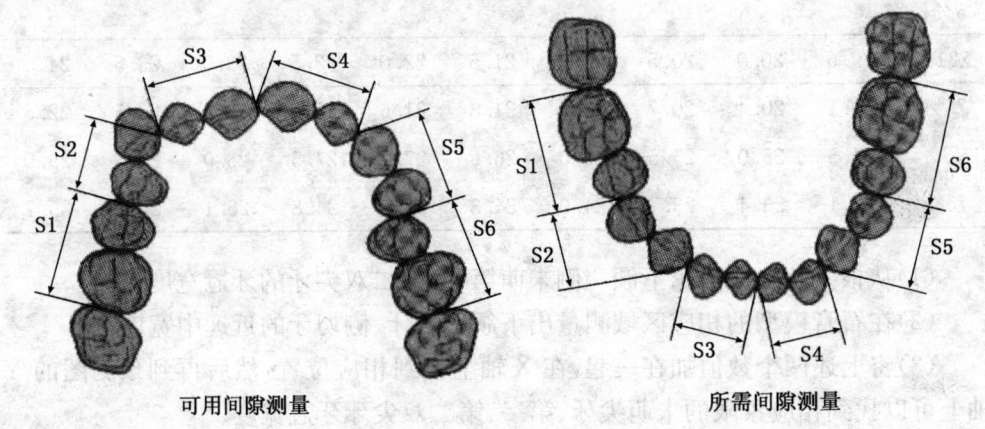

可用间隙测量　　　　　　所需间隙测量

图30-13　Lundstrom分段测量法

①将牙齿按每两个牙齿为一组,包括第一恒磨牙,共分为六组。
②记录12个牙齿近远中宽度,并计算出总和;
③分别记录每组牙齿的宽度;
④在研究模型上分别记录每组的可用近远中间隙;
⑤计算理想值(可用间隙)与实际值(所需间隙)的差值。

五、牙量不调计算

研究模型间隙的有限分析本身存在不足;为了排齐牙齿可用间隙和所需间隙之间的差值可以通过两种方法确定:①牙弓内牙齿拥挤的量;②在与面部骨骼的关系中,切牙的位置。

综合性间隙分析必须包括头影测量和模型测量的结合。上下牙弓牙量不调的计算步骤是:

1. 确定牙量不足　在研究模型上计算:①实际牙弓长度和理想牙弓长度的差值;②整平双侧牙弓Spees曲线所需的量,每整平1 mm的Spees曲线需要1 mm

的牙弓长度。①和②项的测量数量就是牙弓不足的值(DD)(图 30-14)。

2. 确定矢向不调 在 X 线头影片上测量出中切牙切嵴到 N-Pg 的垂直距离(图 30-15)。它代表了中切牙变化的矢向不调。正常上颌切牙在 NP 线前 2~4 mm,下颌切牙在 NP 线前－2~4 mm。

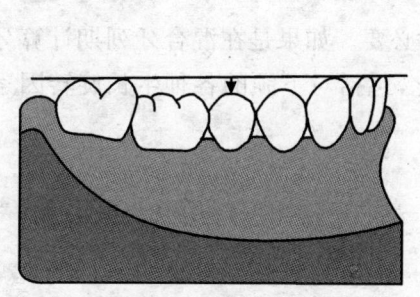

图 30-14 Spee's 曲线偏离

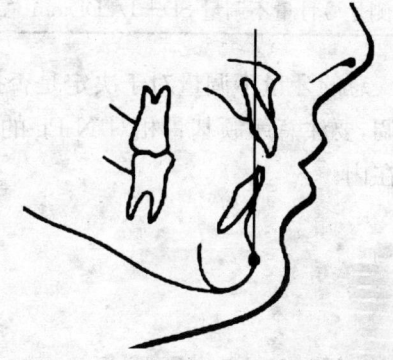

图 30-15 SD:切牙-NP 距离

切牙的位置前移意味着需要增加牙弓上间隙,而切牙后缩意味着可以增加牙弓长度。切牙在头影测量片上的位置每变化±1 mm,牙弓长度相应改变±1 mm。

3. 牙量与骨量不调的计算 牙量不调的测量,研究模型上是在双侧进行的,而 X 线头影片仅能测量一侧的量,而此牙齿和矢向不调的总不调量(TD)的计算公式为(表 30-4):

$$TD(单侧)=SD+1/2DD$$

表 30-4 牙量骨量不调的计算

下颌牙骨量不调计算			
可用间隙	mm		
所需间隙	mm	DD=	mm
Spee's 曲线	mm		
1-AP 距离	mm	SD=	mm
每侧牙骨量不调量 SD+1/2DD		总量=	mm
上颌牙骨量不调计算			
可用间隙	mm		
所需间隙	mm	DD=	mm

续表

下颌牙量骨量不调计算			
Spees 曲线	mm		
1-AP 距离	mm	SD=	mm
每侧牙弓骨量不调量 SD+1/2DDmm 总量＝mm			

总的牙量不调量对于决定是否拔牙非常必要。如果是在混合牙列期计算牙量不调，要注意颅颌基骨相对 N-Pg 的位置变化，包括对下颌的各种生长旋转因素考虑在内。

（钟小龙 吉 利）

第31章 错𬌗畸形的功能性分析

功能性分析一直作为正畸检查的一部分。在对患者进行正畸治疗而选择矫治的形式之前,首先必须对每个患者的口腔功能状况进行分析;功能性分析包括X线头影测量、肌电测量、模型和牙列的测量分析;头影和模型测量是在静态状况下进行的,而口颌系统动态的功能性分析,具有更重要的意义。它不仅在了解错𬌗的病因上,而且也在确定正畸治疗的类型和指征有意义。正畸功能性分析的三个最重要的方面是:息止𬌗位和牙尖交错位的检查;颞颌关节的检查;颅面功能紊乱的检查。

一、息止𬌗位与习惯𬌗关系的确定与评价

当下颌处在休息位时,颅面系统的协同和拮抗依赖于肌肉张力和在静态下的动力平衡。下颌息止𬌗位是对重力的反应,是肌肉静止抗张反射的结果。这个位置在短期可能会受到例如疲劳、压力状况、体位、肌肉张力不协调,颞颌关节的功能紊乱等的影响;而长期的影响因素则是牙齿的错位、牙齿的早失、神经肌肉系统的疾病。下颌从息止𬌗位到习惯位的运动包括两个部分:绞链和旋转;转动与滑动。检查的目的不仅在于这些运动的量和方向,而且应包括每一个绞链和滑动部分的作用程度。从休息位到完全闭合可以观察到两个阶段:游离阶段:从息止𬌗位到牙齿刚刚接触(或早接触);咬𬌗阶段:从牙齿刚刚接触到中性或习惯𬌗位。

(一)确定息止𬌗位的方法

在检查患者的息止位时,由于息止位易受到头颅姿势和体位的影响。因而在检查息止位时应在标准的条件下进行。检查息止𬌗位时患者应处于松弛和直立坐位,患者的头应直立并且眼睛向前平视(可在患者前面放一面稍大的玻璃镜,让患者平视自己的眼睛),并使患者的眼耳平面与地面平行。患者的颅面肌肉应完全松弛,在实际检查时可以使用肌肉训练(叩击实验)辅助患者的肌肉松弛。具体方法是临床上让患者被动的张闭口,并且不断的增加频律,在伴随一个中等电脉冲时肌

肉将被松弛。当下颌在息止𬌗位时,它常常在中性𬌗的下、后面约 2~4 mm。这个牙齿之间的空间又称作息止𬌗间隙或𬌗间距。许多临床检查方法都可以用来确定息止𬌗位。

对混合牙列期儿童确定息止𬌗位的最好方法,病人首先练习几种口腔功能(如吞咽),然后放松,病人此时要求不能移动唇和下颌,然后扪诊颏下肌是否放松,因为在张闭口运动过程中肌张力是增加的。病人要求舔自己的嘴唇,吞咽而不移动,医师轻拉唇以观察和检查尖牙关系,与咬𬌗位相比,正常时下尖牙在上尖牙下 3 mm,𬌗间空间距离是 2~4 mm。息止颌位位于最大咬𬌗位后 2~3 mm。

(二)下颌息止𬌗位的记录

当功能性对患者的治疗计划是必要时,下颌的息止位的记录是非常重要的。下颌息止颌位的记录有许多方法,但有两种最常用方法是:一种来自修复学的方法,另一种是口外间接法。

1. 口内直接法 正如上述,当息止𬌗位确定时,则可轻拉上唇以观察其上下颌关系,修复学常常用石蜡以确定𬌗记录,然而在混合牙列期儿童常无法进行,虽然卡尺可以测量前牙或尖牙𬌗间距离,但是测量是比较困难的。

2. 口外直接法 运用卡尺在病人的侧面轮廓上可以确定。即测量软组织鼻下点到软组织颏前点,在息止𬌗位的距离之差,此差值部为息止𬌗间隙,此种方法的缺点是,软组织的可靠性差,且无法了解和记录矢向关系。

3. 口外间接法 是最常用的方法,利用了各种方法之优点。如 X 线摄影、头影测量片、肌电图、活动荧光摄影片、动态 X 线摄影等。

X 线头影测量是其中最有效的方法,这要使用 2~3 张头影定位侧位片,第一张摄影是在姿势位,第二张是在开始接触位,第三张在习惯咬𬌗位。在每张测量片上完成二种测量,一种测量记录在垂直平面上的髁突绞链运动,另一种测量记录矢状平面上髁突的滑动,以单一的运动评价下颌的闭合途径,它应是从息止𬌗位到开始接触,从开始接触到完全咬𬌗。如果在第一阶段存在滑动,则必须记录下来。正常情况下,髁突的运动应是滑动和旋转两者结合。从姿势位到习惯𬌗位虽然存在着一个小的滑动,但主要是旋转动作为主。当处于功能平衡和正常咬𬌗时,必须记录 CⅡ或 CⅢ错𬌗与正常的最终差值和异常的闭合途径。B_O 与 B_R 角度之差表示了下颌旋转长度,MM_O 与 MM_R 距离差值为下颌向前滑动的程度。

二、下颌从息止位到习惯位的关系评价

下颌从息止位到习惯位的闭合过程分为两个阶段:(1)自由阶段:下颌从姿势

错𬌗畸形的功能性分析 第31章

位到牙齿开始接触;(2)咬𬌗阶段:下颌从牙齿开始接触位到正中或习惯咬𬌗位。当下颌从息止位开始闭合时,下颌存在旋转和滑动运动。在正畸诊断中,需要对下面三种下颌运动类型进行鉴别:(1)下颌纯粹的旋转运动(髁突铰链运动);(2)下颌旋转运动伴有向前的滑动;(3)下颌旋转运动伴有向后的滑动。

从息止𬌗位到咬𬌗位,髁突在2～3 mm的息止𬌗间隙内,是一种简单的绞链运动。但存在两种情况需要加以鉴别:(1)当下颌从姿势位开始闭合运动,牙齿在最大咬𬌗情况下,下颌处于正中关系位时,下颌闭合过程中存在偏离;(2)当下颌从息止位𬌗开始闭𬌗运动,由于咬𬌗不协调,下颌出现移位。在治疗过程中区别下颌偏离或移位比较困难。

分析下颌运动时,将从矢向、水平向、和垂直向三个方面进行分析:

(一)下颌休息位与咬𬌗位关系的矢向评价

1. Ⅱ类错𬌗 Ⅱ类错𬌗患者的下颌运动可能存在三种功能类型:

(1)Ⅱ类错𬌗,没有功能紊乱时,下颌从息止𬌗到咬𬌗位的闭合途径是直向上、前(图31-1b),完全的旋转运动而没有滑动因素。髁突运动为纯粹的绞链运动,神经肌肉和形态结构间非常相适应,没有功能性干扰。这是一种真性Ⅱ类错𬌗。

(2)伴有功能紊乱的Ⅱ类错𬌗,从姿势位到咬𬌗位,髁突运动为部分绞链和部分向上、后滑动移位;髁突在关节窝内具有旋转动作;从开始接触到完全咬𬌗,髁突动作是旋转和向上、后移动,这样运动是旋转和滑动相接合(图31-1c)。下颌向后滑动导致下颌处于后咬𬌗位,这种发现提示患者是功能性而不是真性Ⅱ类错𬌗。当存在深覆𬌗时,最常见这种运动,这种功能类型的Ⅱ类错𬌗比它实际的临床状况表现更严重。

(3)伴有Ⅱ类错𬌗的个体,髁突运动为部分绞链和部分向前滑动移位,下颌从开始的后休息位向前滑动到习惯𬌗位。在从息止𬌗到牙齿开始接触的闭合途径是向上、前;当磨牙区牙齿刚接触时,随着髁突沿关节结节后斜面向下、后直线运动,下颌因为牙尖的向前诱导而导致下颌向前移位(图31-1d)。Ⅱ类错𬌗在息止颌位比在最大咬𬌗位所见到的情况要严重。

在功能性Ⅱ类错𬌗,当功能性后缩和前伸的被排除后,矢状关系会得到改善,但这种矢向关系的改善并非是由于生长和发育的因素。具有正常的闭合途径的Ⅱ类错𬌗的颌间关系,仍然必须改善,但这常需要形态和功能的变化以产生所希望的矢向关系改变。开始时髁突旋转动作(从息止𬌗到咬𬌗位)没有改变,髁突在关节窝的关系相同,临床所产生的牙-齿槽关系的调整(正如在 Activator 作用下,下颌理想的水平向生长),只能从头影测量片上去评价生长方向和可能的生长量。向

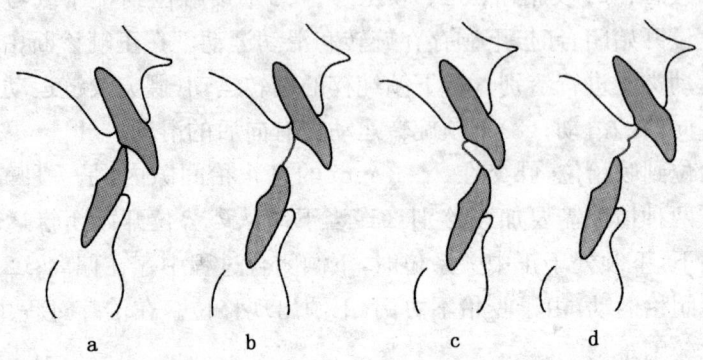

图 31-1　Ⅱ类错𬌗个体从息止𬌗位到咬𬌗位不同闭合途径和功能性分类

上、后移位并且具有水平向生长的病例，其预后相对要好；而对于向前移位和垂直向生长病例，其预后较差。对于髁头向前移位和水平向生长病例，或者髁头向后移位和垂直向生长病例，或这两种结合型患者，治疗预后不理想，其可能改善的程度往往取决于患者的年龄和面型。

具有直向闭合途径的Ⅱ类错𬌗个体，髁头常具有绞链运动，当治疗时间较早（混合牙列时期），矢向移位的量不大，功能性矫治器治疗成功的可能性存在。而当闭合途径位向上、后（姿势休息位向前），则治疗预后较差。

2. Ⅲ类错𬌗　Ⅲ类错𬌗病例的功能性关系，决定了正畸治疗的可能性和预后。下颌从息止𬌗位到咬𬌗位的闭合途径有三类：

(1) 髁突运动为完全的旋转运动而没有滑动因素；神经肌肉和形态结构与功能性关系非常相适应，没有功能性干扰（图 31-2b）。这是一种非功能性、真性Ⅲ类错𬌗。

(2) 髁突运动为旋转运动伴有向前滑动移位；下颌向前移位导致下颌处于前突咬𬌗位，即强迫性咬𬌗（图 31-2c）。这种发现提示患者是功能性、非骨性Ⅲ类错𬌗。或称作假性Ⅲ类错𬌗，治疗预后较好。

(3) 髁突运动为旋转运动和向后滑动移位，患者常伴有严重的下颌前突，下颌向后滑动进入最大牙尖交错咬𬌗位（图 31-2d）；它可能会掩饰矢向发育异常。

伴有向前滑动移位Ⅲ类错𬌗，所产生的向上、向前的闭合途径，与从息止𬌗位到习惯位时，髁头是绞链和部分向前滑动相结合，即使在恒牙列时期，治疗预后也较好。

功能性治疗的最有效的时机在混合牙列期，但必须强调由于并不是每一个具

错殆畸形的功能性分析 第31章

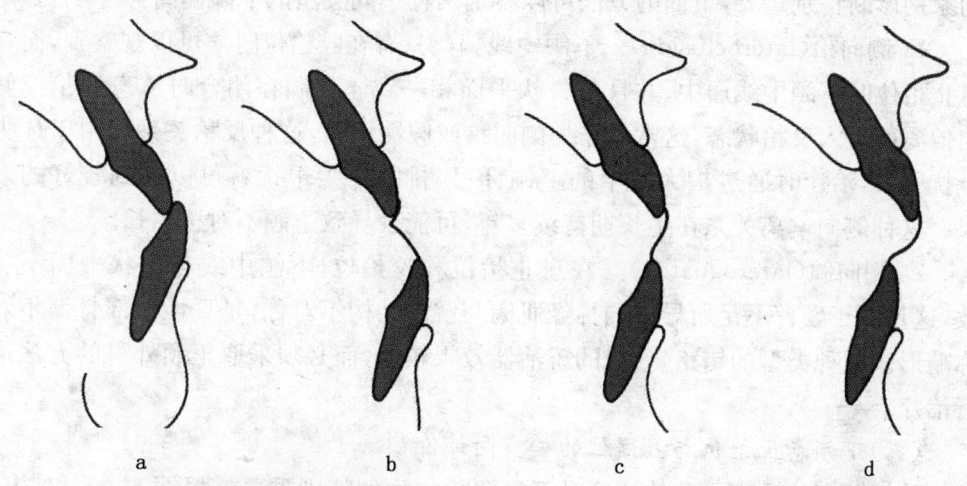

图31-2 Ⅲ类错殆个体从息止殆位到咬殆位不同闭合途径和功能性分类

有向前闭合途径的Ⅲ类错殆均有好的预后和下颌的移位,因为功能性分析并不能完全确定治疗预后。当上颌切牙唇向倾斜和下颌切牙舌向倾斜来补偿骨骼不足时,由于切牙的过度倾斜,因此存在下颌向前滑动进入咬殆的可能,切牙竖直到其正常长轴位置会导致更严重的Ⅲ类矢向关系。这种错殆的正畸治疗很困难,它是一种假性强迫性咬殆,在年龄较大时可以通过正颌外科进行治疗。

3. 下颌前突(真性或假性强迫性咬殆) 在近中错殆的病例中,向前的滑动的动作并不总是功能性Ⅲ类错殆常具有的症状;真性强迫性咬殆常常治疗预后较好,而假性强迫性咬殆常治疗预后较差。因此在头影测量分析中必须加以鉴别。假性强迫性咬殆包含着真性、骨性Ⅲ类错殆;这是由于部分齿槽骨对前牙区骨性发育不足的补偿,假如上颌切牙的唇向倾斜和下颌切牙的舌向倾斜,下颌将向前的滑动,并且下颌咬殆在闭合途径末端。如果因为下颌前牙的倾斜而成为假性强迫性咬殆,患者具有明显的反覆盖关系,齿槽骨将弥补或补偿骨骼发育的不足。

如果在治疗开始已经存在这些问题,在很大程度上限制了正畸治疗的可能。它预示着正畸治疗预后不理想。真性或假性强迫性咬殆的区别只有依靠X线头影测量分析才能鉴定。

(二)下颌休息殆位与习惯位关系的水平向评价

临床上对水平向功能关系的评价很容易做到,当下颌从休息位到习惯位时,可以观察到下颌中线的状况,水平向评价对于伴有下颌中线侧向偏离,单侧反殆病例

的家别诊断特别重要,下面的方法可以鉴别两种不同类型的下颌偏离:

1. 侧向𬌗(lateroclusion)　下颌中线偏离只有在咬𬌗位时才可以观察到,而在息止𬌗位时下颌中线居中,并且与矢状平面相一致。下颌在闭合时从息止𬌗位侧向偏离而进入反𬌗状态,这常称作为侧向𬌗或假性反𬌗,这种反𬌗关系是由于牙尖干扰所致,治疗时通过扩大狭窄的上颌牙弓,排除牙尖干扰就可以达到较好的效果。这种侧向偏离关系在生长期持续多年,可能会导致下颌不对称生长。

2. 侧向颌(laterognathy)　在息止𬌗位和咬𬌗位,下颌中线与矢状平面不一致,这是由于发育不足所导致的神经肌肉与解剖结构不对称,是真性面部骨骼不对称畸形。此种类型的错𬌗,一般的矫治器效果较差,而必须采取正颌外科的方法进行治疗。

(三)下颌息止𬌗位与习惯位的垂直向评价

𬌗间距离的垂直尺寸的评价对于深覆𬌗的病例特别重要。根据 Hoze 和 Muhlemann 的方法,存在着两种不同的深覆𬌗,临床必须加以鉴别:

(1)假性深覆𬌗:患者的息止𬌗间距离小,磨牙已完全萌出;深覆𬌗是由于前牙的过度萌出所造成(图 31-3b);功能性矫治的预后不理想。磨牙的伸长可能会影响到息止𬌗位,产生颞下颌关节问题并导致深覆𬌗的复发。垂直向控制需要远中移动磨牙,虽然可能在一定程度上伸长磨牙,但可能导致前面高增加和切牙覆𬌗减少。只有运用固定矫治器才可能达到治疗目的。

(2)真性深覆𬌗:常伴有较大的息止𬌗间距离,它通常是由于磨牙低位所造成(图 31-3c),治疗预后较好。混合牙列期治疗时,需要排除可能抑制磨牙萌出的环境因素,磨牙伸长后仍然可能留有足够的𬌗间空间。垂直向生长的真性深覆𬌗病例治疗预后也较好。

Ⅱ类错𬌗伴深覆𬌗的病例,使用功能性矫治器可能会改善矢向关系,但不能控制垂直向发育异常。伴有向后移位的功能性Ⅱ类错𬌗和伴有大的息止𬌗间距离的功能性深覆𬌗,功能性矫治器治疗预后较好,这种治疗的原则是排除异常的环境因素和促进理想生长。而非功能性、真性Ⅱ类错𬌗和假性深覆𬌗,治疗比较困难。

三、口颌系统功能紊乱检查

下颌存在着异常水平向和矢向错误关系的偏向时,口咽异常功能的适应和改变可能加剧业已存在的功能紊乱。由于功能紊乱导致的错𬌗常常可以通过排除异常的环境因素的影响,进行简单的治疗而恢复正常。功能性紊乱的功能检查需要对舌、唇、颊、舌骨进行检查,并且包括吞咽功能。

第31章 错殆畸形的功能性分析

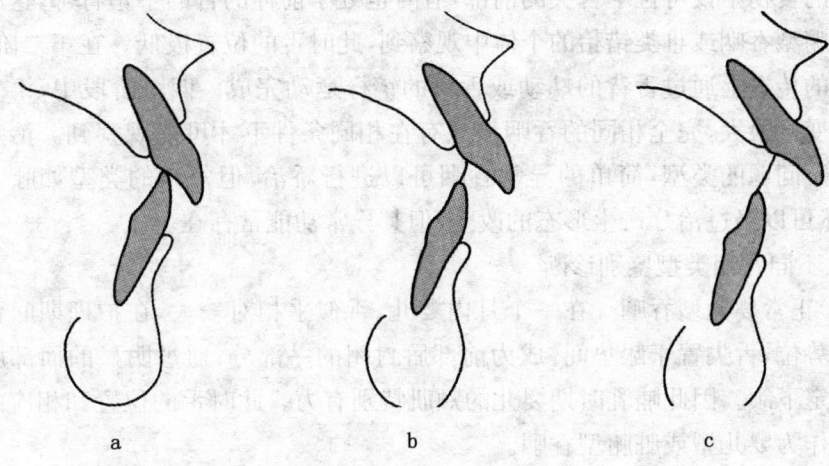

图31-3 深覆殆的功能性分类

(一)吞咽功能检查

1. 正常吞咽周期　　正常成熟型吞咽没有伸舌或向前伸出的姿势,舌尖位于齿槽区舌侧,口周肌肉在吞咽时收缩较轻,在吞咽周期牙齿瞬间接触。Gwynne-Evans、Ballard、Bjork等将吞咽分成四个阶段:

(1)第一阶段　　舌支持面的前1/3变平坦或后缩,食物团块收集在舌平坦区前部,或舌下腺区,舌后背与软腭接触,形成口腔后区封闭,牙齿没有与唇接触,此时吞咽尚不能进行。

(2)第二阶段　　软腭向颅和后上方向移动,腭舌和腭咽封闭打开,舌尖向上运动,舌背向下降,在舌中1/3区形成沟或凹陷,容许食物团向后传送,同时唇肌轻轻接触,而后期牙齿与唇轻接触。如有伸舌综合征的症状,在此阶段可以观察到。

(3)第三阶段　　咽上缩肌环开始收缩,软腭呈三角形而与咽上缩肌形成腭咽封闭,又称咽-腭帆封闭。舌背下降许多,鼻咽被隔离开,容许食团通过咽峡部,同时舌前部顶着硬腭,帮助控制食团向后转运,牙齿稍微向前接触,唇闭合。如果伸舌习惯存在,舌将不后缩,而呈狭窄状,舌尖会向前帮助前部唇封闭,此时口腔内存在负压。

(4)第四阶段　　当腭咽部组织向下、前运动时,舌背向上后运动,舌紧贴软腭,挤压口咽部余留的食团,类似于挤牙膏的动作。

基本的吞咽功能周期只有在正常殆的正常功能型中才能见到。在第一阶段,被收集的食物不仅可位于舌尖的前部,有时也处于前伸的舌的平坦背部,这种吞咽常在脏腑型吞咽或Ⅲ类错𬌗的个体中观察到,此时舌的位置极低。在第二阶段,有时食物的传送上通过舌背的蠕动或舌尖的铲样运动完成。四个阶段中,第二阶段的个体变异最大,完全相同的吞咽型只有在相同条件下才可能观察到。治疗适应证取决于问题的类型,简单的异常吞咽可以进行矫治,但复杂的类型如吐舌综合征,虽然可以经过治疗产生形态的改变,但其异常功能常存在。

2. 不同吞咽类型鉴别诊断

(1)正常婴儿型吞咽 在一个月内婴儿,舌似乎相对较大,在护理期间舌处于向前姿势位,舌尖置于龈垫间,成为前部唇封闭的一部分;通过明显的面部肌肉收缩来稳定下颌。因此哺乳时期婴儿的颊肌特别有力。此时舌的位置和相应的吞咽行为称作为婴儿型或脏腑型吞咽。

随着切牙的萌出,舌的位置开始后缩,在12~18月间是一个转变时期,自身本体感受使舌的姿势和功能发生变化。在2~4岁时,正常发育情况下婴儿型吞咽被功能平衡、成熟躯体型吞咽所代替。婴儿型吞咽停止与成熟型吞咽出现并非一个简单的"开"或"关"的过程,两者在乳牙列时期和混合牙列早期可能并存,这种两种吞咽类型并存的特征称为"过度型吞咽"。但吞咽时颊肌作用逐步减少,通过下颌升高来维持牙齿咬𬌗。

(2)正常成熟型吞咽 正常成熟型吞咽唇、颊肌活动小,提下颌肌收缩使牙齿进入咬𬌗状态,吞咽时唇轻轻闭合,牙齿咬𬌗接触,舌位于上颌切牙腭侧,舌背与腭顶接触。在混合牙列时期,当有牙齿缺失或存在牙间隙时,唇将可能有收缩而保证口腔前部封闭。

(3)简单吐舌吞咽 简单吐舌吞咽表现为吞咽时典型唇颊肌收缩,牙齿咬𬌗时舌伸入前牙开𬌗处。伸舌时为达到前部封闭,仅仅是一种适应机制。检查时可以发现有长期吮指习惯,特别时吮拇习惯。

(4)复杂型吐舌吞咽 复杂型吐舌吞咽患者吞咽时,唇颊肌明显收缩,伸舌时牙齿未咬𬌗而是分开,但提下颌肌群不收缩。复杂型吐舌吞咽所伴有的开𬌗更广泛、比明确简单吐舌吞咽开𬌗更困难。部分患者在下颌后退时存在𬌗干扰,复杂型吐舌吞咽患者常有张口呼吸和慢性鼻呼吸道病史。

(5)滞留婴儿型吞咽 婴儿型吞咽如果持续到4岁后,可以认为是功能紊乱或异常;持续婴儿型吞咽的原因可能是吮指、吮奶瓶、口呼吸、伸舌,或中枢神经系统发育的原因。滞留婴儿型吞咽症状是舌常处于向前姿势,吞咽时伸舌,并置于前牙之间或两侧后牙间,口周肌肉强烈收缩,颏肌和颊肌活动过大(鬼脸状),没有正常吞咽时所需要的牙齿瞬间接触或仅仅最后一个牙齿接触。滞留婴儿型吞咽发病率极少。

临床当上述症状均存在时,并且在吞咽情况下舌伸入牙齿之间时,唇颊肌、颏肌反而不收缩,此种类型的吞咽称为复杂伸舌问题,复杂伸舌问题纠正较困难。

Moyer将以上几种吞咽形式分为五种类型。

(二)舌功能的评价

舌的功能、姿势、大小和形态均有着重要的意义,在任何形态治疗之前必须考虑这些潜在的病理因素。即使在形态遗传的错𬌗中,舌的生长、形态、姿势也相当重要;扁平、位置较低、前伸姿势的舌是形成Ⅲ类错𬌗的因素;鼻咽道的障碍、变态反应均是造成舌补偿性姿势的因素;过大的鼻咽部淋巴结,使舌自然前伸以维持呼吸道通畅,而鼻呼吸道的闭塞则直接导致口呼吸,及下颌或舌的姿势下降;许多文献中称之的"腺样体病容",可能是对呼吸障碍的适应性反应。

1. 舌的功能 许多作者认为伸舌是错𬌗的病因之一,伸舌常伴有异常的形态学关系,是一种补偿性现象。Andrew等认为舌是主要的病理因素;Graber认为异常的舌姿势和功能可能是持续型婴儿吞咽或其他异常口腔习惯的原发性因素;当舌的功能适应异常的形态后,舌的形态和位置会发生改变。

2. 舌的姿势 许多作者认为(Mason and Proffit)舌的姿势比舌的功能更重要。舌姿势和形态可能扁平或呈弓形、伸舌或后缩、狭窄或变长、侧向伸展或缩短等。舌姿势的临床检查(包括X线头影测量检查)必须在下颌姿势位时检查。Graber将舌在息止𬌗位和习惯位的姿势进行比较,分析了在息止𬌗位时舌根、舌背、舌尖三个区域的舌的基本姿势,发现在口呼吸和深覆𬌗的病例,舌根是扁平的,而在其他病例舌根常与软腭轻轻接触。在Ⅱ类1分类错𬌗和深覆𬌗,舌背呈弓形,而在其他错𬌗体舌背是高的,随𬌗间空间的程度而变平展。在Ⅱ类1分类错𬌗舌尖后缩,而在其他错𬌗个体的舌尖,随下颌进入息止𬌗位而向前滑动,舌尖位置变化与下颌错𬌗的类型直接相关。

3. 舌体积评价 舌的体积和形态变化较大,大而短、狭小而长、宽而长等。临床上评价舌的体积的方法是检查伸舌后舌尖能否接触颏部,正的结果表示巨舌。巨舌和小舌与齿槽骨和骨型的形状相关。

在巨舌症患者,口腔内被舌充满,口腔内没有足够的空间,鼻咽腔狭窄,舌边缘压痕明显,前牙区存在间隙,切牙前倾明显,舌前伸前牙区存在开𬌗;真性巨舌症常见于某些病理条件下,如黏液性水肿、唐氏综合征、脑垂体巨大症等。儿童巨舌症临床诊断可以不借助头影测量,必须注意与伴有伸舌习惯的骨性开𬌗相鉴别。

小舌症明显的特征是舌体很小,舌前伸时至多达到下切牙,口内腭盖高拱,牙弓受小舌的影响而变小;前磨牙区存在拥挤,常伴有严重的Ⅱ类关系;第三磨牙在下颌角处阻生,后牙明显舌倾舌离心力减少或缺乏;此类病例存在严重的功能紊乱。

4. 舌功能紊乱　最常见的舌功能紊乱是选择性的向外吐(伸)舌和咬舌;伸舌可能在前方或侧方,或者两者结合。局部异常压力的结果取决于被压迫的区域产生下述症状:

①前牙开𬌗:舌前伸或向前姿势;

②侧向开𬌗或深覆𬌗:侧向伸舌或伸展,导致后牙低位;

③切牙对刃𬌗和后牙尖对尖关系:意味着前后向伸舌,导致前后牙区开𬌗,称作复杂性伸舌。

5. 舌鉴别诊断　舌的姿势可能与骨骼形态相关;例如,在严重Ⅲ类骨型患者,舌位置低于𬌗平面。而在Ⅱ类骨型,同时下颌较短而下颌平面角陡的患者,舌可能伸向前。

舌的姿势可能存在两种变异:

(1)舌后缩　舌后缩比例大约少于10%,它常于后牙开𬌗相关。可能使由于舌的侧面变宽缘故。常表现在无牙颌成人或双侧后牙缺失患者口腔内。在牙齿或牙周韧带缺失的个体,舌将失去它的定位感觉,舌便后缩与侧面齿槽黏膜的接触,以便在吞咽时更好的建立口腔前部封闭。治疗预后较差。

(2)舌前伸　舌前伸易于导致前牙开𬌗。它处在两种形式:①内源性:主要原因是婴儿滞留型吞咽,具体机制尚不明确。大部分内源性个体的前牙开𬌗不太严重舌的前伸主要是为了适应过度的前下面高度,舌被迫的前伸姿势是为适应在吞咽时建立前部封闭的需要;②获得性:问题比较简单,主要时对肿大的扁桃体、咽部红肿的一种适应。当急性咽部炎症进行表面麻醉后,患者可以进行吞咽,适应性舌前伸可以很快会得到纠正,而当咽部疼痛机制一直存在说,最好先进行相关内科治疗。当扁桃体或腺样体被切除后,舌与下颌姿势明显得到改善,这种舌前伸的长期存在,会影响到颜面的生长发育。

(三)唇功能检查

唇是口周功能的一部分,常规检查时唇应该完全松弛,如果唇肌紧张,则无法检查到唇实际的功能状况。通常唇状况和姿势有以下几种情形:

(1)完全性唇闭合　当肌肉完全松弛时,如果唇仅轻微即可接触,或上下唇之间仅有极小缝隙,则被称作完全性唇闭合(图31-4)。

(2)不全性唇闭合　如果当肌肉完全松弛时,唇之间有较宽的缝隙,主要是由

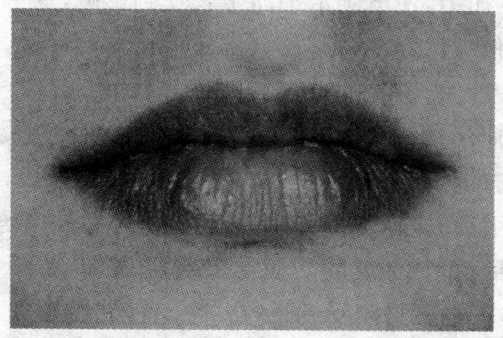

图 31-4　完全性唇闭合

于上唇太短所造成,称为不全性唇闭合(图 31-5)。正畸治疗只能在早期才能有效果。

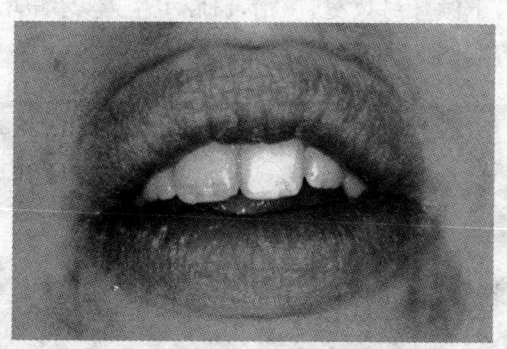

图 31-5　不全性唇闭合

(3)潜在性不完全性唇闭合　尽管上唇发育正常,但由于上切牙唇向错位,导致闭合困难,也称为不完全性唇闭合。切牙位于上下唇之间,并置于下唇上,阻碍了正常的唇闭合;下肌肉松弛下,唇闭合肌肉松弛,唇缝过大、开唇露齿、唇翻卷,覆盖增加,切牙倾斜加剧可能导致创伤、牙折。切牙区活动过度,下唇推上切牙唇向,同时使下切牙舌向和拥挤。

(4)唇外翻　口周肌肉松弛时上、下唇肥厚、翻卷或表现为累赘。

唇习惯常与颏肌过度活动相关,它包括:①吮唇:下唇常位于上颌切牙后面;②伸唇:伴有下颌切牙舌倾;③唇功能不足。

(四)颊功能紊乱

在吮颊和咬颊的患者,软组织突出或延伸至牙齿殆面,使后牙可能形成开殆和深覆殆,增加了颊肌的压力,使下颌水平向生长受到影响,这种类型颊肌功能紊乱在后牙无殆接触的病例中比较普遍。

(五)颏肌活动过度

颏唇沟较深是颏肌活动过渡的表现。这种习惯性肌肉活动会妨碍下颌前部齿槽突向前的发育,异常的颏肌活动常常与吮唇或咬唇相关联。颏肌活动高常常可以在家族中发现,有因而一定遗传倾向,它可能也是容易被模仿的基础。在典型的Ⅱ类错殆个体,过度活动的颏肌常将下唇向上前拉,下唇位于上颌切牙之后,上唇相对静止,舌将下降,正常唇封闭受到干扰。它又使错殆的牙齿-齿槽骨症状加重或恶化。

(六)呼吸功能与模式

检查呼吸模式的目的是确定患者是否存在对鼻呼吸功能的干扰。颅面肌肉的紊乱可能影响正常鼻呼吸,也影响牙列的发育。典型的口鼻呼吸的患者腭盖高拱,上切牙存在"牙龈位",上颌牙弓狭窄,反殆,口腔卫生差,牙龈增生。患者外貌常常有明显的"腺样体面容"(图31-6)。

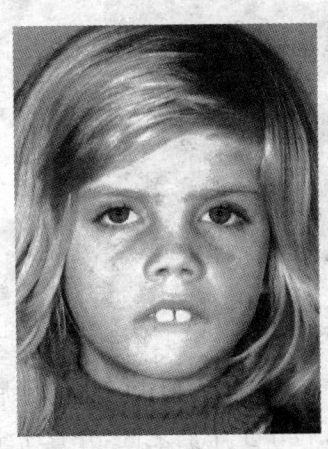 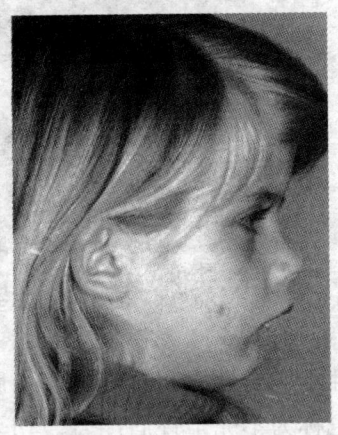

图31-6 腺样体面容

口呼吸或鼻呼吸干扰对颅面部生长和牙齿位置有极大影响,实验证明腺样体切除和正常呼吸模式恢复后,颅面的体积和姿势发生明显变化。

1. 呼吸模式的检查

(1)鼻呼吸时,唇轻轻接触;口呼吸时上下唇将分开;

(2)要求患者做深呼吸时,大多数个体会出现使用口吸入,偶尔个别时候也可见到使用鼻吸入,唇轻闭合;

(3) 要求患者唇闭合、使用鼻吸入作深呼吸时,鼻呼吸正常时鼻翼肌肉反射性控制较好。鼻孔的大小和形态发生变化,吸入时鼻孔将扩大。口呼吸个体虽然也可以使用鼻呼吸,但鼻孔的大小和形态不会发生改变。

2. 单侧鼻呼吸的检查　检查个体单侧鼻呼吸的方法是:可以使用口镜(先冷却)或棉球分别置于两侧鼻孔处,具有鼻呼吸功能的鼻孔侧的口镜,热气流遇冷却口镜,使口镜表面成雾状,或者棉球丝会随呼吸而飘动。鼻呼吸模式的检查主要是明确鼻腔阻塞的程度。可以使用棉拭实验、镜实验、观察鼻孔的方法。当说明检查结果时,要和鼻呼吸周期相对照(鼻周期为大约 6 小时一次交替呼吸,这是为防止鼻黏膜干燥的一种生理保护措施)。在鼻呼吸周期内,一个鼻孔可能会比另一个阻塞一些,因而在简单的检查发现单侧鼻孔阻塞时并不能就认定是病理性的。正畸治疗前对上呼吸道阻塞性口呼吸患者必须进行耳鼻喉治疗,对习惯性口呼吸可以进行比呼吸练习,如口屏、口含纸片增加口唇封闭等。

3. 鼻呼吸时舌的位置　口呼吸个体的舌位置存在有两种不同的类型:
Ⅰ型:舌扁平、舌尖位于下切牙后,处于前伸位;常有Ⅲ类错𬌗伴有反𬌗。
Ⅱ型:舌扁平、舌尖处于后缩位;常有Ⅱ类错𬌗伴有远中𬌗。

(吉　利　钟小龙)

第 32 章　X 线头影测量分析

X 线头影测量技术已经成为一个正畸医师应该掌握的最基本的诊断分析技术。经过几十年的发展,已经成为研究儿童生长发育的重要手段和工具;特别是对于口腔正畸专科的临床诊断、矫治设计、治疗效果的评价更为重要。依据 X 线头影测量的结果分析,有利于对牙、颌、面、颅的软硬组织的结构和相互关系,作进一步的了解;有助于辅助正畸临床的正确诊断和矫治设计,有助于了解矫治过程中牙、颌、面的变化,也有助于了解矫治器的作用及效果。因此 X 线头影测量技术已经成为口腔正畸学不可缺少的检查诊断和研究手段。

第一节　X 线头影测量标志点、平面

X 线头影测量的有效评价决定于参考点的意义及其定义。

(一)骨性参考点及其定义

下面是临床常用的部分测量标志点(图 32-1):

1. N(Nasion)　矢状平面上鼻额缝的最前点。
2. S(Sella)　蝶鞍凹的中点。
3. Se(MidPoint of the entrance to the sella)　在蝶鞍联嵴水平,是后床突与蝶鞍前开口连线的中点。
4. Sn(Snbnasale)　软组织鼻中隔与上唇相交点。
5. A(Subspinale)　上齿槽骨基底骨骼外形曲面的中间最后、最凹点,或齿槽嵴点与前鼻嵴之间最后、凹点。
6. Apmax　确定上颌骨长度的前点;从 A 点向腭平面的垂线,与腭骨相交点。
7. Pr(Prosthion)　上颌骨的前牙齿槽缘点;位于前颌骨齿槽部分的最下、最

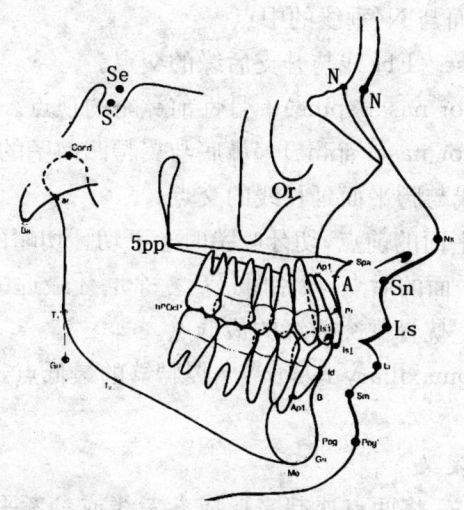

图 32-1 X 线头影测量

前点。

8. Is 1(Incisor superiun) 上颌中切牙牙冠切缘。

9. Ap 1(Apicale1) 上颌中切牙根尖点。

10. Is1̄(Incisor inferiun) 下颌中切牙牙冠切缘。

11. Ap1̄(Apicale1) 下颌中切牙根尖点。

12. Id(Infradentale) 下颌骨的前牙齿槽缘点；位于前颌骨齿槽部分的最上、最前点。

13. B(SuPramentale) 下颌基底骨的最前点；或下颌齿槽骨前外形轮廓最后点。

14. Pog(Pogonion) 骨性颏部的最前点。

15. Gn(Gnathion) 下颌骨颏部最前、最下点。

16. Go(Gonion) 下颌升支后缘与下颌体切线交角的平分线与下颌骨的交点。

17. Me(Menton) 下颌颏联合的最低点。

18. Apman 确定下颌骨长度前点，Pog 的垂线与下颌平面的交点。

19. Ar(Articulare) Bjork 推荐的点，下颌升支后缘与颅基底外形轮廓交点。

20. Cd(Condylion) 髁突最上点。

21. Or(Orbitale) 骨性眶下缘的最低点。

22. Pn/2 腭平面与 N'垂线的中点。

23. int. FH/R. asc FH 线与升支后缘的交点。

24. ANB(Anterior nasal spine) 骨性前鼻嵴的顶点。

25. PNS(Posterior nasal spine) 鼻底与翼腭凹前壁的交点。

26. S' S 点垂线与腭平面延长线的交点。

27. APOcc 𬌗平面的前点,切牙咬𬌗时上下切牙切嵴的中点。

28. PPOcc 𬌗平面的后点,咬𬌗时最后一个磨牙最远中接触点。

29. Ba(Basion) 枕骨髁突前缘的最低点。

30. Ptm(Pterygomaxillary fissure) 翼腭缝的最低点,前缘为上颌粗隆,后缘为翼突的前部。

(二) 参考线及其定义

根据上述点的定义,将两点连起来形成参考线或参考平面。下面是临床上常用的一些参考线或平面(图 32-2)。

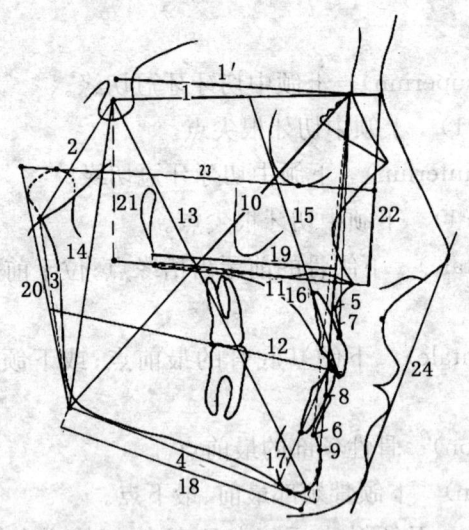

图 32-2 参考线或参考平面

表 32-1　头影测量长度项目

1. S-N：前颅底平面；
2. S-Ar：颅底侧面长度；
3. Ar-Go：升支长度；
4. Me-Go：下颌基骨长度；
5. N-A：N-A 连线；
6. N-B：N-B 连线；
7. N-Pr：N-Pr 连线；
8. N-Id：N-Id 连线；
9. N-Pog：N-Pog 连线；
10. N-Go：N-Go 连线；
11. Pal(ANS-PNS)：腭平面；
12. Occ：𬌗平面；
13. S-Gn：Y 轴角；
14. S-Go：后面高；
15. 1-SN：上切牙长轴相对 SN 延长线；
16. 1-Pal：上切牙长轴相对腭平面延长线；
17. 1-MP：下切牙长轴相对下颌平面延长线；
18. ManBase：GO-Gn 连线，下颌基骨长度；
19. MaxBase：Apmax 与 PNS 的连线，上颌基骨长度；
20. R. sec：Cd-Go 连线，下颌升支长度；
21. S-S'：S-S' 连线；
22. Pn：从软组织 N' 与腭平面间的垂线；
23. "H"：Pn/2-FH/Rasc．改良 FH 线，平行于 Se-N 线；与 Pn 线相交；
24. EL：美容线，鼻尖到 Pog' 的连线。

第二节　角度和线段测量

(一) 角度测量

参考线既可以作为线段进行测量，也可以构成角度来表达 X 线影像结构的尺寸(图 32-3)。

表 32-2　头影测量的各种角度

1. N-S-Ar：蝶鞍角()；
2. S-Ar-Go：关节角；
3. Ar-Go-Me：下颌角；
4. Sum：上述三个角总合；
5. Ar-Go-N：上下颌角(Go1)；
6. N-Go-Me：下下颌角(Go2)；
7. SNA：上颌前后位置；
8. SNB：下颌前后位置；
9. ANB：SNA 与 SNB 之差；
10. S-N-Pr：前颌骨齿槽部分前后位置；
11. S-N-Id：下颌骨齿槽部分前后位置；
12. Pal-MP：腭平面与下颌平面交角；
13. Pal-Occ：基底平面角上角；
14. MP-Occ：基底平面角下角。

续表

15. SN-MP：SN 与下颌平面角；
16. Pn-Pal：A. M. Schwarz 后倾角；
17. N-S-Gn：Y 轴角；N-S-Gn 前交角；
18. 1-SN：上颌切牙长轴与 SN 后交角；
19. 1-Pal：上颌切牙长轴与腭平面前交角；
20. 1-MP：下颌切牙与下颌平面后交角；
21. 1-1Angle：上下切牙长轴后交角。

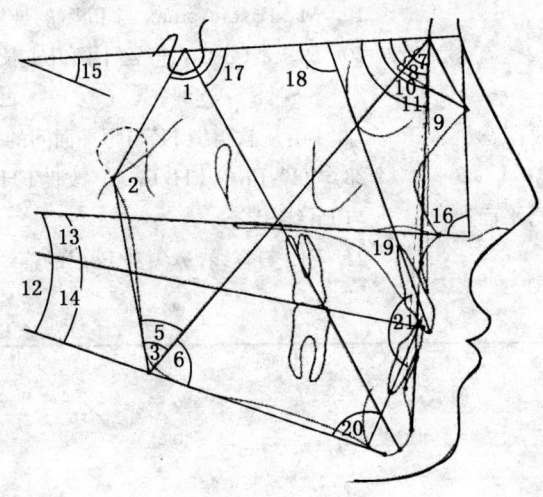

图 32-3　角度测量

(二)线段测量(图 32-4)

1. S-N：前颅底前后长度；
2. S-Ar：后颅底长度；
3. S-Go：后面高；
4. N-Me：前面高；
5. MaxBase：上颌基骨长度(与 Se-N 相关)；
6. ManBase：下颌基骨长度(与 Se-N 相关)；
7. R-asc：升支长度(与 Se-N 相关)；
8. S'-F. Ptp：S'点到翼腭凹在腭平面上的垂线距离；
9. S-S'：表达上颌骨偏离程度；
10. 1-N-Pog：上颌切牙到 N-Pog 的垂直距离；
11. 1-N-Pog：下颌切牙到 N-Pog 的垂直距离。

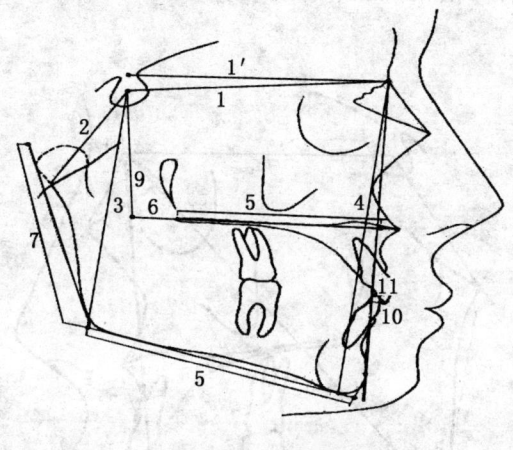

图32-4 测量用线段

第三节 角度和线段测量对齿槽-骨骼分析的意义

在正常头影测量分析中,对齿槽骨-骨骼分析分为三个部分:
(1)面部骨骼分析;
(2)上颌基底与下颌基底分析;
(3)牙齿-齿槽骨分析。

(一)面部骨骼分析

1. 下颌角 Ar-Go-Me 这个角代表了下颌骨的形式;以及下颌升支和体部的关系。下颌角在生长预后中起作用。大的下颌角表明下颌向后的旋转倾向和髁突的生长方向向后;小的下颌角表明下颌向前的旋转倾向和关节的垂直向生长。正常均值为$128\pm7°$。这个角随年龄而变化。变化范围为$124°\sim132°$。

2. 蝶鞍角 N-S-Ar 蝶鞍角是前后颅基底之间的角。后颅基底位于矢状生长中心(蝶枕软骨联合),蝶鞍窝的位置由这个区域的生长变化决定,大的蝶鞍角表明蝶鞍窝位置向前,小的蝶鞍角表明蝶鞍窝位置向后,如果这个位置不能通过下颌升支长度的变化来补偿,面部轮廓要么后缩,要么前突。正常值为 $123\pm5°$ (图 32-5)。

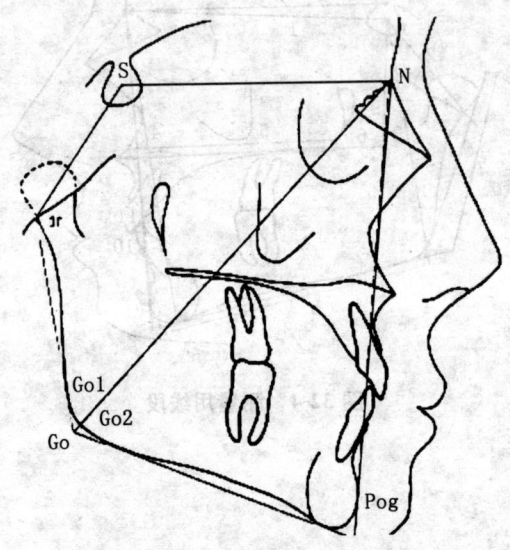

图 32-5　N-S-Ar-Go、Ar-Go-Me 角

3. 关节角　S-Ar-Go　这个角可以通过正畸加以改变。如果通过磨牙的升高或远中移动而打开咬殆,此角会增加。而磨牙近中移动使这个角减小。大的关节角使轮廓产生缩颌变化,而小的关节角使轮廓产生突颌的变化。在所有前突病例中,这个角减少。正常值为 $143\pm6°$(图 32-6)。

(二)上颌基底与下颌基底分析

上下颌基底骨的相对位置通过三组测量来说明。(1)通过垂线测量,确定矢向变化;(2)测量近似水平的线确定垂直向变化;(3)对 S-N 与面部骨骼第三骨性点间角度的测量。

1. SNA　这个角指出了 A 点相对于前颅基底的前后位置关系。均值为 $81°$,它指出了上颌与前颅基底的正常关系;如果角度减少,上颌骨则处于在前颅基底后位,上颌呈缩颌;如果角度增大,上颌骨处于向前位置,则上颌骨呈前突状。SNA 角随年龄而减小。

2. SNB　SNB 角确定了下颌骨相对于前颅基底的前后位置。和 SNA 角一样它决定了下颌的突度。均值为 $79°$,如果这个值大于 $82°$,下颌相对于颅基底呈突颌;如果小于 $77°$,下颌呈后缩颌。如果 SNB 角在 $77°\sim82°$ 之间,下颌则是直颌。

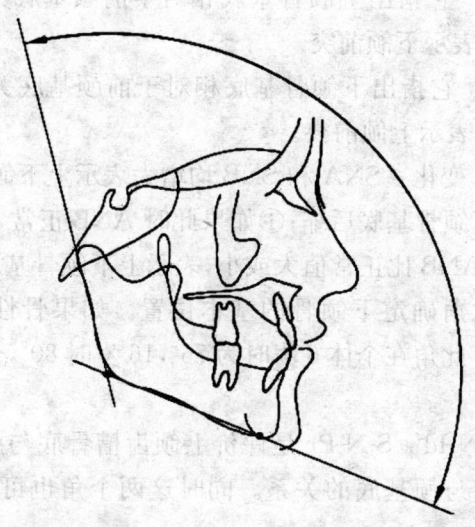

图 32-6　Go 角的确定

SNB 角随年龄增大,从 6 岁时 76°到 16 岁时的 79°。下颌后缩颌可以通过生长加以补偿;然而在治疗 Ⅱ 类错𬌗时,很难区别此时下颌生长是由于治疗的作用,还是个体本身的生长补偿。

3. ANB　ANB 是 SNA 与 SNB 之差,它代表了上下颌骨基底之间的关系。如果 A 点在 NB 之前,ANB 角为正值;如 NA 与 NB 线重合,ANB 角为零;如 A 点在 NB 线之后。ANB 值为负,尽管 ANB 确定了上下颌骨间的关系,但也在相当程度上显示了切牙关系。ANB 角均值为 2°(图 32-7)。

4. SNA、SNB、ANB 之间的关系　三个角明确的表明了上下颌骨基底相对于前颅基底的位置关系,以及上下颌基底之间的关系。

(1)正常 SNA 和 SNB　它指出了上下颌基底相对于颅基底关系正常,以及上下颌骨基底的关系正常。

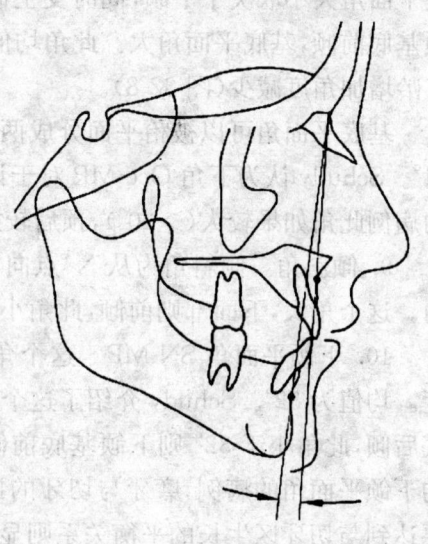

图 32-7　ANB 角

(2)正常的 SNA　它指出上颌骨基底相对于前颅基底关系。小的 SNB 表示下颌后缩,大的 SNB 表示下颌前突。

(3)正常的 SNB　它指出下颌骨基底相对于前颅基底关系。小的 SNA 表示上颌后缩,大的 SNA 表示上颌前突。

(4)SNA 和 SNB 变化　SNA 和 SNB 均增大表示上下颌骨基底前突;SNA 和 SNB 均减少表示上下颌骨基底后缩;①如果此时 ANB 正常,表示上下颌骨基底关系正常;②如果此时 ANB 比正常值大或小,表示上下颌骨基底关系异常。

5. S-N-Pog　此角确定下颌骨的基本位置。如果骨性颏部明显突出,它与 SNB 角的差值较大。此角在个体 6 岁时为 76°,16 岁时 80°,个体 S-N-Pog 角在6～16 岁时可以增加 4°。

6. S-N-Pr 和 S-N-Id　S-N-Pr 是评价上颌齿槽骨底与颅基底的关系;S-N-Id 是评价下颌齿槽骨底与颅基底的关系。同时这两个角也可评价上下颌齿槽骨的关系。

7. 水平线或水平平面　水平线或水平平面是用来评价上下颌基骨的垂直关系。最常用的水平线 S-N(S-N 和 Se-N)、FH、Pal、Occ、MP 下颌平面。

8. 基底平面角 Pal-MP　基底平面角 Pal-MP 是用来明确下颌相对于上颌的倾斜程度。上颌用腭平面来代表。它可以用来确定下颌的旋转;如果基底平面角大,下颌是向后旋转,垂直向 1 生长。如果此角小,下颌向前旋转,水平向生长。基底平面角大小取决于下颌,同时受上颌的影响。上颌基底后倾,基底平面角小;上颌基底前倾,基底平面角大。此角均值为 25°。6 岁时此角为 30°,16 岁时为 23°,随年龄增加角度减少(图 32-8)。

基底平面角可以被殆平面分成两部分。上角 Pal-Occ 为 11°,下角 Occ-MP 为 14°。Schudy 认为下角 Occ-MP 对于评价打开咬殆的预后是重要的。Ⅱ类深覆殆的病例此角如果较大(>20°),预后较好,如为 7°或<7°,预后则较差。

9. 倾斜角　倾斜角为从 N'点向 SN'做垂线(即 Pn 线),向下与 Pal 相交之后角。这个角大,下面部则前倾,此角小则下面部后倾。

10. 下颌平面角 SN-MP　这个角明确了下颌基底相对于前颅基底的倾斜程度。均值为 32°。Schudy 介绍了这个角的前后倾斜原则。此角大于 32°,则下颌基底后倾,此角小于 32°则下颌基底前倾。它表明垂直关系的不调。在开殆伴有平均下颌平面角的病例,磨牙与切牙的比例不调,尽管磨牙和髁突生长是平衡的,但要达到与切牙区生长的平衡关系则显得过多。如果下颌平面角和基底平面角均较大,发育异常通常表现在蝶鞍窝之下(可能为升支过短),这个角随年龄而减小。

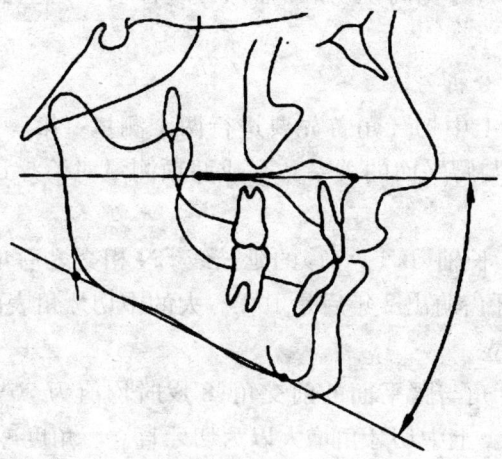

图 32-8 基底平面角

11. Y轴角 N-S-Gn(Y-Axis) 这个角明确下颌相对于前颅基底的前、后位置。均值为66°(图32-9),如果此角大于66°,则下颌处于后位,垂直向生长占主要部分;如果此角小于66°,则下颌相对于颅基底处于前位,水平向前生长占主要部分。

12. 前后面高 前后面高是以线段测量来衡量的(图32-10)。从前后面高可以估计个体颅面生长的方向。其公式为:

$$后面高(S-Go)/前面高(N-Me)=62\%～65\%$$

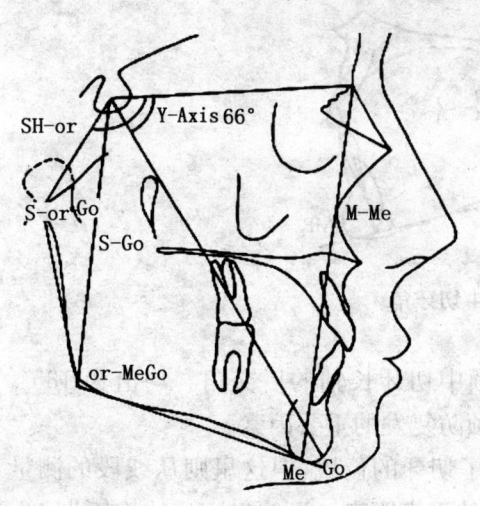

图 32-9 Y轴角

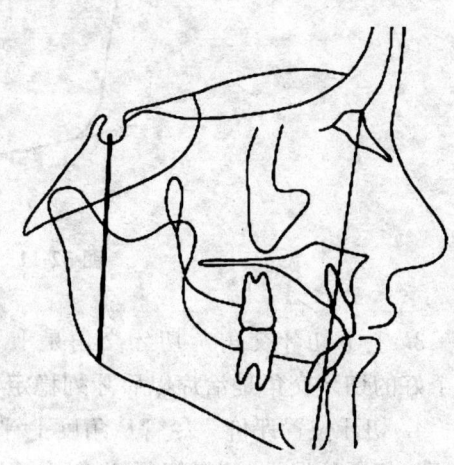

图 32-10 前后面高测量

均值为62%～65%。百分比高说明后面高大,颌骨水平向生长;百分比小说明后面高小,颌骨水平向生长。

(三)牙齿-齿槽骨分析

1. 上中切牙角 上中切牙角首先要进行两个测量。第一是上中切牙长轴与 SN 的关系,第二是它与腭平面的关系。完成两项测量对治疗计划很重要(需要控根时)。

(1)测量上中切牙长轴($Is\underline{1}$-$Ap\underline{1}$)的延长线 SN 相交之后角;均值为 $102\pm2°$。7 岁时是 $94°\sim100°$,牙齿萌出 2 年后是 $102°$。大的中切牙角表面切牙前倾,小的中切牙角意味中切牙直立。

(2)测量上中切牙角与腭平面的前交角;8 岁时均值为 $70+5°$,当此角均值大于 $110°$ 时测量后交角。上中切牙角增大以为切牙直立。角度减小表明切牙前倾。

2. 下中切牙角 下中切牙角是其长轴与 MP 平面相交之后角($Is\overline{1}$-$Ap\overline{1}$)。均值为 $90\pm3°$(图 32-11)。$6\sim12$ 岁时从 $88°$ 增加到 $94°$。角度增加意味着下中切牙前倾,过小则下中切牙直立。通常又称之此角为下中切牙诊断分析。

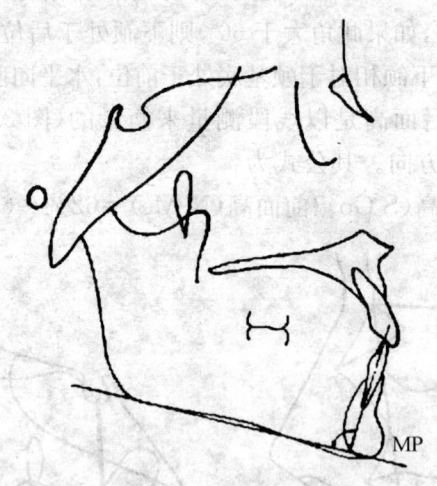

图 32-11 下中切牙角

3. 上下切牙交角 切牙交角是上下颌中切牙长轴的后交角。均值为 $135°$。一个好的切牙交角是治疗以后牙列稳定和预防复发的重要因素。

4. 切牙位置评价 尽管从角度上评价了切牙的位置,但这里则从线段的测量来评价切牙位置;即测量切牙切嵴到 NP 线的垂直距离。上颌中切牙的均值为 4 ± 2 mm,下颌中切牙的距离为 $-2\sim+2$ mm;治疗的目的就是使切牙到 NP 线距离达到正常。这个测量对决定治疗是否需要拔牙,下颌切牙是否需要前移,支抗是否需要增加是关键因素。在9岁之前下颌切牙的这种关系。

第四节　软组织分析

一个正畸病例在治疗前、后首先注意的是面部的外形变化。因此软组织的形态改变是正畸治疗所必须考虑的问题。从这一观点出发,一个平衡的侧面轮廓和外貌是决定对任何错𬌗进行治疗的关键因素,评价的基础是唇、颏、颊、前额、鼻嵴以及他们相互之间的关系。

(一)侧面轮廓分析软组织参照点(图32-12)

Tr:头部矢状面横切交叉线点(发际);　　　N:软组织鼻点;
No:软组织鼻尖点;　　　　　　　　　　　Sn:下鼻中隔与上唇交点;
Ss:上唇最深点;　　　　　　　　　　　　Is:上红唇最突点;
Sto:上下唇闭合点,即口裂点;　　　　　　Li:下唇缘点;
Sm:颏唇沟点;　　　　　　　　　　　　Pog:软组织颏前点。
Gn:软组织颏顶点;

(二)侧面轮廓分析

1. 比例分析　理想的比例分析为正常的轮廓提供了基本标准。如均值、生物测量法等。侧面轮廓可以大致分为三部分(图32-13):额三分之一:Tr-N;鼻三分之一:N-Sn;颌三分之一:Sn-Gn;颌三分之一可能稍大1/10。

类似的比例分析还有前面高N-Gn的比例(图32-14)。N-Sn是代表面中份的比例约占45%,Sn-Gn则占全面高的55%。

2. 轮廓突度分析　轮廓突度可以分为三种:

(1)骨性轮廓　使用N-A-Pog角度来代表。均值大约为175°,12岁时均值为177.5°;角度会随年龄而减小。

(2)软组织轮廓　通过N-Sn-Pog角确定。均值为161°。

(3)软组织全轮廓　通过N-No-Pog角确定。均值男性为137°,女性为133°;12岁时男孩为137.5°,女孩为132.9°。这个突度随年龄而增加,可能是因为鼻部的生长所致。但骨性轮廓并不随全软组织轮廓变化而变化。

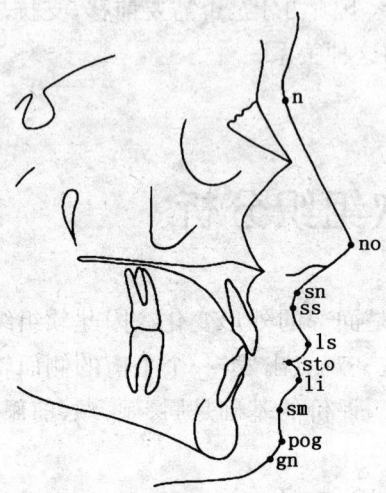

图 32-12 侧面轮廓分析软组织参照点

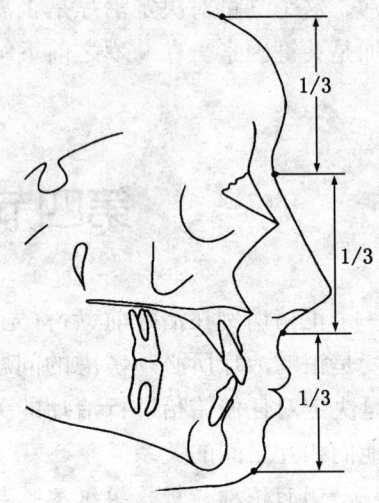

图 32-13 面部比例

3. 软组织轮廓厚度 软组织鼻的厚度实际上是恒定的；而上唇沟约增加 5 mm，软组织颏大约增加 2 mm。

(三)唇型分析

1. 角度分析

(1)鼻唇角 Cm-Sn-UL 鼻小柱点-鼻下点-上唇突点组成。均值为 97.1±10.7°。白种人鼻底部上翘，角度较大。中国人鼻底较平，角度较小。

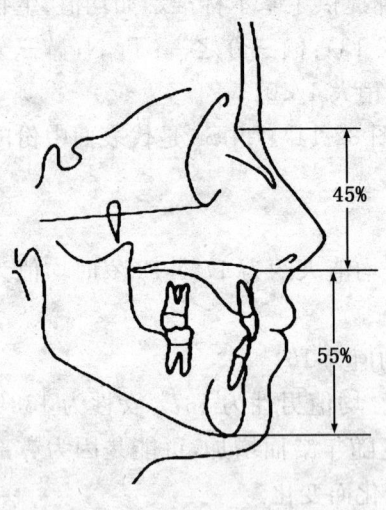

图 32-14 面部比例关系

(2)上唇倾角 上唇凹点至上唇突点与 FH 平面的上交角。均值为 68.6±6.3°。该角反映上唇的倾斜度。

(3)下唇倾角 下唇凹点至下唇突点与 FH 平面的下交角。均值为 46.0±8.9°。该角反映下唇的倾斜度。

(4)上下唇角 上唇凹点至上唇突点与下唇凹点至下唇突点连线的后交角。代表了上下唇的凸度。恒牙初期均值为 114.6±8.7°。

(5)颏唇沟角 下唇凹点至下唇突点与颏前点组成。代表颏唇沟的曲度或深浅。恒牙初期均值为 133.9±8.4°。

2. 线距测量

(1) 上唇凸厚 上唇突点到上中切牙的距离。男性为 15.5±2.0 mm，女性为 13.0±1.6 mm。Rakosi 认为：当上切牙前突或上唇张力较大时，上唇凸厚度减少。内收上切牙 3 mm，上唇凸厚度增加 1 mm。

(2) 下唇凸厚 下唇突点到下中切牙的距离。男性为 15.9±1.9 mm，女性为 13.7±1.5 mm。

(3) 上唇长 鼻下点到上口裂点的垂直距离。恒牙初期男性均值为 24.4±2.3 mm，女性为 22.9±1.8 mm。上唇长随年龄的增加而逐渐生长。

(4) 下唇长 从 Sto 到 Gn 点的垂直距离。Burstone 认为：男性儿童均值为 50 mm。女孩为 45.5 mm。

(四) 唇轮廓评价

1. Ricketts's 唇分析 从鼻尖到软组织颏前点之间画一直线（该平面又称 Ricketts's 审美平面）。正常个体时上唇在平面后 2～3 mm，下唇在平面后 1～2 mm。唇在平面之前为正，唇在平面之后为负。

2. Steiner's 唇分析 从鼻尖到 Sn 的"S"曲线的中点与软组织颏前点之间画一直线。上下唇位于该平面后不远。

第五节 常用 X 线头影测量分析法

(一) Down's 分析法

Down's(1948)提出了十项测量分析内容。分为骨骼之间相互关系五项内容和牙齿与骨骼间关系五项内容。Down's 分析法以眼耳平面(FH)为基准平面。

1. 面角(NPg-FH) 面平面与眼耳平面相交的后下角。此角代表了下颌的凸凹程度。此角越大，表示下颌越前凸；反之越小则表示下颌越后缩。恒牙期面角均值 85.3±3.7°。

2. 颌凸角(NA-PgA) Na 与 PgA 延长向的交角。当 PgA 延长线在 NA 前为正角，当 PgA 延长线在 NA 后为负角，表示上颌对下颌相对凸度。角度越大，表示 Ⅱ 类骨性错𬌗趋势，骨骼侧面突出。角度为负值，表示 Ⅲ 类骨性错𬌗趋势，骨骼侧面凹陷。恒牙期颌凸角均值为 6.0±4.4°。

3. 下颌平面角(MP-FH) 下颌平面与眼耳平面交角。此角表示下颌体的陡度和面部高度。此角越大下颌体越陡。此角越小表明面部垂直高度小,越大垂直高度越长。恒牙初期此角均值为 29.1±4.8°。

4. Y 轴角(SGn-FH) Y 轴与面平面相交之前下角。此角表明了个体生长的方向和颏部的位置。恒牙初期均值为 65.8±3.1°。

5. 上下齿槽座角(AB-NPg) 又称 AB 平面角。AB 连线或延长线与面平面相交之上交角。此角在面平面前为为负角,在面平面后为正角。此角表示了上下颌骨基底与面平面的关系,值越小Ⅱ类骨骼关系越严重;值越大Ⅲ类骨骼关系越严重。恒牙初期 AB 平面角正常均值为-5.2±2.6°。

6. 下切牙-𬌗平面角($\overline{1}$-OP) 下切牙与𬌗平面角相交之前下角。此角表示下前牙的倾斜程度。恒牙初期均值为 111.7±5.9°。

7. 下切牙-下颌平面角($\overline{1}$-MP) 下切牙与下颌平面角相交之后上角。此角表明下中切牙唇舌向倾斜程度,恒牙初期均值为 96.9±6.0°。

8. 𬌗平面角(OP-MP) 𬌗平面与眼耳平面交角。它代表了𬌗平面倾斜程度。角度越大表示𬌗平面越陡,Ⅱ类面型倾向,角度越小𬌗平面越平,Ⅲ类面型倾向。此角恒牙期均值为 14.2±3.7°。

9. 上下中切牙角(1-$\overline{1}$) 上下中切牙长轴的交角。它表明了上下中切牙的凸度。此角值小,中切牙凸度越大,此角越大中切牙凸度越小。此角均值为 124.2±7.3°。

10. 上中切牙凸距(1-APg) 上中切牙到 APg 线的垂直距离。此值表明上中切牙的凸度。上中切牙在 APg 前为正值,在 APg 线后面为负值。恒牙初期均值为 7.5±2.1 mm。

(二)Tweed 分析法

Tweed 分析法(1946)是通过下中切牙的长轴与眼耳平面、下颌平面相交所成的 Tweed 三角来评估治疗效果。三个角分别是 FMA 眼耳平面与下颌平面交角,IMPA 下中切牙长轴与下颌平面交角、下中切牙长轴与眼耳平面交角。Tweed 认为当 FMA 为 25°,IMPA 为 90°时,FMIA 应为 65°。FMA 无法通过正畸来改变,FMIA 为 65°只能依靠改变下前牙的唇舌倾斜来达到。Tweed 的修正目标是:

FMA	FMIA
>30°	72°~65°
20°~30°	65°
<20°	66°~80°

1. 作图计测法

①在病例的头颅侧位片上绘出 Tweed 三角(图 32-15)。

②通过下切牙根尖点做出与 FH 平面的 FMIA 角(依据 Tweed 修正目标选出个体理想 FMIA 值)的直线。

③测量下中切牙切缘到上述直线的距离。

④将此值乘以 2(两侧)则为矫正下中切牙到理想位置或修正目标时,牙弓两侧所差的间隙量。

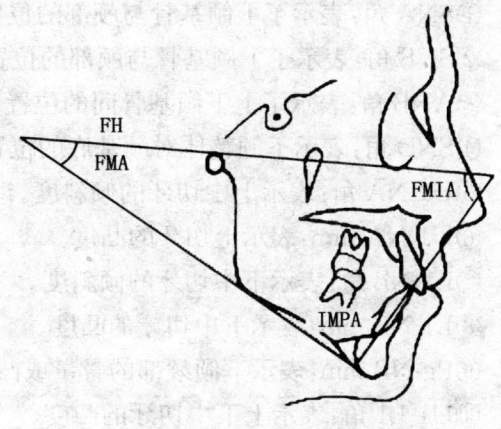

图 32-15 Tweed 三角

2. 计算估计法

①在病例的头颅侧位片上绘出 Tweed 三角。

②计算病例实际的 FMIA 值。

③将实际值减去理想值或修正值,得出差值。

④按 2.5°/mm,将差值÷2.5°/mm×2,得出矫治下切牙到理想位置或修正目标,牙弓所差的间隙量。中国人正常牙合 Tweed 分析法之测量结果见表 32-3。

表 32-3 Tweed 分析法中国人测量均值($\bar{X}\pm S$)

测量平面	替牙期		恒牙期	
	男	女	男	女
FMA	29.47±3.65	29.05±5.53	30.19±4.01	29.72±3.95
IMPA	96.94±6.26	95.23±6.76	95.59±5.04	92.47±6.94
FMIA	53.58±5.96	55.78±6.34	54.22±4.44	57.81±6.85

(三)Steiner 分析法

Steiner 分析法是国内外常用的一种头影测量分析法。它不仅吸收了不少行之有效的测量项目,而且设计了简明的臂章分析图,以辅助医师的分析诊断、确定治疗计划。Steiner 分析法设计了 14 项角度和线距测量值,采用前颅底平面作为基准平面。

分析测量项目:

①SNA 角:表示了上颌基骨与颅部的位置关系。
②SNB 角:表示了下颌基骨与颅部的位置关系。
③ANB 角:表示了上下颌基骨间的位置关系。
④SND 角:表示下颌整体对颅基底的位置关系。
⑤U1-NA 角:表示上中切牙的倾斜度。
⑥U1-NA mm:表示上切牙的凸度。
⑦L1-NB 角:表示下中切牙的倾斜度。
⑧L1-NB mm:表示下中切牙的凸度。
⑨Pg-NB mm:表示下颌颏部的骨量或凸度。
⑩U1-L1 角:表示上下中切牙的凸度。
⑪OP-SN 角:表示和平面的倾斜程度。
⑫GoGn-SN 角:表示下颌平面的倾斜程度和面部高度。
⑬SL mm:代表下颌颏部对颅底的位置关系。
⑭SE mm:代表了髁突对颅底的位置关系。

(吉 利 钟小龙)

第33章 错𬌗畸形诊断与分类

错𬌗畸形的分类方法很多，每种分类方法都对临床诊断和治疗设计具有一定的指导意义，为了很好地对各种错𬌗畸形进行分类，以便从分类中能进一步了解错𬌗畸形的病因、形成机制、临床表现，从而有助于临床诊断、矫治设计和研究，下面介绍目前国内国际常用的几种错𬌗畸形的分类。

第一节 Angle 理想𬌗

(一)恒牙列理想𬌗的特性

19 世纪末，Edward Angle 医生鉴于错𬌗畸形的普遍存在，开始致力于固定矫治方法的研究，他从博物馆内储藏的头骨中寻找到了一个具有最理想的兄弟俩关系的头颅，并开始对理想合有的一定的概念。

Angle 对牙齿的理想排列下一个清晰的定义，并且使用几何学的方法来进行描述。Angle 咬𬌗线(Angle's line)(图 33-1)来描述牙弓形态。咬𬌗线为连续、圆滑、对称的曲线。第一恒磨牙前的牙弓形态类似于一链状曲线(即类似于将一根绳子的两端悬吊而成的曲线)。正常咬𬌗时，下颌牙齿的颊尖及切缘应咬𬌗在上颌牙齿的中央窝及舌缘。

(二)"理想𬌗"的概念

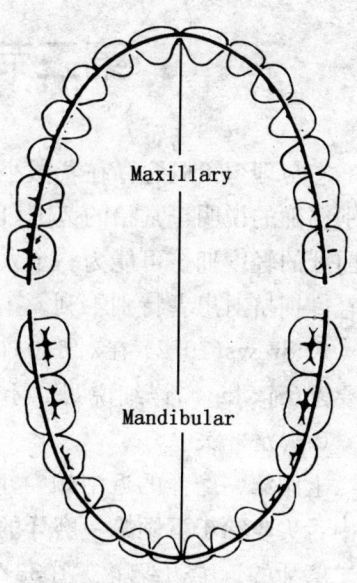

图 33-1 Angle's 咬𬌗线

详细叙述"理想𬌗"所有完美的邻接关系和𬌗接触关系，具有一定临床应用价值，并且可以详细说明正畸的一般原则：

1. 牙齿关系　牙弓内每一个牙齿排列整齐，邻接关系正确。

2. 牙弓关系　下颌牙弓的每个牙齿都与上颌相应的牙齿接触（除中切牙外），上颌牙弓在前面和侧面覆盖着下颌牙弓。

（1）唇面　下颌切牙的切嵴咬𬌗在上颌切牙的舌隆突上，上下前牙存在约 2～3 mm 覆盖关系。上颌切牙与下颌切牙的覆𬌗关系是遮盖下颌切牙牙冠的 1/2～1/3；上下颌中线一致。

（2）颊部　上下颌牙齿在前后与水平向具有正确的牙尖关系。上颌尖牙咬𬌗在下颌尖牙与第一双尖牙之间，上颌第一磨牙的近中颊尖并不总是咬𬌗在下颌第一磨牙的近中颊沟，而是如 Angle 所述，稍微偏远中。

3. 当上、下颌处在最大牙尖交错位时，下颌处于中性关系位，两侧髁突位置对称，处在髁突窝的后位。

4. 当下颌运动时，功能关系正确。特别是在侧向运动时，工作侧要么存在组牙功能𬌗，或者是尖牙保护𬌗，而对侧牙无𬌗接触。前伸运动时前牙咬𬌗而磨牙无𬌗接触。

第二节　Andrews 正常𬌗

它与理想𬌗概念存在着微小程度的偏离，但不存在美观和功能问题。不可能特别精确的说明正常𬌗的范围，也不能主观凭借对边缘性病例的临床经验。例如，下前牙的轻度拥挤可能为一个人所接受，但对另一个人则可能不能接受，没有证据说轻度拥挤对患者特别不利。正常𬌗仅仅是一种对𬌗关系的人为分类。

Andrews(1972) 在对 120 个正常𬌗个体𬌗关系研究的基础上，提出了正常𬌗六要素(Six key)，详细说明了牙齿的𬌗关系状况：

（一）磨牙关系

上颌第一磨牙的近中颊尖，咬𬌗于下颌第一磨牙的近中颊沟，上颌第一磨牙的近中舌尖咬𬌗于下颌第一磨牙的中央窝。上颌第一磨牙的远中边缘嵴咬𬌗于下颌第二磨牙的近中边缘嵴。图 33-2 上图第一磨牙牙冠轴倾角度不足，下图左为改善了的 I 类磨牙关系，右图为 Andrew I 类磨牙关系。

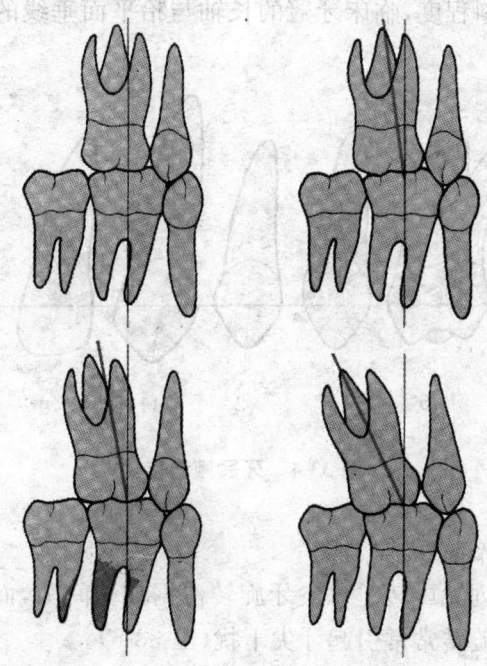

图 33-2 磨牙关系

(二)牙冠在唇舌向倾斜度

牙齿在唇舌向倾斜程度,它与𬌗平面垂线的角度,即牙冠冠转矩(图 33-3)。

(三)牙冠近远中向倾斜度

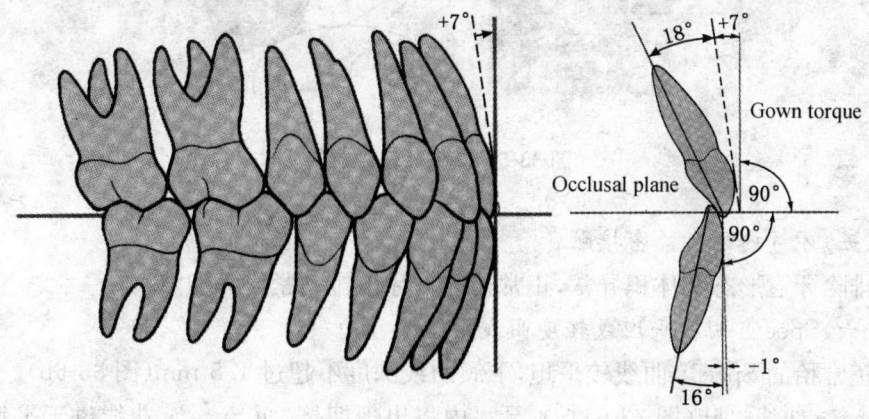

图 33-3 牙冠轴倾度

牙齿在近远中倾斜程度,临床牙冠的长轴与𬌗平面垂线的交角。即牙冠近远中轴倾角(图33-4)。

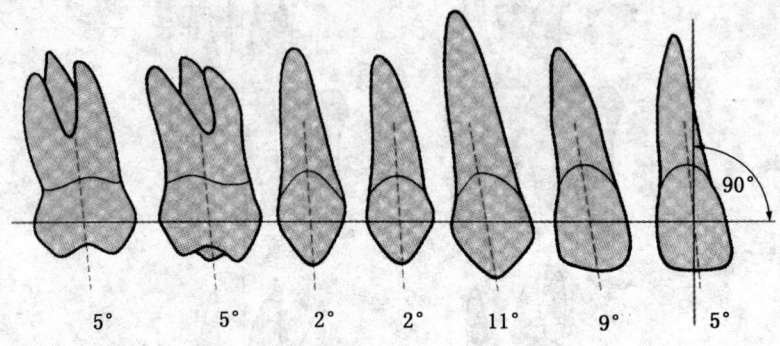

图33-4 牙冠倾斜度

(四)牙弓内牙齿无旋转

牙齿在牙弓内排列无旋转。双尖牙旋转占据较多间隙,而前牙旋转纠正需要额外提供间隙。尖牙旋转常常引起牙尖干扰(图33-5)。

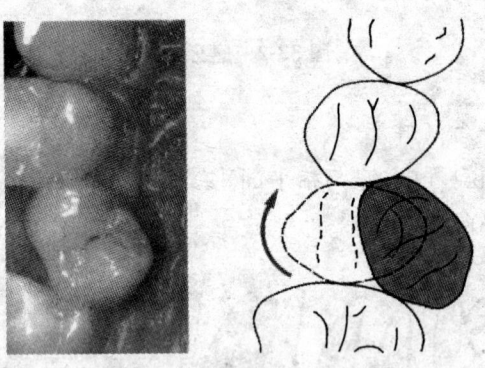

图33-5 双尖牙远中旋转

(五)牙弓内牙齿紧密接触

排除牙冠形态和体积异常,正常情况下牙齿排列紧密无间隙。

(六)Spee's曲线平坦或轻度曲线

正常𬌗的Spee's曲线较平坦,下颌曲线深度不超过1.5 mm(图33-6b)。牙弓内Spee's曲线过陡(图33-611a),牙弓内将出现拥挤,而Spee's曲线过于平坦,牙弓内将出现间隙(图33-6c)。

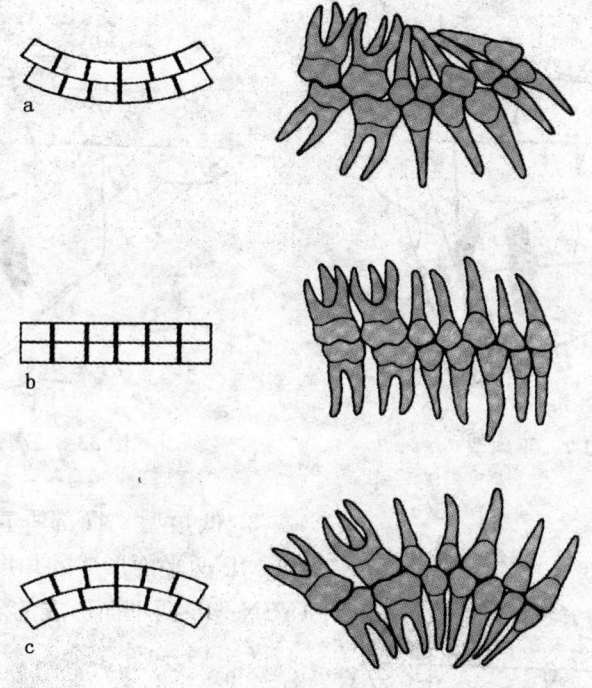

图 33-6 Spee's 曲线:a:过陡　b:正常　c:反向

第三节　错𬌗畸形的分类与诊断

一、颅面骨型的分类

(一)垂直向骨型分类

1. 平均型　面部高度发育正常,FH-MP 平面形成的角度平均为 $27.2°±4.7°$ (图 33-7);SN-MP 平面形成的角度平均为 $34.3°±5°$。

2. 高角型　面部垂直高度发育过度,FH-MP 两平面形成的角度大于 $32°$(图 33-8);SN-MP 两平面形成的角度大于 $40°$。

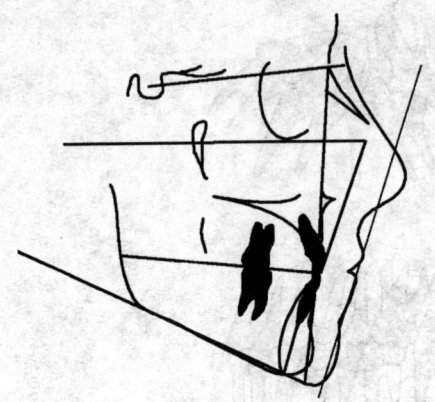

图 33-7 平均型

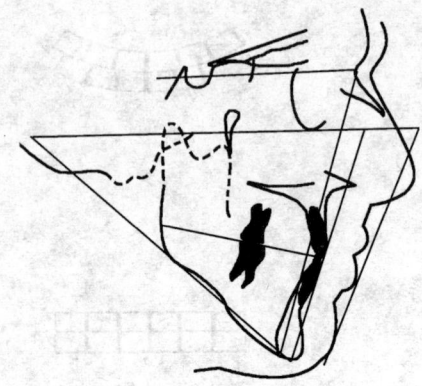

图 33-8 高角型

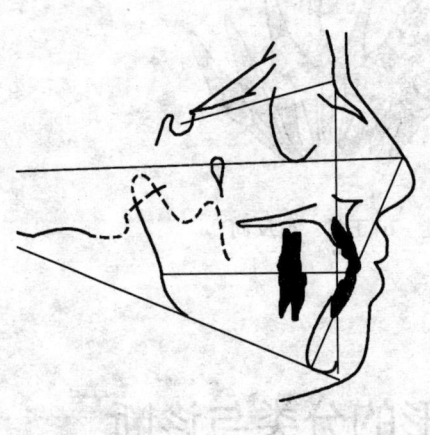

图 33-9 低角型

3. 低角型 面部垂直高度发育不足，FH-MP 两平面形成的角度小于 22°（图 33-9）SN-MP 两平面形成的角度小于 29°。

（二）矢向骨型分类

1. Ⅰ类骨型 上下颌基骨近远中关系正常，下颌相对面中部骨骼关系正确；B 点在 A 点之后，面部侧面轮廓谐调，ANB 角在 0~5°（图 33-10a）。

2. Ⅱ类骨型 下颌基骨相对于上颌、面中部骨骼处于远中位置，可能是真性下颌后缩或上颌前突，或二者的结合；面部侧面轮廓呈前突，ANB 角大于 5°（图 33-10b）。

3. Ⅲ类骨型 下颌基骨相对于上颌、面中部骨骼明显前突，可能是真性下颌前突或上颌后缩，或者两者结合，ANB 角小于 0°（图 33-10c）。

二、毛燮均错𬌗畸形分类法

1959 年毛燮均教授将错𬌗的机制、症状和矫治原则结合起来，以此为基础，提出了我国的错𬌗畸形分类法，以后又进一步加以完善。该分类法一共分为六大类，每一类又分为若干分类。具体内容如下：

（一）第Ⅰ类 牙量骨量不调

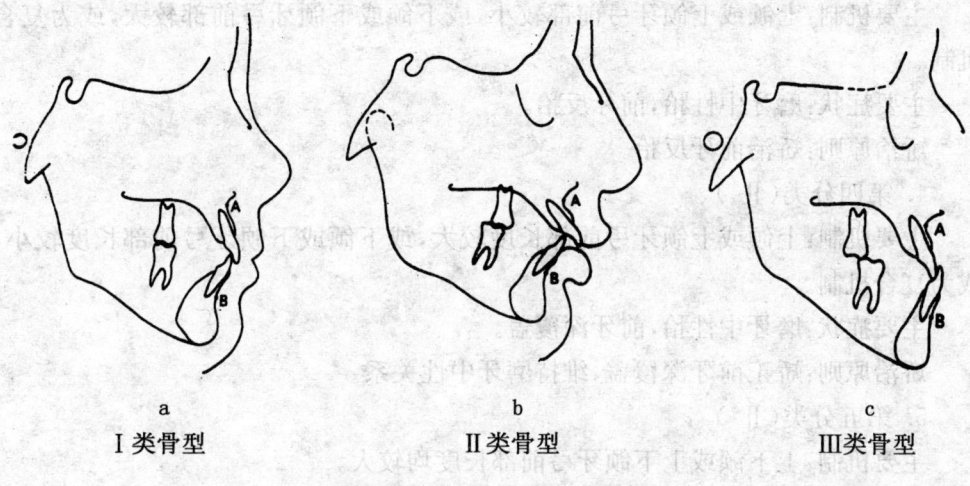

  a   b   c
Ⅰ类骨型   Ⅱ类骨型   Ⅲ类骨型

图 33-10 矢向骨骼面型分类

1. 第一分类（Ⅰ^1）

主要机制：牙量相对大于骨量。

主要症状：牙齿拥挤错位。

矫治原则：扩大牙弓，推磨牙远中，减数或减径。

2. 第二分类（Ⅱ^2）

主要机制：牙量相对小于骨量。

主要症状：牙齿减出现间隙。

矫治原则：缩小牙弓，或者修复治疗。

（二）第Ⅱ类 长度不调

1. 第一分类（Ⅰ^1）

主要机制：上颌或上牙弓长度较小，或下颌牙弓长度较大，或为复合机制。

主要症状：后牙为近中错𬌗，前牙为对刃𬌗或反𬌗，颏部前突。

矫治原则：矫正颌间关系，推下牙弓向后，或牵引上颌牙弓向前，或两者并用。

2. 第二分类（Ⅱ^2）

主要机制：上颌或上牙弓长度较大，或下颌牙弓长度较小，或为复合机制。

主要症状：后牙为远中错𬌗，前牙深覆盖，颏部后缩。

矫治原则：矫正颌间关系。推上颌牙弓向后，或牵引下颌牙弓向前，或两者并用。

3. 第三分类（Ⅱ^3）

主要机制:上颌或上颌牙弓前部较小,或下颌或下颌牙弓前部较大,或为复合机制。

主要症状:磨牙中性𬌗,前牙反𬌗。

矫治原则:矫治前牙反𬌗。

4. 第四分类(II^4)

主要机制:上颌或上颌牙弓前部长度较大,或下颌或下颌牙弓前部长度较小,或为复合机制。

主要症状:磨牙中性𬌗,前牙深覆盖。

矫治原则:矫正前牙深覆盖,维持磨牙中性关系。

5. 第五分类(II^5)

主要机制:上下颌或上下颌牙弓前部长度均较大。

主要症状:双颌或双牙弓前突。

矫治原则:减数或减径,减少上下牙弓突度,或推上下颌牙弓向后。

(三)第Ⅲ类　宽度不调

1. 第一分类(III^1)

主要机制:上颌或上牙弓宽度较大,或下颌牙弓宽度较小,或为复合机制。

主要症状:上牙弓宽于下颌牙弓,后牙深覆盖、正锁𬌗。

矫治原则:缩小上颌或上牙弓宽度,扩大下颌牙弓宽度,或两者并用。

2. 第二分类(III^2)

主要机制:上颌或上牙弓宽度较小,或下颌牙弓宽度较大,或为复合机制。

主要症状:上牙弓窄于下颌牙弓,后牙对刃𬌗、反𬌗、反锁𬌗。

矫治原则:扩大上颌或上牙弓宽度,锁小下颌牙弓宽度,或两者并用。

3. 第三分类(III^3)

主要机制:上下颌或上下牙弓宽度较小。

主要症状:上下牙弓狭窄。

矫治原则:扩大上下颌或上下牙弓宽度,或用肌功能训练矫治法。加强营养及咀嚼功能,促进颌骨和牙弓发育。

(四)第Ⅳ类　高度不调

1. 第一分类(IV^1)

主要机制:前牙牙槽过高,或后牙牙槽过低,或为复合机制。

主要症状:前牙深覆𬌗,面下1/3过低。

矫治原则:压低前牙,升高后牙,或两者并用,或矫正颌骨畸形。

2. 第二分类（Ⅳ²）

主要机制：前牙牙槽过低，或后牙牙槽过高，或为复合机制。

主要症状：前牙开𬌗，面下 1/3 过高。

矫治原则：升高前牙，压低后牙，或两者并用，或矫正颌骨畸形。

（五）第Ⅴ类　个别牙错位

主要机制：局部变化所造成的个别牙错位，不代表𬌗、颌、面的发育情况，也不存在牙量骨量不调。

主要症状：一般表现为舌向、唇向、近中、远中、高位、低位、转位、易位、斜轴等情况。有时可能几种错位同时出现。

矫治原则：按具体情况个别矫治。

（六）第Ⅵ类　特殊类型

凡不能列入前五类的错𬌗畸形，统属此类。矫治情况可按具体情况处理。

三、Angle's 错𬌗分类

（一）Angle's Ⅰ类错𬌗-中性错𬌗（Class Ⅰ, neutroclusion）

上、下颌骨及牙弓的近、远中关系正常，即当正中𬌗位时，上颌第一磨牙的近中颊尖，咬𬌗于下颌第一磨牙的近中颊沟内。若全口牙齿无一错位，称为正常𬌗；若有错位，则称为第一类错𬌗。

Lischer 又将此类错𬌗分为以下五个类型：

①磨牙中性𬌗，前牙拥挤（图 33-11）；

②前牙或个别后牙反𬌗；

③上前牙前突，前牙深覆𬌗、深覆盖；

④前牙或双尖牙开𬌗；

⑤上下颌骨及牙弓关系正常，磨牙近、远中，颊、舌向移位。

在Ⅰ类错𬌗个体，最常见的是牙齿或牙弓与颌骨之间关系失调，即牙量与骨量不调。牙量可能大于骨量，或骨量可能大于牙量，结果牙弓前牙间出现拥挤或间隙。

（二）Angle's Ⅱ类错𬌗-远中错𬌗（Class Ⅱ, distoclusion）

下颌及下牙弓处于远中位置。若下颌

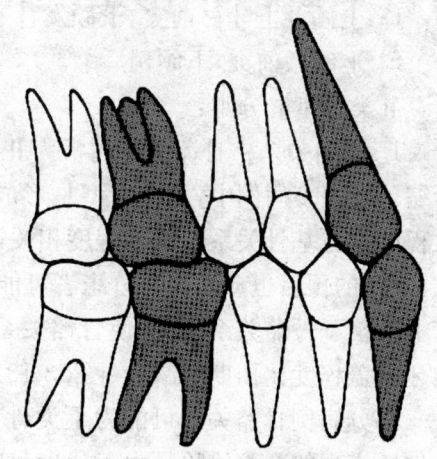

图 33-11　Angle Ⅰ类错𬌗磨牙中性关系上下颌前牙前倾

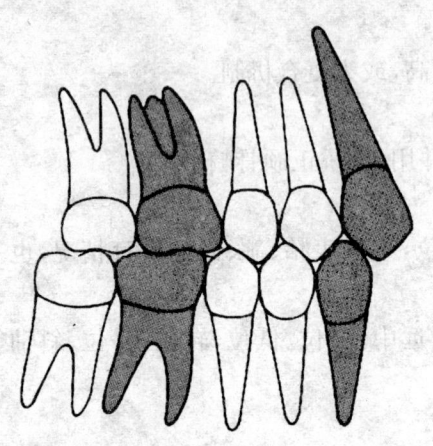

图 33-12　a Ⅱ类1分类错𬌗,前牙唇倾磨牙远中关系　b Ⅱ类2分类错𬌗,前牙舌倾磨牙远中关系

后退1/4磨牙或半个双尖牙牙尖的距离,即上下颌第一磨牙近中颊尖相对,称为轻度远中错𬌗关系。若下颌再向后退1/2磨牙或1个双尖牙的距离,上颌第一磨牙的近中颊尖,咬𬌗于下颌第一磨牙与第二双尖牙之间,则是完全远中错𬌗关系。

Angle's Ⅱ类1分类:在远中错𬌗关系之外,上颌前牙的唇向错位(图33-12a)。

亚类:一侧磨牙为远中关系,另一侧为中性关系。

Angle's Ⅱ类2分类:在远中错𬌗关系之外,上颌前牙的舌向错位(图33-12b)。

亚类:一侧磨牙为远中关系,另一侧为中性关系。

Moyer 将 Angle's Ⅱ类远中错𬌗分为6个类型:

A. 上下颌颌骨关系及骨骼侧貌正常,上牙弓前突。

B. 上颌及上牙弓前突,下颌正常。

C. 上下牙弓前突,下颌发育不足、后缩。

D. 上牙弓前突,下颌后缩。

E. 上颌及上牙弓前突,下颌发育不足,下切牙唇向倾斜。

F. 上颌微前突,下颌稍后缩。

Ⅱ类骨型的分类:

1. 矢向关系　骨骼关系通常为Ⅱ类骨型,大多情况下表现为下颌或下颌牙弓后缩。在很多病例中,Ⅱ类骨型是形成Ⅱ类牙弓关系的主要病因。牙弓关系的异常程度常与基骨关系不调的程度相关,基骨关系异常愈严重,错𬌗程度可能也愈严重,治疗的预后也愈差。部分患者可能由于软组织形态及下切牙的前倾,在某种程度上补偿了骨骼关系不调,使骨骼关系不调症状表现的相对轻,由于下切牙前倾,前牙覆盖程度比预期的减少(图33-13)。

部分病例骨骼关系可能为Ⅰ类骨型(极少数患者表现为轻度Ⅲ类骨型),这些病例所表现的Ⅱ类错𬌗是由于牙齿萌出错位或异位,或受软组织影响,导致牙齿在基骨上的错位所形成。

2. 垂直关系　下颌向前方向的生长表明下颌存在逆时针方向旋转趋势,即水

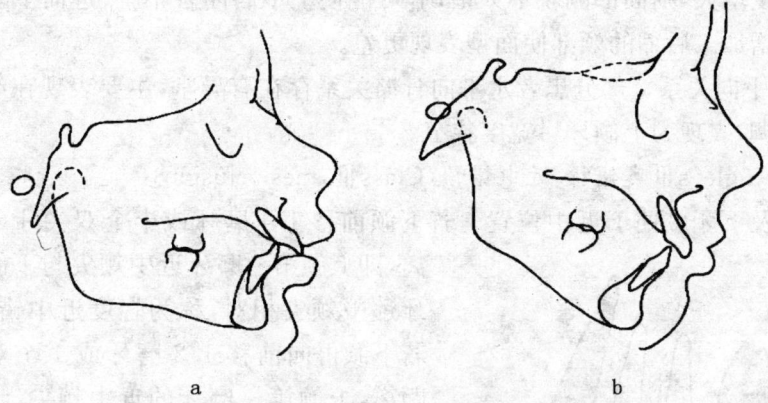

图33-13 a. Ⅱ类骨型病例,下颌齿槽-前牙前倾补偿,下切牙嵴位于上颌切牙质心前
b. 严重Ⅱ类骨型病例,下颌切牙内倾,治疗难度较大

平向生长型病例,它有利于骨型的改善;如果下颌为垂直向生长型,预示下颌顺时针生长,即垂直向生长型病例,治疗预后较困难,治疗中磨牙的升高将使下颌更进一步向后旋转。

前下面高常为平均面型,但在个别患者前下面高也可能表现为增高或减少(图33-14),眼耳-下颌平面角也随着前下面高的改变而表现为正常或者较大。如下颌

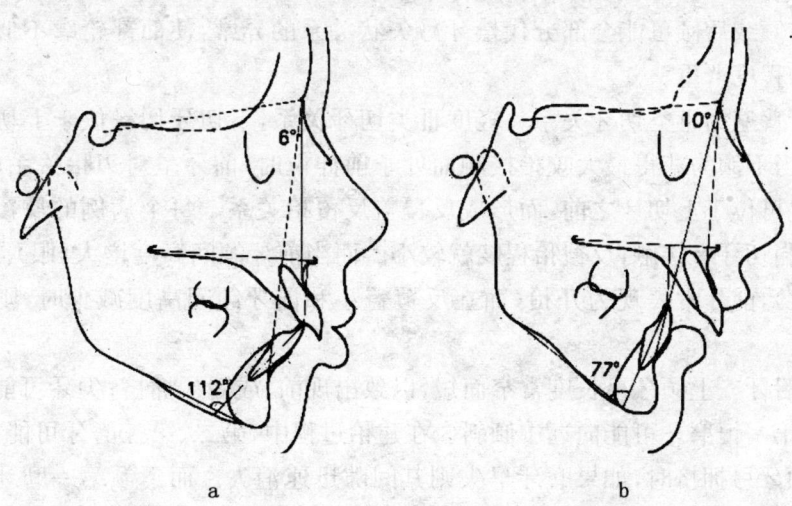

图33-14 a. 低下颌平面角,前下面高减少,下颌顺时针生长
b. 高下颌平面角,前下面高增加,下颌逆时针生长

平面角角度增大，则面部侧貌不太谐调，可能使上下唇闭合不全；进而下切牙内倾而使覆盖增加。后缩的颏部使面型表现更差。

3. 水平向关系　部分患者水平向骨骼关系存在有异常，主要表现在上下颌基骨宽度不调，表现为上颌牙弓宽度狭窄。

（三）Angle's Ⅲ类错𬌗-近中错𬌗（Class Ⅲ，mesioclusion）

下颌及下牙弓处于近中位置。若下颌前移1/4磨牙或半个双尖牙牙尖的距离，即上颌第一磨牙近中颊尖与下颌第一磨牙远中颊尖相对，称为轻度近中错𬌗关系。若下颌再向前移1/2磨牙或1个双尖牙的距离，上颌第一磨牙的近中颊尖，咬𬌗于下颌第一磨牙与第二磨牙之间，则是近全远中错𬌗关系（图33-15）。

亚类：一侧磨牙为近中关系，另一侧为中性关系。前牙呈对刃𬌗、反𬌗、开𬌗。

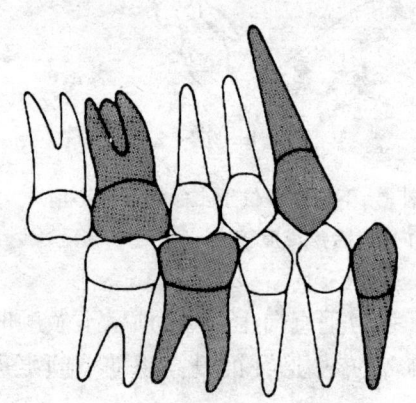

图33-15　Ⅲ类错𬌗的切牙和磨牙矢向关系

1. Ⅲ类错𬌗的咬𬌗特征

（1）前牙　上颌切牙常拥挤、前倾，下颌切牙往往内倾，可能轻度拥挤，也有患者下前牙存在间隙。因此在很多病例中，上下颌切牙的前倾或后倾可能会部分代偿牙弓矢状关系的异常，使面部轮廓不似异常骨骼关系的程度严重。

切牙普遍为Ⅲ类切牙关系。轻度Ⅲ类切牙关系，下切牙切缘位于上切牙舌面隆突前，当下颌为获得最大咬𬌗接触而处于前伸位时，前牙呈对刃𬌗关系；严重时下切牙也可位于上切牙之前，而形成反覆盖反覆𬌗关系。每个病例的反覆𬌗程度不一致，当切牙有接触，反覆𬌗程度就较小。而当前牙颌间高度增大（眼耳-下颌平面角增大），前牙常表现为开𬌗（而在反覆盖小和前牙颌间高度减少时，则反覆𬌗较深。

（2）后牙　上颌牙弓长度常窄而短，以致出现前、或后牙拥挤；尖牙可能向近中倾斜，且第一恒磨牙可能向远中倾斜。在建𬌗过程中，第二、第三磨牙可能拥挤、重叠。上颌牙弓拥挤时，如果磨牙早失则其间隙迅速消失。而下颌第一磨牙早失间隙牙弓消失较慢，甚至可能留有间隙。

垂直向可能存在前牙开𬌗，严重时可能会延伸到后牙；极个别严重病例，仅仅只有最后萌出的磨牙有咬𬌗接触。后牙反𬌗也常见，后牙反𬌗可以是单侧的或双侧的,单侧反𬌗常常与下颌为了达到牙尖间最大咬𬌗接触而侧向移位有关。

Ⅲ类反𬌗病例中,上颌牙弓常窄而短,下颌牙弓较宽,反𬌗发生的一部分原因是上颌牙弓比下颌牙弓狭窄;另一部分原因可能是由于在Ⅲ类咬𬌗关系病例中,下牙弓较宽的部分与相对应的上牙弓窄的部分相咬𬌗。而当上下颌宽度大致相等时,部分病例为了获得后牙咬𬌗,迫使下颌向前或一侧移位,导致单侧后牙区(包括前牙区)反𬌗。进一步导致上颌(或下颌)颌骨(或牙弓)非对称畸形。

2. 牙基骨关系 骨型是形成Ⅲ类错𬌗的最重要病理因素。与Ⅰ类错𬌗相比较,Ⅲ类错𬌗有下面几个特征:

①下颌体长度增加,下颌角钝;

②相对于髁突,关节窝位置靠前,导致下颌前迁移而前突;

③上颌长度减少;

④上颌位置后缩导致上颌牙弓位置后缩。

(1)矢向关系 通常为Ⅲ类骨型。骨型愈相反,第三类错𬌗可能愈严重,治疗也就愈困难。

临床上容易把注意力集中在下颌发育过大的现象上,而应当注意Ⅲ类骨型常常合并有短而后缩、发育不足的上颌;下颌在颅底凹位置向前,以致下颌位置较正常前移(图33-16)。由于单一的异常因素引起的骨关系异常较少,而综合因素(下颌骨、上颌骨和颅底)而引起的骨关系异常较常见,虽然单个因素是在正常范围内,但是综合起来就形成了Ⅲ类骨型。

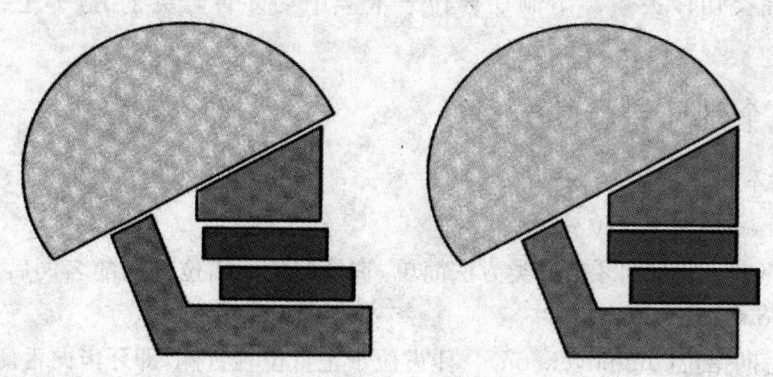

图33-16 Ⅲ类错𬌗矢向基骨关系

大部分Ⅲ类错𬌗患者都伴有Ⅲ类骨型,但是少数Ⅲ类错𬌗患者也可能伴有Ⅰ类骨型。在Ⅰ类骨型病例,牙齿倾斜或牙齿在基骨上的错位,是造成牙弓矢状关系异常的主要原因。

(2) 垂直关系　通常前部颌间高度较大。眼耳-下颌平面角相对大,并有覆𬌗减小或前牙开𬌗。在部分病例中,眼耳-下颌平面角正常或者甚至小,覆𬌗可能正常或加深(下颌切牙仍然可能位于上颌切牙唇面)。

(3) 水平向关系　较多病例上颌基骨狭窄,下颌基骨宽大。如果又存在下颌骨相对上颌骨位置前移,而可能使水平向骨骼不调加剧;上、下牙-基骨在后部水平向扩大,以致当下颌骨处于向前位置时,较宽的部分与上颌较窄部分相咬𬌗。部分病例由于上颌后牙颊向倾斜,部分代偿水平向关系不调;如果这种代偿不足以弥补骨骼关系不调,后牙区也会存在反𬌗,甚至反锁𬌗。

重舌向轻度倾斜,牙弓宽度不足,或下颌牙弓宽度过宽。

四、切牙错位与分类

由英国学者提出的切牙关系分类,主要是考虑到许多患者或家长主诉和要求,他们要求正畸的第一个目的是需要改善前牙美观,因此他把上下颌前牙按照咬𬌗关系,分成为三个类别:

(1) Ⅰ类切牙关系　下颌切牙咬𬌗或位于上颌中切牙舌隆突下方。

(2) Ⅱ类切牙关系　下颌切牙咬𬌗或位于上颌中切牙舌隆突后方。

　　Ⅱ/1 切牙关系　上颌中切牙正常倾斜或前倾。覆盖增加。

　　Ⅱ/2 切牙关系　上颌中切牙内倾或后倾。覆盖减少。

(3) Ⅲ类切牙关系　下颌切牙位于上颌中切牙舌隆突前方,即上颌中切牙唇侧。

五、个别牙错𬌗的分类

(一) 个别牙齿错位

Lischer 个别牙错位分类

Lischer's 的个别牙齿分类方法简单,它是在牙齿错位方向的名词后面加上后缀"-version"。

1. 舌向错位(linguoversion)　牙齿位于正常位置舌侧,即牙齿向舌侧错位。

2. 唇向或颊向错位(labioversion or buccoversion malposition)　牙齿向唇侧或颊侧错位。

3. 近中错位(mesioversion malposition)　牙齿位于正常位置近中,即向近中错位。

4. 远中错位(distoversion malposition) 牙齿位于正常位置远中,即向远中错位。

5. 低位(infraversion malposition) 牙齿切缘或牙齿𬌗面未萌出到𬌗平面。

6. 高位(supraversion malposition) 牙齿切缘或牙齿𬌗面萌出超出𬌗平面。

7. 易位(transversion malposition) 相邻牙齿之间萌出次序错误,相互位置发生交换。

8. 转位(torsiversion malposition) 牙齿围绕其自身长轴旋转。临床常称为"扭转"。

9. 斜轴(axisversion malposition) 牙齿长轴偏离不正常,可能向近中或远中倾斜。

(二)成组牙齿的错位

1. 成组牙齿垂直向错位

(1)深覆𬌗 由于前牙过度萌出或者后牙牙槽高度不足而导致深覆𬌗。深覆𬌗的程度和变异较大,严重时可能损伤赏格腭侧或下颌切牙唇侧黏膜和软组织。

(2)开𬌗 由于牙齿萌出不足,或后牙齿槽高度生长过度所导致开𬌗。前牙开𬌗多由于不良习惯所引起,并有可能产生继发性影响。

2. 成组牙齿水平向错位

(1)后牙对刃𬌗 上颌后牙轻度舌向倾斜,牙弓宽度不足,或下颌后牙颊向倾斜、或牙弓宽度稍过宽。

(2)后牙反𬌗 上颌后牙舌向轻度倾斜,牙弓宽度不足,或下颌牙弓宽度稍过宽。

(3)后牙正锁𬌗 下颌后牙舌向倾斜,牙弓宽度不足,或上颌牙弓宽度过宽。

(4)后牙反锁𬌗 上颌后牙严重舌向轻度倾斜,牙弓宽度不足,或下颌牙弓宽度过宽。

(钟小龙 吉 利)

第34章 正畸治疗原则及矫治计划

在对病人进行完善的检查、模型分析、功能分析,得出正确的诊断后,我们就要对患部的治疗制定一个矫治计划。由于每个患者的病情不一样,可能一个病人会有几种方案,再加上各种正畸矫治技的发展,矫治器的多样化,使我们在制定矫治方案和计划时有了很多的选择,需要要综合考虑。

一、正畸治疗制定矫治计划的程序

正畸治疗的第一步就是要收集全面的临床和各种检查信息,这是正畸诊断中的最基本资料,也可以说是在对患者检查中必须注意的方面,是分析、推理、综合诊断的前提。它包括三大部分:一般情况、功能和结构。每一部分又分为五个类别。

1. 一般情况 ①社会心理,包括对错𬌗畸形的自我认识和他人反应;②医学和牙科学的病史;③一般病史;④社会行为史;⑤体格和生长成熟状况。

2. 功能方面 ①髁突的位置,TMJD 症状,病理性咬𬌗;②不良习惯;③舌、唇的姿势位置;④语言;⑤咀嚼效率。

3. 结构方面 ①牙弓排列和对称性;②颜面美观;③牙齿、牙弓与颌骨的水平关系;④牙齿、牙弓与颌骨的矢状关系;⑤牙齿、牙弓与颌骨的垂直关系。

按图 34-1 流程图所示,在对所收集的资料进行综合分析以后,下一步就是对患者的牙颌畸形提出一个明确的诊断,完整得诊断应该包括以下内容:

1. 病因 收集全部资料以后,必须明确造成患者牙颌畸形的因素,是不良习惯所造成,或是遗传因素起决定因素等。

2. 机制 患者牙颌畸形是牙源性,或是骨源性;问题是在上颌,或是在下颌。

3. 类型 按照不同的错𬌗畸形的症状,或是病例因素,或错𬌗机制,将错𬌗畸形进行归类。目前使用最为广泛的是 Angle 分类法,它简单、明了,但存在不足。而毛燮均分类法将症状、机制、矫治原则相结合,是我国第一个错𬌗畸形分类法。

4. 矫治计划 根据错𬌗畸形的具体情况,决定治疗时间、矫治器选择、支抗的预备、治疗预后效果,以及可能存在的问题等。

而且经过医生的矫治,患者在不同时间段的诊断也不一样,通常分为三个阶段:即术前诊断、术中诊断和术后诊断。

1. 术前诊断　这个流程图简单说明诊断过程。分析诊断资料来源于三个方面,收集完善的资料是诊断的重要环节,对所获取的资料进行分析,列出患者错𬌗畸形的问题所在,并依据问题的严重程度或治疗次序排列出来,即为初步诊断。然后从存在的问题着手,经过逻辑推理,设计出治疗方案。

2. 术中诊断　在治疗间隔期间,特别是在一个阶段治疗即将结束,下一个治疗阶段即将开始之际,必须对术前诊断所列出的问题再次进行评价,由于生长发育无法预测,必须根据患者的生长,对诊断进行修正,对当前存在的问题重新进行排列,即为术中诊断。并依据术中诊断,决定下一步的治疗计划是否需要更改,或继续进行矫治。

3. 术后诊断　诊断过程一直贯穿整个治疗期间,直到治疗结束。此时,可以对患者治疗后的牙齿位置、𬌗关系、上、下颌骨之间,以及与颅骨的关系再次进行评价,并且与治疗前相关资料进行比较。上下颌牙弓是否达到正常𬌗关系或个别正常𬌗关系,上、下颌骨关系是否得到改善,患者面部美观是否得到改观等。

二、正畸需求和治疗步骤

治疗计划通常需要在诊断后再确定,但在部分患者,由于病因暂时不太明了,可能需要进行诊断性治疗(前面已述)。而另外部分患者,则可能对正畸的需求受到各个方面的影响,例如,期望值过高、社会文化背景、家庭经济承受能力等等影响,对医师决定治疗计划有一定影响。如何判断和决定初步治疗计划,对有经验的医师可能不太困难,而初入门的医师,则是一个考验。面对患者所存在的问题,在进行初步检查后,医师应该有一个初步的治疗设想,以便决定患者是否能够进行正畸治疗,或者是否需要正畸治疗,初步治疗计划是否能够满足患者的需求。

1. 正畸需求　正畸的目的是排齐所有的牙齿,保持治疗后牙齿在新位置的稳定,增加患者颜面美观,这是患者的基本要求,也是患者要求治疗的主要动机。但是并非要求治疗的患者都需要正畸治疗,许多需要正畸的患者可能并不要求治疗。颜面美观方面的心理压力和解剖形态异常并不成正比例关系。部分患者对较为严重的牙齿不齐,甚至颌骨的畸形采取无所谓的态度,而某些患者,仅仅存在非常轻微的变异,例如某一个牙齿位置的微小变化,然而个人心理承受能力却比较差,对正畸的要求特别高。

经济状况和社会背景也影响正畸治疗。家庭或个人收入较高的个体,对正畸的要求高,而经济状况较差的个体,则不是那么迫切。另外,据临床经验和国内的报道,主动性的正畸需求与社会和文化程度相关,不同文化层次和城乡的发病率类似,但城市家庭比农村正畸需求高。公务员、技术人员、教师以及其他文化层次较高的人群正畸需求明显偏多。

因此在正畸诊断时和确定治疗计划前,需要考虑患者的承受能力和社会背景,分别采取不同的,确之有效的,满足患者需求的矫治计划。

2. 确定治疗步骤　诊断资料已经进行了综合分析,问题已经按照严重程度列出,下面将是制定初步的治疗计划:

(1)分清结构异常和病理性改变,哪些可以使用正畸方法进行纠正,而哪些需要其他方法,例如,采用正颌外科手术进行治疗。

(2)按照治疗的要求,把最重要的问题,或者患者最迫切要求纠正的问题优先解决。

(3)决定每个需要解决的问题的治疗时间。

(4)在解决不同的畸形问题过程中,不同的治疗方案之间可能会产生相互干扰或影响,不能够为解决某一个问题,而加重原有或产生新的畸形。

(5)将所有的治疗方法进行综合考虑,最大限度维护患者的利益。

确定最佳治疗方案取决于患者个体的问题性质和严重程度。但是一般情况下,基本上是采用以下四种基本措施:

(1)移动牙弓内的牙齿而排齐牙列;

(2)运用功能性的力量,诱导颅面结构向正确方向生长;

(3)使用较大的矫形力量,改变牙、颌、面的生长;

(4)使用外科手术的方法纠正牙、颌、面畸形。

通常情况下,纠正错𬌗畸形可以在三个范围内进行:①仅仅需要牙齿移动;②牙齿移动和功能力或矫形力;③牙齿移动与正颌外科结合。在确定正畸治疗计划时,还应该考虑治疗的时机。

三、正畸治疗目的

正畸治疗只有在预测到能够取得良好的矫治效果、改善和促进口腔咀嚼系统的健康的前提下,正畸才能够达到、或产生稳定、功能得到改进和良好(或患者能够接受的)面部美观的𬌗关系。

(一)稳定

稳定是正畸治疗后的首要任务,使牙齿位置限制在可以接受的范围内。例如通过下颌切牙的前倾以纠正Ⅱ类切牙关系,或通过扩弓来缓解牙弓内的拥挤,可能表面上是非常吸引人的,但这通常并不能够稳定,除非处在一个特殊环境状况下,否则一般情况下不能采用这种矫治方法。

(二)功能

正畸治疗的理由之二是,通过正畸治疗达到一个可以接受的功能。牙齿的早接触、非工作侧的一侧偏移、以及其他引起𬌗功能紊乱的因素,在正畸治疗后都不能再存在。错误的正畸治疗原则和方法可能引起上述所述的𬌗功能问题,甚至使患者的𬌗关系比治疗前更坏。

使用活动矫治器治疗,虽然不可能去纠正所有的创伤性牙齿咬𬌗关系,但是如果治疗后没有新的错误的𬌗功能问题、预期将来的功能性因素已被去除,这是可以接受的。在采用固定矫治器进行治疗时,它可以纠正功能方面的问题,但这不是正畸使用固定矫治器的主要理由。在混合牙列期和恒牙列早期,为了改善治疗后𬌗关系,不要盲目地对恒牙进行调磨。

(三)美观

正畸治疗的预期美观的原则,主要考虑前牙的排列和咬𬌗关系方面。特别是存在切牙扭转、覆𬌗与覆盖偏大的患者,纠正是比较困难的。虽然患者的主要注意力集中在这些牙齿的外表和位置上,但正畸医师不能忽视切牙的功能和稳定性。当稳定、功能、美观三者不能同时兼顾时,优先考虑的应该是稳定性和功能。只有当长期固位也达不到𬌗的稳定状况时,美观才能作为正畸治疗的主要目标。

四、正畸治疗的标准

1. 美观标准　大多数要求正畸治疗的患者,都对他们自身的牙齿外观容貌不满意,而面部外貌对于个体的自身形象,对于健康和社会事业成功是非常重要的,牙齿排列不齐给面部不利的条件,这是对这类患者正畸治疗的好处。特殊𬌗关系的社会接受能力不仅仅取决于患者的牙齿排列,而且也取决面部其他的特征,如鼻、唇和颊、患者的个性和一生中社会对他的看法。对于较小的、完全不会影响个体美观的牙齿排列不齐,不是正畸特别适应证,尽管患者对其牙齿存在烦恼或不安。

2. 功能标准　许多咬𬌗紊乱或牙齿排列不齐,例如上切牙唇向、拥挤,下切牙,深覆𬌗等,可能伴有不易察觉的牙周损害,下颌功能和颞下颌关节的紊乱可造成某些患者的疼痛。

牙齿的严重不齐伴有龋坏和牙周疾病,由于食物滞留和菌斑积累。在菌斑控制较好的区域,没有证据证明牙齿不齐可以导致牙周破坏,在牙齿错位的部位,牙周遭到破坏的区域控制较为困难,因为两邻牙牙根间的齿槽嵴骨板非常薄。

五、治疗适应证与禁忌证

(一)治疗适应证

每个错𬌗畸形个体的生长发育状况或者全身情况不同,牙颌畸形的症状、表现或程度不同,因此决定了治疗的时间,治疗措施也不相同。对于儿童不良习惯,必须早期进行预防和纠正,对已产生骨骼异常或𬌗关系异常可以在乳牙列和混合牙列时期加以阻断,并且采取各种生长改良措施,而对于不妨碍生长发育的牙齿错位,则可以等到恒牙列时期再进行矫治。

1. 乳牙列时期 乳牙列时期儿童处于幼年时期,患儿合作程度差,个别儿童甚至极不合作,使治疗无法进行。并且乳牙终将会被恒牙所替换,因此个别乳牙的错位不必进行矫治,而仅仅对妨碍儿童颅面骨骼正常生长的畸形或多数乳牙错位,才需要进行矫治。

(1)严重乳前、后牙的反𬌗,或多数牙源性乳前、后牙的反𬌗;个别牙齿错位导致的反𬌗可以密切观察,根据情况再做处理。

(2)乳前、后牙的开𬌗,严重深覆𬌗、深覆盖,严重影响颅面生长发育,必须进行治疗。

(3)儿童3岁后仍存在的不良习惯,如咬上下唇习惯、伸舌习惯等妨碍儿童颅面正常生长发育,需要及时纠正。

2. 混合牙列时期 混合牙列期间,牙齿和𬌗关系变化较大,必须密切观察分析。明确区分或鉴别暂时性错𬌗与牙颌畸形。对真性错𬌗畸形,特别是骨性错𬌗畸形应该积极进行治疗,在混合牙列时期的生长改良治疗,可以获得较好的效果。

(1)乳牙早失必须及时维持缺失的间隙;

(2)Angle's Ⅱ类和Ⅲ类错𬌗畸形;

(3)恒牙反𬌗、开𬌗;

(4)妨碍儿童颅面正常生长发育的不良习惯。

3. 恒牙列早期 恒牙列时期,颅面骨骼和面部已基本发育完成,各类错𬌗畸形的症状和严重程度、已经完全表现出来,颅面形态基本确定,对错𬌗畸形的诊断和治疗设计有利,所有各类错𬌗畸形均可以进行治疗。而且此时患者虽然处于生长发育的后期,但颌骨改建和代谢仍然较高,颌骨和齿槽骨的改建和修复反应迅速,治疗效果明确。

但毕竟最佳生长发育时期已过,对骨性异常的阻断或改良不能取得好的疗效。部分严重骨性患者只能采取掩饰性治疗。

4. 成人正畸治疗　目前成年人要求正畸治疗的数目增加,而成年人的发育已完全结束,利用本身的生长潜力可能性是完全不可能的,治疗方法相应减少。

要求正畸治疗的成年人,或多或少存在不同的口腔疾病,如牙周疾病、颞下颌关节疾病、龋病、牙齿缺失等,在设计或制定治疗计划时,必须考虑这些不利因素。

(二)治疗禁忌证

前面已述,错𬌗是个体发育上的异常现象,并非一种病理性改变,因此一般而言总是可以找到一种矫治方法进行治疗,只是治疗效果的多少或好坏程度如何的问题。但是对于某些特殊的情况,则需要引起术者的高度注意,避免引起不必要的医疗纠纷、激惹某些疾病或加重其症状。

(1)年龄幼小,无法或不合作的患者,避免矫治装置附件造成以外;

(2)精神病患者,特别是患有心理障碍的年轻男性,注意避免不必要的医疗纠纷;

(3)传染性疾病患者,非常容易引起患者之间、医患之间的交叉感染。如果必须治疗,需在严格控制病情,处于非传染期间;

(4)严重器质性颞下颌关节病患者,对于非𬌗因素引起关节病的错𬌗患者,正畸治疗收效甚微;

(5)严重颅面部骨骼畸形的成年患者,最好采用正颌外科方法进行矫治;

(6)严重牙周病患者,牙齿松动Ⅲ度,齿槽骨严重吸收,治疗时须特别慎重;

(7)孕妇在怀孕期间,全身新陈代谢和内分泌发生不同程度的改变,钙盐需求增加,在此期间治疗会影响治疗效果;

(8)血液系统疾病,不宜采取拔牙矫治;

(9)患有慢性或急性疾病患者,抵抗力下降。容易导致牙齿松动,不宜进行正畸治疗。

六、治疗时间

对大多数决定进行正畸治疗的患者,最好的治疗时间是恒牙列早期,理由主要有以下几点:

1. 可以利用患者的生长发育的有利时机,更容易纠正前后向关系的不调,减少深覆𬌗。

2. 在牙齿正在萌出或刚萌出时期,可以最大限度利用牙齿自发移动的趋向,加快矫治的进度,缩短治疗时间。

3. 除非牙齿已经萌出,否则不能对牙齿进行正畸移动。

4. 患者的合作能力达到成熟阶段,具有一定的行为能力。

5. 生长发育时期,细胞对正畸力的生物反应能力、骨骼改建的反应性最快。

正畸治疗也可以在成人阶段进行,由于不存在个体生长,通过正畸治疗错𬌗的范围减少,牙齿移动的速度比儿童要慢,由于正畸导致的牙根吸收程度和可能性更大。尽管成人的合作程度相对高,但也应该考虑成人对矫治装置耐受程度。

七、正畸治疗的缺点和潜在风险

就像其他医学和牙科分支一样,正畸治疗也存在一定潜在风险。

在伦理学上,除非向患者证明治疗的益处,否则他们是不会进行治疗的。在考虑潜在的好处的同时,也应该估计可能的风险和副作用,包括治疗失败。对这些因素的评价称为"风险—利益"分析,正如所有医学和牙科分支一样,每个患者在治疗前都需要考虑。同时也要考虑治疗效果与治疗费用比率。

患者在决定进行治疗时,将受到正畸治疗对功能和美观改善程度的影响,必须平衡矫治器治疗风险和治疗成功后的预后。在这个章节里,我们对正畸治疗给牙齿和心理健康的可能益处的研究的每一个结果进行了考虑。

(一)牙根吸收

现在认为,作为牙齿移动的结果,牙根的某些吸收是不可避免的。在通常的两年固定矫治期间,牙根长度平均大约吸收 1 mm。然而这个均值存在个体差异,某些个体可能表现牙根吸收更多和对吸收更敏感。X 线症候指出在曾经有过创伤的牙齿对牙根吸收更敏感。另外许多明显吸收存在于牙根移动程度大的病例中。

(二)牙周支持组织丧失

作为自洁作用减少的结果,当固定矫治器放置后,普遍会产生牙龈炎症。随着矫治器的去除炎症会减少或消失。但在两年治疗期间,牙周附着与支持齿槽骨向根尖方向游移(改建)。大部分个体的这种情况是极轻微的,但如果口腔卫生状况差,这种情况将变得更明显。

活动矫治器可能与牙龈炎症相关联,特别是腭部组织或口腔卫生条件差的患者。

(三)脱钙

当产生与高糖食物相关的龋样基因菌斑时,会发生龋病或脱钙。由于矫治器周围部分牙齿自洁作用困难,矫治器将导致菌斑积累,使用固定矫治器的真正风险是脱钙,报道发病率大约2%～96%不等。

(四)软组织损害

固定与活动矫治器治疗期间导致创伤性溃疡。活动矫治器因戴用不舒服常易取下,因此固定矫治器更易产生。根尖部的过度移动导致牙髓供血不足,甚至牙髓坏死。创伤性牙齿可能更敏感,大概是由于牙齿牙髓组织已经遭到损害。

(吉 利 钟小龙)

第35章 活动矫治器的原理与制作

机械性活动矫治器是可由患者自行取戴的一种矫治装置。简单方便,易于保持口腔清洁卫生。机械性活动矫治装置由于只能在牙冠施加矫治力,牙齿仅仅作倾斜性移动。故而牙齿移动方式受到限制。特别是固定矫治器因其疗效特佳,目前广为使用的今天,活动矫治装置使用范围逐步减少,但是这并非说活动矫治器已完全失去矫治作用,在拔牙间隙或乳(恒)牙早失后缺隙的维持、治疗后矫治效果的保持、以及部分不适宜使用固定矫治器矫治的错𬌗患者,如牙周病、睡眠呼吸暂停综合征的正畸治疗等,活动矫治装置仍然有一定的使用价值。

活动矫治器欲移动牙齿,必然需要有加力装置,以及相应的固位装置和连接部分,才能充分发挥治疗作用。

第一节 活动矫治器固位装置的制作

(一)改良箭头卡环(modified arrowhead clasp)

改良箭头卡环是临床较为常用的固位卡环之一,它适用于磨牙、双尖牙,固位作用良好。它可以利用牙齿的近远中倒凹,在有邻接关系的牙齿或单独的牙齿上使用。卡环体积小,能最大限度的利用倒凹,固位能力强;可提供足够的支抗(图35-1)。当改变卡环的部分形态时,将增加它的使用范围(图35-2)。

箭头卡环的制作步骤:

1. 在模型基牙的颊面近、远中轴面角处,用雕刀在模型的龈1/3与中1/3交界处以下,将模型基牙轴面角处石膏沿牙面刻去 0.5 mm 厚,并向龈方延伸至龈缘下 0.5 mm。

2. 取 0.8 mm 不锈钢丝一段,用平头钳将钢丝弯成一个"Ⅱ"形,长度约短于近

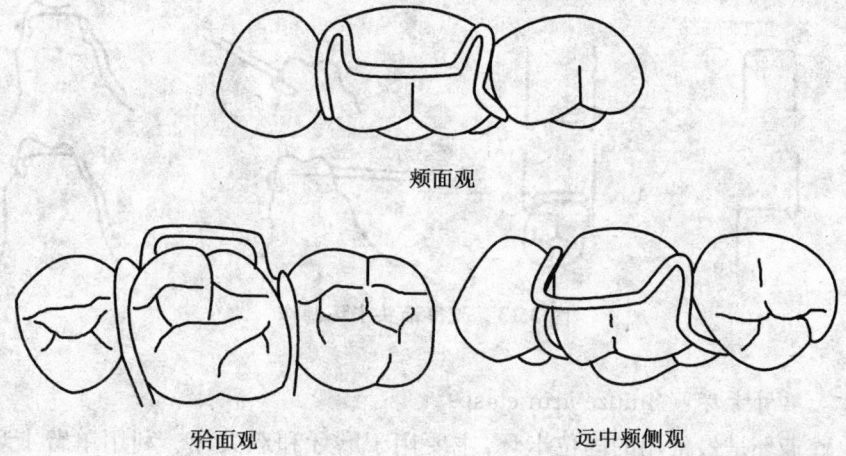

颊面观

䶌面观　　　　　　　远中颊侧观

图 35-1　箭头卡环的颊、䶌面观

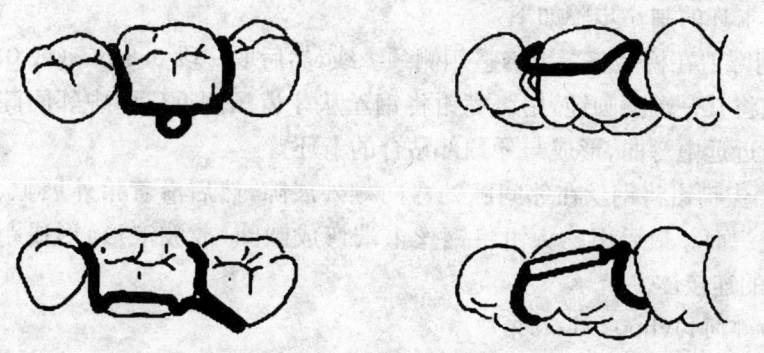

图 35-2　改良箭头卡环形态

远中颊面角间距离,此即卡环的桥部,将卡环桥部处于基牙颊面䶌 1/3 至中 1/3 交界处,再按桥部到龈缘的高度在钢丝上用铅笔作两个记号,然后在作记号处将钢丝反向上、后形成二个箭头,使两个箭头与基牙的近远中轴面角的龈缘处贴合,且与牙轴成 45°角,桥部应与基牙䶌平面平行。高度约为䶌 1/3 与中 1/3 的位置,距基牙的颊面约 1 mm 左右。

3. 用尖嘴钳将近、远中两末端钢丝沿基牙的近远中䶌外展隙,至舌外展隙延伸到舌侧组织面,形成连接体(图 35-3)。

箭头卡环不能卡在牙齿的邻接面,卡环的箭头部分要恰当,桥部应离开牙齿的颊部。

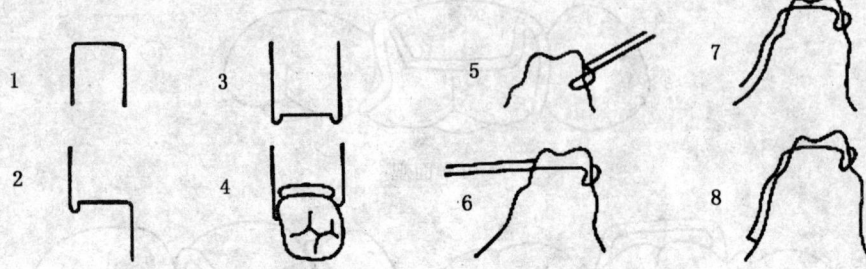

图 35-3 改良箭头卡环制作

(二)单臂卡环:(simpze arm clasp)

单臂卡环是最常用的固位卡环,主要用于磨牙和双尖牙。利用单臂卡环的卡抱作用在支抗牙齿的唇、颊侧的倒凹区起固位作用。故卡环的游离臂末端必须置于支抗牙颊侧倒凹区才能起固位作用(图 35-4)。

单臂卡环的制作步骤如下:

1. 用雕刀在模型基牙上修整颊侧颈缘线,然后取一段 0.8 mm(或 0.9 mm)不锈钢丝。将其一端磨圆钝,用鹰嘴钳将钢丝从牙齿颊侧近(远)中邻间隙开始沿着颈缘线向近远中弯曲,形成与牙颈部贴合的卡环臂。

2. 用尖嘴钳将钢丝在邻间隙处弯向颊外展隙,然后沿着殆外展隙、舌外展隙到舌侧组织面。最后用三头钳将钢丝末端弯成圆圈(或波浪形)形成距组织面约 0.5 mm 的连接体。

(三)邻间钩(hooked clasp)

邻间钩主要是利用卡环末端成钩状进入邻间隙起固位作用(图 35-5)。

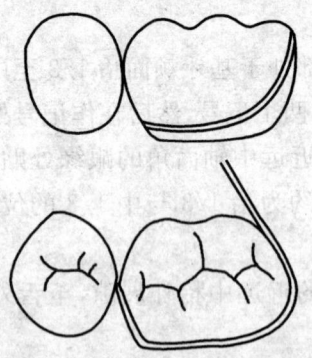

图 35-4 单臂卡环结构

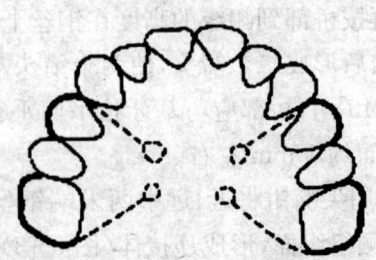

图 35-5 邻间钩的制作

邻间钩的制作步骤：

1. 在石膏模型上，用雕刀在放置邻间钩的两颗邻牙间的龈乳突上缘尖端处，向牙齿接触点下方刻进去，深度约为 0.5 cm 左右，顶端大约位于邻接点下方。

2. 取 0.8 mm 不锈钢丝一段，将其一端约 0.5 mm 尖端背部磨成光滑圆面。

3. 然后用尖嘴钳将钢丝弯成钩状，置于刻去石膏的龈乳突间隙深处，钩背部与龈乳头接触。

4. 用尖嘴钳弯制钢丝，沿着两牙的颊外展隙、𬌗外展隙、舌外展隙至舌侧组织面。

5. 最后用三头钳将钢丝末端形成埋于基托内的连接体。

（四）schwarz 卡环

schwarz 卡环利用卡环的连续箭头置于楔状隙内起固位作用（图 35-6）。

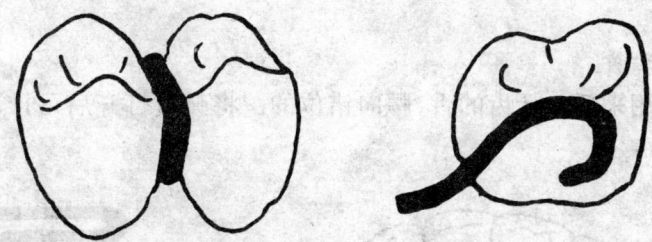

图 35-6　schwarz 卡环结构

schwarz 卡环的制作步骤：

1. 将直径 0.8 mm 的钢丝置于钳子的 A 或 B 沟内，夹紧钢丝后，将钢丝两端向相反的方向弯曲。

2. 用钳子夹住钢丝一端，反方向再次弯曲钢丝而形成菱形。

3. 使用同样的方法可再次制作多个菱形（图 35-7）。

（五）双曲唇弓

双曲唇弓的固位作用是利用唇弓位于前牙唇面而起固位作用的。它主要用于混合牙列期和恒牙列早期，矫治器因乳牙固位不足而起增强固位。以及在 Hawley 保持器中起固位和保持作用。

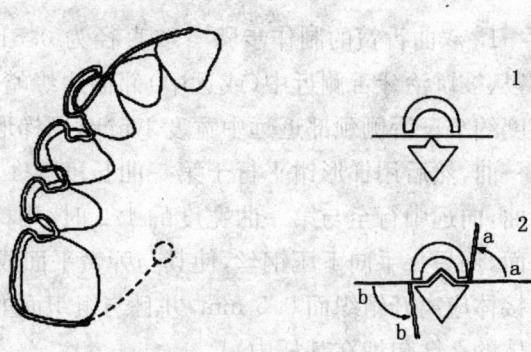

图 35-7　schwarz 卡环制作步骤

双曲唇弓制作步骤：

取一段直径为 0.8 mm～0.9 mm 的不锈钢丝，首先弯制双曲唇弓的中部，使其弯成与被矫治牙治疗后，与前牙牙弓弧形相似的弧线，弓丝位于前牙切 1/3 与中 1/3 交界处，然后于两尖牙近中 1/3 处将钢丝向龈端弯成"U"形曲，其宽度约为尖牙近远中宽度的 2/3，"U"形曲的底部应离开前庭黏膜转折处至少 5～9 mm 以上，双曲应离开组织面 1 mm 以上，其末端从尖牙与第一双尖牙之间跨过𬌗面进入舌侧，连接体形成比较规则的波浪形以利于在基托内固位。

第二节　活动矫治器作用力部分的制作

（一）双曲舌簧

双曲舌簧用来矫治牙齿的舌、腭向错位的。将弹簧打开后可推动牙齿唇向或颊向移动（图 35-8）。

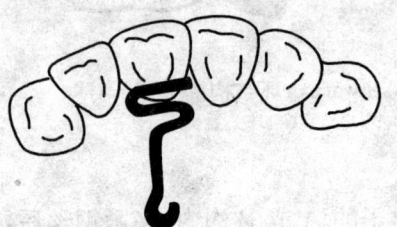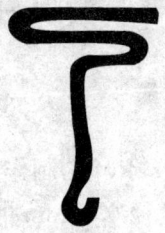

图 35-8　双曲舌簧

1. 双曲舌簧的制作步骤　取直径为 0.51 mm 不锈钢丝一段，将其一端磨圆钝，从被矫治牙舌侧近中（或远中）邻面边缘嵴开始，沿龈缘弯向远中（或近中），其宽度约窄于舌侧颈部近远中宽度 1 mm，用梯形钳平行向近（或远中）转折钢丝形成第一曲，然后用梯形钳平行于第一曲长度 3/4 处向远中（或近中）转折钢丝形成第二曲，向远中行至与第一曲宽度的 1/2 时，用梯形钳夹住双曲，使两个曲位于同一平面，用另一手向下压钢丝，使其与弹簧平面成直角，而弹簧平面与牙体长轴垂直，连接体应离开组织面 0.5 mm，并且与组织面的形态一致，其末端弯成小圆圈，将连接体的 2/3 包埋在基托内。

2. 调节　每次复诊时打开弹簧约 1 mm 左右，但每次调整后要求弹簧平面始终与牙体长轴垂直。

(二)双曲纵簧

双曲纵簧主要适用于舌向错位、而需要近远中移动的牙齿(图35-9)。

1. 双曲纵簧的制作步骤 取一段直径为 0.51 mm 的不锈钢丝,弯成两个纵形曲,两曲应形成弹簧平面,在两曲的转折处均形成圆钝角,连接体末端形成小圈,以利于在基托内固位。纵簧的双曲应放置于被矫治牙的舌侧,双曲的游离部分则放置于被矫治牙的近中或远中邻面的颈部。

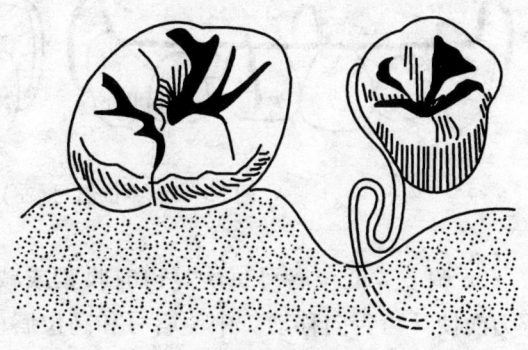

图 35-9 双曲纵簧

2. 调节 每次复诊时打开纵簧的曲大约 1 mm 左右,保持弹簧曲面的平整。

(三)双曲唇弓

除了前面叙述起固位作用外,双曲唇弓还有使唇向错位牙齿舌向移动的作用。

1. 双曲唇弓的制作步骤 双曲唇弓的具体制作方法(低位唇弓)与固位双曲唇弓的制作方法一样,具有矫治作用的双曲唇弓的钢丝要细一些,可以使用 0.6~0.8 mm 不锈钢丝。双曲唇弓有各种形态,可以满足不同的需要和要求。双曲唇弓上还可以焊接切端钩、卡环、弹簧等各种装置,起到不同的矫治作用(图 35-10)。双曲唇弓因在牙齿唇面位置不同而分为三种类型:低位唇弓、中位唇弓和高位唇弓(图 35-11)。

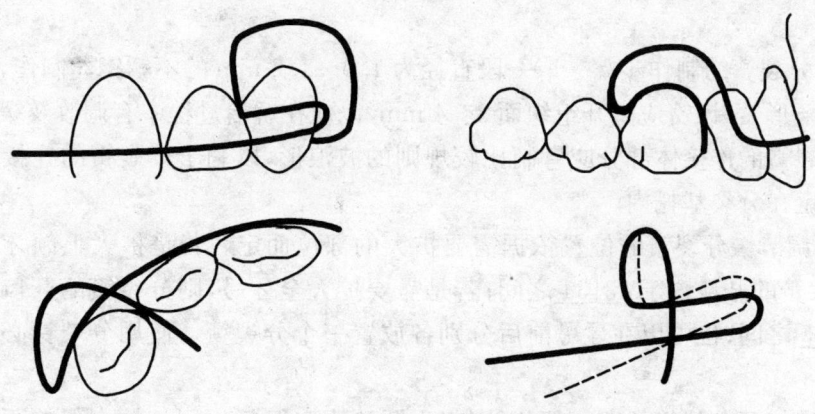

图 35-10 双曲唇弓改良类型

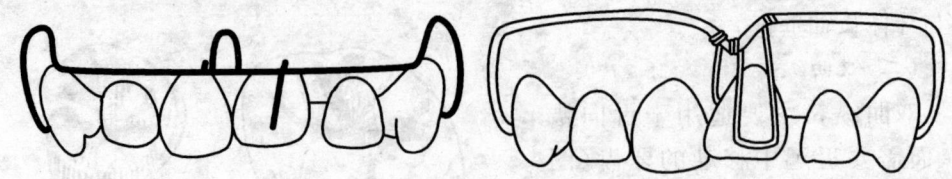

图 35-11 中位唇弓(左),高位唇弓(右)

2. 调节 低位唇弓每次复诊时收紧或减小"U"的大小,则唇弓会对牙齿产生压力而使牙齿舌向移动。中位唇弓和高位唇弓的加力则是调节附着在唇弓上的各种弹簧产生矫治力。

(四)分裂簧

分裂簧是一种具有矫治作用的弹簧。它的作用是扩大牙弓的宽度或长度,利用弹簧被压缩后欲恢复原状的张力来扩大牙弓,但它属于慢速扩弓类型。分裂簧有许多种类型,但基本形态和作用仍然相同或类似(图 35-12)。

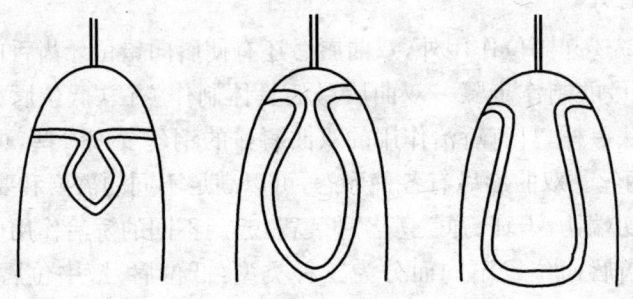

图 35-12 不同形式的扩弓弹簧

1. 分裂簧的制作步骤 取一段直径为 1.0~1.2 mm 的不锈钢丝制作,弯制成 U 形或菱形簧,该簧应离开组织面 3~4 mm,以使在矫治过程中有调改及缓冲的余地。分裂簧的连接体部分应弯制比较规则的波浪形,以利于分裂簧的连接体能较好的固定在分裂基托内。

2. 调节 分裂簧的位置依据需要扩大的部位而定。若是扩大上颌牙弓前中段,扩大簧的开口置于 43|34 之间;若是需要扩大全牙弓,则分裂簧的开口必须置于 54|45 之间;也可以在牙弓前后分别各放置一个分裂簧。使用分裂簧必须加强固位。

每次打开分裂簧的弯曲部位,则产生矫治力。但每次调整均应保持分裂簧两侧基托平衡与稳定(图 35-13)。

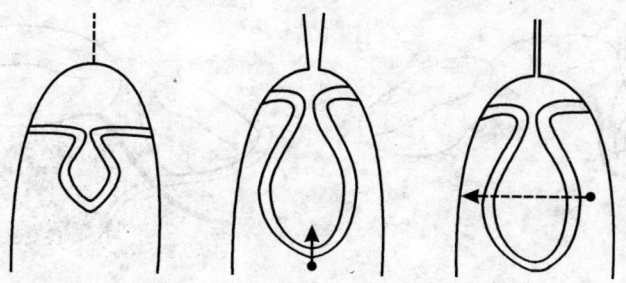

图 35-13　扩弓弹簧的加力方法

(五) U 形簧

U 形簧有两种,一种附在基托内,另一种是焊接在唇弓上。它们的作用都是推牙齿向近远中移动(图 35-14)。附在基托内 U 形簧制作较简单,下面叙述焊接在唇弓上的 U 形簧的制作方法。

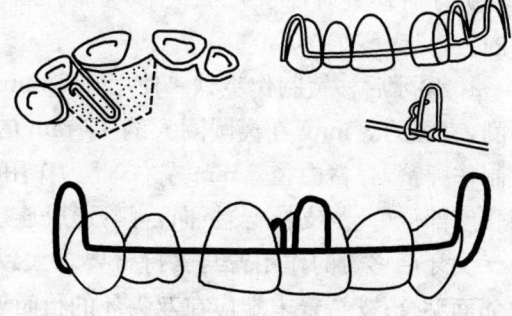

图 35-14　U 形簧结构

1. U 形簧制作步骤　U 形簧适应于矫治牙唇向错位,而需近、远中移动错位牙。取一段直径为 0.46～0.51 mm 的不锈钢丝,按被矫治牙所需要宽度在唇弓上选好焊接点,将焊好的钢丝弯制"Ω"形曲后,再将另一端在唇弓上绕 1～2 圈,弹簧的游离部分与被矫治牙邻面形成平行的小曲,紧贴于被矫治牙近中或远中邻面的颈部上。

2. U 形簧调节　调节 U 形簧的曲,每次打开约 1 mm 左右即可。

(六) 圈簧

圈簧也是一种近远中向移动牙齿的弹簧(图 35-15)。它的作用与没有带圈的单曲纵簧的作用类似(图 35-16),但弹性更大一些。

1. 圈簧制作步骤　用梯形钳将直径为 0.51 mm 的不锈钢丝,放置于被矫治牙唇侧外展隙处,然后从𬌗外展隙进入舌侧,沿被矫治牙近(远)中邻面呈弧形走向龈端,并在该牙远(近)中舌侧牙龈下方作一反向的圆圈后,再弯制与舌侧黏膜一致的连接体部分,连接体部分必须离开组织面 0.5 mm,其末端弯制小圈以利于固位。

2. 圈簧的调节　每次复诊时,打开螺旋圈,使游离臂移动 1 mm 左右。但每次调整均应注意游离臂与牙齿邻面的接触关系,以免牙齿向不希望的方向移动。

(七) 尖牙后移簧

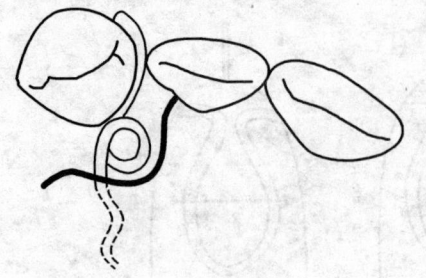
图 35-15　圈簧结构

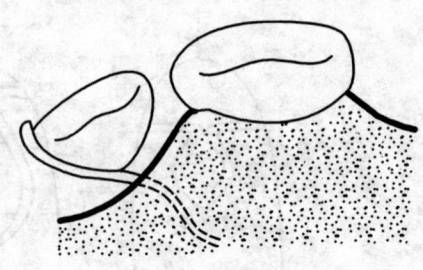
图 35-16　单曲纵簧

尖牙后移簧适合于尖牙重叠于侧切牙唇侧的情况,它远中向移动尖牙进入牙弓内。

1. 尖牙后移簧制作步骤　使用 0.7 mm 不锈钢丝制作。首先制作一个较小的圆圈,直径约 3 mm,在离圆圈大约 15 mm 的上方,大约离黏膜转折处 5 mm 的部位制作弹簧,弹簧内径 5 mm 左右,此为作用臂。然后钢丝另一端大约于作用臂相当长度部位(此为支持臂)折向舌侧,形成连接体包埋于基托内。

尖牙后移簧的作用臂与支持臂要求大致相等长度,作用臂圆圈必须于尖牙近中邻面贴合;支持臂末端应在双尖牙的𬌗面近中边缘的部位进入舌侧,避免以后尖牙不能与双尖牙有良好接触(图 35-17)。

2. 尖牙后移簧的调节　每次复诊时,将尖牙后移簧的圆圈打开,使作用臂后移约 1~2 mm,但每次调节弹簧时必须使作用臂圆圈与尖牙近中邻面密切接触。

(八)扩大螺旋器

扩大螺旋器的种类很多,全部是成品,有导针型和无导针型。它们的左右不同,构造也有一定的差别。

典型的扩大螺旋器结构(图 35-18)在中部设计了螺杆,螺杆的两端带有螺纹,两端螺纹方向完全相反,螺旋器螺纹共有 40 个 1/4 圈;螺杆之间设计有可调节螺杆的四个调节孔,两孔之间角度为 90°,调节时使用一根钢丝钥匙插入空内,每次可转动 90°。螺杆的两端均套入螺丝帽内,每个螺丝帽上面固定有导杆或导针。当打开螺旋器时,螺丝帽将沿导杆向外滑动。

1. 扩大螺旋器位置固定　依据需要扩大的不同部位,将扩大螺旋器置于石膏模型上,使扩大螺旋器离开组织面,以不影响扩大螺旋器的扩大作用为宜。螺旋器的中部已经带有标签性质的软性塑料,覆盖其中央部分,以避免塑料进入调节部位而影响它的作用。螺帽及导杆部分为塑料所包埋。螺旋器的位置(图 35-19)非常重要。

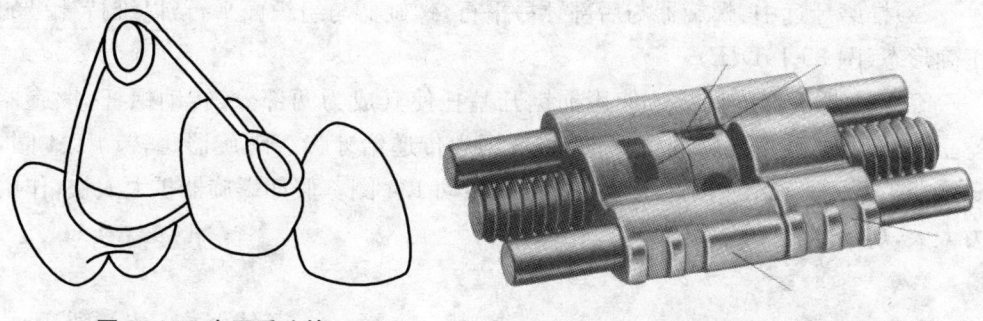

图 35-17　尖牙后移簧　　　　图 35-18　典型扩大螺旋器形态

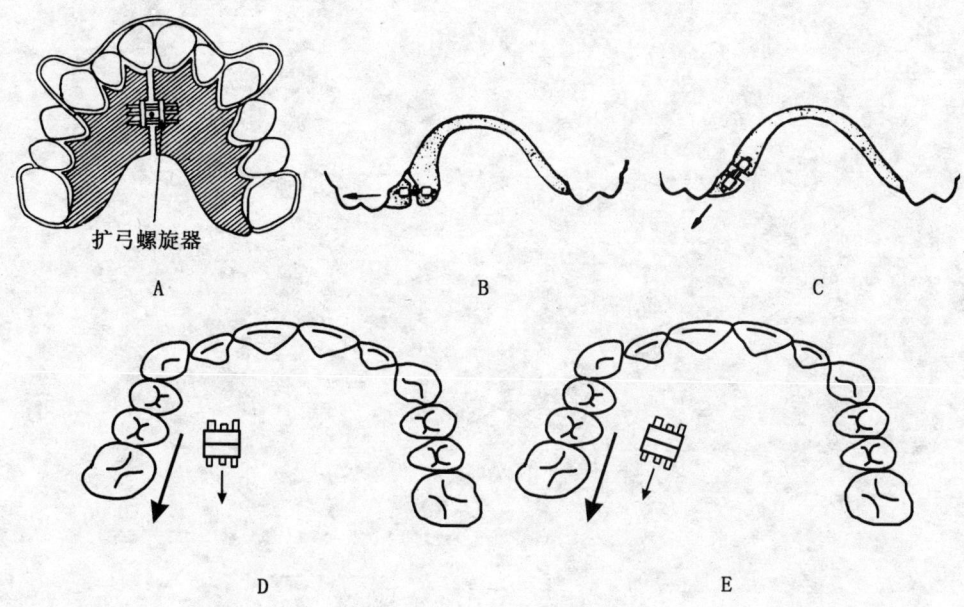

A. 双侧扩大牙弓扩弓螺旋位置　　B. 单侧扩大牙弓扩弓螺旋位置错误
C. 螺旋器应与被扩大侧牙齿长轴垂直　　D. 扩弓螺旋位置方向错误
E. 扩弓螺旋位置欲牙弓后段意思一致

图 35-19　螺旋器位置

（1）双侧扩大牙弓：通常放在牙弓中线适宜的部位（图 35-19A）。

（2）一侧牙弓扩大：螺旋器偏向牙弓扩大侧。但螺旋器应与被扩大侧牙齿长轴垂直（图 35-19B），否则螺旋器不是移动牙齿向颊侧，而是使基托与牙齿脱离，失去固位作用（图 35-19C）。

(3)推磨牙远中:螺旋器与后部牙弓平行,螺旋器与组织面平行,以维持牙弓的正确形态(图 35-19D、E)。

2. 扩大螺旋器的调节　使用前锯开基托使其成为两部分,转动螺杆,螺旋器就获得推动力,使基托向两侧移动,将作用力传递给牙齿。螺旋器每转动 1/4 圈,螺旋器扩开 0.2 mm。因此患者一般每周转动 1/4 圈。假如螺旋器扩大太快,作用力太大,矫治器将无法就位。

(钟小龙　吉　利)

第36章 功能性矫治器

功能性矫治器也是一种可摘矫治器,本身不产生任何机械力,在口内的固位一般也不严格,而是能过改变口腔面部肌肉功能促进殆发育和颌面生长,矫治形成中的错殆畸形。大多数功能性矫治器需要有以下几点:
1. 利用肌肉力影响牙齿和骨骼。
2. 上、下牙列打开、咬殆分离。
3. 下颌向前(或向后)移位。
4. 吞咽时上、下唇紧密闭合。
5. 选择性改变牙齿的萌出道。

第一节 功能矫治器的概述

一、功能矫治器的分类

功能性矫治器种类很多,常用分为三大类:

1. 简单功能性矫治器 此类矫治器直接将肌力传递到时牙齿,可以单独使用但多作为其他矫治器的组成部分,例如,上颌斜面导板、平面导板、下颌联冠斜面导板、唇挡、前庭盾等。

2. 肌激动器类(activators) 所有这一类矫治器通过改变下颌位置刺激咀嚼肌兴奋,由此产生的力通过矫治器传递到牙齿、颌骨,起到功能性颌骨矫形作用。属于此类的矫治器有肌激动器(activator)、生物调节器(bionator)、咬殆前移器(Herbst)、双殆垫矫治器(Twin-block)等。根据下颌的位置,肌激动器又分为二型。

(1)肌张力型 下颌移位较少,治器的作用依赖于肌肉、腱膜的静止张力。

(2)肌动力型　下颌移位较多,利用肌肉的运动或活动移动牙齿,改变骨的形状。

3. 功能调节器(function regulation)　又称 Frankel 矫治器,这类功能性矫治器虽然也改变下颌的位置,但其主要作用部位在牙弓这外的口腔前庭,矫治器通过唇挡和颊屏改变口周肌肉的动力平衡面影响牙弓颌骨的发育。

二、功能矫治器的作用

1. 在功能矫治器治疗中,下颌的移位一般超过息止间隙,此时功能矫治器产生两种新的力,因而功能矫治器改变了口腔面部肌肉对牙齿和骨骼所施力的大小,方向和作用时间,使口腔面部区域的神经肌肉环境有利于𬌗的发育和颅面生长。

2. 牙齿与齿槽　功能矫治器能选择性地控制牙齿的垂直高度。抑制前牙垂直萌出,同时促进后牙垂直萌出,能使𬌗平面变平,矫正深覆𬌗;相反,抑制后牙,促进前牙垂直萌出可以矫正前牙开𬌗。

3. 颅面骨骼　动物实验证明,改变下颌的位置能产生明显的骨骼改变,包括髁突生长量、生长方向及生长时间的改变,颞下关节基部的适应性改变及附着处的骨改变等。功能矫治器在临床使用中是否能改变颅面骨骼生长,有以下几种观点:

(1)刺激或促进下颌生长。

(2)下颌生长量不变,但生长方向变得有利。

(3)没有明显的骨骼作用,但牙齿的萌出位置改变,牙和齿槽的适应是错𬌗矫正的重要原则。

(4)抑制中面部生长。

(5)改变骨骼的形状。

三、功能矫治器的适应证

1. 病因学　功能矫治器主要适用于口腔面部肌肉功能异常所引起的功能性错𬌗畸形。此外早期骨性错𬌗,当促进正常的口腔面部功能活动能为颅面骨骼和牙颌发育提供有利环境时也可以使用。

2. 生长发育　功能矫治器最适用于青春生长迸发期限前 1~2 年开始,并持续整个迸发期。对于中国儿童,女性平均 9~10 岁,男性平均 12~13 岁进入青春迸发期。

3. 错𬌗类型　功能矫治器主要用于矫正长度不调,既用于安氏Ⅱ类,也用于安氏Ⅲ类患者。功能矫治器还可用于矫治高度不调,对深覆𬌗效果较好,也可用于开𬌗。

第二节　Activator 功能矫治器

Activator 是利用功能和内部骨骼结构变化之间的相互关系而起作用的。在生长时期,骨骼外部形态和口腔功能间存在一定关系,Activator 使肌肉和骨骼去适应下颌新的闭合类型,神经肌肉为适应𬌗间距离增加和方向改变,其基本作用是重新训练口周肌肉功能以适应颅面结构的变化。对 Activator 的功能适应过程也包括并影响到髁状突,髁状突对下颌向前定位的反应包含着向上、后的生长,以维持颞下颌关节结构完整;但咬𬌗重建不能过度超出息止𬌗间隙的高度(即不超过 4 mm)。

一、Activator 的作用机制

Activator 矫治器刺激肌肉静止反射活动,是导致肌肉等长的收缩(有时导致肌肉等张的收缩)？或者是软组织的黏弹性？完全取决于矫治器结构。按照原则存在着三种不同的作用方式。

1. 第一种方式是矫治器具有夹板作用,撑在上、下颌之间;释放的力在这种硬性位(Rigid)移动牙齿,伸展反射被激活,组织内弹性被控制,存在着应变而不是功能移动。矫治器采用势能工作。基于这种工作方式,一个过度补偿、下颌垂直向和矢向移位的咬𬌗重建是必要的。有效伸展作用通过过度补偿和邻近组织的黏弹性来达到。

2. 按 Andresen 和 Haupl 的原则,在 Activator 治疗中产生的力是由于肌肉的收缩或静止反射活动。通过体积较大的矫治器作用,刺激了肌肉静止反射活动,导致肌肉产生等长收缩,矫治器将把肌肉的收缩力量传递给牙齿,这是运用动能来起作用。这种由于肌肉功能间断力产生的动能作用,具有临床治疗意义。成功治疗取决于肌肉的刺激程度、下颌移动的频律、作用力的时间。在这种作用方式中垂直向咬𬌗重建的距离比较低。

3. 第三种方式又称为过渡型模式;它交替利用肌肉收缩和软组织的黏弹性;矫治器垂直向咬𬌗打开较大,但没有过度补偿。伸张反射似乎是肌肉的一种长期

收缩。当运用这种矫治器时,可以观察到肌肉的等长和等张收缩。第三种作用方式是第一、第二种作用方式的结合。

4. Activator 对骨骼的作用 在颅面生长发育时,Activator 可能影响到关节的第三级关节(Moffett),如骨缝、颞下颌关节。它的作用是通过咬𬌗重建所确定的;同时在牙齿萌出时期它也影响到牙槽骨区。对牙槽骨的作用主要是通过正确调磨相关牙齿舌面塑料基托来达到的。

(1) Activator 对骨骼的作用

目前认为:Activator 对颅面骨骼的任何作用将取决于生长潜力,两种分散型生长矢量推动着颌骨向前(图 6-8a)。

①蝶-枕软骨联合生长移动颅基底和鼻颌机制向上、向前。

②髁突生长导致下颌向下、向前。Activator 在矢向方面进行有效控制下颌的向下、向前的生长,促进或改变了髁头生长的方向,这种作用能够看作为关节作用。当下颌被前方重定位时,生长方向的改变比生长量的增加更重要,只有在髁头向上、向后生长时,才可能使下颌向前移位。

(2) Activator 对齿槽骨的影响 两个分散型矢向力之间的空间为牙齿和颌骨,Activator 对齿槽骨的作用主要是控制牙齿萌出和骨骼沉淀;基于这个理由,Activator 在混合牙列期使用效果最佳,此时可以观察到牙齿(特别是下切牙)的各种移动如下前牙前移、前牙的整体移动、下前牙的唇、舌向倾斜。这些移动取决于矫治器的结构和下前牙区基托的调磨。通过恰当的调磨,可以完成不同类型的牙齿移动和诱导牙齿萌出。

二、Activator 咬𬌗重建

Activator 最重要方面是对患者𬌗关系进行咬𬌗重建(construction bite or working bite)。在治疗目的基础上对下颌矢向或者垂直向位置进行重新定位;确定Ⅱ类错𬌗向前方移位或Ⅲ类错𬌗向后移位的程度。

(一) 下颌矢向移位

通常平均生长型Ⅱ类错𬌗的颌间关系应该是前牙切对切关系,下颌前方移位不能超过 7~8 mm;或者第一磨牙近远中径的 3/4(图 36-1)。绝对不允许下颌过大前方移位。

1. 覆盖过大,有时达 18 mm 以上,这类病例下颌前方移位需要分 2~3 次进行(图 36-2)。

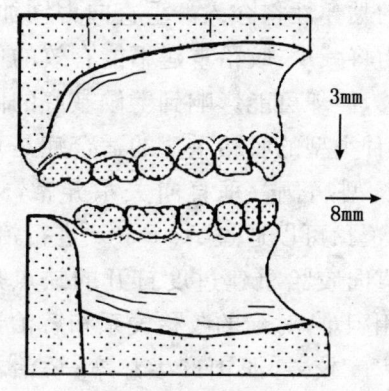
图 36-1 咬𬌗重建时前牙切对切关系

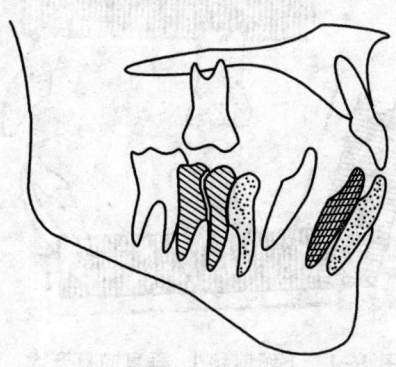
图 36-2 下颌二次前移的咬𬌗重建

2. 上颌前牙唇向错位严重，在进行功能矫治器治疗之前需要先竖直它们。

3. 切牙（特别是侧切牙）明显舌向萌出，下颌必须随舌向错位牙前方定位为切对切关系，否则不可能使其唇向；常称这种情况为"病理性"咬𬌗重建。当严重的下颌切牙舌倾时，进行功能性治疗前需要排齐下颌切牙，以排除"病理性"咬𬌗重建。

（二）咬𬌗垂直向打开

当矢向关系确定后，重建颌间垂直向关系也非常重要。确定适宜𬌗间高度，保持垂直-水平向关系的基本指导原则是：

1. 下颌至少在一个方向上（垂直向或矢向）离开息止𬌗位，这是 Activator 激活相关肌肉，诱导组织应变的基础。

2. 如果向前移位的量较大时（如大于 7 mm），垂直向咬𬌗打开应减少，以免肌肉过度伸展（图 36-3）。这种类型的咬𬌗重建意味着矢向平面上的分力增加，使下颌能够向前移位。Witt 认为，升下颌肌群将被激活后，矢向力增加到 319～395 g，垂直向力大约为 70～175 g。

3. 需要增加垂直向咬𬌗打开时，下颌前移量相应要减小；如果垂直向咬𬌗打开为 6 mm 时，下颌前移应该非常小，而不能过度前移（图 36-4）。软组织伸张时，可以观察到咬肌的肌静止反射活动存在。功能性真性深覆𬌗病例允许较大程度的垂直向打开。

如果垂直向咬𬌗重建较高，肌肉和软

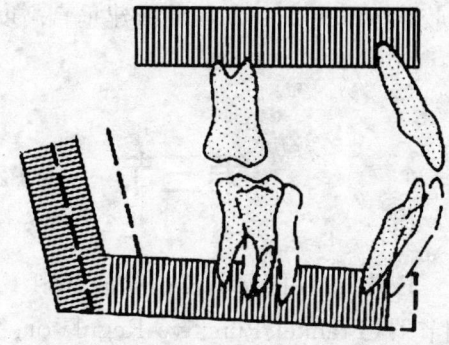
图 36-3 下颌前移较多，垂直向打开少

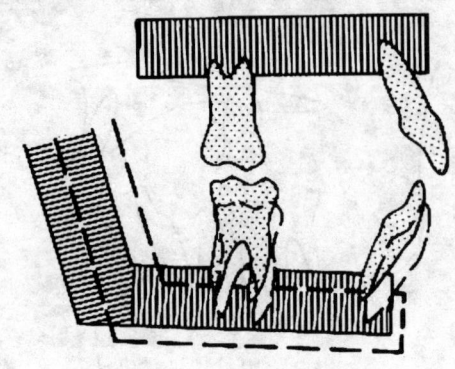

图 36-4 下颌前移少,垂直向打开大

组织的黏弹性将介入。垂直向力增加时,矢向力将减少;咬𬌗重建不能有效的使下颌前移,但却可能影响到上颌基底的倾斜度;这种类型的咬𬌗重建的适合症是垂直向生长型病例。垂直向关系异常,如开𬌗、深覆𬌗可以通过 Activator 进行治疗,但垂直向咬𬌗重建过度打开的缺点是患者使用困难,对新的咬𬌗关系和矫治器的适应程度较差,肌肉产生痉挛;矫治器在口内易脱落,唇封闭困难;而重建唇封闭又是最重要、最基本需求。

(三)咬𬌗重建的一般标准

设计咬𬌗重建的方向和程度,需要确定肌肉刺激的种类、下颌移动频率、作用力的时间等。

(1)下颌向前移位 7~8 mm,垂直向轻度或中度打开约 2~4 mm。

(2)下颌向前移位 3~5 mm,垂直向打开约 4~6 mm。

(3)如果是由于下颌侧向移位所导致的上下牙弓中线不一致,可以使用 Activator 纠正;牙源性上下牙弓中线不一致时,使用 Activator 进行纠正,可能会导致医源性不对称;功能性反𬌗可以通过恰当咬𬌗重建来纠正。

应该强调运用 Activator 成功治疗的前提是:下颌位置任何细小变化,Activator 的作用力会产生明显改变。临床和实验研究表明,过度伸展的矫治器增加了肌肉的激活,但并不能增加 Activator 作用效果;按照 Sander 研究结果,当睡眠时,咬𬌗重建垂直高度为 6mm,最大咬𬌗频率为 12.5%;咬𬌗重建垂直高度为 12 mm,最大咬𬌗频率为 1.1%;咬𬌗重建垂直高度为 13 mm,最大咬𬌗频率仅为 0.8%。

第三节 Frankel 功能调节器

Frankel 功能调节器是德国 Rolf Frankel 于 20 世纪 60 年代首创的一种功能调节器(Frankel Functive Regulator;简称 FR)。Frankel 功能调节器与通常的 Activator 矫治器不同,FR 主要是作为一种功能练习装置,用来刺激和促进口周肌肉正常功能，排除开唇露齿、过渡活动的颊肌、异常颊肌和口轮匝肌异常功能作用，使口腔内外的力量达到新的平衡。

一、Frankel 功能调节器的基本原理

（一）Frankel 功能调节器的功能性基质作用

Frankel 认为：异常口周肌肉功能会影响个体理想发育，具有使生长型发生改变的能力。传统的其他活动矫治器作用是从内向外（Push out from within），它们并不缓冲或减轻外部肌肉的力量，使新的牙槽骨形态去适应外部环境。Frankel 设想将口腔前庭作为一种人工基质；Frankel 功能调节器的作用部位也在口腔前庭（oral vestible），矫治器的颊屏（buccal shields）和唇挡（lip pads）结构撑开颊肌和唇肌，使其远离牙齿，因而排除任何外力约束对牙齿发育和位置的影响，即具有功能性基质（fuctional matrix）的作用。

1. Frankel 功能调节器将激活肌肉和组织，解除颊肌和口轮匝肌对牙弓向外发育限制，特别是颊肌和口轮匝肌在发育过渡时期对牙弓所具有的潜在抑制影响，使包含有牙列的神经肌肉从压抑中摆脱出来。FRANKEL 功能调节器训练口周肌肉使其适应新的力量平衡，当颊肌对牙列的压力被摒除，牙列的宽度得到发育与扩大特别是在较为关键性的尖牙间宽度更为明显。Frankel 的长期治疗资料表明，治疗后的 X 头影测量片数据显示根尖基骨明显扩大。

2. 在功能矫治器的功能分析中，Frankel 特别强调形式-功能的关系；在通常情况下，吞咽过程中常需要伴有上下唇口腔前部封闭和舌与软腭的后部封闭，使口腔内部形成负的空气压力，在吞咽的最后阶段，当下颌到达息止𬌗位时，颊肌实际上被吮吸到𬌗间空间中，而对齿槽突产生抑制作用，妨碍后牙的萌出；牙弓内侧产生的部分真空，与外部较大的压力的瞬间效应，补偿了舌骨内在潜力。FR 的颊屏则阻止了吞咽和休息时颊肌对齿槽骨的影响。塑料前庭盾的最终作用是使功能基质得以向外扩张。如在牙槽骨发育的关键时刻使用，可以使牙齿在最小阻力方向达到最大程度萌出，牙齿和被遮盖组织得到最理想的向下、外的改建。

（二）对下颌的促进作用

与传统的 Activator 的另一个不相同的是在纠正前、后向的方法上，Frankel 认为 Andresen 的 Activator 促动器使下颌前牙过度前倾，矫治器体积较大，不能使病人在戴矫治器时在前、后部位接触牙齿。在晚上部分张口时，Activator 有停留在下前牙上的倾向，为防止这种不希望的作用，Frankel 所设计的矫治器并不与下切牙接触，当下颌处于咬𬌗重建时的前移位置，FRIa 的舌侧曲仅从与下切牙舌侧的

前牙槽黏膜相当的塑料盾通过；它更多的是作为一种维持下颌向前的应力承受区，和对下颌企图回到开始的矢向关系的生理屏障，前庭区塑料和固位丝结构对下颌向前有促进作用。

（三）FR 以上颌牙弓作支抗

这种目的是通过位于上颌第一磨牙的近中和乳上颌尖牙远中的固位丝来达到的，固位丝从牙齿间的邻接区下方通过，这就意味着需要片切乳尖牙和乳第二磨牙的远中邻面。不能简单的将固位丝放置于𬌗外展隙，这样它将产生一种与传统的 Activator 相类似的倾斜下前牙的作用；白天戴用 FR 时矫治器容易上下活动，唇挡则会损伤唇侧牙龈，可能导致治疗失败。

和 Harrold，Woodside，Rokosi 等主张相似，当咬𬌗打开时，下后牙因塑料及丝的作用而不受约束，允许这些牙齿向上、前萌出，纠正矢向和垂直向错位。当上颌牙弓作为支抗时，上颌磨牙受 FR 的影响而不能向下、前移位。要使牙齿萌出达到 1～2 mm，则下颌需要向前移 6～7 mm，达到重建正确的矢向关系。

（四）对组织的牵拉作用

Frankel 强调了颊屏和唇挡的对前庭沟的加深作用，使肌肉离开牙齿而允许其向下、向前萌出，他认为通过颊屏和唇挡的对前庭沟的加深作用，在张力下牵拉组织而又不对组织产生刺激，这种张力能对上颌骨邻近的组织产生牵拉作用，Enlow、Moffett、Hoyt 等的实验证明这种牵拉能使邻近的骨组织产生生物反应。

二、Frankel 功能调节器对颅面机制的影响

Frankel 功能调节器并非直接"移动牙齿"的矫治器，而主要是排除肌肉异常功能调节器。它与传统的 Activator 作用方式不同，Activator 是在牙弓内部与颌骨、牙齿槽骨接触，在这些结构上发挥肌内力；而 Frankel 功能调节器将前庭作为功能区，消除肌肉对发育中的颌骨、牙槽骨所产生的不利压力，代替了 Activator 中的扩大螺旋、分裂簧、指簧和塑料基托的选择性诱导作用；通过缓冲口周肌肉所产生的压力而达到矫治作用目的。

矢状方向咬𬌗重建关系的方式是不完全相同的，Activator 是在下颌牙齿和颌骨支持下，维持下颌在一个前移的位置；Frankel 功能调节器则是在唇面有唇挡、舌面有舌托，使下颌始终趋于向前的姿式(但不与牙接触)，矫治器完全处于整个下颌组织边缘，因而弹簧在下颌切牙后完全被动的离开舌隆突 0.5～1 mm(除非 Frankel 功能调节器设计需要时才与牙面接触)。Frankel 功能调节器对颅面机制将会产生几种作用：①扩大矢向、水平向口内空间；②增加垂直向口内空间；③使下

颌处于向前姿势；④改善肌肉的紧张度、建立恰当口腔封闭、发展新的神经肌肉型。

(一)增加口腔内矢向和水平向功能空间

1. 口腔肌肉的机械压力是造成牙列拥挤和抑制基骨发育的主要因素。由于颊屏和唇挡的屏遮作用，颊屏和唇挡排除了这种在颌骨结构上的有害压力，使口腔内动力处于平衡。这种作用特别是在多相吞咽周期中，当颊肌力被排除以后，牙齿将向阻力小的方向即颊向移动。

在颊屏的作用下，颊侧骨板显示了外侧沉淀活动增加，而内侧相应吸收，牙齿因而相应整体向外移动，随牙冠移动，它将导致牙齿因牙根舌向移动而倾斜，某些移动力可以通过厚的腭舌板加以阻止。

Frankel 假设(在口腔前庭)通过前庭盾以动能的方法，间断的向外牵拉结缔组织纤维和肌肉附着区，并传递到邻近的齿槽骨和及其骨膜和骨骼，此种功能刺激促使齿槽骨及支持骨组织向外移动。

在鼠和人的实验中，临床和组织学的研究显示了上颌后牙在 Frankel 功能调节器作用下整体移动非常稳定，所有这些发生于正常的垂直向生长时期，伴随着已萌出或未萌出牙向下、前的移动。在关键的替牙𬌗时期，证实后牙整体移动比倾斜移动的要多；这是使用 Frankel 功能调节器最好的时机。但必须说明水平和矢向根尖基骨的发育仍然保留其自然生长潜力。尽管上颌区对矢向和水平向刺激特敏感，下颌基骨的增宽可能仍然是在 10~11 岁，这将支持对牙弓形成理想的治疗时机是在混合牙列期。某些适应性改变在成人能达到，甚至牙齿也能移动，但这并不能使用"生长诱导"来解释；也不能说 Frankel 功能调节器不能在成人期使用，它可能使用在 TMJD 的治疗中，这些病人下颌位置前移是基本治疗前提；要求产生组织形态上的变化是不现实的。

2. 口腔功能不协调常常导致口腔潜在空间紊乱。表现为下颌前庭区的潜在空间不足，限制了下颌的前伸运动，Moss 认为这是影响下颌骨发育的一个较大因素。因此下颌骨功能性治疗的基本目的就是在口腔功能空间不足的部位重建一个协调的环境。Frankel 功能调节器的主要部件唇挡放在口腔前庭区，唇挡将有效地扩展口内空间，使下颌可以自由向前生长。当然，前庭盾扩大口腔空间的作用原理是机械力的调整，但是这种机械力并不直接用于牙齿或牙槽骨，而是作用于口腔内的软组织环境，这与普通矫治器以骨组织为支抗，直接加力于牙齿的是不一样的。正如 Moyers 所提出的"重点是在决定𬌗发育类型的环境变化，而不直接改变𬌗本身"。

安氏三类错𬌗导致的矢向空间紊乱，牙齿与骨骼发育畸形，口腔上部囊基质受影响，导致上颌骨发育受限戴上 Frankel 功能调节器之后，唇挡使上部囊基质体积得到扩大，重建了上颌潜在口腔功能空间，并消除了加在上颌前牙齿槽骨上的压力。由于牙量与基骨量不协调所致的空间紊乱情况，表现为口腔功能空间在矢向和横向不能正常发育；同样需要扩大口腔囊基质，使用 Frankel 功能调节器后，口腔潜在功能空间得到扩大。

对于Ⅱ/2错𬌗个体，口腔功能空间异常不仅仅在矢向不调，而且还有垂直向高度比例问题。因为深覆𬌗的原因下颌常向前旋转。下面高较短，颏、唇区软组织表现过多堆积，重建口腔功能空间的正常大小和形态是非常重要的。

3. 口周肌肉的收缩，在决定牙弓的大小和形态上起重要作用。在重建口腔生理空间时，不仅要矫正结构上的异常，矫正口周肌肉功能的异常，而且还应包括肌功能的训练，Frankel 功能调节器的前庭盾在上颌骨或下颌骨发育不足的地方将肌肉撑开，位于其外表面的口周肌肉得以重新调整其活动方式，解除压迫后的牙槽骨外形可逐步恢复原有正常形态。

戴入 Frankel 矫正器之后，讲话、吞咽及模仿动作时，口周肌肉的活动就转变为肌功能训练，口腔的不良习惯及异常肌肉功能就得到克服，这种训练作用于前庭区时，则能重建正常的口腔软组织环境，即形成一个大小和形态适合的口腔功能空间。Frankel 功能调节器训练作用意味着必须持续、反复的练习，要达到这种目地需全天戴用，而不能仅仅晚上戴用；白天的功能训练对 FR 可能更重要。

（二）增加口腔垂直向功能空间

当下颌前移时，常需要打开咬𬌗，以达到垂直向空间的增加；而𬌗间空间增加，允许后部牙齿的萌出和伸出，这与前牙咬𬌗板或传统 Activator 的作用类似。Frankel 功能调节器的另一个优点是颊屏能阻止颊肌组织进入咬𬌗空间。Frankel 认为，垂直向对颊肌干扰比对舌头的因素要多，舌头的功能有更大的适应性。如不存在着长度不调，下颌牙的竖直和 Spee's 曲线整平可以使用颊屏来完成。

（三）使下颌处于向前移姿势位

Frankel 功能调节器与传统 Activator 的明显差异是下颌前移姿式，Activator 要求矫治器刺激髁突生长，随着下颌切牙唇向倾斜，牙槽骨发生明显改变。

FR 通过逐步训练前、后牵引肌，髁突将逐步适应下颌前移后的新位置。下颌舌托与唇侧唇挡，通过外刺激诱导使下颌处于更近中位置，如下颌下降向后，齿槽突的舌侧压力使前牵肌群反应，它将迫使下颌处于咬𬌗重建所确定的位置；在唇、舌托的作用下，但这些肌肉不能过度活动和过度伸展。

在许多严重的CⅡ错𬌗，咬𬌗重建时下颌前移位置要逐步的，分几次来达到；

每次的前移对髁突会产生一个新的生长刺激。

Frankel 功能调节器必须使下颌前移但又不与牙接触,舌基托接触组织而不接触牙齿,Frankel 功能调节器通过邻间丝固定于上颌;Frankel 功能调节器在口内的稳定性差,上颌切牙将会被被唇弓移向舌侧倾斜,唇挡也可能损伤下前牙、后牙和尖牙的龈组织,舌托与下切牙接触而使其前倾。

(四)改善肌肉紧张度,建立适当唇封闭和新型神经、肌肉的发育

这是 FR 的主要目的之一,它排除异常口周肌肉的影响(它将会导致错殆),颊屏和唇挡提供一个全新的,非常有效的屏障,产生适应功能性基盾的牙弓形态,促进血液循环;并与肌肉接触,改善其紧张度,这在颏区是特别重要的。因此 Frankel 功能调节器又被称之为肌练习或肌训练装置。

颊屏和唇挡将牵拉口周肌肉,下颌唇挡排除颏肌的过度活动,排除唇隙,建立恰当的口腔封闭。口周肌肉的适应和训练,才能排除过度的肌肉功能,保持唇在任何时间内的闭合。

三、Frankel 功能调节器的适应证

功能调节器的矫治原理是治疗重要的基础,但对其适应证及其应用也要有一个完整的认识。FR 既不是移动牙齿的矫正装置,又不直接作用于骨组织本身,它是刺激和促进颌骨的发育。

Angle 作为机械性矫治器先驱,发明了"方丝弓矫治技术",但这些固定矫治器只能广泛用于恒牙列的矫治,并且进行扩弓治疗后相当一部分病例容易产生复发。长期正畸实践逐步暴露了 Angle 理论不足之处:忽视了功能性紊乱对形态的影响;舌、唇不良习惯将导致错殆,并对保持矫治效果具有极大的负面影响,治疗几乎不可能成功。排除异常功能并消除其影响是治疗成功并且不产生复发的必要条件。

Graber 曾强调,即使固定矫治器治疗取得最佳结果,也有恢复到它本身原来错殆位置的倾向,在下牙弓拥挤的病例中,即使治疗时拔除四个前磨牙,在取下矫治器并保持几年后,也存在着复发的趋势,这一点已经通过保持 15 年后长期追踪研究结果得到证实。保持后的追踪研究表明,功能性紊乱作为一个引起牙面畸形的潜在因素,在诊断和治疗中不能被忽视。在生长发育的活跃阶段,运用 FR 的治疗可起到保持作用。正如 Mcnamara 所说"只有同时考虑到功能和结构上的不平衡,才能给病人提供一个最好的治疗方法"。只有当颌骨与牙槽骨都处于一个平衡的环境状态时,才能保证长期的稳定。对于存在口周功能空间紊乱的恒牙期错殆患者,通过固定矫治器矫正后,运用 FR 作一种训练装置,可以防止矫治后的复发,

尤其是对牙列拥挤的病例。口面畸形经过外科正畸之后仍然存在的功能性不平衡也可考虑用 FR 进行治疗。

功能矫治器并不能矫治我们面临的所有牙面畸形,任何一种矫治装置系统的应用都有其自身的适应证,同样掌握 FR 的适应证也是非常重要。功能性矫治器对处于发育阶段的患者有很好的治疗效果,功能性因素在形态形成的调节中起着很活跃的作用,许多 Angle Ⅰ、Ⅱ、Ⅲ 类错𬌗只有在早期运用 FR 进行治疗,才能取得满意效果。对于儿童的不良习惯,需用肌肉训练的方法进行纠正;结构和功能是密切相联的整体,在生长发育的后阶段,临床结果表明将 FR 和固定或活动机械矫治器联合使用的功能性治疗,可以取得满意而稳定的效果。

不同类型 FR 的适应症是不相同的,且同一类型 FR 对于不同年龄的治疗,其适应证也不尽相同。早期治疗是在混合牙列早期开始(约 6.5~8 岁);晚期治疗是指在恒牙列时期开始治疗。

(一)FR-1 适应证

1. AngleⅠ类错𬌗　早期治疗:覆𬌗关系正常,牙量与骨量的不协调。

晚期治疗:基骨情况良好的中度拥挤病例,通过扩弓可以解决牙弓长度不调,但可能仍需要用机械性矫治器移动恒牙。

2. AngleⅡ类 1 分类错𬌗　早期治疗:覆𬌗正常的下颌后缩,特别是伴有基骨发育不足者。对于覆盖较大(>7 mm)者,上切牙舌倾最好先用机械性矫治器进行治疗。

晚期治疗:

(1)覆𬌗正常,覆盖不超过 7 mm 的下颌后缩,牙弓大小应接近正常。

(2)下颌后缩伴有拥挤的患者,牙弓长度不调要先用机械矫治器治疗,必要时也可拔除恒牙。对于拥挤矫正之后的病例,运用 FR-1 可以矫正其基骨关系不协调。16 岁之前运用 FR 都有刺激下颌骨生长作用。

(3)下颌后缩伴有开𬌗的病例,尤其是有下颌向后旋转者。

(二)FR-2 适应证

1. AngleⅠ类错𬌗

早期治疗:深覆𬌗伴有牙弓长度不足和颌骨向前旋转的病例。

后期治疗:牙弓形态基本正常深覆𬌗,尤其是对于向前旋转型。对于严重拥挤和基骨情况不好时,可能需要先用机械性矫治器进行矫治,必要时可拔除恒牙。

2. AngleⅡ类 1 分类错𬌗　早期治疗:伴有深覆𬌗、深覆盖的下颌后缩患者,特别适合基骨发育不足的病例,对于上切牙严重唇倾者,应先用机械性矫治器进行矫治减少覆盖。

后期治疗:伴有深覆𬌗,深覆盖的下颌后缩病例。对于上切牙严重唇向前倾者,应先用机械性矫治器进行矫治减少覆盖。

3. Angle Ⅱ类2分类错𬌗 早期治疗:伴有深覆𬌗的下颌后缩,尤其是伴有下颌向前旋转和牙弓长度不足的病例,上切牙的严重舌倾需要先用机械性矫治器进行矫治。

后期治疗:

(1)牙弓形态规则伴有深覆𬌗的下颌后缩,特别是下颌向后旋转的病例。上切牙的舌倾需要先用机械矫治器矫治。

(2)由于功能空间不调引起牙弓不规则的下颌后缩病例,需要先用机械矫治器恢复其正常的牙弓形态。

(三)FR-3适应证

1. Angle Ⅲ类错𬌗 早期治疗:上颌后缩和下颌前突,同时伴有间隙不足的病例。

晚期治疗:牙弓形态规则的上颌后缩和/或下颌前突的病例。如果存在有严重的牙列拥挤时,应先用机械矫治器进行治疗,必要时可拔除恒牙。

2. 骨性开𬌗 早期和晚期治疗,伴有骨性开𬌗的 Angle Ⅲ类错𬌗。

(四)FR-4适应证

早期治疗:骨性开𬌗与双颌前突。

(五)FR作为保持器的适应证

1. FR作为治疗期间最后一种矫治装置时,可以继续将其作为保持器。

2. 机械矫治器矫治之后,一种适当的FR可作为保持器,稳定矫治后的效果。

3. 颌面外科手术后,FR可作为一种练习装置,防止其复发。

FR极少用来治疗恒牙拥挤病例。深覆𬌗矢向异常,治疗一个阶段后可达到明显改善。必须掌握FR矫治器的适应范围,需要积累一定的经验。由于FR矫治器制作复杂,没有临床经验医生开始可以治疗简单的,合作程度高的患者,而不要急于治疗较复杂的、严重骨骼问题。磨牙尖对尖关系,齐平终末平面伴有过度覆盖、深覆𬌗,下前牙前倾,开唇露齿,颏肌活动过渡,是FR的最好选择。FR-3对于Ⅲ类中度错𬌗,结合颏兜使用,可以协助下颌后退。

四、FR调节器结构的作用原理

功能调节器最基本目的就是从根本上矫正口腔功能性空间紊乱,FR被设计为一种矫形训练装置,目的是重建口腔正常的生理状况,要想取得最理想的矫治效果,就必须了解Frankel功能调节器每一组成部分的作用方式或工作原理。

(一)FR-1结构工作原理

FR-1型功能调节器由两个唇挡,一个舌托和金属丝部分组成,每个部件都有其不同的作用(图36-5~图36-6)。

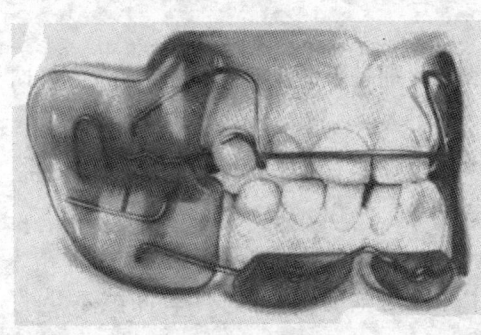 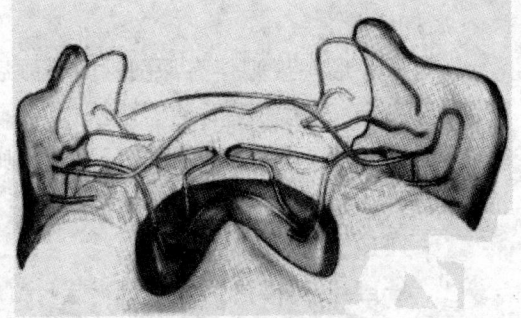

图36-5　FR-1的颊屏、唇挡、唇弓、尖牙曲　　图36-6　FR-1置于下颌模型上

(二)FR-2型功能调节器

FR-2型功能调节器的塑料部分和金属丝部件的作用与FR-1型功能调节器相同。FR-2型功能调节器与FR-1型功能调节器的不同之处,在于FR-2型功能调节器有一个前腭弓和尖牙缓冲曲(图36-7)。

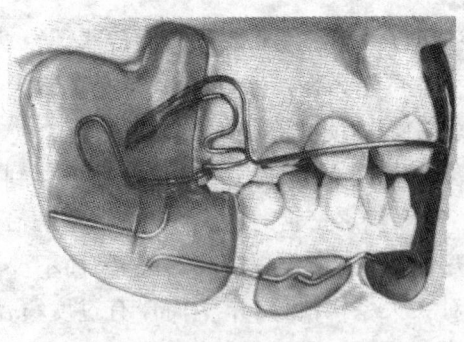 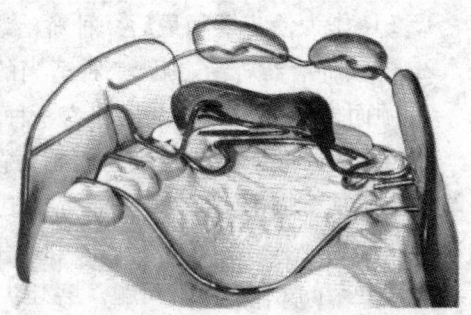

图36-7　a. FR-2的改良尖牙曲　b. FR-2位于下颌模型上,金属丝殆间部分位置较深

前腭弓由颊屏引出,在上颌尖牙和第一双尖牙间越过殆面,牙间部分金属丝依靠上颌骨作为固位装置,与上颌第一双尖牙近中面紧密接触。前腭弓能防止上切

牙舌倾。这对于已使用其他矫治器使切牙唇向的Angle Ⅱ类2分类错𬌗有是必要的。对于Angle Ⅱ类1分类错𬌗，前腭弓位于其切牙舌隆突处，可阻止切牙伸长，与唇弓共同作用可矫正前牙扭转。对于低角型病人，前腭弓和舌弓一起打开咬𬌗，防止前牙伸长，促使上、下后牙齿萌出，恢复正常的spee's曲线。但对一个高角骨型的Angle Ⅱ类错𬌗，特别是伴有开𬌗的病例是不能使用FR-2型功能调节器。

FR-2型尖牙曲的形态和位置，与FR-1型的尖牙曲有所不同，但其作用方式是一样的。

(三) FR-3 型功能调节器

FR-3型功能调节器（图36-8，图36-9）由颊屏、唇弓、唇挡和其他各种不同形状金属丝组成。

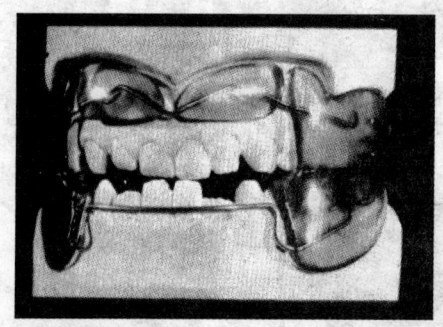 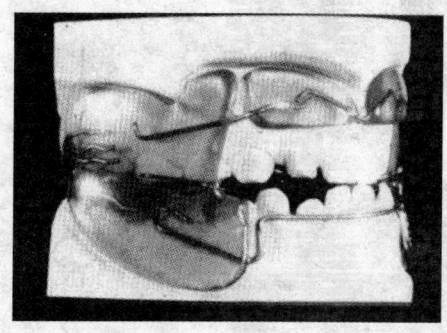

a　　　　　　　　　　　　　　b

图36-8　FR-3功能调节器（前面和侧面）

1. 塑料部分

(1) 颊屏　颊屏内侧光滑面离开牙槽骨表面2.5 mm，使口周潜在空隙向外得到扩大，消除了颊肌加在牙槽骨上的压力，上颌牙槽骨得以发展。颊屏下部紧贴下颌牙槽骨表面，限制其向外发展。颊屏和唇挡建立了一个横向和前后方向的功能性空间，消除了可能干扰上颌骨正常发育的局部紊乱因素。

(2) 唇挡　唇挡明显的比FR-1和FR-2唇挡要大一些，向上延伸到前庭沟。它平行齿槽骨软组织表面，并且离开表面2.5 mm，唇挡的作用目的与颊屏上部一样，恢复前部正常空间大小和形态发育，起到扩大颅面囊基质的作用。它可以直接干扰肌群，纠正结构和姿势的不平衡，形成正常的水平向和前后向口腔功能空间（图36-9）。

2. 金属丝部分

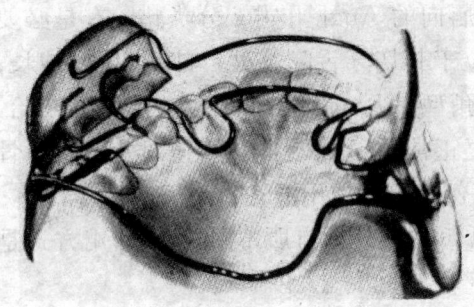

图36-9 FR-3功能调节器(𬌗面)

(1)腭弓 腭弓与两侧的颊屏相连,抵抗口周肌肉收缩的力量,固定并支持矫治器。

(2)前腭弓 前腭弓可使上切牙唇倾,但不与切牙的舌隆突接触,以免妨碍切牙的萌出和正常的覆𬌗关系建立。腭弓和前腭弓都要有一定的弧度。

(3)下唇弓 下唇弓与下颌切牙和尖牙紧密接触,这对于限制下颌骨的向前生长发育是十分重要的。为了避免或尽可能减小切牙的倾斜,唇弓应位于牙齿唇侧龈1/3处。

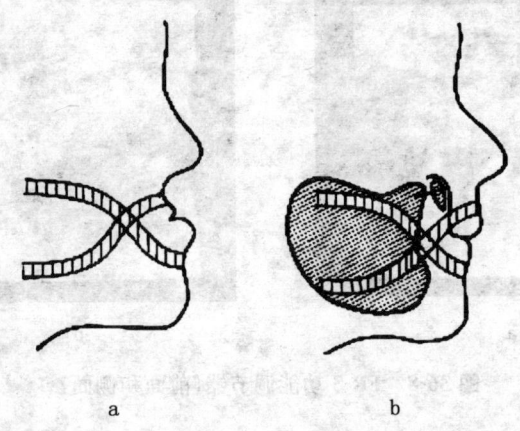

图36-10 a:上下肌链不平衡 b:FR使上下肌链平衡

(4)𬌗支托 𬌗支托位于上颌最后一个磨牙上,FR-3功能调节器用于打开前牙咬𬌗锁结。一般情况下,咬𬌗应打开到切对切的程度,使上切牙能唇向移动。对于深覆𬌗病例,可以添加咬𬌗打开曲。一般情况下,应尽可能的维持前部唇封闭。

3. FR-3型功能调节器的作用方式 Delaire在对上颌骨发育的解剖学的研究中发现,鼻中隔及鼻脊之下的鼻唇部肌肉功能异常能限制上颌骨发育,而FR-3中的前庭盾(或唇挡)则能消除这种限制因素如图36-10。

运用FR-3治疗AngleⅢ类错𬌗,其目的是促进上颌骨发育,并调节附丽于下颌的肌肉活动使下颌后退,限制下颌向前发育。颊屏使口周肌肉受到牵拉,肌肉收缩产生压力直接加在唇挡,压力通过矫治器传递给下颌骨导致下颌骨后退。作为一个反馈结果,后退的下颌骨有回到它原来姿势位置的趋势,它通过下颌唇弓引起矫治器的前移趋势,口周肌肉特别是唇肌受到牵拉,对矫治器产生一个直接向后的压力,使下颌骨进一步后退。

因此肌肉和颌骨的相互作用改变了附丽肌肉群的行为。FrankelⅢ通过克服口周功能性空间的不调及错误的姿势行为,同时刺激上颌发育不足,并抑制下颌前突(图36-11)。

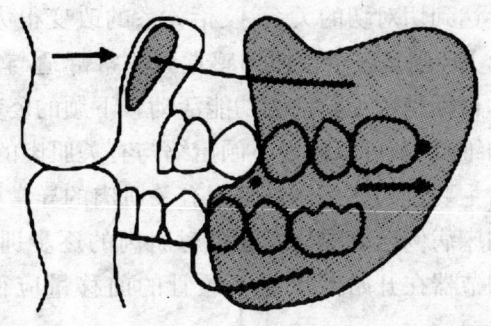

图36-11 FR-3刺激上颌生长,抑制下颌发育

五、FR 印模制取和咬𬌗重建

FR 作为一种矫形训练装置,其主要作用是矫正肌肉的异常姿势行为和空间紊乱,因此颊屏和唇挡的设计尤为重要。由于颊屏和唇挡起作用基础部分在前庭区,所以在取印模之前必须对口内情况做一个详细检查,以了解前庭区的实际情况,手指触摸有助于检查牙槽骨是否有骨性突起,并了解前庭沟的深度,以便正确选择托盘。

(一)制取印模

制作 FR 矫治器的模型要求清晰准确,印模深度要包括整个牙槽嵴,且要深达前庭沟,包括上颌结节区;通常取研究模型,托盘要有适当延伸,通常情况下托盘边缘应高于 1.5 mm 时。使用过分延伸的托盘会影响黏膜和肌肉附丽。Mcnamara 和 Huge 建议运用热敏丙烯酸酯托盘,这种托盘在热水中变软,置于口中时托盘能塑造成类似于牙槽嵴的外形。据我们的经验,对于平常所用的托盘,只要能小心选择,也能取好 FR 的印模,而不会改变软组织的情况。托盘边缘应离开牙齿和牙槽嵴的表面 2～3 mm,轻轻地向外牵拉病人的唇部和口周肌肉,多余印模材料通过手指压力进入前庭沟,经过这样操作就能取得一个深达前庭沟、精确反映牙槽嵴和牙弓外形的功能性印模。为确定前庭盾在前庭沟处最适应位置,必须对每个模型进行修整。

(二)咬𬌗重建

FR 不是一种"肌张力"矫治装置,将肌肉所产生的压力传递给骨骼组织。与传统的"功能性装置"相同,在制作之前也要进行咬𬌗重建,但它与肌张力型肌激动器的不同。对于肌激动器及其衍生物,重建咬𬌗通常是将下颌前移 6～7 mm,并使切牙达到切对切的关系，咬𬌗关系的改变很大，肌群将产生一个较大的黏弹性效应。而 FR 则是一个使肌肉感觉到非常舒适与和谐的活动矫治装置。FR 治疗的最基本目标是矫正异常的功能活动。下颌的姿势位置是由附丽于下颌骨的肌肉来确定和维持的，可以假设下颌后缩与有关肌肉的异常姿势行为有一定的联系，功能性矫治主要目的就是通过克服有关肌肉的异常姿势行为来矫正上、下颌间的异常关系。临床病例已表明只有通过对肌肉的逐步训练才能达到这一目的，因此 FR 功能性调节器在开始治疗时下颌骨的前移量应很小，一般每次下颌前移量不超过 3～4 mm。

第四节 Twin-block 矫治器

Twin-block 矫治器是一种活动的功能性矫治器。最初的设计是类似于将 Activator 分裂开成上下两部分的双板结构，1982 年以来苏格兰学者 J. W. Clark 对其进行设计改进而成。该矫治器由上下颌两个带𬌗垫的活动矫治器所组成，分别戴用。𬌗垫上设计有类似于上下自然牙列牙尖斜面的咬𬌗斜面，上下矫治器𬌗垫的斜面相遇时，将引导下颌至前伸的位置，由此产生的𬌗力将刺激最大的生长反应来矫正骨骼关系。

(一) 原理

Twin-block 矫治器是通过上下颌矫正器咬𬌗斜面的颌间锁结，使下颌功能性前移，斜面相互交错，改变自然牙列中承受𬌗力的𬌗斜面方向，使产生有利下颌前移方向的𬌗力。牙列传递𬌗力产生持续性自动刺激，从而使骨小梁改建和影响生长速度。由于下颌的前下移位，增大了口腔内空间，使舌体脱离了上下唇的接触，利于建立正常的口腔封闭，以便行使正常咀嚼和吞咽功能。

(二) 结构和制作

Twin-block 矫治器分口内、口外两部分。口内部分由上下颌活动矫治器组成(图 36-12)。

1. 上颌部分　有𬌗垫、螺旋扩大器、卡环和唇弓等。

(1) 𬌗垫　从上颌两侧第二双尖牙𬌗面开始向后制作𬌗垫，并在上第二双尖牙处将𬌗垫制成向远中成 45°～70°的斜面；𬌗垫与基托相连。因上牙弓宽于下牙弓，𬌗垫只需覆盖上后牙的舌尖，这种局部覆盖使得卡环更有弹性并易于调整。

功能性矫治器 第36章

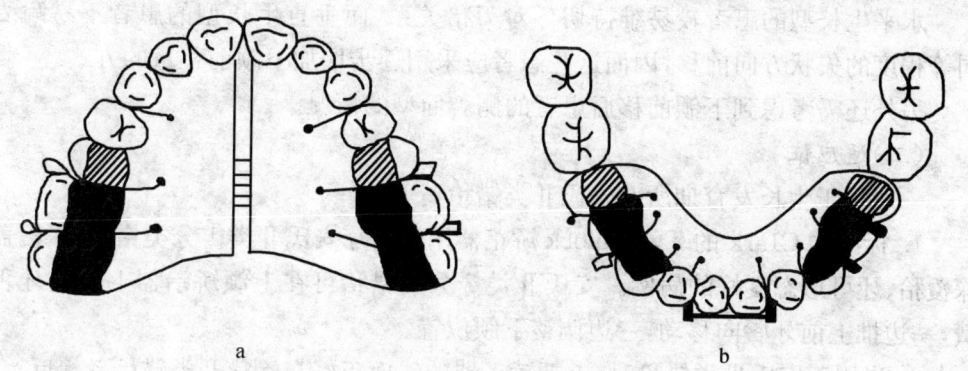

图 36-12 Twin block 矫治器结构示意图

(2)箭头卡环 在第一恒磨牙上做箭头卡环。如需要口外力时,则在第一双尖牙上做单臂卡环,在第一磨牙的箭头卡环的桥部绕成管状孔或焊接圆管,以便放置口外弓。在基托的中线相当于上颌双尖牙之间处放置螺旋扩大器,便于扩大上颌牙弓宽度,有利下颌的前移。

(3)唇弓 在切牙严重唇倾需内收上前牙者时可做常规唇弓。但在大多数患者不需要设计唇弓,因唇弓内收上切牙减少覆盖的作用将影响下颌的前移。

2. 下颌部分 由𬌗垫和卡环组成。

(1)卡环 在下颌双侧第一双尖牙上弯制三角形卡或箭头卡,前牙区放置邻间钩,钩的末端用焊金焊成球形以增强固位并防止刺伤牙龈。

(2)𬌗垫 覆盖在双尖牙的𬌗面上,从第二双尖牙或乳磨牙𬌗面的远中开始斜向近中,此斜面与上颌𬌗垫的斜面成 45°～70°对应的交错关系。

3. 口外部分 根据需要可选用面弓-头帽牵引装置以产生向后内收和压低上颌第一磨牙或减少上颌的突度的作用,面弓向上的分力可用一水平弹性牵引至下颌切牙邻间钩的力抵消;该装置还有利于前牙开𬌗的纠正。

4. 𬌗记录 关于𬌗重建时下颌前移和咬𬌗打开的程度,各学者所选择的标准常不一致。Clark 认为如前牙覆盖在 10 mm 以内时,下颌可一次前移至切牙对刃𬌗关系;超过 10 mm 者应采用逐步前移的方式,即在治疗过程中,在上颌垫的前斜面添加自凝塑料以进一步前移下颌至切牙对刃𬌗关系。在垂直方向上,打开咬𬌗应超过息止𬌗间隙,在第一双尖牙或乳磨牙牙尖之间有足够的垂直距离,一般认为 5～6 mm,此时磨牙区远中分开约 2 mm,上下切缘间离开 2 mm。如有下颌偏斜,取𬌗记录时尽量恢复正确的中线关系。

水平生长型的患者较易维持切牙对刃𬌗关系,而垂直生长型的患者不易耐受同等程度的矢状方向前移,因而这些患者应采用逐步增加下颌前移量的方式。

另外还需考虑到下颌前移后患者的侧貌面型的情况。

(三)适应证

一般用于生长发育期所有安氏Ⅱ类错𬌗畸形。

1. 标准的Clark的Twin-block矫正器用于治疗安氏Ⅱ类1分类错𬌗、深覆盖深覆𬌗、牙弓形态良好的病例。安氏Ⅱ类2分类错𬌗可在上颌矫治器上加前牙舌簧,一边推上前牙唇向移动,一边调整下颌位置。

2. 当用于安氏Ⅲ类错𬌗时,上下矫正器的斜面正好与治疗Ⅱ类错𬌗者相反。

(四)治疗程序和复诊时注意事项

该技术的治疗分为3个阶段:

(1)作用期 通过上下𬌗垫斜面来矫治下颌位置,使下颌功能性前移位,并调整上下颌间垂直高度。一般2~6个月可矫正矢状方向的颌间关系。

戴用Twin-block矫治器后应向患者解释有关注意事项,患者必须戴用矫治器进食,一般10天后初戴矫治器的不适应感可消除,如不能适应可适当调磨𬌗垫的斜面。复诊时需仔细检查分析𬌗关系的改善情况。在前牙建立正常𬌗关系时,即可逐渐磨低上后牙𬌗垫的高度,𬌗垫逐步调磨,每次可磨除1mm间隙,以利下后牙自然萌出。此期由于下颌𬌗垫的存在,前磨牙区一般无咬𬌗接触。

(2)维持期 用一附有上颌斜面导板的活动矫治器来维持获得的前牙𬌗关系,直到后牙弓段完全建𬌗,一般需4~6个月。建𬌗以后还需戴用3~6月以使骨小梁结构的改建与功能相适应。

(3)保持期 仍用维持期的矫正器,戴用时间可逐渐减少至晚间使用。

(五)优点

(1)由于Twin-block矫正器不存在唇、颊、舌侧板,不抑制正常的功能,治疗时对患者的面部外形无不良影响。

(2)能全天戴用,昼夜24小时不间断,包括进食、睡眠和运动。由于可戴用Twin-block矫治器进食,增加了功能刺激,所以与其他活动的功能矫治器相比在戴入数月后即可出现治疗效果。

(3)该矫治器除了利用𬌗垫的斜面将下颌前移外,还可利用口外弓将上颌推向远中,对Ⅱ类错𬌗的矫正起到很好的辅助作用。

(4)戴入该矫治器后下颌很快向前下移位,使口腔内空间增大,建立口腔良好封闭的必要条件,以便行使正常的咀嚼、吞咽功能。

（5）Twin-block 矫治器较其他矫治器更易于同固定矫治器联合使用。

第五节　Herbst 固定功能矫治器

Herbst 矫治器是一种是一种固定式功能矫治器，又称咬𬌗前移器。1905 年由德国学者 Emil Herbst 在柏林国际牙科会议上首先提出，并于 1934 年发表文章介绍 Herbst 矫治器的使用方法，但当时并未引起重视。直至 1979 年瑞典学者 Hans Pancherz 重新提出使用 Herbst 矫治器，并在美国正畸学杂志上发表论文，就该矫治器的原理及使用作了详细的描述，才引起重视，以后又经多位学者研究证实了该矫治器在治疗 Angle Ⅱ 类错𬌗的独特疗效。

（一）作用原理

动物实验和临床观察均发现，Herbst 矫治器使下颌在机械力的作用下，持续地处于预定的前伸位，并在此位置上行使各种功能，从而刺激髁状突生长及下颌长度增加，上颌生长受到抑制，同时使上颌牙向远中、下颌牙向近中移位达到治疗安氏Ⅱ类错𬌗的目的，并且随颌骨和牙颌关系的改善，咀嚼肌恢复正常的活动。在较短的时间内颅面骨骼、肌肉、牙𬌗得到改建，使牙、颌、面的畸形得到纠正和改善。

（二）适应证

主要用于治疗青春发育期以下颌后缩为主的 Angle Ⅱ 类错𬌗。

（三）结构

该矫治器可被看作为一个置放于上下颌之间的人工关节，由支抗部分和机械部分组成。

1. 机械部分　机械部分是 Herbst 矫治器的基本构件（图 36-13）。由位于左右两侧的两个金属套叠装置组成，每个套叠装置包括一根套管、一根插杆、两个轴座、两个螺丝，其中套管和插杆的一端分别有环形轴孔可与轴座相套。与金属套管相连的轴座常焊接在上颌第一恒磨牙带环的颊侧，与金属插杆相连的轴座则焊接在下颌第一双尖牙带环的颊侧，螺丝的作用是防止套管和插杆从轴座上滑脱。插杆与套管可活动的一端相互套叠着，可自由滑动。套管和插杆的长度根据下颌前移的幅度而定，临床安置 Herbst 矫治器后，患者下颌可持续保持在预定的前伸位。

2. 支抗部分　通常有部分支抗与整体支抗两种设计。

（1）部分支抗　上颌在第一恒磨牙与第一双尖牙分别置带环，两个带环间由腭

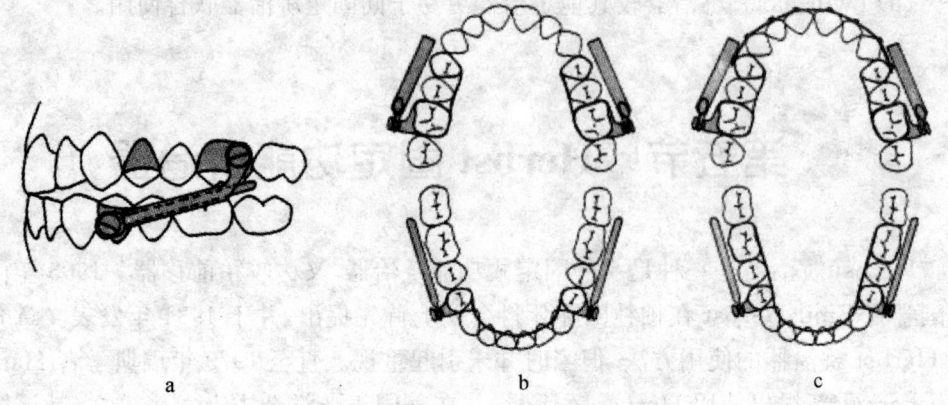

图 36-13 Herbst 矫治器的组成部件

侧或颊侧连接杆连接在一起;下颌在第一双尖牙置带环,舌弓连接左右带环,并与下前牙舌侧相接触。

(2)整体支抗 在部分支抗基础上,增加支抗牙数目。在上颌,切牙及尖牙唇面粘贴托槽,第一双尖牙带环颊面焊接托槽,由片段弓将上颌连成一整体;在下颌,在第一恒磨牙上安置带环,并与舌弓相焊接形成一体。

(3)改良支抗设计 上述设计的不足之处是:①带环易断,影响疗效;②支抗控制欠理想,造成牙齿过多的移动;③不适于替牙期患者。

为克服上述不足,部分学者对 Herbst 矫正器进行以下改进。

1)横腭杆或螺旋扩大器 为了增加稳固,上颌两侧磨牙和第一前磨牙带环舌侧之间可焊直径 1.0 mm 的不锈钢丝以相连,上颌后牙宽度不足者可焊接支架式螺旋扩大器。

2)增加口外弓 可以在上颌第一恒磨牙与第一双尖牙带环之间的颊侧连接杆上焊接口外弓管,用于增加口外力。

3)铸造全冠 用铸造金属全冠代替上颌第一磨牙和下颌第一双尖牙的带环,在其颊侧焊接 Herbst 矫治器轴座部件。

4)铸造夹板 支抗部分由上下颌双侧后牙的联冠式铸造夹板组成。上颌双后牙夹板以腭杆连接,下颌以舌杆连接。

5)塑料夹板 类似于𬌗垫,在所有后牙的颊舌面均绕有支持钢丝,位于牙冠高度的中央,上颌的横腭杆或螺旋扩大器、下颌的舌侧丝及轴座均焊于其上。塑料夹板覆盖在上下颌两侧后牙的颊、舌及𬌗面,上颌可延伸至尖牙舌侧,下颌塑料夹板的前牙区应延伸覆盖切缘形成切端帽,以增强固位和稳定性。一般将上颌夹板粘在牙上,如果患者不合作,可以同时粘着上下颌夹板。其优点是操作简单、使用方便,易于取材,适用于多年龄组患者。该矫治器𬌗记录要求下颌前移3~4 mm,切牙区垂直打开3 mm,上下颌中线尽量一致。

(四)带环式Herbst矫治器的临床操作步骤

(1)治疗前的准备工作 对于个别严重错位的牙齿,可以先用Edgewise方丝弓矫治器进行排齐,以解除下颌前移时的𬌗干扰(图36-14)。

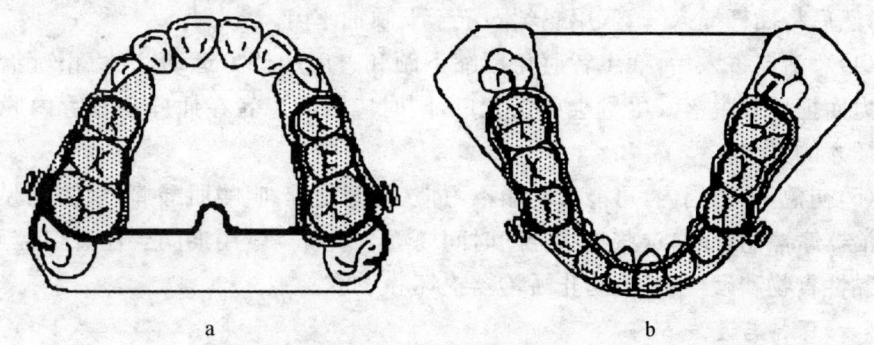

图36-14 塑料夹板式Herbst矫治器

(2)制作个别带环 第一双尖牙和第一恒磨牙间分牙圈分牙、取工作模,送实验室制作个别带环。

(3)试戴带环 用咬𬌗蜡取𬌗位记录,使下颌前移至前牙切缘对切缘关系,此时磨牙关系为中性或偏近中,上下中线保持一致,同时患者无明显不适感。仍然使用分牙圈维持已分离间隙。

(4)完成Herbst矫治器 技工室完成Herbst矫治器的制作。

(5)临床粘接Herbst矫治器。根据需要粘贴上前牙托槽,纳入片段弓并做末端回弯及连续结扎,使上颌牙连为一体。需扩弓的患者按要求快速扩弓至上下后牙弓宽度相适应为止。

(6)患者每月复诊一次 2~3月后对下颌前移不足,没有达到中性𬌗关系者,在插杆上加焊一节适当长度的套管以进一步前移下颌。一般疗程为6~7个月。

(7)达到下颌前移后,结束Herbst主动治疗,病例可继续进行二期矫治或保持,保持器一般采用Andreson的肌激动器(Activator)。

(五)制作和临床应用时注意事项

(1)技工室制作时应注意轴座与支抗部分连接的位置、角度,否则将影响矫治器戴入后下颌的运动,或因受力而致矫治器脱位或损坏。也可在戴入前用锥形石适当扩大轴孔以增加套管及插杆的可活动度。

(2)临床口内试戴时,应注意分别检查上下颌支抗部分是否合适,然后将插杆与套管装好,检查插杆的长度是否合适,不能过长,第二磨牙已萌出者插杆的末端可以长于套管,直至上颌轴座的远中;如果第二磨牙未萌出,插杆的末端与远端套管口平齐,否则将损伤颊黏膜。如插杆过短,患者张口时插杆易从套管中脱出。

(3)将套管与上颌部分用螺丝固定妥当后,先粘矫治器的上颌部分,再戴下颌部分,然后将插杆插入套管,用螺丝固定于下颌轴座内。

(4)矫治器戴入后,嘱患者避免后缩下颌和过度的侧方运动,以防止矫治器过分受力而损坏或脱落。尽量避免张大口,同时应教会患者在插杆自套管内脱出时自行插入的方法。

(5)初戴1~2周内,可能有咀嚼不习惯,甚至困难,咀嚼肌酸痛,颊侧黏膜可能因矫治器摩擦而红肿,这些症状会随时间而逐渐缓解。戴用期间要注意口腔卫生,避免黏性食物和硬性食物,防止矫治器损坏和脱落。

(六)保持与复发

一般采用 Activator 进行保持,保持期为 12~18 个月。Pancherz 认为不稳定的𬌗关系、不利的生长型和仍未完全破除的口腔不良习惯,都是引起复发的潜在因素,所以主张用肌激动器作为保持及𬌗调整,以便训练肌肉使与下颌新位置适应,肌肉和骨骼的协调也是保持疗效的另一个重要因素。

(钟小龙 吉 利)

第37章 固定矫治技术治疗前、后的操作程序

在矫治前,应对患者的口腔卫生及牙体、牙周情况进行一次详细的检查。对口腔卫生不良者针对具体情况,进行宣传和示范如何维护口腔卫生;并对龋齿及各种牙周疾病进行彻底的治疗。在制作、安装带环和粘结托槽前应常规洁牙,去除牙面上的软垢和结石,以减少发生龋齿和牙周炎的危险。

同时在进行治疗前,需要对支抗磨牙进行分离、挑选或制作带环、粘结带环、欲粘结托槽牙齿牙面的酸蚀、托槽的粘结等。

一、支抗磨牙的分离

带环是正畸矫治过程中必不可少的部件,使用 0.10 mm 左右的不锈钢薄片制作而成。它呈环状结构,使用前必须将它粘结于牙齿上。正常牙齿近远中邻面之间接触较紧,没有容纳带环的间隙。临床上常利用牙齿之间的正常生理活动度,使用器械使两邻牙间分离开几微米的间隙,以便支抗磨牙带环能够置于邻牙间隙之中;这个使支抗牙之间分离的过程称为分牙。其主要方法有以下几种:

1. **黄铜丝分牙法** 取一根直径为 0.7~0.8 mm 的黄铜丝,将其一端弯曲成似外科缝合针状,用持针器将其一端从欲分离的牙齿近中或远中颊外展隙插入,待铜丝从舌外展隙穿出,即用持针器夹住该端,绕过𬌗外展隙回到颊侧;将铜丝末端与原留在颊侧的铜丝另一末端在牙齿颊侧交叉、拧紧,直到患者有酸胀感为止。剪去多余的铜丝,末端留 2~3 mm 长,将末端压向颊侧牙缝内,以免损伤软组织。3~5日后即可放置带环。

2. **分牙橡皮圈分牙法** 取一分牙圈,以分牙器将分牙橡皮圈撑开,使其中间变薄,将分牙圈的一侧沿两牙之邻接面从𬌗方压入邻间隙内,慢慢松开分牙钳或持针器,使橡皮圈回缩到其原来直径,压在邻牙之间,利用回弹力使两邻牙分开。这种方法运用简单,分牙力持久,较少引牙周组织的损伤。但对于邻接面接触紧、或牙邻面为面状接触的两邻牙,分牙橡皮圈则不易放入;而对于牙邻面接触较松的两

邻牙,橡皮圈则易脱落。这种橡皮圈不易久放,最长不超过 2 周。3～4 天即可达到分牙的目地。

3. **分牙弹簧分牙法** 此种弹簧由 Kesling 设计,它对后牙的分离特别有效,使用方便。该弹簧使用 0.45 毫米(0.018″)或 0.50 毫米(0.020″)的不锈钢丝制作,依据牙齿大小不同可选用不同类型的分牙簧。在放置弹簧时,先将有钩的一臂放在颌外展隙去,使钩置于牙齿之舌侧,再将弹簧没有钩的那端从颊侧插入第一磨牙的近中,或远中的龈间隙。它在龈间隙下呈剪切作用,利用弹簧的回弹力量将牙分开。这种分牙弹簧需放置病人口内牙齿之间几天,直到病人无不适感为止。一般放置约一周时间,但却不能放置过久,致使牙齿分离过度,分牙弹簧脱落,可能造成意外事故。

牙齿分离的不适感小孩较轻,成人反应强烈,个别患者甚至可能发生急性牙周炎的症状,通常一至二日则可消失,此点应事先向患者说明。另有使用 NITI 金属丝制作的分牙圈,利用被压缩的分牙圈的复原力量,使牙齿间分开。

4. **弹性体分牙法** 几种弹性体分牙法的基本原理与分牙簧(圈)的分牙作用基本一样,也是利用弹性体拉伸后的收缩作用是邻牙分离。仅仅是它们的形态不同。它们的优点是不会造成患者口腔的软组织损伤。但分离时间过长,易造成分牙弹性体的脱落,有可能被患者吞咽的危险。

二、带环

为维持弓丝装置在口腔中,通常在第一磨牙(或第二磨牙)上放置带环,并在带环上焊接各种装置,如颊面管,小拉钩等。目前国内外普遍使用预成带环,故可节省制作带环的时间;预成带环共有 32 个型号,分上(U)下(L)左(L)右(R)四个类别。临床上依据牙齿大小直接选用相应型号的带环即可。

尽管国内、外已有成品带环生产,但是由于牙齿的解剖形态的变异、或者因为临床特殊需要,也需要按照牙体大小制作个别带环。带环制作方法可分为直接法和间接法两种,这两种方法各有优缺点;直接法就是在患者口腔内直接制作;直接法省时、准确,但需要熟练的口内操作技巧。间接法则必须先获取患者口腔内所需牙齿的印模,灌注成石膏模型,然后在模型上制作带环(具体制作方法见后)。间接法可避免椅旁操作时间太多,但准确性较差。

(一)带环应具备的条件

不论是使用何种方法制作的带环,包括预成带环,均应具备以下条件:

1. 带环必须尽可能与牙齿外形适合、紧密。只有紧密适合才能减少带环所占据的牙齿间隙,及减少咬𬌗面边缘粘固粉被溶解而松脱,或嵌塞食物而引起牙面龋蚀的机会。牙颈部的贴𬌗,也可减少带环边缘刺激牙龈。

2. 带环材料必须薄而坚固,过厚需要使牙齿过度分离,影响与对𬌗牙尖窝相对关系。一般磨牙带环用厚 0.13～0.18 mm,宽 4.5～6.5 mm 的带环材料。

3. 带环不可过于向下伸展,以免刺激龈组织,或使骨质的破骨细胞活跃,而使齿槽突丧失。

4. 带环必须能抵抗口内压力而不变形,破损。在咀嚼时不致使带环𬌗缘翻起,而与牙齿分开,才能减少带环在矫正治疗期间的松脱率。

5. 带环材料应易成形并稍有弹力,这样才能用力将带环就位,越过牙齿的外形高点,进入倒凹后又稍稍回缩与牙颈部贴合。

6. 带环上需附着各种连接体,如各种颊面管、小钩等,故带环材料必须易于点焊和银焊。

(二)带环直接制作法

当患者口腔内需制作带环的牙齿邻间隙已被分离开后,可直接制作带环;其步骤如下:

1. 取一段长约 6 厘米的带环片,放入第一磨牙的近远中近间隙和颊侧,使带环片的末端游离于磨牙的颚(舌)侧,先初步确定带环片在牙齿近远中邻接面的的位置,取出带环片,将带环片位近远中邻面处修剪成弧形,调磨光滑。

2. 再将带环片放入该牙周围,用带环成形钳夹住带环片的两个游离端,使带环片与牙冠的各个轴壁贴合,龈方不刺激牙龈,𬌗方不影响咬𬌗,带环的𬌗方近远中处刚好位于边缘嵴;如有不贴合处,可用推子推压贴合。然后用钳将两端夹紧,取下带环准备进行焊结。

3. 带环按口内成形情况,将两游离端放在电焊机电极间,在靠近带环边缘处,按顺序焊结 4～6 处。

4. 焊毕,在距带环约 1.5～2 mm 处,剪去多余的部分,带环需再次在牙齿上试戴是否合适后,将带环舌侧余留的部分折向远中,并与带环点焊在一起。然后取出打磨抛光,完成带环的制作。

(三)带环选择

1. 带环选择的原则　在治疗期间带环的大小和安装好坏,直接与治疗相关联,进而影响到治疗效果、时间长短。安装良好的带环,可以增强支抗磨牙的支抗作用,减少治疗期间不必要的操作。一个安装良好的带环必须具备下列条件:

(1)带环𬌗缘位于磨牙𬌗面𬌗缘下,不应影响咬𬌗关系。将过长的带环反折在𬌗面,不仅仅影响咬𬌗,而且由于𬌗关系不易稳定,患者出现多重牙齿咬𬌗接触现象,易导致对治疗期间的下步治疗步骤产生错误判断,干扰治疗计划实施。

(2)带环龈缘应轻轻与龈组织接触,不应刺激龈组织。带环龈缘过长会引起牙龈炎症,或牙龈增生。

(3)带环的𬌗缘与龈缘与牙体密切接触,不应存在空隙。当带环的𬌗缘与龈缘与牙体存在空隙时,往往依靠粘合剂充填其间;暴露与唾液的粘合剂易于溶解于唾液中,引起带环松脱。

(4)带环体积与牙齿的大小、形态基本一致,以加强固位能力。过大的带环(特别是预成带环)粘结时偏向龈方,使颊面管位置过低,带环龈缘延伸到牙龈下方。过小带环粘结时偏向𬌗方,带环的𬌗缘过长,不调磨影响咬𬌗,调磨后又影响带环固位能力。

2. 带环的选择与准备

(1)选择 取出患者的记存模型,按照磨牙形态和大小,选择一适合的带环。选择的原则是应以磨牙颈部周径大小为依据。

(2)就位 将选择好带环置于患者磨牙上,一般使用手指稍用力即可将带环就位;必要时使用带环推子加压,使其就位。

(3)试戴 一个良好的预成带环,如果选择正确,则带环大小和𬌗缘与龈缘高度基本适宜,不会出现特别过长或过短的现象。个别患者可能需要适当的、少量调磨带环的近中和远中𬌗缘与龈缘。

(4)成形 使用带环推子,压迫带环四周,特别注意使带环𬌗缘与龈缘、带环舌侧与牙体贴合。

(5)收颈 取下带环后,使用带环成形钳使带环龈缘内收,使带环密切贴合牙体。

(四)带环粘结程序

1. 带环在粘结前,应该用酒精棉球进行消毒,热空气吹干;

2. 安放带环的牙应隔离、吹干,以免唾液影响粘结强度;

3. 粘固粉应调制得稍干些,以增加粘固强度;在带环的𬌗方放置一张小硬纸,将调好磷酸锌或玻璃离子粘结剂沿带环的龈缘涂满内壁,用手指将带环推压就位,再用带环推子将带环一直完全推压就位;并使带环龈𬌗缘完全与牙齿紧密贴合为止。然后去除多余的粘固粉,将高出𬌗缘部分用磨石去除,以免影响咬𬌗。

三、牙面处理

必须要充分认识托槽粘结前牙面处理的重要性,它直接关系和影响到托槽粘结牢固程度。进而也影响到治疗阶段的时间和效果。牙面处理的具体步骤如下:

1. 粘结托槽前,必须彻底清洁口腔内的结石。牙周炎症消除后再开始正畸治疗。
2. 粘结前使用低速手机和小毛刷,醮上浮石粉清洗牙面软垢。
3. 使用唇开口器牵拉开上下唇,以棉球吸干口内唾液,吹干牙面。
4. 将含有38%磷酸酸蚀液的小棉球、或吸水纸片、或小毛刷置于牙齿唇面。酸蚀面积以托槽底面大小为宜;时间1~2分钟(具体时间可参照说明书)。
5. 使用雾状清水冲洗被酸蚀牙面,清除掉牙面酸蚀后的微粒物质。再次用干燥空气吹干牙面,并防止牙面被唾液粘污。此时牙面呈现白垩色。

四、托槽粘接

托槽粘接方法有直接粘接法和间接粘接法,无论那种粘接法,其对托槽的位置要求都是一样的;即必须按照所应用矫治技术对托槽位置的要求,放置于被粘接牙的唇面一定位置。

如果因牙齿扭转等不能正确放置托槽时,可先将托槽粘接于弓丝易于结扎的位置,候牙齿位置矫正一定程度后再重新粘接。而有时也可以将托槽置于牙齿的扭转侧,以便可产生过矫正效果。

托槽粘接成功的关键主要取决于三个方面:①牙面清洁及其处理;②托槽底网的设计,与托槽背板结合程度;③所使用粘接剂的性能。

前两项要求操作者无法改变,唯第一项是良好粘接的关键,完全取决于操作者的技术经验和熟练程度。

(一)直接粘接法

(1)涂刷渗透液。混合型粘合剂应取 A 和 B 液各一份,充分混合后,用小毛刷醮上少许涂在牙齿唇面已酸蚀过、托槽将要粘结的部位(面积稍微比托槽底部大一点)。非混合型粘合剂可直接用小毛刷涂刷在牙面和托槽底部。

(2)调和粘合剂。混合型粘合剂应取 A 和 B 糊剂各一份,充分混合后放置于托槽底部,稍用力使粘合剂能进入托槽底部的筛网结构内或倒锥型固位沟内。

(3)将托槽置于牙齿唇面中间,加压使托槽底部与牙面之间呈面与面密切贴合。迅速按要求调整好托槽位置,祛除托槽边缘多余粘合剂。在粘合剂即将凝固之时,切不可移动或再次调整托槽位置。几分钟后粘合剂凝固,才可以进行下一部操作。粘合剂的凝固时间受温度影响比较大,直接影响到凝固时间,温度高凝固速度快,时间少。

将粘合剂直接暴露于空气中,可能会使粘合剂内的部分成分挥发,影响粘结效果,故在空气中暴露过久最好不要使用。每次使用多少,取出多少,避免浪费。

(二)间接粘接法

1. 取患者的牙颌印模并灌注石膏模型。修整好模型牙齿唇面。并使用铅笔及卡尺标出托槽在牙面的正确位置。

2. 用粘蜡(糖)将托槽粘到模型上牙面的指定位粘蜡(糖)的要求是遇热变软,遇冷变硬;易溶于水,有一定的粘性。

3. 将固定有托槽的模型放入冷水中浸泡,取出后在模型表面涂布分离剂;用一个大小适合的托盘以弹性打样膏在模型上取阴模。

4. 将模型和印模一起放入热水中浸泡,候蜡(糖)软化后托槽结扎翼即附于中,仅露出托槽的底网。

5. 用热水冲洗掉粘蜡,吹干牙面处理完毕,调拌好粘合剂置于托槽底网上,随即将附有托槽的弹性阴模放入口内,使其与口内牙弓相吻合,并稍加力,直至粘结剂凝固。分离弹性阴模,去除弹性材料。

上述两种方法粘接托槽后,候几小时再放置弓丝。如托槽有脱落,牙面未被污染时,可直接重新粘接,而无需再酸蚀;如牙面已被污染时,不可直接重新粘接,而需完全去除牙面上原有残余树酯,重新再酸蚀后,才能再行粘接。

五、固定矫治完成后的操作

当错𬌗矫治完成而结束前,并非直接去除托槽而结束治疗。否则不可避免导致治疗后的复发现象出现。因此在治疗结束之前,仍然有许多程序需要完成:

(一)治疗结束前的检查

在治疗基本完成,结束治疗前,继续完成下列程序,对医患双方均有益处:

1. 当确认牙齿已基本调整到位后,上下颌矫治器"∞"结扎或链状橡皮圈结扎1~2个月,防止已关闭间隙复发和继续调整、观察牙位。

2. 拍照X线头影片、关节片和全颌曲断片 观察比较治疗前后牙齿、颌骨和颞颌关节的改变情况,以便对将来可能继续造成的牙齿损害,如牙根吸收和外露、牙龈的损害;颞颌关节的影响,即使加以处理。

3. 检查功能咬𬌗情况 去除托槽之前仔细检查患者在前伸𬌗、侧方𬌗时,是否存在咬殆干扰,正中殆与咬殆运动中是否存在着早接触点。必要时继续调整精细牙齿在三维方向的位置,按照调殆原则,调磨存在着的早接触点。

(二)矫治器的去除

1. 去除带环　主动治疗结束后,首先取下上下和弓丝,使用取带环钳取下磨牙支抗带环,使用洁治器去除磨牙表面磷酸锌粘结剂或玻璃离子粘结剂。

2. 去除托槽　用去托槽钳去除牙面上的托槽。一般金属托槽的去除比较容易,困难的是陶瓷托槽的去除,因此不可强行去除,以免造成牙釉质的损害,一时不能全部去除可在下一步处理。

3. 使用钨钢磨头去除残余的粘结剂,以及剩余的陶瓷托槽碎片。如操作掌握得当,也可使用高速涡轮机手机和金刚砂磨头,仔细去除上述牙面陶瓷托槽碎片或残余粘结剂,但切切不可损伤牙釉质。

4. 依次使用小毛刷礁浮石粉、橡皮杯加磨光膏磨平和抛光牙面。

(三)安装保持器

1. 因为矫治器已去除,下一步是制取术后印模,灌注结束记存模型。

2. 摄取术后面部和口内咬殆相片,以便与治疗前进行比较分析。

3. 如果是制作固定保持器,此时可以直接进行制作。如果是制作活动保持器,则制取工作模型制作活动保持器。一部分学者建议在去除矫治器前制作保持器,去除矫治器后可及时戴上保持器进行保持。作者认为由于如果不去除矫治器制取印模,由于托槽干扰使印模不准确而易变形,且磨牙带环舌侧占据部分空间,这种方法制作保持器的准确和贴合程度都不如去除矫治器后制作的保持器,考虑复发因素,去除矫治器后必须在1~2天内戴上保持器。

4. 保持时间　从目前临床观察,一年的保持时间而停止戴保持器,仍然存在较大的复发的几率,建议拔牙治疗患者或较复杂病例至少保持1.5年以上。

(吉　利　钟小龙)

第38章 固定矫治器—方丝弓矫治技术

随着口腔正畸学的发展,粘接技术、托槽及弓丝制造技术以及正畸生物力学的研究进展,固定矫治技术也发生了很多变化。目前最常用固定矫治技术主要有方丝弓矫治技术,直丝弓矫治技术,Begg 矫治技术。直丝弓矫治技术是目前在固定矫治技术当中应用最广泛的,而且派生了很多数据不同托槽,如 Roth.,MBT,亚历山大等。本章及后面几章逐一介绍这几种常用的固定矫治技术。

方丝弓矫治技术源于 20 世纪初 E. H Angle 发明的矫治器。它奠定了现代方丝弓矫治技术的基础。1916 年 Angle 设计了带状弓装置,开始使用方形弓丝,将弓丝宽的一面置于锁槽底部与牙齿接触。经过不断改善,1928—1929 年 Angle 改将方丝的窄面放于锁槽,使方丝窄面与托槽底部接触,并改良了托槽设计,方形弓丝主要通过其边缘与托槽沟间的作用而施力,称之为方丝弓矫治技术(Edgewise Appliance)。Edgewise 原意有"沿边","沿切"的意思,方形矫治弓丝是此类矫治器的一个重要特点。自 50 年代中起,方丝弓矫治器已成为应用最为广泛的固定矫治器。虽然自提出方丝弓矫治器以来,对于方丝弓矫治器的组成材料,附件形式,矫治步骤等方面均有所发展和变化,现代方丝矫治技术正向程序化、成品化、简单化方面发展,但是这些改变仍然没有离开方丝弓矫治器的基本原理。掌握现代方丝矫治技术基本原理,是进一步学习、运用直丝弓矫治技术的基础。

第一节 方丝弓矫治器的组成部分

方丝弓矫治器主要由带环、托槽、矫治弓丝,颊面管以及其他一些附件所组成。

(一)带环(band)

第38章 固定矫治器—方丝弓矫治技术

方丝弓矫治器最初要求在绝大部分已萌全的牙齿唇面粘着带环,带环上焊着矫治附件,通过粘着于牙齿上的带环而发挥矫治作用。自20世纪70年代直接粘结技术的发展,矫治附件已采用粘合材料直接粘着于牙齿唇面。带环主要用不锈钢片或合金金属片制成,带环要求与牙齿密切贴合并粘固在牙冠上,具有良好的固位作用;带环边缘应不妨碍咬殆,对牙龈无刺激。前牙带环位置一般在牙冠的中1/3部位。带环可以在口里直接制作,也可通过取模后于技工室按牙齿形态个别制作。目前在国内外已全部采用每一个牙有各种不同型号的成品预成带环,可在临床应用时直接选用(图38-1)。

(二)托槽(bracket)

托槽是方丝弓矫治器的重要组成部分,弓丝通过托槽而对牙施以各种类型的矫治力。其基本结构是在托槽中部有容纳弓丝的水平槽沟(solt),槽沟的宽度及深度有二类:一类是宽为 0.46 mm,深为 0.64 mm,另一类是宽 0.56 mm,深 0.71 mm。两种类型的托槽配合使用相应规格的方形弓丝。托槽两端有固定弓丝的结扎丝沟。临床上目前常用方丝弓矫治器的托槽,按其形态及制作材料可分为不同种类。

1. 按托槽形态分类

(1)单翼托槽 单翼托槽仅有一对托槽翼,是较早使用的一种托槽。Tweed矫治技术常使用单托槽。前牙上使用的单翼托槽较窄,而在后牙上使用的较宽,单翼托槽的主要缺点是对于扭转牙的矫治有一定困难(图38-2)。

(2)双翼托槽 有两对托槽翼,两对托槽翼之间约有 1.27 mm 间隙。这类托槽对矫正扭转牙有较好的功能,是目前广泛应用的一类托槽(图38-3)。

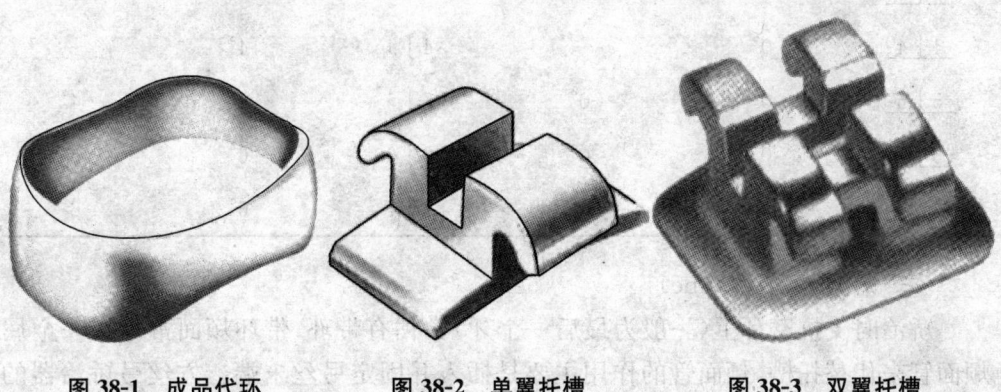

图38-1 成品代环　　图38-2 单翼托槽　　图38-3 双翼托槽

2. 托槽的位置　托槽在牙面的位置必需正确，否则会影响矫治结果。由于牙齿形态及轴倾程度等不同，以及不同的矫治原则，如拔牙矫治与不拔牙矫治，对于托槽位置也有不同的要求。

（1）高度　托槽位置高度是指由牙尖或切缘至托槽槽沟的龈向底面间的距离（图38-4）。

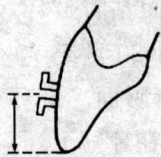

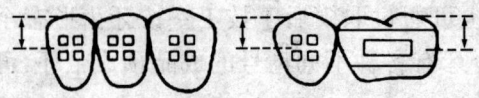

图38-4　托槽在牙面上的高度和近远中正确位置

一般常用高度如下：

$\frac{6541\ |\ 1456}{7654\ |\ 4567}$ 4.5 mm　　$\frac{3\ |\ 3}{3\ |\ 3}$ 5.0 mm　　$\frac{2\ |\ 2}{21\ |\ 12}$ 4.0 mm

（2）近远中位置　托槽的中心与牙冠的唇、颊面中心一致。

（3）轴倾度　正常牙齿排列中，牙齿长轴有一定倾斜度，因此托槽位置也应有轴倾角度。拔牙矫治中希望牙齿保持平行移动，也要求托槽在牙面上的位置有一定倾斜度（表38-1）。所谓轴倾角是指托槽槽沟中线与𬌗平面呈一定角度。

表38-1　常用托槽粘结轴倾角度

牙位	不拔牙病例	拔牙病例	牙位	不拔牙病例	拔牙病例
1︱1	2°	2°	1︱1	0°	0°
2︱2	4°	4°	2︱2	0°	0°
3︱3	0°	6°	3︱3	0°	0°
4︱4	0°	—	4︱4	4°	—
5︱5	0°	0°	5︱5	4°	4°
6︱6	0°	0°	6︱6	6°	6°
7︱7	0°	0°	7︱7	6°	6°

（三）颊面末端管（tube）

矫治时支抗磨牙上（一般为最后一个牙）常粘有带环，带环颊面常焊接一金属颊面管来代替托槽，颊面管的作用主要是插入并固定弓丝末端。方丝弓矫治器的颊面管常为方型，管径与矫治方形弓丝相配合。颊面管的类型有单一方型颊面管，也有圆形颊面管与方形颊面管同时焊接在一起，圆形颊面管用于插入口外唇弓。

亦有两个方形颊面管与圆形颊面管同焊的三位一体的颊面管，两方形颊管可分别插入主弓及辅弓；颊面管上常附有拉钩，用作牵引和末端结扎。

（四）矫治弓丝

方丝弓矫治器所使用的矫治弓丝要求有良好弹性，一般由不锈钢丝及钛镍合金丝等制成，也有由多根细金属丝编织而成，这类弓丝更具有良好的弹性。在方丝弓矫治器的矫治过程中，并不是在所有步骤中都必须使用方形弓丝，在第一阶段排齐牙齿的步骤中可使用圆形弓丝(round wire)，而第二、第三阶段则多使用方形弓丝(rectangular wire)。所使用的弓丝规格，一方面取决于所使用托槽的槽沟规格。另一方面亦取决于矫治的实际情况。

（五）其他附件

方丝弓矫治技术应用中，常使用一些小拉钩，纽扣状小拉钩等作为矫治的附件。

第二节　方丝弓矫治器的特点和基本原理

对牙齿移动方向进行精细控制　方丝弓矫治器的治疗主要是通过机械力作用于被矫治牙，使其产生所需要的位置移动，建立正常𬌗关系。如果能够作到有效的控制牙齿的移动过程，则可缩短治疗时间，取得良好的治疗效果。方丝弓矫治器能使牙齿作近中向、唇颊舌向及𬌗向等各方面的移动，并且在牙齿移动时能作到控制牙冠或牙根的移动。

牙齿作水平向近远中移动时，弓丝沿槽沟滑动。前牙作唇舌向移动时，方丝弓沿方形末端管滑动。牙齿作𬌗向移动时，弓丝对槽沟壁施以使牙齿升高或压低的力。当以后牙作支抗，使用颌内牵引力时，前牙产生舌向移动，则前牙作根冠相反方向的倾斜移动，即冠舌向倾斜移动，牙根唇向移动。当方形弓丝前部作适当的牙根舌向转矩后，再嵌入槽沟，方丝弓嵌入槽沟后基本与之吻合，弓丝将产生转矩力，牙根舌向移动及牙冠唇向移动。

当上述两项二种力同时施于牙上，并在二个力的大小间作适当的调节，即可使牙齿作根冠作同一方向的整体移动。或牙冠相对固定而移动牙根；或根尖相对固定而仅移动牙冠。当然控根移动只是相对而言并非绝对的，矫治力是作用生物体而不同于机械物体，但方丝弓矫治器对牙齿控根移动的效果是肯定的。

方丝弓矫治器的另一特点是，由于在每个牙齿上均粘有托槽，弓丝嵌入槽沟后经结扎固定，使牙弓与弓丝连成一整体，具有较大的支抗力。能减少支抗牙的移位，在上下牙弓分别成一整体的情况下，进行颌间牵引则有利于牙弓及颌间位置关系的矫治。

以上两个特点与弓丝及托槽槽沟均为方形，两者能吻合有关。具有四个面的方形弓丝以其扁平的体部插入槽沟内，两个较大的面垂直于牙长轴，弓丝与槽沟间有较大的接触面及较小的可动度，这有别于圆形弓丝的点接触及可旋转滑动，因而能充分发挥矫治力的作用。

方丝弓矫治器使牙齿移动有两个原理：①弓丝弹性作用力：具有良好弹性的矫治弓丝，当被弯曲成各种形态产生形变时，便有恢复到原来形态的趋势。将发生形变的弓丝结扎在矫治牙上，弓丝在恢复到原来形态的过程中，将会产生弹性作用力，也就对矫治牙产生矫治力而产生需要的移动。弓丝的形变所产生的弹性力，当能使牙周组织产生生物改建，牙齿移位明显；而弓丝形变过小，不足以使牙周组织发生改建，在相当长时间内无法观察到牙齿的移动。②弓丝的固定和引导作用：直径较粗的弓丝，弓丝形变能力小。利用其弹性相对较小而形态较稳定的特点，制作与牙弓形态相一致的弓丝，弓丝本身不需产生矫治力。作用力要借助于外力，例如橡皮弹力牵引圈或螺旋弹簧等。将这种弓丝结扎在支抗牙或需矫治的牙上，对牙齿的移动能起引导和控制作用；或矫正颌间关系。

第三节　弓丝弯制的基本方法及要求

矫治过程中，矫治牙作不同方向的移动，牙齿在牙弓内的唇舌向、近远中向位置均有一定的要求。因此弓丝必须按照要求进行弯制，长期临床实践表明这些要求和方法是常规需要的。标准的方丝弓有三个方向的常规序列弯曲，这三个序列弯曲，是按矫治牙作不同方向移动的需要而设计的。第一序列弯曲是弓丝在水平向弯曲，第二序列弯曲弓丝在垂直向弯曲，第一、第二序列弯曲，可以在圆形弓丝或在方形弓丝上弯制；而第三序列弯曲，是弓丝转矩弯曲，只能在方形弓丝上弯制。

（一）第一序列弯曲

第一序列弯曲是在弓丝上作水平向弯曲，主要弯曲有两种的基本类型。上颌弓丝第一序列弯曲，包括在两侧中切牙与侧切牙间弯制内收弯以及在两侧侧切牙与尖牙间,两侧第二双尖牙与第一恒磨牙间的外展弯,下颌弓丝第一序列弯曲包括尖牙外展弯、第一双尖牙近中外展弯、第一恒磨牙前外展弯。

①内收弯(in-set):弯曲的弧度向内凹,具体弯制方法是用小尖头技工钳夹紧需作内收弯曲部位,在钳子的近中将弓丝向舌侧弯,远中侧则向唇、颊侧弯。该部位即呈内收弯。

②外展弯(off-set):弯曲的弧度向外凸,具体的弯制方法是与内收弯的弯制方法相反,即在钳子的近中侧将弓丝向唇、颊侧弯,而远中侧向舌侧弯。

(二)第二序列弯曲

第二序列弯曲是矫治弓丝在垂直向的弯曲,这类弯曲可使被矫治牙升高或压低,亦可使牙前倾或后倾。第二序列弯曲有后倾弯(tip back bend)、前倾弯(tip forward bend)、末端后倾弯(terminal tip back bend)及前牙轴倾弯(artistic positioing bend)。

1. 后倾弯 弯制方法是将钳子夹住所需作后倾弯的部位,在钳子远中将弓丝向龈方弯曲约30°,钳子近中部则将弓丝向殆方弯30°。形成一个能使后牙牙冠向远中倾斜的弯曲,常用作支抗预备弯曲。同法依次向前可以完成第一、二双尖牙间、第一双尖牙与尖牙间的后倾弯(图38-5)。

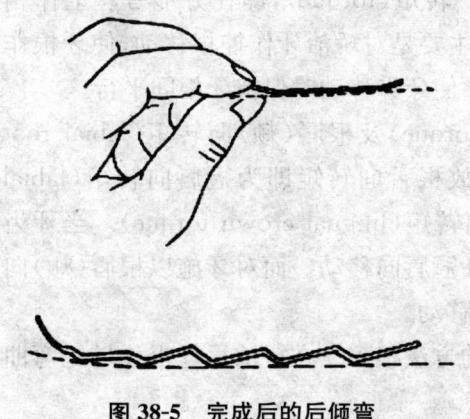

图38-5 完成后的后倾弯

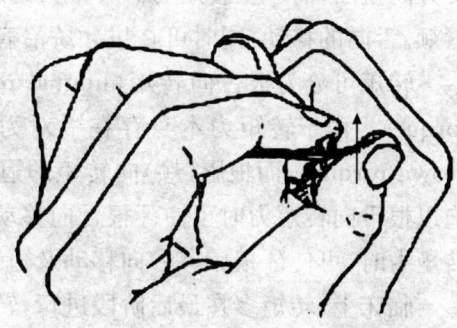

图38-6 末端后倾弯

2. 前倾弯 前倾弯的弯制方法是钳子近远中所弯的方向与后倾弯相反。钳子远中弓丝向殆向弯曲,而近中弓丝向龈向弯曲。形成一个能使后牙牙冠向近中倾斜的弯曲,常用于后期美学弓丝弯曲。

3. 末端后倾弯 末端后倾弯是在双尖牙与磨牙交点,弓丝远中部位作龈向的弯曲。常用于增强支抗,以及打开前牙咬殆(图38-6)。

上、下颌弓丝弯制方法，与以上各种弯曲的弯制相同。

4. 轴倾弯　轴倾弯的弯制办法是用钳夹住上颌弓丝中点，将钳子两侧弓丝（近远中部位）均向龈方弯曲，成"∧"形状，弯曲完成后，移动钳子夹于弓丝侧切牙与尖牙间标记点处，钳子近中弓丝龈向弯曲，钳子远中弓丝向𬌗向弯曲。正常𬌗侧切牙轴倾度大于中切牙轴倾度，弓丝𬌗向弯曲程度应大于龈向弯曲的程度。下颌切牙不作轴倾弯。

第二序列弯曲中是先用后倾弯还是前倾弯，按不同类别的错𬌗而定。因为后倾弯可以使后牙升高，前牙压低，同时有防止支抗牙前倾的作用力，因而在前牙深覆𬌗，或要移动前部牙齿向后的一些病例中选用，此弯放置的部位常在第一、第二双尖牙及第一恒磨牙的部位。末端后倾曲有防止末端支抗牙前倾的作用，也在前牙深覆𬌗及矫治前牙移动向后的病例中常规应用。而前倾弯的应用与后倾弯相反，可有压低后牙、升高前牙作用，故常用在前牙开𬌗的病例中。

在第二序列弯曲中，上颌弓丝还包括有切牙区的轴倾弯，轴倾弯只在上中切牙和侧切牙部位弯制，使矫治过程中切牙保持正常𬌗时的轴倾度，以维持切牙的良好外观。下切牙一般不作轴倾弯，因为正常𬌗下切牙的轴倾角不大。

(三) 第三序列弯曲

第三序列弯曲只能在方形弓丝上完成。转矩(torque)，即在方形弓丝上作相反方向扭曲，而产生转矩力。转矩力的应用主要是对矫治牙作控根移动，使牙根作唇颊、舌向的移动，同时可在拔牙矫治病例中使牙齿移动时保持牙根间平行。

转矩可分为根舌向转矩(lingual root torque)及根唇(颊)向转矩(labial root torque)。由于转矩力本身存在一对力偶，故根舌向转矩即为冠唇向转矩(labial crown torque)，而根唇(颊)向转矩即冠舌向转矩(lingual crown torque)。当牙齿施以根舌向转矩力时可使牙根舌向移动及牙冠唇向移动。而对牙施以根唇(颊)向转矩力时，可使牙根唇(颊)向移动及冠舌向移动。

临床上，转矩多在最后阶段进行，转矩的方法很多。在矫治弓丝上作转矩弯曲时，需要两把专用的转矩成形钳。

1. 上切牙根的舌向转矩(lingual root torque)

在作根舌向转矩时，将两把钳以钳头相对的方向夹住弓丝一侧需进行转矩弯曲的部位，左手持钳夹于所需加转矩力弓丝之远中侧，钳头方向应向唇侧，右手将钳夹于所需加转矩力弓丝之近中侧，钳头方向应向舌侧，两钳子的喙头贴紧，以左手钳子夹紧固定不动，右手钳子在夹紧弓丝的情况下作向龈向旋转，而使产生牙根舌向转矩。以同法制作对侧转矩，使弓丝保持一致(图38-7)。

固定矫治器—方丝弓矫治技术 | 第38章

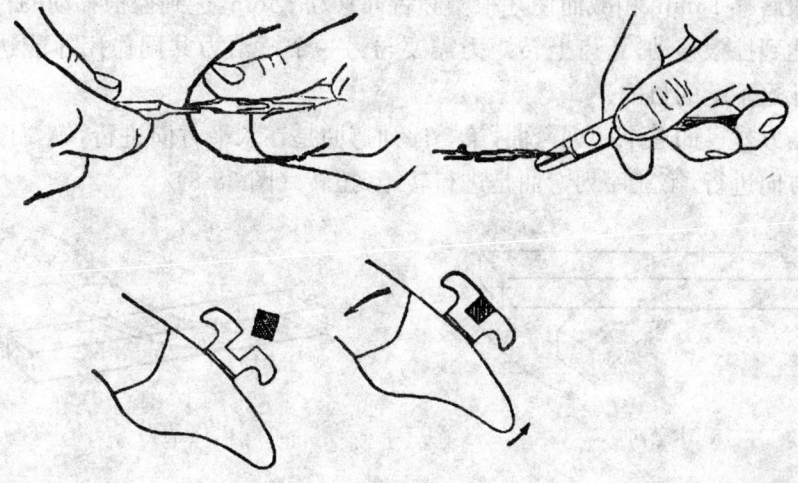

图38-7 上切牙根的舌向转矩

2. 上切牙根的唇向转矩(labial crown torque)。

在作根唇向转矩时,将两把钳以钳头相对的方向夹住弓丝需进行转矩弯曲的部位,左手持钳夹于所需加转矩力弓丝之远中侧,钳头方向应向唇侧,右手将钳夹于所需加转矩力弓丝之近中侧,钳头方向应向舌侧,两钳子的喙头贴紧。左手钳子夹紧固定不动,右手钳子紧夹弓丝作𬌗向旋转,则产生的转矩为牙根唇向转矩。

转矩弯曲可在弓丝的前牙段,后牙段或局部牙位进行,转矩的性质是根据牙齿需要移动的方向而定。转矩的大小与所作旋转的程度有关。

第三序列弯曲即转矩弯曲是方丝弓矫治器中的一个重要特征,是对牙齿进行控根移动的关键步骤。以控制上切牙的根向舌侧移动为例,在矫治弓丝上作了根舌向转矩弯曲后,方形弓丝与托槽之方形槽沟间已从原来方向一致而改变成一定的转矩角,而要将弓丝稍作旋转后才能插入槽沟,当弓丝插入托槽后由于弓丝的根舌向转矩力而使牙根向舌侧移动而牙冠唇向移动,这种牙齿移动的转动中心比牙齿倾斜移动时转动中心的位置更靠近牙冠。假设转动中心的位置与切牙缘间距和根端间的距离之比为5:4,则当牙冠向唇向移动 5 mm 时,而牙根将向舌侧移 4 mm。若同时在牙冠上施以使牙冠向舌向,牙根向唇向倾斜移动矫治力时,由于转动中心一般在牙根尖 1/3 处,切缘至转动中心距与根尖至转动中心距之比为 5:1,因而当使牙冠舌向移动 5 mm 时,则根尖唇向移动 1 mm。使牙齿倾移动的矫治力与上述转矩共同作用在统一牙齿上时,牙冠因转矩力唇移 5 mm,倾斜力使牙冠舌移 5 mm,两力作用相抵消牙齿不移动。而转矩力使牙根部舌移 4 mm,倾斜力使牙根唇移 1 mm,相减而使牙根实际舌向移动 3 mm,达到控根移动的目的。因此为了达到控根移动,牙齿上转矩力需要与另一个矫治力共同作用才能达到牙根移动而牙冠不动的目的。

总结方丝弓的三个序列弯曲,第一序列弯曲是在水平方向进行,第二序列弯曲在垂直方向进行,第三序列弯曲是进行转矩(扭转)(图 38-8)。

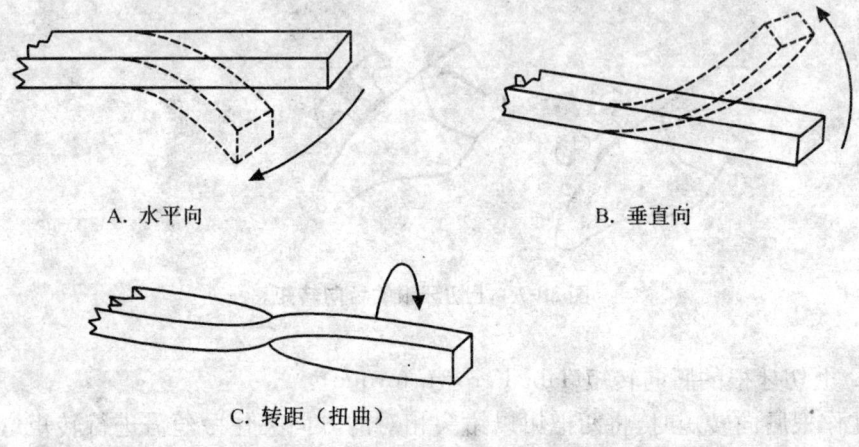

A. 第一序列水平向弯曲　B. 第二序列垂直向弯曲　C. 第三序列转矩弯曲

图 38-8　三个序列弯曲的方向

第四节　方丝弓矫治技术治疗程序

方丝弓矫治技术的矫治方法灵活多变,并没有固定的模式,没有 Begg 矫治技术中严格的三个分期或治疗阶段。临床可根据自己的经验和患者错𬌗的具体情况设计矫治方案。但为了叙述的方便,概括起来方丝弓矫治技术中也可以有下面三个基本阶段。下面以临床多见的拔牙矫治为例,用来说明方丝弓矫治技术的基本操作方法。

(一)排齐和整平

排齐和整平,主要使上、下牙弓错位的牙齿排列整齐,这是第一阶段拔牙和非拔牙病例均需达到的目标。排齐是指在水平方向矫正所有错位的牙齿。例如唇颊舌向、近远中向、扭转错位的牙齿。整平是在垂直方向上矫正牙齿的高、低位,过陡的 Spee's 曲线等,使前牙的深覆𬌗和开𬌗得到矫治。这期治疗的主要目标是:

(1)排除拥挤,将前牙排列整齐。
(2)关闭空隙。
(3)矫正牙齿的扭转。
(4)矫正前牙反𬌗。
(5)竖直牙轴倾斜的前牙或磨牙。
(6)将上下牙弓拉平,打开咬𬌗。

在这阶段中不解决牙弓间的错位关系。此矫治阶段可以运用圆形弓丝作为矫治弓丝。在牙齿轻度错位时,可以使用不带弹簧曲的,做了第一或第二序列弯曲的弓丝,结扎在所有托槽中,利用其形变弹力矫治错位的牙齿。而当牙齿错位程度较严重时,则需增加利用各类弹簧曲来矫治。因而在排齐牙列的矫治阶段,为排齐错位牙,多采用有较好弹性的圆形弓丝弯制的各种弹簧曲来进行矫治。应用弹簧曲实际上是增加了托槽间的弓丝长度,使矫治力更加柔和。也增加托槽间弓丝的倾斜范围,就有可能使矫治弓丝完全结扎到托槽槽沟中,而使错位牙得以排齐。

(二)关闭拔牙间隙及调整𬌗关系

这一阶段开始使用方形弓丝。将弯制成具有第一或第一、第二序列常规弯曲的方形弓丝插入末端管,弓丝纳入所有托槽并结扎固定。所有方形弓丝均以扁平的一面嵌入槽沟。矫治包括拉尖牙往远中,关闭拔牙间隙,矫治前牙深覆盖及调整上下牙弓间𬌗关系等内容。这是整个矫治过程中较为关键和疑难的步骤。这一阶段矫治中要使用较大的牵引力拉尖牙及关闭拔牙间隙,同时开始使用转矩力对前牙作控根移动,若在矫治力与支抗力之间设计不当,则会出现支抗牙前移,矫治间隙不足等失误,而影响矫治效果,甚至失败。

矫治目的:
(1)上颌尖牙向远中移动。
(2)关闭剩余的拔牙空隙。纠正深覆盖。
(3)前后牙的移动建立磨牙中性𬌗关系。

(三)牙位及𬌗关系调整

当牙齿排列整齐,拔牙间隙已关闭,磨牙关系得到基本矫治后,下一步骤是对个别牙存在的牙轴、牙位及𬌗接触轻度障碍进行调整,使上、下牙弓的形态及功能达到较为完善的程度。这一阶段使用的方丝弓具有良好的牙弓形态及各个牙远近中轴倾角度的理想形态,故称这一弓丝为理想弓丝(ideal wire),使牙齿的位置能调整到良好的功能位。

矫正目的:

(1)矫正尖牙与第二双尖牙牙轴,使之牙根成为平行状。

(2)将切牙向唇侧或舌侧进行控根移动的矫正,使牙齿的根冠成为正常的轴向位。

(3)在水平面上调整牙列的位置。

(4)建立"理想"的牙弓。

（四）保持

保持阶段的治疗目的是保持牙齿在新位置的稳固性。当治疗结束时,在去除弓丝带环与托槽之前,应检查下列各项：

(1)上下颌牙在牙弓上的位置,排列与旋转是否符合理想。

(2)上、下磨牙、尖牙、切牙的关系是否合适。

(3)上下牙覆𬌗覆盖是否理想。

(4)上下牙弓中线是否在一直线上。

(5)用 X 线片检查牙根轴的位置,中、侧切牙须略向前倾,第二双尖牙的牙根须竖直,以保持与磨牙及尖牙牙根的正常关系。

矫治基本完成后,可先去除上下唇弓,以结扎丝分别将上下牙弓由一侧末端管至另一侧末端管通过所有托槽进行"∞"字交叉连续结扎,固定 3~4 周。若牙齿及𬌗关系稳定无变化则改用保持器保持。上颌用 Hawlty 氏活动保持器,而下颌选用 $\overline{3-3}$,$\overline{5-5}$ 或 $\overline{6-6}$ 的舌侧固定丝保持器。视患者的年龄与错𬌗的情况,而决定戴用保持器的时间,一般需带用保持器时间为 12 个月至 18 个月。

以上的三个步骤在临床应用时可灵活掌握。如有些患者前牙严重拥挤,在排齐牙时可同时拉尖牙向远中进入拔牙间隙,以便为前牙的排齐开拓空间。

（钟小龙　吉　利）

第39章 Begg 细丝弓矫治技术

第一节 Begg 技术的理论基础

Begg 细丝弓矫正技术是由口腔正畸先驱澳大利亚的 P. R. Begg 医师于 20 世纪 30 年代开始研制,然后在 50 年代公布的。几十年的临床实践证明。这是一项高效能的矫正技术,目前它仍是广为流行的固定矫正器之一。

一、磨耗𬌗理论

Begg 医师对澳大利亚的土著居民的牙齿磨耗与石器时代人类牙列的磨耗情况进行了深入细致的研究。发现土著人的牙列磨耗主要表现在𬌗面和邻面,Begg 医师推测这是由于土著人长期咀嚼粗糙食物,使牙齿的切、牙尖及邻面区磨平,而牙齿的不断垂直萌出和近中移动,使得合面和邻面得以保持接触。这种磨耗所致的牙列获得性解剖特征为:前牙切刃相对,后牙偏近中关系。并随年龄的增长,横合曲线方向逆转。现代人则由于食物变得非常精细,使牙列磨耗程度大大降低,牙量骨量之间的配比关系发生了变化,这一人类牙列的演化背景,支持并发展了 Begg 医师的拔牙的主张,在牙齿不断地垂直萌出和近中移动的情况下,如果不减少牙量,通常会由于牙量过大而不能与骨量相适应。减少牙量的方法,在石器时代人可由自然磨耗完成,而现代人类则需通过有计划地近远中减径或拔牙的方法来实现。

Begg 医师认为,目前教科书中的,正常𬌗概念与牙齿固定不变的关系是不正确的,这种𬌗与适合它的膳食,实际上是当今存在的大部分口腔疾病的原因,这些问题大多与人类的演化牙列在没有较多磨托的情况下不能很好地行使功能有关。

二、分差力概念

分差力概念由 Begg 医师于 1956 年提出,其实验基础为 Storey 和 Smith 的测力试验。加上 Begg 医师多年的临床经验,Begg 医师并没有给"分差力"下定义。而是通过它的作用来解释。当一相对较小加于根表面积比较小前牙和根表面积较大的磨牙时,前牙由于根周组织发生轻微变化而迅速移动,根面积比较大的后牙几乎保持不动;相反,同样情况下施加较大的力,前牙会因力的增加,在根周组织发生病理改变而不移动,而同等大小的力分布于根面积较大的后牙上。根面单位面积的受力比前牙要小得多,导致后牙根周组织的轻微变化,而产生相对迅速的生理移动。

在 Begg 细丝弓技术中,由细丝弓和牵引皮圈产生的持续而轻微的力,使根面积小的单根前牙压低并迅速倾斜移动,而支抗磨牙不动,当需要支抗磨牙前移关闭间隙时,可选用较粗的弓丝和力量较大的牵引装置。使支抗磨牙迅速地向近中移动,而前牙保持不动。然而矫治力的方向,力值大小及持续时间因病人和所需进行的牙齿移动方式的不同而不同,分差力值不是绝对的,也不是机械的,矫治病例的经验往往有助于正畸医师选样合适大小的矫治力值(图 39-1)。

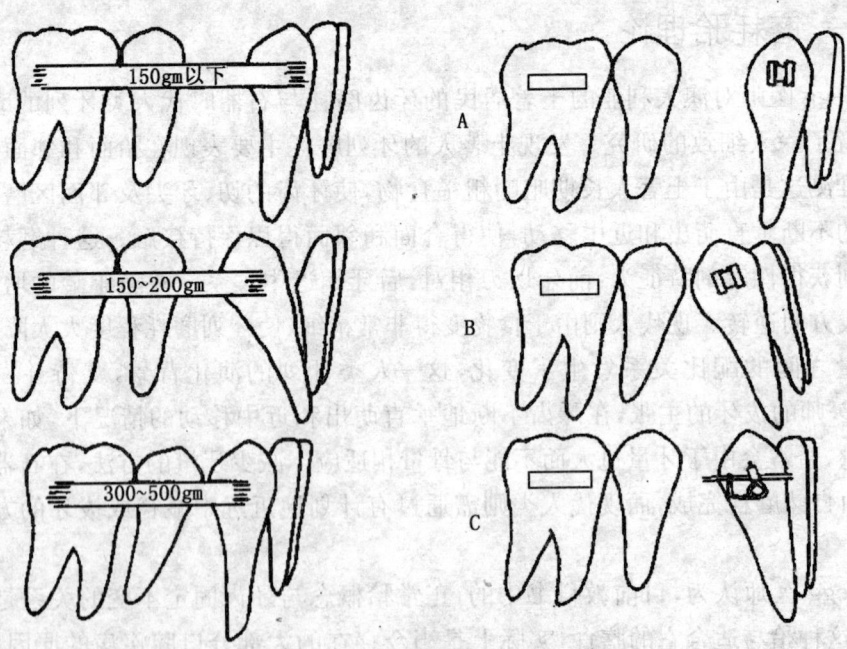

图 39-1 分差力的概念

第二节　Begg 矫治器的组成

一、托槽

Begg 技术使用的托槽类似于 Angle 的带形弓托槽,但槽沟开向龈方。槽沟大小为 0.20 英寸 0.45 英寸,以容纳一根为 0.020 英寸的弓丝。必要时还可加入一根 0.016 英寸的辅弓,托槽的竖管内可插入栓钉以固定弓丝,这种托槽的最大特点是允许牙齿在各个方向上自由地倾斜移动,还容许牙齿沿着弓丝滑动(图39-2)。

二、带环与颊面管

Begg 技术要求在支抗磨牙上粘上带环和颊面管,要求带环与牙齿解剖形态一致,与牙齿密合,固位好。颊面管有圆管和卵刨圆管两种。圆管的内径为 0.036 英寸,长为 0.045 英寸,卵圆管内径为 0.072 英寸 × 0.024 英寸,长为 0.024 英寸,卵圆管与唇弓末端双折相作用。可控制支抗磨牙颊舌向的倾斜度(图 39-3)。

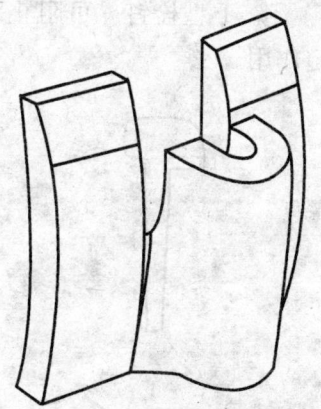

图 39-2　Begg 托槽

三、弓丝

澳丝是 Begg 技术矫治的重要基础。它是由 AJ. Wilcok 公司生产的一种高张力不锈钢丝。这种弓丝硬度大、应力衰减极慢。临床实验 6 个月底力衰减几乎为

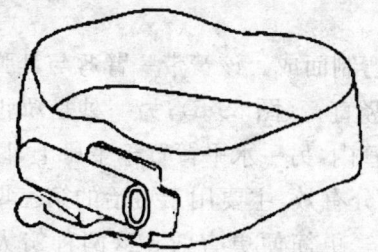
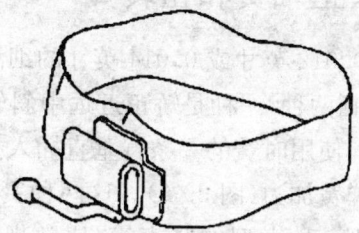

图 39-3　Begg 带环

零。这种特性保证 Begg 技术在迅速打开咬殆的同时，又能控制牙弓形态且保持磨牙的稳定性。

四、栓钉

栓钉主要用作将弓丝固位于托槽沟内。常用的栓钉有四种类型：(图 39-4)

1. 安全栓钉　多用于第一、二期，这种栓钉不妨碍牙齿的近远中倾斜移动；
2. 常规栓钉　主要用于第三期，对牙齿各个方向的移动作为严格的控制；
3. 沟形栓钉　也用于第三期，可牢固地将弓丝和转矩辅弓锁在槽沟内；
4. T 型栓钉　可阻止牙齿自由地近远中倾斜。主要用于正轴后对牙齿起稳定作用。

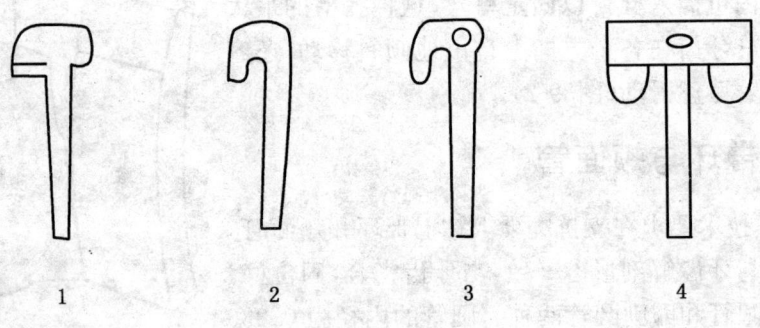

图 39-4　Begg 栓钉

五、弹力皮圈

主要用于打开咬殆、关闭牙弓的间隙和矫正牙齿扭转等。常以颌间牵引和颌内牵引等方式使用。这类皮圈不仅要求弹性好而且亲水性不强，可较长时间在口腔环境中保持其强度。

六、正轴簧和扭转簧

由 0.012 英寸或 0.014 英寸的细澳丝弯制而成。该簧带一臂弯与其弹簧圈成 90°。包括两种，一种是矫正近远中斜轴的竖直簧(图 39-5)；另一种是矫正牙齿扭转的簧。使用时簧的一条臂垂直插入托槽管内，另一水平臂置于主弓上，以激活弹簧或使弹簧加力(图 39-6)。这两种簧均十分有效，主要用于矫治的第三期。近几年又出现一种微型的竖直簧，比常规竖直簧更简便更有效。这两种簧大多用于 Begg 技术第三期的治疗。

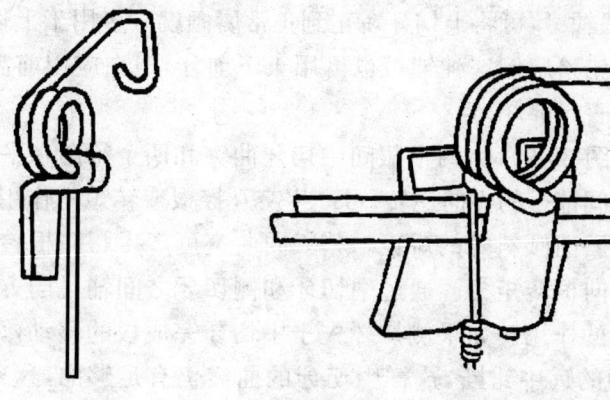

图 39-5 竖直簧

七、排齐辅弓

可由 0.016 英寸或 0.018 英寸的多股辫状丝或镍钛丝制成。该辅弓总是与更硬且更有抗力的主弓丝联合使用(图 39-7)。这样辅弓的排齐牙齿作用和主弓的打开咬殆作用各尽所能互不干扰。更加有效,通常在矫治第一期用。

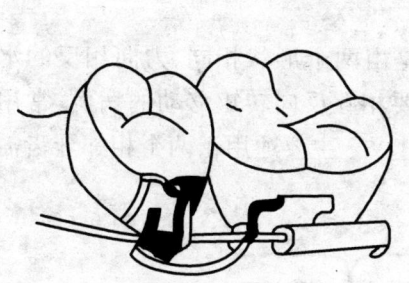

图 39-6 扭转簧

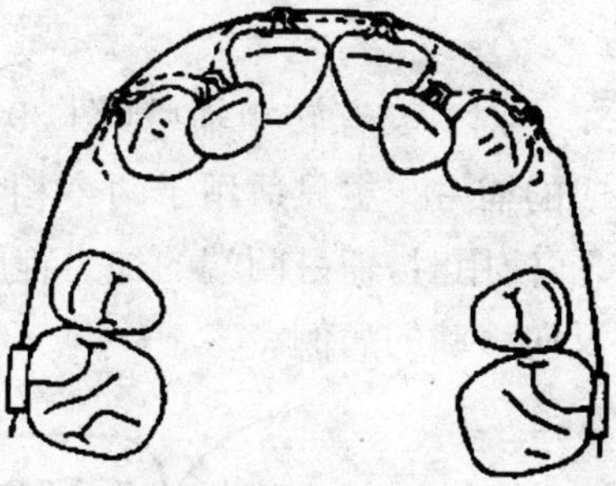

(虚线排齐辅弓,实线为主弓)

图 39-7 排齐辅弓

八、转矩辅弓

由 0.014 英寸或 0.016 英寸的不锈钢丝弯制,常与 0.020 英寸的主弓配合使用;在 Begg 技术的第三期对耻下颌前牙进行控根移动,临床上常用的转矩辅弓有以下几种:

1. 四曲突切牙控根辅弓(图 39-8)。Begg 技术第二期结束后,上前才常丧现为舌向倾

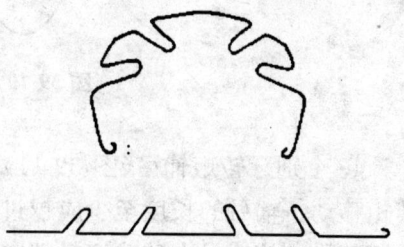

图 39-8 四突控根辅弓

斜,采用四曲突切牙榨根辅弓,可将上切牙矫正到正常唇倾度。多用于上切牙的腭向控根。对于安氏Ⅲ类错𬌗病例这种辅弓也可用于下前牙,但在应用前需检查下前牙舌侧的牙槽骨板是否足够厚。

2. 交互转每辅弓(图39-9),由两个龈间中切牙曲突和两个𬌗向水平臂组成。通过中切牙和侧切牙之间辅弓的方向逆转,可产生交互控根或转矩的作用,用于中切牙舌向倾斜。侧切牙唇向倾斜时的矫正。其龈向曲突可产生腭向根转矩力,而𬌗向水平臂突可产生唇向根转矩力。通过中切牙和侧切牙之间辅弓的方向逆转,可产生交互控根或转矩的作用。如果侧切牙先于中切牙完成根的移动,可将辅弓的侧切牙曲突在其托槽的远中钳断,这样中切牙的曲突仍有足够的,达到腭向控根。该辅弓适于上侧切牙完全腭向错位的情况。

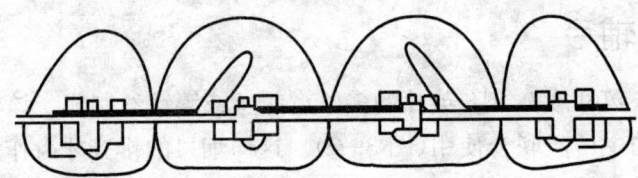

图39-9　交互转矩辅弓图

3. 一对一交互转矩辅弓(图39-10)　它是由两个形状相同、力向相反的水平臂组成的辅弓。主只适用于两个相邻牙都需要相互反向转矩移动的病例,常用于下前牙,使用时,辅弓两端的加力程度应避免过火。主要适用于两个相邻牙齿需要相互反向移动的病例。

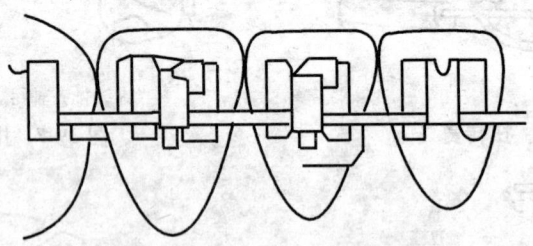

图39-10　一对一交互控根辅弓

4. 个别牙转矩辅弓(图39-11)　它是由个别曲突构成的辅弓,用于个别牙的转矩移动。辅弓的长度至少应越过一个邻牙,且要与牙弓形态一致,以达到最大的转矩效果。该辅弓上的曲突是朝向龈方还是𬌗方,取决于临床需要,若曲是朝向𬌗方,则可产生唇向根转矩移动。

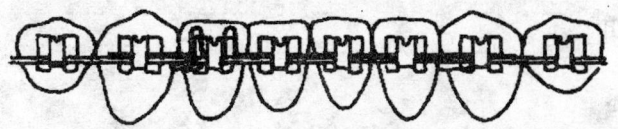

图 39-11　个别牙转矩辅弓

5. 下切牙唇向控根辅弓（图 39-12）　由四个合向水平臂组成，用于对四个下切牙的根唇向转矩如果第三期下前牙明显前倾或唇倾时，该辅弓入托槽时，无需先去除主弓，可直接置于主弓的龆方，其两侧末端应通过尖牙托槽沟。加控根力的短曲应插在主弓的舌侧。辅弓一般不需要固定结扎。但出于安全起见，可在中间一个牙齿上结扎固定。

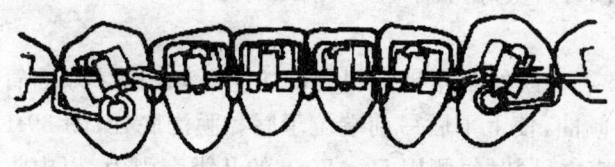

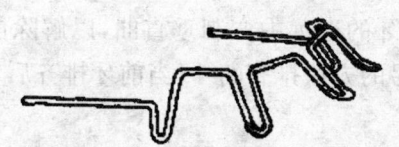

图 39-12　下切牙唇向控根辅弓

第三节　Begg 细丝弓的临床应用

Begg 技术把整个矫治过程分为三期或三个阶段，其优点是便于掌握。每一期均有专门的矫治目标；每一期的矫治过程几乎均是在上下牙弓同时进行的；每一期上下牙弓的矫治完成后，再进入下一期。每一期的矫治过程几乎均是在上下牙弓上同时进行。

一、第一期

1. 矫治目标

(1)打开牙咬殆,使前牙达到对刃关系;对于前牙开殆者。这一目标应改为关闭前牙咬殆。

(2)解除的牙拥挤,排起前牙,对前牙存在散在间隙者目标应改为关闭前牙间隙。

(3)开始调整磨牙关系。

(4)矫正磨牙反殆和锁合。

在上述四个矫治目标中,第一个使前牙达到对刃关系的目标最为重要,也就是说如果前牙覆殆没有解决好,就不宜进入第二期。

2. 矫治方法

(1)用0.016英寸澳丝制作带牵引圈的主弓丝,在磨牙颊面管近中3～5 mm处弯制适当的后倾曲,使上下唇弓前端位于唇黏膜沟底处(图39-13),以打开咬殆并保持支抗磨牙直立,同时每侧用50～70 g的Ⅱ类牵引力,以内收上前牙;如果是Ⅲ类错殆,则应进行持续的Ⅲ类牵引。

(2)在每个拥挤前牙的近远中弯制垂直曲,以解除前牙拥挤,也可采用在主弓丝上增加前牙排齐辅弓的方法排齐的牙;当前牙排齐后,应用结扎丝进行尖牙结扎(图39-13)。

(3)如果前牙有散在间隙,可在两侧尖牙之间挂链状皮圈,以关闭前牙间隙。

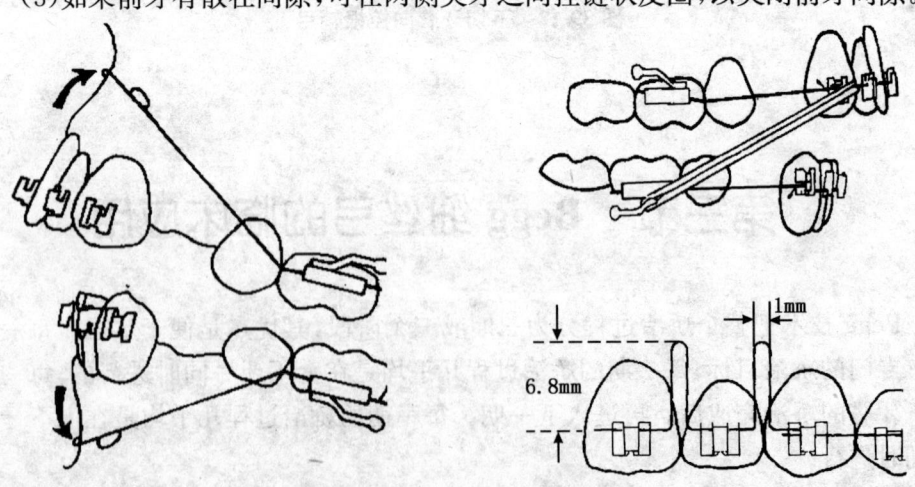

图39-13　Begg技术第一期

(4)改变唇弓的宽度并配合交互牵引,以矫治磨牙反合,时可进行上颌快速扩弓,保持稳定后再戴 Begg 矫治器。第一期大致需要 3 个月到 7 个月不等,可以每月复诊一次。

二、第二期

1. 矫治目标

(1)保持所有第一期所取得的矫治结果:a. 前牙对刃关系;b. 前牙排列整齐而无间隙;c. 后牙反𬌗得到矫正。

(2)关闭后牙间隙。

(3)调整磨牙关系至Ⅰ类合关系。

(4)矫正扭转的双尖牙和垂直向的位置不调。

2. 矫治方法

(1)使用 0.018~0.020 英寸的弓丝弯制带牵引圈的上下唇弓,支抗后倾曲角度应适当减小,以维持牙的对刃和保持适当的牙弓形状为原则。

(2)尖牙结扎(图 39-14)。

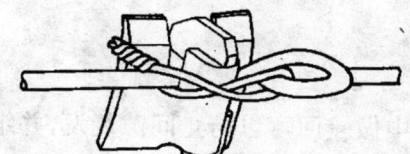
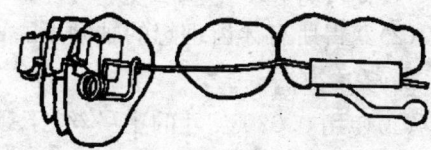

图 39-14　Begg 第二期的结扎

(3)开始上下合内牵引加合间牵引。即"Z"字形牵引(图 39-15),如果希望前牙继续后移,则牵引力仍维持在 50~70 g。如果需要后牙前移以关闭剩余间隙及调整磨牙关系,则牵引力应加大至 170~280 g,必要时,尖牙可增加"制动闸",以阻止前牙进一步后移,"制动闸"类似于正轴簧,但不主动加力,只有在尖牙进一步远中倾斜时,才产生对抗力。

(4)当剩余拔牙间隙关闭时,对存在第二双尖牙扭转的病例,可在该牙的颊舌侧分别粘着托槽及舌侧扣。结

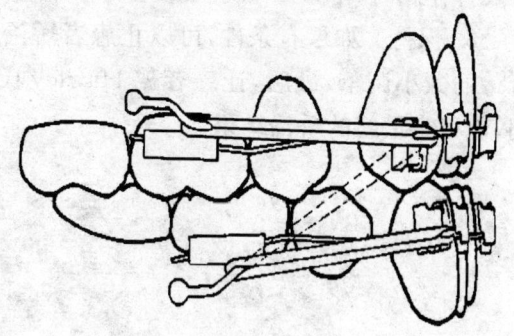

图 39-15　Begg 第二期的 Z 形牵引

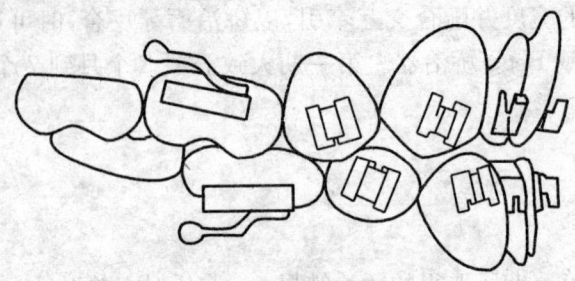

图 39-16 Begg 第二期矫治结束后

合水平扭转簧和皮圈进行扭转牙的矫正。根据情况使主弓丝及早入双尖牙的托槽沟内,以便作垂直向的矫正并凋整和维持牙弓形态(图 39-16)。

第二期矫正期间,可每 2~4 周复诊一次。非拔牙病例无第二期。

三、第三期

1. 矫治目标

(1)保持所有第一、第二期取得的矫治效果;

(2)获得所有牙齿理想的轴倾度。

2. 矫治方法

(1)使用 0.020 英寸的主弓丝,于颊面管远中做一回弯以防止间隙复发,并维持必要的颌间牵引;

(2)用正轴簧,扭正簧矫正所有倾斜、扭转牙;

(3)用控根辅弓矫正前牙唇倾度。

第三期必须采用 0.020 英寸或更粗的主弓丝,以便正轴簧、扭转簧、控根辅弓在发挥作用时,不致影响牙弓形态。

3. 保持　如果有条件,可以止患者矫治后戴调位器(positioner),以进一步进行𬌗的微小调整,最后,让患者戴 Hawley 氏活动保持器 0.5~1 年甚至更长的时间,以稳定最终的矫治结果。

第四节　矫治过程中的常见问题

一、第一期

1. 咬𬌗打不开的主要原因　这是第一期经常遇到的问题,解决该问题,常见原因及解决办法如下:
(1)患者未能坚持昼夜持续戴用Ⅱ类牵引皮圈,这是常见的原因;
(2)Ⅱ类牵引力过大;务必使类牵引保持在 50～70 g,最大不可超过 80 g;
(3)对于减数四个第一双尖牙的患者,在第一期应避免在第二双尖牙上装置托槽免妨碍打开咬𬌗;
(4)支抗曲离颊面管近中太远,使弓丝产生打开咬𬌗力过小;
(5)支抗曲弯制得不规范,以至于变形,使打开咬𬌗力过小;
(6)弓丝过软。有条件者,应采用澳大利亚不锈钢丝;
(7)磨牙颊面管的位置过于后倾,以至于影响前牙打开咬𬌗力不足。
2. 前牙出现间隙　前牙拥挤排齐后未作尖牙结扎。
3. 牙弓形态变形
(1)弓丝形态弯制的不规范;
(2)不应使用镍钛丝作为弓丝,如有条件可用澳大利亚不锈钢丝作主弓丝。
4. 支抗丧失且磨牙前移　更要起因是牵引力过大,应保证皮圈的牵引力 50～70 g。

二、第二期

1. 覆𬌗加深
(1)未弯制足够的后倾曲;
(2)未戴用合适的Ⅱ类牵引;
(3)唇弓变形。
2. 前牙出现间隙　未做尖牙结扎。
3. 支抗磨牙旋转
(1)未在唇弓上弯制适当的内倾弯;

(2)水平牵引力过大。

4. 后牙间隙没关闭

(1)患者未挂牵引皮圈；

(2)弓丝不能通过颊面管自由滑动。

三、第三期

1. 上颌磨牙之间的宽度增加

(1)弓丝后倾曲过大；

(2)上颌唇弓过宽。

2. 下颌磨牙之间的宽度过窄

(1)下唇弓不够宽；

(2)Ⅱ类牵引力过大。

3. 前牙覆𬌗加深

(1)上前牙控根转矩力过大；

(2)上颌弓丝过细。

4. 牙齿近远中直立效果欠佳

(1)正轴簧安置不正确；

(2)正轴簧放置方向有误；

(3)缺乏近远中直立所需要的间隙；

(4)主弓丝过细过软。

5. 上前牙转矩控根不够

(1)转矩辅弓弯制不正确；

(2)转矩辅弓的力不足或作用时间不够；

(3)主弓丝末端未打开回弯。

(吉　利　钟小龙)

第40章 Tip-Edge 差动直丝弓矫治技术

Tip-Edge 差动直丝弓矫治技术(P.C Kesling 1983)是在 Begg 细丝弓矫治技术的基础上发展而来。它将 Edgewise 直丝弓技术和 Begg 细丝技术的各自优点结合起来，摒弃了两者不足之处，使之成为一种全新矫治技术。由于 Tip-Edge 差动直丝弓矫治技术中许多原理、临床操作与 Begg 矫治技术有许多相似点，因此本章将主要叙述 Tip-Edge 差动直丝弓矫治技术操作与其技术的不同之处。

第一节　Tip-Edge 差动直丝弓技术组成

(一) Tip-Edge 托槽

1. Tip-Edge 单翼托槽(Rx-1)

Tip-Edge 单翼托槽(Rx-1)是单翼托槽。预成轴倾度和转矩角，用于骨性Ⅰ类错𬌗病例。它允许前牙远中倾斜移动，而拔牙远中侧牙齿则近中倾斜移动。尖牙可以达到25°倾斜，其余牙齿可以有20°倾斜。

(1) Tip-Edge 单翼托槽(Rx-1)结构(图 40-1A)：

槽沟正轴面(U)　决定竖直簧可以达到的预成轴倾度和转矩角，弓丝一开弹性橡皮圈或金属结扎丝固定于槽沟内。

倾斜面(T)　决定或限制牙冠倾斜的角度。

中央嵴(CR)　在牙齿开始倾斜或最后竖直时提供垂直向控制。

托槽基底设计使在使用方丝时可以产生牙根唇舌向控制。(图 40-1B)而垂直槽沟可以插入任何附件，侧翼伸展使狭窄的托槽能提供旋转控制。(图 40-1C)。弓丝与槽沟中央嵴间为点接触，使前牙在极小的阻力，0.016″弓丝轻力作用下移动。如果托槽阻止了牙齿近远中向移动，或者是使用方丝，前牙将不可能压低或内

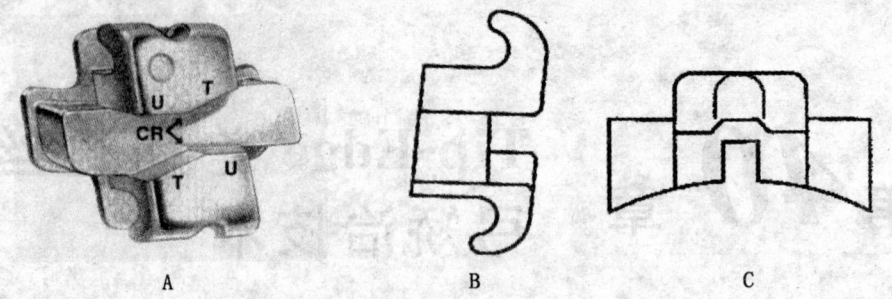

T:倾斜面;控制牙冠倾斜的角度　U:槽沟正轴面;控制预成轴倾度和转矩角
CR:中央嵴;倾斜或竖直时提供垂直控制

图40-1　A:上颌右侧尖牙托槽　B:托槽基底设计可以产生牙根唇舌向控制
C:垂直槽沟可以插入附件,侧翼伸展提供旋转控制

收,这会延长治疗时间,降低治疗效果,或者被迫使用口外力。

Tip-Edge单翼托槽的弓丝槽沟设计允许牙齿近远中向倾斜移动,防止弓丝在内收前牙或关闭间隙时"弯曲",在需要时自动提供支抗。(表40-1)

表40-1　0.022″Tip-Edge单翼金属托槽(Rx-1)槽沟角度设计

	开始阶段 牙冠近远中倾斜角度	结束阶段 牙冠倾斜角度	结束阶段 牙冠转矩角度
上颌			
中切牙	20°远中	5°	12°
侧切牙	20°远中	9°	8°
尖牙	25°远中	11°	-4°
第一双尖牙	20°远中或近中	0°	-7°
第二双尖牙	20°远中或近中	0°	-7°
下颌中切牙	20°远中	2°	-1°
侧切牙	20°远中	5°	-1°
尖牙	25°远中	5°	-11°
第一双尖牙	20°远中或近中	0°	-20°
第二双尖牙	20°远中或近中	0°	-20°

(2)Tip-Edge前磨牙托槽　第一或第二双尖牙托槽转矩和轴倾度相同。左右托槽可以交换使用(上下颌不能交换使用),因此仅有上颌与下颌各两种托槽类型。

根据需要可以达到顺时针或逆时针倾斜移动。

第一或第二双尖牙托槽的箭头指出了牙冠倾斜的方向,正常时箭头指向远中。在第一双尖牙拔除病例,第二双尖牙托槽的箭头指向近中。双尖牙的定位夹的骀臂弯曲的方向就是所希望的牙齿移动方向。当第一双尖牙拔除,对于第二双尖牙,定位夹的骀臂向近中弯曲。而在其他情况下指向远中。箭头通常标注在托槽表面,以指出牙冠倾斜方向。但有时可能会被定位夹遮盖住。

2. Tip-Edge 托槽位置 Tip-Edge 托槽位置必须精细的定位于牙齿唇面。它不仅仅是使牙齿在第一、二、三阶段顺利移动,而且也为平直、方丝提供最终的、准确的牙齿位置。托槽与牙齿长轴平行,定位夹将使切牙的切缘、尖牙牙尖与弓丝维持适当的水平位置。通常切牙的切缘、尖牙牙尖与槽沟距离为 4 mm。如果此距离增加,托槽位置偏向龈方,会减少转矩辅弓和附件的作用,弓丝水平向位于牙齿邻接点下方,因而不能维持牙弓长度,控制旋转。相反距离减少,容易导致咬骀干扰或托槽脱落。

Tip-Edge 托槽位置通常位于牙齿唇面中间,以达到理想的牙弓排列或垂直向控制。但在旋转的双尖牙、尖牙,为了过度矫正旋转,托槽位置常偏离牙面中央。

顺时针或逆时针过度旋转托槽可以过度矫正旋转牙。过度旋转托槽的旋转方向和选择方法,与旋转簧的选择反复法一样。在治疗的三个阶段,过度旋转托槽维持轻度的过旋转,以允许在转矩和竖直时使用平直弓丝。

3. 托槽的补偿设计 Tip-Edge 托槽的补偿设计,可以排除侧切牙、前磨牙或磨牙"内收-外展"。每个托槽的垂直向沟可以在需要时插入定位夹、旋转簧、动力栓钉和边旁-正轴簧。

(二)磨牙颊面管

为便于牙齿差动移动,维持磨牙的直立位置,弓丝能在颊面管内自由滑动,使用轻力时前牙更易内收,磨牙附件将特殊设计。Tip-Edge 磨牙颊面管采用铸造技术,磨牙带环颊面龈向有 0.036″圆管,龈向 0.036″圆管可减少支抗弯曲的摩擦力,增加旋转控制。骀向有 0.022″×0.028″带盖方形管,斜向后的设计使弓丝末端平直而容易取出(图 40-2)。

1. 磨牙颊面管的预成转矩和旋转 Tip-Edge 磨牙颊面管预先铸造有转矩角和圆管远中外展。允许使用 0.021 5″×0.028″弓丝,产生或维持所希望的磨牙牙冠转矩和旋转。龈向直径较粗的圆形颊面管也设计有远中外展,治疗中可起辅助控制支抗磨牙作用(图 40-2)。

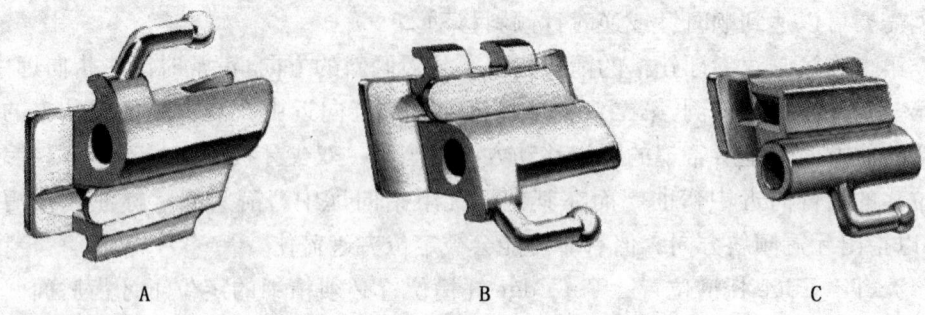

A:Tip-Edge 左上颌磨牙颊面管　B:Tip-Edge 左下颌磨牙颊面管
C:Tip-Edge 左下颌磨牙颊面管,结扎翼较低,可防止咬𬌗干扰

图 40-2　Tip-Edge 磨牙颊面管

表 40-2　磨牙颊面管的预成转矩和远中外展角

磨牙颊面管部位	形态	尺寸	转矩	远中外展
上颌		0.036″	0°	14°
可变换磨牙颊面管		0.022″×0.028″	−10°	14°
下颌		0.036″	−27°	8°
可变换磨牙颊面管		0.022″×0.028″	0°	6°
下颌		0.036″	−27°	8°
非变换磨牙颊面管		0.022″×0.028″	0°	6°

2. 磨牙颊面管的"斜坡"结构　磨牙颊面管具有独特的内部结构。颊面管远中部分𬌗向壁呈"斜坡"状,使颊面管远中部分开口增大,减少弓丝摩擦力,弓丝通过内部较大的倾斜面时,可使原来弯曲的弓丝变得较为平直、弓丝更易于从颊面管中取出。而颊面管近中内壁面尺寸较精密,起转矩控根作用。同时提供最大的支抗和旋转控制。

磨牙颊面管与支抗磨牙的𬌗面平行,方形颊面管与槽沟处于同样高度水平,防止弓丝的变形;圆形颊面管始终位于龈侧。

一般情况下,仅仅只需要第一磨牙,作为支抗牙。只有在第一磨牙丧失、第二磨牙需要矫正才作为支抗牙,但颊面管必须使用椭圆形颊面管,并且弓丝末端须双折弯曲。

在治疗的第二、三期,只有当双尖牙托槽与 0.022″×0.028″磨牙方形颊面管处于同一水平时,才能使用 0.021 5″×0.028″弓丝。

第二节 Tip-Edge 差动直丝弓技术特点与矫治原理

(一) Tip-Edge 托槽的设计特点

1. Tip-Edge 托槽在传统的的基础上,去掉槽沟对应的翼缘-楔状块部分(图40-3)。托槽允许牙齿产生一定的倾斜移动,又能按预定角度及时阻止尖牙牙冠无限制远中移动,增加前牙支抗,利于后牙前移。托槽同时还保留转矩角度的优点。

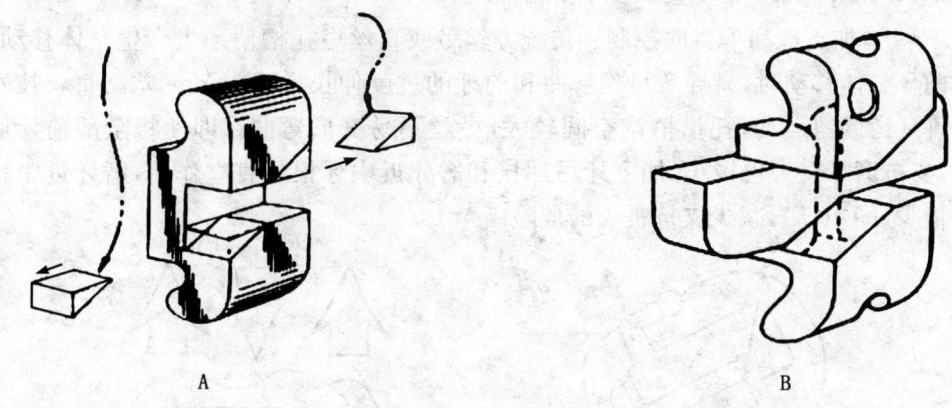

图 40-3　A 去掉槽沟对应的翼缘　B 增加旋转翼

2. 传统 Edgewise 托槽在排齐牙齿时,弓丝容易形变,产生不利力偶和力矩,影响牙弓整平。而在 Tip-Edge 托槽,当牙齿产生倾斜移动时,槽沟空间可以从 0.022″增加到 0.028″,即使容纳较粗弓丝,也不会使弓丝变形。消除了传统 Edgewise 托槽引起的不利前牙力偶。

3. 增加旋转翼,提供最大程度旋转控制。每个托槽设计了垂直沟,垂直沟口径为 0.020″×0.020″,龈𬌗向均有开口。可插入旋转簧、竖直簧、栓钉等,加强对牙冠倾斜度的控制。

4. Tip-Edge 托槽预先设计外展弯和内收弯,弓丝不需要弯制补偿弯曲。弓丝可直接纳入槽沟。而 Begg 托槽则需要将弓丝弯制成垂直曲或使用辅弓,否则导致托槽脱落(图 40-4)。

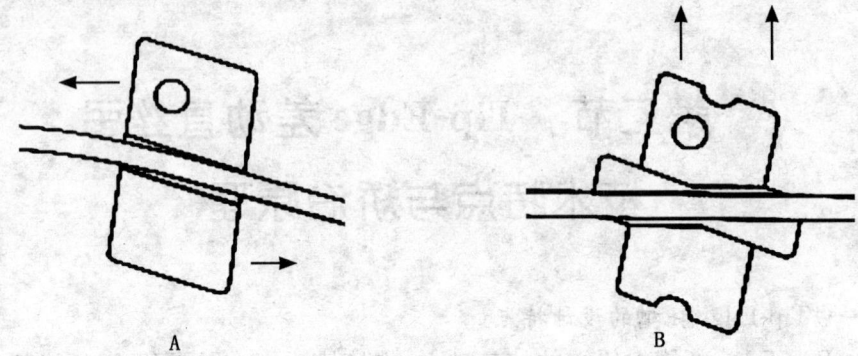

图40-4　A:传统Edgewise托槽在排齐牙齿弓丝容易形变　B:Tip-Edge托槽弓丝不变形

(二)Tip-Edge差动直丝技术矫治原理

1. 增加支抗和垂直向控制　传统方丝弓或直丝弓托槽使牙齿产生整体移动,当前牙整体移动时,易导致弓丝弯曲和前牙的过度伸长。Tip-Edge差动直丝技术允许牙齿倾斜运动,托槽槽沟空间较大,弓丝不易变形弯曲。即使将全部前牙后移,支抗磨牙受力也极小,加上牙弓邻接和磨牙近中牙根的直立作用,磨牙近中移动极少(图40-5),减少支抗丧失的危险。

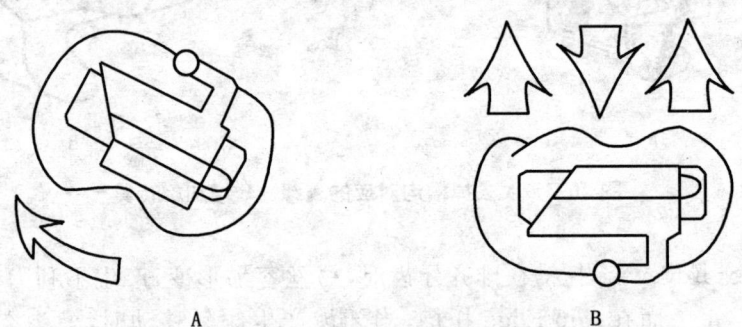

图40-5　A:传统方丝弓或直丝弓托槽导致弓丝弯曲和前牙的伸长
　　　　B:Tip-Edge差动直丝技术允许牙齿倾斜运动支抗磨牙受力极小

2. 差动力与差动机制

(1)P.R.Begg的差动力理论,就是使牙齿移动受到术者控制。牙齿移动的速度与牙齿本身的牙根表面积相关。同样大的正畸力,牙根表面积大的牙齿移动少,或者甚至不运动,而牙根表面积少的牙齿移动较快。使用56~70g的正畸力,牙根表面积小的前牙可以向远中移动;而表面积大的磨牙不会产生移动,磨牙的前移需要 300～350 g 的力。但过小的力,小于 56～70 g 或者 300 g 力,前牙或磨牙不会产生移动。

(2) 决定牙齿移动速度的因素不是正畸力的大小,而是矫治装置所决定的牙齿移动类型。用 Tip-Edge 差动托槽,前牙在移动过程中的力学机制会产生变化,或者力产生转化。即当前牙(特别是尖牙)远中倾斜移动到预定的角度或范围时,下一步的移动类型由倾斜变成整体移动。前牙则成为一个整体支抗单位,有利于磨牙近中移动。

3. 弓丝力 在 Tip-Edge 差动直丝技术中,仅仅在第一阶段使用弓丝力移动牙齿。使用高弹性 0.016″圆丝弓丝。它释放轻力,对前牙产生 40 g 左右的压低力,而本身仍然保持一定钢度,对磨牙进行足够的控制。

高弹性 0.016″圆丝,制作合适的后倾弯后,弓丝对前、后牙产生适宜大小的力和作用方向。为达到打开前牙咬殆的目的,而不需要另外增加弓丝的直径和力。40 g 左右的压低力对前牙的压低或控制非常必要。弓丝后倾弯对磨牙轻的殆向分力可以被咬殆力来拮抗。因此前牙压低量比磨牙伸出要多。

Ⅱ类或Ⅲ类牵引可能会减少压低力作用,但因为牵引力极小(大约 40 g),很容易用弓丝加以克服。

当前牙咬殆打开(开殆病例咬殆被关闭)后,弓丝将不再是牙齿移动的力源。弓丝仅起固位和稳定作用,弓丝直径应从 0.016″改为 0.022″;而在第三阶段,可以直接使用 0.021 5″×0.028″的方丝,但作用于牙齿的力仍然要轻、并且是被动性的。当牙齿向新的位置移动时,槽沟的内部空间增加,便于使用弹性结扎,这是移动牙齿最适宜的方法。它不会如更换粗弓丝那样对使邻牙产生晃动。这因为除了在治疗开始几个月利用弓丝形变释放极轻的力外,在以后的治疗阶段,弓丝仅被动性的提供水平向控制。

4. 牵引力 在 Tip-Edge 差动直丝技术中,牵引力相当小。Ⅱ类或Ⅲ类牵引力每侧仅仅 56～70 g。只有在前牙达到前牙对刃殆后,才可以使用颌间水平牵引力。颌间牵引力必须持续使用,每天达 20 小时以上。患者的合作是治疗取得良好效果的关键。

在关闭间隙中使用弹性牵引时,必须使用 0.022″或者 0.021 5″×0.028″弓丝,这可以减少对患者的合作要求,加快治疗速度,但必须避免使用过大的力量。

5. 口外力 一般情况下 Tip-Edge 差动直丝技术不需推磨牙向远中。前牙的远中移动仅仅只需要对颌牙弓作为支抗(在非拔牙病例中)。Tip-Edge 托槽在移动牙齿时不会导致弓丝的产生形变,而不需要使用头帽口外牵引来预防。当口外力导致磨牙松动后,0.016″的圆弓丝所产生持续轻力或者56 g弹性牵引力都可能会引起磨牙的倾斜移动。Tip-Edge差动直丝技术中不会对磨牙产生干扰,因此在治疗中始终维持稳定(图40-6)。

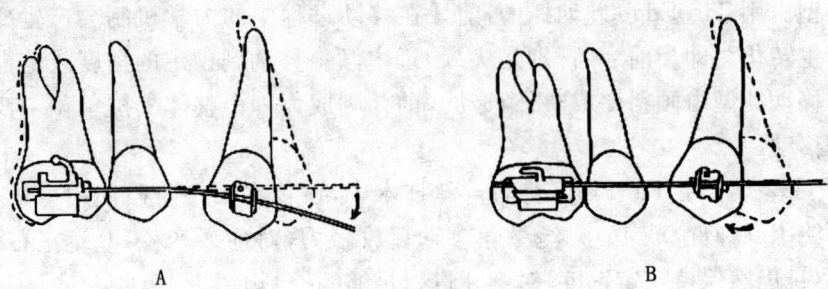

图40-6　A:口外力或支抗弯使磨牙远中倾斜力过大,导致磨牙松动
B:𬌗力过大,可使支抗磨牙松动

6. 口内支抗　Tip-Edge差动直丝技术中使用的持续轻力和弹性牵引,在前牙远中倾斜移动和间隙关闭治疗过程中,对磨牙的影响极小,不会加重支抗磨牙的负担,而干扰磨牙支抗。因此不必进行"支抗预备"。

7. 过度矫正　为了减少治疗时间和促进稳定,每个牙齿从开始就向其最终目的移动。所有的治疗都需要过度矫正;一旦固定矫治器去除,任何复发都使牙齿达到其理想目的位置。

(1)牙齿近远中向竖直　牙齿近远中向竖直的过度矫正,不能使用带状托槽来防止和限制。Tip-Edge托槽则通过两种方法来预先加以控制:①Tip-Edge托槽的楔状去除角度确保了牙齿倾斜的理想限度;②将托槽位置置于"过矫正的位置",或者在0.022″托槽槽沟中使用0.020″的圆形弓丝进行过度矫治。

(2)转矩　上颌中切牙可能使用特殊的Rx-Ⅲ高转矩托槽(中切牙+22°,侧切牙+17°)。也可以使用转矩辅弓与0.022″圆形主弓丝。当使用边旁正轴簧时,运用0.021 5″×0.028″被动弓丝进行拮抗,转矩被托槽基底设计所限制。这是因为Tip-Edge托槽预先设计转矩角度,方丝将转矩力百分之百传递给托槽槽沟。

在一般方丝托槽,方丝置于槽沟内时,在槽沟与弓丝之间大约有6°转矩丧失,或者根本无法达到转矩目的。而在Tip-Edge,在边旁正轴簧的作用下,托槽槽沟尺寸与弓丝直径始终相同,因此可以进行6°过度矫正。如果牙齿需要舌向移动而希望反向转矩时,托槽应向下粘结,使边旁正轴簧产生根舌向转矩过度矫正,达到最终稳定。也可以使用圆丝与个别舌向转矩辅弓来达到反向或过度转矩,但它们

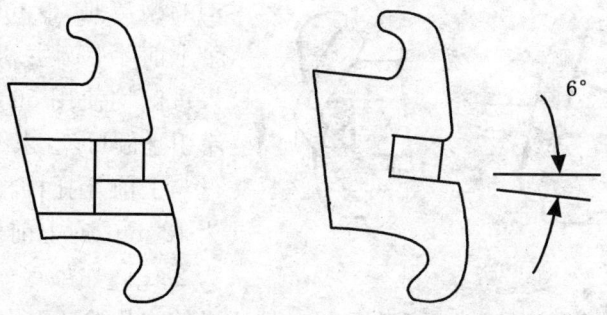

图 40-7 左:Tip-Edge 托槽,弓丝与槽沟紧密接触
右:方丝托槽槽沟与弓丝之间大约有 6°的转矩丧失

不能自身加以控制(图 40-7)。

（3）旋转 中切牙和侧切牙可以运用正、反向过度旋转托槽进行过度旋转纠正。也可以在弓丝上使用第一序列弯曲。但是当舌侧使用转矩条或其他辅弓时，使用第一序列弯曲将存在着一定风险。前磨牙和尖牙的旋转则通过将托槽偏离中心位置的粘结达到过度旋转。

8.**垂直向控制** 在 Tip-Edge 差动直丝技术中前牙的压低和后移与方丝弓矫治技术不同。弓丝和弹性力与 Tip-Edge 托槽槽沟结合,产生可预见的牙齿移动,可以相当简单达到目的。

通过 Tip-Edge 托槽预先设计的轴倾度和转矩角,因此它不似其他直丝托槽那样,导致尖牙牙冠近中移动倾向,托槽仅仅允许所有前牙远中倾斜移动。只要弓丝和弹性力运用恰当,很容易达到压低和内收前倾的前牙。

弓丝和弹性力对Ⅱ类1分类上颌前牙殆力的矢向和量在图中进行详细分析。而合力矢向、与阻力中心的位置关系,决定牙齿移动的类型移动的方向。图 40-6 中当力矢向通过阻力中心。牙齿整体压低移动而不会旋转；力矢向在牙根区阻力中心下面,牙齿在压低同时伴有旋转,牙齿长轴更直立；而当力矢向在牙根区阻力中心之上,牙齿压低的同时牙冠唇向旋转。

Tip-Edge 托槽的很小改变,就可以对骨骼型进行垂直向控制。打开或关闭前牙咬殆主要是通过弓丝弹力、橡皮圈的牵引力来达到的。

（1）打开前牙深覆殆 0.016″澳丝制作适当的后倾曲,所产生的压力将压低前牙,并维持磨牙的直立。压低力的大小由弓丝与前牙托槽槽沟的距离所决定,而距离由弓丝所制作的后倾曲(磨牙圆管近中)的角度大小决定。当弓丝与上前牙托槽槽沟的距离是 25 mm 时,在 6 个上前牙上产生 42 g 压低力。弓丝与上前牙托槽槽

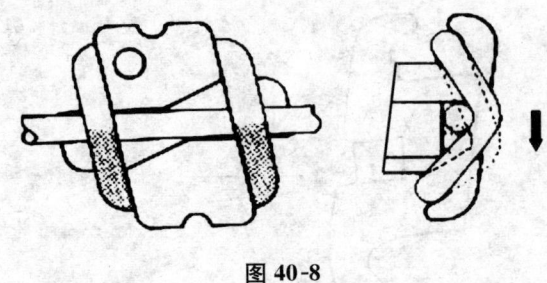

沟的距离是 20 mm 时,弓丝在 6 个上前牙上产生 35 g 压低力。如果每侧均使用 56 g Ⅱ 类牵引力,牵引上颌弓丝(未纳入托槽),则弓丝与上前牙托槽槽沟的距离减少为 12 mm,对上前牙的压低力减低为 28 g。如果弓丝后倾曲角度过小,则Ⅱ类牵引力将完全抵消压低力。弓丝性质过软或Ⅱ类牵引力过大,弓丝压低力与Ⅱ类牵引力出现负的平衡,导致前牙伸出,覆𬌗加深(图 40-8)。

图 40-8

(2) 关闭前牙开𬌗 关闭前牙开𬌗时,0.016″澳丝制作的后倾曲使弓丝仅仅位于前牙托槽槽沟龈向 1～2 mm,较小角度的后倾曲可以维持磨牙直立,使用 56 g 牵引力,弓丝可产生𬌗向形变。𬌗力有拮抗Ⅱ类牵引力并升高磨牙的倾向。

(三) 托槽与弓丝结扎

1. 弹性结扎圈 Tip-Edge 槽沟朝向唇面,弓丝易于入槽沟,可以使用弹性结扎圈进行结扎(图 40-9)。弹性结扎圈易放易取,在所有三期治疗中都可以使用。由于弹性结扎圈表面圆滑,具有一定弹性,因而患者舒适、托槽脱落率降低。为了使牙齿在弓丝轻力和边旁正轴簧牙根竖直和转矩力的作用下,牙齿从治疗开始就向新位置倾斜移动,使用弹性结扎圈进行结扎是绝对必要的。

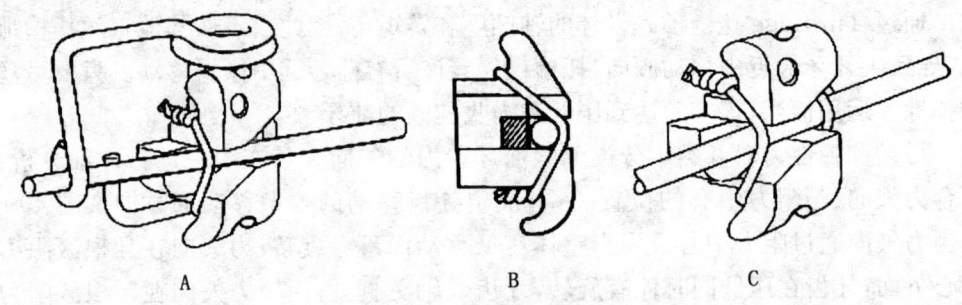

图 40-9 弹性结扎圈结扎

放置弹性结扎圈的最简便办法是使用结扎枪,也可以使用持针钳代替。但注意防止软组织损伤。

2. 不锈钢结扎丝结扎及适应证 在牙齿作差动移动,牙冠自由倾斜、牙根竖直控制阶段,由于不锈钢结扎丝的摩擦力过大,不能使用不锈钢结扎丝进行结扎。不锈钢结扎丝结扎的适应证是:①使用正轴簧纠正旋转牙时需要用结扎丝结扎;

②第三阶段使用转矩条时需要用结扎丝结扎;③担心患者自行取下结扎圈而改用结扎丝结扎,但可能会影响矫治效果和延长治疗时间(图 40-10)。

3. 尖牙结扎 当前牙排齐后,为了防止尖牙沿弓丝向远中滑动,使前牙间出现间隙,尖牙必须与牵引圈进行结扎。但前牙拥挤时使用弹性结扎排齐牙齿时,尖牙

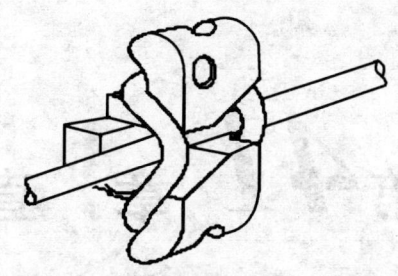

图 40-10 不锈钢结扎丝结扎适应证

结扎会阻碍牙齿自由远中移动。牵引圈与尖牙托槽近中距离大于 3 mm 以上时,这种尖牙结扎方法可能会导致尖牙近中舌向旋转。

4. "吊床"(Hammock)效应 弹性结扎圈或不锈钢结扎丝用于 Tip-Edge 托槽结扎时,均可能产生"吊床"效应。这种效应有维持弓丝与托槽间所存在的近远中倾斜关系的作用。弹性结扎圈与弓丝间存在的弹性力轻,因此弹性结扎圈产生的"吊床"效应相对小,牙冠可以在托槽限度内近中或远中倾斜移动;而当牙齿接近治疗结束的最终位置时,弹性结扎环的"吊床"效应将维持所希望的牙齿倾斜度。弹性结扎圈收缩力使其在弓丝上滑动,使托槽弓丝近中段龈向,远中段𬌗向,因而导致牙冠远中倾斜。

虽然使用不锈钢结扎丝结扎的摩擦力可以增加支抗磨牙的稳定,不锈钢结扎丝的紧密结扎会抑制牙齿近远中倾斜移动。

(钟小龙 吉 利)

第41章 直丝弓矫治技术

标准方丝弓矫治技术需要在矫治弓丝上弯制三个序列弯曲,使矫治后的牙列排列整齐;牙齿位于齿槽嵴的正确位置上。这使每次复诊矫治时间较长,也延长整个临床治疗时间。

1960年Lawrence F. Andrews对临床矫治后的病例,以正常𬌗六项标准为依据,进行了长时间的研究发现:方丝弓矫治技术及其托槽在治疗中没有考虑到个体的牙齿形态、位置和大小。于是Andrews(1972年)以咬𬌗平面为依据,牙齿临床牙冠为参照点,设计出一种全新概念的矫治技术及其托槽和颊面管(图41-1)。由于它消除了方丝弓矫治器在弓丝上弯制三个序列弯曲过程,因而弓丝形态基本呈平直弧状,不需在弓丝上弯制各序列曲,所以称之为"直丝弓矫治器"。以后R. H Roth(1976),R. G. Alesanda(1984),Root(1989)等相继对Andrews的直丝弓矫治技术进行改良,并加以进一步简化。J. C. Bennett,R. P. Mclaughlin和Hugo Trevisi(1993)对直丝弓矫治器的托槽进行改进,调整了托槽转矩角,推出了MBT直丝弓矫治器。

第一节 直丝弓矫治器结构和装置

(一)托槽

托槽是固定矫治技术的主要装置。它是矫治力的施力基础,稳定和固定弓丝的主要结构。直丝弓矫治技术与其他固定矫治器一样,也是依靠托槽粘贴于牙齿唇面,利用弓丝的弹性和硬度来移动牙齿或维持牙齿新位置。从Andrews设计出第一套直丝弓矫治器托槽,到目前已经30年,直丝弓矫治技术不断发展,矫治器托槽不断得到改进。因而直丝弓托槽类型较多,比较有代表性的有Andews,Roth,

Alexander、Hilgers、Ricketts、Root 等。

1. Andrews 直丝弓托槽　Andrews 在推出直丝弓矫治技术的同时，以他研究正常𬌗个体牙齿的各种角度参数标准为依据，设计了标准直丝弓托槽（standard SWA），用于 ANB 角小于 5°的不拔牙病例。以后又设计了用于拔牙病例的直丝弓托槽（translation SWA），并且增加了抗倾斜、抗旋转设计，他根据 ANB 角的大小总共设计了三种不同的切牙托槽（表 41-1）。

表 41-1

	5	4	3	2	1	1	2	3	4	5
上颌转矩角	−7°	−7°	−7°	+3°	+7°	+7°	+3°	−7°	−7°	−7°
轴倾角	0°	0°	+10°	+8°	+5°	+5°	+8°	+10°	0°	0°
底厚度	0.7	0.7	0.7	1.3	0.7	0.7	1.3	0.7	0.7	0.7
下颌转矩角	−22°	−17°	−11°	0°	0°	0°	0°	−11°	−17°	−22°
轴倾角	0°	0°	+5°	0°	0	0	0°	+5°	0°	0°
底厚度	0.7	0.7	0.7	1.3	1.3	1.3	1.3	0.7	0.7	0.7

2. Roth 直丝弓托槽　Andrews 直丝弓托槽类型较多，临床使用极不方便，常需要依据临床的不同情况选择不同类型的托槽。Roth 在多年使用直丝弓矫治技术的基础上，认为应该设计一种能适合于绝大部分患者的托槽（表 41-2）。改良后的托槽得到广泛应用。

表 41-2

	5	4	3	2	1	1	2	3	4	5
上颌										
转矩角	−7°	−7°	−2°	+7	+11°	+11°	+7°	−2°	−7°	−7°
轴倾角	0°	0°	+13°	+8°	+5°	+5°	+8°	+13°	0°	0°
底厚度	0.7	0.7	0.7	1.3	0.7	0.7	1.3	0.7	0.7	0.7
下颌										
转矩角	−22°	−17°	−11°	0°	0°	0°	0°	−11°	−17°	−22°
轴倾角	0°	0°	+5°	0°	0°	0°	0°	+5°	0°	0°
底厚度	0.7	0.7	0.7	1.3	1.3	1.3	1.3	0.7	0.7	0.7

3. MBT 直丝弓托槽 John Bennett, Richard Mclaughlin 和 Hugo Trevisi (1989)根据他们提出的滑动关闭间隙的矫治需要,对直丝弓矫治器的托槽进行了改进。调整了托槽的转矩角,以克服通常直丝弓托槽转矩不足的缺点,且尖牙和双尖牙托槽不再附有牵引钩(表 41-3)。

表 41-3　MBT 直丝弓托槽转矩角和轴倾角

	5	4	3	2	1	1	2	3	4	5
上颌										
转矩角	−7°	−7°	−7°	+10°	+17°	+17°	+10°	−7°	−7°	−7°
轴倾角	2°	2°	11°	9°	5°	5°	9°	11°	2°	2°
下颌										
转矩角	−22°	−17°	−11°	−6°	−6°	−6°	−6°	−11°	−17°	−22°
轴倾角	+2°	+2°	+5°	+2°	+2°	+2°	+2°	+5°	+2°	+2°

4. Alexater 直丝弓托槽　Alexater 直丝弓托槽的转矩值,是在矫治后效果理想的病例,所用弓丝转矩的平均值基础上,设计预成托槽。因而与其他使用理想𬌗测量平均值作为设计依据不同(表 41-4)。

表 41-4　Alexater 直丝弓托槽

	5	4	3	2	1	1	2	3	4	5
上颌										
转矩角	−7	−7	−3	+7	+14	+14	+7	−3	−7	−7
轴倾角	0	0	+10	+8	+5	+5	+8	+10	0	0
下颌										
转矩角	−17	−11	−7	−5	−5	−5	−5	−7	−11	−17
轴倾角	0	0	+6	+3	+2	+2	+3	+6	0	0

(二)磨牙带环与颊面管

直丝弓矫治技术的磨牙颊面管的设计包括三种角度:轴倾度、转矩角和补偿角。Andrews,Roth 和 MBT 虽然都是直丝弓矫治技术,但他们之间在颊面管设计上有所不同。Andrews 比较详细的针对拔牙和不拔牙病例颊面管设计不同;Roth 和 MBT 颊面管设计没有这种明显区别(表 41-5)。

表 41-5　直丝弓矫治技术磨牙颊面管设计

学者	磨牙部位	轴倾角	转矩角	补偿角
Andrews	UM₁	5°	−9°	10°
	UM₂	3°,2°,1°	−13°,−14°,−15°	12°,14°,16°
	LM₁	2°		0°
		0°,−1°,−2°	−30°	2°,4°,6°
	LM₂	2°		0°
		0°,−1°,−2°	−35°	2°,4°,6°
Roth	UM₁	0°	−14°	14°
	UM₂	0°	−14°	14°
	LM₁	−1°	−30°	4°
	LM₂	−1°	−30°	4°
MBT	UM₁	0°	−14°	10°
	UM₂	0°	−14°	10°
	LM₁	0°	−20°	0°
	LM₂	0°	−10°	0°

(三)弓丝的选择与应用

直丝弓矫治器使用的弓丝类型和种类,与标准方丝弓技术一样。在弓丝运用的特性上,也是利用弓丝本身的高弹性和稳固性。当需要利用弓丝弹性时,尽可能使用性能软,弹性好、直径小的弓丝;如 $0.014''\sim0.016''$ S.S 或 N.T 弓丝。而需要利用稳定性能时,则可以使用硬度高,直径粗的弓丝;如 $0.020''$ 的圆丝或 $0.018''\sim0.019''\times0.025''$ 的方丝,但弓丝与托槽槽沟之间需要保持大约 $0.002''$ 间距,以减少摩擦力,便于牙齿沿弓丝移动。一般情况下,弓丝使用顺序是:

$0.014''$　镍钛丝

$0.016''$　镍钛丝

$0.014''$　圆不锈钢丝

$0.016''$　圆不锈钢丝

$0.018''$　圆不锈钢丝

$0.018''\times0.025''$　镍钛丝

$0.018''\times0.022''$　不锈钢丝

0.019″×0.025″　不锈钢丝

0.021″×0.025″　不锈钢丝

第二节　直丝弓矫治技术基本原理

针对方丝弓矫治技术在不同治疗阶段，需要在弓丝上弯制不同的序列弯曲，直丝弓矫治技术在托槽的设计上依据不同的牙齿进行改进，使每个托槽能更符合个体牙齿形态、位置的特点。具有基本牙弓形态的平直弓丝放置于直丝托槽内，并进行结扎，就可以完成牙齿的唇舌向、近远中、和控根移动。因直丝弓矫治器的托槽是矫治器的关键，它决定了牙齿在牙弓的近远中位置和唇舌向倾斜程度。

（一）托槽与颊面管唇舌向的位置

1. 直丝弓利用托槽底部不同厚度来决定不同牙齿在牙弓内的位置　通常状况下每个牙齿的牙齿的唇、颊面至牙齿近远中邻接点连接线的距离不同，即每个牙齿在上、下牙弓的颊面突度也不同；尤其在下牙弓这种情况较上颌牙弓更明显。标准方丝弓矫治技术运用弓丝弯制技术，在方丝或圆丝上弯制三个序列弯曲，来补偿每个牙齿的颊面突度，使牙齿在牙弓上处于正确的颊舌向位置。而直丝弓矫治技术则是利用托槽的底部不同厚度来达到这个目的。例如增加侧切牙底部0.5 mm厚度，当平直弓丝置于托槽内，排齐牙齿后，侧切牙因底部厚度比中切牙和尖牙托槽底部厚0.5 mm，而在颊舌方向偏向舌侧0.5 mm，与标准方丝技术在侧切牙近远中弓丝弯制内收弯和外展弯所起的矫治作用完全相同（图41-1）。

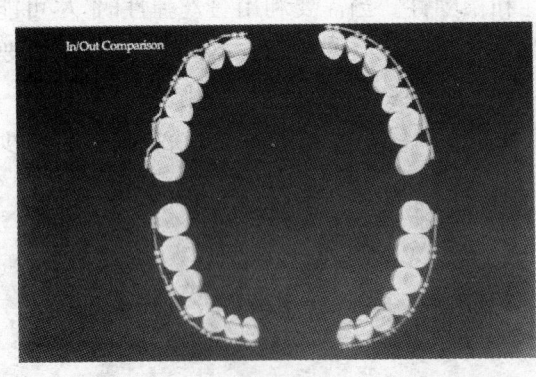

图41-1　正常𬌗牙齿唇舌向位置的确定
（左）标准方丝弓矫治技术通过第一序列弯曲确定
（右）直丝弓矫治技术通过托槽底部厚度确定

2. 直丝弓矫治技术中磨牙颊面管的设计　依据罗颂椒对中国人群的测量，上颌第一磨牙近远中颊尖连线与牙齿邻接点连线之间成10°夹角，而下颌第一磨牙近远中颊尖连线与牙齿临界点连线平行。标准方丝弓矫治技术在弓丝磨牙前必须弯制外展弯和内收弯（Offset 和 Toe-in）进行补偿。直丝弓矫治技术中磨牙颊面管的设计则使其远中离开带环一定距离，使管中心线与磨牙颊面成10°的补偿角（图41-2，图41-3）。

直丝弓矫治技术依据每个牙齿的状况设计不同的托槽厚度，以及磨牙颊面管补偿角度，自动完成矫治，因此不必在弓丝上弯制第一序列弯曲。

（二）直丝托槽槽沟轴倾角设计

直丝托槽槽沟设计预成一定轴倾角，确定牙齿在牙弓上近远中倾斜度。正常貌牙弓内的牙齿在近远中方向上存在一定的倾斜角。（图41-4）为了使牙齿在矫治后能够有正常的轴倾角，标准方丝矫治技术是在弓丝的龈貌方向弯制第二序列弯曲（或在粘结托槽时是其与牙齿长轴成2°~8°）。而直丝弓矫治技术则是在设计托槽时在近远中方向加入一定的倾斜角度。当平直弓丝纳入托槽时，牙齿将受到一定的近远中向的倾斜矫治力，而使牙齿达到一定的近远中倾斜角度。免除在弓丝上弯制序列弯曲（图41-5）。

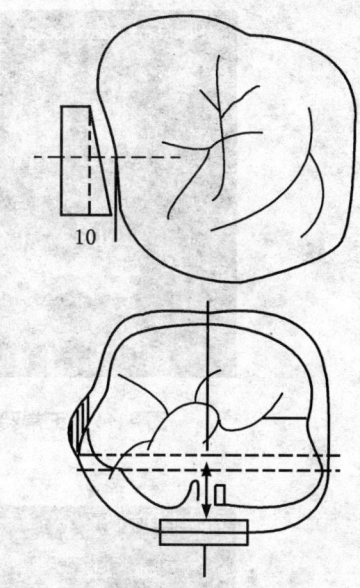

图41-2 上下颌磨牙与牙弓连线的关系
上颌第一磨牙近远中颊尖连线与牙齿临界点连线间成10°夹角，下颌第一磨牙近远中颊尖连线与牙齿临界点连线平行

（三）直丝托槽槽沟预成转矩角

直丝托槽槽沟壁与底部呈一定倾斜角度，确定牙齿唇颊向的倾斜角度。正常

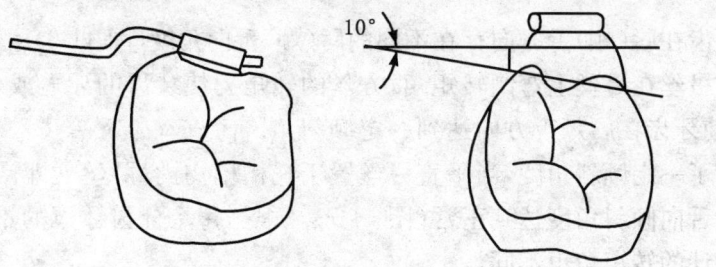

图41-3 磨牙颊面管
标准方丝矫治技术在磨牙前弯制外展弯和内收弯补偿
直丝弓矫治技术则在磨牙颊面管远中形成补偿角

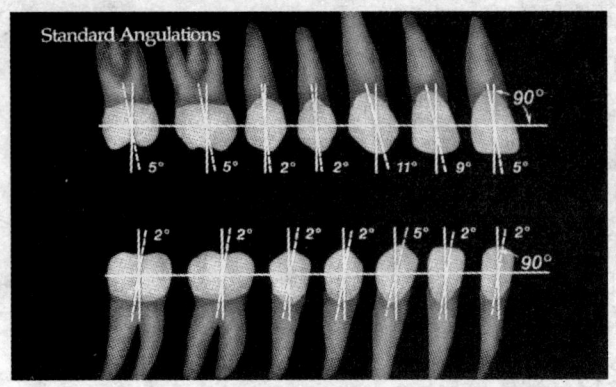

图 41-4　正常𬌗牙齿在近远中方向上倾斜角

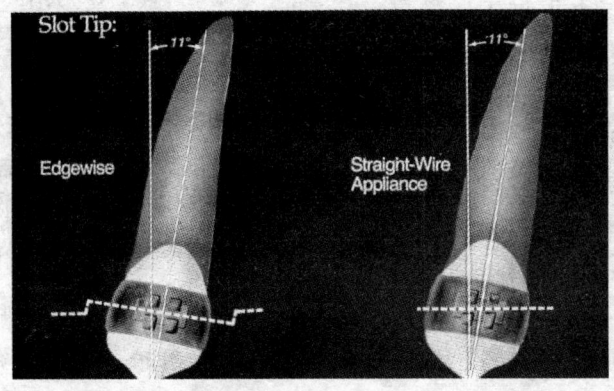

图 41-5　正常𬌗牙齿近远中倾斜位置的确定
(左)标准方丝技术需要弯制第二序列弯曲　(右)直丝弓技术通过托槽槽沟的轴倾角度

时每个牙齿在唇(颊)舌方向存在不同的唇(颊)舌向角度(图 41-6)。方丝弓矫治技术通过在弓丝在弓丝上弯制转矩角,方丝的转矩力使牙齿的牙冠或牙根产生特定的移动,使牙齿在唇颊舌方向达到一定倾斜角。而直丝弓矫治技术已经在托槽槽沟内设计了一定倾斜角度,当平直弓丝置于托槽槽沟内,弓丝立即产生转矩力,使牙齿的唇舌向倾斜角度达到正常(图 41-7)。根据每个牙齿牙冠的不同倾斜角度,其托槽设计的转矩角也不同。

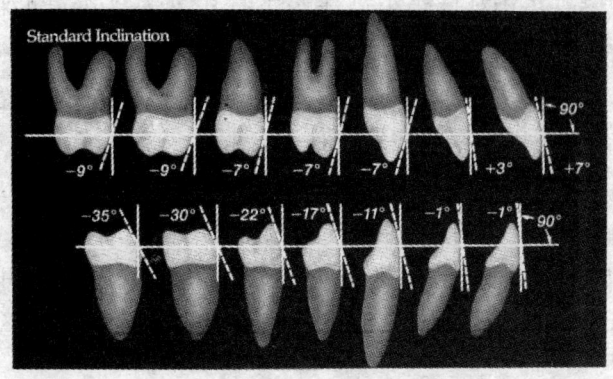

图 41-6　正常𬌗牙齿唇舌向倾斜度

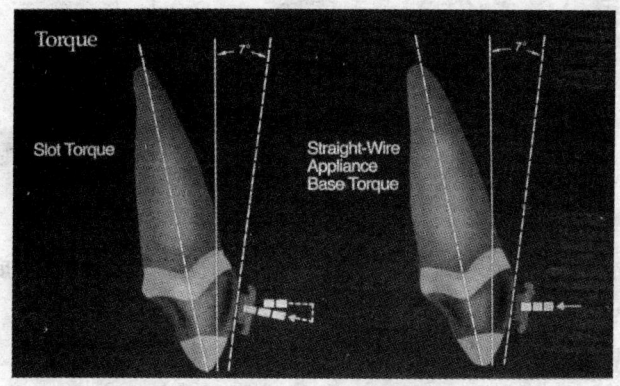

图 41-7　正常𬌗牙齿唇舌向倾斜度的确定
（左）标准方丝技术需要弯制第三序列弯曲　（右）直丝弓技术通过托槽槽沟的转矩角度

第三节　直丝弓托槽粘结位置

　　标准方丝弓矫治技术的托槽位置是使用卡尺进行测量，以确定托槽在牙齿唇面上，切端至龈缘的距离。无论牙齿的大小和形态的改变，均是使用同一标准。依赖医师在弓丝上弯制三个序列弯曲而确定牙齿的直立状态。
　　Andrews 测量了没有进行正畸治疗的正常𬌗个体，设计了预成直丝弓托槽，将轴倾度、转矩、以及牙齿内外展预先设计在托槽上,他认为通常的标准方丝弓矫治技术的托槽位置,在使用直丝弓托槽后,不能得到满意的结果。对过大或过小的牙齿不能提供恒定的三维力学表达点。同样 5 mm 距离的托槽位置,在大小不同的牙齿上,将产生不同的托槽厚度和转矩作用(图 41-8)。Andrews 选择使用临床牙冠的中心点作为参照点,这样无论是对于牙冠大的牙齿,还是牙冠较小的牙齿,其转矩和牙齿内外展补偿。他使用临床牙冠长轴作为垂直行参照点,它将是中切牙、侧切牙、尖牙、双尖牙牙冠的唇面(圆形)最突点,第一或第二磨牙的颊沟。双翼托槽与临床牙冠长轴垂直,槽沟中心与临床牙冠中心一致。偏离这个位置,都是错误的。

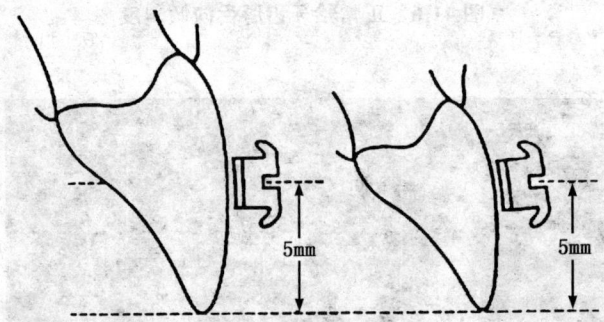

图 41-8　托槽位置距牙齿切端 5 mm,产生不同的转矩和厚度

(一)直丝弓托槽的粘结位置

正确的粘贴托槽位置,是获得理想治疗效果的必要前提。特别是在直丝弓矫治技术中,每个托槽都应该粘贴在牙齿预定位置,一般情况下相应牙齿的托槽之间不能调换使用。托槽的混淆使用,或者托槽位置的错误,将会影响到治疗中、或治疗后牙齿的轴倾度、转矩度、龈𬌗向高度与唇舌向位置。由于托槽的轴倾度和转矩度已预成在托槽槽沟内(前面已详细叙述),这里仅仅说明托槽的龈𬌗方向(垂直向高度)的位置。必须说明的是直丝弓托槽与标准方丝弓矫治技术不同的地方,直丝弓托槽的龈𬌗方向的位置不用高度来衡量,而是用临床牙冠中心来确定托槽位置。临床牙冠中心是指临床牙冠长轴与牙冠中央水平线的交点(图 41-9)。

(二)MBA 直丝弓托槽位置

Bennett 和 Mclaughlin(1992;1993)对托槽在临床牙冠高度位置进行了研究,他们对模型解剖牙冠高度、临床牙冠高度、符合 Andrews 𬌗六要素的病例牙齿牙冠高度、去除托槽时患者的临床牙冠高度等四种样本进行了对比研究,发现 An-

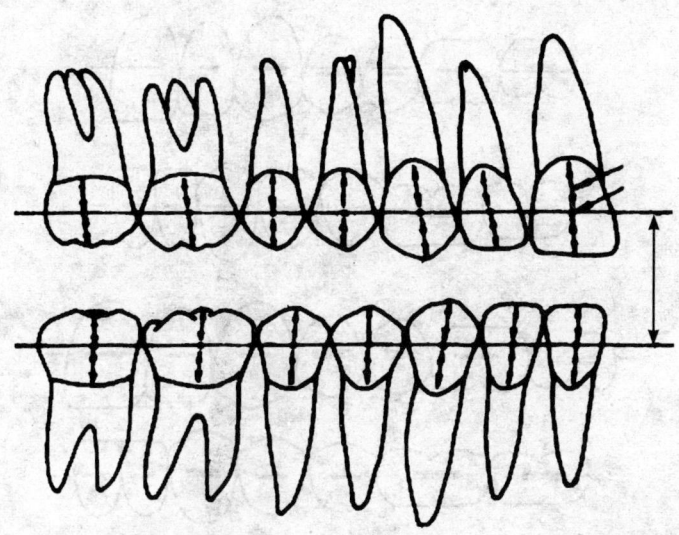

图 41-9　临床牙冠中心

drews 的临床牙冠垂直向定位的方法，在部分患者会出现明显误差，主要表现在：

(1) 牙齿部分萌出时、牙根唇舌向错位，以及牙龈炎时，造成牙龈附着变化，导致托槽定位误差。

(2) 患者牙齿过大或过小，也会导致明显错误。

(3) 牙齿牙尖特别锐利，或牙冠切缘或殆面磨损。

当在模型上将临床牙冠中点连接成一直线时，发现托槽并不都在临床牙冠的中心。这种差别表现在上颌双尖牙龈向偏离直线 0.5 mm，上颌第二磨牙龈向偏离直线 1 mm，下颌尖牙和第一磨牙龈向偏离直线 0.5 mm（图 41-10）。

1. MBT 直丝弓托槽位置　基于上述研究结果，Bennett 和 Mclaughlin 推荐使用新的托槽定位标准（表 41-6）。

2. MBT 直丝弓托槽位置优点　使用 Bennett 和 Mclaughlin 推荐使用新的托槽定位标准，由于距离定位从切端或殆缘开始，排除牙龈的损伤可能性。当存在牙齿体积差异时，牙冠较大或较小的差距被排除，无论牙齿是否过大、方形牙冠、或冠折、磨耗存在，避免咬殆干扰。过长牙尖、轻度冠折，可以在粘结托槽之前，使用磨石对牙冠进行调磨。

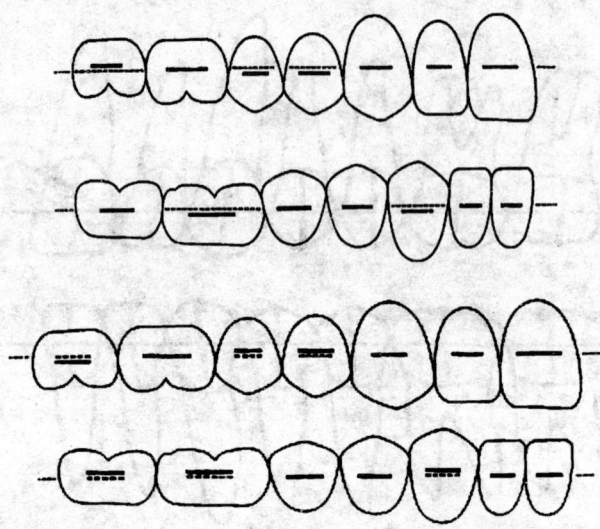

图 41-10 Bennett 和 Mclaughlin 测量结果：临床牙冠中心连线与托槽位置不一致

表 41-6 MBT™矫治器托槽定位表

	U7	U6	U5	U4	U3	U2	U1	上牙弓
A	2.0	4.0	5.0	5.5	6.0	5.5	6.0	+1.0 mm
B	2.0	3.5	4.5	5.0	5.5	5.0	5.5	+0.5 mm
C	2.0	3.0	4.0	4.5	5.0	4.5	5.0	平均值
D	2.0	2.5	3.5	4.0	4.5	4.0	4.5	−0.5 mm
E	2.0	2.0	3.0	3.5	4.0	3.5	4.0	−1.0 mm
A	3.5	3.5	4.5	5.0	5.5	5.0	5.0	+1.0 mm
B	3.0	3.0	4.0	4.5	5.0	4.5	4.5	+0.5 mm
C	2.5	2.5	3.5	4.0	4.5	4.0	4.0	平均值
D	2.0	2.0	3.0	3.5	4.0	3.5	3.5	−0.5 mm
E	2.0	2.0	2.5	3.0	3.5	3.0	3.0	−1.0 mm
	L7	L6	L5	L4	L3	L2	L1	下牙弓

第四节 直丝弓矫治技术治疗程序

与其他固定矫治器治疗一样，为着治疗上的循序渐进，以及治疗上的条理性，一般将整个治疗过程大概分为几个阶段，前一个阶段的治疗是为下一个阶段治疗打下基础，后一个阶段治疗在某种程度又是为巩固前一个阶段的治疗成果；因此每个阶段间都有自身的治疗目的，它们是相互关联。但每个患者错𬌗畸形的表现和程度均有一定程度的差别，治疗上并非一成不变而遵循某种公式，而应依据临床具体情况灵活掌握。

直丝弓矫治技术按照治疗上的需要，通常大致分为三个阶段：①第一阶段：排齐和整平牙弓；②第二阶段：关闭拔牙间隙、矫正磨牙关系、建立正常前牙覆盖；③牙齿位置和𬌗关系的精细调整。

(一) 排齐和整平牙弓

1. 目的

(1) 使错位牙齿排列整齐，维持牙弓的正常形态；

(2) 牙弓𬌗平面整平，Spee's 曲线变浅；

(3) 托槽槽沟位置在同一弧线水平，即达到所谓的"托槽直线化"；

(4) 纠正明显牙弓宽度不足，以及中线偏斜。

2. 弓丝使用原则　牙齿的移动主要是依靠弓丝的弹性来完成。因此弓丝本身必须能产生柔和而持久的矫治力，使牙齿能达到各种类型的移动，为达到这个目的，必须选择柔软、弹性好的弓丝。目前这种类型的钢丝有镍钛弓丝、多股麻花丝、既有刚性又有弹性的澳大利亚丝。选择原则是：从软到硬，从细到粗，一直到 0.018″的圆钢丝或 0.017″×0.022″的镍钛方丝，在更换弓丝时循序渐进，始终保持柔和而持久的矫治力，避免弓丝更换过快造成矫治力过大。但患者的错𬌗类型或程度不一，弓丝的使用不一定严格按照顺序更换，错𬌗程度轻的患者可能开始就可以使用 0.016″澳丝。在使用镍钛弓丝、多股麻花丝等柔软弓丝，尽量避免使用牵引力。除非使用 0.016″以上的澳丝，否则将导致牙弓形态改变，并且牵引力不宜过大。

3. 排齐和整平阶段可能出现的问题及预防

(1) 切牙唇向倾斜　直丝弓矫治技术的前牙托槽在唇舌向设计了转矩角，方形弓丝置于托槽以后,将会产生前牙的牙冠唇向移动,牙根舌向移动,因此导致前牙的唇向倾斜。上颌前牙的转矩角大于下颌前牙,因而上颌前牙的前倾也就比下颌前牙更明显。

(2)前牙覆𬌗加深　直丝弓矫治技术的前牙托槽在近远中方向设计了轴倾角,特别是上颌尖牙轴倾角更大,方形弓丝置于尖牙托槽以后,弓丝前牙段位于切牙切端,弓丝纳入前牙托槽以后,将会使切牙产生伸长移动,而使前牙覆𬌗加深。这种情况在尖牙长轴偏远中时较轻,而在尖牙长轴直立或偏近中时(例如尖牙远中向牵引),前牙覆𬌗加深更明显。因此当弓丝较软,在远中牵引尖牙时,更易导致尖牙远中倾斜,如果此时第二双尖牙近中倾斜,则前牙覆𬌗进一步加深;通常将这种情况又称作为"滚筒效应"。

(3)切牙唇向倾斜和覆𬌗加深的预防　①尖牙向后结扎　在放置弓丝之前,使用 0.010″的结扎丝,从磨牙颊面管牵引钩至尖牙托槽间进行"∞"连续性结扎。"∞"连续性结扎以后,尖牙会稍向远中倾斜,而弓丝入槽后的使尖牙牙冠前倾,使尖牙产生回弹,从而能使尖牙保持直立。临床上患者复诊时,可以再次将松弛的结扎丝拧紧,或者更换结扎丝。在前牙排齐阶段,直至开始关闭拔牙间隙,都必须进行尖牙向后结扎。如果尖牙牙冠偏向远中,前牙也可以暂时不粘结托槽,或者弓丝不纳入切牙托槽而位于𬌗方,先用尖牙向后结扎将尖牙长轴竖直,当尖牙槽沟与𬌗平面平行时,再将弓丝纳入托槽(图 41-11)。

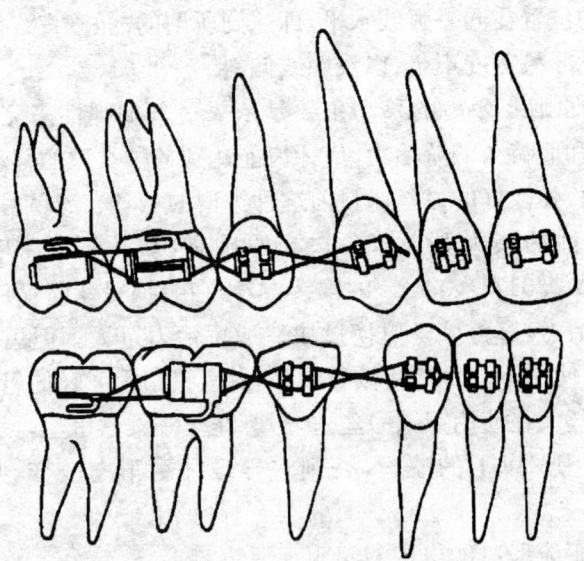

图 41-11　尖牙远中结扎

②弓丝末端回弯 为保持牙弓现有长度不致增大,可以使用弓丝末端回弯,防止排齐阶段的前牙前倾。方法一是将颊面管远中弓丝末端,紧贴颊面管向龈方弯曲45°以上,弯曲角度过大,弓丝回复原状难将增加更换弓丝的难度;弓丝在置于托槽槽沟前末端须进行退火处理;方法二是在颊面管近中处,弓丝弯制"Ω"曲,然后将"Ω"曲与颊面管远中弓丝末端间结扎(图41-12)。

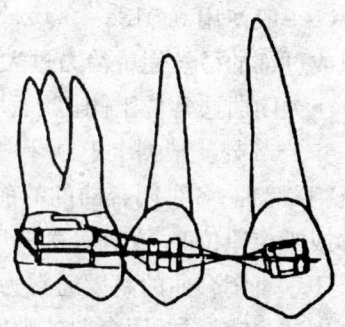

图41-12 弓丝末端回弯

4. 覆𬌗的矫正 直丝弓矫治技术对覆𬌗的矫正治疗原则与方法,与标准方丝弓矫治技术基本类似;前面章节已作详细叙述,故此仅作简单复述。

直丝弓矫治技术对覆𬌗的矫正,更强调早期的控制。矫正深覆𬌗的原则主要是:

(1)低角病例 尽可能不要采用拔牙矫治,它有可能导致下颌平面角和面下高减少。因此对低角病例可以在治疗早期使用活动平面导板,在压低前牙的同时升高后牙,也增加面下1/3高度。对此类病例可使用摇椅型弓丝,升高后牙,压低前牙,而纠正深覆𬌗。

(2)高角病例 则不宜使用平面导板,以免导致下颌平面角继续增加。深覆𬌗的纠正可以使用多用途弓丝,仅仅压低过高的前牙。

(3)Ⅱ类牵引 Ⅱ类牵引对上颌前牙的分力作用有两种:垂直向下的分力可能导致前牙的伸长,因而可能使覆𬌗加深;水平向后的力会使前牙后移,可减少深覆盖。不同的时间和不同大小的Ⅱ类牵引力,会产生不同的效果。使用时间过早,牵引力量过大,可能会使覆𬌗加深,使上下颌前牙发生干扰;因此必须适时。适当的使用Ⅱ类牵引,可以减少覆盖,摇椅弓丝和Ⅱ类牵引配合使用,可以产生相互拮抗,以克服摇椅弓丝唇向作用和Ⅱ类牵引对前牙的伸长作用。同时Ⅱ类牵引可以是下颌后牙升高,特别使用于低角病例。

(二)关闭拔牙间隙、矫正深覆盖和调整磨牙关系

1. 关闭拔牙间隙 牙弓整平与排齐以后,对于非拔牙治疗的病例,可以直接进入第三阶段治疗;而对于拔牙病例,则需要关闭所剩余的拔牙间隙。在直丝弓矫治技术中,关闭拔牙间隙主要有两种方法,滑动法和关闭曲法。

(1)关闭曲关闭间隙法 直丝弓矫治技术在关闭间隙中,也可以同方丝弓矫治技术一样,使用关闭曲的方法关闭拔牙间隙。

一般使用 0.018″×0.025″的不锈钢方丝弯制关闭曲,产生适宜的矫治力。过粗或过细的弓丝使矫治力过大或过小,不适于关闭拔牙间隙。

关闭曲通常位于侧切牙远中,同时关闭6个前牙时,关闭曲通常位于尖牙远中 4～5mm处。根据上下颌牙弓形态和需要,弯制成垂直闭合曲、泪滴状闭合曲,以及"T"型曲;各种闭合曲的的前后臂起点处弯制 15°～20°的"人"字型曲,使前牙后移或维持原位时,受到轻微的压低力,维持已打开的咬𬌗效果。

垂直闭合曲的高度通常为 6～8mm,垂直曲的高度将影响到力的大小,垂直曲高度减少或增加,闭合曲的力则可以成反比例的增加或减少。

"T"型曲的力臂较长,故力量较为柔和,易于控制,临床使用较为普遍。

弓丝纳入托槽以后,闭合曲暂时不加力,便于弓丝继续整平牙弓、托槽槽沟直线化,使方丝能自由的在槽沟内滑动。当决定关闭拔牙间隙时,在磨牙颊面管后将弓丝回抽,使闭合曲打开约 1～2mm,弓丝末端向龈方反折 60°,此时弓丝可产生大约 500g 的力,使前牙或后牙移动。

(2)滑动关闭间隙法 Bennett 和 Mclaughlin 在 1993 年提出了滑动关闭间隙法,可以在弓丝上一次完成6个前牙的后移和控根,进而关闭拔牙间隙。它是直丝弓矫治技术特有的关闭间隙方法。

①弓丝使用 0.019″×0.025″的方丝。弓丝过粗滑动性能差,弓丝过细不易控制前牙的转矩和覆𬌗。

②如果弓丝槽沟没有完全直线化,则需要使用 0.020″的圆丝或 0.018″×0.025″NiTi 弓丝,进一步使托槽直线化。但尖牙牵引钩与磨牙颊面牵引钩之间必须结扎。

③下一步是在尖牙牵引沟与磨牙颊面牵引钩之间,使用大约 100 克的力量,移动前后牙,关闭拔牙间隙。

④使用牵引法关闭间隙的最好方法,是在尖牙牵引钩与磨牙颊面牵引钩之间运用 NiTi 螺旋弹簧;或者使用弹性向后结扎,即将单个弹性结扎圈与结扎丝联合运用(图 41-13)。

2. 矫正深覆盖、调整磨牙关系 综合性正畸治疗的患者矫治前牙深覆盖、调整磨牙关系,主要是通过前后牙齿的移动来达到这个目的。

在纠正前牙深覆盖的同时,也需要使磨牙关系在矢向方向得到调整。

(1)Angle's Ⅱ类错𬌗 Angle's Ⅱ类错𬌗矫正深覆盖主要是内收上颌前牙,或者前移下颌切牙来达到;而调整磨牙关系则是维持上颌磨牙位置,使下颌磨牙前移来完成。

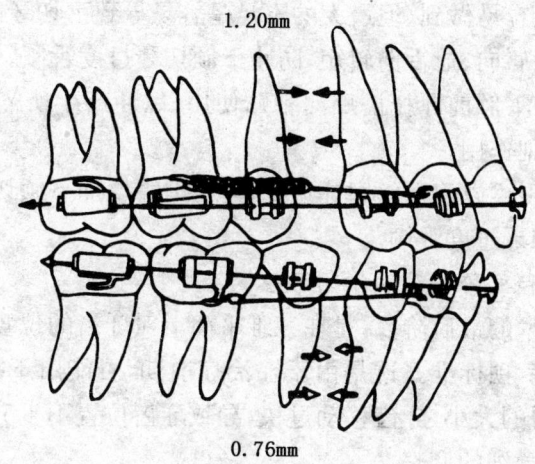

图 41-13 NiTi 螺旋弹簧或弹性向后结扎关闭间隙

①上颌切牙无论轴倾度是否正常,内收切牙时建议都使用方形弓丝,以便能产生牙冠唇向、根舌向的转矩移动。特别是对于上颌前牙前倾、切牙位置向前,或者切牙内倾直立的病例,可能更需要额外增加转矩力。即使对于前牙单纯牙冠前倾的病例,虽然初期可以使用圆丝,但使用方丝则可以更好的控制切牙的轴向。

②下切牙近中移动的方式也应该是转矩运动。前倾的下切牙近中转矩移动,可以使下切牙保持直立状况;而原本直立的下切牙在接受适当的转矩力后,可以保持直立状况,避免在关闭间隙时切牙的牙冠舌倾,加深覆盖。

③磨牙关系的调整,可以通过上下颌磨牙的不同移动来实现。上颌磨牙一般维持原来位置,或者轻度前移;而下颌磨牙则较多的近中移动,依靠上下颌磨牙的这种差别移动,使磨牙关系达到调整。例如上颌可以增加第二磨牙为支抗,或者使用口外唇弓以维持上颌磨牙位置;而下颌则可以使用颌内牵引、Ⅱ类颌间牵引等,使下颌磨牙近中移动更多。

(2) Angle's Ⅲ类错𬌗　与 Angle's Ⅱ类错𬌗相似而相反,Angle's Ⅲ类错𬌗患者主要是通过上颌切牙的唇向移动,下颌前牙的舌向来纠正前牙深反覆盖。而通过上颌磨牙的近中移动和下颌磨牙远中移动调整磨牙关系。

①上颌切牙的唇向移动,可以利用直丝弓治疗初期的前倾力来实现,为避免牙根过多舌向,可以使用尖牙结扎和弓丝末端回弯来防止。也可以使用弯制了各种曲的圆丝来使切牙唇向。

②为矫正前牙的反覆盖关系,前倾的下颌切牙需要舌向移动,下颌切牙舌向移

动的方法较多,也很容易做到,但最大的不足是容易导致下切牙的舌倾。因此必须使用方丝,以产生根唇向、冠舌向转矩,防止下颌切牙过度舌倾。

③也可以将上、下颌前牙托槽反向粘贴使用,以便产生所需要的转矩;但须注意消除转矩的不利副作用。

④使用Ⅲ类牵引可以使上颌磨牙近中移动,但需增加下颌切牙的根舌向、冠唇向转矩,防止下颌切牙过度舌倾。

（三）牙齿位置和咬𬌗关系的精细调整

直丝弓矫治技术的最后阶段,是在三维平面上对牙齿的位置进行精细的调整,使其符合正常𬌗的六项标准。这是由于在治疗前期,可能由于托槽粘着不规范或不准确,或者矫治力的大小,牙齿移动过快,导致牙齿位置不十分理想,则需要在最后阶段对牙齿进行微细的调整。

1. 牙齿位置精细的调整

(1)重新粘贴托槽　因治疗初期托槽位置欠佳,常可引起牙齿的轴倾度和倾斜度。重新粘贴托槽可以更好的解决牙齿的轴倾度和倾斜度问题。并且使用适当弓丝再次排齐牙齿,时间大约1~2个月。

(2)使用较细的方丝,弯制各序列弯曲,矫正牙齿的轻度旋转、倾斜和转矩。弓丝弯制摇椅型唇弓,纠正或维持已打开的咬𬌗。时间大约2~4个月。

(3)使用颌间牵引,纠正轻度Ⅱ、Ⅲ类磨牙关系、上下颌中线不一致,以及前牙开𬌗。时间大约2~4个月。

(4)使用细圆丝,进行颌间垂直向的牵引,如"W"型、三角形、梯形牵引等,调整上下颌牙齿尖窝关系。时间大约1~2个月。

2. 完成矫治治疗

(1)在去除矫治器之前,进行X线头影评价,比较治疗前后牙齿或颌骨位置的变化。

(2)去除固定矫治器的全部托槽和带环,使用钨钢磨头去除残余的粘结剂,使用磨光膏打磨抛光牙齿表面。最好是对所有牙齿进行全面洁治。

(3)使用活动可摘式保持器,或者固定保持器维持矫治效果。活动可摘式保持器的基板必须完全与牙齿和组织贴合,卡环固位良好。

（四）直丝弓矫治技术的支抗控制

直丝弓矫治技术在治疗阶段,除了采用尖牙向后结扎、弓丝末端回弯的方法,减少磨牙支抗的消耗,解除前牙拥挤、排齐牙列外,特别是在治疗早期所需要的磨牙支抗较多,因此可能需要采取额外增强支抗措施。可根据具体情况采用下列方法来加强支抗：

1. 第二磨牙尽早粘结带环，以增加磨牙支抗。

2. 对于严重前牙拥挤、双颌前突、上颌前突病例，为使拔牙间隙尽可能的为前牙利用，治疗开始就必须使用口外唇弓。

3. 增加口内支抗力，例如使用腭杠、腭托、舌弓等。

4. 逐步更换弓丝，避免力量的过度跳跃，保持柔和、持久的正畸力。

5. 使用口外唇弓或唇挡等。

（钟小龙　吉　利）

第42章 常见的错𬌗畸形的矫治方法和原则

第一节 深覆𬌗及深覆盖的治疗

深覆𬌗是临床常见的一种症状,它通常是伴随其他类型错𬌗的一种临床现象。深覆𬌗是上下颌颌骨之间、或牙弓间垂直向发育异常的一种表现。覆𬌗与覆盖是两个不相同而又相互紧密关联的临床表征。两者中一个因素的改变,通常意味着另一个也可能产生改变,例如覆盖的增加或减少,可能导致覆𬌗的减少或增加。覆盖增加过多将影响到患者的外貌和心理,它是患者要求正畸治疗的主诉之一。覆𬌗的增加过多,轻者使患者口腔软组织受到损伤,严重者造成下颌运动障碍和颞下颌关节运动紊乱。深覆𬌗或深覆盖并非牙颌畸形中单独一个疾病或症状,在Angle's各类错𬌗中,基本上均伴随着深覆𬌗或深覆盖症状。减少覆盖或整平牙弓是正畸治疗中重要目的之一,因而对覆𬌗与覆盖的鉴别与诊断将直接影响到下一步的治疗计划。

一、病因

从病因学的观点,可以分为遗传性和获得性深覆𬌗。

(一) 遗传性深覆𬌗

遗传性深覆𬌗可以分为两种类型:

1. 水平向生长型个体的骨性深覆𬌗,颌骨生长发育异常。
2. 由于切牙高位导致的牙源性深覆𬌗。𬌗间间隙比较小,深覆𬌗可能是假性或功能性深覆𬌗。

(二) 获得性深覆𬌗

获得性深覆𬌗往往是由于下面几种原因：

1. 舌侧向姿式或侧向伸舌所导致。它使后牙萌出受阻，导致后牙低位而形成深覆𬌗。最明显的例子是Ⅱ类2分类错𬌗。患者息止𬌗间隙比较大，有利于使用功能性矫治器矫治。

2. 多数乳磨牙或恒后牙的早失，使后牙齿槽高度得不到正常刺激而发育，导致前牙获得性或继发性深覆𬌗。特别是邻牙向缺失间隙倾斜。

3. 牙齿的磨耗或磨损引起获得性或继发性深覆𬌗。

二、临床表现

（一）牙源性深覆𬌗

牙源性深覆𬌗的特性是磨牙区为低位错位，而切牙区是高位错位。生长型常常是平均型，或者倾向于垂直型。

1. 磨牙低位错位引起的症状

(1) 磨牙部分萌出；

(2) 𬌗间间隙特别大；

(3) 舌处于侧向姿式或有伸舌习惯；

(4) 上下颌基底平面角与𬌗平面角间距离短。

2. 切牙高位错位或过度萌出引起的症状

(1) 切牙的切缘超出功能性𬌗平面；

(2) 磨牙完全萌出；

(3) Spee's过陡或反向补偿曲线；

(4) 𬌗间间隙小。

（二）骨源性深覆𬌗

骨源性深覆𬌗患者的生长为垂直向生长型。前面高短，特别是面下1/3特别短；而后面高较长。上、下前面高的正常比例为2∶3，而骨性深覆𬌗患者的比例是2∶2.5或2∶2.8。水平向头影测量平面，例如SN、PP、OP、MP平面，相互之间几乎平行，𬌗间间隙常常较小。

上颌基底明显倾斜，在极端水平生长型个体，上颌基底的向上、前的倾斜可能存在部分补偿，而如果上颌基底向下、前倾斜（即基底后倾），可能使骨源性深覆𬌗更严重。

（三）前突性深覆𬌗

上颌切牙唇向，上颌牙弓和牙齿向前突出，上颌牙弓狭窄，前牙覆盖常常在

5 mm 以上。前牙排列整齐或间隙，下颌切牙多数排列正常、或内倾。下颌切牙过度萌出，Spee's 曲线过陡，覆盖覆𬌗程度加大，严重时下颌切牙与上颌腭黏膜接触，形成创伤性溃疡。磨牙可能为中性或远中关系。如果存在矢向骨骼关系不调，覆盖覆𬌗的程度加剧、面部轮廓发生改变。前突性深覆𬌗常常与Ⅰ类错𬌗的上颌前突或Ⅱ类1分类错𬌗相关。

（四）内倾性深覆𬌗

上颌前牙轴向直立、或内倾，前牙覆盖偏小，侧切牙或尖牙唇向，磨牙关系可能为中性或远中，上下颌牙弓长度减少，下颌牙弓正常或存在拥挤、或舌向内倾；上颌腭侧或下颌唇侧黏膜可能存在创伤溃疡、或牙周炎症。面下1/3变短，下颌角明显，面部轮廓常呈方形。内倾性深覆𬌗常常与Ⅰ类闭锁性错𬌗或Ⅱ类2分类错𬌗相关。

三、深覆𬌗的分类

从解剖的角度观察，上颌牙弓往往宽于和长于下颌牙弓，在上下牙齿交错位时，上颌牙齿将遮盖下颌牙齿，而出现覆𬌗的关系。

临床上常常可以见到上颌前牙遮盖下切牙牙冠长度的2/3以上，或者下颌切牙咬𬌗在上颌切牙的舌侧颈部或腭侧黏膜。通常依据下颌切牙咬𬌗在上颌切牙舌侧的位置、或上颌切牙遮盖下颌切牙的程度，将深覆𬌗分为Ⅲ度。

（一）覆𬌗关系的分类

覆𬌗主要是指上下颌切牙（或者后牙）在垂直向高度之间的相互关系。临床上往往将上颌牙遮盖下颌牙唇颊面的垂直距离作为判断覆𬌗的程度或大小的标志。

1. 正常覆𬌗　上颌切牙遮盖下颌切牙唇颊面的1/3内，或下颌切牙咬合在上颌切牙切1/3之内，称之为正常覆𬌗。

2. Ⅰ度深覆𬌗　上颌切牙遮盖下颌切牙唇颊面的1/3~2/3，或下颌切牙咬合在上颌切牙中1/3，称之为Ⅰ度深覆𬌗。

3. Ⅱ度深覆𬌗　上颌切牙遮盖下颌切牙唇颊面的2/3以上，或下颌切牙咬合在上颌切牙颈1/3，称之为Ⅱ度深覆𬌗。

4. Ⅲ度深覆𬌗　上颌切牙完全遮盖下颌切牙唇颊面，或下颌切牙咬合在上颌颈缘或牙龈软组织上，称之为Ⅲ度深覆𬌗。

5. 对刃𬌗　指上颌切牙与下颌切牙以切缘相对，或后牙以同名颊尖相对，称之为对刃𬌗或对𬌗。

6. 反覆𬌗　上颌牙不能遮盖下颌牙，反而下颌牙齿遮盖上颌牙齿，特别是下颌切牙遮盖在上颌切牙的唇面，形成反覆殆。

异常的深覆殆关系则是上下颌牙弓在高度方面发生改变，而对刃殆与反覆殆则是牙弓长度或宽度发生变化，即上颌牙弓长度减少（或牙弓位置后缩），或下颌牙弓长度增加（或牙弓位置前移）。

造成深覆殆的因素较多，许多原因对覆殆的程度均产生影响。而上下颌切牙的不同的接触关系，将产生不同的覆殆类型状态。当上下颌切牙存在接触关系时，随切牙关系不同有四种不同的覆殆状态，而当上下颌切牙不存在接触关系时，随切牙关系不同也有四种不同的覆殆状态。

（二）深覆盖的分类

覆盖关系是指上颌牙盖过下颌牙的水平距离，在切牙则是指上颌切牙切缘到下颌切牙切缘之间的水平距离。切牙之间的水平距离正常情况下不超过 3 mm，超过 3 mm 者称为深覆盖。

1. Ⅰ度深覆盖。

2. Ⅱ度深覆盖。

3. Ⅲ度深覆盖。

4. 反覆盖　当生长发育异常时，下颌切牙的切缘突出于上颌切缘的唇侧；或者下颌后牙的颊尖突出于上颌后牙的颊侧，称之为反覆盖关系。

上颌牙齿的切缘和颊尖覆盖着下颌牙齿的切缘和颊尖，从而使唇颊侧软组织不至于受咬伤，同时下颌牙齿舌尖反覆盖着上颌牙齿的舌尖，保护舌的边缘不会受到咬伤。

（三）深覆殆的机制

由于引起深覆殆病因有骨源性或牙源性两大类，按照造成深覆殆的机理不同，目前临床上依据深覆殆患者前、后牙槽嵴的高度发育的程度和上、下颌发育的程度，按造成深覆殆的机制分为三类：

1. Ⅰ类　上颌骨（或下颌骨）前部颌骨与牙齿槽高度发育正常，而后部颌骨与牙槽高度发育不足。

2. Ⅱ类　上颌骨（或下颌骨）前部颌骨与牙齿槽高度发育过度，而后部颌骨与牙槽高度发育正常。

3. Ⅲ类　上述两种机制的复合，即上颌骨（或下颌骨）前部颌骨与牙齿槽高度发育过度，而后部颌骨与牙槽高度发育不足。

四、治疗原则

在生长期间,纠正深覆𬌗的效果稳定,即使伴有明显的磨牙伸长,青春期患者个体也能保持稳定的下颌平面角。非生长期个体与生长期个体相比,在正畸打开咬𬌗过程中将产生不利的骨骼-牙齿反应。成人咬𬌗打开机制中,磨牙伸长较少,但非生长期个体的下颌平面角会发生改变,骨骼生长补偿极少的个体(可能存在骨膜的游移改建),不会发生咬𬌗的复发。不同的骨骼面部类型,对咬𬌗打开的反应不同。当对低下颌平面角患者企图维持已经纠正的覆𬌗关系、减少复发倾向时,我们可以从高角病例的垂直复发中得到经验。对正常或低下颌平面角个体正畸治疗的垂直向变化,与相对稳定的垂直向生长相平衡。而具有低下颌平面角的青春期患者,所存在的骨骼不调是非常不利的,而控制正畸治疗中垂直向角度常常是困难的,并且无法预测。适当的调整口外力的大小和方向可能预测改变垂直向骨骼类型的理论,没有足够的依据。

需要改变关于理想治疗时间的概念,即具有垂直向骨骼生长不调的患者,必须在生长发育期完成,进行正畸治疗可以避免下颌不可预测向下、后的旋转,或不必要的垂直生长补偿。

治疗深覆𬌗的方法和措施,取决于深覆𬌗的病因或性质是牙源性或是骨源性,以及造成深覆𬌗的机制,骨源性深覆𬌗治疗的原则是直接增强上下颌基骨的分散型旋转生长,可以使用活动或者固定矫治器。牙源性深覆𬌗可以压低或前倾切牙,伸长后牙,整平𬌗平面,减少Spee's曲线等重要的问题是纠正深覆𬌗是在生长期间或是在生长后期进行。在生长期间治疗可以刺激后牙伸长,抑制前牙萌出;髁突和骨缝的垂直向生长分力可以增加治疗的作用,磨牙和前磨牙的伸长意味着随着下颌垂直向旋转,刺激了骨骼的生长。但下颌的向下、后的旋转,可能加重Ⅱ类错𬌗的矢向不调,增加面部的突度或角度。

成年人由于生长已经停止,对深覆𬌗进行正畸治疗,主要是磨牙的伸出,下颌平面角增加,因而不可能依靠患者生长与发育潜力,磨牙的早接触可能使下颌产生向前或后的旋转进而可能产生TMJ的问题。

下颌向前旋转,由于关节的脱位或相关韧带、关节盘、囊功能紊乱而可能造成髁突和TMJ结构的损害,脱位可能造成急性TMJ功能紊乱。下颌向后旋转,咬𬌗被打开,导致𬌗的紊乱和干扰,如果此时临床治疗需要打开咬𬌗,则必须注意保持𬌗平衡,这是因为生长补偿可能性极小或根本不存在。长期不注意建立适当内外本体感应的咬𬌗接触,对患有磨牙症、紧咬牙的个体,将产生或加剧TMJ功能紊乱。

（一）牙源性深覆𬌗治疗原则

牙源性深覆𬌗治疗原则取决于错𬌗性质,在真性深覆𬌗个体,治疗的目的是伸长双尖牙和磨牙,可以使用功能性矫治器,如果存在舌侧向姿式或伸舌习惯,颊面唇弓或屏、盾可以排除这种不良舌习惯。也可以,整平Spee's曲线,它可以在混合牙列期或恒牙早期使用假性深覆𬌗的治疗比较困难,主要的治疗目的是压低切牙,可以使用功能性矫治器,某些活动矫治器、以及固定矫治装置来纠正。

获得性深覆𬌗的治疗使用固定矫治器可以获得较好效果,它可以竖直倾斜的磨牙而减少覆𬌗。过陡的Spee's曲线必须纠正,可以在运用固定矫治器同时,使用颌间或垂直牵引促进后牙萌出。

（二）骨源性深覆𬌗治疗原则

在治疗骨性深覆𬌗的时候,需要考虑颌骨的矢向关系,因为大多数骨性深覆𬌗同时伴有Ⅱ类矢向关系不调。因此在指定治疗计划时必须将骨性深覆𬌗与Ⅱ类矢向关系不调一并考虑,抑制上颌骨生长和促进下颌骨的生长,以及牙齿槽的改变将使深覆𬌗得到改善,可以将口外力与功能性矫治器或固定矫治器相结合,纠正骨性深覆𬌗,它可以通过下面几个方面达到目的：

(1)使磨牙远中移动,伸长后牙;

(2)打开颌骨基底不利的倾斜,纠正聚合型生长型;

(3)当生长时期已过,牙源性补偿对骨性深覆𬌗是必要的,例如压低切牙,上颌磨牙远中移动和伸出,必要时可以拔除第二磨牙,整平Spee's曲线。

（三）深覆𬌗的早期治疗原则

在混合牙列早期对深覆𬌗进行治疗,将对深覆𬌗患者的骨骼特性产生影响。深覆𬌗的早期治疗目的是：

(1)上颌磨牙的远中移动可能有利于垂直向和矢向不调的纠正,当牙齿远中移动并且伸出后,咬𬌗被打开,也可以使用口外力进行纠正。

(2)功能性矫治器可以通过它的结构和调磨诱导,刺激后牙伸出,压低前牙,并整平Spee's曲线。

(3)纠正不良舌侧向姿式或伸舌习惯,防止后牙萌出被抑制,可以使用活动矫治器或舌栅防止舌不良姿势。

(4)治疗后保持至少持续到第一前磨牙萌出,或者4年左右时间。维持切牙与磨牙高度比值为5∶4。

第二节 前牙反𬌗的治疗

正常切牙关系,上颌切牙遮盖在下颌切牙唇面。前牙反𬌗患者则是上下颌切牙呈切对切关系,严重者下颌切牙遮盖在上颌切牙的唇面,形成反覆𬌗、反覆盖关系,因此它主要是上、下颌颌骨、或者上、下颌牙弓在前、后向关系不调的表现。

前牙反𬌗可以是个别牙齿的反𬌗,也可能为多数前牙反𬌗。磨牙关系可能为Ⅰ类中性关系,更多的是Ⅲ类磨牙关系。AngleⅠ类错𬌗伴前牙反𬌗的问题相对简单,治疗效果较好,而在Ⅲ类错𬌗伴前牙反𬌗病例,情况比较复杂。在临床诊断前牙反𬌗时,主要着重点将是Ⅲ类错𬌗伴前牙反𬌗。

前牙反𬌗尽管其人群发生率相对其他类型错𬌗要低,由于严重影响到患者的口腔功能、颜面美观、以及心理健康,就诊率却偏高,因此前牙反𬌗的诊断和治疗是正畸医师一直关注的问题。

一、病因

导致前牙反𬌗的因素较多,因此前牙反𬌗的临床表现变化较大,引起反𬌗因素不可能是某单一因素,而是多因素共同作用的结果。

1. 遗传因素　由于错𬌗是多基因遗传疾病,家庭直系亲属中存在反𬌗的患者,前牙反𬌗的遗传趋势较大,其子女出现的前牙反𬌗可能性较大。

2. 先天发育畸形　个别先天畸形患者,由于发育障碍,导致上颌发育不足或下颌发育过度,使前牙出现反𬌗现象。例如唇腭裂患者,往往上颌骨或前颌骨发育畸形和不足,使下颌相对前突、或前牙呈反覆𬌗、反覆盖关系。

3. 不良口腔习惯

(1)咬上唇习惯　增加了上颌前部舌向的压力和下颌切牙唇向压力,因而长期可能抑制上颌或前颌骨生长,刺激下颌向前的生长,使前牙出现反𬌗,严重时引起颌骨矢向关系异常。

(2)下颌前伸习惯　导致下颌前伸习惯的因素有:①腺样体增生、或扁桃体肿大,使呼吸道不畅通,为有利于鼻呼吸而被迫前伸下颌,维持呼吸道通畅;②人工喂养方式错误,奶瓶开口过小或者奶瓶位置直立,为进行吮吸婴儿被迫前伸下颌。

(3)吮指习惯　吮指习惯中引起反𬌗的主要是吮中指或食指,手指的力量同时阻碍上颌发育或刺激下颌过度生长。

(4) 替牙障碍　混合牙列时期的替牙障碍,引起前牙反𬌗的因素主要有两个:①多数乳磨牙缺失,由于龋坏或其他原因所导致多数乳磨牙早失,患者为寻求最大咀嚼效率,不得不前伸下颌,依靠前牙的对刃咬𬌗关系来完成咀嚼功能,刚开始可能是一种功能性下颌前伸,或称"假性下颌前突",长期刺激下使下颌过度发育而成为"真性下颌前突";②乳尖牙磨耗不足,儿童在咀嚼过程中,尖牙应该存在正常牙尖磨耗,如果因为某种因素而导致乳尖牙(特别是下颌乳尖牙)磨耗不足,咀嚼时乳尖牙与对颌牙齿发生早接触,长期乳尖牙的诱导将迫使下颌前伸而形成前牙反𬌗。

4. 全身因素　脑垂体功能亢进、甲状腺功能亢进、以及佝偻病均可能导致严重的前牙反𬌗或下颌前突。

二、分类

前牙反𬌗依据反𬌗牙齿数目可以有个别前牙反𬌗,多数前牙反𬌗。按照牙齿类型可以有乳前牙反𬌗,恒前牙反𬌗。按照磨牙矢向关系,磨牙关系为中性关系,是为Ⅰ类错𬌗的前牙反𬌗;磨牙关系为近中关系,为Ⅲ类错𬌗的前牙反𬌗。由于前牙反𬌗的治疗取决于错𬌗的病因和类型,按照错𬌗机制或病因,临床上通常将前牙反𬌗分为以下几种类型:

1. 牙源性前牙反𬌗　由于前牙错位原因所导致前牙反𬌗。

2. 功能性前牙反𬌗　主要是由于咬𬌗干扰、多数乳磨牙早失、不良习惯等引起下颌前伸习惯等导致的前牙反𬌗;亦称假性下颌前突或假性Ⅲ类近中错𬌗。

3. 骨源性前牙反𬌗,主要是由于①上颌发育不足;②下颌基骨发育过度;③上颌骨发育不足与下颌骨发育过度相结合骨性错𬌗,生长型可能是水平向或垂直向;④由于牙齿诱导所致骨性前牙反𬌗。

三、临床检查

临床检查包括全身一般检查、功能性分析、X线检查、X线头影分析研究模型分析以及软组织检查。由于许多检查与其他错𬌗的检查相同,这里主要叙述与前牙反𬌗相关的必要检查。

1. 一般检查　主要注意个体的牙龄、骨龄和生长发育潜力;

2. 软组织　除了额、鼻外形外,鼻唇角尤为注意,它对面部美观起重要作用。锐的鼻唇角表明上颌骨应该后移,而钝的鼻唇角,意味着前颌骨发育不足,需要进行前方牵引类的治疗,以刺激颌骨生长。

3. 切牙轴倾度　前牙反𬌗时,上颌切牙将唇向倾斜,下颌切牙舌向倾斜对骨骼不调进行补偿,下颌切牙舌侧齿槽骨凹陷将增加治疗难度。为治疗上颌牙列拥挤而拔除下颌对应牙齿,将增加关闭间隙的困难,也无法维持切牙轴倾度。

4. 功能形分析　仔细观察下颌从姿势位到咬𬌗位的闭合途径。当下颌闭合进入完全咬𬌗位时,如果存在早接触或牙齿牙尖诱导,下颌将会被诱导向前滑动,而处于强迫性前伸位。

5. 前牙反𬌗患者,特别是骨性下颌前突个体,由于牙齿早接触、创伤𬌗、下颌功能性前移、不对称开口型、舌功能紊乱等,治疗时由于下颌髁突在关节窝中被迫后移,容易导致颞下颌关节功能紊乱。

四、X 线头影测量分析

与同在其他错𬌗中的检查一样,利用 X 线头影检查诊断前牙反𬌗,主要是评价面部类型、颌骨关系、生长类型、牙-齿槽关系、错𬌗部位、软组织以及与错𬌗病因、预后的关系等。X 线头影检查诊断的主要内容包括:

1. SNA,SNB,ANB:明确上下颌颌骨之间,以及与颅基底间关系。
2. ANS-PNS,PNS-S:确定上颌位置和基骨长度。
3. Co-Pog,Co-Go,Go:确定下颌基骨形态、综合长度和升支高度。
4. Wit's 的 AO,BO:确定错𬌗的性质。
5. U1-SN,L1-MP:明确切牙的补偿机制。
6. UFH,LFH,Y 轴:明确下颌生长方向。

对个体进行 X 线头影检查诊断的时候,可能需要针对个体的具体情况,对 X 线头影分析的内容进行必要的补充和调整,便于精细评价错𬌗的机制。

五、临床表现与诊断

(一)牙源性前牙反𬌗

牙源性前牙反𬌗,主要是由于牙齿萌出、替换过程中出现障碍。而使前牙位置错位所引起。因为不存在骨骼矢向关系不调,ANB 角在正常范围之内,问题主要集中在切牙关系上,上颌切牙唇向而下颌切牙舌向倾斜。治疗主要是纠正切牙反覆𬌗和反覆盖关系上。纠正切牙关系相对比较简单。当反𬌗存在时间较久时,问题将变得较为严重,下颌向前突出,而如果上颌水平向生长受到阻碍,将加剧前牙反𬌗严重程度。

(二)骨源性前牙反𬌗

骨性前牙反𬌗，主要是由于骨骼生长不平衡，上、下颌颌骨之间、或上、下颌颌骨与颅基底之间矢向关系存在不调。主要表现为上颌发育不足(Moyer 称为面中部发育不足)，或下颌发育过度(又称为下颌前突)，或者上颌发育不足与下颌发育过度结合，磨牙近中关系。这是真性Ⅲ类错𬌗。

1. 下颌发育过度，上颌发育正常　下颌基底和升支宽大，SNA 角正常，SNB 角大于正常，ANB 角绝对值增加(负值)，Go 角增加、关节角可能增大，下颌体部过大并且常常处于前伸位。舌形态扁平、前伸而位置偏低。上颌切牙唇向而下颌切牙舌向倾斜，上颌牙弓常显狭窄，而后牙区可能出现反𬌗；实际上是由于下颌体宽大，加上下颌向前移位，使下颌宽的部位与上颌前部窄的部位相咬𬌗而造成。

2. 上颌发育不足(面中部发育不足)，下颌发育正常　上颌发育不足，上颌基底短小且处于后缩位，面中部明显凹陷，SNA 角度减少，SNB 角正常，ANB 角减少甚至成为负值。早期生长诱导或前方牵引效果较为理想。但是需要将上颌发育不足与下颌发育过度相鉴别。

3. 上颌发育不足与下颌发育过度结合　上颌发育不足，上颌基底短，而下颌基底长，升支短或者长，取决于升支长度。SNA 减少，SNB 增大，ANB 严重减少。

下颌升支短的患者，生长型为垂直向，Go 角增大，常常是Ⅲ类矢向关系与开𬌗结合，上颌常存在拥挤，治疗时可能需要拔牙减数。

下颌升支长的患者，生长型为水平向，Go 角变小。

4. 骨性Ⅲ类错𬌗与假性强迫性咬𬌗或下颌前移　当骨性Ⅲ类错𬌗，上颌切牙唇向和下颌切牙舌向倾斜进行特殊的补偿，当下颌切牙的舌侧边缘与上颌切牙接触时，切牙错位迫使下颌从姿势位到习惯位时被诱导向前，下颌将更进一步向前移位。这种类型的错𬌗，由于矢向基骨关系不调严重，不利的切牙轴向倾斜，治疗难度较大。

(三)功能性前牙反𬌗

由于替牙障碍，例如牙齿咬𬌗干扰或早接触，或不良习惯所导致下颌习惯前伸、肌肉功能失调，例如扁桃体肿大时为维持呼吸道通畅而前伸下颌、多数乳磨牙早失为寻求最大咀嚼效率而前伸下颌等等，下颌将从Ⅰ类关系向前游移到Ⅲ类关系。这是一种功能性近中错𬌗，Moyer 将它称之为"假性近中"错𬌗，或假性下颌前突。而当长期下颌前伸时间长久，下颌受刺激而过度发育后，功能性下颌前伸已开始向骨性下颌前突转化，此时要明确功能性与骨性下颌前突的界限比较困难的，只能是明确那种因素为主要因素。

功能性前牙反𬌗，上下颌基骨形态正常，磨牙关系为轻度近中关系，下颌可以后退至切牙对刃关系,此时侧面轮廓将明显改善。

六、治疗原则

前牙反𬌗的治疗,根据其错𬌗的机制、病因、患者的年龄而有所不同。牙源性前牙反𬌗个体,切牙前方移位而不存在骨骼问题,可以在任何时期进行治疗,治疗的目的是竖直唇向的上颌切牙或舌倾的下颌切牙,上颌牙弓狭窄的个体,必要时也可以进行扩弓。而伴有骨性矢向关系不调的前牙反𬌗,需要考虑三个方面问题:

(1)前牙反𬌗主要是由于下颌过度生长所造成,问题主要是在下颌,治疗也集中在下颌基骨上。生长发育时期可以使用功能性矫治装置、口外矫形装置,使下颌重新向后定位,或抑制下颌生长。

(2)前牙反𬌗主要是由于上颌发育不足所引起。上颌基底后缩而偏短,在切牙萌出阶段,刺激上颌发育有一定的作用。上颌长度因治疗可以增加,但年龄越大,对其影响越小。

(3)前牙反𬌗主要是由于上颌发育不足与下颌过度生长所造成,治疗可能需要与正颌外科结合。

(一)乳牙列时期的治疗原则

乳牙𬌗时期,儿童的下颌常被前伸,舌低位而前伸,舌背平坦,前牙反𬌗应尽可能早的进行治疗,甚至在1岁时开始,直到4岁。治疗过迟,虽然牙齿的纠正效果较为理想,但仍然会留下不利的面部形态、上颌后缩与下颌前突的症状痕迹。乳牙全部萌出后存在着三种不同的前牙反𬌗:

1. **功能性乳前牙反𬌗** 不存在骨骼问题,下颌可能向前滑动,使切牙呈对刃或反覆𬌗关系,牙齿错误诱导常表现在在尖牙区,一部分个体是由于尖牙磨耗不足,另一部分是由于鼻呼吸障碍;造成尖牙间宽度发育不足所致。必要时调磨乳尖牙牙尖或扩大上颌牙弓。

2. **下颌原因导致的前牙反𬌗** 尽管大多数儿童早期下颌处于后缩位,但对下颌头影测量分析表明:下颌基底 SNB 角增大,或者下颌基骨本身的长度正常,但长期处于前伸位。而上颌发育正常。抑制或改变下颌的生长方向,或使前伸的下颌后退,是其治疗主要目的。

3. **上颌发育所导致的前牙反𬌗** 上颌或面中部后缩,下颌发育基本正常。上颌切牙常旋转、拥挤。治疗可以使用各种功能性矫治装置,刺激上颌生长,或使用口外矫形力,例如 Delaire 式面具等,前牵上颌向前。

(二)混合牙列期治疗原则

混合牙列时期前牙反𬌗,如果骨骼关系不调不太严重,下颌的后退和刺激上颌的生长仍然是可能的。早期治疗目的是建立一个恰当的切牙诱导,Ⅲ类骨骼症状不严重时,治疗成功的可能性、稳定性最好。治疗的另一个目的是竖直舌向倾斜的上颌切牙和唇向倾斜的下颌切牙,纠正切牙反𬌗。

下颌前伸或过度生长的前牙反𬌗个体,混合牙列期下颌的后退或生长抑制仍然是可能的。垂直向生长型个体由于难于达到良好的覆𬌗关系,治疗比水平向生长个体更困难。因为前面高过多,牙源性补偿有限,可以使用高位头帽或高位牵引抑制垂直向生长。

无论垂直向或水平向生长型个体,对上颌发育不足可以进行均前方牵引,但是上颌垂直发育不足时,下颌前突更明显,自动旋转使下颌处于过度闭合的习惯位。刺激上颌的垂直向生长意味着后牙萌出,下颌向后、下旋转而进入正常的矢向关系位。

(三)恒牙列时期治疗原则

恒牙已经完全萌出,如果主要是牙齿的错位问题而无骨骼不调,治疗可以成功。骨性前牙反𬌗是选择拔牙矫治或正颌外科治疗,取决于骨性关系不调的严重性。决定外科治疗前,上颌前牙唇向倾斜或下颌切牙的舌向倾斜必须竖直,去除对骨骼关系的牙源性代偿。

第三节 后牙反𬌗的治疗

后牙反𬌗是指上、下颌牙齿唇舌向或颊舌向关系的不调。传统上认为是下颌牙齿相对上颌牙齿水平向关系不调。后牙反𬌗根据牙齿错位的状况,可以分为下面几种情况(图42-1):

(1)颊向反𬌗:下颌牙齿的颊尖咬𬌗在上颌牙齿颊尖的颊面。
(2)舌向反𬌗:下颌牙齿的颊尖咬𬌗的上颌牙齿舌尖的舌面。
(3)移位:在下颌从息止𬌗位的闭𬌗过程中,牙齿接触产生偏斜,向左、或右、或前移位进入最大咬𬌗接触位。

一、病因

造成后牙反𬌗的因素可能为单一因素或多个因素相结合。导致牙齿咬𬌗关系

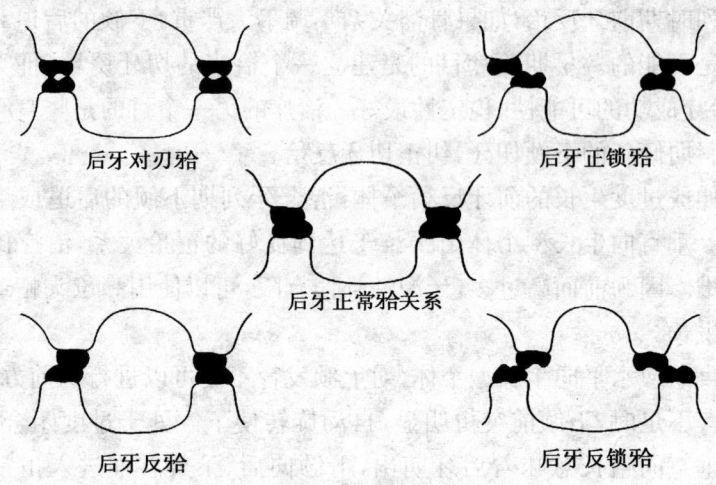

图 42-1 后牙咬殆关系

发生改变,产生反覆殆、反覆盖关系。

(一)局部因素

最普遍的局部因素是拥挤,一个或多个牙齿排列在牙弓外。例如,乳牙列或混合牙列后期第二乳磨牙早失,可能导致第一恒磨牙的前移,迫使第二双尖牙腭向萌出。乳牙滞留也将影响后继牙的异常萌出而导致反殆。

(二)骨骼因素

通常多数牙齿的反殆,很大程度上是对骨骼因素的病理性补偿。后牙反殆可能是牙弓宽度的不调,或者是由于一个牙弓宽的部分与对侧牙弓窄的部分相咬殆。后牙全部颊向反殆最有典型例子是由于上颌发育不足所引起的宽度不调,即Ⅲ类错殆。后牙全部舌向反殆上颌发育过度、或下颌严重发育不足所引起的宽度不调,即Ⅱ类错殆。

(三)软组织因素

吮指习惯常常造成后牙反殆,它使舌位置降低,口腔产生负压,上颌牙弓内侧压力相对减轻所造成。

(四)其他因素

唇、腭裂患者在生长中,上颌牙弓宽度因裂隙修补后的瘢痕而受到抑制;颞下颌关节创伤或病理可能导致下颌一侧生长抑制,引起不对称畸形,使后牙呈单侧反殆。

二、反𬌗类型与诊断

后牙反𬌗包括一个或多个后牙,甚至全部后牙的反覆𬌗反覆盖关系。

(一)伴有下颌偏移的单侧后牙反𬌗

这种类型的反𬌗仅仅涉及到上颌或下颌的一侧牙弓一个或多个牙齿,严重时涉及到一侧整个牙弓。当一个牙齿存在反覆𬌗时,由于牙齿的移位,在闭合过程引起下颌向一侧偏离,使牙齿进入反覆𬌗状态。

而当整个一侧牙弓处于反覆𬌗时,潜在的病因常常是因为上颌牙弓与下颌牙弓宽度相同,即可能是下颌牙弓过宽,或者是上颌牙弓宽度过窄。使牙齿在闭合过程中出现尖对尖关系,为了达到更舒适、更有效的尖窝关系,患者将可能偏左或偏右移动下颌,由于患者能很快的适应这种尖窝咬𬌗关系,因此一般不能察觉到自己下颌在闭合过程中所出现的偏移现象。

(二)不伴有下颌偏移的单侧后牙反𬌗

这种状况的反𬌗不太多见,它可能是一个或多个牙齿在萌出过程中偏离正常位置的结果。如果出现更多牙齿的反𬌗,常常意味着存在骨性不对称畸形。

(三)双侧后牙反𬌗

双侧后牙反𬌗多见于骨骼前后向或水平向关系不调。单侧牙弓反𬌗时牙弓宽度不调,如同前面所述,可能为一侧牙弓宽度过窄。

三、治疗原则

研究表明:对特别敏感的个体,牙齿异常移位可能导致颞下颌关节紊乱综合征。因此伴有移位的反𬌗个体是正畸治疗的适应证。双侧反𬌗而不存在牙齿移位的患者,应该密切注意患者治疗后的复发,可能由于牙齿移位引起单侧反𬌗。双侧后牙反𬌗患者的咀嚼功能如同正常个体一样不受影响。而前牙反𬌗常与牙齿移位相关联,可能导致下切牙唇向移动,使牙龈后缩,这种病例适宜早期治疗。

病因在后牙反𬌗的正畸治疗中,是一个非常重要的考虑因素。例如:后牙反𬌗是由于一个或多个牙齿错位所引起,矫治是仅仅只排列一个牙齿或多个牙齿、或与对𬌗牙之间交互牵引?如果存在骨性因素,通过牙齿移动能否达到补偿目的?

使用固定矫治器时,上颌后牙扩弓可能引起后牙颊尖向上,腭尖下降,使后牙发生倾斜(图 42-2),而使下颌产生单纯向下绞链运动,导致下面高增加、覆𬌗减少。如果必须进行扩弓,最好使用固定矫治器,增加牙根颊向转矩,抵制牙冠颊向倾斜的倾向,甚至使用头帽进行高位牵引。

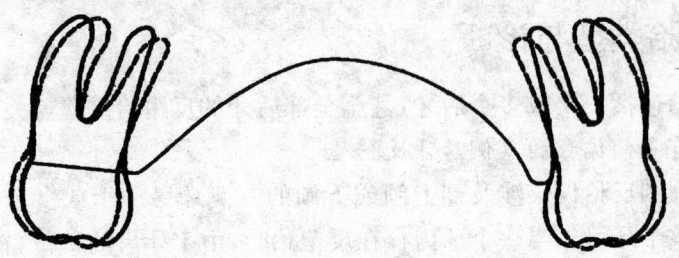

图 42-2 扩大牙弓导致后牙颊向倾斜

（一）单侧后牙反𬌗

单侧后牙反𬌗主要由于一个牙齿的错位所导致。例如上颌由于拥挤而舌向错位，治疗主要是解除拥挤、排齐错位牙。如果双尖牙严重错位，可以考虑拔除错位牙、或者使用固定矫治器整体移动双尖牙。中度拥挤错位牙可以使用活动矫治器的"T"型簧，如果磨牙也需要颊向移动，也可以使用扩大螺旋推后牙颊向移动。

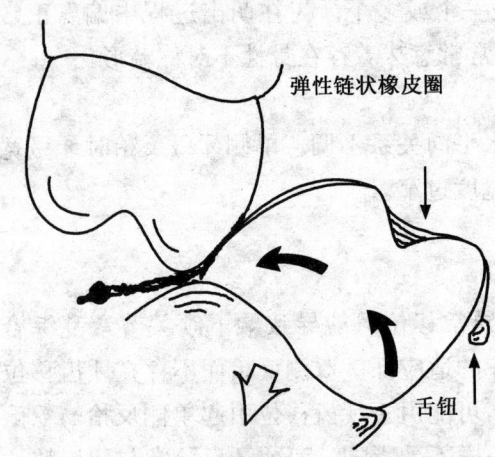

弹性链状橡皮圈

舌钮

图 42-3 交互牵引磨牙正锁𬌗

如果在纠正反𬌗时，需要向相反方向移动对𬌗牙，可以使用交互牵引来达到目的。单侧反𬌗如果包括所有后牙，它常常包含牙齿的错位，治疗可以使用扩大上颌牙弓，以便在治疗结束时与下颌牙弓相适应。如果上颌后牙颊向倾斜，可以使用活动矫治器以及𬌗垫进行治疗。这种情况下矫治器的基托可以增加扩大螺旋，也可以使用 Quadhelix 矫治器。对部分患者为防止复发，可以适当过度扩大牙弓，但不能使后牙覆盖过大，甚至又产生正锁𬌗的趋势。

反𬌗治疗结束后，最好保持 6 个时间，Quadhelix 矫治器扩大牙弓后可直接使用它保持 3 个月以上（图 42-3）。

（二）双侧后牙反𬌗

个别情况下的双侧后牙反𬌗，如果患者能够接受，可以不进行治疗。如果进行治疗，可以使用快速上颌扩弓装置，以扩大上颌基骨。但这种治疗存在复发的可能，甚至可能形成单侧反𬌗。

双侧后牙反𬌗也常见于唇腭裂患者，同样可以使用 Quadhelix 矫治器扩大上颌牙弓。

（三）扩大牙弓

1. Quadhelix 矫治器　Quadhelix 矫治器是一种非常有效的固定、慢速扩弓矫治装置。它可以按照需要调整牙弓前、后部扩大的程度。主动治疗结束后，矫治器可以作为保持器使用。

2. RME 快速上颌扩弓装置　这种矫治装置类似于活动扩弓矫治装置。在前磨牙合第一磨牙上粘结带环，并通过支架与腭部中间的扩大螺旋焊接在一起。每天旋转螺旋两次，整个治疗时间大约两周。扩大螺旋产生较大的扩弓力扩开腭中缝，通过骨骼的扩开而不是颊向移动牙齿来达到扩大牙弓的目的。这种扩弓方法适用于十多岁、腭中缝没有融合的个体。腭裂患者可以利用这种矫治装置，通过唇瘢痕伸展扩大腭中缝。

由于软组织压力，扩弓后大约有 50％ 患者出现不同程度的复发。牙弓扩大后需要保持几个月，防止扩大后的复发。

第四节　开𬌗的治疗

开𬌗上、下颌相对应牙齿之间分开而存在间隙称为前牙开𬌗，部分学者将正中𬌗位时，上下前牙在垂直向处于无咬𬌗接触状态称为前牙开𬌗，也称为垂直向开𬌗（vertical open bite）。它是牙齿、或齿槽骨、或骨骼在垂直高度方面的不调。而将上下牙齿在水平向无咬𬌗接触状态称为水平向开𬌗（horizontal open bite），它是上、下颌牙齿或颌骨在水平向不调。开𬌗程度轻的个体，面部轮廓的改变不大，而在开𬌗程度严重的个体，前下面高可能增加。开𬌗既可以是Ⅰ类错𬌗中单独的一种错𬌗表现，也可以发生在Ⅱ类或Ⅲ类错𬌗中，为并发症状之一。

开𬌗可以表现在前牙，也出现在后牙区：

1. 前牙开𬌗（AOB）　当后牙处于咬𬌗状态下时，切牙无𬌗接触。
2. 后牙开𬌗（POB）　当前牙处于咬𬌗状态下时，后牙无𬌗接触而存在间隙。
3. 不全覆𬌗　当后牙处于咬𬌗状态下时，下颌切牙不与上颌切牙相咬𬌗，也没有咬𬌗在腭侧黏膜上，不存在𬌗接触关系。覆𬌗可能减少，覆盖可能增加（图 42-4）。

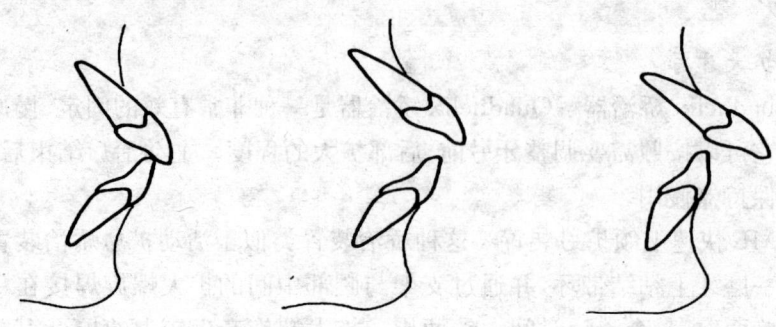

图42-4 左:切牙正常覆𬌗 中:前牙开𬌗 右:不全覆𬌗

一、分类和分度

对于每个开𬌗患者来说,其开𬌗的严重程度不同,开𬌗的范围、部位,造成开𬌗的原因也不相同,临床表现也不相同。有的开𬌗因为不良习惯,例如咬物,仅仅涉及个别牙齿,而有的开𬌗则除了个别牙齿有𬌗接触以外,其余牙齿基本无咬𬌗接触。开𬌗部位根据病因因素,可能在前牙区,也可能在后牙区。

（一）开𬌗的分度

开𬌗的分度以切牙切缘（或后牙牙尖）间分开的垂直距离来决定,通常分为三度:

Ⅰ度：上、下颌牙齿切缘（或牙尖）之间无𬌗接触,分开的垂直距离为<3.0 mm。

Ⅱ度：上、下颌牙齿切缘（或牙尖）之间无𬌗接触,分开的垂直距离为3.0～5.0 mm。

Ⅲ度：上、下颌牙齿切缘（或牙尖）之间无𬌗接触,分开的垂直距离为>5.0 mm。

临床检查中,除了记录前牙切缘间的垂直距离,必要时还必须记录前牙切缘间的水平距离,并且将前牙分开的垂直距离和水平距离,分别称作为开𬌗垂直距和开𬌗水平距。

（二）开𬌗的分类

临床上常常根据造成开𬌗的病因,将开𬌗分为三个类型：

1. 骨源性开𬌗 由于骨骼发育的原因,导致颌骨或齿槽骨垂直向发育过度或不足。例如后牙区齿槽骨高度或颌骨体过大,或者前牙区齿槽骨发育不足,面下1/3高度增加,表现为前牙开𬌗,面型为长面型。或者由于发育畸形,例如下颌升支短、下颌角钝；或者由于全身疾病，例如佝偻病患者的下颌骨顺时针方向生长；或者单侧髁突的良性增生、内分泌紊乱所致双侧髁突增生等，均可导致开𬌗畸形。

2. 肌源性开𬌗　造成肌源性开𬌗的主要因素是舌的功能异常或紊乱。例如儿童时期滞留型吞咽习惯、吐舌吞咽、伸舌或舔牙等习惯，造成前牙区开𬌗。

3. 牙源性开𬌗　由于局部因素，例如咬物、咬唇等等因素，导致牙齿无法正常萌出、或者牙齿的位置发生改变，例如唇向倾斜，所引起的开𬌗。第三磨牙的过度萌出，也是引起牙列广泛性开𬌗的重要因素。

二、病因

前牙开𬌗通常伴有其他错𬌗症状，遗传或环境因素在导致前牙开𬌗中起主要作用。这些因素包括骨骼原因、软组织因素、不良习惯、或局部骨骼的发育不足等因素。

(1) 个体的垂直向发育不足所造成的开𬌗因素目前不太清楚，不少学者强调生长发育在开𬌗中的作用，Schudy 认为与面部垂直向生长相关"分散型生长"与开𬌗相关，而聚合型生长与深覆𬌗相关。下颌向后、下旋转的生长趋势将助长开𬌗的发生与发展。

(2) 吮指、吮拇和咬物；异常舌功能；髁突外伤或病理性损害；牙齿萌出异常；医源性因素等，是导致开𬌗的环境因素。

临床实际中要确定造成个体开𬌗的具体的病理因素比较困难，它往往可能是多个因素综合的结果。病史的询问或临床检查有益于开𬌗的诊断。

(一) 骨源性因素

导致开𬌗的骨源性因素有遗传因素、严重的佝偻病，患者表现为垂直向、顺时针生长，而不是水平向生长趋势，即垂直向生长比例增加。由于上、下颌颌间距离增加，因而下面高的高度也增加。虽然前牙可能进一步萌出伸长而进行补偿，但补偿的程度有限。当前牙间距离过大时，补偿以后可能仍然存在前牙开𬌗。如果生长型垂直向持续的向下、后生长，会使开𬌗程度更严重。

开𬌗程度轻的患者，牙弓两侧基本对称，严重的前牙开𬌗可能一直延伸到后牙区，仅仅只有磨牙有𬌗接触。前牙区垂直向的发育同时也导致前牙齿槽骨的垂直向过度延伸。

下颌单侧髁突良性增生或因内分泌紊乱导致的双侧髁突增生，由于下颌升支过长，下颌体部下降而逐渐产生后牙区的开𬌗。

其他引起骨源性开𬌗的因素还有严重的骨骼发育畸形，例如下颌升支过短而下颌角钝。

(二)软组织因素

为了使吞咽能够进行,必须保持前牙区的封闭。在儿童时期,由于唇闭合不全,因而在吞咽时舌前伸至上下前牙之间,以达到前部口腔封闭。垂直向骨骼比例增加的患者,使唇闭合不全进一步增加,即使软组织发育成熟,通过伸舌达到前部封闭的习惯仍持续存在。这种吞咽类型在吮指习惯的患者中也可以见到,这时的伸舌动作已成为一种适应性行为。内源性或原发性极少,尽管咬𬌗特征类似,但将原发性与舌的适应性行为相鉴别比较困难。但内源性常常伴有吐词不清,上下切牙前倾的特点。

(三)不良习惯

不良习惯对颅面部骨骼和牙齿位置的影响,取决于它的时间长短或强度。如果吮指习惯从婴儿时期一直持续到乳牙期、甚至恒牙期,由于舌或拇指的影响,抑制了切牙的发育,而导致前牙区的开𬌗。这种前牙区的开𬌗呈对称性,除非同时吮两个手指。由于舌位置下降和吮指时颊肌力量加大,抑制上颌牙弓的发育,常常伴有后牙区的反𬌗。

吮指习惯终止以后,开𬌗倾向于恢复,时间可能需要几个月,甚至几年。在这个时期舌可能仍前伸,在吞咽时保持口腔前部封闭。少部分患者这种习惯一直存在,即使发育完成,开𬌗也继续存在。

1. 局部发育障碍　在部分唇、腭裂患者,由于齿槽骨或前颌骨发育不足,导致前牙区开𬌗。

2. 张口呼吸　由于鼻空气道的阻塞、或习惯,部分患者习惯于张口呼吸。使后牙齿槽骨过度发育,面下1/3高度增加,继发性使前牙开𬌗更加严重。典型的例子是扁桃体和腺样体切除患者,面下高度明显增加。

(四)医源性开𬌗

医源性开𬌗,是指在口腔正畸治疗过程中所出现的开𬌗。主要因素是:

1. 使用活动矫治器时,𬌗垫类结构没有覆盖所有已萌出的牙齿,个别牙齿伸长呈早接触,导致前牙开𬌗。

2. 磨牙远中移动,近中颊舌尖伸长引起开𬌗。

3. 关闭拔牙间隙时磨牙近中倾斜,远中尖伸长。

4. 整平牙弓时程度过大。

5. 张开型Activator,具有高的咬𬌗重建可能引起伸舌习惯,导致前牙开𬌗。在压低后牙时,也可以引起开𬌗,特别是在乳磨牙区。

6. 运用口外力,使第一磨牙向远中移动,磨牙向下、后倾斜,磨牙近中牙尖伸长,磨牙形成支点,使咬𬌗打开而导致前面高增加,特别是在向下、后生长型面型的个体。

7. 扩弓治疗时,后牙过度颊向倾斜,舌尖伸长,可能导致开𬌗。

8. 垂直向生长个体,使用磨牙伸长方法打开咬𬌗。

三、开𬌗错𬌗机制

尽管开𬌗的病因较多,情况也较复杂,但从错𬌗发病机制上,基本上归纳为下面三个方面:

1. 前牙槽骨垂直高度或者颌骨前部垂直向发育不足,后牙槽骨垂直高度或者颌骨体部垂直向发育正常。

2. 前牙槽骨垂直高度或者颌骨前部垂直向发育正常,后牙槽骨垂直高度或者颌骨体部垂直向发育过度。

3. 前牙槽垂骨直高度或者颌骨前部垂直向发育不足,后牙槽骨垂直高度或者颌骨体部垂直向发育过度。

四、牙源性和骨源性开𬌗的形态特征

(一)牙源性开𬌗

这类前牙开𬌗的面型基本正常,当覆盖程度严重时,侧面轮廓呈凸面型,伴有一定程度的开唇露齿。牙源性开𬌗主要与口腔不良习惯有关,由咬物习惯所引起,仅仅表现为个别前牙开𬌗,如果是因为吮指所引起的开𬌗,上颌前牙唇向,前牙区形成梭形状,当吮吸时,可能将颊肌吮吸到后牙𬌗间,颊肌力量增大,后牙区牙弓狭窄。

(二)骨源性开𬌗

骨性开𬌗的侧面轮廓,根据其近远中骨骼情况,可能分别显示出不同的面型,例如直面型、凹面型、或凸面型。下面高度增加,因此下颌下缘过陡,下颌角前切迹明显,开𬌗范围不仅局限于前牙区,而且也涉及后牙区。

五、诊断

渐成因素和环境因素是开𬌗的主要病因。主要的渐成因素是舌的姿势、形态和体积,上、下颌骨,特别是下颌的骨骼生长型,颌骨基骨垂直关系等。这些因素主要为遗传所确定,通常是在颌骨基骨,或者齿槽骨的某些特定区域垂直向发育过度或不足。环境因素方面,主要是呼吸的功能异常或不良呼吸方式。许多儿童具有某种类型异常功能类型或潜在的异常习惯,舌的功能异常或紊乱在病因评价上有一定意义。呼吸干扰或口呼吸会使舌和下颌的功能或姿势位置产生改变,并可能进一步引起开𬌗。

(一)美观考虑

牙源性开𬌗对美观影响不太明显,特别是在舌位于牙齿与唇之间时尤其如此。在评价开𬌗对美观的影响时,特别要注意下面几点:

1. 鼻、唇、颏部之间侧面轮廓的平衡。

2. 如果鼻唇角偏小或过锐,在前磨牙拔除后,上颌前牙的内收可以改善面部美观。而如果鼻唇角偏大或过钝,上颌切牙的前倾可以增加面部形象。面部的美观并不是由于鼻唇角发生改变,而是唇本身的位置变化。

3. 唇的构型,可以测量唇在静止状况下唇线与所覆盖的牙齿和牙龈组织的关系。短或翻卷的上唇可能使上颌牙龈组织显露过多,而表现不太美观。

4. 面下1/3的长度和颏部突出或后缩的程度。特别注意口裂与鼻底的距离。

(二)功能考虑

在开𬌗问题上,舌的姿势和功能要特别注意。必须区分舌功能紊乱的补偿是原发性或继发性,要评价舌的力量强或弱的作用,头影X线片可以评价分析确定开𬌗的性质,是骨性或牙源性?按照Bahr and Holt的方法,可以评价区分四种不同的伸舌习惯:

1. 伸舌而不产生畸形。尽管舌功能异常,但没有导致错𬌗。

2. 伸舌导致前牙区错𬌗。例如前牙开𬌗,有时伴双侧牙弓狭窄、后牙反𬌗,Moyer称之为"简单开𬌗"。

3. 伸舌导致后牙区错𬌗。例如后牙开𬌗,而侧向伸舌也可以导致功能性深覆𬌗,它是后牙区开𬌗的改变。

4. 伸舌导致前后牙区错𬌗,即前后牙开𬌗,Moyer称之为复杂性开𬌗,治疗难度较大。

作为舌功能的舌姿势是非常重要的,余留的婴儿型吞咽常常将舌前伸,吮指习惯常常使这种婴儿型吞咽得到延长,舌尖位于前牙之间。正常成熟型吞咽周期,当切牙萌出时舌尖位于切牙下、后面,而切牙正常萌出时一旦出现干扰,前牙将出现间隙,吞咽时出现补偿,企图在吞咽周期中建立有效封闭机制。

(三)临床表现

依据错𬌗的严重性,前牙开𬌗存在不同形式。

1. 深覆盖伴轻度前牙开𬌗(前牙开𬌗距小于 1 mm)患者,可能是一种特定的假性前牙开𬌗。
2. 前牙患者的切牙间开𬌗距大于 1 mm,但后牙存在咬𬌗。
3. 复杂性开𬌗,开𬌗从一侧前磨牙或乳磨牙到另一侧相应区域。
4. 复合型或婴儿型吞咽开𬌗,开𬌗涉及所有牙齿,包括磨牙。
5. 继发于正畸治疗后的医源性开𬌗。

(四)X 线头影检查分析

适时运用头影测量分析,可以对各种类型开𬌗进行适当的分类。在牙源性开𬌗,开𬌗程度取决于牙齿萌出的状况,磨牙的高位或切牙的低位可能是主要的病因。而骨性垂直向生长型患者,齿槽骨症状是上颌切牙的前倾或下颌切牙的后倾。而在水平生长型,舌姿势或伸舌习惯可能导致上下颌前牙均向前倾。

上颌基底的前端向上倾斜的垂直向生长型个体,不利的生长型将导致严重的骨性开𬌗;上颌基底的前端向下倾斜的垂直向生长型个体,伴有对开𬌗进行补偿的偏离关系;水平生长型个体,上颌基底的前端向前、上倾斜,这种类型的开𬌗不能通过加深覆𬌗的方法来进行补偿。

1. 牙源性开𬌗　由于此类开𬌗无骨骼异常,因此可能仅仅为前牙齿槽高度减少。具有Ⅱ类骨型患者的头影测量分析表明:ANB 角大于正常,上下颌切牙交角(U1-L1),特别时上颌中切牙角(U1-SN)将减少。上颌𬌗平面向上倾斜,而下颌𬌗平面向下倾斜。

2. 骨源性开𬌗　除了近远中向骨骼的改变以外,前牙开𬌗的全面高增加,特别是前下面高增加明显,Nahoum 指出:前上面高/前下面高的比值将可以作为重要的诊断标准。后面高高度减少,或升支变短,下颌角、下颌平面角增大,与前颅底平面、腭平面、𬌗平面相比而显过陡,呈分散型生长趋势。上颌前、后齿槽高度可能增加,或者是上颌前、后齿槽高度正常、下颌前、后齿槽高度可能增加。在Ⅲ类开𬌗病例,上颌后部垂直高度过多,𬌗平面倾斜度减少,而下颌𬌗平面倾斜度更陡,Go角增大,下颌升支向下、后,下颌平面角增加,全面高和下面高增加,上颌前部垂直高度增加,下颌突出减少而颅基底、上颌颌骨或上下颌切牙位置,腭平面、后面高度、下颌升支、体部高度没有明显差异。

(五)覆𬌗深度指数和前后不调指数

1. 覆𬌗深度指数(overbite depth indicator,ODI)　Y. Kim(1974)医师为了揭示垂直向错𬌗(开𬌗)的机制,对开𬌗、深覆𬌗、正常𬌗个体的垂直向关系进行了分析比较,发现 AB 平面与下颌平面的交角、腭平面与 FH 平面交角,与切牙覆𬌗深

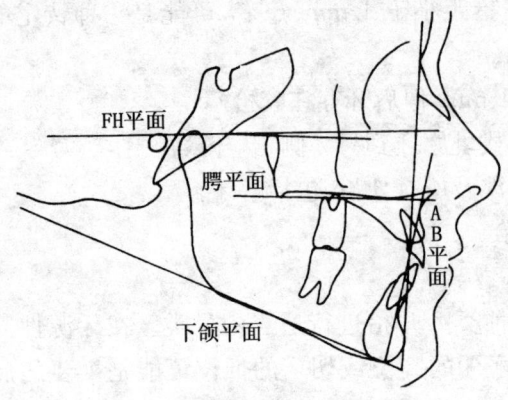

图 42-5 ODI 的确定:当 PP 平面相对 FH 向前、下时,角度为正值,PP 平面相对 FH 向前、上时,角度为负值

度密切相关,将此称为"覆𬌗深度指数"(图 42-5)。正常覆𬌗个体的 ODI 值为 74.00°±6.07°,ODI 值越小于正常值,则开𬌗或开𬌗的可能性越大,骨性开𬌗 ODI 值约为 50°~60°,牙源性开𬌗 ODI 值约为 70°~80°;ODI 值越高于正常值,深覆𬌗的可能性越大。由于 ODI 值在错𬌗个体中的显著性差异,Kim 将其作为确定垂直向错𬌗的重要指数,他认为覆𬌗深度指数与覆𬌗呈正相关性,当 ODI 值小于 74.5°,开𬌗发生率最高。而当 ODI 值大于 74.5°,深覆𬌗的可能性增加,ODI 值分析同样可以评价开𬌗的性质和病因。

ODI 值低于正常值时,即使具有正常覆𬌗关系,也存在开𬌗趋势;治疗中有可能导致开𬌗。而治疗后 ODI 值低于正常值时,容易引起治疗后的复发。

2. 前后向不调指数(anteroposterior dysplasia indicator,APDI)Kim(1978)在研究矢向关系不调性的错𬌗机制时,发现面平面与 AB 平面、面平面与 FH 平面、腭平面与 FH 平面所形成的角度,三个角度之和与磨牙间距呈高度相关性,因此将三个角度之和称为"前后向不调指数"(图 42-6)。

正常磨牙关系的 APDI 值为 80.36°±3.79°,个体 APDI 值大于正常值时,磨牙关系偏向Ⅲ类,个体 APDI 值小于正常值时,磨牙关系偏向Ⅱ类。由于 APDI 值在错𬌗个体中的显著性差异,Kim 将其作为确定前后向错𬌗的重要指数。

六、治疗原则

开𬌗的治疗原则和治疗计划取决于错𬌗病因、严重程度和部位。牙源性开𬌗的治疗主要是针对病因治

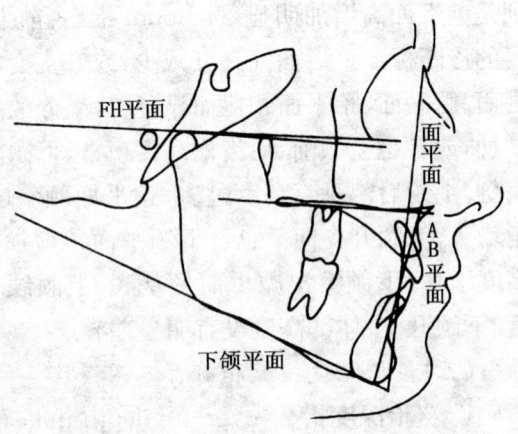

图 42-6 APDI 确定:B 位于 A 点后,角度为正值,B 位于 A 点前,角度为负值

疗,即控制纠正不良唇、舌习惯或其他习惯,排除异常口周肌肉功能。而骨源性开𬌗的治疗原则是在生长时期,尽可能的纠正不利的生长方向;而在后期则通过牙齿移动进行补偿治疗,或通过正颌手术的方法进行纠正。无论是牙源性或骨源性开𬌗,治疗中需要结合错𬌗的类型进行治疗。即使在牙源性开𬌗的治疗中,也应该考虑生长型,个体生长型的对异常的神经肌肉存在不同反映,水平向生长型可以引起双颌前突,而垂直生长型可能导致舌向倾斜。

治疗时间长短取决于开𬌗的病因,如果病因被排除,可以进行早期阻断性治疗,尽可能早的排除功能紊乱。骨源性开𬌗可以在早期进行纠正,或者在后期进行补偿性治疗。

(一)乳牙列时期开𬌗的治疗原则

乳牙列时期,开𬌗的治疗原则是尽可能的纠正不良习惯和排除异常功能紊乱。许多患者在纠正不良习惯后,症状很快得到改善。伴有拥挤或反𬌗的开𬌗治疗并不复杂,可以使用响应功能性矫治器进行阻断。

乳牙列时期极少见到骨性开𬌗。不良习惯的纠正可能是第二位考虑的因素,推迟治疗可能使问题严重性增加。可以使用矫形装置,例如口外力或者颏兜进行治疗。

(二)混合牙列时期开𬌗的治疗原则

混合牙列时期三种类型开𬌗的治疗原则是不同的:

1. 牙源性开𬌗　牙源性开𬌗常常是不同功能紊乱的结果。在混合牙列早期治疗主要是应用口屏类的矫治装置;在混合牙列后期,牙源性开𬌗常伴有伸舌习惯或其他不良姿势,简单的功能性装置疗效不明显,主要是运用固定矫治装置,但治疗后必须较长时间的保持,直到异常口周肌肉功能被排除。治疗中或治疗后,进行吞咽练习可以使成熟型吞咽和舌功能作用得到加强。

2. 骨源性开𬌗　骨源性开𬌗至少取决于两个因素:开𬌗的严重程度和牙源性补偿治疗的可能性。骨源性开𬌗的个体的生长型几乎是垂直向的,生长型和上颌基底倾斜程度决定着治疗计划。如果颌骨生长型是分散型,治疗预后比较差。如果上颌基底是向下、前倾斜,个别患者可以使用功能性矫治器。另外后牙压低、切牙的伸长、后牙的近中移动也是关闭开𬌗的一种有效治疗方法。尽管错𬌗性质是骨源性,存在着不利的颌骨旋转,可以拔除四个第一双尖牙,使用固定矫治器,近中移动后牙以关闭前牙开𬌗。但严重病例则仍然需要正颌外科手术。

3. 复合型开𬌗　在临床观察中,相当一部分骨源性开𬌗患者伴有口周肌肉功能异常,或者说至少部分骨源性开𬌗病例是因为口周肌肉功能异常所导致。由于病因的性质决定了必须是联合治疗的方法,纠正或排除异常口周肌肉功能,改善颌骨关系。

纠正或排除异常口周肌肉功能,需要在混合牙列早期进行阻断性治疗,不良习惯必须控制,适宜的诱导牙齿萌出。

(三)恒牙列时期开𬌗的治疗原则

使用固定矫治器,对恒牙列时期开𬌗进行治疗是主要手段。可以结合使用诱导性拔牙方法纠正牙齿-齿槽骨问题,或对骨源性问题进行补偿治疗。功能性矫治器对纠正这类开𬌗的作用不大。

第五节 尖牙阻生的治疗

尖牙位于牙弓的过渡处,连接着前牙和后牙,维持牙弓的连续性。在咀嚼功能、面部美观方面起重要作用。在咬𬌗方面,尖牙起着制导作用,即通常所称尖牙保护𬌗。上颌尖牙牙胚在出生后4~5岁时开始发育,在上颌骨内较高位置。牙冠钙化约在6~7岁,大约在11岁左右开始萌出;男性尖牙萌出时间大约平均在11~12岁,女性尖牙萌出大约平均在11~12岁。上颌尖牙萌出之前,位于侧切牙牙根远中、乳尖牙牙根近中颊侧,尖牙萌出时向前、下游移。上颌尖牙萌出对侧切牙的压力,可能导致侧切牙牙冠远中倾斜,当尖牙完全萌出以后,侧切牙牙冠才有可能恢复到正常位置。

Gorlin(1990)调查中发现:上颌尖牙先天缺失约为0.3%,下颌尖牙的先天缺失约为0.1%。上颌尖牙阻生率大约为1%~2%,双侧尖牙阻生大约为8%,下颌尖牙阻生率大约为0.35%。大约0.7%的10~13岁儿童的尖牙由于阻生而导致牙根吸收。

尖牙的唇向或腭向阻生大约位2∶1或3∶1,Jacoby认为:估计尖牙唇向或腭向阻生位置是困难的,尖牙唇向阻生萌出,其实际位置常常偏高或唇向;腭向阻生尖牙中85%可以有足够间隙萌出而进入牙弓内。而唇向阻生尖牙仅仅只有17%的可能性,因此唇向阻生尖牙中87%因间隙或牙弓长度不足而造成阻生。牙弓长度不足是尖牙唇向阻生的主要因素。虽然不少唇向阻生尖牙需要正畸或外科外界干预,而腭侧阻生的尖牙则完全需要正畸才能萌出,这主要是由于腭侧骨板过厚、骨皮质致密而阻碍尖牙萌出。

尖牙阻生和异位中,上颌尖牙的异位或阻生占大多数,因此本章将重点叙述上颌尖牙的检查与诊断。

一、上颌尖牙错位的病因

尖牙异位常常分为颊向或腭向错位。极少数患者的尖牙甚至可能位于上颌牙弓之上,呈水平位,或者接近鼻骨位置。下面叙述的是尖牙异位的可能病因,尖牙异位的真正病因目前还不太清楚。

1. 牙胚异位　尖牙异位的可能病因之一,尖牙明显异常移位。;异位牙可能水平向、或位于颊沟之上、或接近腭部中线;

2. 萌出路径过长　尖牙牙胚位于上颌窦的前壁或眼眶下面,位置较高,因此尖牙需要经过长而曲折的萌出途径,才能萌出到上颌牙弓内,如果在牙弓内其萌出途径上存在拥挤,尖牙将改变萌出途径,而偏颊侧或腭侧萌出。

3. 上颌侧切牙牙根过短或缺失　最新研究表明:上颌侧切牙的牙根长度起重要作用,当侧切牙的牙根长度较短,或者侧切牙缺失时,由于缺乏正确的萌出诱导,尖牙腭向异位的可能性增加2.4倍。上颌尖牙腭向萌出异位与侧切牙的缺失或钉状侧切牙牙冠形态(例如钉状)相关。

4. 拥挤　Jacoby(1983)发现:85%的颊向异位尖牙与拥挤相关联,而83%的腭向异位尖牙存在足够间隙。如果上颌牙弓存在拥挤,尖牙将没有足够间隙;尖牙正常发育时将颊向萌出。

5. 乳牙滞留　乳牙滞留常常导致恒牙颊向错位。如果恒尖牙本身异位,乳尖牙牙根不能正常吸收,而导致乳牙滞留。

6. 易位　易位是指牙弓内两个牙齿交换位置。这种异常相对较少,但常影响到尖牙位置。普遍发生在上颌牙弓,上颌尖牙与双尖牙易位最常见,尖牙与侧切牙的易位也可以在临床观察到。这种现象的病因目前不太清楚。

Bishara 和 Moyer 认为造成尖牙阻生的原因还有:

(1)乳牙牙根的吸收率;

(2)乳牙牙胚的损伤;

(3)牙齿萌出顺序的紊乱;

(4)牙弓所用间隙;

(5)牙胚的旋转;

(6)牙根过早闭合;

(7)尖牙进入腭裂裂隙(唇腭裂患者);

(8) 异常肌肉压力;
(9) 发热性疾病;
(10) 维生素缺乏与内分泌紊乱。

Mcbride 认为:牙齿萌出失败是由于牙齿的牙冠体积与牙弓长度之间存在的差异。这将影响或改变牙齿萌出途径,偏离它们正常萌出路径。

人们常常使用人的逻辑去解释自然现象。正畸医师常被误导使用统计学或逻辑学标准去描述"正常"或"异常",因此经常使用逻辑式解释尖牙在腭侧间隙足够情况下的阻生,如果认为尖牙腭侧阻生是因为间隙过多,显然是不符合逻辑的。

二、尖牙阻生的危害

阻生尖牙如果长期存在于颌骨内,将可能造成一些不良后果。Shafer 指出阻生尖牙的后遗症主要是:

1. 阻生尖牙将唇舌向错位;
2. 邻牙游移或牙弓长度减少;
3. 牙根内吸收;
4. 含牙囊肿;
5. 阻生尖牙的牙根外吸收;
6. 萌出过程中的特殊感染;
7. 牵拉性疼痛;
8. 尖牙的异位萌出可能造成侧切牙的牙根吸收,发生率大约有 80%;
9. 上述后遗症的结合。

三、上颌尖牙位置的检查

临床上在治疗前,必须检查并确定尖牙位置。如果怀疑尖牙阻生,可以使用 X 线片进一步检查。

(一) 临床检查

由于尖牙具有较高位置萌出阻生的缘故,对任何年龄阶段儿童的未萌出尖牙进行临床检查时,扪诊是主要手段,它是早期检查尖牙异常萌出途径一种手段。通过扪诊这种方法可以明确尖牙位置,正常时它位于侧切牙牙根远中、颊向,表明萌出预后位置较好。临床上如果发现双侧侧切牙远中齿槽骨不对称,可以借鉴全颌曲面断层片,了解和证实尖牙发育和不对称的位置状况。

通常在上颌颊部前庭沟或腭侧、侧切牙远中区域进行扪诊,估计或确定未萌尖

牙的位置。如果未萌尖牙完全唇侧萌出,可以在该区域扪及骨性隆起。临床出现下面的症状可能预示着尖牙阻生:

1. 恒尖牙萌出迟延(即超出萌出时间较久)或乳尖牙的长期滞留;

2. 口腔前庭尖牙区齿槽骨唇面未见到正常尖牙的隆起,扪诊也未触觉到局部隆起感觉;

3. 侧切牙远中腭侧存在骨性隆起;

4. 侧切牙的萌出延迟、牙冠远中倾斜、或游移。

Ericson 和 Kurol 指出:10 岁儿童 29%在尖牙区齿槽骨处不能扪诊到骨性隆起,在 11 岁儿童大约为 5%,年龄更大儿童大约仅仅 3%不能扪诊到尖牙隆起,必要时增加 X 线片明确诊断。

(二)X 线检查

阻生尖牙可以通过邻近牙齿,特别时侧切牙进行判断,上颌唇向倾斜的侧切牙可以初步判断尖牙相对侧切牙牙根是低位颊向、或是腭向低位。如果尖牙在 X 线片上显示牙体过短,可以判断尖牙可能存在颊舌向倾斜,咬𬌗片不能提供尖牙的异常位置,而侧位片则可以观察到尖牙的位置、以及与切牙牙根的关系。前后向 X 线片可以显示尖牙牙冠与牙根相对中线异位的程度。

使用 X 线检查未萌尖牙或异位尖牙,必须包括以下几点:

(1)尖牙牙冠和根尖两者位置的定位,以及与邻牙和牙弓的关系;

(2)邻牙与乳尖牙的预后;

(3)牙齿的吸收状况,特别是侧切牙和中切牙。

尽管有许多方法可以检查阻生尖牙,全颌曲面断层片、头影侧位片、合电影,但根尖 X 线片特别可靠。

1. 根尖片　单张根尖片仅可以观察到尖牙与邻牙关系的二维图象。如果移动 X 线球管,对同一齿槽骨部位,在不同角度拍摄多张根尖片,利用物体位置 X 线片上在所产生的距离视觉差,不同位置的尖牙将产生不同移动距离,即可明确尖牙位置。腭向的尖牙将随球管角度改变而在 X 线片上产生移动现象。

(1)Clark 法　评价尖牙唇舌向位置需要拍摄两张根尖片,两张 X 线片显示同样区域影象。在拍摄第二张 X 线片的时候,水平向上移动 X 线源,改变拍摄角度。当物体与放射源在相同方向移动时,物体位于舌侧,当物体与放射源在相反方向移动时,物体位于颊侧。

(2)物体颊向规则　如上述原理相同,如果 X 线源在垂直方向上移动,使拍摄角度发生 20°的改变,连续拍摄两张 X 线根尖片,颊侧物体将会与 X 线源产生相反方向移动。舌侧物体将会与X线源移动相同方向移动。

2. 咬𬌗片　需要与根尖片结合,确定阻生尖牙的唇、舌向位置,该X线片中阻生尖牙不与其他牙齿重叠。

3. 口外片

(1)头颅定位片:正、侧位头影片可以确定阻生尖牙的位置,需要与全颌曲面断层片结合进行判断。

(2)全颌曲断片:可以明确阻生尖牙在三维平面的位置。必要时也可以使用Clark规则方式移动球管,由于X线源在后者后部,尖牙将向球管移动相反方向移动。这种部位拍摄的X线片可以了解整个牙列和尖牙的发育情况。但是尖牙离中线较远,与𬌗平面的角度减少。不足的是尖牙的影像易与根周组织相重叠。

明确阻生尖牙的位置在决定下一步治疗的可行性方面起决定性作用。Ericson和Kurol认为:92%病例可以使用根尖片进行确诊。

四、尖牙颊向异位的治疗原则

尖牙牙冠宽度通常比第一双尖牙或乳尖牙宽。尖牙的颊向异位常常是牙弓存在间隙不足,即拥挤。因此在尖牙萌出之前,解除拥挤将可以改善尖牙萌出状况。由于颊侧黏膜和骨质较薄,尖牙颊向异位比腭向错位容易萌出。解除拥挤可以使萌出的尖牙排列进牙弓。如果尖牙长轴偏向远中,牙齿仅需要倾斜移动,即能够排列整齐,可以使用活动矫治装置。如果尖牙长轴近中或直立,或者牙齿旋转,需要使用固定矫治器矫治。

对于尖牙来说,牙弓内间隙相对不足,可以采取下面方法:

(1)拔除第一双尖牙,但第一双尖牙宽度小于尖牙;

(2)推磨牙远中,来开拓间隙。如果尖牙牙根位置较好,尖牙仅仅倾斜移动可排列进入牙弓内;

(3)如果间隙足够或已开拓,尖牙可以不须处理即可排列入牙弓;

(4)少数情况下,尖牙无法萌出而阻生,如果尖牙排列进牙弓困难,观察一段时间后,尖牙萌出不理想,需要采取外科暴露阻生尖牙,在保证牙龈适当附着、或根尖定位、或龈瓣覆盖的情况下,去除覆盖于尖牙表面的骨组织和软组织,同时粘结附件或带环,使用弹性牵引排齐尖牙。

(5)严重拥挤的病例,第一双尖牙和侧切牙之间完全不存在间隙,除尖牙以外的牙齿排列整齐,可以拔除尖牙,简化治疗程序,或使用固定矫治器关闭余留间隙。

唇向阻生尖牙发生率虽然低于腭向阻生,但临床就诊率高于腭侧阻生尖牙。

唇向阻生尖牙常穿过齿槽黏膜而低位萌出，Fournier 认为：长轴正常、垂直、唇向阻生尖牙的年幼儿童，外科暴露后不需要牵引即可以萌出到正常位置，但年龄较大患者的唇向阻生尖牙，仍然需要正畸牵引。唇向阻生尖牙暴露前，应该考虑是否有足够间隙允许尖牙萌出。

最重要因素是患者接受程度和选择治疗的时间。

五、尖牙腭向错位的治疗原则

尖牙腭向错位的治疗受到许多因素的影响。患者对尖牙腭向错位的看法、对正畸治疗的要求，患者口腔牙弓内是否存在间隙或拥挤，错位尖牙的位置、以及是否在正畸治疗的范围，乳尖牙滞留和邻牙状况等。

大多数情况下，上颌尖牙阻生通常是牙弓长度不足，然而对于 85% 腭向阻生的尖牙，却并不是因为牙弓长度不足，而是牙弓内具有足够的间隙。上颌尖牙牙胚通常位于鼻腔、眼眶和上颌窦的前壁，而侧切牙和第一双尖牙胚位于尖牙腭侧，牙弓长度缺乏不允许尖牙牙胚从鼻腔前壁萌出。如果在上颌基骨有额外的间隙，尖牙腭向阻生。间隙可能是由于上颌基底的过度生长，或由于侧切牙或第一双尖牙萌出刺激所产生。在这种情况下，尖牙在腭侧自由游移而腭向阻生。上颌前颌骨的发育不足也影响到尖牙的萌出方向，Moss 建议对腭向阻生尖牙再植，Lewis 建议外科导萌而允许自由萌出，Von der Heydt 建议外科暴露尖牙，使其自发萌出。这些都可以避免尖牙外科暴露时减少对侧切牙根的创伤、维持支抗和改善患者面部美观。尖牙腭向阻生的治疗选择方案有：

（1）不处理，如果患者希望保留阻生尖牙而不进行处理，但需定期观察其病理性改变。乳尖牙保留有限，即使牙根足够长，并且不影响面部美观，但乳牙根可能最终被拔除；

（2）尖牙再植；

（3）拔除阻生尖牙，用第一双尖牙代替尖牙位置；

（4）拔除尖牙，后部截骨而关闭间隙；

（5）修复治疗取代尖牙；

（6）外科暴露尖牙，在尖牙上粘结附件，而在其上发挥矫治力，正畸使尖牙进入牙弓内。

六、尖牙异位的阻断

(一)乳尖牙的拔除

临床发现尖牙阻生迹象后,Williams 认为可以对 I 类无拥挤病例在 8 或 9 岁时拔除乳尖牙,进行阻断性治疗,Ericson 和 Kurol 认为当尖牙牙冠位于侧切牙远中时,大部分病例应该在 11 岁时拔除乳尖牙,90%的尖牙能够进入正常牙弓,而在近中位时顺利进入牙弓内的成功率仅仅 64%。

拔除乳尖牙可能引起异位恒尖牙的位置发生改变,促使其正常萌出。但如果恒牙的位置不能自动纠正,则必须尽可能维持乳尖牙。对于明显异位的尖牙,可以采取外科暴露未萌尖牙,正畸矫治装置牵引治疗,这种阻断矫治方法也可以用于治疗下颌尖牙异位。

对存在牙弓拥挤的个体,应尽早缓解拥挤,维持间隙,使尖牙能正常萌出。

(二)预防侧切牙牙根吸收

未萌或阻生尖牙可能引起邻近侧切牙牙根的吸收。甚至可能逐步导致中切牙的牙根吸收。当尖牙牙冠与切牙根 1/3 接触,易发生牙根吸收。需要尽快采取措施,防止发生牙根吸收。例如各种矫治装置、必要时拔除阻生尖牙、或者牙根吸收严重的切牙。

七、阻生尖牙的治疗方法

(一)尖牙拔除适应证

尖牙唇向、拥挤临床临床经常可以观察到,拔除尖牙必须相当谨慎,拔除尖牙虽然可以暂时改善美观,但可能使正畸治疗更复杂,治疗结果不理想(包括咬𬌗功能)。尽管极少考虑拔除尖牙,但出现下面情况时,可以考虑拔除阻生错位的尖牙:

1. 滞留乳尖牙的排列为患者接受。患者希望保持一定程度的美观,或者不愿意接受复杂的正畸治疗。临床医师需让患者理解乳尖牙终将脱落,需要进行修复治疗。如果咬𬌗不理想,例如存在深覆𬌗,它将影响以后的冠桥修复,必须探索其他的治疗途径。

2. 上颌牙弓非常拥挤,上颌第一双尖牙与侧切牙接触,双尖牙排列整齐无旋转患者不希望保留阻生尖牙,而目前的面部美观状况又能够接受。

3. 尖牙严重错位,尖牙牙根位于中切牙或侧切牙之间,正畸治疗将危害切牙,拔除尖牙取决于拥挤程度和患者愿望,上颌后牙能够前移,关闭尖牙拔除后所余留间隙,或者可以使用修复方法进行治疗。

4. 如果间隙无法关闭,可以暂时保持未萌尖牙,观察余牙萌出情况,直到其他牙齿萌出以后再作决定。如果存在病理性情况,例如导致邻牙吸收、或根尖囊肿,尖牙应尽可能早的拔除。

5. 其他牙齿咬𬌗良好,双尖牙在尖牙位置排列整齐。

6. 尖牙存在病理性改变,例如囊肿、感染等。

7. 尖牙固着联合,无法再植。

8. 尖牙根尖内、或外吸收。

(二)外科暴露阻生尖牙后自然萌出

许多方法可以暴露阻生尖牙,使其进入牙弓内。外科暴露后,使尖牙自然萌出;如果尖牙牙长轴正常,萌出过程中不需要纠正或竖直长轴。在尖牙萌出过程中,可以邻牙作为参照,定期观察。尖牙自然萌出的不足之处是萌出时间长,延缓正畸治疗时间,无法影响萌出的途径。

(三)外科暴露阻生尖牙与正畸导萌

1. 尖牙导萌的适应证

(1)患者的主观愿望;

(2)尖牙位置有利于导萌;

(3)牙弓内尖牙间隙足够或者可以开拓间隙。

(4)尖牙高度 尖牙呈严重低位错位,预后不佳。另外不利于外科暴露,如果尖牙牙冠在切牙根尖1/3位置,正畸矫治后排齐牙齿也困难。

如果上述条件有利于尖牙导萌,那么可以:①开拓间隙;②暴露阻生尖牙3个月内允许牙齿自由萌出;③正畸牵引阻生尖牙。

2. 尖牙导萌的禁忌证

(1)尖牙前后位置 尖牙牙冠接近中线,正畸排列困难。尖牙牙冠位于切牙唇侧,并与切牙重叠不是正畸导萌治疗的适应证;

(2)根尖位置 尖牙根尖形成愈多,导萌成功的可能性愈小。如果尖牙位于第二双尖牙远中,可以考虑其他治疗方法;

(3)尖牙长轴倾斜度 尖牙牙冠愈𬌗平面角度较大,不利导萌牵引。

(四)外科暴露尖牙后正畸导萌

外科暴露尖牙后,在尖牙上直接或间接粘结附件,加上正畸力进行牵引。通常有两种方法:

(1)Lewis 两步法:外科暴露尖牙后,该区域不覆盖,使用外科敷料包扎,避免尖牙周围组织再覆盖或充填;大约3~8周后祛除局部包扎。再粘结正畸附件。

（2）一步法：外科暴露尖牙后，正畸即刻粘结附件。阻生牙周围组织应该被切断，牙周组织应覆盖，以减少肉芽组织生成，防止在正畸力作用前伤口被覆盖，这种方法特别适应于腭侧阻生尖牙。由于临床可以见到尖牙牙冠，因此可以控制萌出途径和方向，避免影响邻牙牙根。使用轻的牵引力，牙齿倾斜移动，外科暴露伤口小，可以减少齿槽骨的丧失、有益于牙周健康。

如果尖牙位置在组织中较深，导萌切口有再次被覆盖的可能。在导萌切口的同时，在暴露切口处粘结附件，使用结扎丝、或弹力线等进行牵引。矫治器的选择需要根据尖牙位置是否需要控根移动、以及患者的要求而定。

腭向阻生尖牙外科暴露预后因素有：阻生尖牙与邻牙关系，尖牙角度、牙齿需移动的距离、可能引起牙齿的固着联合、局部组织感染。水平阻生或固着联合尖牙预后治疗最差，最好建议拔除。

（五）种植

当其他正畸治疗方案效果不佳时，它是最好的措施。如果决定进行牙种植，尖牙必须完整的拔除出来，牙弓内存在足够的间隙，允许尖牙排列进入牙弓，并且有良好的咬𬌗关系。这意味着种植之前，部分病例需要一定程序的正畸治疗。

尖牙种植失败的主要原因外伤性吸收和炎性吸收，主要原因是在手术过程中创伤。种植牙夹板固定将促进骨性愈合而不是纤维连接。手术中仔细保护牙根表面骨膜，术后使用合适的夹板，使尖牙具有功能性活动；例如对1~2牙齿使用复合树脂粘结型夹板。炎性吸收可能导致牙髓坏死。

尽管目前导致再植失败的各种因素得到改进，但种植牙的长期生存和预后不太理想，当移被植牙的牙根形成2/3时，牙齿预后将得到改善。

（六）正畸治疗

1. 活动或固定矫治器　最好使用固定矫治器，它勿需患者合作，利于控制牙齿萌出方向等。但腭向阻生尖牙，或者牙齿缺失较多，固定矫治器无法在口内固位的患者，Mcdonald建议使用活动矫治器。

2. 牵引力

（1）运用轻力移动阻生尖牙，力量不大于56克；

（2）利用或为尖牙开拓间隙；

（3）尖牙近远中牙齿的连续结扎；

（4）弓丝具有足够的刚度（0.018×0.22″弓丝），避免在尖牙萌出过程中产生变形力所产生的滚筒效应。

3. 阻生尖牙和前磨牙的拔除　经常需要考虑尖牙成功暴露和诱导后，尖牙能否恰当进入牙弓正常位置。这是因为尖牙可能固着联合,吸收或坏死。这需要患者或家长明白了解,治疗预后决定于尖牙的位置,垂直向或水平向? 尖牙与邻牙牙根关系,尖牙外科暴露技术和牵引移动技术。正畸治疗计划包括第一双尖牙的拔除,建议双尖牙的拔除推迟到外科暴露、牵引力作用于尖牙后进行,便于尖牙进入拔牙间隙。尖牙由于功能或美观原因而不建议拔除,如果必须拔除尖牙,正畸医师应当决定双尖牙是否能进入拔牙间隙、或者修复尖牙拔除后的剩余间隙。而当决定前移后牙,关闭拔牙间隙时,影响侧的磨牙将形成Ⅱ类磨牙关系。

4. 固位 Backer 观察到正畸治疗阻生尖牙完成后的病例,17.4%的患者在阻生侧出现牙齿旋转、间隙,对侧牙齿排列时阻生侧的2倍,发生率仅仅8.7%。固定保持器或牙龈环切术可以减少或防止复发。

(吉 利 钟小龙)

```
┌─────────────────────────────────────────────────────────────┐
│  图书在版编目(CIP)数据                                       │
│                                                             │
│    口腔科疾病临床诊断与治疗方案/冯崇锦主编．-北京：科学技术文献出版社，2010.5 │
│  （临床诊断与治疗方案系列）                                  │
│    ISBN 978-7-5023-6467-0                                   │
│                                                             │
│    Ⅰ.口…  Ⅱ.冯…  Ⅲ.口腔颌面部疾病-诊疗  Ⅳ.R78            │
│                                                             │
│    中国版本图书馆 CIP 数据核字(2009)第 166395 号             │
└─────────────────────────────────────────────────────────────┘

| 出　版　者 | 科学技术文献出版社 |
| 地　　　址 | 北京市复兴路 15 号(中央电视台西侧)/100038 |
| 图书编务部电话 | (010)58882938,58882087(传真) |
| 图书发行部电话 | (010)58882866(传真) |
| 邮购部电话 | (010)58882873 |
| 网　　　址 | http://www.stdph.com |
| E-mail: stdph@istic.ac.cn | |
| 策　划　编　辑 | 薛士滨 |
| 责　任　编　辑 | 薛士滨 |
| 责　任　校　对 | 唐　炜 |
| 责　任　出　版 | 王杰馨 |
| 发　行　者 | 科学技术文献出版社发行　全国各地新华书店经销 |
| 印　刷　者 | 北京国马印刷厂 |
| 版（印）次 | 2010 年 5 月第 1 版第 1 次印刷 |
| 开　　　本 | 787×960　16 开 |
| 字　　　数 | 1047 千 |
| 印　　　张 | 59.75 |
| 印　　　数 | 1～3000 册 |
| 定　　　价 | 118.00 元 |

© 版权所有　　违法必究

购买本社图书，凡字迹不清、缺页、倒页、脱页者，本社发行部负责调换。
```